Imunologia
do Básico ao Aplicado
4ª edição

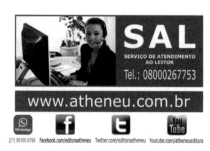

Imunologia
do Básico ao Aplicado
4ª edição

WILMA CARVALHO NEVES FORTE

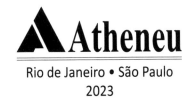

Rio de Janeiro • São Paulo
2023

EDITORA ATHENEU

São Paulo	—	*Rua Maria Paula, 123 – 18º andar*
		Tel.: (11) 2858-8750
		E-mail: atheneu@atheneu.com.br
Rio de Janeiro	—	*Rua Bambina, 74*
		Tel.: (21) 3094-1295
		E-mail: atheneu@atheneu.com.br

CAPA: Equipe Atheneu
PRODUÇÃO EDITORIAL: MWS Design

CIP-BRASIL. CATALOGAÇÃO NA PUBLICAÇÃO
SINDICATO NACIONAL DOS EDITORES DE LIVROS, RJ

F843i
4. ed.

    Forte, Wilma Carvalho Neves
       Imunologia : do básico ao aplicado / Wilma Carvalho Neves Forte. - 4. ed. - Rio de Janeiro : Atheneu, 2023.
       : il. ; 28 cm.

    Inclui bibliografia e índice
    ISBN 978-65-5586-674-2

    1. Medicina clínica. 2. Alergia. 3. Imunologia. I. Título.

23-82045   CDD: 616.97
                      CDU: 616-022

Gabriela Faray Ferreira Lopes - Bibliotecária - CRB-7/6643

18/01/2023   23/01/2023

Forte W.C.N.
Imunologia – do Básico ao Aplicado – 4ª Edição

©*Direitos reservados à* EDITORA ATHENEU *— Rio de Janeiro, São Paulo, 2023*

Autora

Wilma Carvalho Neves Forte

Professora Titular de Imunologia do Departamento de Ciências Patológicas, Coordenadora da Disciplina de Imunologia do Curso de Medicina e do Curso de Enfermagem, Responsável pelo Laboratório de Imunologia, Responsável pelo Curso de pós-graduação *lato sensu* em Alergia e Imunologia e Professora de Imunologia do Curso de pós-graduação *stricto sensu* da Faculdade de Ciências Médicas da Santa Casa de São Paulo (FCMSCSP).

Mestre e Doutora em Medicina pela Faculdade de Medicina da Universidade de São Paulo (FMUSP). Especialista em Alergia e Imunologia pela Associação Brasileira de Alergia e Imunologia (ASBAI) e em Pediatria pela Sociedade Brasileira de Pediatria (SBP).

Membro do Grupo Brasileiro de Imunodeficiências Primárias e do Departamento Científico de Assuntos Comunitários da Associação Brasileira de Alergia e Imunologia (ASBAI). Coordenadora Científica do Departamento de Imunologia da Associação Paulista de Medicina (APM).

Autora de 101 artigos científicos completos publicados em revistas indexadas nacionais e internacionais.

Physician Recognition Award from the American Academy of Pediatrics.

Agradecimentos

Agradeço

A Deus, pelo dom do estudo.

A meus pais, Dirce e Mario Carvalho Neves, por me darem vida.

A meu marido, Prof. Dr. Antonio Carlos Forte, companheiro desde os bancos da faculdade.

A meus filhos, Daniel e Tania, Gustavo e Maria, Tatiana e Leonardo, tão importantes para mim, e amigos em todos os momentos.

A meus netinhos, André, Miguel, Luisa, Felipe, Pedro e Rafael, que há pouco mais de nove anos me fizeram conhecer ainda mais o amor.

À minha irmã, Wania, e ao meu sobrinho, Henrique, por todo o carinho.

A meus alunos e ex-alunos, aos colegas e amigos, que, com suas palavras carinhosas, sempre me incentivam a transmitir o que estudo.

À Faculdade de Ciências Médicas da Santa Casa de São Paulo, que permitiu a minha formação e o meu desenvolvimento profissional.

Aos professores e pesquisadores, citados nas referências e/ou nas aulas que ministro, que participaram deste livro através de seus ensinamentos.

A todos os que me escreveram ou falaram contando que a *Imunologia – do Básico ao Aplicado* auxiliou na conquista de seus objetivos.

Wilma Carvalho Neves Forte

Apresentação à 4ª Edição

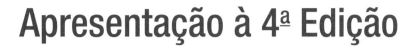

Caros leitores,

É com imensa satisfação que tenho a honrosa tarefa de prefaciar a quarta edição da obra *Imunologia – do Básico ao Aplicado*, escrita pela Professora Wilma Carvalho Neves Forte, titular de Imunologia da Faculdade de Ciências Médicas da Santa Casa de São Paulo, membro do Grupo Brasileiro de Imunodeficiências da Associação Brasileira de Alergia e Imunologia e autora única de seus 24 capítulos.

Este livro, hoje considerado um clássico da Imunologia, passou por um processo de amadurecimento ao longo dos anos, consolidando-se nesta quarta edição, atualizada e aprimorada, como uma obra de referência no estudo desta intrigante e, ao mesmo tempo, fascinante área da ciência.

A forma didática e clara com que a professora Wilma apresenta os conceitos da Imunologia, enriquecida com ilustrações e discussões de casos clínicos práticos do dia a dia ao fim de cada um de seus 24 capítulos, facilita aos leitores o entendimento dos seus princípios básicos. Estas características, aliadas à sua enorme experiência em clínica e docência, são seguramente os alicerces do sucesso deste livro, adotado nas suas edições anteriores como referência por várias faculdades em diferentes cursos da área de ciências da saúde.

A trajetória acadêmica da Professora Wilma, autora de mais de uma centena de artigos científicos publicados em revistas indexadas nacionais e internacionais, apresentadora de mais de 400 palestras e trabalhos em congressos nacionais e internacionais e orientadora de 70 alunos pós-graduandos *lato sensu*, *stricto sensu* e de iniciação científica, é um exemplo inspirador aos jovens que iniciam a carreira da docência e um motivo de orgulho para a área da saúde.

Por último, mas não menos importante, destaco aquela que talvez seja uma de suas maiores virtudes como docente, que é a maneira carinhosa e atenciosa como trata seus alunos, estimulando-os continuamente a buscar conhecimento e aprimoramento na área da Imunologia. Este livro é, portanto, a materialização da sua paixão pelo ensino e pela pesquisa.

Espero que esta obra seja uma fonte de conhecimento e inspiração para todos os leitores interessados em aprofundar seus conhecimentos sobre Imunologia.

Boa leitura!

Marco Aurélio Palazzi Sáfadi
Professor Adjunto, Diretor do Departamento de Pediatria e Coordenador do programa de Pós-graduação
em Ciências da Saúde da Faculdade de Ciências Médicas da Santa Casa de São Paulo – FCMSCSP.
Presidente do Departamento de Infectologia da Sociedade Brasileira de Pediatria – SBP.
Membro do Comitê Científico Internacional da Sociedade Mundial de Infectologia Pediátrica – WSPID.

Prefácio à 4ª Edição

Foi uma honra quando a Atheneu, por meio de seu Diretor-Médico Dr. Paulo Rzezinski, me convidou para fazer a quarta edição do nosso livro *Imunologia – do Básico ao Aplicado*. Na verdade, já estava fazendo isso há algum tempo.

Desde que me conheço, gosto de estudar. E gosto muito e de estudar muito. E gosto mais ainda de transmitir o que estudo. Para isso, nada melhor do que fazê-lo por meio de um livro. Muitas vezes, passo muitas horas ou até dias estudando um subtítulo de determinado assunto. Depois, quando consigo resumir todo o estudo e a minha longa experiência clínica e de pesquisa em um ou dois parágrafos, me realizo. Esse trabalho é incentivado quando me falam ou escrevem: "o livro *Imunologia – do Básico ao Aplicado* ajudou a ir bem na prova ou a passar no título de especialista ou a fazer a diferença para entrar na residência ou algum outro concurso". São palavras que me vivificam e ativam um ciclo vicioso: estudo mais e capricho mais no livro.

A quarta edição apresenta a nova classificação dos Erros Inatos da Imunidade (até há pouco conhecidos como imunodeficiências primárias), seus tratamentos atuais; as novas subpopulações de linfócitos e os novos conceitos sobre sua funcionalidade; as novas células componentes da resposta imunológica, como as células linfoides inatas, com suas diferentes ações; as novas citocinas e as revisões de suas atividades; a atualização dos componentes básicos da resposta imunológica, com sua sequência e integração; os conceitos atualizados sobre as reações de hipersensibilidade e de suas terapias; os novos conceitos sobre anticorpos e utilização de anticorpos monoclonais; o mecanismo de ação, disponibilidade, indicação, nomes comerciais e posologia dos medicamentos mais utilizados em alergias e Erros Inatos da Imunidade, absolutamente sem qualquer conflito de interesse. Novos casos clínicos foram acrescentados e atualizados aos casos agora já clássicos. Sempre tentando fazer o livro mais didático possível, apresentando uma sequência e de forma mais lógica de ser lembrada.

Espero continuar contribuindo com o estudo da Imunologia, tentando torná-la mais fácil para que possa ser utilizada em outras disciplinas, em pesquisas científicas ou aplicada diante de qualquer paciente, independente da doença de base, pois a defesa imunológica precisa estar sempre presente.

Muito obrigada a todos os leitores do livro *Imunologia – do Básico ao Aplicado*. Desejo sinceramente um ótimo estudo a cada um dos leitores.

Atenciosamente,

Wilma Carvalho Neves Forte

Apresentação à 3ª Edição

A capacidade de nosso organismo reagir às ameaças à nossa integridade física sempre desafiou os profissionais da saúde e passou a ser mais bem entendida a partir da segunda metade do século XIX, devido aos trabalhos de Elie Metchnikoff.

Mais de um século depois, questões críticas, como o conhecimento e tratamento das doenças autoimunes, do complexo sistema imunológico que possuímos, exigirão ainda mais empenho, pesquisa e dedicação de nossos cientistas.

Devo a oportunidade de revisitar esses temas a este livro, que tenho a honra de apresentar. Agradeço à professora Wilma Carvalho Neves Forte esse convite, vinculado à 3ª edição desta obra, que é um sucesso absoluto na comunidade científica.

A professora Wilma é um exemplo de esposa, mãe e ser humano. Como Professora Titular da Faculdade de Ciências Médicas da Santa Casa de São Paulo, é colaboradora ativa e fundamental à formação e orientação de nossos alunos de graduação e pós-graduação.

A 3ª edição do livro *Imunologia – do Básico ao Aplicado* manterá atualizados os conhecimentos dos graduandos, pós-graduandos e profissionais formados sobre o que há de mais relevante e inovador nessa área.

Afinal, nas últimas décadas, é espantosa a velocidade dos novos conhecimentos sobre Imunologia, e a autora, de forma incansável e ímpar, atualizou esta edição.

Nos 24 capítulos deste livro, o leitor consegue se envolver com a Imunologia, dos conceitos mais primários da especialidade às discussões clínicas com aplicação de todo conhecimento complexo que ela requer, mas gradativa e suavemente.

Isso só é possível porque a autora consegue transferir para o livro sua vivência e experiência adquiridas nos seus longos anos nas salas de aula, ambulatórios e laboratórios da Santa Casa de São Paulo.

O carinho e amor aos alunos e aos doentes proporcionaram à professora Wilma o reconhecimento de toda comunidade acadêmica por sua trajetória na instituição.

Agradecemos a ela, portanto, também pela magnitude do seu trabalho, que engrandece e dignifica o nome da Faculdade e Irmandade da Santa Casa de São Paulo na comunidade científica, e parabenizamos a Editora Atheneu por possibilitar a publicação desta excelente obra.

José Eduardo Lutaif Dolci
Professor Titular de Otorrinolaringologia da Santa Casa de São Paulo
Diretor do Curso de Medicina da Faculdade de Ciências Médicas da Santa Casa de São Paulo

Apresentação à 2ª Edição

Honrou-nos a autora ao solicitar que fizéssemos a apresentação da 2ª edição deste *Imunologia – do Básico ao Aplicado*.

O estudo e a compreensão dessa especialidade como ciência são, hoje, ponto crucial para o exercício da Medicina e profissões afins, uma vez que, da interação entre o complexo sistema imunológico de que somos possuidores, seja com o *self*, seja com o *not self*, resultam sintomas, sinais, doenças, curas, etc.

A formidável avalanche de conhecimentos das últimas décadas relacionados à Imunologia precisa ser do domínio do graduando, do pós-graduando e do profissional formado. O profundo e completo entendimento da fisiopatologia é também subsídio para o uso de fármacos específicos na área de Imunologia, de tal forma que a terapêutica biológica descortina-se, hoje, como a mais promissora de todas, uma vez que chega ao âmago da ação e da reação imunológica e será, sem sombra de dúvidas, a solução lógica da terapêutica futura.

Com essas rápidas premissas, a necessidade do estudo da *Imunologia* e a difusão dos conhecimentos adquiridos é a base moderna do raciocínio clínico, permitindo a abordagem diagnóstica e farmacológica específica.

Nesse sentido, com o lançamento da 2ª edição de seu livro *Imunologia – do Básico ao Aplicado*, completamente atualizada, a Profa. Dra. Wilma Carvalho Neves Forte oportuniza, de forma única, um modo fácil de compreender esse ramo da ciência, ao repetir nesta as excelentes características que fizeram da 1ª edição um verdadeiro *best-seller* acadêmico/científico.

Seus 24 capítulos são claros, didáticos, cada um deles acompanhado de esquemas simples que complementam a fixação do que se expõe no texto. A linguagem é fácil e objetiva. A ordenação lógica dos capítulos permite ao leitor a compreensão progressiva dos assuntos, partindo sempre do simples e encaminhando para o complexo, de forma suave e agradável. Como na edição anterior, a autora complementa cada capítulo com a exposição de casos clínicos ilustrativos, contribuindo, assim, com a vivência prática do conhecimento adquirido.

Este é o estilo da Professora Wilma, que naturalmente brotou de sua ampla e longa experiência nas salas de aula e laboratórios da Faculdade de Ciências Médicas e nos ambulatórios da Santa Casa de São Paulo, durante todos estes anos de dedicação ao ensino superior; onde sempre se destacou com suas excelentes qualidades didáticas, de respeito ao aluno, de amor ao ensino – qualidades essas reconhecidas por toda a comunidade discente e docente da Faculdade –, bem como por sua carinhosa atenção aos doentes sob sua orientação. A Professora Wilma, dessa forma, mais uma vez conquista um grande feito, ao oferecer, através da Artmed Editora, esta excelente obra.

Por tudo isso, cumprimentamos a Professora Wilma pela excelência de seu trabalho. Por outro lado, temos também a obrigação de a ela agradecer, pois sua publicação eleva o nome da Faculdade e da Irmandade dentro da comunidade científica de nosso meio.

Ernani Geraldo Rolim
Diretor da Faculdade de Ciências Médicas da Santa Casa de São Paulo
Professor Adjunto do Departamento de Clínica Médica

Apresentação à 1ª Edição

É com grande satisfação e orgulho que me dirijo ao leitor deste livro. A autora, professora Wilma Carvalho Neves Forte, não poupou esforços para nos brindar com um verdadeiro tratado na área de imunologia. São 24 capítulos, escritos de forma amena, fáceis de entender e aprender, sobre temas muitos vezes difíceis de serem compreendidos em outros livros-texto sobre esse campo tão amplo da medicina. A autora aborda todos os temas relevantes da imunologia: a imunidade natural, o sistema linfocitário, os antígenos, a resposta imunológica e sua avaliação laboratorial, as imunodeficiências congênitas e adquiridas, assim como o seu diagnóstico, as reações de hipersensibilidade, a resposta imune aos agentes infecciosos, entre outros.

Este livro também tem o grande mérito de ter sido escrito por uma única autora, o que faz com que se mantenha uma mesma linha de pensamento quando se explicam os seus diferentes capítulos. Tal aspecto, somado a ampla experiência docente da autora, faz com que o assunto seja abordado de forma extremamente clara, tomando-se facilmente compreendido e memorizado. Os esquemas didáticos dos diferentes capítulos, originais e próprios da autora, facilitam muito essa compreensão.

E importante destacar também os casos clínicos incluídos nos diversos capítulos, nos quais a autora nos dá a interpretação imunológica da doença enfocada: nos capítulos sobre hipersensibilidade, indica os diferentes medicamentos prescritos para pacientes alérgicos, com suas respectivas posologias; na parte de imunodeficiências, oferece a informação sobre o diagnóstico e os tratamentos a serem indicados em cada quadro.

A dosagem certa entre imunologia básica e clínica fará com que todos os leitores possam ter informações úteis, relevantes e atualizadas sobre essa ampla disciplina, sendo de grande utilidade para estudantes, clínicos, pediatras, imunologistas e alergistas.

Aproveito para dar parabéns a doutora Wilma por este excelente trabalho, que reúne sua experiência didática e clínica, como professora de Imunologia da Faculdade de Ciências Médicas da Santa Casa de São Paulo e como responsável pelo Setor de Alergia e Imunodeficiências da Irmandade da Santa Casa de São Paulo. Com este feliz empreendimento da Artmed Editora, a experiência e os ensinamentos da professsora Wilma Neves Forte ganham uma expressão que vai além dos muros dessas duas queridas Instituições.

Igor Mimica
Professor Titular de Microbiologia e Imunologia da Faculdade de Ciências Médicas da Santa Casa de São Paulo
Presidente da Comissão de Controle de Infecção Hospitalar da Irmandade da Santa Casa de Misericórdia de São Paulo

Sumário

1. Imunidade e Tipos de Resposta Imunológica, 1
2. Barreira Físico-Química, 15
3. Fagócitos, 23
4. Sistema Complemento, 35
5. Órgãos Linfoides e Subpopulações de Linfócitos, 47
6. Imunoglobulinas, 65
7. Antígenos, 79
8. Interação Antígeno e Resposta Adaptativa, 87
9. Moléculas de Adesão, 95
10. Migração Transendotelial, 103
11. Apresentação Antigênica, 111
12. Seleção Clonal, 121
13. Citocinas, 129
14. Princípios dos Métodos para a Avaliação Laboratorial em Imunologia, 145
15. Reações IgE-Mediadas, 157
16. Citotoxicidade Celular Dependente de Anticorpo, 221
17. Reações por Imunocomplexos, 231
18. Hipersensibilidade Celular, 239
19. Rejeição a Transplantes, 247
20. Etiopatogenia das Doenças Autoimunes, 255

21. Erros Inatos da Imunidade, 265

22. Imunodeficiências Adquiridas, 301

23. Investigação dos Erros Inatos da Imunidade, 317

24. Defesa Imunológica Contra Agentes Infecciosos e Contra Células Neoplásicas, 327

Anexo – Respostas, 343

Índice Remissivo, 351

Imunidade e Tipos de Resposta Imunológica

Conceitos

Imunidade é a capacidade do organismo de se proteger contra uma substância que "considera estranha", promovendo mecanismos de reconhecimento, metabolização, neutralização e eliminação, que resultam em defesa do organismo (Figura 1.1).

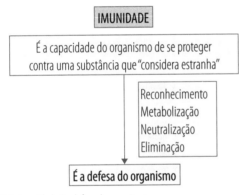

Figura 1.1. Imunidade é a defesa do organismo.

A maioria das substâncias que o organismo "considera estranha" realmente o são, como microrganismos patogênicos, resultando em um mecanismo de proteção. No caso de células anômalas, como neoplásicas, também ocorre defesa contra estas células. Assim, quase sempre a imunidade é benéfica ao indivíduo.

Em uma minoria de casos, o organismo "considera estranho" um componente endógeno próprio do organismo ou responde de forma exacerbada contra certos agentes exógenos; em tais casos, a imunidade passa a ser prejudicial, causando doenças autoimunes e reações alérgicas, respectivamente. Assim, imunidade nem sempre é sinônimo de defesa benéfica, embora isso se dê na maioria dos casos.

Imunologia é o estudo da imunidade ou da defesa do organismo. A palavra imunidade vem do latim *immunis*, que se referia a indivíduos romanos livres de impostos ou de encargos pesados, sendo protegidos em relação aos demais. O sufixo "-logia" tem origem na palavra grega *logos*, significando "palavra, discurso, estudo" (Figura 1.2).

Imunopatologia é o estudo das alterações da imunidade, cujo sufixo tem origem do grego *pathos*, que significa "doença". A imunopatologia estuda em especial alergias, doenças autoimunes e imunodeficiências (Figura 1.3).

As referências sobre defesa do organismo precedem às do conhecimento de microrganismos. Em 1796, Jenner inoculou material de pústulas de vacas com varíola de em uma tentativa de defesa, após observar que ordenhadores de vacas não contraíam *varíola*; posteriormente, o procedimento ficou conhecido como vacinação (do latim *vaccinus*, de vaca). Em 1882, Metchnikoff descreveu a ingestão e a digestão de microrganismos por larvas de estrelas-do-mar, utilizando o termo "fagocitose". O início da Imunologia é atribuído a Pasteur, em 1885, após a aplicação de vacina antirrábica em criança mordida por

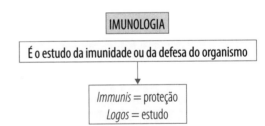

Figura 1.2. Imunologia origina-se da palavra latina *immunis* (proteção) e da palavra grega *logos* (estudo).

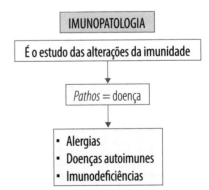

Figura 1.3. Imunopatologia origina-se das palavras *immunis* (proteção), *pathos* (doença) e *logos* (estudo). Por essa razão não é apropriado perguntar qual a "patologia" que o doente apresenta, pois estaríamos perguntando qual o "estudo da doença" que o doente apresenta.

ção com a doença. O termo "anticorpos" foi utilizado pela primeira vez por von Behring, em 1890 (Figura 1.4).

A imunologia está cada vez mais relacionada à etiopatogenia das diferentes doenças e, ao estudar os processos utilizados pelo hospedeiro, o confronto com substâncias consideradas estranhas deixa implícito o fato de abranger ciências básicas e clínicas.

O objetivo da imunologia é conhecer os conceitos da resposta imunológica, seus elementos inerentes, como tais elementos estão envolvidos nos mecanismos de defesa, como as alterações do sistema imunológico podem causar doenças e como pode ser feita a avaliação imunológica. O entendimento dos conceitos imunológicos das alergias permite saber como esses mecanismos estão imbricados no tratamento de tais doenças. O estudo das imunodeficiências requer o conhecimento da imunologia básica, a consequência clínica determinada por ausência de defesa e a investigação imunológica, permitindo o diagnóstico dessas deficiências.

INÍCIO DA IMUNOLOGIA

- Jenner – 1796 – "vacinação contra varíola"
- Metchnikoff – 1882 – "fagocitose"
- Pasteur – 1885 – "vacina antirrábica" – início da Imunologia
- von Behring – 1890 – "anticorpos"

Figura 1.4. O início da imunologia é atribuído a Pasteur, com a vacina antirrábica.

Sistema imunológico

É o sistema que dá a imunidade ao indivíduo ou o sistema de defesa do indivíduo contra agentes agressores. A imunidade adequada depende da herança genética, mas também de hábitos individuais, como alimentação saudável, exercícios físicos, bom sono, vacinação, ausência de etilismo crônico ou de drogas ilícitas e melhor adequação às situações estressantes; a literatura descreve que a falta destes hábitos leva à diminuição da defesa imunológica.

O sistema imunológico é constituído por sistemas linfocítico ou linfocitário e monocítico-macrofágico ou macrofágico ou mononuclear fagocitário, daí ser referido como sistema linfocítico-macrofágico. Anteriormente, o sistema macrofágico era conhecido como sistema reticuloendotelial (SRE) (Figura 1.5).

SISTEMA IMUNOLÓGICO

É o sistema que dá imunidade ao indivíduo ou o sistema de defesa contra agentes agressores

↓

Sistema linfocítico-macrofágico

Figura 1.5. O sistema imunológico é constituído pelos sistemas linfocítico e macrofágico.

O sistema mononuclear fagocitário está em constante vigília para o hospedeiro, atuando por fagocitose (principalmente contra microrganismos intracelulares e células neoplásicas), produção de citocinas e apresentando antígenos ao sistema linfocítico (muitas das células linfocíticas só são ativadas mediante essa apresentação) (Figura 1.6).

SISTEMA MACROFÁGICO

FUNÇÕES

1. Vigilância
2. Fagocitose (microrganismos intracelulares e células neoplásicas)
3. Produção de citocinas
4. Apresentação antigênica (célula apresentadora de antígeno)

Figura 1.6. Estão descritas as funções do sistema macrofágico ou monocítico-macrofágico ou mononuclear fagocitário.

O sistema linfocítico também faz a vigilância contra substâncias estranhas, com defesa específica mediada por mecanismos complexos, sintetiza imunoglobulinas e citocinas. Apresenta uma memória imunológica bem desenvolvida, que pode perdurar por vários anos (Figura 1.7).

SISTEMA LINFOCÍTICO

FUNÇÕES

1. Vigilância
2. Defesa específica
3. Produção de citocinas
4. Memória

Figura 1.7. O sistema linfocítico apresenta uma defesa específica para cada substância estranha, sintetiza imunoglobulinas e citocinas. Linfócitos têm memória imunológica bem desenvolvida.

Resposta imunológica

Resposta imunológica é o conjunto dos mecanismos imunológicos que ocorrem contra uma substância que o organismo "considera estranha" (Figura 1.8).

RESPOSTA IMUNOLÓGICA

"É o conjunto dos mecanismos imunológicos que ocorrem contra uma substância que o organismo "considera estranha"

Figura 1.8. Está descrito o conceito de resposta imunológica.

As células da resposta imunológica são oriundas de células primordiais pluripotenciais da medula óssea, as quais dão origem à linhagem linfoide e à linhagem mieloide, ambas independentes quanto às células a que irão dar procedência: pode haver comprometimento de uma das linhagens, sem que isso implique deficiência da outra. A célula primordial linfoide dá origem aos linfócitos, sendo necessárias as interleucinas (IL) 3 e 7 no estroma da medula óssea. Neutrófilos, monócitos/macrófagos, eosinófilos, mastócitos, basófilos, células dendríticas, plaquetas e eritrócitos são provenientes da linhagem mieloide, na presença de IL-3, fator estimulador de colônias de granulócitos-macrófagos (GM-CSF), fator estimulador de colônias de neutrófilos (G-CSF) e IL-5 (para eosinófilos) (Figura 1.9).

incluindo fagócitos e linfócitos, com formação de imunoglobulina M (IgM) e linfócitos T e B de memória. Assim, a IgM indica um processo atual. Após algum tempo do primeiro contato, o organismo passa a sintetizar outras classes de imunoglobulinas, permanecendo no organismo a IgG por ter meia-vida longa (Figura 1.11).

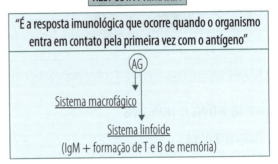

Figura 1.11. A resposta primária dá origem à formação de IgM, linfócitos T e B de memória.

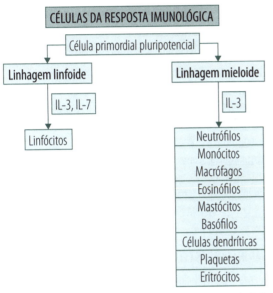

Figura 1.9. A célula primordial pluripotencial dá origem à linhagem linfoide e à linhagem mieloide, desde que estejam presentes as interleucinas 3 e 7 (IL-3, IL-7).

Classificação da resposta imunológica

A resposta imunológica pode ser classificada em primária e secundária, ativa e passiva, inata e adaptativa, humoral e celular (Figura 1.10).

CLASSIFICAÇÃO DA RESPOSTA IMUNOLÓGICA
- Primária e secundária
- Ativa e passiva
- Inata e adaptativa
- Humoral e celular

Figura 1.10. A resposta imunológica pode ser classificada sob diferentes aspectos.

Resposta primária e secundária

a) Resposta primária

A resposta primária é o conjunto de mecanismos que o organismo apresenta quando entra em contato pela primeira vez com uma substância que considera estranha. O resultado é a ativação inicial do sistema macrofágico, seguida de ativação do sistema linfocítico. Há participação de várias células,

b) Resposta secundária

Na resposta secundária, o organismo já teve contato prévio com a substância estranha. Também há ativação sequencial de sistema macrofágico e linfocítico. Uma grande diferença é que na resposta secundária, o organismo já conta com a presença de IgG, linfócitos T e B de memória (Figura 1.12). Assim, a resposta secundária é mais eficiente: ocorre de forma mais rápida e mais intensa, tanto para a formação de imunoglobulinas como para a ativação de linfócitos. As imunoglobulinas atingem geralmente titulações dez vezes maiores do que na resposta primária, além de terem maior afinidade pelo antígeno. Na resposta secundária prevalece IgG (Figura 1.13).

Uma aplicação prática de resposta primária e secundária é a vacinação: em um pressuposto primeiro contato (vacina) desenvolve-se uma resposta primária; em um segundo contato com o mesmo microrganismo, agora *in natura*, há uma resposta secundária, que, por ser mais eficiente diminui a chance que o indivíduo tenha os sinais e sintomas da doença.

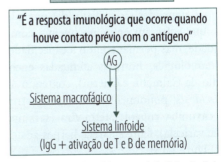

Figura 1.12. Na resposta secundária, há ativação de linfócitos T e B de memória e a principal imunoglobulina sintetizada é a IgG.

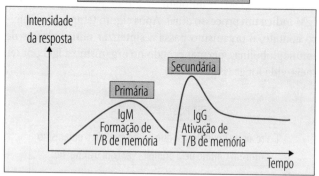

Figura 1.13. A resposta secundária é mais rápida e mais intensa do que a primária.

Resposta ativa e passiva

a) Resposta ativa

A resposta ativa ocorre quando o organismo recebe substâncias estranhas ou antígenos, ativando células e produzindo imunoglobulinas e citocinas. Um exemplo de resposta ativa é a que ocorre após vacinações ou imunizações (Figura 1.14).

As vacinas buscam uma melhor resposta ativa para o momento em que o indivíduo entrar em contato com o patógeno in natura. A vacina contra a varíola permitiu a erradicação da doença na humanidade. As vacinas são eficazes, mas às vezes as imunizações são interrompidas, impedindo a eliminação da doença. Existem diferentes tipos de vacinas, estudados a seguir.

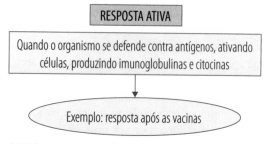

Figura 1.14. Resposta ativa é quando o próprio organismo faz a defesa imunológica.

Vacinas atenuadas e inativadas

As vacinas atenuadas são constituídas por microrganismos vivos, que sofreram enfraquecimento, com perda da patogenicidade, mas permanecendo a capacidade em gerar resposta imunológica. Entre as atenuadas encontram-se: BCG (bacilo de Calmette e Guérin), contendo *Mycobacterium tuberculosis*; poliomielite oral (Sabin); tríplice viral (sarampo, caxumba, rubéola); tetra viral (sarampo, caxumba, rubéola, varicela); febre amarela; herpes-zóster; dengue; rotavírus (Figura 1.15).

A BCG é importante em populações com tuberculose endêmica, com eficácia na prevenção de tuberculose miliar

TIPOS DE VACINAS

VACINAS ATENUADAS E INATIVADAS

VACINAS ATENUADAS (microrganismos vivos sem patogenicidade)
- BCG (*Mycobacterium tuberculosis*)
- *Sabin* (poliomielite atenuada - oral)
- Tríplice viral (sarampo, caxumba, rubéola)
- Tetra viral (sarampo, caxumba, rubéola, varicela)
- Febre amarela, herpes-zóster, dengue, rotavírus

VACINAS INATIVADAS ACELULARES
(toxoides, fragmentos, engenharia genética)
- Difteria e tétano (toxoides)
- Pneumocócica 23 (polissacarídeos da cápsula de 23 sorotipos)
- *Haemophilus influenzae* tipo b (componentes da cápsula)
- Meningocócica B (componentes subcapsulares e da membrana externa)
- Meningocócica C (componentes da cápsula)
- *Pertussis* acelular (componentes da cápsula)
- Hepatite B (engenharia genética)
- Vírus do papiloma humano (HPV) (engenharia genética)
- SARS-CoV-2 com RNA mensageiro (engenharia genética)
   (*Pfizer* e *Moderna*)

VACINAS INATIVADAS CELULARES (microrganismos mortos)
- Influenza injetável (Influenza A H1N1 + Influenza B)
- *Salk* (poliomielite inativada - injetável)
- Hepatite A
- Raiva
- Coqueluche ou *pertussis* inativada
- SARS-CoV-2 inativada (*CoronaVac®* - Instituto Butantan)
- SARS-CoV-2 inativada contendo vetor viral
   (*AstraZeneca/Oxford/Fiocruz* e *Janssen/Johnson*)

Figura 1.15. Estão descritos os diferentes tipos de vacinas. As vacinas promovem uma resposta imunológica ativa. A varíola foi a primeira doença erradicada através de vacinação.

e meningotuberculose. A vacina oral contra poliomielite determina defesa inicial na mucosa digestiva, permanecendo a eliminação fecal de alguns vírus não destruídos, o que é útil para a erradicação da poliomielite, uma vez que a disseminação fecal do vírus atenuado imuniza outros indivíduos. Em casos de pacientes com acentuada imunossupressão há contraindicação da poliomielite oral, inclusive para familiares.

As vacinas inativadas contêm microrganismos mortos ou não replicantes, podendo ser acelulares ou celulares. As vacinas inativadas acelulares são compostas por toxoides ou fragmentos da cápsula bacteriana ou por engenharia genética (resultantes de recombinação do DNA viral ou de RNA mensageiro): difteria e tétano (toxinas destoxificadas ou toxoides diftérico e tetânico); pneumocócica 23 (polissacarídeos da cápsula de 23 sorotipos de pneumococos); *Haemophilus influenzae* tipo b (componentes da cápsula bacteriana); meningocócica B (componentes subcapsulares e da membrana externa); meningocócica C (componentes capsulares); *pertussis* acelular (componentes da cápsula da *Bordetella pertussis*); hepatite B e contra vírus do papiloma humano (HPV) – ambas obtidas por recombinação de DNA viral, através de engenharia genética; SARS-CoV-2 com RNA mensageiro, o qual induz o organismo a produzir proteínas que existem na superfície do vírus (*Pfizer* e *Moderna*) (Figura 1.15).

As vacinas inativadas celulares: influenza injetável (vírus *influenzae* A H1N1 e *influenzae* B); poliomielite inativada – injetável (*Salk*); hepatite A; raiva; coqueluche ou *pertussis* inativada; SARS-CoV-2 inativada (*Instituto Butantan – CoronaVac*®); SARS-CoV-2 inativada contendo vetor viral (Adenovírus não replicante que, após vacinação, produz a proteína S (*spike*) (*AstraZeneca/Oxford/Fiocruz* e *Janssen/Johnson*) (Figura 1.15).

Os vírus *influenzae* apresentam mutações anuais, tornando-se necessárias novas vacinas a cada ano, evitando-se pandemias de influenza. Há indicação prioritária desta vacina para profissionais da saúde, professores, gestantes, puérperas até 45 dias, crianças de seis meses a dois anos, idosos, pessoas com doenças crônicas e populações indígenas.

De forma geral, as vacinas inativadas podem ser utilizadas mesmo em indivíduos com alto grau de imunocomprometimento. As vacinas atenuadas são contraindicadas em alguns tipos de Erros Inatos da Imunidade (EII) pelo risco de desenvolver a doença: ausência total de anticorpos, ausência de linfócitos T; BCG em doença granulomatosa crônica (deficiência da fagocitose por neutrófilos). A baixa idade em que são administradas as vacinas exige um diagnóstico precoce dos Erros Inatos da Imunidade. Em prematuros extremos, há tendência de serem adiadas algumas vacinas, como a BCG. As vacinas atenuadas são contraindicadas em gestantes, sendo que as inativadas podem ser utilizadas, com exceção de hepatite A e HPV por falta de estudos prolongados na gravidez. A vacina contra febre amarela é a única contraindicada em indivíduos com alergia grave ao ovo.

Por outro lado, as vacinas meningocócicas são imprescindíveis para portadores de deficiência dos componentes C3 a C9 do complemento; pacientes com asplenia necessitam das vacinas pneumocócica, contra *Haemophilus influenzae* e meningocócica. Crianças e adultos com desnutrição devem receber vacinação completa, pois apresentam a resposta humoral conservada. Idosos devem ter vacinas atualizadas, com especial atenção às vacinas influenza, pneumocócica, DTP acelular, herpes-zóster, hepatite A e B. Pacientes com asma têm risco aumentado para gripes e pneumonias, necessitando receber estas vacinas.

Vacinas combinadas e conjugadas

Vacinas combinadas são aquelas que contêm no mesmo frasco diferentes vacinas: tríplice bacteriana DTPa (difteria, tétano, *pertussis* acelular); tríplice viral MMR (*Measles* – sarampo, *Mumps* – caxumba, *Rubella* – rubéola); tetra viral (sarampo, caxumba, rubéola e varicela).

Fala-se em vacinas conjugadas quando se une ao antígeno uma proteína transportadora, para aumentar o poder antigênico: vacinas conjugadas pneumocócicas 10 e 13 valentes (com 10 e 13 sorotipos de *S. pneumoniae* conjugados à proteína) (a 23 valente não é conjugada); anti-*Haemophilus influenzae* tipo b; meningocócica C (conjugada a toxoide) (Figura 1.16).

VACINAS COMBINADAS E CONJUGADAS

VACINAS COMBINADAS (contém diferentes vacinas)

- Tríplice bacteriana DPT: difteria, tétano, *pertussis*
- Tríplice viral MMR: sarampo, caxumba, rubéola
- Tetra viral: sarampo, caxumba, rubéola, varicela

VACINAS CONJUGADAS (utilizam proteína transportadora)

- Pneumocócica 10 e 13: 10 e 13 sorotipos de *S. pneumoniae*
- Anti-*Haemophilus influenzae* tipo b
- Meningocócica C

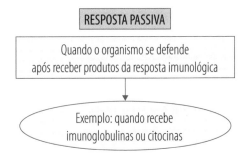

Figura 1.16. As vacinas podem ser combinadas e conjugadas.

b) Resposta passiva

Na resposta passiva são recebidos produtos da resposta imunológica, por exemplo, imunoglobulinas oriundas de vários plasmas humanos ou citocinas (Figura 1.17).

Figura 1.17. Na resposta passiva o organismo recebe produtos da resposta imunológica realizada em outros indivíduos.

Anticorpos, como as imunoglobulinas G (IgG), são recebidos durante a vida fetal por passagem transplacentária. São úteis em defesas contra microrganismos para os quais a mãe já tenha desenvolvido resposta imunológica por meio de antígenos *in natura* ou administrados por vacinas, como é o caso de o feto receber IgG antitetânica da mãe. A amamentação natural permite a passagem de IgA pelo leite. Os leites industrializados podem ter fórmulas idênticas às do leite humano, porém não contêm imunoglobulinas. Essa diferença é importante, porque no início da vida a criança ainda não tem IgA para defesa, que se formará com o evoluir da idade. O colostro é o leite mais rico em IgA, mas durante toda a lactação há IgA no leite materno.

A resposta passiva é útil nas doenças em que não há tempo para o organismo combater o agente agressor, como administração de imunoglobulina humana específica (hiperimune): antitetânica, antidiftérica, antirrábica, anti-hepatite, anti-varicela-zóster. São provenientes de indivíduos que já apresentaram a doença ou de inoculações sucessivas em animais (origem equina ou bovina), podendo causar problemas quando oriundas de outras espécies.

A imunoglobulina humana laboratorial é a fração das proteínas plasmáticas proveniente do sangue de indivíduos sadios. Contém imunoglobulinas, em especial IgG (maior quantidade no sangue), sendo mínimas as quantidades das outras classes de imunoglobulinas. É útil para pacientes com deficiência de anticorpos polissacarídeos contidos em IgG2 (Figura 1.18).

O transplante de medula óssea é realizado em portadores de ausência de linfócitos T, uma vez que os linfócitos T têm a característica de repopular a medula óssea do receptor. Depois, estes linfócitos são liberados da medula do receptor quando há necessidade da defesa por estas células.

Na resposta passiva, os produtos recebidos podem ser, ainda, citocinas, oriundas de monócitos/macrófagos, células NK e linfócitos. O interferon-alfa (IFN-α), que promove a defesa antiviral, pode ser utilizado em determinados casos de hepatite pelo vírus C. O interferon-gama (IFN-γ), considerado como imunomodulador, aumenta a imunidade inata e adaptativa, em especial a fagocitose por mononucleares; tem sido indicado em diferentes condições, como para hepatite C. A IL-3 promove a hematopoiese pela medula óssea, sendo útil em casos de aplasias e algumas leucoses. O fator estimulador de crescimento de colônias de granulócitos (GCS-F) é utilizado em neutropenia congênita grave (neutrófilos abaixo de 500 células/mm^3) (Figura 1.18).

Resposta inata e adaptativa

a) Resposta inata

A resposta inata ou natural é a primeira a ocorrer após a invasão do patógeno, aumentando nas primeiras horas após o contato e podendo permanecer por alguns dias. Já está presente ao nascimento, daí o nome. Na resposta inata, o organismo responde sempre da mesma forma, qualquer que seja o agente agressor, variando a intensidade da resposta. Não determina imunidade permanente, apesar de poder agir por vários dias. A resposta inata atua, também, na eliminação de células danificadas e tecidos mortos, promovendo a depuração do local após a eliminação do agente agressor. Era considerada inespecífica, mas têm sido descritos diferentes mecanismos para grupos de microrganismos, além de uma memória conhecida como aprendida.

Os componentes da resposta inata são: barreira físico-química; células – fagócitos (monócitos/macrófagos, neutrófilos e eosinófilos), células linfoides inatas, células *natural killer*, mastócitos/basófilos, células dendríticas; sistema complemento. Barreira, fagócitos e sistema complemento serão estudados nos capítulos 2, 3 e 4 (Figura 1.19).

RESPOSTA PASSIVA

a) RECEBE IMUNOGLOBULINAS
- Feto → recebe IgG materna (IgG atravessa a placenta)
- Recém-nascido → recebe IgA do leite materno
- Imunoglobulinas humanas específicas → antitetânica, antidiftérica, antirrábica, anti-hepatite B, antivaricela-zóster
- Imunoglobulina humana → útil em deficiência de anticorpos polissacarídeos

b) RECEBE TRANSPLANTE DE MEDULA ÓSSEA
- Linfócitos T → têm a característica de repopular a medula óssea do receptor

c) RECEBE CITOCINAS
- Interferon-α → antiviral
- Interferon-γ → aumenta toda a resposta imunológica
- IL-3 → estimuladora da hematopoiese
- G-CSF → fator estimulador de crescimento de colônias de granulócitos

Figura 1.18. Resposta passiva pode ser proporcionada mediante o recebimento de produtos de linfócitos B (imunoglobulinas, como IgG) ou transplante de medula óssea ou citocinas. Siglas: IL-3 – interleucina-3; G-CSF – fator estimulador de crescimento de colônias de granulócitos.

RESPOSTA INATA

CONCEITO
A resposta inata ocorre imediatamente à invasão do patógeno, sempre da mesma forma, independente do agente agressor, variando só a quantidade de resposta.

COMPONENTES
1. Barreira físico-química
2. Células
   - Fagócitos: neutrófilos, monócitos/macrófagos e eosinófilos
   - Células linfoides inatas (ILC)
   - Células *natural killer* (NK)
   - Mastócitos e basófilos
   - Células dendríticas
3. Sistema complemento

Figura 1.19. Estão descritos o conceito e os componentes da resposta inata.

Células linfoides inatas (ILC)

As células linfoides inatas (ILC) apresentam maturação na medula óssea a partir de precursor linfoide comum, na presença de IL-7. Têm morfologia semelhante a linfócitos, porém não expressam os grupamentos de superfície de linfócitos e fazem parte da resposta inata – daí a denominação ILC. As ILC não apresentam receptores para antígenos, não reconhecendo antígenos. Apresentam receptores para citocinas, sendo ativadas por citocinas do microambiente, as quais são sintetizadas na dependência do contato com diferentes antígenos. Existem três tipos de ILC, diferenciadas na dependência das citocinas do microambiente.

Células linfoides inatas tipo 1 (ILC1): o contato com patógenos intracelulares levam à síntese de citocinas no microambiente que promovem a diferenciação de ILC1; esta sintetiza interferon-γ (IFN-γ), que é importante na defesa, especialmente contra intracelulares.

Células linfoides inatas tipo 2 (ILC2): a presença de helmintíases ou baixas doses repetitivas de antígeno ou em indivíduos predispostos às alergias, o microambiente induz à produção de citocinas denominadas alarminas (IL-25, IL-33 e TLSP – linfopoetina estromal tímica) que promovem a diferenciação de ILC2; estas passam a sintetizar IL-5 e IL-13, iniciando a defesa contra helmintos ou uma inflamação alérgica (Figura 1.20).

Células linfoides inatas tipo 3 (ILC3): o contato com fungos leva à síntese de citocinas no microambiente que promovem a diferenciação de ILC3. Estas sintetizam IL-17, IL-22 e fator estimulador de crescimento de colônias de granulócitos-macrófagos (GM-CSF). A IL-17 atrai neutrófilos, atua na defesa contra fungos e participa da homeostasia da flora intestinal comensal; a IL-22 auxilia na proteção da pele; o GM-CSF estimula o crescimento de neutrófilos e macrófagos (Figura 1.20).

Fala-se em inflamação tipo 1 quando predominam ILC-1 e Th1, resultando em defesa; tipo 2 quando há prevalência de ILC-2 e Th2, como em alergias IgE-mediadas e parasitoses; tipo 3 ao predominarem ILC3 e Th17, IL-22 e GM-SCF, com atração de neutrófilos, defesa contra fungos, homeostasia da flora intestinal, proteção da pele. As ILC3 aparecem ainda em alergias graves e doenças autoimunes, sendo estudadas em tais situações (Figura 1.20).

Células *natural killer* (NK)

As células natural killer ou NK ou citotóxicas naturais (CD16+/CD56+) são identificadas por anticorpos monoclonais CD16 e CD56, sem CD3. São as células citotóxicas da resposta inata, muitas vezes chamadas linfócitos não B e não T. Apresentam morfologia entre linfócitos e monócitos: são linfócitos grandes, contendo vesículas com grânulos citoplasmáticos. As células NK correspondem a 10% a 15% dos linfóci-

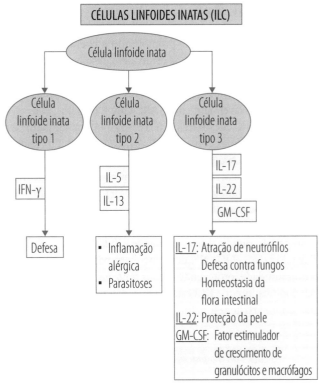

Figura 1.20. As células linfoides inatas (ILC) pertencem à resposta inata. Diferenciam-se na medula óssea na presença de interleucina-7 (IL-7), a partir de um precursor linfoide comum, mas não são linfócitos B ou T. São descritos três tipos de ILC, que teriam funções semelhantes às de linfócitos T auxiliares (Th1, Th2 e Th17) por produzirem as mesmas citocinas destes linfócitos.

tos periféricos, podendo ser encontradas também em tecidos, cavidades e placenta, sugerindo papel na gestação. Ao nascimento, as células NK apresentam menor atividade citotóxica.

São descritas duas populações de NK: cerca de 90% são células NK citotóxicas, com alta expressão de CD16 (CD-56^{dim} CD16^{bright}); em menores quantidades existem as células NK produtoras de citocinas, com alta expressão de CD56 (CD56^{bright} CD16^{dim}) (Figura1.21).

Células NK citotóxicas (CD16^{bright}) são ativadas por células que perderam antígenos leucocitários humanos classe I (HLA I), fato que ocorre com células neoplásicas e células infectadas por vírus, resultando em lise e apoptose das células-alvo. Os mecanismos efetores destas NK são predominantemente por citotoxicidade celular dependente de anticorpo (ADCC), sendo a molécula de adesão CD16 receptora para IgG1 e IgG3 (FcγR). A união de NK à IgG que está unida à célula-alvo leva à sinapse imunológica entre NK e célula-alvo. A sinapse promove alterações morfológicas em NK, com organização de microtúbulos por onde são liberados grânulos citoplasmáticos (perfurinas e granzima A) de NK para a célula-alvo, resultando em lise da célula-alvo.

Células NK citotóxicas (CD16^{bright}) apresentam receptores citotóxicos naturais (NCRs), os quais se unem à glicoproteína viral aumentando a defesa antiviral. De forma menos proeminente, células NK citotóxicas promovem apoptose (morte programada), uma vez que apresentam FasL e induzirem a expressão de Fas em células-alvo, promovendo a liberação de granzimas que ativam caspases da célula-alvo, resultando na apoptose. Alterações dos mecanismos citotóxicos de NK levam às infecções virais persistentes e à progressão das infecções, como por HIV e provavelmente por SARS-Cov-2 (Figura 1.21).

Células NK citotóxicas (CD16^{bright}) podem também ser ativadas por células contendo HLA I, como HLA I da superfície de *células próprias* nucleadas. Na presença de HLA, a união de NK ocorre através de seu receptor inibitório KIR (*killer-cell immunoglobulin-like receptor*), assim denominado por apresentar estrutura semelhante às imunoglobulinas. O receptor KIR unido às células contendo HLA I impede a ação de NK, ou seja, impede a lise de *células próprias* por NK. Por tal razão, células NK desempenham papel no controle da autoimunidade, protegendo *células próprias*. Mutações em genes codificadores de KIR estão associadas às doenças autoimunes, como artrite reumatoide e psoríase (Figura 1.21).

As células NK produtoras de citocinas (CD56^{bright}) localizam-se, principalmente, nos linfonodos e tecidos. Sintetizam citocinas pró-inflamatórias IFN-γ, TNF e quimiocinas: CXCL8 (IL-8) – quimiotática para neutrófilos, CCL-5 (RANTES) – atrai eosinófilos, CCL-3 (MIP-1α) – atrai fagócitos e linfócitos. Células NK são as principais sintetizadoras de IFN-γ, o qual aumenta toda a imunidade, em especial a fagocitose por monócitos/macrófagos. TNF também aumenta a atividade de células da resposta inata e da adaptativa. Assim, células NK promovem um elo entre as duas respostas. A IL-12, sintetizada por linfócitos T auxiliares tipo 1 (Th1), é a principal citocina ativadora de NK (Figura 1.21).

Células *natural killer T* (NKT)

As células NKT ou *natural killer T cells* têm características das respostas inata e adaptativa, com tendência cada vez maior de serem consideradas como componentes da inata. Originam-se do timo e apresentam microscopia ótica semelhante aos linfócitos, além de conter receptor de célula T (TCR) – daí serem denominadas também T citotóxicas naturais. Possuem ainda características que lembram células NK, como síntese de IFN-γ. Constituem 0,2% dos linfócitos T periféricos. Encontram-se em órgãos linfoides, como no timo, medula óssea, baço, sendo mais raras em mucosas e linfonodos.

Células NKT apresentam diferentes fenótipos, conforme os grupos de diferenciação que apresentam: CD4+ ou CD8+ ou CD4-CD8-, além de conter um repertório restrito de TCR. A maioria de NKT apresenta a mesma cadeia α de TCR (cadeia α invariante), sendo denominadas NKT clássicas ou NKT tipo 1 ou NKT de TCR invariante ou iNKT.

A cadeia α invariante é pareada com uma cadeia β semi-invariante, que é receptor para antígenos lipídicos associados especialmente à molécula CD1d de células apresentadoras de antígenos. Além de CD1d, entre outras moléculas que se associam a antígenos para apresentá-los às células NKT encontram-se: CD150 e SLAM (*signaling lymphocyte activation molecule*).

A molécula CD1d de células apresentadoras de antígenos é necessária para que células NKT reconheçam antígenos, ou seja, NKT são restritas à molécula CD1d. Assim, células NKT reconhecem lipídios e glicolipídios endógenos ou exógenos unidos à CD1d da célula apresentadora.

Células NKT sintetizam diferentes citocinas: IFN-γ, que aumenta a resposta inata e adaptativa, IL-4 e IL-13 promotoras da síntese de IgE acentuando as alergias, além de citocinas que aumentam a função das células hematopoiéticas (Figura 1.22).

As células NKT participam da homeostasia de gorduras, por reconhecerem lipídios associados à CD1d, levando a várias hipóteses sobre a atuação de NKT na obesidade. Células NKT promovem a defesa contra microrganismos contendo lipídios (bactérias LPS positivas, *Mycobacterium tuberculosis*).

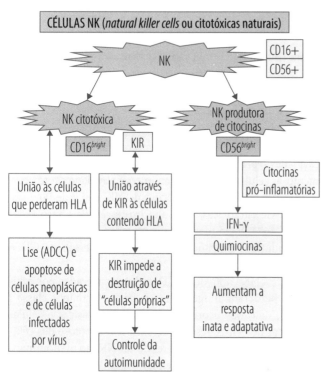

Figura 1.21. As células NK pertencem à resposta inata. A maioria de NK apresenta alta expressão de CD16 (CD16^{bright}) e tem função citotóxica. Havendo perda de HLA I (antígeno leucocitário humano classe I), como ocorre em células tumorais e infectadas por vírus, a união de NK à célula-alvo resulta em lise através de citotoxicidade celular dependente de anticorpo (ADCC) com liberação de perforinas e granzima, além de apoptose por expressão de FasL em NK. Quando a união de NK CD16^{bright} se dá através do receptor inibitório KIRs (*Killer-cell immunoglobulin-like receptors*) às células-alvo contendo HLA I, como células próprias, KIR impede a ação de NK. Por outro lado, células NK com alta expressão de CD56 (CD56^{bright}) são produtoras de citocinas: interferon-γ (IFN-γ), fator de necrose tumoral (TNF) e quimiocinas que atraem leucócitos, aumentando a resposta imunológica inata e adaptativa.

Atuam também contra bactérias LPS negativas, mediante a união de glicosilceramidas a CD1d. Sabe-se que fazem parte da defesa antiviral, em especial contra varicela-zóster e da defesa antiprotozoária, como contra *Trypanosoma cruzi*. Participam da homeostasia da flora intestinal, de forma não bem conhecida. Células NKT são hiporresponsivas ou mesmo resistentes aos corticosteroides. Pesquisas observaram aumento de iNKT CD4+ nos pulmões de portadores de asma. Atuam na prevenção de doenças autoimunes e da rejeição a transplantes (Figura 1.22).

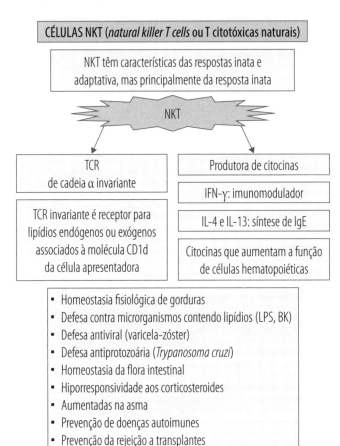

Figura 1.22. A maioria das células NKT apresenta receptor de célula T (TCR) com cadeia a invariante, sendo denominadas células iNKT ou NKT clássicas. A cadeia a é pareada com cadeia b semi-invariante, que torna o TCR receptor para lipídios, com várias hipóteses sobre sua atuação na obesidade. NKT são células CD1d restritas, ou seja, só reconhecem antígenos associados à Cd1d da célula apresentadora. Sintetizam citocinas: interferon-γ (IFN-γ), interleucinas 4 e 13 (IL-4 e IL-13) e citocinas que promovem a função de células hematopoiéticas. As células NKT têm importantes atividades biológicas, por meio de seus receptores para lipídeos exógenos ou endógenos, das citocinas que sintetizam e por mecanismos ainda pouco esclarecidos.

Células dendríticas

As células dendríticas fazem a integração entre as respostas inata e adaptativa. Foram descritas por Steinman e Cohn, em 1973. Localizam-se em regiões ricas em linfócitos T de órgãos linfoides periféricos, em mucosas e parênquima de órgãos. A maior parte das células dendríticas são derivadas de células progenitoras mieloides; assim, monócitos e células de Langerhans (macrófagos da pele), após o contato com patógenos migram pelos vasos linfáticos para os linfonodos regionais finalizando o processo de maturação. Durante a migração sofrem alterações na membrana, passando a expressar moléculas de HLA e a apresentar projeções citoplasmáticas, recebendo então o nome de células dendríticas – do grego *dendron*, que significa árvore.

As células dendríticas atuam na vigília contra patógenos, chegando rapidamente aos sítios infecciosos. Expressam receptores que reconhecem patógenos, sendo capazes de capturar e processar tais agentes. A seguir, apresentam peptídeos derivados dos patógenos para linfócitos T, permitindo a ativação destes linfócitos, atuando como células apresentadoras de antígenos. São ótimas células apresentadoras, conhecidas como células apresentadoras profissionais. Podem reter antígenos nos órgãos linfoides secundários por períodos extensos, contribuindo para a memória imunológica de linfócitos. Sintetizam ainda citocinas, em especial fator de necrose tumoral (TNF), que aumenta o processo inflamatório (Figura 1.23).

CÉLULAS DENDRÍTICAS

Localização
- Órgãos linfoides periféricos (próximas a linfócitos T)
- Mucosas e tecido epitelial

Origem
- Originam-se de monócitos e macrófagos
- Após contato com antígenos migram para os linfonodos regionais
- Durante a migração passam a apresentar projeções dendríticas e expressar HLA

Ações
- Vigilância contra patógenos
- Capturam antígenos através de receptores e processam os antígenos
- Apresentam antígenos para linfócitos T, sendo consideradas "células apresentadoras profissionais"

Figura 1.23. Estão descritas as características das células dendríticas (pertencem à resposta inata).

Mastócitos e basófilos

Os mastócitos foram inicialmente descritos por Paul Ehrlich, em 1878. Originam-se na medula óssea, a partir de células hematopoiéticas mieloides. São células grandes, ovoides, com núcleo arredondado e muitos grânulos citoplasmáticos. Os mastócitos circulam no sangue por curto período, depois atingem tecidos periféricos, onde sofrem diferenciação e permanecem por alguns meses. Têm diferentes localizações, sendo referidos dois fenótipos de mastócitos: mastócitos de mucosas e de tecidos conjuntivos (estes em pele, sistemas respiratório e digestório, próximos a vasos sanguíneos).

Apresentam diferentes características. Os mastócitos podem refazer seus grânulos após a exocitose. Apresentam receptores de alta afinidade para a porção Fc da IgE (RFcεI), que permitem a atuação na defesa contra helmintos e a participação nas alergias IgE-mediadas. A união de IgE a helminto e a mastócito resulta na degranulação destas células, ou seja, na liberação dos grânulos citoplasmáticos dos mastócitos promovendo a defesa contra helmintos, além de aumentar o peristaltismo e atrair eosinófilos. A união de IgE à substância alergênica e a mastócitos também leva à degranulação, com liberação de mediadores, como histamina, triptase (em mastócitos de conjuntivo), leucotrienos e prostaglandinas. A histamina promove vasodilatação, com extravasamento de plasma e edema; os leucotrienos promovem broncoconstrição. Assim, mastócitos atuam na homeostase brônquica e vascular. Contêm ainda grânulos que armazenam heparina, com efeito anticoagulante. Vários agentes podem ativar mastócitos diretamente, como medicamentos, componentes do complemento (C3a e C5a), venenos de animais, mudanças de temperatura e traumas mecânicos, promovendo sua degranulação de forma independente de IgE.

Apresentam diferentes receptores *Toll-like* que reconhecem bactérias e vírus, atuando na defesa contra estes patógenos. Armazenam fatores quimiotáticos para eosinófilos e neutrófilos, contribuindo para a defesa inata. Contêm enzimas proteolíticas, que destroem bactérias e inativam toxinas (Figura 1.24).

Assim, através de suas características, os mastócitos apresentam diferentes atividades biológicas: atuam na defesa contra helmintos, participam das alergias IgE-mediadas, atuam na defesa contra bactérias e vírus (receptores *Toll-like*), atraem eosinófilos e neutrófilos, neutralizam toxinas (enzimas proteolíticas), sintetizam citocinas – interleucina-1 (IL-1), fator de necrose tumoral (TNF) e citocinas dos processos alérgicos e parasitários (IL-4, IL-13). Assim, os mastócitos aumentam a resposta inata e contribuem para o início da adaptativa, em especial a alérgica IgE-mediada (Figura 1.24).

Os basófilos compartilham das características com os mastócitos. Originam-se de precursores de mastócitos. São leucócitos ricos em grânulos e com núcleo geralmente bilobulado, constituindo 1% a 2% dos leucócitos do sangue periférico. Apresentam grânulos citoplasmáticos semelhantes aos mastócitos, expressam RFcεI e também sintetizam citocinas, em especial IL-4 e IL-13. Contribuem com a defesa contra parasitas e participam dos processos alérgicos (Figura 1.24).

Citocinas da resposta inata

Monócitos/macrófagos sintetizam IL-1 e fator de necrose tumoral (TNF), ambos com potente ação pró-inflamatória e promotores dos sinais e sintomas das doenças; IFN-α, com ação antiviral; (CXCL8) IL-8, que atrai neutrófilos; IL-12,

MASTÓCITOS E BASÓFILOS

MASTÓCITOS

Fenótipos
- Mastócitos de mucosas e de tecidos conjuntivos

Características
- Refazem seus grânulos após exocitose
- Receptores de alta afinidade para IgE: unem-se a helmintos ou a alérgenos
- Receptores *Toll-like*: reconhecem bactérias e vírus
- Fatores quimiotáticos para eosinófilos e neutrófilos
- Enzimas proteolíticas

Atividades biológicas
- Defesa contra helmintos
- Participam das alergias IgE-mediadas
- Defesa contra bactérias e vírus
- Atraem eosinófilos e neutrófilos
- Neutralizam toxinas
- Sintetizam citocinas: IL-4, IL-5, IL-13 (alergias e parasitoses) e IL-1, TNF (defesa)
- Aumentam a resposta inata e contribuem para o início da adaptativa, em especial a alérgica

BASÓFILOS
- Os basófilos compartilham das características dos mastócitos
- Originam-se de precursores de mastócitos
- Apresentam receptores de alta afinidade para IgE: unem-se a helmintos ou a alérgenos
- Sintetizam citocinas: IL-4, IL-5, IL-13 (alergias e parasitoses)
- Defesa contra helmintos
- Participam das alergias IgE-mediadas

Figura 1.24. Estão descritas as características dos mastócitos e basófilos (pertencem à resposta inata).

ativadora de células NK. Células linfoides inatas sintetizam diferentes citocinas, conforme já descrito e esquematizado na Figura 1.20. Células NK e NKT sintetizam INF-γ, o qual aumenta tanto a imunidade inata como a adaptativa. Células NK sintetizam INF-γ, Mastócitos sintetizam IL-4, IL-5, IL-13 importantes nas alergias e na defesa contra helmintos; IL-1 e TNF, citocinas de defesa. As citocinas sintetizadas na resposta inata amplificam a resposta adaptativa (Figura 1.25).

b) Resposta adaptativa

A resposta adaptativa ou específica ou adquirida desenvolve-se de forma mais lenta do que a inata e os mecanismos envolvidos são específicos para cada agente agressor, havendo necessidade do contato com o antígeno para a aquisição dessa

CITOCINAS DA RESPOSTA INATA

Monócitos/macrófagos:
IL-1, TNF → citocinas pró-inflamatórias e promotoras dos sinais e sintomas
IFN-α → antiviral
CXCL8 (IL-8) → quimiotática para neutrófilos
IL-12 → ativa células NK

Células linfoides inatas:
Tipo 1 (ILC1): IFN-γ → aumenta a imunidade inata e a adaptativa, especialmente a fagocitose por monócitos/macrófagos
Tipo 2 (ILC2) → IL-5, IL-13 (parasitoses e processos alérgicos)
Tipo 3 (ILC3) → IL-17 (defesa contra fungos, flora intestinal),
IL-22 (proteção da pele),
GM-CSF (crescimento de colônias de granulócitos e monócitos)

Células NK e células NKT:
IFN-γ → aumenta a imunidade inata e adaptativa

Mastócitos:
IL-4, IL-5, IL-13 → alergias e parasitoses
IL-1, TNF → defesa

Figura 1.25. As principais citocinas sintetizadas na resposta inata são: interleucina-1 (IL-1), fator de necrose tumoral (TNF), interferon-α (IFN-α), CXCL8 (anterior interleucina-8), interleucina-12 (IL-12), interferon-γ (IFN-γ), interleucinas-4,5,13,17,22 (IL-4, IL-5, IL-13, IL-17, IL-22), Fator Estimulador de Crescimento de Colônias de Granulócitos e Macrófagos (GM-CSF).

RESPOSTA ADAPTATIVA

CONCEITO
- Resposta adaptativa ou específica ou adquirida
- Desenvolve-se de forma mais lenta
- Mecanismos envolvidos são específicos para cada agente
- Varia em quantidade e qualidade

CARACTERÍSTICAS
- Memória
- Especificidade
- Heterogeneidade
- Adquirida com o evoluir da idade

COMPONENTES
1. Resposta humoral (linfócitos B)
2. Resposta celular (linfócitos T)

Figura 1.26. Estão descritos conceito, características e componentes da resposta adaptativa.

resposta. Na adaptativa, o organismo responde de diferentes formas, dependendo do agente agressor, variando a quantidade e a qualidade da resposta. Apresenta mecanismos de memória e de melhor eficiência com a repetição dos contatos com o antígeno. A resposta adaptativa desenvolve-se com o evoluir da idade, tornando necessária a comparação dos resultados de exames com curvas-padrão para as diferentes faixas etárias. A resposta específica ocorre quando a resposta inata for insuficiente e seus resultados geralmente aparecem depois de 12 horas, permanecendo por tempo variável, muitas vezes por uma semana.

A resposta adaptativa dá-se pela <u>imunidade humoral e celular</u>. Na defesa humoral, as principais responsáveis são proteínas plasmáticas, as imunoglobulinas, sintetizadas por linfócitos B diferenciados em plasmócitos. A resposta adaptativa celular ocorre por ação direta de células, os linfócitos T (Figura 1.26).

Pequenos linfócitos oriundos de células progenitoras linfoides da medula óssea dirigem-se ao timo ou permanecem na medula, diferenciando-se em <u>linfócitos T e B</u>, respectivamente. Na sequência, esses linfócitos migram para os órgãos linfoides secundários: linfonodos, baço e tecido linfoide associado às mucosas (MALT)/tecido linfoide associado à pele (SALT – *skin*), onde ocorre a resposta adaptativa. Os linfócitos T são responsáveis pela imunidade celular, enquanto os B produzem anticorpos, os quais constituem a imunidade humoral, dando origem à dicotomia da resposta adaptativa. A imunidade celular é eficaz principalmente contra patógenos intracelulares e a humoral contra extracelulares (Figura 1.27).

A inflamação é resultante dos diferentes mecanismos da resposta imunológica na tentativa de manter a homeostasia do organismo e recuperar os tecidos lesados. O principal mecanismo da inflamação é recrutamento de leucócitos (com síntese de citocinas) e proteínas plasmáticas para os locais

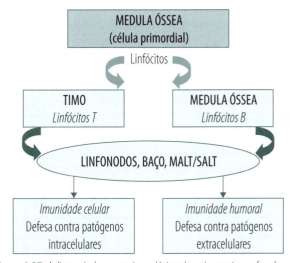

Figura 1.27. A dicotomia da resposta imunológica adaptativa consiste no fato de que os linfócitos oriundos da célula primordial da medula óssea dirigem-se aos órgãos linfoides primários: timo, onde se diferenciam em linfócitos T ou medula óssea, diferenciando-se em B. Linfócitos T e B dirigem-se aos órgãos linfoides secundários: linfonodos, baço e MALT (tecido linfoide associado às mucosas)/SALT (tecido linfoide associado à pele – *skin*). Os linfócitos T e B são responsáveis pela imunidade celular e humoral, respectivamente.

com substâncias estranhas ou lesão tecidual. Na inflamação aguda, afluem principalmente células da resposta inata, e na crônica, células da resposta adaptativa.

Nos próximos capítulos estudaremos os diferentes componentes das respostas imunológicas inata e adaptativa.

Questões

1ª – Está correta a denominação Setor de Alergia e Imunopatologia?

2ª – Quais são as características da resposta primária e secundária?

3ª – Cite exemplos de respostas ativas e passivas e de sua utilização.

4ª – Quando ocorrem e quais os componentes das respostas inata e adaptativa?

5ª – O que são e como atuam células NK?

Observação: respostas no anexo final.

CASOS CLÍNICOS

Caso 1: Sexo masculino, 23 anos, apresentando pneumonias de repetição em diferentes lobos pulmonares desde que ingressou no internato de faculdade de medicina.

Evolução: Procurou Setor de Alergia e Imunodeficiências (anteriormente chamado Alergia e Imunopatologia), onde foram solicitados exames que mostraram valores normais para IgA, IgM, IgG1, IgG3, IgG4, estando IgG2 no limite inferior de normalidade. Solicitada então dosagem de anticorpos pneumocócicos, revelando diminuição mesmo após vacina pneumocócica. Recebeu diagnóstico de deficiência de anticorpos específicos ou deficiência de anticorpos polissacarídeos e prescrição de imunoglobulina humana mensal. Após o início do tratamento não mais apresentou pneumonias, mesmo após o aumento de suas atividades hospitalares.

Discussão: É correto o nome Setor de Alergia e Imunodeficiências pois Imunopatologia é o estudo das alterações da imunidade, incluindo alergias, imunodeficiências e doenças autoimunes (esta última estudada por reumatologistas). Assim, seria redundância falar alergia e imunopatologia. A deficiência de anticorpos polissacarídeos é um erro inato da imunidade (EII) ou imunodeficiência primária em que o indivíduo apresenta desde o nascimento incapacidade da resposta ativa para sintetizar anticorpos polissacarídeos, os quais estão contidos na subclasse IgG2, razão do paciente ter apresentado IgG2 no limite inferior de normalidade. Anticorpos polissacarídeos atuam como opsoninas revestindo bactérias encapsuladas, como *Streptococcus pneumoniae* e *Haemophilus influenzae*, principais agentes etiológicos de pneumonias, permitindo que tais agentes sejam fagocitados. A reposição com imunoglobulina humana é uma resposta passiva, pois o paciente recebe anticorpos oriundos de indivíduos saudáveis. Tal EII, apesar de herdado, pode apresentar manifestação clínica em qualquer idade, dependendo do maior ou menor contato com os agentes etiológicos de pneumonias. Tais agentes são bactérias comuns, mas mais prevalentes em ambientes hospitalares, razão pela qual o jovem apresentou pneumonias de repetição após suas atividades hospitalares.

Caso 2: Mãe de recém-nascido referia ter lido que o leite industrializado apresenta os mesmos constituintes que o leite materno, estando em dúvida quanto à amamentação.

Discussão: Leites industrializados podem apresentar constituintes semelhantes aos do leite materno. Entretanto, não contém IgA e o lactente deixará de receber a imunoglobulina das secreções. A IgA secretora existe em maiores quantidades no colostro, mas está presente durante toda a lactação em quantidades importantes. A IgA do leite materno e a IgG recebida por via transplacentária principalmente no último trimestre de gestação (respostas passivas), constituem a principal defesa imunológica adaptativa humoral do início da vida. O recém-nascido sintetiza imunoglobulinas próprias, iniciando por IgM. Entretanto, a produção de anticorpos (resposta ativa) ocorre com o evoluir da idade. As imunoglobulinas séricas atingem os valores de adulto em torno de 1 a 3 anos (IgM), 8 a 13 anos (IgG) e 10 a 14 anos (IgA), motivo pelo qual tais exames devem ser comparados às curvas de normalidade de cada faixa etária. A resposta passiva dada pelo leite materno protege contra infecções. Somam-se outros fatores para reforçar a amamentação: risco de alergia à proteína do leite de vaca e maior incidência de desnutrição em regiões de baixa renda para a aquisição de leite industrializado. É importante que os profissionais de saúde promovam o incentivo à amamentação com leite humano, desde que seja possível.

Caso 3: Puérpera referia receio de receber vacinas na gestação, em especial vacina contra a gripe. Referia preocupação das vacinas em relação ao feto.

Discussão: Quase todas vacinas inativadas são indicadas em gestantes (poucas vacinas sem estudos em gestantes). As inativadas são feitas a partir de componentes de microrganismos (vacinas inativadas acelulares) ou com microrganismos mortos (vacinas inativadas celulares). As vacinas atenuadas são contraindicadas em gestantes (microrganismos vivos sem patogenicidade).

A vacina injetável contra gripe influenza (intramuscular utilizada em nosso meio) é constituída por vírus inativados (vacina *influenzae* A H1N1 e *influenzae* B), diferente da vacina nasal, que contém vírus atenuados. A gestante pode ser imunizada com a vacina injetável contra a gripe, pois não haverá viremia no feto. A vacina contra gripe influenza trará benefícios à puérpera por meio da resposta ativa que apresentará. Será ainda benéfica ao feto, pois ele receberá uma resposta passiva pela imunoglobulina que atravessa a placenta, a IgG, e terá imunização contra a gripe daquele ano. A vacina tríplice bacteriana (toxoides diftérico/tetânico e *Pertussis* acelular) também pode ser feita. A vacina contra Covid-19 *Coronavac®* – inativada e *Pfizer®* – RNA mensageiro – estão indicadas em gestantes. As vacinas contra hepatite B e contra HPV, apesar de inativadas, não estão recomendadas em gestantes por falta de estudos. Ao contrário, as vacinas atenuadas são contraindicadas em gestantes, como contra: sarampo, caxumba, rubéola e varicela, devendo serem feitas antes ou depois da gestação. As imunizações permitem que o sistema imunológico apresente melhor defesa diante de um agente infeccioso *in natura*, promovendo uma resposta secundária, mais rápida e mais intensa, após ativar linfócitos T e B de memória formados na resposta primária.

Referências bibliográficas

Albuquerque L, Napoleão RNM, Oliveira LA, Andrade PDSMA. Vacinas COVID-19 e suas implicações imunológicas: uma revisão de literatura. Arq Asma Alerg Imunol. 2021;5(4):346-56.

Allon R, Feigelson S. From rolling to arrest on blood vessels: leukocyte tap dancing on endothelial integrin ligands and chemokines at sub-second contacts. Semin Immunol. 2002;14(2):93-104.

Almeida-Oliveira A, Diamond HR. A relevância das células natural killer (NK) e killer immunoglobulin-like receptores (KIR) no transplante de células-tronco hematopoéticas (TCTH). Rev Bras Hematol Hemoter. 2008;30(4):320-9.

Aragão-Filho WC, Moreira J, Oliveira-Júnior EB, Rehder J, Bustamante J, Casanova JL, et al. Papel do fator nuclear kappa B (NF-kB) na expressão do gene NCF1 em leucócitos de indivíduos normais, e pacientes com doença granulomatosa crônica, displasia sctodérmica anidrótica, ou com defeitos no eixo IL-12/23-IFN-γ. Rev Bras Alerg Imunopatol. 2009;32(2):48-53.

Burks AW, Holgate ST, O'Hehir RE, Broide DH, Bacharier LB, Hershey GKK, et al. Middleton's Allergy: Principles and Practice. 9th ed. Philadelphia: Elsevier Health Sciences; 2019. 1649 p.

Chaplin DD. Overview of the immune response. J Allergy Clin Immunol. 2010;125(2):3-23.

Chen H, Jiang Z. The essential adaptors of innate immune signaling. Protein Cell. 2013;4:27-39.

Corvino D, Kumar A, Bald T. Plasticity of NK cells in cancer. Front Immunol. 2022;13:888313.

Cox RJ, Brokstad KA, Ogra P. Influenza virus: immunity and vaccination strategies. Comparison of the immune response to inactivated and live, attenuated influenza vaccines. Scand J Immunol. 2004;59(1):1-15.

Degen WG, Jansen T, Schijns VE. Vaccine adjuvant technology: from mechanistic concepts to practical applications. Expert Rev Vaccines. 2003;2(2):327-35.

Delves PJ, Martin SJ, Burton DR, Roitt IM. Roitt's Essential Immunology. 13th ed. Oxford: Wiley-Blackwell Science; 2017. 576 p.

Diniz EMA, Albiero AL, Ceccon MEJ, Vaz AFC. Uso de sangue, hemocomponentes e hemoderivados no recém-nascido. J Pediatr (Rio J). 2001;77(Suppl 1):104-14.

Di Pasquale A, Preiss S, Tavares Da Silva F, Garçon N. Vaccine Adjuvants: from 1920 to 2015 and Beyond. Vaccines (Basel). 2015;3(2):320-43.

Di Vito C, Calcaterra F, Coianiz N, Terzoli S, Voza A, Mikulak J, et al. Natural Killer Cells in SARS-CoV-2 infection: pathophysiology and therapeutic implications. Front Immunol. 2022;13:888248.

Esser MT, Marchese RD, Kierstead LS, Tussey LG, Wang F, Chuimule N, et al. Memory T cells and vaccines. Vaccine. 2003;21(5-6):419-30.

Farhat CK, Carvalho ES, Weckx LY, Carvalho HFR, Succi RCM. Imunizações: fundamentos e prática. 5a. ed. São Paulo; Atheneu. 2008. 584 p.

Freeman BE, Raue HP, Hill AB, Slifka MK. Cytokine-mediated activation of NK cells during viral infection. J Virol. 2015;89:792231.

Funk PE, Kincade PW, Witte PL. Native associations of early hematopoietic stem cells and stromal cells isolated in bone marrow cell aggregates. Blood. 1994;83(2):361-9.

Goldman L, Schafer AI. Goldman's Cecil Medicine. 25th ed. Philadelphia: Saunders Elsevier; 2018. 3112 p.

Golin V, Salles MJC, Sprovieri SRS, Bedrikow R, Pereira AC. As defesas do pulmão contra as infecções. Rev Bras Med. 2001;58:750-5.

Hasegawa T, Oka T, Demehri S. Alarmin cytokines as central regulators of cutaneous immunity. Front Immunol. 2022;13:876515.

Janeway Jr CA, Medzhitov R. Innate response recognition. Annu Rev Immunol. 2002;20:197-216.

Kronenberg, M. Toward an understanding of NKT cells biology: progress and paradoxes. Annu Rev Immunol. 2005;23:877-900.

Lima EJF, Almeida AM, Kfouri RA. Vacinas para COVID-19 – o estado da arte. Ver Bras Saúde Matern Infant (Recife). 2021;21(S1):21-7.

Lin AW, Gonzalez SA, Cunningham-Rundles S, Dorante G, Marshall S, Tignor A, et al. CD56+dim and CD56+bright cell activation and apoptosis in hepatitis C virus infection. Clin Exp Immunol. 2004;137(2):225-33.

Mattner J, Debord KL, Ismail N, Goff RD, Cantu C 3rd, Zhou D, *et al*. Exogenous and endogenous glycolipid antigens activate NKT cells during microbial infections. Nature. 2005;434(7032):525-9.

Meyer EH, Dekruyff RH, Umetsu DT. T cells and NKT cells in the pathogenesis of asthma. Annu Rev Med. 2008;59:281-92.

Montelli TCB, Peraçoli MTS, Gabarra RC, Soares AMVC, Kurokawa CS. Familial cancer: depressed NK-cell cytotoxicity in healthy and cancer affected members. Arq Neuropsiquiatr. 2001;59(1):6-10.

Müller-Durovic B, Lanna A, Covre LP, Mills RS, Henson SM, Akbar AN. Killer cell lectin-like receptor G1 inhibits NK cell function through activation of adenosine 5'-monophosphate-activated protein kinase. J Immunol. 2016;197:2891-9.

Murphy K, Travers P, Walport M. Janeway's Immunobiology – Immunobiology: The Immune System (Janeway). 9th ed. New York: Garland Science; 2017. 924 p.

Nicholson LB. The imune system. Essays Biochem. 2016.31;60(3):275-301.

Norman PJ, Hollenbach JA, Nemat-Gorgani N, Marin WM, Norberg SJ, Ashouri E, *et al*. Defining KIR and HLA class I genotypes at highest resolution via high-throughput sequencing. Am J Hum Genet. 2016;99:375-91.

Parham P, Moffett A. Variable NK cell receptors and their MHC class I ligands in immunity, reproduction and human evolution. Nat Rev Immunol. 2013;13(2):133-44.

Qin Y, Oh S, Lim S, Shin JH, Yoon MS, Park SH. Invariant NKT cells facilitate cytotoxic T-cell activation via direct recognition of CD1d on T cells. Exp Mol Med. 2019;51:1-9.

Roman A, Rugeles MT, Montoya CJ. Papel de las células NKT invariantes en la respuesta inmune anti-viral. Rev Colomb Med. 2006;37(2):157-68.

Silverstein AM. Cellular versus humoral immunology: a century-long dispute. Nat Immunol. 2003;4(5):425-8.

St. John AL, Rathore APS. Adaptive immune responses to primary and secondary Dengue Virus Infections. Nat Rev Immunol. 2019;119:218-30.

Sociedade Brasileira de Imunizações. In: https://sbim.org.br

Sullivan KE, Stiehm ER. Stiehm's Immune Deficiencies. Inborn Errors of Immunity. 2th ed. Philadelphia: Saunders Elsevier; 2020. 1133 p.

Tavares EC, Ribeiro JG, Oliveira LA. Imunização ativa e passiva no prematuro extremo. J Pediatr (Rio J). 2005;81(1):89-94.

Tsukerman P, Stern-Ginossar N, Yamin R, Ophir Y, Stanietsky AM, Mandelboim O. Expansion of CD16 positive and negative human NK cells in response to tumor stimulation. Eur J Immunol. 2014;44:1517-25.

Vivier E, Artis D, Colonna M, Diefenbach A, Di Santo JP, Eberl G, *et al*. Innate lymphoid cells: 10 years on. Cell. 2018;174:1054-66.

Zhang Y, Huang B. The development and diversity of ILCs, NK cells and their relevance in health and diseases. Adv Exp Med Biol. 2017;1024:225-44.

Zhao Q, Elson CO. Adaptive immune education by gut microbiota antigens. Immunology. 2018;154(1):28-37.

Zheng C, Shao W, Chen X, Zhang B, Wang G, Zhang W. Real-world effectiveness of COVID-19 vaccines: a literature review and meta-analysis. Int J Infect Dis. 2022;114:252-60.

Barreira Físico-Química

A barreira físico-química é a primeira defesa existente no organismo. Faz parte da resposta imunológica inata. É formada por pele, mucosas dos diferentes sistemas, espirros, tosse, febre e substâncias presentes no sangue. Enquanto essa barreira estiver intacta e em perfeita funcionalidade, dificilmente microrganismos penetram no organismo.

Pele e mucosas

Pele e mucosas são os componentes iniciais encontrados por patógenos. Constituem a resistência natural externa da barreira físico-química.

A pele, que pode apresentar 2 m^2 de superfície corpórea, é constituída por epitélio revestido de células queratinizadas, formando uma barreira física de defesa. Apresenta *glândulas sudoríparas e sebáceas* que, por meio de suas secreções exógenas, dificultam a penetração de patógenos. Assim, as glândulas sudoríparas secretam ácidos lático, úrico e caproico, que são microbicidas, determinando lise de microrganismos. As glândulas sebáceas produzem ácidos graxos e triglicérides, também microbicidas (Figura 2.1).

As mucosas têm grande importância na defesa. Apresentam superfície corpórea muito maior do que a da pele, devido também à grande quantidade de vilosidades. Os microrganismos inalados ou ingeridos têm contato direto com as mucosas. Uma lesão que determine falta de continuidade da mucosa permite a passagem de bactérias patogênicas para a submucosa e para a circulação sanguínea.

As células epiteliais das mucosas são fenotípica e funcionalmente distintas. Assim, células do trato respiratório superior (cavidade nasal, faringe, laringe) e inferior (traqueia, brônquios, bronquíolos, alvéolos) apresentam características diferentes que permitem a defesa do hospedeiro. Células alveolares fornecem superfície especializada para trocas gasosas, enquanto outros tipos destas células secretam surfactante, evitando o colapso alveolar durante a expiração. Células ciliadas e secretoras de muco são aptas para a depuração mucociliar de material particulado e patógenos que inalamos. Células epiteliais da mucosa intestinal, apesar de terem a mesma origem embrionária das células do trato respiratório, apresentam fenótipos ainda mais diferentes, que auxiliam a defesa do digestório.

O trato respiratório apresenta o sistema mucociliar. Suas células caliciformes secretam muco. Batimentos contínuos dos cílios, direcionados ao meio externo, permitem a eliminação de muco e de microrganismos unidos ao muco. Os cílios do trato respiratório movimentam-se de forma sincronizada, expelindo o muco com patógenos. Fumantes ativos, e muitas vezes fumantes passivos, apresentam diminuição dos batimentos ciliares, resultando em menor eliminação de microrganismos e maior tendência a infecções brônquicas e pulmonares, que frequentemente são vistas em crianças filhas de fumantes. Estão descritas alterações da atividade mucoci-

BARREIRA FÍSICO-QUÍMICA

 Glândulas sudoríparas
- Ácido lático
- Ácido úrico
- Ácido caproico

Glândulas sebáceas
- Ácidos graxos
- Triglicérides

 Sistema mucociliar
- Integridade e funcionalidade

Secreções das mucosas
- Lactoferrina → une-se ao ferro (nutriente para bactérias)
- α1-antitripsina → inibe elastase
- Lisozimas (muramidases) → rompem membranas de bactérias
- Proteases pancreáticas → degradam antígenos
- Fatores quimiotáticos de enterócitos → atraem células de defesa

Descamação de pele e mucosas

Figura 2.1. Pele e mucosas fazem parte da barreira físico-química da resposta inata. A pele contém glândulas sebáceas e sudoríparas que produzem substâncias microbicidas. As mucosas contêm sistema mucociliar que auxilia a eliminação de patógenos, além de produzirem microbicidas e quimiocinas. A descamação da pele e mucosas auxilia na eliminação de patógenos.

liar em indivíduos com desvio de septo nasal. Na síndrome de Kartagener há anomalia congênita da função ciliar, propiciando infecções brônquicas e rinossinusites crônicas, que acompanham o *situs inversus* da síndrome. Assim, o sistema mucociliar deve estar íntegro e em perfeita funcionalidade para a defesa do organismo.

As secreções das mucosas, como digestivas, respiratórias, geniturinárias, lágrima e leite, contêm várias substâncias da defesa inespecífica: lactoferrina, α1-antitripsina, lisozima e algumas citocinas. A lactoferrina dificulta o crescimento de bactérias, pois se une ao ferro, que é nutriente bacteriano e atuante em vários sistemas enzimáticos do metabolismo bacteriano.

A α1-antitripsina inibe a elastase liberada por células, atuando na preservação da elastina, uma vez que a elastase degrada elastina, impedindo assim a degradação de fibras de colágeno.

Lisozimas são enzimas que contêm várias substâncias antibacterianas. Entre estas enzimas está a muramidase, que rompe membranas citoplasmáticas de bactérias, acarretando lise bacteriana, como a do *Streptococcus mutans*, associado à cárie dentária.

As proteases pancreáticas degradam antígenos. Enterócitos secretam fatores quimiotáticos e quimiocinas, que atraem células de defesa para as mucosas.

A imunoglobulina A (IgA) também é secretada nas mucosas, sendo importante na defesa contra vários agentes, como contra pili bacteriano, impedindo a união do pili às mucosas e a penetração de bactérias nos tecidos. A IgA faz parte da resposta adaptativa e será estudada no capítulo sobre imunoglobulinas.

Outro mecanismo de defesa da resposta inata é a descamação da pele e de mucosas. Com a descamação habitual do epitélio, são eliminados microrganismos, auxiliando na erradicação de patógenos (Figura 2.1).

A pele e as mucosas são danificadas em casos de ferimentos cortantes, queimaduras, traumas, cirurgias, permitindo a penetração de microrganismos.

Sistema digestório

O sistema digestório apresenta várias características que permitem a defesa inata. No estômago, o ácido clorídrico presente no suco gástrico destrói microrganismos ingeridos com o alimento, e o pH ácido do estômago inibe a proliferação de bactérias. O pH alcalino do intestino delgado dificulta a proliferação de bactérias anaeróbias. O peristaltismo intestinal auxilia na eliminação de microrganismos do sistema digestivo. O muco intestinal apresenta ligantes para a manose, carboidrato componente da superfície de várias bactérias, permitindo que bactérias se unam ao muco por intermédio desses receptores e sejam eliminadas. As criptas intestinais secretam peptídeos microbicidas. O pH ácido do geniturinário impede o crescimento de fungos e bactérias.

A flora bacteriana intestinal normal ou comensal ou microbiota intestinal compete com a flora patogênica pelos nutrientes e por receptores existentes no muco. Cada vez mais é descrita a importância da microbiota intestinal para estabelecer uma resposta imunológica adequada, em especial para a diferenciação das diferentes subpopulações de linfócitos. Estudos sugerem que a falta da microbiota intestinal está associada à presença de doenças autoimunes intestinais e às alergias. Assim, torna-se necessária a reposição da flora intestinal durante quadros diarreicos ou uso de antibióticos orais (Figura 2.2).

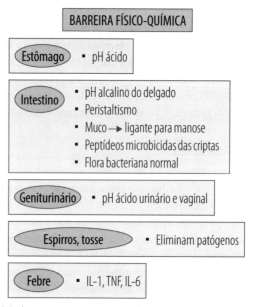

Figura 2.2. A resposta inata atua por meio de características naturais do digestório e do geniturinário; os espirros e a tosse auxiliam na eliminação de patógenos; o aumento da temperatura corpórea, promovido por citocinas pirógenas endógenas, permite aumento do metabolismo, necessário para combater patógenos. A flora bacteriana normal ou comensal compete com a flora patogênica, razão pela qual são indicados repositores de flora durante e uma dias após o uso de antibióticos orais. Existem produtos comerciais repositores de flora comensal, como: Bidrilac®, Bio Fibras Light Batavo®, Culturelle®, Duobalance®, Enterogermina®, Floratil®, Lactipan®, Lactobacillus casei®, Leiba®, Leite Fermentado Parmalat®, Probiatop®, Probiotic®, Prolive®, Simcaps®, Simfort®, Yakult®.

Tosse e espirros

Tosse e espirros também são mecanismos de eliminação de agentes infecciosos, sendo, com frequência, desencadeados pela presença de substâncias que devem ser eliminadas.

A fisiopatologia da tosse auxilia a identificar quando a tosse é um mecanismo de defesa. Os receptores da tosse localizam-se em vias aéreas altas (laringe até a carina) e nos brônquios. São estimulados por mecanismos químicos (poluição), mecânicos (gotejamento pós-nasal), térmicos (frio, mudanças de temperatura), inflamatórios (rinite, asma), sendo o vago a via aferente. Existem receptores também em seios maxilares (nervo trigêmeo aferente), faringe (glossofaríngeo aferente), canal auditivo externo (ramo auricular do vago), esôfago, estômago (vago), pericárdio e diafragma (frênico aferente). Não há receptores para tosse em alvéolos e parênquima pulmonar (pneumonia alveolar sem tosse). Os impulsos da tosse são transmitidos principalmente pelo vago até um centro da tosse, difusamente localizado no cérebro. Há um grupo de nervos aferentes constituído por fibras não mielinizadas, produtoras de neuropeptídeos, ativadas por bradicinina. Na via eferente, o núcleo motor do vago determina modificações da laringe, como na glote; o nervo frênico e outros nervos motores levam à contração do diafragma, músculos abdominais e intercostais. A consequência é uma pressão positiva intra-abdominal e torácica, abertura da glote, com fluxo explosivo que pode ter a velocidade do som: a tosse.

Devido à localização dos receptores, os reflexos mais frequentes para tosse partem de processos em vias aéreas superiores. A tosse é considerada crônica quando ultrapassa oito semanas consecutivas. Entre as diversas causas de tosse encontram-se: infecção, pós-infecção, tabagismo, poluição, rinite, asma, tuberculose, refluxo gastresofágico, aspiração, reflexo de Arnold (irritação do ramo auricular do vago), inibidores da enzima conversora da angiotensina (IECA) – por aumento da bradicinina, betabloqueadores (pioram a obstrução de vias aéreas), insuficiência cardíaca, doenças autoimunes (principal tireoide), doença pulmonar obstrutiva crônica (DPOC), bronquite eosinofílica, apneia obstrutiva do sono, tumores pulmonares, enfisema, bronquiectasias, hipersensibilidade dos receptores da tosse, psicogênica.

Espirros resultam de impulsos transmitidos ao bulbo hipotalâmico, provenientes da união de substâncias estranhas a receptores nasais e nasofaríngeos ou da irritação desses receptores. A consequência é a expulsão dessas substâncias (Figura 2.2).

Febre

O aumento da temperatura corpórea tem sido referido como mecanismo de defesa, pois ocorre em vertebrados de diferentes espécies quando acometidos por processos infecciosos. Esse aumento propicia um metabolismo maior, o qual seria necessário em condições de infecção, desde que não em excesso. O aumento de determinadas citocinas, denominadas pirógenos endógenos, que emitem mensagens para o hipotálamo, levam ao aparecimento da febre.

Entre os principais pirógenos endógenos encontram-se: interleucina (IL) 1, fator de necrose tumoral (TNF) e IL-6. A IL-1 e o TNF são sintetizados, principalmente, por monócitos e macrófagos; a IL-6 é secretada em maiores quantidades por linfócitos T auxiliares. Crianças com desnutrição apresentam diminuição de TNF, podendo ser esse um dos motivos pela baixa elevação de temperatura corpórea que apresentam durante processos infecciosos (Figura 2.2).

Proteínas da fase aguda da inflamação

A fase aguda da inflamação ocorre em resposta a agentes bacterianos, virais, fúngicos e parasitários, e a traumas, isquemia, necrose, neoplasias e irradiações. Existem várias proteínas sintetizadas por hepatócitos e que atuam na imunidade inata. São conhecidas como proteínas e moléculas da inflamação ou da fase aguda da inflamação: proteína C reativa (PCR), proteínas surfactantes pulmonares A e D, α1-antitripsina, α2-macroglobulina, lectina ligante de manose, substância amiloide A, α1-glicoproteína ácida, fibrinogênio, haptoglobulina, transferrina e ceruplasmina.

Em condições habituais, a Proteína C reativa (PCR), assim denominada por se ligar à proteína C de pneumococos, está presente em pequenas quantidades do soro. Nas primeiras 72 horas de processos infecciosos ou de injúria tecidual, há aumento de sua síntese hepática, com aumento de até mil vezes na circulação. É indicadora sensível da infecção por apresentar meia-vida sanguínea curta (cerca de 20 horas). Assim, seu aumento, na maioria dos casos, reflete processo infeccioso. Por outro lado, valores normais repetidos de PCR têm alto valor preditivo, indicando ausência de infecção. O aumento pode estar relacionado, ainda, à gravidade do processo infeccioso. A quantificação da PCR é muito utilizada na prática clínica.

Fagócitos contêm, em sua superfície, receptores para PCR, a qual pode, então, atuar diretamente como uma opsonina, ao revestir patógenos e permitindo a opsonização (fagocitose facilitada). A PCR pode, ainda, promover a opsonização por meio de componentes do sistema complemento: unida a bactérias ou a fungos, permite a união desses microrganismos aos componentes C3b e C5b do complemento, os quais funcionam como opsoninas. Por esses mecanismos, a PCR é importante na defesa contra *Streptococcus pneumoniae*, apresentando inclusive melhor ação de opsonização dessas bactérias do que a mediada por imunoglobulinas. Pode, ainda, unir-se a células *natural killer* (NK), aumentando sua capacidade antitumoral.

Entre a família das colectinas, encontram-se as proteínas surfactantes pulmonares A e D (SP-A e SP-D): apresentam lectinas, que se unem a patógenos, facilitando a fagocitose por monócitos e macrófagos. São importantes na defesa contra patógenos pulmonares, especialmente *Pneumocystis jiroveci (carinii)*.

A α1-antitripsina inibe proteases plasmáticas, especialmente as liberadas por leucócitos, como a elastase, proteína endógena que degrada elastina e colágeno. A união de α1-antitripsina a proteases torna essas enzimas completamente incapazes de catabolizar elastina e colágeno. A α1-antitripsina aumenta cerca de quatro vezes nos processos inflamatórios. Na ausência de α1-antitripsina, as proteases degradam elastina e colágeno que circundam o processo inflamatório, provocando dano tecidual e inflamação crônica. Os indivíduos com deficiência de α1-antitripsina têm maior risco de desenvolver doenças do tecido conjuntivo, como artrite reumatoide, além de enfisema.

A α2-macroglobulina é outra proteína inibidora de proteases, impedindo a degradação de proteínas plasmáticas e poupando o catabolismo proteico sérico.

A lectina ligante da manose (MBL – *manose binding lectina*) é uma colectina. Atua como opsonina, revestindo microrganismos e facilitando a fagocitose. Sua ação como opsonina é menor do que a PCR. Tem, ainda, função de ativar o sistema complemento por meio de sua união à manose de patógenos.

O fibrinogênio, sintetizado nos hepatócitos durante a inflamação, leva à formação de fibrina e contribui para a retenção de eritrócitos e linfócitos. Produtos de degradação da fibrina promovem a síntese de IL-1 por monócitos e macrófagos.

A haptoglobulina, liberada em condições de lesão tecidual, une-se à hemoglobina, promovendo o clareamento de hemoglobina livre. Forma complexos estáveis com a hemoglobina extracorpuscular, prevenindo a perda de ferro por excreção urinária.

A transferrina, ao transportar ferro, tem como consequência a diminuição de ferro livre. Sabe-se que *in vitro* o ferro é necessário para o crescimento e maior expressão de virulência de microrganismos. A IL-1, a IL-6 e o TNF parecem ser responsáveis pela tendência ao aumento da síntese de transferrina durante processos infecciosos.

A ceruplasmina, principal glicoproteína transportadora de cobre para o citocromo C oxidase, é essencial para a glicólise e a produção de energia aeróbica. O aumento de ceruplasmina, permitindo o transporte de cobre, contribui para a formação de colágeno e de elastina e proteção da matriz proteica contra íons superóxidos formados por células fagocitárias.

A substância amiloide A (SAA) aumenta cerca de mil vezes em processos inflamatórios, especialmente crônicos. É uma precursora da proteína amiloide A na amiloidose secundária. Atrai neutrófilos, monócitos e linfócitos T. Pode indicar a gravidade do processo inflamatório.

A α1-glicoproteína ácida aumenta de duas a quatro vezes durante o processo inflamatório agudo. Atua estimulando a expressão de moléculas de adesão, em especial sialil-Lewis, auxiliando na passagem de leucócitos da circulação sanguínea para o local onde se encontra o patógeno (Figura 2.3).

A barreira físico-química é constituída por todos os mecanismos mencionados. É a defesa inicial da resposta inata. Em uma barreira mecânica íntegra e funcionante é difícil que microrganismos penetrem, proliferem, disseminem e promovam doenças.

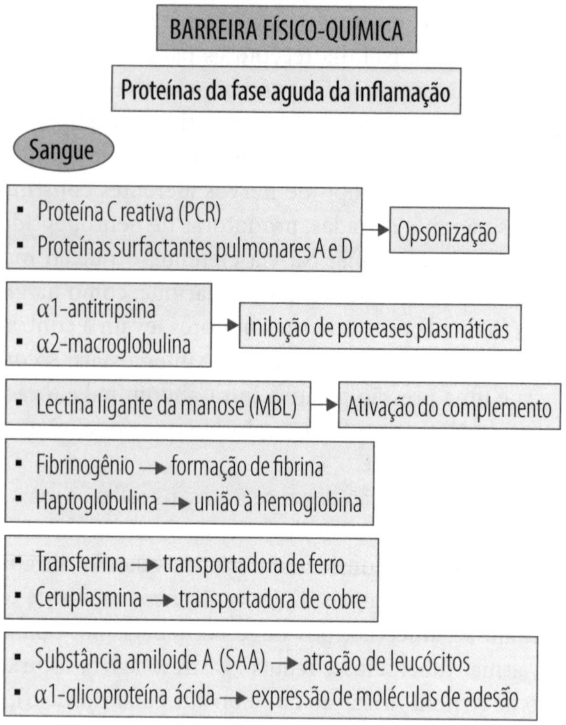

BARREIRA FÍSICO-QUÍMICA

Proteínas da fase aguda da inflamação

Sangue

- Proteína C reativa (PCR)
- Proteínas surfactantes pulmonares A e D → Opsonização

- α1-antitripsina
- α2-macroglobulina → Inibição de proteases plasmáticas

- Lectina ligante da manose (MBL) → Ativação do complemento

- Fibrinogênio → formação de fibrina
- Haptoglobulina → união à hemoglobina

- Transferrina → transportadora de ferro
- Ceruplasmina → transportadora de cobre

- Substância amiloide A (SAA) → atração de leucócitos
- α1-glicoproteína ácida → expressão de moléculas de adesão

Figura 2.3. As proteínas da fase aguda da inflamação fazem parte da resposta inata. A PCR indica, em especial, infecção, podendo mostrar a intensidade do processo. As SP-A e SP-D são importantes na defesa pulmonar, em especial contra *Pneumocystis jiroveci (carinii)*. Na deficiência de α1-antitripsina há tendência a doenças do tecido conjuntivo e enfisema. A substância amiloide A pode indicar a gravidade da inflamação. O fibrinogênio, a haptoglobulina, a transferrina e a ceruplasmina auxiliam a defesa inata.

Questões

1ª. Como pele e mucosas impedem a penetração de patógenos?

2ª. Cite um exame laboratorial da resposta imunológica inata que auxilia a pesquisa de processo infeccioso.

3ª. É correta a prescrição indiscriminada de antipiréticos a cada 4 horas, independente da presença de febre?

4ª. É benéfica a prescrição de medicamentos que inibam o peristaltismo nos primeiros dias de uma diarreia infecciosa aguda?

5ª. É benéfica a prescrição de antitussígenos diante de tosse produtiva em início de quadro gripal?

Observação: respostas no anexo final.

CASOS CLÍNICOS

Caso 1: Mulher de 50 anos referia ingestão quase diária de antiácidos há muitos anos, por indicação própria, na tentativa de melhorar azia, além de anti-inflamatórios não esteroidais (AINEs) há um ano. Há seis meses acordava à noite com dor na parte superior do abdome.

Evolução: Testes com biópsia por endoscopia digestiva alta revelaram úlcera gástrica e presença de *Helicobacter pylori*. Foram suspensos os AINEs e recebeu esquema tríplice antimicrobiano, com o que começou a apresentar melhora clínica.

Discussão: O pH ácido gástrico faz parte da barreira físico-química da resposta inata. O uso constante e indiscriminado de antiácidos altera o pH ácido gástrico, basificando o meio, em especial o antro gástrico e tornando o ambiente propício para o crescimento de *H. pylori*, o qual está associado à inflamação gástrica crônica e à úlcera péptica. Além disso, os AINEs agridem a mucosa gástrica, podendo promover a formação de úlcera.

Caso 2: Indivíduo de 21 anos, sexo masculino, apresentava há quatro anos tosse produtiva, com períodos de piora, sem febre ou outras manifestações clínicas. Sem uso de antibiótico. Recebeu por cinco vezes o diagnóstico de infecções em brônquios, após exclusão de sinusopatias. Negava infecções prévias ou familiares. Única história positiva era tabagismo há quase cinco anos.

Discussão: O caso em questão não apresenta história sugestiva de erros inatos da imunidade (EII), uma vez que as infecções de repetição ocorriam em diferentes locais. A tosse é um mecanismo de defesa da barreira físico-química. Entre as principais causas de tosse estão as sinusopatias, pois os receptores da tosse encontram-se em vias aéreas altas, da laringe até a carina, e em brônquios (levam informação a um centro da tosse, no cérebro, difusamente localizado na medula). O sistema mucociliar dos brônquios deve estar íntegro, em perfeita funcionalidade, para eliminar partículas e atuar como parte da barreira físico-química. Em fumantes há diminuição da funcionalidade do sistema mucociliar por diminuição dos batimentos ciliares, além do aumento da produção de muco. Assim, secreções brônquicas são retidas, em vez de serem eliminadas, causando tosse e infecções. Torna-se necessário deixar o hábito de fumar, não só para evitar decorrências futuras como cânceres e doença pulmonar obstrutiva crônica, mas também para melhor qualidade de vida atual. É importante a lembrança de que mesmo fumantes passivos podem apresentar tais alterações. Assim, crianças filhas de pais tabagistas com frequência apresentam maior número de infecções de vias aéreas superiores e inferiores.

Caso 3: Paciente do sexo feminino, 18 anos de idade, referia furúnculos de repetição em ambas as regiões axilares, sem outras queixas. Na anamnese, foi interrogado sobre uso de desodorantes, e a paciente informava nítida relação com o uso de desodorantes antitranspirantes.

Evolução: Não foi feita nenhuma investigação imunológica laboratorial, sendo apenas indicada observação após a suspensão do uso de desodorantes que impedissem a transpiração. Houve melhora do quadro, com desaparecimento total da furunculose.

Discussão: Ácidos lático e úrico são microbicidas, sendo importantes na defesa contra *Staphylococcus aureus*, agente etiológico de furúnculos. A presença dessas substâncias nas secreções das glândulas sudoríparas é necessária para a barreira físico-química, dificultando o aparecimento de foliculites, razão pela qual é dada preferência para desodorantes que permitam a transpiração, sem inibir a síntese de substâncias pelas glândulas sudoríparas. É uma situação bem diferente da que ocorre em um Erro Inato da Imunidade (EII) ou Imunodeficiência Primária – a doença granulomatosa crônica, na qual aparecem abscessos de repetição em diferentes locais, consequentes à deficiente atividade por fagócitos. Neste EII, o diagnóstico é feito pela avaliação da digestão de neutrófilos, como teste do NBT (*nitroblue-tetrazolium*) ou da DHR (di-hidro-rodamina), com necessidade de antibiótico profilático.

Caso 4: Menino de dez anos referia aumento do número de evacuações e náuseas há dois dias, além de cefaleia há 15 dias. Relatava uso de antibiótico oral há dois dias, após diagnóstico de sinusite. O exame físico mostrou secreção purulenta na retrofaringe, sem outras alterações aparentes.

Evolução: Foi mantida a antibioticoterapia por mais cinco dias, após observação da persistência da sinusite. Foram introduzidas medidas para reposição da flora intestinal, iniciando-se probióticos após uma das refeições. Houve melhora do quadro diarreico após três dias, mesmo na presença de antibioticoterapia.

Discussão: <u>Antibióticos por via oral</u> devem ser prescritos sempre que necessário. Entretanto, ao atingirem o intestino, esses antibióticos destroem grande parte da flora intestinal bacteriana comensal, a qual compete com a flora patogênica pelos nutrientes e por ligantes para bactérias existentes no muco. Quando há diminuição da flora comensal, há maior facilidade para a proliferação de bactérias patogênicas. Comercialmente, existem produtos de diferentes indústrias que podem atuar como <u>probióticos</u>, alguns referidos na legenda da figura 2.2. Assim, torna-se útil a reposição da flora normal do intestino durante o uso de antibióticos orais e alguns dias após o término com a finalidade de manter a <u>microbiota intestinal</u>, a qual faz parte da barreira físico-química da resposta inata.

Referências bibliográficas

Adivitiya, Kaushik M, Chakraborty S, Veleri S, Kateriya S. Mucociliary respiratory epithelium integrity in molecular defense and susceptibility to pulmonary viral infections. Biology. 2021;10(2):95.

Almeida-Oliveira A, Smith-Carvalho M, Porto LC, Cardoso-Oliveira J, Ados RS, Falcão RR, et al. Age-related changes in natural killer cell receptors from childhood through old age. Hum Immunol. 2011;72(4):319-29.

Aragão-Filho WC, Moreira J, Oliveira-Júnior EB, Rehder J, Bustamante J, Casanova JL, et al. Papel do fator nuclear kappa B (NF-kB) na expressão do gene NCF1 em leucócitos de indivíduos normais, e pacientes com doença granulomatosa crônica, displasia ectodérmica anidrótica, ou com defeitos no eixo IL-12/23-IFN-γ. Rev Bras Alerg Imunopatol. 2009;32(2):48-53.

Bolduc GR, Madoff LC. The group B streptococcal alpha C protein binds alpha1beta1-integrin through a novel KTD motif that promotes internalization of GBS within human epithelial cells. Microbiology. 2007;153(Pt 12):4039-49.

Burks AW, Holgate ST, O'Hehir RE, Broide DH, Bacharier LB, Hershey GKK, et al. Middleton's Allergy: Principles and Practice. 9th ed. Philadelphia: Elsevier Health Sciences; 2019. 1649 p.

Bustamante-Marin XM, Ostrowski LE. Cilia and Mucociliary Clearance. Cold Spring Harb Perspect Biol. 2017;9(4):a028241.

Caldas JPS, Marba STM, Blotta MHSL, Calil R, Morais SS, Oliveira RTD. Accuracy of white blood cell count, C-reactive protein, interleukin-6 and tumor necrosis factor alpha for diagnosing late neonatal sepsis. J Pediatr (Rio J). 2008;84(6):536-42.

Ceciliani F, Giordano A, Spagnolo V. The systemic reaction during inflammation: the acute-phase proteins. Protein Pept Lett. 2002;9(3):211-23.

Corrêa CR, Burini RC. Proteínas plasmáticas reativas positivas à fase aguda. J Bras Patol. 2000;36(1):26-34.

Davies J, Turner M, Klein N. The role of the collectin system in pulmonary defence. Paed Resp Rev. 2001;2:70-5.

Douglas CR. Tratado de fisiologia aplicada às ciências médicas. 6ª ed. Rio de Janeiro: Guanabara Koogan; 2006. 1404 p.

Elias PM. The skin barrier as an innate immune element. Semin Immunopathol. 2007;29(1):3-14.

Fernandes AT, Ribeiro Filho N. Infecção hospitalar: desequilíbrio ecológico na interação do homem com sua microbiota. In: Fernandes AT, Fernandes MOV, Ribeiro Filho N, et al. Infecção hospitalar e suas interfaces na área da saúde. São Paulo: Atheneu; 2000. p. 163-214.

Ferreira S, Souza RB, Sant'Anna CC. Saúde pulmonar e tabagismo passivo em amostra de escolares na cidade do Rio de Janeiro: estudo piloto. Arq Bras Med. 1993;67(3):202-7.

Fiss E, Palombini BC, Irwin R. Tosse crônica. Rev Bras Med. 1998;55(4):185-92.

Garcia LF, Mataveli FDA, Mader AMAA, Theodoro TR, Justo GZ, Pinhal MAS. Cells involved in extracellular matrix remodeling after acute myocardial infarction. Einstein (São Paulo). 2015;13(1):89-95.

Galkina EV, Nazarov PG, Polevschikov AV, Berestovaya LK, Galkin VE, Bychkova NV. Interactions of C-reactive protein and serum amyloid P component with interleukin-8 and their role in regulation of neutrophil functions. Russ J Immunol. 2000;5(4):363-74.

Gomes JA, Dua HS, Rizzo LV, Nishi M, Joseph A, Donoso LA. Ocular surface epithelium induces expression of human mucosal lymphocyte antigen (HML-1) on peripheral blood lymphocytes. Br J Ophthalmol. 2004;88(2):280-5.

Goldman L, Schafer AI. Goldman's Cecil Medicine. 25th ed. Philadelphia: Saunders Elsevier; 2018. 3112 p.

Goto Y, Kiyono H. Epithelial barrier: an interface for the cross-communication between gut flora and immune system. Immunol Rev. 2012;245(1):147-63.

Gould JM, Weiser JN. Expression of C-reactive protein in the human respiratory tract. Infect Immun. 2001;69(3):1747-54.

Hewitt RJ, Lloyd CM. Regulation of immune responses by the airway epithelial cell landscape. Nat Rev Immunol. 2021;21:347-62.

Jacomelli M, Souza R, Pedreira Jr WL. Abordagem diagnóstica da tosse crônica em pacientes não tabagistas. J Pneumol. 2003;29(6):413-20.

Jain S, Gautam V, Naseem S. Acute-phase proteins: as diagnostic tool. J Pharma Bioallied Sci. 2011;3(1):118-27.

Kliegman RM, Stanton BF, St Geme JW, Schor NF. Nelson Textbook of Pediatrics. 21th ed. Rio de Janeiro: Elsevier; 2019. 4964 p.

Lazzarotto C, Ronsoni MF, Fayad L, Nogueira CL, Bazzo ML, Narciso-Schiavon JL, et al. Acute phase proteins for the diagnosis of bacterial infection and prediction of mortality in acute complications of cirrhosis. Ann Hepatol. 2013;12(4):599-607.

Legrand D, Elass E, Carpentier M, Mazurier J. Interactions of lactoferrin with cells involved in immune function. Biochem Cell Biol. 2006;84(3):282-90.

Lima FPS, Lemle A. Sinais e sintomas de enfermidade respiratória. J Bras Med. 1993;64(1/2):75-81.

Murphy K, Travers P, Walport M. Janeway's Immunobiology – Immunobiology: The Immune System (Janeway). 9th ed. New York: Garland Science; 2017. 924 p.

Nagler-Anderson C. Man the barrier. Strategic defences in the intestinal mucosa. Nat Rev Immunol. 2001;1(1):59-67.

Naz N, Moriconi F, Ahmad S, Amanzada A, Khan S, Mihm S, et al. Ferritin L is the sole serum ferritin constituent and a positive hepatic acute-phase protein. Shock. 2013;39(6):520-6.

Nicod LP. Lung defences: an overview. Eur Respir Rev. 2005;14(95):45-50.

Nuhoglu C, Gurul M, Nuhoglu Y, Karatoprak N, Sonmez EO, Yavrucu S, et al. Effects of passive smoking on lung function in children. Pediatr Int. 2003;45(4):426-8.

Pannaraj PS, Kelly JK, Rench MA, Madoff LC, Edwards MS, Baker AJ. Alpha C protein-specific immunity in humans with group B streptococcal colonization and invasive disease. Vaccine. 2008;26(4):502-8.

Perdigón G, Fuller R, Raya R. Lactic acid bacteria and their effect on the immune system. Curr Issues Intest Microbiol. 2001;2(1):27-42.

Pinto RMC. Tosse - outras causas. Rev Bras Med. 1998;55(4):248- 50.

Reiche EMV, Capobiango J, Oliveira GA, Karatoprak N, Sonmez EO, Yavrucu S, et al. Avaliação da dosagem de proteína C reativa no soro e liquor cefalorraquidiano para o diagnóstico diferencial das meningites bacterianas e meningites de etiologia presumivelmente viral. Rev Bras Anal Clin. 2000;32(1):43-7.

Salgueiro MICP, Costa MOR, Vaz FAC. Estado imunológico e mecanismos de defesa anti-infecciosa do recém-nascido pré-termo. Pediatria (São Paulo). 2000;22(1):68-77.

Shaw AC, Joshi S, Greenwood H, Panda A, Lord JM. Aging of the innate immune system. Cur Opin Immunol. 2010;22(4):507-13.

Sheth K, Bankey P. The liver as an immune organ. Curr Opin Crit Care. 2001;7:99-104.

Shibata M. Hypothalamic neuronal responses to cytokines. Yale J Biol Med. 1990;63(2):147-56.

Tsiakalos A, Karatzaferis A, Ziakas P, Gregorios H. Acute-phase proteins as indicators of bacterial infection in patients with cirrhosis. Liver Int. 2009;29(10):1538-42.

Vaz FAC, Ceccon MEJ, Diniz EMA, Valdetaro F. Indicadores imunológicos (IgM e proteína C-reativa) nas infecções neonatais. Rev Assoc Med Bras. 1998;44(3):185-95.

Zasloff M. Trypsin, for the defense. Nat Immunol. 2002;3(6):508-10.

Zhu H, Hart CA, Sales D, Roberts NB. Bacterial killing in gastric juice-effect of pH and pepsin on *Escherichia coli* and *Helicobacter pylori*. J Med Microbiol. 2006;55(Pt 9):1265-70.

Fagócitos

Conceito

Fagocitose é um importante mecanismo de defesa da resposta imunológica inata. Refere-se à ingestão e digestão de partículas sólidas e de microrganismos patogênicos por células fagocitárias, com eliminação de restos muitas vezes inativados. Fala-se em pinocitose para a ingestão celular ativa de substâncias líquidas. A fagocitose pode ser um mecanismo de alimentação ou de defesa, enquanto a pinocitose é utilizada apenas como método de alimentação celular.

A fagocitose foi o primeiro fenômeno de proteção descrito em imunologia: Metchnikoff, em 1882, usou o termo "fagocitose" para fazer referência ao mecanismo de defesa de larvas da estrelas-do-mar, sugerindo que também pudesse ocorrer no ser humano.

Depois da barreira físico-química e da quimiotaxia, a fagocitose é o próximo mecanismo de defesa acionado, integrando a resposta imunológica inata. A fagocitose ocorre sempre da mesma forma, independente do microrganismo ingerido, variando apenas em relação à quantidade de células envolvidas e de microrganismos ingeridos.

Células fagocitárias

As células fagocitárias no ser humano são representadas por neutrófilos (polimorfonucleares neutrofílicos), monócitos/macrófagos (fagócitos mononucleares) e eosinófilos (polimorfonucleares eosinofílicos) (Figura 3.1).

Neutrófilos, monócitos e eosinófilos encontram-se na circulação sanguínea, enquanto macrófagos localizam-se principalmente em tecidos e cavidades. Os fagócitos são oriundos da mesma célula progenitora, com linhagens específicas distintas.

FAGÓCITOS
1. Neutrófilos
2. Monócitos/macrófagos
3. Eosinófilos

Figura 3.1. Estão referidos os três tipos de células fagocitárias.

Os fagócitos de recém-nascidos apresentam imaturidade. Entre as células contidas no leite humano encontram-se neutrófilos e monócitos maternos, que podem auxiliar a defesa do recém-nascido. Nos primeiros meses de vida há maturação das funções de neutrófilos. Monócitos adquirem maturidade de função e de síntese de citocinas até os dois anos de idade.

Receptores em fagócitos

Existem vários receptores em fagócitos – a) receptores de reconhecimento para padrões (PRRs) que reconhecem: PAMPS de patógenos (padrões moleculares associados a patógenos), DAMPs (padrões moleculares associados a danos), manose de bactérias, peptídeos ativadores da guanina e células envelhecidas; b) receptores para componentes da resposta imunológica, reconhecedores de: complemento, imunoglobulinas e citocinas (Figura 3.2). Eosinófilos não apresentam todos estes receptores, mas apresentam outros, como receptores para: histamina, leucotrienos, prostaglandinas e tromboxana A2.

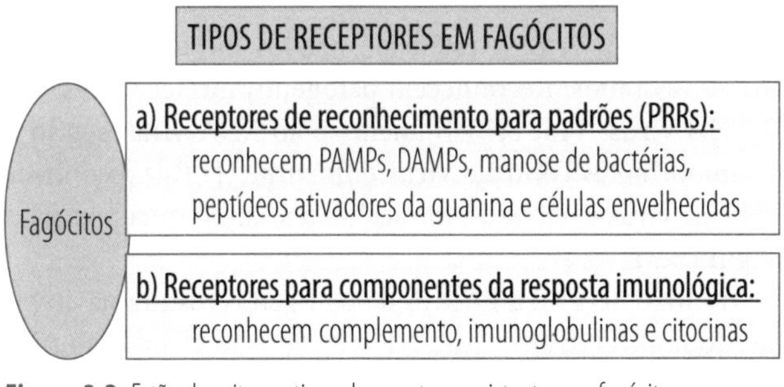

TIPOS DE RECEPTORES EM FAGÓCITOS

Fagócitos
- **a) Receptores de reconhecimento para padrões (PRRs):** reconhecem PAMPs, DAMPs, manose de bactérias, peptídeos ativadores da guanina e células envelhecidas
- **b) Receptores para componentes da resposta imunológica:** reconhecem complemento, imunoglobulinas e citocinas

Figura 3.2. Estão descritos os tipos de receptores existentes em fagócitos.

a) Receptores de reconhecimento de padrões (PRRs)

Há diferentes receptores de reconhecimento de padrões (PRRs), alguns reconhecedores de estruturas mais amplamente encontradas em microrganismos e outros com diversidade mais limitada. Entre os PRRs encontram-se:

1º. Receptores para padrões moleculares associados a patógenos (receptores para PAMPs): reconhecem resíduos repetitivos de carboidratos de bactérias, certos vírus e outros patógenos, dando início à resposta inata. Os resíduos de carboidratos existentes em patógenos apresentam espaçamentos, diferindo de carboidratos de células humanas, que não têm tais espaçamentos, o que permite que fagócitos distingam entre o próprio e o não próprio, tendo menor importância na autoimunidade.

2º. Receptores para padrões moleculares associados a danos (receptores para DAMPs): reconhecem substâncias endógenas liberadas por células mortas ou danificadas, mas também de patógenos. Assim, na lise celular há destruição da membrana citoplasmática e liberação de moléculas intracelulares, que são reconhecidas e retiradas do microambiente especialmente por macrófagos, após união a receptores para DAMPs. Na apoptose não há liberação de moléculas intracelulares, uma vez que não há destruição da membrana celular e geralmente não há participação de receptores para DAMPs.

3º. Receptores Toll-like (TLRs): os receptores Toll foram inicialmente descritos em Drosophila. Atualmente são descritos vários TLR no ser humano e estão entre os mais importantes no reconhecimento de patógenos. Acham-se principalmente em neutrófilos, monócitos/macrófagos e células dendríticas, além de células epiteliais intestinais e linfócitos B. Estão descritos 13 tipos de TLRs que reconhecem específicos PAMPs, sendo que as ligações dos últimos não são totalmente conhecidas.

Os TLR 1, 2, 4, 5, 6 apresentam-se na superfície celular, contendo domínios intracelulares e extracelulares. Estes TLRs de superfície celular reconhecem bactérias: TLR-1 e 2 reconhecem PAMPs de bactérias Gram-positivas; TLR-4 (um dos principais TLR) reconhecem LPS de bactérias Gram-negativas (endotoxinas); TLR-5 reconhecem flagelina de bactérias.

Os TLR 3, 7, 8, 9 estão localizados intracelularmente, nos endossomos. Reconhecem patógenos intracelulares, em especial vírus: TLR 3, 7, 8 unem-se ao RNA viral, sendo 7 e 8 importantes contra o vírus influenzae; TLR-9 reconhece DNA de vírus e bactérias intracelulares, como micobactérias (Figura 3.3).

A união de TLR a PAMPs de patógenos resulta na ativação do fator de transcrição NF-κB (fator nuclear kappa B). O NF-κB foi inicialmente descrito na superfície de linfócitos B (daí o nome), mas existe em várias células; encontra-se no citoplasma unido a uma proteína inibitória (IκB – Inibidor de NF-κB). Após fosforilação da proteína inibitória, esta é degradada e o NF-κB torna-se livre e ativado, deslocando-se para o núcleo. No núcleo, o NF-κB ativa genes promotores da síntese de moléculas: produtos antibacterianos e antivirais; proteínas da fase aguda da inflamação; moléculas de adesão, que permitem a saída de leucócitos dos vasos sanguíneos e a migração dessas células para os

RECEPTORES EM FAGÓCITOS

a) RECEPTORES DE RECONHECIMENTO DE PADRÕES (PRRs):

1º. Receptores para padrões moleculares associados a patógenos (receptores para PAMPs):
Reconhecem resíduos repetitivos de bactérias, vírus e outros patógenos

2º. Receptores para padrões moleculares associados a danos (receptores para DAMPs):
Reconhecem substâncias de células mortas ou danificadas

3º. Receptores Toll-like (TLR) (com diversidade limitada):
TLRs 1, 2, 4, 5, 6 (na superfície celular) → reconhecem bactérias extracelulares
TLRs 3, 7, 8, 9 (nos endossomos) → reconhecem vírus e bactérias intracelulares

4º. Receptores do tipo NOD (NOD1 e NOD2) (receptores citosólicos):
Reconhecem PAMPs e DAMPs no citoplasma

b) RECEPTORES PARA COMPONENTES DA RESPOSTA IMUNOLÓGICA:
(para complemento, imunoglobulinas e citocinas)

1º. Receptores para C3a, C5a, C3b, C5b do complemento
Atuam como fatores quimiotáticos ou como opsoninas, promovendo a quimiotaxia e a fagocitose

2º. Receptores para a IgG e IgA
Permitem que as imunoglobulinas atuem como opsoninas, facilitando a fagocitose

3º. Receptores para citocinas
Permitem as atividades biológicas das citocinas

Figura 3.3. Estão descritos os diferentes receptores em fagócitos. A maioria dos receptores encontra-se na superfície dos fagócitos; receptores do tipo NOD são citoplasmáticos, necessitando que os microrganismos penetrem nos fagócitos; alguns TLRs são intracelulares e no endossomo reconhecem microrganismos intracelulares.

linfonodos; síntese de citocinas, inicialmente IL-1, Fator de Necrose Tumoral (TNF), IL-8, IL-12, seguidas de outras. O resultado é o aumento da resposta inata e o início da adaptativa (Figura 3.4).

Habitualmente os TLRs ativam a resposta adaptativa de defesa. Em certas situações, como estímulos repetitivos de baixas doses, levam à ativação do processo alérgico. Têm sido relatadas desregulações de NF-κB em infecções virais graves, sepse, alergias e doenças autoimunes. Camundongos com mutações induzidas em TLR-4 têm atraso do início da resposta adaptativa, desenvolvendo sepse. A falta de reconhecimento para substâncias próprias leva à união das substân-

RESULTADO DA UNIÃO DE *TOLL-LIKE*

```
PAMPs de bactérias e de vírus
        ↕
Receptores Toll-like
        ↓
NFκB livre transloca-se para o núcleo
        →  Núcleo: NFκB ativa genes codificadores de proteínas
                    → • Produtos antibacterianos e antivirais
                      • Proteínas da fase aguda da inflamação
                      • Moléculas de adesão
                      • Citocinas
                    → Aumentam a resposta inata e iniciam a adaptativa
```

Figura 3.4. A união de PAMPs (padrões moleculares associados a patógenos) de bactérias e de vírus a receptor *Toll-like* (TLR) leva à ativação do fator nuclear *kappa* B (NF-κB), o qual se transloca para o núcleo ativando genes codificadores de produtos antibacterianos e antivirais, proteínas da fase aguda, moléculas de adesão e citocinas, culminando com aumento da resposta imunológica inata e início da adaptativa. Receptores do tipo NOD atuam de forma análoga.

cias próprias a TLR-9, com síntese de interferon-γ (IFN-γ) e doenças autoimunes.

4º. Receptores do tipo NOD: são receptores citosólicos, reconhecendo PAMPs e DAMPs de microrganismos que penetraram nos fagócitos. Têm ação semelhante aos receptores *Toll-like* através de NF-κB, resultando na síntese de citocinas. Podem ser do tipo 1 e 2. Os NOD2 estão associados à sensibilização alérgica e às doenças autoinflamatórias.

5º. Receptores lectinas para manose de bactérias: são lectinas de fagócitos que se unem à manose de bactérias, facilitando a fagocitose e outras ações dos fagócitos.

6º. Receptores acoplados à proteína G (Guanina): unem-se a peptídeos bacterianos, ativando a proteína G. Esta transforma GDP (guanosina difosfato) em GTP (guanosina trifosfato), resultando na ativação de adenilciclase e formação de AMP 3'5'cíclico. O mensageiro intracelular AMP 3'5'cíclico participa da divisão celular, especialmente de linfócitos, dando início à resposta adaptativa.

7º. Receptores de varredura (*scavenger*): unem-se a proteínas de baixa densidade, auxiliando no clareamento de células danificadas, podendo ser também ligantes para microrganismos. Encontram-se principalmente em macrófagos (Figura 3.3).

b) Receptores para componentes da resposta imunológica

Estes receptores em fagócitos unem-se a componentes da resposta imunológica, os quais unem-se a patógenos, permitindo que complemento, imunoglobulinas e citocinas exerçam suas atividades biológicas.

1º. Receptores para complemento: receptores para os componentes C3a e C5a possibilitam a quimiotaxia por fagócitos; para C3b e C5b (receptores CR1 ou CR3) facilitam a fagocitose (opsonização).

2º. Receptores para imunoglobulinas: para a porção Fcγ da IgG, que podem ser FcγRI ou CD64 (receptores com alta afinidade para IgG), FcγRII ou CD32 (média afinidade) e FcγRIII ou CD16 (baixa afinidade); eosinófilos possuem receptores Fcα para IgA. Assim, microrganismos revestidos por C3b, C5b, IgG2 ou IgA podem ser opsonizados. As imunoglobulinas relacionadas nessa forma de fagocitose (IgG, IgA) e os componentes do complemento (C3b, C5b) são conhecidos como opsoninas; os patógenos englobados por opsonização são ditos opsonizados. Receptores para IgG também permitem que fagócitos promovam citotoxicidade celular dependente de anticorpo (ADCC).

3º. Receptores para citocinas: permitem as atividades biológicas das citocinas, como receptores em neutrófilos para CXCL8 (IL-8), que possibilitam a atração destes leucócitos para o local onde há CXCL8 (Figura 3.3).

Assim, os diferentes tipos de receptores existentes em fagócitos permitem o início da resposta imunológica inata e adaptativa, o clareamento de restos celulares do microambiente e várias atividades biológicas de componentes da resposta imunológica.

Neutrófilos

Os leucócitos polimorfonucleares neutrofílicos ou neutrófilos iniciam sua diferenciação na medula óssea na presença de interleucina-3 (IL-3), fator estimulador de crescimento de colônias de granulócitos (G-CSF) e fator estimulador de crescimento de colônias de granulócitos e macrófagos (GM-CSF). São células de tamanho intermediário, com pequenos grânulos citoplasmáticos, núcleo multilobulado com várias formas, membrana citoplasmática com projeções ciliares. Têm meia-vida curta, cerca de 6 a 12 horas no sangue, mas podem sobreviver até 4 dias em tecidos. Os neutrófilos são as células iniciais do processo inflamatório, ou seja, são as primeiras células que afluem para o local da defesa imunológica, entre 2 e 4 horas após a penetração do patógeno. Assim, estão presentes na fase inicial da resposta inflamatória aguda. Há estudos indicativos de que possam existir diferentes fenótipos de neutrófilos, ativados conforme o microambiente, mas ainda não bem esclarecidos (Figura 3.5).

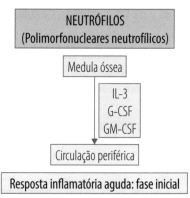

Figura 3.5. Os neutrófilos ou leucócitos polimorfonucleares neutrofílicos diferenciam-se a partir de células primordiais da medula óssea, sendo necessárias citocinas: IL-3, G-CSF (fator estimulador de crescimento de colônias de granulócitos) e GM-CSF (fator estimulador de crescimento de colônias de granulócitos e macrófagos).

Atividades biológicas dos neutrófilos

Quimiotaxia

Os fagócitos após deixarem a circulação sanguínea, no extravascular dirigem-se por quimiotaxia ao local onde deverá ocorrer a resposta imunológica.

Quimiotaxia é o fenômeno pelo qual os fagócitos dirigem-se em linha reta pata o local onde se encontram os patógenos, por meio de gradiente de concentração. Habitualmente, as células locomovem-se sob a forma de ziguezague. Entretanto, migram em linha reta quando existem fatores que as atraiam (fatores quimiotáticos), direcionadas pelo gradiente de concentração (migram em direção à maior concentração de tais fatores): esse fenômeno é a quimiotaxia. Na presença de microrganismos torna-se necessária a quimiotaxia, para que possa haver um afluxo rápido das células fagocitárias.

Dentre os fatores quimiotáticos para os fagócitos, destacam-se: o lipopolissacarídeo (LPS) existente em endotoxinas de bactérias Gram-negativas e em cápsulas bacterianas, além dos fatores quimiotáticos do sistema complemento (C3a e C5a). São promotores da quimiotaxia: a CXCL8 (IL-8), o Fator Ativador de Plaquetas (PAF) e o leucotrieno B4 (Figura 3.6).

A quimiotaxia ocorre por formação de pseudópodes nas células fagocíticas em direção aos fatores quimiotáticos, finalizando com a união dos fatores quimiotáticos a receptores em fagócitos. Após essa aproximação entre células fagocitárias e microrganismos, ocorrerá a fagocitose como mecanismo de defesa.

Fagocitose

A fagocitose apresenta quatro etapas: adesão, ingestão, digestão e eliminação, que ocorrem nessa sequência e sempre de forma idêntica, qualquer que seja o agente infeccioso. As etapas da fagocitose podem ocorrer de forma mais rápida, dependendo do patógeno e das citocinas presentes.

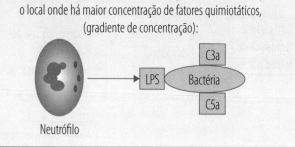

Figura 3.6. Os fagócitos apresentam receptores para fatores quimiotáticos (LPS-lipopolissacarídeo, C3a, C5a) e para promotores da quimiotaxia (CXCL8, PAF, leucotrieno B4).

1ª. Etapa de adesão: a adesão assemelha-se a um fechamento de zíper: receptores expressos na superfície dos fagócitos unem-se diretamente ao microrganismo ou a moléculas que revestem o microrganismo, como componentes C3b ou C5b do complemento ou imunoglobulinas (IgG2, IgA) ou proteína C reativa. No caso de haver partículas revestindo os patógenos a serem fagocitados, tais partículas são chamadas opsoninas e a fagocitose assim facilitada é denominada opsonização – o termo origina-se da palavra latina *opsono*, que significa "preparar comestível" (Figura 3.7).

2ª. Etapa de ingestão: após a adesão a patógenos, os fagócitos formam pseudópodes que endocitam ou ingerem o agente agressor, dando formação ao vacúolo fagocítico ou fagossomo.

3ª. Etapa de digestão: sequencialmente, grânulos citoplasmáticos de células fagocitárias são lançados no vacúolo fagocítico, formando o fagolisossomo, onde ocorrerá a digestão.

4ª. Etapa de eliminação: durante a digestão, o patógeno é destruído e, pela etapa da eliminação, são liberados restos geralmente não mais patogênicos quando o fagócito foi efetivo contra o patógeno invasor, ou caso contrário, são liberados restos ainda antigênicos (Figura 3.7).

Existem três mecanismos responsáveis pela digestão de patógenos: metabolismo oxidativo das pentoses, com formação de espécies reativas de oxigênio (EROs); metabolismo do óxido nítrico, resultando espécies reativas de nitrogênio (ERNs); metabolismo independente de oxigênio, com liberação de grânulos citoplasmáticos. O metabolismo oxidativo das pentoses é o principal e sem este a digestão não é eficiente (Figura 3.8).

a. Digestão por explosão do metabolismo oxidativo das pentoses ou explosão respiratória (*respiratory burst*), com formação de espécies reativas de oxigênio (EROs).

Por tal mecanismo, a glicose monofosfato, na presença de oxigênio, é transformada em pentose (ribose) e NADPH (fosfato de dinucleotídeo de adenina e nicotinamida). A ativação da NADPH oxidase resulta na oxidação da NADPH com liberação de elétrons no citoplasma. Estes elétrons são captados por flavoproteínas da membrana que circunda o fagolisossomo e transportados para o interior deste vacúolo. No fagolisossomo, os elétrons reduzem a molécula de oxigênio para ânion superóxido, o qual mediante citocromo b558 forma peróxido de hidrogênio. Na presença de mieloperoxidase e de cloro formam-se radical hidroxila e ácido hipocloroso. Ânion superóxido, peróxido de hidrogênio, radical hidroxila e ácido hipocloroso são espécies reativas de oxigênio (EROs), que promovem a lise de microrganismos no interior do fagolisossomo. Assim, é necessária a formação de EROs no fagolisossomo para uma digestão eficiente. O metabolismo oxidativo é estimulado por IL-1, fator de necrose tumoral (TNF) e interferon-gama (IFN-γ) (Figura 3.9).

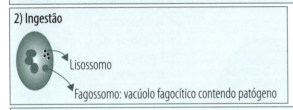
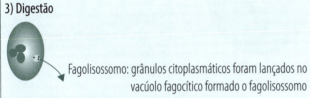
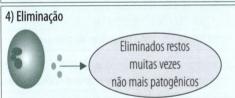

Figura 3.7. As etapas da fagocitose são: adesão (união do patógeno à superfície do fagócito ou às opsoninas), ingestão (formação do vacúolo fagocítico), digestão (ocorre no fagolisossomo) e eliminação (geralmente restos não mais patogênicos).

NEUTRÓFILOS

ATIVIDADES BIOLÓGICAS

MECANISMOS DA ETAPA DA DIGESTÃO NA FAGOCITOSE

a) Metabolismo oxidativo das pentoses
Espécies reativas de oxigênio (EROs)
(principal mecanismo da digestão)

b) Metabolismo do óxido nítrico
Espécies reativas de nitrogênio (ERNs)

c) Metabolismo independente de oxigênio
Liberação de grânulos citoplasmáticos

Figura 3.8. Existem três mecanismos que ocorrem durante a etapa de digestão da fagocitose, sendo o principal, o da explosão do metabolismo oxidativo das pentoses.

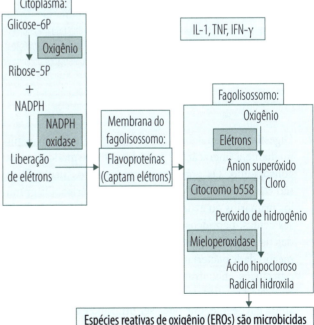

Figura 3.9. Na etapa de digestão da fagocitose por espécies reativas de oxigênio (EROs) há explosão respiratória, com aumento do consumo de glicose e de oxigênio. Elétrons formados são captados por flavoproteínas da membrana do fagolisossomo e transportados para o interior do vacúolo. São formados ânion superóxido, peróxido de hidrogênio, ácido hipocloroso e radical hidroxila que são EROs e atuam como microbicidas. A explosão respiratória é estimulada por citocinas: IL-1, TNF (fator de necrose tumoral) e IFN-γ (interferon-gama).

b. Digestão por metabolismo do óxido nítrico, resultando espécies reativas de nitrogênio (ERNs): também é uma explosão respiratória com consumo de oxigênio.

Na presença de arginina, NADPH, oxigênio e ativação da óxido nítrico sintase há formação de óxido nítrico. Este gás difusível, penetra no fagolisossomo e é microbicida. Reage ainda com o ânion superóxido gerado na explosão respiratória, dando origem às espécies reativas de nitrogênio (ERNs), entre as quais se incluem os peroxinitritos, que são altamente microbicidas, destruindo patógenos (Figura 3.10).

destrói tecido conjuntivo; elastase degrada proteínas da membrana; lisozima destrói a parede protetora de muitas bactérias; proteína indutora da permeabilidade bacteriana coopera com a destruição bacteriana; defensinas penetram na parede celular por atração elétrica; lactoferrina une-se ao ferro, nutriente vital para algumas bactérias; arginina interpõe-se no RNA da bactéria, impedindo sua proliferação (Figura 3.11).

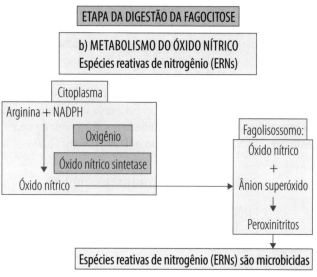

Figura 3.10. Na etapa de digestão da fagocitose por metabolismo oxidativo do óxido nítrico há formação deste gás difusível a partir de arginina, NADPH, oxigênio e ativação da óxido nítrico sintase. O óxido nítrico difunde-se para o interior do fagolisossomo, unindo-se ao ânion superóxido proveniente da explosão oxidativa das pentoses, levando à formação de radicais peroxinitritos, que são potentes microbicidas. Entre as espécies reativas de nitrogênio (ERNs) incluem-se: óxido nítrico, óxido nitroso, nitritos, peroxinitritos.

c. Digestão por metabolismo independente de oxigênio, mediante a liberação de grânulos citoplasmáticos no fagolisossomo. Os grânulos citoplasmáticos neutrofílicos são classificados em primários e secundários. Os grânulos primários ou azurófilos são constituídos por hidrolases ácidas, peptídeos catiônicos (catepsina G, lisozima), defensinas, mieloperoxidase e proteína indutora da permeabilidade bacteriana. Entre os grânulos secundários ou específicos encontram-se lisozima, lactoferrina, colagenase, elastase, fosfatase alcalina, citocromo b558. Contêm ainda glicogênio, que pode ser utilizado em condições de anaerobiose. Os grânulos citoplasmáticos são lançados no fagolisossomo, independente da presença de oxigênio, colaborando, em menor proporção, com a destruição de microrganismos.

Assim, peptídeos catiônicos, hidrolases ácidas, fosfatase alcalina e catepsina G são microbicidas; mieloperoxidase e citocromo b558 participam da formação de EROs; colagenase

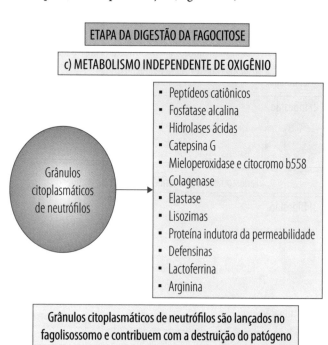

Figura 3.11. Na etapa de digestão por metabolismo independente de oxigênio há liberação de grânulos citoplasmáticos no fagolisossomo: peptídeos catiônicos, hidrolases ácidas, fosfatase alcalina e catepsina G são microbicidas; mieloperoxidase e citocromo b558 participam da formação de EROs; colagenase destrói tecido conjuntivo; elastase degrada proteínas da membrana; lisozima destrói a parede protetora de muitas bactérias; proteína indutora da permeabilidade bacteriana coopera com a destruição bacteriana; defensinas penetram na parede celular por atração elétrica; lactoferrina une-se ao ferro, nutriente vital para algumas bactérias; arginina interpõe-se no RNA da bactéria, impedindo sua proliferação.

Armadilhas extracelulares neutrofílicas (NETs)

Os grânulos citoplasmáticos neutrofílicos podem ainda combater patógenos por mecanismo diferente da fagocitose: formação de armadilhas extracelulares dos neutrófilos (*neutrophil extracellular traps* – NETs) – neutrófilos projetam redes citoplasmáticas contendo grânulos citoplasmáticos. As NETs aprisionam e eliminam patógenos.

As NETs podem ser induzidas por diferentes patógenos, como bactérias, vírus, fungos, protozoários e por citocinas pró-inflamatórias, como IL-8 e fator de necrose tumoral (TNF). Pesquisadores têm sugerido a participação de NETs em doenças autoimunes em indivíduos predispostos, com liberação destas estruturas em uma tentativa contínua de defesa contra patógenos (Figura 3.12).

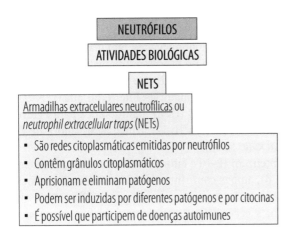

Figura 3.12. Estão descritos o conceito e as ações das NETS (*neutrophil extracelular traps*).

Efetividade dos neutrófilos

Os neutrófilos são eficientes na defesa contra microrganismos catalase-positivos: *Staphylococcus aureus* e *Aspergillus fumigatus*. Tais patógenos apresentam a enzima hidroxiperoxidase, catalase que cataboliza peróxido de hidrogênio. Habitualmente, as células do organismo produzem pequenas quantidades de peróxido de hidrogênio, razão pela qual os microrganismos catalase-positivos sobrevivem diante de diferentes células. De forma contrária, na fagocitose por neutrófilos há produção de grandes quantidades de peróxido de hidrogênio, que é microbicida, permitindo a eliminação destes microrganismos por neutrófilos.

Os neutrófilos são importantes ainda na defesa contra *Candida albicans* à medida que esta adquire resistência, pois esta levedura, quando resistente, passa a produzir mais catalase.

O pus é resultante de leucócitos destruídos, em especial neutrófilos, restos bacterianos, células parenquimatosas e liquefação tecidual resultante de ataque neutrofílico (Figura 3.13).

O excesso da produção de EROs e de ERNs podem danificar proteínas, lipídios e ácidos nucleicos, tendo como resultado o conhecido estresse oxidativo. Este contribui para a patogênese de diversas doenças cardiovasculares, neurodegenerativas, neoplasias, bem como com o processo de envelhecimento. Fatores externos como tabagismo, poluição, pesticidas e medicamentos podem contribuir para o excesso de radicais livres e o estresse oxidativo.

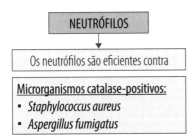

Figura 3.13. A falta de defesa por neutrófilos, por número ou função, leva a infecções de repetição por *Staphylococcus aureus* e *Aspergillus fumigatus*. *Candida albicans* resistente também é combatida por neutrófilos.

Monócitos e macrófagos

A família de fagócitos mononucleares inclui monócitos e os diferentes macrófagos. Muitas vezes, os monócitos são referidos como fagócitos mononucleares do sangue. Os monócitos e macrófagos são células grandes, considerados agranulócitos. Os monócitos apresentam núcleo grande em ferradura. Para a diferenciação de monócitos na medula são necessários IL-3, fator estimulador de crescimento de colônias de granulócitos e macrófagos (GM-CSF) (Figura 3.14).

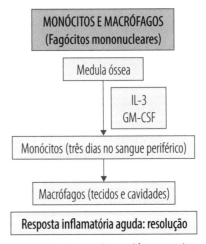

Figura 3.14. Várias citocinas são necessárias na diferenciação de monócitos, a partir de células primordiais da medula óssea: IL-3 e GM-CSF. Desde o início da inflamação, macrófagos produzem substâncias de defesa, entre as quais atraentes de neutrófilos, permitindo que essas células afluam para o local onde se encontra o patógeno.

A quase totalidade de macrófagos é derivada de monócitos, que, após cerca de um a três dias na corrente sanguínea, migram para órgãos e tecidos, onde sofrem diferenciação final com distintas alterações morfológicas, recebendo denominações conforme o aspecto e a localização. Assim, recebem diferentes denominações: histiócitos no tecido conjuntivo, células gliais no sistema nervoso central (micróglias), células de Kupffer quando circundam sinusoides hepáticos, células dendríticas de origem mieloide no epitélio dos diferentes órgãos (estas transportam antígenos para órgãos linfoides secundários), células de Langerhans na epiderme (consideradas como um tipo de células dendríticas imaturas), células mesangiais glomerulares, osteoclastos em ossos, macrófagos livres nos diferentes tecidos, macrófagos esplênicos, alveolares, pleurais e peritoneais (Figura 3.15).

Os macrófagos têm geralmente vida longa (dias ou semanas na inflamação ou anos nos tecidos) e baixa taxa de proliferação. Os monócitos clássicos apresentam CD14 na membrana e participam da defesa. Em menor número, apresentam CD16 e são denominados monócitos não clássicos, responsáveis pelo reparo tecidual. A diferenciação final de monócitos em macrófagos permanece durante toda a vida. Monócitos e macrófagos, por atuarem de modo similar e por terem estágios de diferenciação semelhantes, costumam ser referidos como fagócitos mononucleares indistintamente ou monócitos/macrófagos (Mø).

DENOMINAÇÕES DOS MACRÓFAGOS

- Histiócitos (tecido conjuntivo)
- Micróglias (sistema nervoso central)
- Células de Kupffer (fígado)
- Células dendríticas mieloides
- Células de Langerhans (pele)
- Células mesangiais glomerulares (rins)
- Osteoclastos (ossos)
- Macrófagos alveolares
- Macrófagos livres em tecidos
- Macrófagos em cavidades (pleurais, peritoneais)

Figura 3.15. Os macrófagos recebem diferentes denominações, conforme a morfologia apresentada e o local onde se encontram.

Atividades biológicas dos monócitos e macrófagos

Quimiotaxia e fagocitose

Os monócitos e macrófagos apresentam mecanismos análogos aos dos neutrófilos em sua atividade digestiva fagocitária. São considerados fagócitos profissionais, por serem as melhores, células fagocíticas: são maiores e apresentam muitos ligantes, podendo fagocitar partículas maiores, além de que seus grânulos citoplasmáticos são refeitos cerca de 8 a 20 horas após a eliminação do patógeno, estando aptos à nova fagocitose, enquanto neutrófilos não refazem seus grânulos e sofrem lise em novo contato com microrganismos. Fagocitam também células danificadas, fazendo o clareamento do microambiente.

Apresentação antigênica

Como células apresentadoras de antígenos (APC), os fagócitos mononucleares e, em especial, as células dendríticas, ao processarem antígenos, degradando-os em peptídeos, dirigem-se aos linfonodos. Durante essa migração, perdem as características de fagócitos e passam a expressar HLA, ganhando as peculiaridades de células apresentadoras e tornam-se eficazes na apresentação antigênica para linfócitos T.

Remoção de células danificadas

Os fagócitos mononucleares têm papel importante na remoção de células danificadas: removem eritrócitos, restos celulares e células que sofreram apoptose, restaurando o microambiente. A remoção ocorre principalmente através de receptores existentes em Mø: receptores para padrões moleculares associados a perigo (DAMPs) e receptores de varredura.

Síntese de citocinas

Os fagócitos mononucleares têm papel importante no início e no término do processo inflamatório. Sintetizam citocinas pró-inflamatórias: IL-1 e TNF, que aumentam a atividade de células inflamatórias; interferon-alfa (IFN-α), com ação antiviral; CXCL8 (IL-8), quimiotática para neutrófilos, atraindo estas células; IL-12, principal ativadora de células *natural killer* (NK).

Sintetizam IL-10 e fator β transformador de crescimento (TGF-β), ambas com síntese predominante por linfócitos T reguladores. Estas diminuem a resposta inflamatória quando não mais necessária, tornando os fagócitos mononucleares responsáveis pela resolução da resposta inflamatória aguda, finalizando o processo, além de TGF-β promover reparo tecidual. Enquanto T reguladores auxiliam o término da resposta adaptativa (Figura 3.16).

FAGÓCITOS MONONUCLEARES
ATIVIDADES BIOLÓGICAS

- QUIMIOTAXIA
- FAGOCITOSE
- APRESENTAÇÃO ANTIGÊNICA
- REMOÇÃO DE CÉLULAS DANIFICADAS
- SÍNTESE DE CITOCINAS

Citocinas pró-inflamatórias:
- IL-1 e TNF
- IFN-α: antiviral
- CXCL8 (IL-8): quimiotática para neutrófilos
- IL-12: ativa células NK

Citocinas que diminuem a resposta inflamatória:
- IL-10 e TGF-β (sintetizadas principalmente por T reguladores)

Figura 3.16. As ações dos monócitos/macrófagos incluem: quimiotaxia; fagocitose; apresentação antigênica para linfócitos permite o início da resposta imunológica celular; síntese de citocinas, que são as primeiras a aparecerem (citocinas da resposta inata).

Efetividade dos monócitos e macrófagos

Além da presença de macrófagos residentes desde o início do processo defesa, diferentes quimiocinas atraem mais monócitos para o local necessário. Os fagócitos mononucleares, sequencialmente aos neutrófilos, chegam ao sítio de infecção após 24 a 48 horas, fazendo parte da fase de resolução do processo inflamatório agudo. Desde o início da inflamação, fagócitos mononucleares produzem quimiocinas, como CXCL8 (IL-8), que atraem neutrófilos. Quando neutrófilos são destruídos após a defesa, fagócitos mononucleares promovem sua remoção.

Assim, fagócitos mononucleares aumentam a resposta inata através de suas próprias atividades biológicas, por atraírem neutrófilos e ativarem células NK, através da IL-12 que secretam. São importantes ainda para o início da resposta adaptativa, apresentando antígenos para linfócitos ou ativando-os através das citocinas pró-inflamatórias que sintetizam (IL-1, TNF). Ao final do processo, produzem citocinas que diminuem a resposta imunológica (IL-10 e TGF-β), além de removerem as células danificadas restantes da defesa imunológica (Figura 3.16).

Os monócitos e macrófagos são eficientes contra microrganismos intracelulares – vírus, bactérias intracelulares, como *Mycobacterium tuberculosis* e *Mycobacterium leprae* – e contra fungos causadores de micoses cutâneas, como *Trichophyton tonsurans*, *Microsporum gypseum* (Figura 3.17).

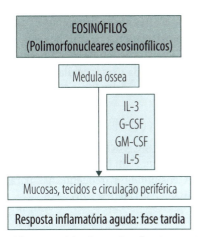

Figura 3.18. Na diferenciação de leucócitos polimorfonucleares eosinofílicos a partir de células primordiais da medula, são necessárias citocinas: IL-3, G-CSF (fator estimulador de crescimento de colônias de granulócitos), GM-CSF (fator estimulador de crescimento de colônias de monócitos e granulócitos) e IL-5, a qual é de fundamental importância para a diferenciação, atração, ativação e aumento da meia-vida de eosinófilos.

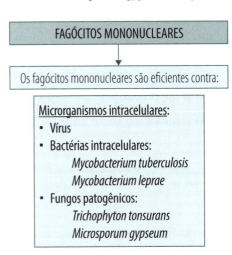

Figura 3.17. A falta de defesa por fagócitos mononucleares leva a infecções por microrganismos intracelulares.

Eosinófilos

Os leucócitos polimorfonucleares eosinofílicos ou eosinófilos são diferenciados na medula óssea por IL-3, G-CSF, GM-CSF e IL-5. A IL-5 é necessária para a diferenciação, proliferação, quimiotaxia, ativação e aumento da meia-vida de eosinófilos. Eosinófilos encontram-se principalmente em mucosas e tecidos, onde sobrevivem por cerca de 8 a 12 dias. São células de passagem na circulação (5% dos leucócitos totais, sendo mais elevados à noite), onde permanecem por cerca de 8 horas. Têm tamanho intermediário, são corados pelo corante ácido vermelho eosina, apresentam núcleo bilobulado e muitos grânulos citoplasmáticos grosseiros. Os eosinófilos fazem parte da fase tardia da resposta inflamatória aguda (Figura 3.18).

Atividades biológicas dos eosinófilos

A quimiotaxia de eosinófilos é determinada por diferentes citocinas: IL-5, RANTES (CCL5) e eotaxina (CCL11).

A fagocitose por eosinófilos habitualmente é um pouco diferente. Há eliminação dos grânulos citoplasmáticos para o exterior da célula (exocitose), nas proximidades do alvo, sem formação de fagolisossomo, uma vez que os organismos a serem atingidos são geralmente multicelulares, como helmintos.

Os grânulos eosinofílicos são constituídos por: proteína básica principal, que é tóxica para helmintos e para células, determinando lise de epitélio, promotora da liberação de histamina por mastócitos; proteína catiônica eosinofílica, também tóxica para helmintos e células, especialmente células epiteliais e tumorais; liberadora de histamina, microbicida; peroxidase eosinofílica, microbicida, promotora da liberação de histamina e do dano epitelial; neurotoxina eosinofílica, que causa dano em mielina e é importante na etiopatogenia da síndrome da hipereosinofilia idiopática (Figura 3.19).

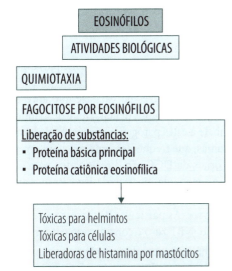

Figura 3.19. A fagocitose por eosinófilos é dada de forma diferente da dos demais fagócitos: são liberadas substâncias dos grânulos, com diferentes ações biológicas. Outras substâncias liberadas são peroxidase eosinofílica (microbicida), neurotoxina eosinofílica (tóxica para neurônios).

Eosinófilos, através de seus receptores para histamina, leucotrienos, prostaglandinas e tromboxana A2, promovem prurido, broncoconstrição, aumento da permeabilidade vascular, facilitando a saída dessas células para o extravascular, além de aumentarem o peristaltismo intestinal.

Efetividade dos eosinófilos

Os eosinófilos são eficientes contra helmintos, como *Schistosoma mansoni*, além de participarem das reações IgE-mediadas. A eosinofilia é frequente nas parasitoses e nas alergias IgE-mediadas (Figura 3.20).

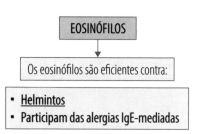

Figura 3.20. Os fagócitos eosinofílicos são eficientes na defesa contra helmintos e participam das alergias tipo IgE mediadas.

A atividade biológica final dos três tipos de fagócitos é a eliminação do agente agressor. Caso isso não venha a acontecer, os fagócitos iniciam a resposta adaptativa por meio de seus receptores ou por diferenciação de fagócitos mononucleares em células apresentadoras para ativar linfócitos T.

Questões

1ª. Quais são os fagócitos do ser humano e contra quais patógenos eles combatem?

2ª. Como receptores *Toll-like* atuam?

3ª. Quais são as citocinas sintetizadas na resposta imunológica inata?

4ª. Quais são as etapas da fagocitose e qual o principal mecanismo de destruição do patógeno?

5ª. Como eosinófilos combatem parasitas, pioraram as alergias IgE-mediadas e qual a citocina importante para estes fagócitos?

Observação: respostas no anexo final.

CASOS CLÍNICOS

Caso 1: Menino com dois anos de idade, filho de pais não consanguíneos, internado várias vezes por abscessos cutâneos. Foi encaminhado ao Setor de Alergia e Imunodeficiências para investigação imunológica. Trazia resultado de biópsia de gânglio, com granuloma à histologia. Sem outros antecedentes pessoais ou familiares positivos.

Evolução: Os exames mostraram número normal de neutrófilos, sendo feita, então, a avaliação da atividade de fagócitos. O NBT mostrou ausência da redução e a DHR revelou diminuição da oxidação. O estudo genético mostrou mutação *phox*-91. Foi feito o diagnóstico do Erro Inato da Imunidade (EII) – a doença granulomatosa crônica (DGC) e o paciente passou a receber antibiótico profilático (sulfametoxazol/trimetoprim em dose plena) e shampoo antifúngico.

Discussão: Neutrófilos funcionantes, através da etapa de digestão da fagocitose, formam grandes quantidades de peróxido de hidrogênio, uma das principais espécies reativas de oxigênio (EROs), que são microbicidas. Microrganismos catalase-positivos, como *Staphylococcus aureus* e *Aspergillus fumigatus*, decompõem o peróxido de hidrogênio formado por neutrófilos através da catalase que apresentam. Em portadores de DGC, o pouco de peróxido de hidrogênio formado por neutrófilos deficitários é destruído pela catalase destes microrganismos, ou seja, é destruído o mecanismo de combate a estes patógenos (peróxido de hidrogênio). Tais patógenos sobrevivem então, promovendo a formação de granulomas, que frequentemente resultam em abscessos frios (sem neutrófilos) de repetição. Por tais razões, os exames laboratoriais da DGC são direcionados para a avaliação de neutrófilos. O número de neutrófilos é normal na DGC; avalia-se a etapa da digestão da fagocitose, por meio do teste do *nitroblue-tetrazolium* (NBT) e da di-hidro-rodamina (DHR). O *nitroblue-tetrazolium* é um corante amarelo solúvel e é reduzido em formazan quando há liberação de radicais livres. As partículas de formazan depositam-se no citoplasma de neutrófilos, indicando normalidade da etapa de digestão. NBT zero é considerado patognomônico de DGC. A DHR mostra-se pouco oxidada em tais pacientes.

Na DGC há mutações do complexo das enzimas oxidases fagocitárias, denominadas *phox*. Na maioria dos casos, há mutação do gene codificador da subunidade 91kD (gp91*phox*) do citocromo b558, por herança ligada ao X. O citocromo b558, um flavocitocromo localizado na membrana do fagolisossomo e nos grânulos secundários dos neutrófilos, é o doador final de elétrons ao oxigênio. Na falta de citocromo b558, não há formação de peróxido de hidrogênio no fagolisossomo. A DGC pode ser resultante de outras mutações do complexo *phox*, como a deficiência de p47*phox*, e transmitida de forma autossômica recessiva. A doença pode resultar de mutações recentes, sem história familiar.

O tratamento da DGC é feito com antibiótico profilático, sendo indicado sulfametoxazol-trimetropim, que, por ser lipofílico, atua no interior do fagolisossomo. Na presença de infecções fúngicas sistêmicas de repetição é necessário antifúngico sistêmico (itraconazol), pela gravidade destas infecções; depois de tratada a infecção, geralmente shampoos antifúngicos previnem outras infecções (colocados no couro cabeludo e região cervical, por cerca de vinte minutos antes do banho, três vezes por semana). A resposta à profilaxia na maioria dos casos é boa, tornando o transplante de medula óssea de indicação relativa. Na deficiência de citocromo b558, tem sido tentado IFN-γ, que aumenta a transcrição do gene codificador de gp91*phox*, aumentando o citocromo b558 e a formação de peróxido de hidrogênio.

Na DGC, há, ainda, menor defesa contra *Mycobacterium tuberculosis*, podendo haver disseminação do BCG, razão pela qual não é indicada a vacina BCG.

Caso 2: Menino de nove anos foi levado à consulta em setor especializado, com história de duas pneumonias graves. As imagens radiológicas das ocasiões das pneumonias mostravam pneumatoceles. Apresentava, ainda, estomatites desde os três anos de idade, repetindo-se até uma vez por mês, e muitas vezes necessitando de antibiótico. Trazia três leucogramas de períodos de infecções mostrando neutropenia.

Evolução: Foi solicitado novo leucograma, que mostrou neutropenia, mas, quando repetido, o número de neutrófilos estava normal. Foi então solicitado leucograma seriado: repetido duas vezes por semana, durante seis semanas. Quatro leucogramas mostraram normalidade e em dois exames, com intervalo de 21 dias, havia 800 e 950 neutrófilos/mm^3. Nos dois exames alterados havia aumento do número de monócitos. Foi questionada com mais detalhe a época de início de cada infecção, mostrando que se repetiam a cada 21 dias, com maior ou menor gravidade. O mielograma, realizado em semana de número normal de neutrófilos, não apresentou anormalidades. Foi feito o diagnóstico de neutropenia cíclica.

Discussão: Os neutrófilos são necessários para a defesa contra *Staphylococcus aureus*, causadores de pneumonias com pneumatoceles (cavidades no parênquima pulmonar, com paredes finas). Diante de tal quadro, em conjunto com os exames que trazia, a hipótese foi dirigida para neutropenia cíclica, um EII. Como o nome diz, há número normal de neutrófilos, intercalado por diminuição, com periodicidade peculiar a cada paciente, mas geralmente de 21 a 28 dias e duração em torno de três a cinco dias. Esse foi o motivo da solicitação de leucograma seriado. A neutropenia costuma ser inferior a 1.000 células/mm^3. Não está bem esclarecido o porquê dessas ocasiões virem acompanhadas de monocitose. O mielograma deve ser realizado para afastar outras causas de neutropenia. Em períodos de neutropenia, os pacientes podem apresentar lesões aftosas, às vezes infectadas e/ou pneumonias com pneumatocele, por maior suscetibilidade a microrganismos catalase-positivos, como *Staphylococcus aureus*. Após o diagnóstico, é necessária orientação para procura de atendimento médico diante de processos febris ou quadros infecciosos, a fim de que possa ser iniciada antibioticoterapia precoce, evitando-se maiores complicações. Em infecções mais graves, pode haver necessidade de G-CSF (fator estimulador de crescimento de colônias de granulócitos), de forma esporádica. A herança é transmitida de forma autossômica dominante, com casos de mutações recentes.

Referências bibliográficas

Abbas AK, Lichtman AH. Pillai S. Cellular and Molecular Immunology. 10th ed. Philadelphia: Elsevier; 2022. 571 p.

Aderem A, Underhill DM. Mechanisms of phagocytosis in macrophage. Ann Rev Immunol. 1999;17:593-623.

Akira S, Takeda K, Kaisho T. Toll-like receptors: critical proteins linking innate and acquired immunity. Nat Immunol. 2001;2(8):675-80.

Babior BM. Phagocytes and oxidative stress. Am J Med. 2000;109(1):33-44.

Barton GM, Medzhitov R. Toll-like and their ligands. Curr Top Microbiol Immunol. 2002;270:81-92.

Biondo-Simões MLP, Pante ML, Liberato CCG, Gauginski Junior JC, Macedo VL, Dias C. Capacidade fagocitária de ratos esplenectomizados. Acta Cir Bras. 2000;15(3):17-20.

Blasius AL, Beutler B. Intracellular toll-like receptors. Immunity. 2010;32:305-15.

Burritt JB, Foubert TR, Baniulis D, Lord CI, Taylor RM, Mills JS, et al. Functional epitope on human neutrophil flavocytochrome b558. J Immunol. 2003;170(12):6082-9.

Capron M, Capron A. Effector functions of eosinophils in schistosomiasis. Mem Inst Oswaldo Cruz. 1992;87(4):167-70.

Chan L, Morovati S, Karimi N, Alizadeh K, Vanderkamp S, Kakish JE, et al. Neutrophil functional heterogeneity and implications for viral infections and treatments. Cells. 2022;11(8):1322.

Dahlgren C, Karlsson A, Bylund J. Measurement of respiratory burst products generated by professional phagocytes. Methods Mol Biol. 2007;412:349-63.

Dale DC, Boxer L, Liles WC. The phagocytes: neutrophils and monocytes. Blood. 2008;112(4):935-45.

Delves PJ, Martin SJ, Burton DR, Roitt IM. Roitt's Essential Immunology. 13th ed. Oxford: Wiley-Blackwell Science; 2017. 576 p.

Feizi T. Carbohidrate-mediated recognition systems in innate immunity. Immunol Rev. 2000;173:79-88.

Fenhalls G, Squires GR, Stevens-Muller L, Bezuidenhout J, Amphlett G, Duncan K, et al. Associations between toll-like receptors and interleukin-4 in the lungs of patients with tuberculosis. Am J Respir Cell Mol Biol. 2003;29(11):28-38.

Forte WCN. Mosca T. Phagocytosis alteration preceding staphylococcal infection. J Immunological Sci. 2018;2:56-8.

Foster N, Hulme SD, Barrow PA. Induction of antimicrobial pathways during early-phase immune response to *Salmonella* spp. in murine macrophages: gamma interferon (IFN-gamma) and upregulation of IFN-gamma receptor alpha expression are required for NADPH phagocytic oxidase gp91-stimulated oxidative burst and control of virulent *Salmonella* spp. Infect Immun. 2003;71(8):4733-41.

Futosi K, Fodor S, Mócsai A. Reprint of neutrophil cell surface receptors and their intracellular signal transduction pathways. Int Immunopharmacol. 2013;17(4):1185-97.

Graça SC, Mosca T, Gagliardi RJ, Forte WCN. Neutrophilic inflammation in stroke. Rev Assoc Med Braz. 2021;67(7):1038-42.

Gilmore TD. Introduction to NF-kB: players, pathways, perspectives. Oncogene. 2006;25(51):6680-4.

Gompertz S, Stockley RA. Inflammation-role of the neutrophil and the eosinophil. Semin Respir Infect. 2000;15(1):14-23.

Hallett MB, Cole C, Dewitt S. Detection and visualization of oxidase activity in phagocytes. Methods Mol Biol. 2003;225:61-7.

Harison RE, Grinstein S. Phagocytosis and microtubule cytoskeleton. Biochem Cell Biol. 2002;80(5):509-15.

Hayden MS, West AP, Ghosh S. NF-kB and the immune response. Oncogene. 2006;25(51):6758-80.

Heine H, Lien E. Toll-like receptors and their function in innate and adaptative immunity. Int Arch Allergy Immunol. 2003;130(3):180-92.

Henriques LS, Forte WCN. Alterações imunológicas pós-circulação extracorpórea. Rev Bras Alerg Imunopatol. 2000;23:143-50.

Hume DA. The mononuclear phagocyte system. Curr Opin Immunol. 2006;18(1):49-53.

Ikegame A, Kondo A, Kitaguchi K, Sasa K, Miyoshi M. Presepsin production in monocyte/macrophage-mediated phagocytosis of neutrophil extracellular traps. Sci Rep. 2022;12:5978.

Jenne CN, Wong CH, Zemp FJ, McDonald B, Rahman MM, Forsyth PA, et al. Neutrophils recruited to sites of infection protect from virus challenge by releasing neutrophil extracellular traps. Cell Host Microbe. 2013;13:169-80.

Jeremy AH, Holland DB, Roberts SG, Thomson KF, Cunliffe WJ. Inflammatory events are involved in acne lesion initiation. J Invest Dermatol. 2003;121(1):20-7.

Karapawa WW, Sutton A, Schneerson R, Karpas A, Vann WF. Capsular antibodies induce type-specific phagocytosis of capsulated *Staphylococcus aureus* by human polymorphonuclear leucocytes. Infect Immunol. 1986;56(5):1090-5.

Kliegman RM, Stanton BF, St Geme JW, Schor NF. Nelson Textbook of Pediatrics. 21th ed. Rio de Janeiro: Elsevier; 2021. 4964 p.

Kumar KP, Nicholls AJ, Wong CHY. Partners in crime: neutrophils and monocytes/macrophages in inflammation and disease. Cell Tissue Res. 2018;371:551-65.

Leão JMCP, Lodi MM, Liber PHD, Leite LFB, Mosca T, Forte WCN. Importância do acompanhamento da doença granulomatosa crônica. Arq Med Hosp Fac Cienc Med Santa Casa São Paulo. 2016;61:41-4.

Marçal LE, Rehder J, Condino-Neto A. Atividade da NADPH oxidase em granulócitos e células mononucleares de adolescentes e crianças asmáticos segundo a gravidade da doença. Rev Bras Alerg Imunopatol. 2000;23(2):58-65.

Medzhitov R, Janeway Jr CA. The Toll receptor family and microbial recognition. Trends Microbiol. 2000;8(10):452-6.

Mosca T, Menezes MCS, Silca AV, Stirbulov R, Forte WCN. Chemotactic and phagocytic activity of blood neutrophils in Allergic Asthma. Immunol Invest. 2015;44(5):509-20.

Murphy K, Travers P, Walport M. Janeway's Immunobiology – Immunobiology: The Immune System (Janeway). 9th ed. New York: Garland Science; 2017. 924 p.

Nordenfelt P, Tapper H. Phagosome dynamics during phagocytosis by neutrophils. J Leukoc Biol. 2011;90(2):271-84.

Segal AW, Abo A. The biochemical basis of the NADPH oxidase of phagocytes. Trends Biochem Sci. 1993;18(2):43-7.

Silva AA, Gonçalves RC. Espécies reativas do oxigênio e as doenças respiratórias em grandes animais. Cienc Rural. 2010; 40(4):994-1002.

Silva MHC, Queluz THAT. Macrófagos pulmonares. J Pneumol. 1996;22(1):45-8.

Stuart LM, Ezekowitz RA. Phagocytosis: elegant complexity. Immunity. 2005;22(5):539-50.

Richards DM, Endres RG. The mechanism of phagocytosis: two stages of engulfment. Biophys J. 2014;107(7):1542-53.

Takeda K, Akira S. Toll-like receptors. Current protocols in immunology. 2015;109:14.12.1-10.

Takeda K, Akira S. Toll-like receptors in Innate Immunity. Intern Immunol. 2013;17(1):1-14.

Underhill DM, Ozinsky A. Phagocytosis of microbes: complexity in action. Ann Rev Immunol. 2002;20:825-52.

Wang X, Smith C, Yin H. Targeting Toll-like receptors with small molecule agents. Chem Soc Rev. 2013;42:4859-66.

Watts C, Amigorena S. Phagocytosis and antigen presentation. Semin Immunol. 2001;13:373-9.

Yipp BG, Petri B, Salina D, Jenne CN, Scott BN, Zbytnuik LD, et al. Dinamic NETosis is carried out by live neutrophils in human and mouse bacterial abscesses and during severe Gram-positive infection. Nat Med. 2012;18:1386-93.

Sistema Complemento

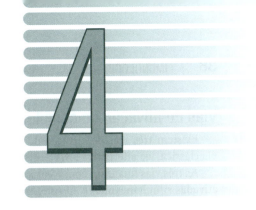

Considerações

O sistema complemento é um conjunto de várias proteínas plasmáticas que podem fazer parte da resposta imunológica inata. Estão descritas cerca de 40 proteínas que formam o sistema complemento, incluindo proteínas reguladoras. O complemento é o componente termolábil da resposta inata, podendo interligar as respostas inata e adaptativa. As proteínas do sistema complemento encontram-se principalmente no plasma, mas também existem em outros líquidos corpóreos, na superfície de células e em tecidos. O resultado final da ativação do sistema complemento é lise de células ou de microrganismos. Atualmente, acredita-se que o complemento tenha papel na patogênese de algumas doenças infecciosas graves, em certas doenças degenerativas e até em rejeições a transplantes, quando existe um excesso de inflamação nesses distúrbios.

O termo "componente termolábil" foi inicialmente utilizado por Bordet, referindo-se a um fator termolábil do soro que complementava a lise de bactérias por imunoglobulinas. A expressão "complemento" foi utilizada por Ehrlich em 1899, e Stanley provou o importante papel do complemento, em 1930. Por serem componentes termolábeis, é necessário que suas dosagens sejam realizadas imediatamente após a coleta ou o soro seja armazenado a 4 °C por curtos períodos de tempo ou a -70 °C por períodos maiores (Figura 4.1).

O sistema complemento funciona em cascata de amplificação: cada componente ativa várias moléculas do próximo componente e, assim, sucessivamente. No final, a ativação de uma única molécula inicial do complemento resulta na ativação de milhares de moléculas terminais, que determinam lise. Assim, um fenômeno molecular de ativação de proteínas do complemento resulta em um fenômeno microscópico de lise (Figura 4.2).

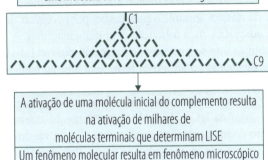

Figura 4.2. O sistema complemento funciona em cascata de amplificação: cada componente ativa várias moléculas seguintes. Assim, um fenômeno molecular resulta em fenômeno microscópico de lise.

Denominações

A maior parte dos componentes do complemento é designada pela letra "C", seguida de números (C1, C2, C3, C4, C5, C6, C7, C8 e C9). Os componentes são clivados em frações, as quais são designadas pelas letras iniciais do alfabeto, como C3a e C3b. Fazem parte, ainda, do sistema complemento os fatores B e D, a properdina e a lectina ligante da manose. Várias proteínas do complemento são proteases que se autoativam, sendo, por isso, denominadas "zimógenos".

Uma barra sobre a sigla do componente ou somente sobre o número significa componente ativado. O complemento é consumido logo após sua ativação. Não havendo consumo, os componentes tornam-se inativados de forma irreversível, o que é indicado pela letra "i", como iC3 ou C3 inativado.

Figura 4.1. O sistema complemento faz parte da resposta inata e pode interligar a inata e a adaptativa. São descritas cerca de 40 proteínas constituintes do sistema complemento, incluindo proteínas reguladoras. A quantificação do complemento deve ser feita logo após a coleta, pois seus componentes são termolábeis. Caso a quantificação imediata não seja possível, o soro pode ser armazenado por poucos dias a 4 °C ou por maior tempo a -70 °C.

Vias de ativação do complemento

Existem três vias de ativação do sistema complemento: via clássica, via alternativa e via das lectinas (Figura 4.3).

As três vias finalizam com o componente C9 e podem ser ativadas simultaneamente. O sistema complemento faz parte da resposta imunológica inata, pois seus componentes já estão presentes ao nascimento e a cascata de ativação ocorre sempre da mesma forma. A via clássica do complemento é um ponto de união entre a resposta inata e adaptativa, uma vez que necessita de imunoglobulinas para sua ativação.

VIAS DE ATIVAÇÃO DO SISTEMA COMPLEMENTO

1) Via clássica
2) Via alternativa
3) Via das lectinas

Figura 4.3. Existem três vias de ativação do sistema complemento.

Via clássica do complemento

A via clássica inicia-se pelo componente C1q e termina pelo C9. Necessita da formação de imunoglobulinas contra o patógeno a ser combatido: IgM, IgG1 ou IgG3, mais raramente IgG2, sendo a IgM melhor ativadora do complemento.

A via clássica tem início mais tardio, por necessitar da resposta adaptativa para formação de imunoglobulinas. A imunoglobulina une-se, por meio de sua região variável Fab (Fragmento de ligação ao antígeno) (Fragment antigen binding) ao antígeno responsável por sua formação. Em seguida, o terceiro (CH2) ou o quarto domínio (CH3) da porção Fc (Fragmento cristalizável) da IgG e da IgM, respectivamente, unem-se ao primeiro componente do complemento C1q, ativando-o. Assim, C1q une-se à imunoglobulina, e não diretamente ao antígeno ou à célula-alvo a ser destruída (Figura 4.4).

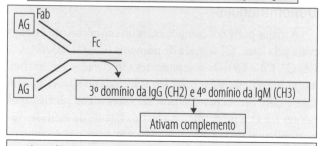

Figura 4.4. A presença de antígeno pode promover a formação de imunoglobulina. A IgG e a IgM, por meio de seus terceiros e quartos domínios respectivamente, unem-se ao primeiro componente do complemento, iniciando a via clássica. As classes ativadoras de complemento são IgM, IgG1, IgG3 e, mais raramente, IgG2.

Em raras situações, a via clássica pode ser ativada diretamente, independente da presença de imunoglobulinas. Tal fato pode ocorrer na presença de proteína C reativa, ácaros, *Mycoplasma*, retrovírus.

O componente C1q tem a forma de um buquê, com regiões globulares unidas a um halo central. As imunoglobulinas unem-se a estas regiões globulares, resultando na ativação de C1q. Após ativado, C1q une-se, por meio de seu halo central, ao componente C1r, o qual ativa C1s. Para formação do complexo C1qrs, há necessidade da presença de cálcio e de magnésio: em condições de acentuada hipocalcemia, forma-se um menor número desse complexo (Figura 4.5).

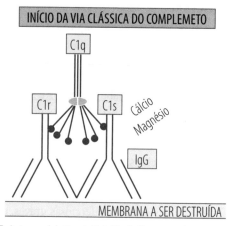

Figura 4.5. As imunoglobulinas IgM, IgG1 e IgG3, sintetizadas em resposta à defesa de microrganismos, unem-se às porções globulares do primeiro componente da via clássica, o C1q, o qual tem formato de buquê. Sequencialmente, há ativação de C1r e de C1s, dando origem ao complexo C1qrs.

Inicialmente, foram descritos os componentes do sistema complemento e, posteriormente, a sequência da cascata. Por tal motivo, inicialmente a cascata não segue a ordem numérica, o que pode aparentar dificuldade no conhecimento da sequência da cascata, quando, na verdade, não é. Assim, C1 cliva o componente C4 e, a seguir, a cascata segue a ordem numérica. Outro fato que pode inicialmente dificultar o conhecimento do complemento: a sequência da cascata é feita pela fração de maior peso molecular, que para todos os componentes corresponde às frações de letra "b". Entretanto, há uma exceção: o componente C2a tem maior peso molecular, sendo, por isso, a única fração "a" a seguir a cascata. Tendo esses dados em mente, fica fácil compreender a sequência de ativação da via clássica, o que é importante em diversas situações, como para o diagnóstico de erros inatos da imunidade, de doenças autoimunes e de interpretações de exames laboratoriais.

O complexo C1qrs ativado atua como enzima proteolítica, clivando o próximo componente do complemento, o componente C4, o qual é cindido em C4a e C4b. O C4b ativa C2, cindindo C2. O componente C2a continua a cascata, por ser a fração mais pesada. O novo componente C4bC2a atua como enzima proteolítica (uma C3 convertase), ou seja, faz a cisão do componente central C3 em C3a e C3b (Figura 4.6).

A ativação de vários componentes, em especial das frações b, é resultante da existência de grupamentos tioésteres no interior da molécula. O grupamento tioéster, ao ser exteriorizado, libera energia termodinâmica, utilizada em 30 a 60 microssegundos, permitindo uma ligação covalente aos grupos amino e hidroxil do componente seguinte, tornando-o ativado. Além disso, a exposição do grupamento tioéster de C4, após sua ativação, possibilita a ligação do peptídeo a qualquer superfície. O C4b é o primeiro componente a unir-se à superfície celular (Figura 4.7).

O complexo C4b2a une-se a C3b, dando origem a C4b2a3b, que é uma C5 convertase, cindindo C5 em C5a e C5b. O componente C5b continua a cascata, ativando C6, o qual ativa C7, que ativa C8, que ativa C9. Forma-se C5b6789, conhecido como complexo de ataque à membrana (MAC). A formação desse complexo não é enzimática, havendo somente união dos últimos componentes do complemento (Figuras 4.6 e 4.7).

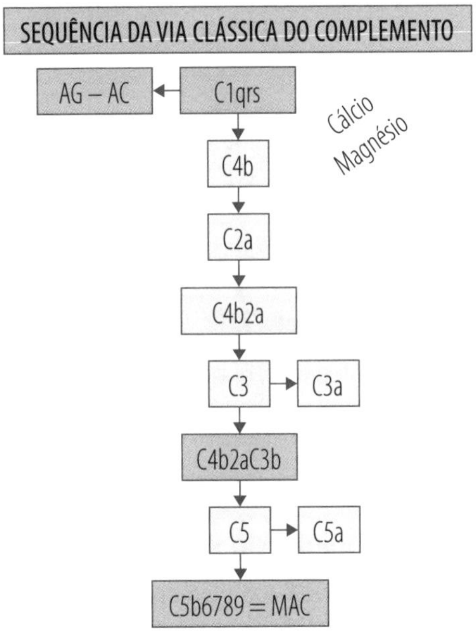

Figura 4.6. A via clássica do complemento inicia-se após a união de anticorpo ao componente C1q, ativando-o. Há formação de C1qrs e ativação sequencial de C4, C2 e C3. Os componentes terminais C5b6789 formam o MAC (complexo de ataque à membrana).

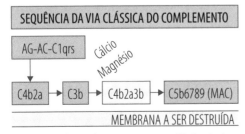

Figura 4.7. Na via clássica do complemento, o componente C4b é o primeiro componente a se unir à membrana da célula ou do microrganismo a serem destruídos. O complexo C4b2a é uma C3 convertase, cindindo C3; C4b2aC3b é uma C5 convertase, ativando C5b6789.

Via alternativa do complemento

A via alternativa do sistema complemento se inicia pelo componente C3 e termina com C9, não sendo necessária a formação de imunoglobulinas, razão pela qual o início dessa via é mais rápido. O componente C3 circula pelo plasma de forma não ativada, com o grupamento tioéster intacto. Determinadas alterações na configuração espacial de C3, como hidrólise, expõe o grupamento tioéster, resultando na liberação de energia e ativação do próprio C3.

O componente C3 pode ser ativado diretamente por lipopolissacarídeos de toxinas ou de paredes bacterianas, manose de bactérias e de vírus, células infectadas por vírus, como *Epstein-Barr virus*, por fungos, como *Candida albicans*, *Aspergillus fumigatus*, *Cryptococcus* spp., por parasitas, em especial *Trypanosoma cruzi*, zimosan de leveduras, ácaros da poeira doméstica, alguns venenos de cobras, assim como por agregados de IgA e fragmentos Fab de imunoglobulinas (Figura 4.8).

VIA ALTERNATIVA DO SISTEMA COMPLEMENTO

ATIVADORES DA VIA ALTERNATIVA

- Lipopolissacarídeos de bactérias
- Manose de bactérias e de vírus
- Células infectadas por vírus
- Fungos: *Candida albicans*
  Aspergillus fumigatus
- Parasitas: *Trypanosoma cruzi*
- Ácaros
- Venenos de cobras

Figura 4.8. Estão descritos os vários ativadores da via alternativa do sistema complemento.

Perante tais agentes extrínsecos, a fração C3 é ativada e cindida nos componentes C3a e C3b. O componente C3b continua a cascata, unindo-se ao fator B do complemento (uma proteína plasmática), com formação de C3bB. Na presença de fator D do complemento, B é clivado em Ba e Bb. O componente Ba é perdido no plasma, enquanto Bb se une a C3bB, dando origem a C3bBb.

A proteína plasmática properdina, na presença de magnésio, estabiliza o complexo C3bBb. Na ausência de properdina, C3bBb dissocia-se facilmente. A C3bBb é a C3 convertase da via alternativa: ativa uma nova molécula de C3, dando origem a novos componentes C3a e C3b. A fração C3b continua a ativação, dando origem a C3bBbC3b, que é uma C5 convertase. Por intermédio da C5 convertase, C5 é cindido em C5a e C5b. O componente C5b recém-formado continua a cascata, havendo ativação sequencial de C6, C7, C8 e C9. Há formação do MAC e lise da célula (Figuras 4.9 e 4.10).

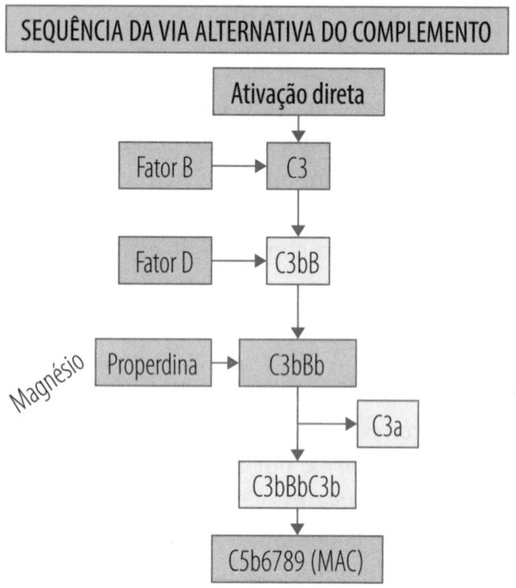

SEQUÊNCIA DA VIA ALTERNATIVA DO COMPLEMENTO

Figura 4.9. A via alternativa inicia-se por C3, que é clivado em C3b. O fator B, na presença de fator D, é cindido em Ba e Bb. A properdina, outro componente da via alternativa, cinde um novo C3 em C3a e C3b. O resultado será a formação de C3bBb3b, que é uma C3 convertase, cindindo C3 em C3a e C3b, o qual continua a cascata. Os componentes terminais, comuns à via clássica, formam o MAC (complexo de ataque à membrana).

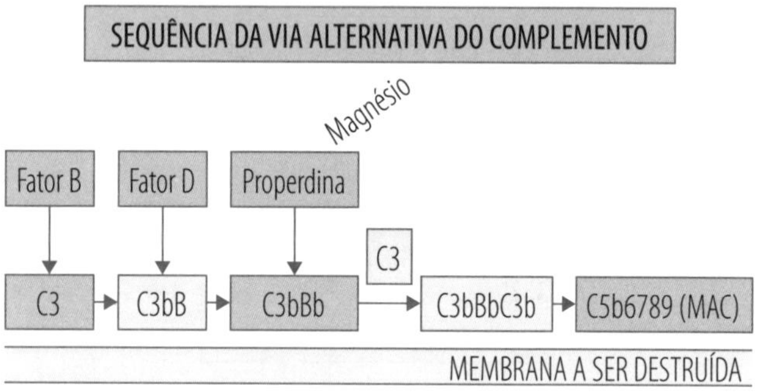

Figura 4.10. O fator B, na presença de fator D, é cindido em Ba e Bb. A properdina, outro componente da via alternativa, cinde um novo C3 em C3a e C3b. O resultado será a formação de C3bBbC3b, que é uma C5 convertase. Os componentes terminais, comuns à via clássica, dão origem ao MAC (complexo de ataque à membrana).

Via das lectinas ou das manoses

A ativação por lectinas ou manoses foi a primeira via descrita para o sistema complemento em organismos vivos. A lectina é uma proteína plasmática do hospedeiro que se une ao carboidrato manose de patógenos. Assim, fala-se em lectina ligante de manose – MBL (*mannose-binding lectin*) para a proteína plasmática com poder de união à manose e a outros carboidratos terminais de bactérias, vírus, fungos e parasitas, permitindo a opsonização desses agentes. A MBL é integrante do sistema complemento. São ligantes da MBL bactérias do gênero *Neisseria*, *Salmonella*, *Listeria*, além de *Candida albicans*. Após a união da lectina do hospedeiro com a manose do patógeno, ocorre a ativação de um zimógeno: a serina proteinase associada à manose (MASP). A MBL também tem formato tridimensional de buquê, com estrutura homóloga a C1q, enquanto a MASP-2 é homóloga a C1r e C1s.

A MASP ativada, por ser uma proteinase, leva à clivagem de C4 seguida de C2, continuando de forma análoga à via clássica: C4b2a, que cinde C3; C4b2a3b é uma C5 convertase, resultando em C5a e C5b; C5b permite a ativação sequencial de C6,7,8,9, com formação do MAC (Figura 4.11).

A união de lectina plasmática com a manose do microrganismo estimula a produção de IL-6 por hepatócitos, que, por sua vez, aumenta a síntese de lectina, amplificando a ativação dessa via.

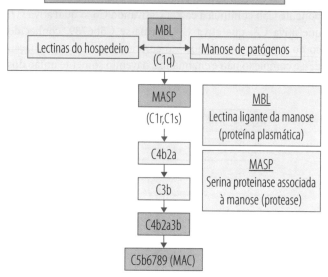

Figura 4.11. A lectina (do hospedeiro) ligante da manose (do patógeno) – MBL – é análoga a C1q, enquanto a MASP é análoga a C1r e C1s. O resultado é a ativação de C4b2a, de C3b, finalizando com os componentes terminais C5b67789 do MAC (complexo de ataque à membrana).

Atividades biológicas do sistema complemento

A ativação do sistema complemento resulta em diferentes atividades biológicas: 1. lise de microrganismos ou de células por MAC (C5b6789); anafilatoxinas (C3a e C5a), que degranulam mastócitos; fatores quimiotáticos para fagócitos (C3a e C5a); opsoninas (C3b e C5b), que revestem bactérias permitindo a fagocitose; pré-cinina (C2b) que ativa cininas (Figura 4.12).

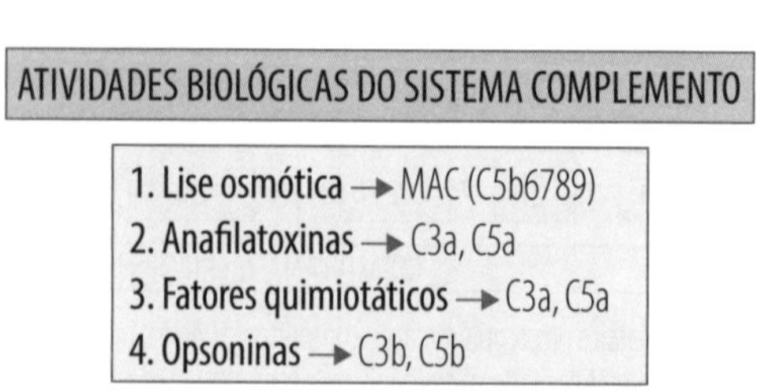

ATIVIDADES BIOLÓGICAS DO SISTEMA COMPLEMENTO

1. Lise osmótica → MAC (C5b6789)
2. Anafilatoxinas → C3a, C5a
3. Fatores quimiotáticos → C3a, C5a
4. Opsoninas → C3b, C5b

Figura 4.12. Estão descritas as atividades biológicas do complemento.

1. Lise osmótica

A função biológica final das três vias do complemento é a lise de microrganismos ou de células, determinada pelos componentes terminais C5b6789, que formam o MAC, sendo necessárias várias moléculas ativadas de C9. O MAC formado promove alterações funcionais dos fosfolipídios da membrana da célula a ser destruída, resultando na formação de um poro. O canal formado é internamente hidrofílico permitindo a entrada de água, com consequente intumescimento celular, culminando com a ruptura da célula-alvo ou lise osmótica. Assim, após a ativação do complemento, que é um evento molecular, há um evento microscópico de lise osmótica. Dessa forma, são destruídas células infectadas por vírus, fungos, bactérias intracelulares, assim como algumas bactérias extracelulares e células anômalas (Figura 4.13).

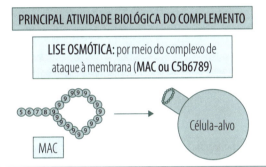

Figura 4.13. O MAC (complexo de ataque à membrana) é resultante da ativação de C5b, C6, C7, C8 e C9, sendo necessárias várias moléculas ativadas de C9. Os componentes terminais do complemento unem-se promovendo uma alteração funcional dos fosfolipídios da membrana, resultando na formação de um canal internamente hidrofílico, que permite a entrada de água, resultando em intumescimento e lise da célula-alvo ou do microrganismo extracelular.

2. Anafilatoxinas

Alguns componentes do complemento apresentam diferentes atividades biológicas, que aparecem à medida que são gerados.

Os componentes C3a e C5a atuam como anafilatoxinas (C5a mais potente), ou seja, têm a capacidade de degranular mastócitos. Assim, promovem a liberação de mediadores pré-formados (histamina) e de neoformados (leucotrienos e prostaglandinas), estes resultantes do ácido araquidônico, por ativação de fosfolipase A2 (Figura 4.14).

O resultado da atividade de anafilatoxinas é o aumento da permeabilidade vascular e a broncoconstrição. Em condições habituais de defesa, as atividades biológicas do complemento são benéficas, como o aumento da permeabilidade vascular, que permite a passagem de células e moléculas de defesa da circulação sanguínea para o local onde se encontra o patógeno. Entretanto, a ativação exacerbada do complemento, com acentuada liberação de anafilatoxinas, resulta em grande liberação de histamina, leucotrienos, prostaglandinas e, em especial, de cininas, com aumento da permeabilidade vascular, edema inclusive de glote, podendo levar à anafilaxia e ao óbito. A ativação descontrolada pode ser resultante de deficiência de reguladores do sistema complemento.

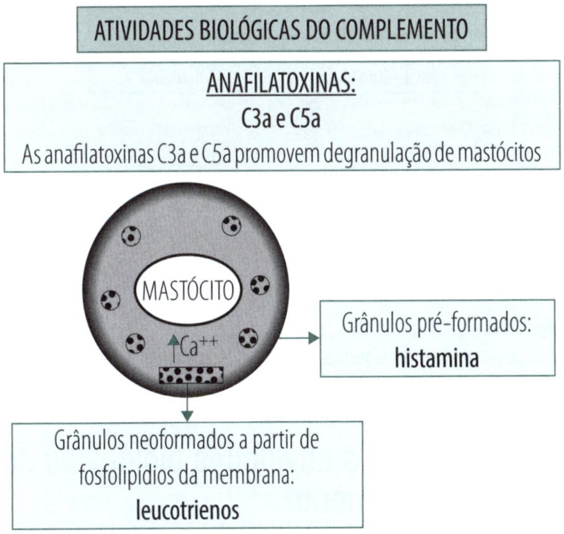

Figura 4.14. As anafilatoxinas C3a e C5a liberam grânulos pré-formados (histamina) e neoformados (leucotrienos) de mastócitos. O componente C5a é a anafilatoxina mais efetora.

3. Fatores quimiotáticos

Os componentes C3a e C5a são fatores quimiotáticos, uma vez que apresentam receptores em fagócitos, atraindo essas células para o local do processo infeccioso, onde o sistema complemento está sendo ativado. Assim, através de C3a e C5a são atraídos: neutrófilos que, ao liberarem grânulos citoplasmáticos, aumentam o processo de lise; monócitos e macrófagos que, sintetizando citocinas pró-inflamatórias aumentam o processo inflamatório; eosinófilos que, liberam proteínas lesando tecidos ou mucosas (Figura 4.15).

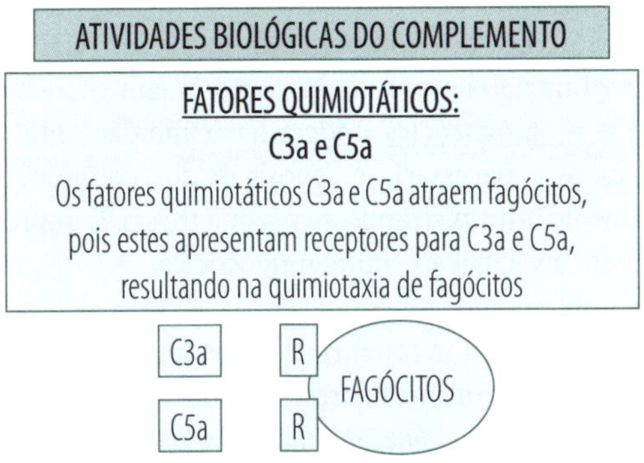

Figura 4.15. Os componentes C3a e C5a atuam como fatores quimiotáticos para fagócitos (neutrófilos, monócitos/macrófagos e eosinófilos), atraindo tais células para o local da inflamação. Tal mecanismo é possível porque os fagócitos apresentam receptores para C3a e C5a.

4. Opsoninas

Os componentes C3b e C5b são opsoninas: revestem microrganismos facilitando a fagocitose, que é então denominada de opsonização (Figura 4.16).

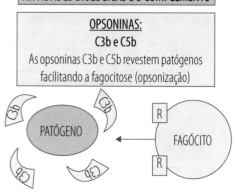

Figura 4.16. Os componentes C3b e C5b são opsoninas: revestem patógenos e unem-se aos receptores de fagócitos, facilitando a fagocitose. A fagocitose facilitada é denominada opsonização.

Vias de ativação e atividades biológicas do sistema complemento

As três vias de ativação do complemento – clássica, alternativa e das lectinas – apresentam a mesma via terminal a partir de C3b, constituindo a denominada via efetora ou comum: C5 convertase e C5b6789 (MAC).

As três vias apresentam as mesmas atividades biológicas principais: lise, formação de anafilatoxinas e promoção da quimiotaxia e da opsonização (Figura 4.17).

Principal defesa através do sistema complemento

A perfeita funcionalidade do complemento é fundamental para a defesa contra bactérias do gênero *Neisseria*: *Neisseria meningitidis* e *Neisseria gonorrhoeae*. Toda a resposta imunológica pode estar íntegra, mas se o sistema complemento apresentar deficiência de C3, dos componentes terminais (C5b6789) ou de properdina não haverá defesa contra meningococos e uma meningite meningocócica poderá levar rapidamente a óbito. Nesses casos é necessária a reposição dos componentes do complemento administrando-se plasma fresco. É imprescindível também a vacinação antimeningocócica.

O complemento contribui, ainda, para a defesa contra células infectadas por microrganismos intracelulares (vírus, fungos, bactérias intracelulares), contra células anômalas e contra *Streptococcus pneumoniae*, *Haemophilus influenzae* (Figura 4.18).

A avaliação do sistema complemento será estudada no Capítulo 23 – Investigação dos Erros Inatos da Imunidade.

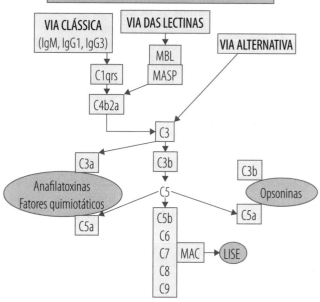

Figura 4.17. A ativação das três vias do sistema complemento resulta nas diferentes atividades biológicas: lise por MAC (complexo de ataque à membrana); anafilatoxinas e fatores quimiotáticos (C3a e C5a); opsoninas (C3b e C5b).

Figura 4.18. O sistema complemento é essencial para a defesa contra bactérias do gênero *Neisseria* (meningococos e gonococos), além de contribuir para a defesa contra microrganismos intracelulares, em especial quando a resposta adaptativa ainda não está bem desenvolvida. A avaliação do sistema complemento será estudada no Capítulo 23 – Investigação dos Erros Inatos da Imunidade.

Biossíntese do sistema complemento

A síntese da maioria das proteínas do complemento ocorre nos hepatócitos: C1r, C1s, C3, C6, C8 e C9. Os macrófagos sintetizam C2, C4, C5 e fator B; os macrófagos, em condições especiais, têm capacidade de síntese de outros componentes, em menor escala. As células epiteliais intestinais sintetizam o componente C1q. As células esplênicas podem sintetizar C5 e C8 (Figura 4.19).

Durante a vida fetal não há passagem de complemento pela placenta, porém há síntese do complemento, permitindo que o recém-nascido de termo apresente valores séricos que correspondem a 50% a 80% dos valores de adultos. Há exceção para C9, cuja produção é mais lenta, e os níveis séricos

BIOSSÍNTESE DO SISTEMA COMPLEMENTO
Hepatócitos → C1r, C1S, C3, C6, C8, C9
Macrófagos → C2, C4, C5
Células epiteliais do intestino → C1q
Vida fetal → já há síntese de complemento
Recém-nascido → apresenta 50% a 80% dos valores de adultos (exceção C9: só 20%)

Figura 4.19. A maior parte dos componentes do complemento é sintetizada por hepatócitos. O complemento não atravessa a placenta, mas há síntese já na vida fetal.

não ultrapassam a 20% dos valores dos adultos. Até um ano e meio de vida os valores do complemento atingem valores iguais aos de adultos (Figura 4.20).

Reguladores do sistema complemento

Existem proteínas reguladoras do sistema complemento, impedindo sua ativação constante e exacerbada. Inibidor de C1, vitronectina, Fator H e Fator I são proteínas plasmáticas, enquanto MCP, DAF e CD59 são proteínas teciduais, associadas às membranas.

O Inibidor de C1 (C1-INH) (*C1 inhibitor*), uma glicoproteína com síntese genética bem-definida, é um dos principais reguladores do sistema complemento, impedindo a forma-

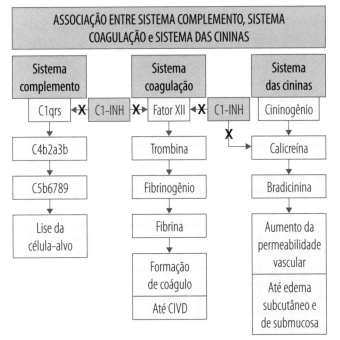

Figura 4.20. Está esquematizada a associação entre as três cascatas: complemento, coagulação e cininas. O C1-inibidor (C1-INH – *C1 inhibitor*) impede a formação excessiva de C1qrs e do MASP; impede a ativação excessiva do Fator XII (Hageman) da coagulação; impede a formação excessiva de calicreína, a qual ativa a bradicinina, aumentando a formação de cininas. O componente C2b é ainda uma pré-cinina. Na falta de C1-inibidor há ativação excessiva dos sistemas complemento, coagulação e, em especial, das cininas.

ção excessiva de C1qrs e a ativação da via clássica: une-se a C1q livre, no local onde haveria união a C1r e C1s. Além da via clássica, C1-INH inativa a MASP, impossibilitando a via das lectinas É ainda um importante regulador do sistema coagulação, inibindo a ativação do Fator XII (Hageman) e impedimento o excesso de ativação da cascata de coagulação (coagulação vascular disseminada). O C1-INH atua, ainda, na regulação do sistema das cininas, inibindo a calicreína. A calicreína é uma protease plasmática que transforma o cininogênio de alto peso molecular em bradicinina a qual, em condições fisiológicas é importante, pois une-se ao receptor B2 de células endoteliais, aumentando a permeabilidade vascular, possibilitando a saída das células inflamatórias para o local e aumentando a defesa. O C1-INH, ao inibir o excesso de calicreína, impede a formação excessiva de bradicinina, o que causaria edema subcutâneo e de submucosa. O componente C2b é ainda uma pré-cinina (Figura 4.20).

Por outro lado, a calicreína formada ativa o Fator XII (Hageman) da coagulação. O sistema coagulação é formado por cascata de enzimas proteolíticas (zimógenos), que podem auxiliar na contenção do processo infeccioso. Após a ativação do Fator XII, há uma ativação sequencial dos outros fatores da coagulação, finalizando pela formação de trombina. A trombina promove modificações da molécula solúvel de fibrinogênio resultando em polímero insolúvel, a fibrina, a qual forma uma rede de fibras elásticas que culminam com o tampão hemostático. Os coágulos assim formados tentam impedir a disseminação de patógenos pela circulação sanguínea. Se essa ativação ocorrer de forma exacerbada, o fenômeno pode progredir até coagulação intravascular disseminada, sendo então prejudicial (Figura 4.20).

A deficiência de C1-INH leva à exacerbação dos sistemas complemento, coagulação e, em especial das cininas, com acentuada formação de bradicinina, constituindo um Erro Inato da Imunidade (EII): o angioedema hereditário, estudado no Capítulo 20.

A vitronectina atua na regulação do MAC.

O Fator H inibe a união do fator B, impedindo a via alternativa.

O Fator I cliva C3b, impedindo a continuação da cascata.

A proteína cofator de membrana (MCP ou CD46) cliva C3b, sendo cofator do Fator I.

O fator acelerador do decaimento (DAF ou CD55) acelera a degradação de C3 convertase, impedindo as vias clássica e alternativa. A falta de DAF resulta em maior ativação do complemento, com lise celular. Sua deficiência é descrita em lúpus, esclerose múltipla e hemoglobinúria paroxística noturna.

O inibidor da lise de membrana (CD59) encontra-se em membranas de células nucleadas. Impede a inserção de C5b678 à membrana da célula-alvo, deixando de haver formação do MAC. Sua deficiência é descrita em lúpus, miastenia grave e hemoglobinúria paroxística noturna (Figura 4.21).

REGULAÇÃO DO SISTEMA COMPLEMETO

- Inibidor de C1 (C1-INH): regula a via clássica e das lectinas (impede a formação de C1qrs e inativa MASP); regula o sistema coagulação (inibe a formação do fator XII); regula o sistema das cininas (impede a formação da protease calicreína).
É um dos mais importantes inibidores do sistema complemento
- Vitronectina: regula o MAC
- Fator H: inibe a união do fator B, impedindo a via alternativa
- Fator I: cliva C3b, impedindo a continuação da cascata

- Proteína cofator de membrana (MCP ou CD46): cliva C3b, impedindo a continuação da cascata
- Fator acelerador do decaimento (DAF ou CD55): acelera a degradação de C3 convertase, impedindo as vias clássica e alternativa
- Inibidor da lise de membrana (CD59): impede a inserção do MAC à célula-alvo

Figura 4.21. Os fatores de regulação são necessários para que o complemento não seja ativado de forma exacerbada, impedindo que ocorra uma constante ativação do sistema complemento, o que levaria à intensa formação de cininas (edema) e de redes de fibrina (coágulos).

Receptores para o sistema complemento

As glicoproteínas CR1 (CD35), CR2 (CD21), CR3 (CD11b/CD18) e CR4 (CD11c/CD18) (receptores 1, 2, 3 e 4 do complemento) são receptores para C3b, C4b e C5b, possibilitando as atividades biológicas destes componentes. Encontram-se principalmente na superfície de fagócitos e eritrócitos. Em neutrófilos e monócitos/macrófagos, CR1 une-se a C3b, permitindo a opsonização. Nas hemácias, o CR1 une-se a C3b de imunocomplexos, transportando-os para o baço e fígado. Os macrófagos do baço e as células de Kupffer reconhecem então os imunocomplexos através de CR1, fagocitando-os e fazendo o clareamento do microambiente. O CR2 pode ser encontrado também em linfócitos B e atua como receptor para *Epstein-Barr virus*. Os CR3 e 4 em células mieloides são ligantes para *Staphylococcus epidermidis*.

Existem ainda os receptores para C3a e C5a (CR5 – CD88), presentes em fagócitos e mastócitos. Em mastócitos, permitem que os componentes C3a e C5a atuem como anafilatoxinas, degranulando mastócitos. Em neutrófilos, monócitos/macrófagos e eosinófilos promovem a atividade quimiotática dessas células (Figura 4.22).

RECEPTORES PARA O SISTEMA COMPLEMETO

Receptores para C3a e C5a:
- Em mastócitos permitem a degranulação através de anafilatoxinas
- Em fagócitos permitem a quimiotaxia

Receptores para C3b e C5b (CR1):
- Em fagócitos permitem a opsonização de bactérias
- Em eritrócitos permitem o transporte de imunocomplexos
- Em fagócitos permitem a fagocitose de imunocomplexos

Figura 4.22. Os receptores para complemento existem nas diferentes células, em especial em fagócitos, mas também em eritrócitos e mastócitos. Permitem as atividades biológicas dos componentes do complemento: degranulação de mastócitos e quimiotaxia (por C3a e C5a); opsonização (por C3b e C5b).

Questões

1ª. Quais são as vias de ativação do sistema complemento e as principais características destas três vias?

2ª. Quais são as sequências de ativação das três vias do sistema complemento?

3ª. Quais são as atividades biológicas do sistema complemento?

4ª. Como ocorre a atividade biológica final do sistema complemento?

5ª. Os ácaros podem piorar o broncoespasmo através do sistema complemento?

Observação: respostas no anexo final.

CASOS CLÍNICOS

Caso 1: Menina de nove anos foi encaminhada a setor especializado para investigação de possível erro inato da imunidade (EII). Apresentava história de duas internações por meningite meningocócica, aos dois e sete anos. Na primeira internação, permaneceu vários dias em unidade de terapia intensiva (UTI), tendo como sequela a perda do hálux direito. Na segunda, também necessitou de internação prolongada em UTI e apresentou queloides nos locais de pele da lesão meningocócica.

Evolução: Diante da história de meningococcemias foram solicitados exames dirigidos ao sistema complemento. Os resultados mostraram complemento total (CH50) diminuído em duas amostras, e componentes C3 e C4 normais, quando comparados à faixa etária. Foi realizada, então, a investigação para C5, mostrando diminuição acentuada desse componente. Os demais exames imunológicos mostraram-se normais. Foi feita a investigação em irmão, pai e mãe, revelando deficiências de C5 no irmão e no pai. Foram orientados à vacinação meningocócica e procurar atendimento médico caso apresentassem quadros infecciosos. Foram feitas cartas aos portadores do EII para que se apresentassem ao setor de saúde em casos de infecção. Além do diagnóstico de deficiência do componente terminal do complemento, foi colocado na carta para conduta em casos de infecções meningocócicas: necessidade de início precoce de antibiótico associado à administração de plasma fresco.

O irmão, após um ano apresentou quadro infeccioso. Procurou atendimento médico onde foi constatada meningite meningocócica, sendo tratado com antibiótico e plasma fresco, com rápida recuperação. O pai, após cinco anos apresentou quadro febril; procurou atendimento de saúde, que orientou observação em casa. Após três dias teve piora acentuada, procurou setor de origem, quando recebeu diagnóstico de meningococcemia, coagulação intravascular disseminada (CIVD), com trombose de pequenos vasos em artelhos, levando posteriormente à perda de três artelhos. Na história foi verificado que o pai não havia recebido a vacina meningocócica prescrita.

Discussão: O sistema complemento é a defesa essencial contra *Neisseria meningitidis* (meningococo). Os componentes terminais C5b6789 constituem o complexo de ataque à membrana (MAC), que promove um buraco funcional na membrana citoplasmática, resultando em entrada de água na célula e lise osmótica. Diante da história da má evolução de meningite meningocócica da paciente inicial, foi solicitado CH50, que quantifica o complemento total (método que avalia 50% de lise de eritrócitos em uma quantidade conhecida de células), C3 e C4 (nefelometria). Tais exames são realizados em diversos laboratórios. Diante dos resultados de CH50 diminuído, e C3 e C4 normais, observando-se a sequência da cascata, a hipótese foi de possível diminuição dos componentes terminais do complemento. Sendo a deficiência de C5 a mais frequente entre os componentes terminais, a investigação foi iniciada por C5, que mostrou acentuada diminuição. Em portadores de EII é necessária a investigação da deficiência nos familiares. Tal conduta permitiu o diagnóstico da deficiência de C5 no irmão e no pai. O irmão pôde, então, ter conduta adequada ao apresentar meningite meningocócica, recebendo antibiótico e reposição do componente C5 por meio de plasma fresco congelado. O plasma deve ser fresco porque os componentes do complemento são proteínas termolábeis. Pela mesma razão, os exames laboratoriais sobre complemento devem ser imediatamente encaminhados para análise. A falta de vacinação no pai e a demora do diagnóstico de meningite culminaram com o quadro grave de infecção meningocócica disseminada, CIVD e tromboses, resultantes da deficiente formação de MAC. O presente caso mostra a importância da investigação do sistema complemento diante de meningite meningocócica com má evolução ou repetida e a necessidade de vacinação meningocócica, além da vacina pneumocócica e contra *Haemophilus influenzae*.

Caso 2: Recém-nascido pré-termo de 28 semanas de gestação apresentou infecção no segundo dia de vida. Apesar da antibioticoterapia, evoluiu para sepse no terceiro dia de vida, sendo solicitada consulta de setor especializado em EII.

Evolução: Foram colhidos exames para pesquisa de EII, incluindo CH50, C3 e C4. Os exames mostraram CH50 repetidamente baixo, estando C3 e C4 adequados para a idade. Os exames foram encaminhados para dosagem dos componentes terminais do complemento e, enquanto se esperava os resultados destes, foi administrado plasma fresco, com melhora substancial do quadro infeccioso. Os exames mostraram C9 indetectável. Dosagens dos componentes terminais do complemento foram repetidas após dois anos, revelando normalidade para a faixa etária.

Discussão: Sabe-se que os componentes do complemento não atravessam a placenta, porém o recém-nascido pode sintetizá-los. Os componentes do complemento no recém-nascido de termo habitualmente apresentam valores entre 50% a 80% dos valores de adultos, com exceção do componente C9, com apenas 20% quando comparado aos de adultos. Tais dosagens são ainda mais baixas no pré-termo. Só em torno dos 18 meses de vida é que os componentes do complemento atingem valores semelhantes aos de adultos.

Na via clássica, anticorpos específicos unem-se ao componente C1q, ativando-o. O complexo C1qrs ativa C4, formando-se C4b2a, o qual ativa C3, resultando em C4b2a3b, que continua a cascata ativando C5. Sequência análoga pode ocorrer pela via das lectinas. Na sequência, o componente C5b une-se a C6, C7, C8, havendo, no final, união de várias moléculas de C9. O resultado é a formação de canal que permite a entrada de água através da membrana a ser destruída, intumescimento da célula e ruptura da membrana, resultando em lise da célula ou do microrganismo.

No presente caso, a hipótese de diminuição dos componentes terminais (C5b, C6, C7, C8 e C9) baseou-se na diminuição repetida do complemento total (CH50), estando adequados para a idade os componentes C3 e C4. A administração de plasma fresco foi feita na tentativa de reposição dos componentes terminais, incluindo C9, o qual se mostrou indetectável no resultado recebido posteriormente.

Caso 3: Criança de três anos apresentava coriza, espirros ocasionais, mal-estar, febre baixa há dois dias e chiado no peito há oito horas. Antecedentes de chiado no peito sempre que apresentava infecções. Sem história de chiado familiar ou na ausência de infecções. Sem outras queixas.

Evolução: Tratado broncoespasmo e prescrita medicação sintomática para resfriado comum.

Discussão: Considerando a ausência de antecedentes familiares e pessoais de atopias e a presença de broncoespasmo sempre acompanhado de processos infecciosos, não foi levantada a hipótese inicial de asma alérgica, e sim de broncoespasmo reacional. É provável que, na tentativa de defesa contra um agente agressor viral, o sistema complemento tenha sido muito ativado para obtenção de um resultado final de lise osmótica das células infectadas por vírus.

Crianças pequenas frequentemente apresentam o sistema complemento muito ativado diante de quadros infecciosos determinados por microrganismos intracelulares, uma vez que o sistema adaptativo ainda não está totalmente desenvolvido. A maior ativação do complemento, na tentativa de defender contra patógenos intracelulares, ocasiona a maior ativação dos componentes do complemento, incluindo as anafilatoxinas C3a e C5a. As anafilatoxinas são promotoras da degranulação de mastócitos, os quais liberam leucotrienos, responsáveis por broncoespasmo. Estes mecanismos justificam a presença de broncoespasmo reacional em crianças pequenas, como no presente caso.

Caso 4: Menino de nove anos, pais não consanguíneos, apresentava há um dia inchaço em pálpebras e lábios não pruriginoso, além de dor abdominal com piora nas últimas horas. Sem febre ou outras queixas. História de inchaços de repetição desde os três anos de idade, principalmente em dorso das mãos e em lábios, sem causa aparente, com desaparecimento espontâneo. Avô paterno "morreu por sufoco" (*sic*), apresentando também edemas de repetição. Ao exame físico observava-se edema assimétrico, deformante, não urticariforme; deixava dúvida quanto à descompressão brusca de abdome.

Evolução: Ficou em observação dirigida para abdome agudo, tendo em vista o predomínio da dor abdominal. Mesmo após o uso de analgésico endovenoso, houve piora do quadro, com aumento do edema. Foram solicitados vários exames, incluindo avaliação do complemento. A piora foi progressiva, iniciando-se sinais de edema de glote. Foi administrada solução milesimal de adrenalina e corticosteroides, sem melhora, administrando-se, então, plasma fresco endovenoso, lentamente, sempre observando a necessidade de intubação. Houve regressão do quadro abdominal e dos edemas após a infusão do plasma fresco.

Discussão: A história de óbito em avô, provavelmente por edema de glote, associada à história pessoal anterior de edema de extremidades e atual de edema de pálpebras, lábios e forte dor abdominal (por edema de submucosa digestiva) levou à hipótese de angioedema hereditário (AEH) com deficiência do inibidor de C1 (C1-INH). Tal deficiência leva a aumento da atividade do complemento e consequente maior ativação da calicreína, resultando em aumento das cininas (Figura 4.18). O excesso da bradicinina resulta em vasodilatação periférica, com edema de derme profunda e submucosas. O edema de submucosa é doloroso, sendo a causa da dor abdominal do paciente. O AEH é resistente a anti-histamínicos, corticosteroides e adrenalina, uma vez que a causa não está relacionada à histamina. Os exames mostraram diminuição do componente C4 (triagem), além de diminuição quantitativa e qualitativa de C1-INH, que, em conjunto com o quadro clínico, permitiu o diagnóstico de AEH. Na falta de outros medicamentos foi administrado plasma (contém C1-INH) fresco (C1-INH é termolábil) de forma lenta, observando-se uma possível piora, uma vez que estão sendo dados os demais componentes do complemento, além da plasmina. O tratamento permitiu a total regressão do quadro. Foram indicados andrógenos atenuados (danazol, na menor dose necessária – 200 mg/dia) nas intercrises (aumentam a síntese de C1-INH) com acompanhamento, pois podem causar hipertensão, virilização, hepatotoxicidade, dislipidemia. Posteriormente, os medicamentos foram substituídos por icatibanto e concentrado de C1-INH. Há diferentes medicamentos para AEH, estudados no Capítulo 21 (Figura 21.39).

Referências bibliográficas

Alegretti AP, Mucenic T, Brenol JCT, Xavier RM. O papel das proteínas reguladoras do complemento CD55/CD59 em células de sangue periférico de pacientes com lúpus eritematoso sistêmico. Rev Bras Reumatol. 2009;49(3):276-87.

Alonso GT, Fomin DS, Rizzo LV. Linfócitos T auxiliaries foliculares humanos: células essenciais para a resposta de anticorpos. Einstein (São Paulo). 2021;19:eRB6077.

Amara U, Flierl MA, Rittirsch D, Klos A, Chen H, Acker B, et al. Molecular intercommunication between the complement and coagulation systems. J Immunol. 2010;1950(185):5628-36.

Bacarini LF, Vieira AL, Camargo M, Mosca T, Forte WCN. Diagnóstico de angioedema hereditário después de treinta años de edad. Rev Alerg Mex. 2021;68(3):206-8.

Bajic G, Yatime L, Sim RB, Vorup-Jensen T, Andersen GR. Structural insight on the recognition of surface-bound opsonins by the integrin I domain of complement receptor 3. Proc Natl Acad Sci USA. 2013;110:16426-31.

Bubeck D. The making of a macromolecular machine: assembly of the membrane attack complex. Biochemistry. 2014;53:1908–15.

Burks AW, Holgate ST, O'Hehir RE, Broide DH, Bacharier LB, Hershey GKK, et al. Middleton's Allergy: Principles and Practice. 9th ed. Philadelphia: Elsevier Health Sciences; 2019. 1649 p.

Charchaflieh J, Wei J, Labaze G, Hou YJ, Babarsh B, Stutz H, et al. The role of complement system in septic shock. Clin Dev Immunol. 2012;2012:1-8.

Ceccon MEJ, Diniz EMA, Sampaio MMC, Arslanian C, Diogo CL, Ramos JL, et al. Comportamento imunológico (IgG, IgM, IgA) e complemento total (CH50) de recém-nascidos com fatores de risco para sepse precoce: análise comparativa entre recém-nascidos com e sem infecção. Rev Hosp Clin Fac Med Univ São Paulo. 1998;53(6):303-10.

Ceccon MEJR, Leite KSF, Diniz EMA, Krebs VLJ, Feferbaun R, Vaz FA. Deficiência de complemento (CH50) e sepse no recém-nascido. Pediatria (São Paulo). 2001;23(1):83-7.

Cooper NK. The classical complement pathway: activation and regulation of the first complement component. Adv Immunol. 1985;37:151-216.

Delves PJ, Martin SJ, Burton DR, Roitt IM. Roitt's Essential Immunology. 13th ed. Oxford: Wiley-Blackwell Science; 2017. 576 p.

Dobó J, Kocsis A, Dani R, Gál P. Proprotein convertases and the complement system. Front Immunol. 2022;13:958121.

Dunkelberger JR, Song WC. Complement and its role in innate and adaptive immune responses. Cell Research. 2010;20:34-50.

Endo Y, Nonaka M, Saiga H, Kakinuma Y, Matsushita A, Takahashi M, et al. Origin of mannose-binding lectin-associated serine protease (MASP)-1 and MASP-3 involved in the lectin complement pathway traced back to the invertebrate, amphioxus. J Immunol. 2003;170(9):4701-7.Feng S, Liang X, Kroll MH, Chung DW, Afshar-Kharghan V. Von Willebrand Factor is a cofactor in complement regulation. Blood. 2014;125(6):1034-7.

Ferreira ACG, Passos XS, Camplesi Jr M, Marques JMS, Silva LLL. Diseases associated with the deficiency of the complement system. Arch Health Sci. 2019;26(1):62-6.

Ferriani VP, Barbosa JE, de Carvalho IF. Serum haemolytic classical and alternative pathways of complement in infancy: age-related changes. Acta Paediatr Scand. 1990;79(3):322-7.

Fujita T, Endo Y, Nonaka M. Primitive complement system-recognition and activation. Mol Immunol. 2004;41(2-3):103-11.

Gadjeva MG, Rouseva MM, Zlatarova AS, Reid KBM, Kishore U, Kojouharova MS. Interaction of human C1q with IgG and IgM: revisited. Biochemistry. 2008;47:13093-102.

Gal P, Ambrus G. Structure and function of complement activating enzyme complexes: C1 and MBL-MASPs. Curr Protein Pept Sci. 2001;2(1):43-59.

Giavina-Bianchi P, Arruda LK, Aun MV, Campos RA, Chong-Neto HJ, Constantino-Silva RN, et al. Diretrizes brasileiras para o diagnóstico e tratamento do angioedema hereditário – 2017. Braz J Allergy Immunol. 2017;1(1):23-48.

Iwaki D, Kanno K, Takahashi M, Endo Y, Matsushita M, Fujita T. The role of mannose-binding lectin-associated serine protease-3 in activation of the alternative complement pathway. J Immunol. 2011;187(7):3751-8.

Iturry-Yamamoto GR, Portinho CP. Sistema complemento: ativação, regulação e deficiências congênitas e adquiridas. Rev Assoc Med Bras. 2001;47(1):41-51.

Jauneau AC, Ischenko A, Chan P, Fontaine M. Complement component anaphylatoxins upregulate chemokine expression by human astrocytes. FEBS Lett. 2003;537(1-3):17-22.

Karpman D, Bekassy Z, Grunenwal A, Roumenina LT. A role for complement blockade in kidney transplantation. Cell Mol Immunol. 2022;19:755-7.

Kohl L. Anaphylatoxins and infectious and noninfectious inflammatory diseases. Mol Immunol. 2001;38(2-3):175-87.

Kouser L, Abdul-Aziz M, Nayak A, Stover CM, Sim RB, Kishore U. Properdin and Factor H: opposing players on the alternative complement pathway "see-saw". Front Immunol. 2013;4:93.

Lewis LA, Ram S. Meningococcal disease and the complement system. Virulence. 2014;5(1):98-126.

Magro C, Mulvey JJ, Berlin D, Nuovo G, Salvatore S, Harp J, et al. Complement associated microvascular injury and thrombosis in the pathogenesis of severe COVID-19 infection: a report of five cases. Transl Res. 2020;220:1-13.

Nesargikar PN, Spiller B, Chavez R. The complement system: history, pathways, cascade and inhibitors. Eur J Microbiol Immunol. 2012;2(2):103-11.

Nonaka M. Evolution of the complement system. Subcell Biochem. 2014;80:31-43.

Resener TD, Rosário Filho NA, Messias T, Cat R. Avaliação do sistema complemento e da imunoglobulina G no sangue do cordão umbilical de recém-nascidos: relação com idade gestacional e adequação do crescimento intrauterino. J Pediatr (Rio J). 1997;73(2):88-94.

Ribeiro MA, Fava Netto C, Santos MC. Determinação do complemento hemolítico total e do componente C3 em pacientes de meningite meningocócica. Rev Inst Med Trop São Paulo. 1981;23(5):185-7.

Rus H, Cudrici C, Niculescu F. The role of the complement system in innate immunity. Immunol Res. 2005;33(2):103-12.

Sarma JV, Ward PA. The complement system. Cell Tissue Res. 2011;343(1):227-35.

Sayah S, Jauneau AC, Patte C, Tonon MC, Vaudry H, Fontaine M. Two different transduction pathways are activated by C3a and C5a anaphylatoxins on astrocytes. Brain Res Mol Brain Res. 2003;112(1-2):53-60.

Shah A, Kishore U, Shastri A. Complement System in Alzheimer's Disease. Int J Mol Sci. 2021;22(24):13647.

Sim RB, Tsiftsoglou SA. Proteases of the complement system. Biochem Soc Trans. 2004;32(Pt 1):21-7.

Takahashi M, Iwaki D, Kanno K, Ishida Y, Xiong J, Matsushita M, et al. Mannose-binding lectin (MBL)-associated serine protease (MASP)-1 contributes to activation of the lectin complement pathway. J Immunol. 2008;1950(180):6132-8.

Varga L, Szilagyi K, Lorincz Z, Berrens L, Thiel S, Zavodszky P, et al. Studies on the mechanisms of allergen-induced activation of the classical and lectin pathways of complement. Mol Immunol. 2003;39(14):839-46.

Órgãos Linfoides e Subpopulações de Linfócitos

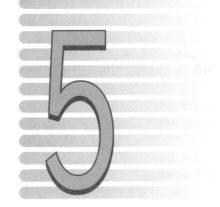

Conceito

Os órgãos linfoides são constituídos por agrupamentos de linfócitos. Os linfócitos fazem parte da resposta imunológica adaptativa, que é geralmente acionada após a resposta imunológica inata e torna-se mais importante quando a defesa inata não está sendo suficiente para a erradicação do antígeno. Após o primeiro contato com o patógeno, formam-se linfócitos de memória específicos para aquele agente e serão ativados nos próximos contatos. Os órgãos linfoides são classificados em centrais ou primários e periféricos ou secundários.

Órgãos linfoides centrais ou primários

Os órgãos linfoides centrais do ser humano são o timo e a medula óssea, nos quais ocorre a maturação ou diferenciação respectivamente de linfócitos T, responsáveis pela resposta imunológica adaptativa celular, e linfócitos B, responsáveis pela resposta imunológica adaptativa humoral, uma vez que atuam especialmente através de imunoglobulinas plasmáticas (Figura 5.1).

Timo

O timo é o primeiro órgão linfoide a aparecer na vida embrionária, originário dos terceiros e quartos arcos branquiais, junto com a paratireoide. É invadido por células-tronco sanguíneas, após sinais quimiotáticos oriundos do timo rudimentar. As células-tronco diferenciam-se em linfócitos tímicos ou timócitos. A cápsula do timo é praticamente inexistente no feto e atinge suas proporções definitivas nos primeiros anos de vida, tornando o órgão anatomicamente protegido. Ao nascimento, o timo pesa cerca de 10 a 15 gramas, atingindo seu peso máximo na adolescência, com 30 a 40 gramas. Após a adolescência, regride progressivamente, diminuindo de peso e tendo o menor tamanho no idoso. Assim, em relação ao peso corpóreo, o timo é relativamente maior no recém-nascido. Tais fatos indicam a grande importância do timo no início da vida, o que é comprovado em animais de laboratório: camundongos não sobrevivem quando o timo é retirado na vida neonatal; ao contrário, os animais sobrevivem quando a ablação é na vida adulta (Figura 5.2).

As principais funções do timo são maturação ou diferenciação de linfócitos T e seleção clonal negativa de linfócitos autorreativos, para não haver resposta ao *próprio*. No timo há, ainda, produção de hormônios (timosina, timopoetina e fatores tímicos), cuja principal função é promover a maturação de linfócitos T.

O estroma tímico sintetiza interleucina-7 (IL-7), que se une a receptores de IL-7 presentes em células precursoras de T, permitindo a diferenciação de T. Tal diferenciação ocorre de forma centrípeta no timo, achando-se os linfócitos maduros na parte mais central do órgão e ocorre sem a presença de antígenos externos.

Por outro lado, o gene AIRE (regulador da autoimunidade), expresso em células epiteliais medulares do timo, codifica um fator de transcrição que leva à expressão no timo de antígenos existentes em outros órgãos, auxiliando a seleção clonal negativa: os linfócitos autorreativos sofrem degeneração no timo, havendo restos celulares na parte mais periférica do timo. A deficiência de AIRE resulta na síndrome de doença autoimune APECED (autoimunidade, poliendocrinopatia, candidíase, distrofia ectodérmica) (Figura 5.2).

A maturação de T se dá por ganho de grupamentos moleculares na superfície da célula, denominados grupos de dife-

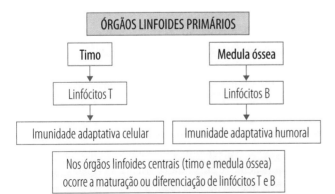

Figura 5.1. Os órgãos linfoides primários no ser humano são timo e medula óssea. A função imunológica é a maturação ou diferenciação em linfócitos T e B, que se tornam aptos para a resposta adaptativa celular e humoral, respectivamente.

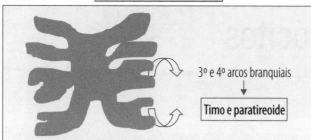

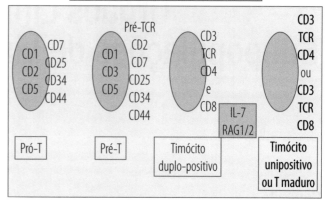

Figura 5.2. A origem do timo é a mesma da paratireoide. Tal fato é importante para o diagnóstico do recém-nascido com aplasia tímica, uma vez que a primeira manifestação geralmente são tremores de repetição ao nascimento, por hipocalcemia (síndrome de DiGeorge). O gene AIRE (regulador da autoimunidade), presente em células epiteliais tímicas, codifica fator de transcrição que faz com que sejam expressos no timo antígenos presentes em outros órgãos, permitindo a eliminação de linfócitos autorreativos.

Figura 5.3. A função do timo é a maturação ou diferenciação de linfócitos T, que ocorre de forma centrípeta no timo, com ganho e perda de *clusters of differentiation* (CD) – glicoproteínas de superfície sintetizadas pelo próprio linfócito. A IL-7 e os genes 1 e 2 ativadores da recombinação (RAG-1 e 2) para o receptor de célula T (TCR) são necessários para a maturação final de T: T maturo está apto a deixar o timo para ser responsável pela imunidade celular.

renciação ou *cluster of differentiation* (CD), que são glicoproteínas de superfície, sintetizadas pelo próprio linfócito. Algumas dessas glicoproteínas só aparecem nos linfócitos imaturos, sendo depois perdidas. A identificação de CD1, CD5 e CD7 indica imaturidade desses linfócitos. Em seguida, aparece um receptor de célula T constituído apenas por cadeia β (pré-TCR), sendo a célula denominada pré-linfócito T. Sequencialmente, há aparecimento de receptor de célula T (TCR), com cadeias α e β ou, mais raramente, γ e δ); CD3, CD4 e CD8 (linfócitos T duplo-positivos). Com a perda de CD4 ou de CD8, os linfócitos tornam-se unipositivos: só apresentam CD4 ou CD8. A IL-7 é necessária para a maturação de T. Além disso, genes-1 e 2 ativadores da recombinação (RAG-1 e 2) codificam enzimas que estão implicadas no rearranjo do TCR, resultando em TCR com um maior reconhecimento a antígenos. O aparecimento de CD3, TCR, CD4 ou CD8 na membrana linfocítica indica que os linfócitos T atingiram a maturação e estão aptos a combater antígenos, podendo deixar o timo por vênulas de endotélio altamente especializado da junção corticomedular ou por vasos linfáticos (Figura 5.3).

Medula óssea

A medula óssea, como órgão hematopoiético, dá origem a linfócitos a partir da célula primordial linfoide. A maioria desses linfócitos migra para o timo, diferenciando-se em linfócitos T. Uma minoria permanece na medula óssea e esta agora atuará como órgão linfoide central, promovendo a maturação dessas células, dando origem aos linfócitos B. A medula óssea de ossos chatos (esterno, ilíacos, vértebras, costelas) é órgão linfoide primário durante toda a vida, enquanto a de ossos longos só até a puberdade (Figura 5.4).

Figura 5.4. A medula óssea, além de órgão hematopoiético, é órgão linfoide primário no ser humano, promovendo a maturação de linfócitos B. A medula é equivalente à bursa de Fabricius das aves. O fígado é outro órgão linfoide central equivalente à medula, mas só durante a vida fetal.

Esse tipo de maturação foi inicialmente identificado em aves. Alguns pesquisadores, ao tentarem aumentar a fertilidade de aves, retiravam os órgãos genitais da cloaca, retirando junto uma bolsa localizada nessa região. Tais aves adoeciam e morriam por processos infecciosos. Eles concluíram, então, que a bolsa conferia imunidade às aves. O órgão foi denominado *bursa de Fabricius* em homenagem a um dos pesquisadores. No ser humano adulto, a medula óssea é o órgão equivalente à *bursa de Fabricius*. O fígado também é equivalente, mas só na vida fetal.

Células estromais da medula óssea sintetizam interleucina-7 (IL-7) que, ao se unir a receptor de IL-7 em precursores de linfócitos B, estimula a diferenciação destes precursores.

Na medula óssea, a maturação é dada pela aquisição de glicoproteínas de superfície. Logo no início, o linfócito apresenta o grupo de diferenciação CD19 e sintetiza a cadeia polipeptídica citoplasmática μ, a qual migra para a superfície celular, dando origem à IgM (pré-linfócito B). Sequencialmente, sintetiza a cadeia δ, que formará a IgD de superfície, e o linfócito passa a ser B maduro. Para que ocorra a maturação de B, é necessário o gene responsável pela codificação da enzima tirosina-quinase de Bruton (gene *Btk*), a qual envia sinais para a célula, permitindo a maturação. É ainda necessária a presença de enzimas codificadas por <u>genes 1 e 2 ativadores da recombinação (RAG-1 e RAG-2)</u>, que promovem recombinações da IgM de superfície, possibilitando em maior reconhecimento antigênico. Ressalta-se que a diferenciação de B na medula ocorre na ausência de antígenos (Figura 5.5).

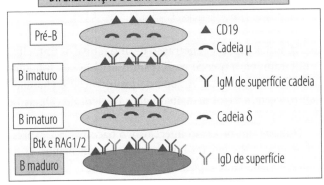

Figura 5.5. A maturação ou diferenciação de linfócitos B ocorre na medula óssea. Os linfócitos, ao apresentarem CD19, IgM e IgD de superfície, tornam-se linfócitos B maduros, podendo deixar a medula óssea e atuar na resposta adaptativa humoral. Para a maturação final são necessárias a tirosina-quinase de Bruton (Btk) e as enzimas codificadas pelos genes 1 e 2 ativadores da recombinação (RAG-1 e 2).

Órgãos linfoides periféricos ou secundários

Linfócitos diferenciados T e B *naïve* (sem comprometimento antigênico) deixam os órgãos centrais e se dirigem aos órgãos linfoides periféricos ou secundários, onde há o encontro de linfócitos com antígenos, resultando na defesa imunológica adaptativa.

Os órgãos linfoides periféricos estão distribuídos por todo o organismo, propiciando um encontro mais rápido com antígenos. Entre os órgãos linfoides periféricos ou secundários estão os linfonodos, baço, tecido linfoide associado às mucosas (MALT) e tecido linfoide associado à pele (SALT – *skin-associated lymphoid tissue*). Os principais fenômenos que ocorrem nos órgãos linfoides periféricos são <u>diferenciação final</u> e <u>proliferação de linfócitos</u>, permitindo melhor defesa. Como consequência, durante um processo infeccioso há aumento desses órgãos, resultando em adenomegalia, esplenomegalia e/ou intumescimento de folículos linfoides das mucosas (Figura 5.6).

Figura 5.6. Nos órgãos linfoides secundários há o encontro entre antígenos e linfócitos T e B maduros, resultando na proliferação de linfócitos e aumento desses órgãos conforme a intensidade do processo antigênico (adenomegalia, esplenomegalia, aumento do MALT/SALT).

Linfonodos

Linfonodos são estruturas ovais situadas ao longo do sistema linfático. Linfócitos T e B ocupam sempre os mesmos locais nos órgãos linfoides periféricos, por meio do fenômeno de ecotaxia, mediado por moléculas de adesão e quimiocinas. Assim, linfócitos T contêm receptor denominado CCR7 para quimiocina, produzida somente nas áreas de células T.

Os <u>linfócitos B</u> em repouso aglomeram-se principalmente na área cortical dos linfonodos, formando os folículos linfoides primários. Os <u>linfócitos T</u> estão difusamente distribuídos nas áreas paracorticais, denominadas zonas de células T. Após a penetração de antígenos no folículo linfoide, há intensa proliferação dos linfócitos B, com frequente cooperação de <u>linfócitos T auxiliares foliculares (Thf)</u> e de <u>macrófagos</u>. Os folículos linfoides assim diferenciados denominam-se <u>folículos linfoides secundários</u> e sua área de proliferação, <u>centro germinativo</u>. Os linfócitos Thf cooperam com B para sua diferenciação em células produtoras de <u>anticorpos de alta afinidade</u>. Em animais de laboratório criados em ambiente estéril não há formação de centros germinativos. Os linfonodos apresentam: vários vasos linfáticos aferentes, por onde penetram antígenos; vaso linfático eferente, por onde saem linfócitos; artéria e veia linfática, para entrada e saída de linfócitos, respectivamente (Figura 5.7).

Vários capilares linfáticos formam vasos linfáticos aferentes. Esses capilares linfáticos não apresentam membrana basal, o que permite a livre entrada de antígenos, que atingem, então, o interstício de linfonodos através dos vasos linfáticos aferentes. As células dendríticas contendo antígenos também penetram nos vasos linfáticos (Figura 5.8).

Os linfócitos penetram no linfonodo por artéria linfática, seguindo arteríolas, deixando o linfonodo por <u>vênulas pós-capilares</u> e veia linfática. Quando há antígenos no interstício do linfonodo, são expressas moléculas de adesão em linfócitos e em células endoteliais de vênulas pós-capilares ou também denominadas vênulas de endotélio altamente especializado.

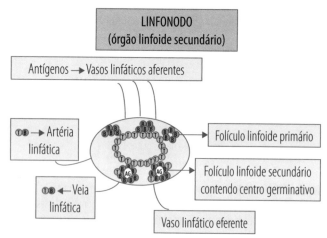

Figura 5.7. No linfonodo os linfócitos B encontram-se na área cortical formando o folículo linfoide primário, estando os T na paracortical. Quando há entrada de antígenos, os linfócitos proliferam, dando origem ao folículo linfoide secundário. A área de proliferação é denominada centro germinativo.

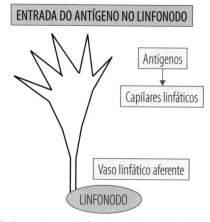

Figura 5.8. Antígenos atingem os linfonodos através de capilares linfáticos aferentes, os quais não apresentam membrana basal, permitindo a fácil entrada de antígenos. Esses capilares linfáticos drenam para o vaso linfático aferente e os antígenos atingem o linfonodo.

Dessa forma, os linfócitos deixam a circulação sanguínea, passando por migração transendotelial para o interstício dos linfonodos através de vênulas pós-capilares de endotélio altamente especializado, localizadas principalmente na região paracortical do linfonodo. Os linfócitos que passaram para o interstício proliferam, com consequente intumescimento do linfonodo. Na ausência de antígenos nos linfonodos, os linfócitos saem pela veia linfática (Figura 5.9).

Baço

O baço é o órgão linfoide que contém o maior número de linfócitos do organismo. É constituído por polpa vermelha e branca. Na polpa vermelha há destruição de células danificadas ou envelhecidas, em especial eritrócitos, enquanto a polpa branca coleta antígenos e retém linfócitos. No baço, os <u>linfócitos T</u> encontram-se em torno da arteríola central. Os <u>linfócitos B</u> organizam-se em folícu-

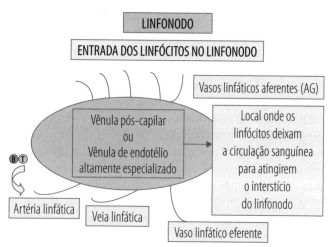

Figura 5.9. Habitualmente os linfócitos entram no linfonodo por artéria linfática, arteríola e capilar, passam para a vênula pós-capilar e deixam o linfonodo pela veia linfática. Havendo antígenos no linfonodo, os linfócitos deixam a circulação sanguínea por migração transendotelial através de endotélio altamente especializado da vênula pós-capilar, passando para o interstício do linfonodo.

los linfoides. Após a penetração de antígenos, os linfócitos proliferam, em especial os B, dando origem aos folículos linfoides secundários. A zona de proliferação é chamada <u>centro germinativo</u>: principalmente B, além de células de memória (Figura 5.10).

Durante um processo infeccioso, o baço passa a expressar vênulas pós-capilares funcionalmente semelhantes às de endotélio altamente especializado. A presença de patógenos promove a expressão de moléculas de adesão, com consequente saída de linfócitos da circulação sanguínea para o interstício do baço, iniciando uma resposta imunológica adaptativa. Há proliferação desses linfócitos, com aumento do órgão, e essa esplenomegalia depende da intensidade do processo infeccioso.

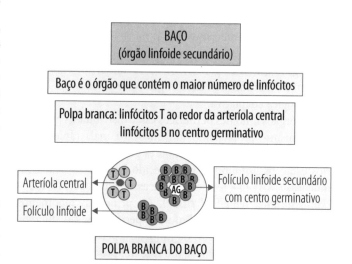

Figura 5.10. No baço os linfócitos T encontram-se ao redor da arteríola central e os B, no folículo linfoide. Na presença de antígenos há formação do folículo linfoide secundário, com área de proliferação de linfócitos denominada centro germinativo.

Tecido linfoide associado às mucosas (MALT) e tecido linfoide associado à pele (SALT)

O MALT é o órgão linfoide secundário associado às mucosas, constituído por: tecido linfoide associado aos brônquios (BALT); tecido linfoide associado à cavidade nasal (NALT); tecido linfoide associado à laringe (LALT), tecido linfoide associado ao intestino (GALT) (*gut-associated lymphoid tissue*) e tecido linfoide associado ao geniturinário. O anel de Waldeyer é formado por tonsilas palatinas (amígdalas), adenoidianas (nasofaríngeas) e linguais, fazendo parte do MALT. As placas de Peyer, na lâmina própria do intestino delgado, são formadas por grupamentos de 30 a 40 folículos linfoides e fazem parte do GALT. Fala-se em SALT (*skin-associated lymphoid tissue*) ao tecido linfoide associado à pele, distribuído no epitélio (Figura 5.11).

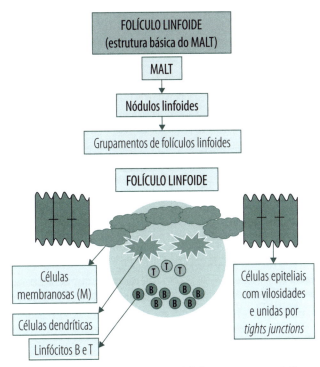

Figura 5.12. O MALT é formado por nódulos linfoides, os quais são constituídos por grupamentos de folículos linfoides. Folículo linfoide é a estrutura básica do MALT. É constituído por células membranosas (M), células dendríticas e linfócitos principalmente B. O folículo linfoide encontra-se intercalando as células epiteliais das mucosas. As células epiteliais apresentam linhas de união (*tights junctions*), dificultando a penetração de antígenos entre as junções. Ao contrário, as células M permitem a fácil penetração de antígenos, que em seguida são combatidos por células dendríticas e linfócitos dos folículos.

TECIDO LINFOIDE ASSOCIADO ÀS MUCOSAS (MALT) E TECIDO LINFOIDE ASSOCIADO À PELE (SALT)
(órgãos linfoides secundários)

- BALT – Tecido linfoide associado aos brônquios
- NALT – Tecido linfoide associado à cavidade nasal
- LALT – Tecido linfoide associado à laringe
- GALT – Tecido linfoide associado ao intestino
- Tecido linfoide associado ao geniturinário
- Anel de Waldeyer: tonsilas palatinas, linguais e adenoidianas
- Placas de Peyer: no intestino delgado

SALT: tecido linfoide associado à pele (*skin*)

Figura 5.11. Estão descritos os diversos tipos do órgão linfoide secundário MALT. O MALT encontra-se distribuído pelas mucosas e o SALT ao redor do epitélio da pele. O anel de Waldeyer e as placas de Peyer fazem parte do MALT.

O MALT é constituído por nódulos linfoides, os quais são grupamentos de folículos linfoides. Os folículos linfoides são as estruturas básicas do MALT, encontrando-se entre as vilosidades epiteliais. São formados por células membranosas, dendríticas e linfócitos. As células epiteliais apresentam junções contíguas, com linhas de união (*tights junctions*) entre as células, dificultando a penetração de antígenos. Ao contrário, as células membranosas (M) dos folículos linfoides facilitam a penetração de patógenos por diferentes mecanismos, como endocitose e fagocitose. Abaixo das células M, encontram-se as células dendríticas, importantes células apresentadoras e, mais internamente linfócitos, com predomínio de B (Figura 5.12).

Recirculação de linfócitos

Linfócitos sem comprometimento antigênico e de memória circulam entre os órgãos linfoides secundários, através de vasos sanguíneos e linfáticos. A recirculação é facilitada por moléculas de adesão expressas nos linfócitos e em células endoteliais, que permitem a saída desses linfócitos da circulação sanguínea, dependendo da presença de antígenos nos tecidos e órgãos adjacentes. Esse mecanismo é responsável pelo fato de que linfócitos presentes em uma mucosa e específicos a determinado antígeno se apresentem em outra mucosa ou em outro órgão linfoide secundário.

A recirculação inicia-se com a penetração de antígenos no MALT, através de células membranosas (M). Células dendríticas fagocitam e processam tais antígenos, carregando-os para o linfonodo regional. Tais células sofrem maturação final até atingirem o linfonodo. No linfonodo, células dendríticas maduras promovem a apresentação antigênica para linfócitos sem comprometimento antigênico. Os linfócitos tornam-se antigenicamente comprometidos e deixam o linfonodo, entrando para a circulação sanguínea. Finalmente, os linfócitos, ao se aproximarem do MALT contendo o antígeno específico, deixam a circulação sanguínea através de vênulas pós-capilares e retornam ao MALT. Agora, os linfócitos têm potencial defesa contra o antígeno indutor, e efetuam a resposta imunológica. A recirculação dos linfócitos permite que estas células circulem entre os órgãos linfoides secundários, sangue e tecidos, através de vênulas pós-capilares. Possibilita ainda a circulação entre os diferentes componentes do MALT e que os linfócitos retornem para o local onde há necessidade de defesa (Figura 5.13).

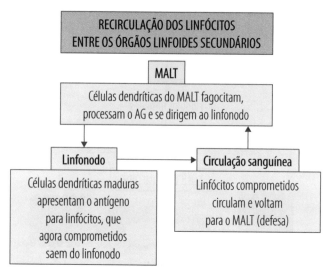

Figura 5.13. A recirculação dos linfócitos pode ocorrer entre os órgãos linfoides secundários, sangue, tecidos, permitindo ainda a recirculação entre os diferentes componentes do MALT.

Subpopulações de linfócitos

Os linfócitos são células pequenas, com cromatina nuclear condensada, poucas organelas, e originados de célula hematopoiética da linhagem linfoide, na presença de IL-3 e IL-7.

Estima-se que o ser humano apresente vários trilhões de linfócitos. As duas grandes subpopulações de linfócitos são T e B, inicialmente denominados timo-dependentes e bursa-equivalentes, sendo idênticos à microscopia óptica comum. À microscopia eletrônica, linfócitos B têm mais vilosidades do que os T. Apresentam, ainda, diferentes linfofenotipagens: linfócitos T ou CD3 positivos são observados por meio de anticorpos monoclonais anti-CD3 e linfócitos B ou CD19/20/21 positivos, por meio de anti-CD19, anti-CD20 e anti-CD21 (Figura 5.14).

Cada linfócito B e T são programados geneticamente para expressar receptores de superfície específicos para combaterem um determinado antígeno, mesmo antes de entrarem em contato com o antígeno. Acredita-se que esses receptores específicos são gerados de forma aleatória, o que resulta na possível formação de grandes quantidades de linfócitos e, talvez, nem todos serão utilizados durante a vida de um indivíduo.

Subpopulações de linfócitos B

Apenas cerca de 10% a 20% dos linfócitos totais do sangue periférico são linfócitos B ou CD19/CD20/CD21+. De forma geral, não necessitam de apresentação antigênica ou não são HLA (antígenos leucocitários humanos) restritos. Encontram-se principalmente nos órgãos linfoides secundários, onde proliferam ao encontrarem antígenos. Os linfócitos B combatem principalmente bactérias extracelulares.

As subpopulações de linfócitos B são: plasmócitos, B produtor de citocinas e B de memória; B sem comprometimento antigênico é denominado *naïve* (Figura 5.15).

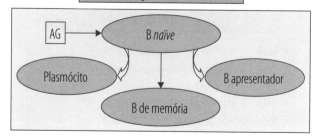

Figura 5.15. Estão citadas as três grandes subpopulações de linfócitos B.

Plasmócitos

O mecanismo de defesa por linfócitos B (*naïve* ou com prévio comprometimento à determinada fração antigênica) inicia-se pelo fenômeno de captação antigênica. Os linfócitos B apresentam IgM e IgD de superfície. No início da captação antigênica há polarização de IgM: as IgM de superfície migram para um dos polos da célula, permanecendo IgD ao redor da membrana celular. Tal mudança de localização na superfície celular é possível porque as imunoglobulinas não estão unidas às células por ligações covalentes, deslizando-se como *icebergs*. Ocorre então a endocitose, na qual duas IgM de superfície unidas ao antígeno são englobadas pelo linfócito, seguindo-se a proliferação destes linfócitos. Sequencialmente, há diferenciação final do linfócito, com aumento do citoplasma, do RNA mensageiro, do retículo endoplasmático rugoso denso, no qual são sintetizadas novas imunoglobulinas e aumento do complexo de Golgi para armazenar as imunoglobulinas recém-formadas. A célula é agora um grande linfócito, que começa a liberar IgM e o linfócito B passa a ser denominado plasmócito: altamente diferenciado, sem capacidade mitótica, mas secretor de imunoglobulinas, que irão para o plasma (sempre iniciando pela IgM). Os plasmócitos podem permanecer nos locais de defesa ou migrarem para os órgãos linfoides secundários. É referido que cada plasmócito secreta cerca de 10 milhões de

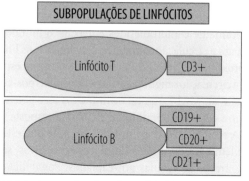

Figura 5.14. As duas grandes subpopulações de linfócitos são linfócitos T e B, caracterizadas pelos grupos de diferenciação (CDs – *clusters of differentiation*), que são glicoproteínas de superfície sintetizadas no próprio linfócito.

moléculas de imunoglobulinas por hora. A diferenciação de B para plasmócito requer cinco a sete dias (Figura 5.16).

A IgM sintetizada tem a mesma especificidade antigênica da IgM de superfície. A especificidade inicial é sempre mantida, mesmo após mudança de classe de IgM para IgG, IgA, IgE. As imunoglobulinas sintetizadas são as efetoras do processo, ou seja, são responsáveis pela defesa humoral contra antígenos iguais ao inicialmente endocitado (Figura 5.17).

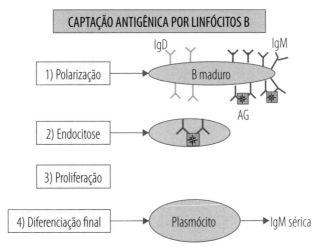

Figura 5.16. O início da resposta adaptativa humoral ocorre com o fenômeno de captação antigênica por linfócitos B: a IgM de superfície específica para determinado antígeno sofre polarização para um dos polos do linfócito B e é endocitada juntamente com o antígeno. Há sequencialmente proliferação e diferenciação de B em B produtor de IgM sérica, passando a receber a denominação de plasmócito.

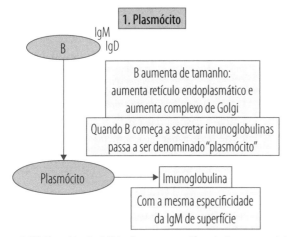

Figura 5.17. Plasmócito é o linfócito B com extrema diferenciação e secretor de imunoglobulinas, as quais têm a mesma especificidade antigênica que a IgM endocitada.

Linfócitos B apresentadores

Os linfócitos B podem, ainda, ter função de célula apresentadora para linfócitos T. Esse fato ocorre quando há necessidade de outra classe de imunoglobulina, e não de IgM. O antígeno endocitado é clivado, e os peptídeos resultantes associados a HLA II são apresentados a linfócitos T auxiliares (Figura 5.18).

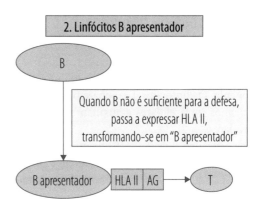

Figura 5.18. O linfócito B expressa na superfície HLA (antígeno leucocitário humano) classe II associado ao antígeno indutor da resposta imunológica. Apresentará os peptídeos antigênicos associados ao HLA II para o linfócito T auxiliar, o qual, na sequência, coopera com B.

Linfócitos B *naïve* e B de memória

Linfócitos B sem comprometimento antigênico ou sem contato prévio com antígeno são denominados B *naïve* ou virgens.

Os linfócitos B antigenicamente comprometidos e que não foram destruídos passam a ser linfócitos B de memória, permanecendo com a especificidade antigênica. O marcador de B de memória é o CD27. Linfócitos B de memória só atingem valores de adulto em torno de dez anos de idade. Diante de novo contato com o mesmo antígeno, linfócitos de memória sofrem diferenciação final em plasmócitos ou B apresentadores. Estes plasmócitos são produtores de grandes quantidades de imunoglobulinas.

Linfócitos B de memória sem terem recebido a cooperação prévia de T auxiliar são CD27+IgM+IgD-, sintetizadores apenas de IgM, enquanto os que receberam a cooperação de T são CD27+IgM-IgD-, potencialmente produtores de IgG, IgA ou IgE. Entre os linfócitos B de memória, existem ainda os imaturos (CD27+IgM+ ou CD27+IgG+) (Figura 5.19).

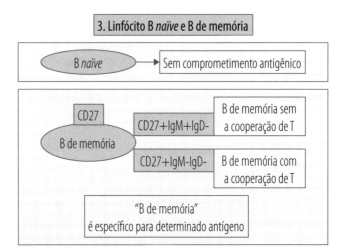

Figura 5.19. Os linfócitos B que não foram utilizados na defesa tornam-se B de memória, podendo ter recebido ou não a cooperação de T auxiliar.

Subpopulações de linfócitos T

Os linfócitos T ou TCD3+ existem em maior quantidade na circulação periférica: constituem cerca de 70% a 80% dos linfócitos totais. Assim, a diminuição de linfócitos T acarreta linfopenia. Os linfócitos T combatem principalmente microrganismos intracelulares e auxiliam B a combaterem os extracelulares.

O receptor de célula T (TCR) dá especificidade ao linfócito e, desde a diferenciação em T, este já é predestinado a atuar contra determinados antígenos, dependendo do TCR que apresente. Assim, o TCR torna inerente ao linfócito a habilidade de defesa contra determinado agente. As cadeias componentes do TCR podem ser α e β ou γ e δ. Sua composição será mais estudada no capítulo 9 – Moléculas de Adesão.

Cerca de 80% a 95% dos linfócitos que se dirigem ao timo, adquirem TCR formado por cadeias α e β (TCR-1), com sequência conhecida de aminoácidos, responsáveis pela denominação linfócito Tαβ, e tem maior função de defesa. Em uma minoria de linfócitos (5% a 10%), o TCR é constituído por cadeias γ e δ (TCR-2), dando origem aos linfócitos Tγδ, os quais predominam em pele e mucosas e, muitas vezes, são responsáveis pela resposta imunológica a superantígenos (sem necessidade de apresentação antigênica por HLA); acredita-se que tenham função de regular resposta inflamatória, reduzindo processos inflamatórios prejudiciais.

Os linfócitos Tαβ diferenciados são linfócitos timo-dependentes ou linfócitos T ou células T são células pequenas, responsáveis pela imunidade celular. Os linfócitos Tγδ são linfócitos grandes, às vezes considerados como pertencentes à resposta inata e menos conhecidos. Assim, ao nos referirmos a T, estaremos estudando Tαβ.

Os linfócitos T naïve ou com comprometimento específico para aquele antígeno, quando alcançam os órgãos linfoides secundários, reconhecem antígenos apresentados, completando sua diferenciação final em: linfócitos T citotóxicos (TCD8+), T auxiliares (TCD4+), T produtores de citocinas, T reguladores e T de memória (TCD27+). Os linfócitos T são células HLA restritas, ou seja, só são ativadas mediante apresentação antigênica por células apresentadoras contendo HLA. Determinada subpopulação de linfócitos prevalece em relação às outras, dependendo do patógeno e da herança genética do hospedeiro (Figura 5.20).

Linfócitos T citotóxicos (TCD8+)

Os linfócitos T citotóxicos (Tcit) ou linfócitos T citolíticos (LTC) são reconhecidos por anticorpos monoclonais anti-CD8, daí a nomenclatura células CD8 positivas. Interagem diretamente com células, tendo como ação final a lise de células infectadas com microrganismos intracelulares e de células tumorais, podendo destruir uma a cinco células infectadas por minuto.

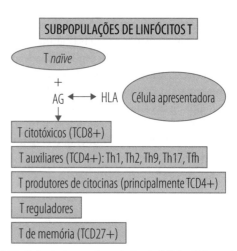

Figura 5.20. Estão citadas as subpopulações de linfócitos T. Determinada subpopulação prevalece em relação à outra, na dependência do patógeno em questão e do potencial genético do hospedeiro.

A atuação de linfócitos T citotóxicos pode ser por:

1º. **Perfurinas** – Os T citotóxicos contêm vesículas com grânulos denominados perfurinas, uma vez que, inicialmente, se acreditava terem ação de perfurar. As perfurinas são exocitadas quando linfócitos T são estimulados por antígenos. As perfurinas são, então, depositadas na superfície da célula a ser destruída. A união das perfurinas resulta em polimerização destas, o que leva ao desequilíbrio da bomba sódio-potássio, com aumento de sódio intracelular, entrada de água para a célula, intumescimento celular e lise da célula-alvo (Figura 5.21).

2º. **Apoptose** (ou morte celular programada) – Os linfócitos T citotóxicos sintetizam o ligante de Fas (FasL) horas depois da apresentação antigênica. Na sequência, induzem a expressão de Fas (CD95) na célula infectada a ser destruída. A união de FasL de T citotóxicos a Fas da célula-alvo promove a trimerização de Fas. O Fas trimérico liga-se à proteína citosólica FAAD (*Fas-associated death domain*) da célula-alvo; esta proteína ativa a cascata das caspases (proteases que clivam substratos de ácido aspártico), contendo a caspase-8 (reguladora) e a caspase-3 (efetora). A caspase-3 ativa endonuclea-

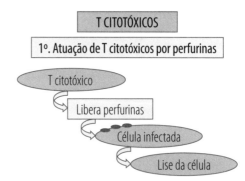

Figura 5.21. Mecanismo de lise por linfócitos T citotóxicos através de perfurinas: há polimerização das perfurinas liberadas, o que promove um desequilíbrio da bomba sódio-potássio, entrada de água, intumescimento celular e lise.

ses que penetram no núcleo e fragmentam o DNA da célula-alvo, com consequente apoptose. A ativação das caspases pode ocorrer também por <u>granzimas</u>, enzimas contidas no citoplasma de T citotóxicos: as granzimas são liberados na célula-alvo e, entrando na célula-alvo, ativam a caspase-3 (Figura 5.22).

3º. <u>Citotoxicidade celular dependente de anticorpo (ADCC)</u> – Os T citotóxicos apresentam receptores Fcγ que se unem à IgG sintetizada em resposta a antígenos de superfície da célula-alvo. A união T citotóxico-IgG-antígeno de superfície celular resulta em lise da célula-alvo por T (Figura 5.23).

A função de T citotóxicos atinge padrão de maturidade até os dois anos de idade. Tais células perdem a evolução com o passar da idade, não só pelo depósito de gordura que ocorre no timo, mas também por menor replicação dessas células e por baixa expressão de moléculas ativadoras de sua superfície.

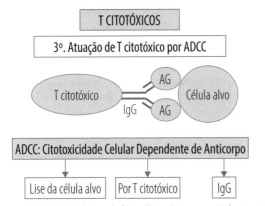

Figura 5.22. Apoptose por linfócitos T citotóxicos: T citotóxicos sintetizam FasL e induzem a expressão de receptores Fas na célula infectada contendo microrganismos intracelulares. A união entre FasL e Fas leva à formação de Fas trimérico, o qual ativa a cascata das caspases, com ativação da caspase-8 (reguladora) e da caspase-3 (efetora). A caspase-3 ativa endonucleases que penetram no núcleo e fragmentam o DNA da célula infectada, com consequente apoptose dessa célula-alvo.

Figura 5.23. Mecanismo de lise por linfócitos T citotóxicos por meio de citotoxicidade celular dependente de anticorpo (ADCC): linfócitos T citotóxicos apresentam receptores para IgG (RFcγ); antígenos de superfície da célula-alvo promovem a síntese de IgG; a união de IgG a RFcγ de T resulta em lise da célula-alvo por T.

Linfócitos T auxiliares (células TCD4+)

Os linfócitos T auxiliares (Th – *T helper*), ou células TCD4 positivas, têm como função primordial a cooperação de linfócitos B, com o consequente aumento da resposta imunológica humoral, além de ativação da resposta inata, pela produção de citocinas específicas. Em condições fisiológicas, essas células encontram-se em estado de repouso. Sob várias influências, sofrem diferenciação quanto às citocinas produzidas, denominando-se T auxiliares 1, 2, 9 e 17, sem diferenças morfológicas aparentes.

Linfócitos T auxiliares tipo 1 (Th1)

Os <u>linfócitos Th1</u> sintetizam citocinas pró-inflamatórias: interferon-gama (IFN-γ), IL-2, IL-3, IL-6, IL-12 e IL-16. O IFN-γ é sintetizado principalmente por Th1, mas em parte também por NK. O IFN-γ auxilia B na mudança de classe de IgM para IgG; é potente imunomodulador, aumentando em especial a fagocitose por mononucleares, com consequente erradicação de patógenos latentes nos fagócitos. A IL-2 é o principal fator de crescimento de linfócitos T e B. A IL-3 induz a maturação de todas as linhagens de células progenitoras. A IL-6 (produzida também por mononucleares) promove a síntese de proteínas da fase aguda da inflamação, de anticorpos e é pirógeno endógeno. A IL-16 é fator quimiotático para fagócitos, além de ativar linfócitos TCD4+.

Linfócitos Th1 podem, ainda, atuar de forma celular, promovendo a expressão de Fas em célula-alvo, resultando em ativação das caspases e apoptose da célula-alvo (Figura 5.24).

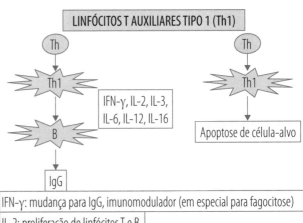

Figura 5.24. T auxiliares em repouso podem se diferenciar em T auxiliares tipo 1 (Th1), que sintetizam citocinas pró-inflamatórias. Os Th1 auxiliam B na síntese de IgG, apresentando, ainda, a capacidade de determinar lise em células-alvo, através de apoptose.

Eixo IL-12/IFN-γ: a IL-12 é sintetizada principalmente por monócitos/macrófagos, mas também por Th1; é a principal citocina ativadora de células NK. Células NK sintetizam IFN-γ, o qual aumenta toda a imunidade, em especial a fagocitose por monócitos/macrófagos, culminando com a erradicação de microrganismos intracelulares remanescentes nesses fagócitos mononucleares. Assim, o eixo IL-12/IFN-γ é importante na defesa contra microrganismos intracelulares e, de forma especial, contra vírus e micobactérias. Têm sido descritas micobacterioses associadas a defeitos no eixo IL-12/IFN-γ. O IFN-γ tem sido utilizado para infecções virais de má evolução e a IL-12 parece impedir a disseminação de metástases em certos tumores (Figura 5.25).

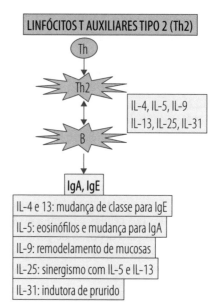

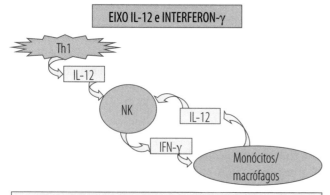

Figura 5.25. Eixo interleucina-2 (IL-12) e interferon-γ (IFN-γ): monócitos/macrófagos e T auxiliares tipo 1 (Th1) sintetizam IL-12, que é a principal ativadora de NK; células NK e Th1 sintetizam IFN-γ. O IFN-γ é imunomodulador, ativando em especial a fagocitose por monócitos/macrófagos, resultando na erradicação de microrganismos latentes nesses fagócitos. Assim, o eixo IL-12-IFN-γ é importante na erradicação de microrganismos intracelulares remanescentes no interior de fagócitos mononucleares.

Linfócitos T auxiliares tipo 2 (Th2)

Os linfócitos Th2 secretam citocinas: IL-4, IL-5, IL-9, IL-13, IL-25 e IL-31. As citocinas IL-4 e IL-13 atuam em B, promovendo a síntese de IgE. A IL-5, em conjunto com a IL-10 e o fator-β transformador de crescimento de colônias (TGF-β) promove produção de IgA. A IL-5 aumenta a liberação de eosinófilos pela medula e atrai essas células para o local da inflamação, aumentando ainda sua atividade e meia-vida, com importância na defesa antiparasitária e na patogênese do processo alérgico. A IL-25 apresenta sinergismo com a IL-5 e com a IL-13, a qual aumenta IgE. A IL-31 é pruridogênica (Figura 5.26).

O estado de repouso de células Th para Th1 é predominantemente desenvolvido por IL-12 e IFN-γ. Por outro lado, IL-4, IL-10, IL-13 e TGF-β potencializam a ação de Th2, por propiciarem a diferenciação dessas células (Figura 5.27).

Figura 5.26. T auxiliares em repouso podem se diferenciar em T auxiliares tipo 2 (Th2) produtores de citocinas com diferentes atividades biológicas. Auxiliam B na síntese de IgA e de IgE, não tendo atividade citolítica.

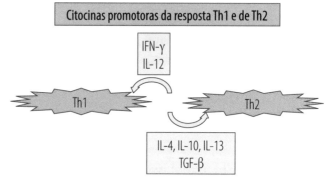

Figura 5.27. O interferon-γ (IFN-γ) e a interleucina-12 (IL-12) aumentam a população T auxiliar tipo 1, enquanto IL-4, IL-10, IL-13 e fator-β transformador de crescimento de colônias (TGF-β) desviam a população para T auxiliar tipo 2.

Na gestação há predomínio de Th2, linfócitos necessários para a manutenção da gestação. O recém-nascido apresenta padrão de resposta Th2 e nos primeiros meses há expansão de Th1, com mudança do perfil Th2 para Th1. A resposta tipo Th1 ou Th2 depende da genética individual e da quantidade de microrganismos a serem combatidos. Assim, grandes quantidades de antígenos tendem a desenvolver respostas Th1, enquanto pequenas quantidades geram principalmente respostas Th2. Indivíduos com antecedentes familiares positivos para atopias (Th2) apresentam maior prevalência de atopia.

Linfócitos T auxiliares tipo 9 (Th9)

A IL-9, sintetizada por Th9, participa do remodelamento das mucosas nas reações alérgicas IgE-mediadas, tornando a alergia irreversível. Induz a diferenciação de Th2, mesmo na ausência dos alérgenos específicos. Propicia ainda a diferenciação de Th17, apresentando sinergismo com TGF-β para tal diferenciação.

Esta citocina contribui com a hiper-reatividade brônquica e com o aumento de muco, além de aumentar a produção de mastócitos a partir da medula, os quais se dirigem para os locais do processo alérgico.

Assim, as células Th9 e a IL-9 fazem parte da inflamação alérgica tecidual, piorando o processo alérgico.

As células Th9 e a IL-9 estão ainda implicadas na patogênese do linfoma de Hodgkin, de forma não totalmente esclarecida (Figura 5.28).

Figura 5.28. T auxiliares em repouso podem se diferenciar em T auxiliares tipo 9 (Th-9), sintetizadores de IL-9, associada à piora do processo alérgico e à patogênese do linfoma de Hodgkin.

Linfócitos T auxiliares tipo 17 (Th17) e tipo 22 (Th22)

Os linfócitos T auxiliares podem se diferenciar em linfócitos Th17, produtores de IL-17 e IL-21. As citocinas TGF-β e IL-9 propiciam a diferenciação de Th17, enquanto IL-23 induz sua proliferação. Por outro lado, IL-2, IL-12 e IFN-γ diminuem a diferenciação desses linfócitos. A IL-17 é uma potente citocina pró-inflamatória, promotora do afluxo de neutrófilos, importantes na defesa contra fungos, mas também contra bactérias extracelulares. Linfócitos Th17 participam da homeostasia de bactérias comensais intestinais, sendo gerados em resposta à microbiota comensal. Há hipótese de que os linfócitos Th17 contribuam para o desenvolvimento de doenças autoimunes, especialmente quando deixam de responder à microbiota intestinal. Há aumento de Th17 em infecções fúngicas, especialmente candidíase e criptococose, em infecções crônicas, alergias graves, doenças autoimunes (doença de Crohn, colites) e rejeição a transplantes.

Os linfócitos Th22, sintetizadores de IL-22, promovem o afluxo de neutrófilos, células atuantes no combate contra *Staphylococcus aureus*, mas, por outro lado, pioram os processos alérgicos IgE-mediados (Figura 5.29).

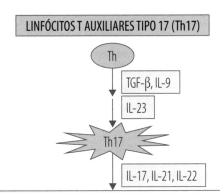

Figura 5.29. T auxiliares em repouso podem se diferenciar em T auxiliares tipo 17 (Th17) produtores de IL-17. Para a diferenciação de Th17, são necessárias as citocinas IL-9, fator-β transformador de crescimento de colônias (TGF-β) e IL-6, seguidas de IL-23. Diferentes atividades têm sido atribuídas à IL-17.

Linfócitos T auxiliares foliculares (Tfh)

Outra diferenciação de Th em repouso é para linfócitos T auxiliares foliculares (Tfh). São células TCD4+ que expressam a proteína 6 do linfoma de células B (BCL6 – *B-cell lymphoma 6 protein*), descrita como o principal fator para diferenciação de T auxiliar em repouso para Tfh. Após entrada de antígenos nos folículos linfoides, células Tfh expressam receptores para a quimiocina CXCR5, o que permite sua migração para os órgãos linfoides secundários. As células Tfh localizam-se principalmente nos centros germinativos de folículos linfoides secundários, próximas às células B.

Têm sido atribuídas várias funções de linfócitos Tfh em relação aos anticorpos: 1ª. contribuem para o aparecimento dos centros germinativos nos órgãos linfoides secundários; 2ª. interagem com linfócitos B, auxiliando a mudança de classe da imunoglobulina; 3ª. são responsáveis pela geração de anticorpos de alta afinidade (maturação de afinidade); 4ª. contribuem para o desenvolvimento linfócitos B de memória.

Assim, linfócitos Thf passam a expressar moléculas de superfície, como CD40L, e interagem com B, permitindo a mudança de classe da imunoglobulina. Além das moléculas de adesão, para a mudança de classe são necessárias citocinas sintetizadas por Th1 e Th2, determinantes de qual classe de imunoglobulina a ser produzida por linfócitos B diferenciados em plasmócitos. Os Thf são importantes ainda para que ocorra a maturação de afinidade e o desenvolvimento de B de memória (Figura 5.30).

Linfócitos Tfh sintetizam IL-21 (também sintetizada por Th1 e Th17). A IL-21 é necessária para a para manutenção de Tfh; auxilia a interação de Tfh com B para diferenciação de B em plasmócitos; aumenta a ação de T citotóxico e NK, dando às células Tfh importância na defesa antiviral.

Após ativar células B nos centros germinativos, os linfócitos Tfh podem deixar o folículo linfoide, dirigindo-se para a periferia, expressando menos BCL6 e são chamados Tfh circulantes, podendo tornar-se ainda Tfh de memória. Desregulações de Tfh têm sido associadas às doenças autoimunes (Figura 5.30).

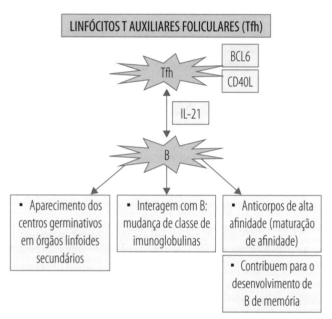

Figura 5.30. Os linfócitos T auxiliares foliculares (Tfh) são células CD4+ que apresentam *B-cell lymphoma 6 protein* (BCL6). Localizam-se principalmente nos centros germinativos de órgãos linfoides secundários. Sintetizam IL-21 que auxilia na interação entre Thf e B, além de aumentar a função de T citotóxico e de NK, aumentando a defesa antiviral.

Linfócitos produtores de citocinas

Os principais linfócitos produtores de citocinas são os T auxiliares (TCD4+). Os demais linfócitos, T reguladores (em especial Treg CD4+), T citotóxicos e NKT também sintetizam citocinas, em menores quantidades.

Linfócitos reguladores

Os linfócitos T reguladores ou regulatórios (Treg) têm a função de cessar ou diminuir a resposta imunológica quando esta não for mais necessária. Os Treg sofrem maturação no timo, com diferenciação por IL-7 e são HLA restritos. A IL-2 é essencial para a ativação e sobrevivência de linfócitos reguladores.

O gene FoxP3 de linfócitos Treg promove a codificação da proteína FoxP3 (*Forkhead box P3*), que é um fator de transcrição nuclear capaz de suprimir a proliferação de células, em especial de linfócitos. A presença da proteína citoplasmática FoxP3 é marcada pela expressão de CD25 na superfície celular. Os linfócitos Treg contendo a proteína FoxP3 são os principais supressores de linfócitos T citotóxicos, T auxiliares, linfócitos B e células dendríticas.

Os mecanismos de ação propostos para linfócitos T reguladores são: síntese das citocinas imunorreguladoras IL-10 e TGF-β, contato célula a célula resultando em citólise por meio de granzimas e sinalização negativa por expressão da molécula inibitória CTLA-4 em linfócitos T, impedindo que estes sejam ativados. Como consequência, os Treg impedem o excesso da resposta imunológica durante infecções, cessam a resposta após o patógeno ser eliminado, promovem a tolerância oral permitindo que os alimentos não sejam considerados como substâncias estranhas, previnem as doenças autoimunes e as rejeições a transplantes (Figura 5.31).

Figura 5.31. Os linfócitos reguladores apresentam três principais mecanismos de atuação que resultam na diminuição da resposta inflamatória quando esta não for necessária.

Os linfócitos Treg podem ser CD4+ ou CD8+. Os Treg CD4 são os mais estudados, constituindo 5% a 10% da população periférica das células CD4+. Os Treg CD4 são subdivididos em naturais e induzíveis.

Os linfócitos Treg naturais ou constitutivos (CD4+CD25+FoxP3+) expressam a proteína FoxP3+ desde que se originam no timo. Atuam na manutenção da tolerância periférica para substâncias próprias, mediante apoptose de linfócitos autorreativos. A deficiência de FoxP3 resulta em grave erro da imunidade inata: a IPEX (imunodesregulação, poliendocrinopatia, enteropatia, ligada ao X), em que há doenças autoimunes desde tenra idade (Figura 5.31).

Os linfócitos Treg induzíveis ou adaptativos (iTreg) (CD4+CD25±FoxP3±) também são produzidos no timo, inicialmente sem a proteína FoxP3. Na periferia tornam-se FoxP3+, após serem ativados diante da necessidade de diminuir a resposta imunológica. Podem ser estimulados pela flora intestinal. Estão envolvidos na tolerância ao não próprio.

São descritas duas subpopulações de Treg induzíveis: Treg tipo 1 (Tr1) e T auxiliares tipo 3 (Th3).

Os linfócitos Tr1 sintetizam IL-10 e, em menores quantidades, TGF-β. As células Tr1 diminuem a resposta mediada por T auxiliares, em especial Th1 e Th2, propiciam a síntese de IgA e IgG4 protegendo as mucosas. Na mucosa intestinal há abundante quantidade de linfócitos Treg produtores de IL-10, sendo importantes na homeostasia da flora comensal intestinal.

Os linfócitos Th3 são produtores de TGF-β e, em menores proporções secretam IL-4 e IL-10. Foram identificados em estudos de tolerância oral: permitem a hiporresponsividade a antígenos alimentares por diminuírem a atividade dos linfócitos adjacentes, fenômeno conhecido como "tolerância de observação". Acredita-se que os Treg estejam diminuídos nas alergias orais. Os Th3 propiciam a resposta Th2, piorando as alergias respiratórias e cutâneas, estando aumentados na asma grave. Promovem ainda o remodelamento de mucosas nos processos alérgicos, atuando através de TGF-β (Figura 5.32).

Células Treg aparecem em maior número em infecções crônicas, como pelo vírus da hepatite B e C, em neoplasias e doenças autoimunes, possivelmente na tentativa de diminuir respostas inflamatórias exacerbadas. Se esses fatos forem confirmados, medicamentos capazes de ativar ou inibir células reguladoras seriam uma estratégia terapêutica para as diferentes situações, inclusive na dermatite de contato alérgica, em que há quebra da tolerância de haptenos em contato com a pele.

Existem ainda, menos estudados, os linfócitos B reguladores (Breg), com vários fenótipos no ser humano. O fenótipo CD1d aparece em várias células e não só em B. Os linfócitos B reguladores CD1d sintetizam as citocinas imunorreguladoras IL-10 e TGF-β, diminuindo o processo autorreativo e a exacerbação da resposta a patógenos. As células Breg com fenótipos CD19, 24, 25, 38, 86 aumentam a expressão de FoxP3, com consequente ativação de Treg: síntese de IL-10 e TGF-β; expressão de CTLA-4 em T, com menor ativação de CD4+ e CD8+. As células Breg atuam também através do contato célula a célula, com liberação de granzimas. A atividade biológica final de Breg é semelhante a Treg: diminuir o excesso de inflamação, controlando assim a magnitude da resposta imunológica (Figura 5.33).

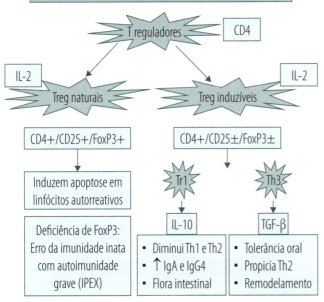

Figura 5.32. Os linfócitos T reguladores ou regulatórios da subpopulação CD4+ são os mais conhecidos. Apresentam duas subpopulações que se diferenciam conforme o microambiente: Treg naturais ou constitutivos (FoxP3+) e Treg induzíveis ou adaptativos (inicialmente FoxP3- e depois de ativados, FoxP3+). A proteína FoxP3 promove a expressão de CD25, sendo este um marcador da proteína FoxP3. A proteína citoplasmática FoxP3 é um fator de transcrição nuclear que suprime a proliferação de linfócitos T.

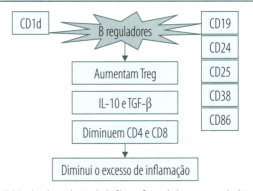

Figura 5.33. A subpopulação de linfócitos B reguladores ou regulatórios atuam promovendo a expressão de FoxP3 em linfócitos T, resultando em aumento de Treg, os quais sintetizam citocinas imunorreguladoras (IL-10 e TGF-β). Os B reguladores atuam ainda diminuindo a expressão da molécula inibitória CTLA-4, com consequente menor atividade de linfócitos TCD4 e TCD8. O resultado final é a diminuição da resposta inflamatória quando não mais necessária. Os linfócitos Breg apresentam diferentes grupos de diferenciação, sendo o mais descrito o CD1d.

Pesquisas sugerem que no indivíduo atópico haja um comprometimento de linfócitos Tr1, os quais podem ser reconstituídos após imunoterapia alérgeno-específica. Assim, após a imunoterapia há aumento das células reguladoras, com diminuição de Th2, síntese de IgG4 bloqueadora, a qual compete com IgE. O resultado será a melhora do processo alérgico. Corticosteroides também aumentam o número de T reguladores.

Linfócito T *naïve* e T de memória (células TCD27+)

Linfócito T *naïve* ou virgem é uma célula pequena, sem comprometimento antigênico, enquanto T de memória é um linfócito comprometido com antígeno específico determinante de sua formação, podendo sobreviver por vários anos. O linfócito T de memória permite o reconhecimento antigênico mais rápido e mais duradouro, sendo responsável pela melhor defesa da resposta secundária.

O linfócito T de memória apresenta a isoforma CD45 RO, enquanto o *naïve* tem CD45 RA. A IL-2 promove a proliferação de linfócitos virgens quando induzidos antigenicamente, e a presença de receptor para IL-2 (CD25) indica que houve início da divisão celular (fase G1): tais linfócitos deixam então de serem virgens, passando a comprometidos com o antígeno indutor da proliferação. Tanto os linfócitos de memória como os *naïves* apresentam grandes quantidades de receptor para IL-7 (CD127), citocina necessária para a sobrevida de linfócitos (T e B), tornando possível a rápida proliferação após estímulo com IL-7 (Figura 5.34).

Após a defesa antigênica, a resposta imunológica diminui e linfócitos T e B sofrem apoptose por meio de FasL, produzido pelo próprio linfócito ou por linfócitos adjacentes, restaurando o estado de equilíbrio (homeostasia). Os linfócitos que sobrevivem são responsáveis pela memória imunológica. Não se sabe com certeza se linfócitos T de memória são restantes dos utilizados na defesa ou se são de memória desde o início, sendo mais provável que sejam células de memória desde o início, uma vez que podem sobreviver por anos, aparentemente sem a necessidade da presença de antígeno para sua sobrevida. Os linfócitos T de memória têm a característica de repopular a medula óssea, sendo então liberados quando necessário, sendo importantes nos transplantes de medula óssea.

LINFÓCITO T *NAÏVE* E T DE MEMÓRIA

Conceito
Linfócito *naïve*: sem comprometimento antigênico
Linfócito de memória: comprometido antigenicamente

Características
T *naïve*: CD27, CD127, CD45 (isoforma RA ou CD45RA)
T de memória: CD27, CD127, CD45 (isoforma RO ou CD45RO)

CD127
Receptor de IL-7, necessária para a proliferação de linfócitos *naïve* e de memória

Figura 5.34. Os linfócitos T antes do comprometimento antigênico são denominados T *naïve*. Após a resposta celular, permanecem linfócitos T comprometidos com o antígeno indutor de sua formação: são os T de memória, que podem permanecer por muitos anos e apresentam rápida resposta quando ativados.

Imunossenescência

Acima de 60 anos pode haver uma imunodesregulação progressiva, propiciando aumento da suscetibilidade a infecções, menor defesa a neoplasias, tendência a doenças autoimunes, além de um estado inflamatório crônico (*inflamm-aging*) (Figura 5.35).

IMUNOSSENESCÊNCIA

Conceito
Imunossenescência é a imunodesregulação progressiva que pode ocorrer após os 60 anos, propiciando:
- Maior suscetibilidade a infecções (por vírus e outros patógenos intracelulares, oportunistas, bactérias piogênicas, encapsuladas, fungos)
- Menor defesa neoplásica
- Tendência a doenças autoimunes
- Estado inflamatório crônico (*inflamm-aging*)

Figura 5.35. Está descrito o conceito de imunossenescência.

A resposta inata na imunossenescência apresenta várias alterações: neutrófilos e fagócitos mononucleares apresentam diminuição da quimiotaxia e menor geração de espécies reativas de oxigênio, com decréscimo da atividade fagocitária. Há menor função de receptores *Toll-like*, especialmente em mononucleares. Macrófagos passam a ter apresentação antigênica diminuída para linfócitos. Células NK, apesar de numericamente aumentadas, têm menor atividade antitumoral. Há menor síntese de citocinas de defesa por macrófagos (diminuição de quimiocinas para neutrófilos, eosinófilos e de IL-12) e por células NK (IFN-γ), sendo IL-12 e IFN-γ necessárias para a erradicação de patógenos intracelulares. Tais dados explicam o fato de neoplasias e infecções, em especial virais, fúngicas e por bactérias piogênicas, serem mais frequentes em idosos (Figura 5.36).

Quanto à resposta celular na imunossenescência: as alterações ocorrem desde a hematopoiese, com diminuição da linhagem linfoide, sem alterações da mieloide e da eritroide. Há também involução tímica, com atrofia e substituição por tecido adiposo, levando à menor síntese de IL-7, necessária para a diferenciação de linfócitos T. A persistência de infec-

IMUNOSSENESCÊNCIA DA IMUNIDADE INATA

1º. Diminuição da quimiotaxia por neutrófilos e fagócitos mononucleares
2º. Diminuição da fagocitose (menor geração de espécies reativas de oxigênio) por neutrófilos e mononucleares
3º. Menor função de receptores *Toll-like*
4º. Diminuição de síntese de citocinas por macrófagos (quimiocinas e IL-12) e por células NK (IFN-γ)
5º. Menor apresentação antigênica por mononucleares
6º. Menor atividade antitumoral por células NK

Infecções por bactérias piogênicas, patógenos intracelulares, fungos
Menor defesa neoplásica

Figura 5.36. Estão descritas as alterações da imunidade inata na imunossenescência e suas consequências.

ções também leva à exaustão de linfócitos T. Há menor diversidade de TCR, com menor repertório de T para defesa contra novas infecções. Assim, há diminuição funcional de linfócitos T em idosos e resposta mediada por T é proveniente dos linfócitos de memória, apesar de muitos se tornarem anérgicos. Os linfócitos T citotóxicos são os mais comprometidos no idoso, embora possam estar em número normal ou até elevado. Tais achados contribuem para o aumento de infecções virais, oportunistas e menor defesa antitumoral em idosos. Há, ainda, diminuição de T regulador induzível, com tendência à formação de autoanticorpos e de doenças autoimunes (Figura 5.37).

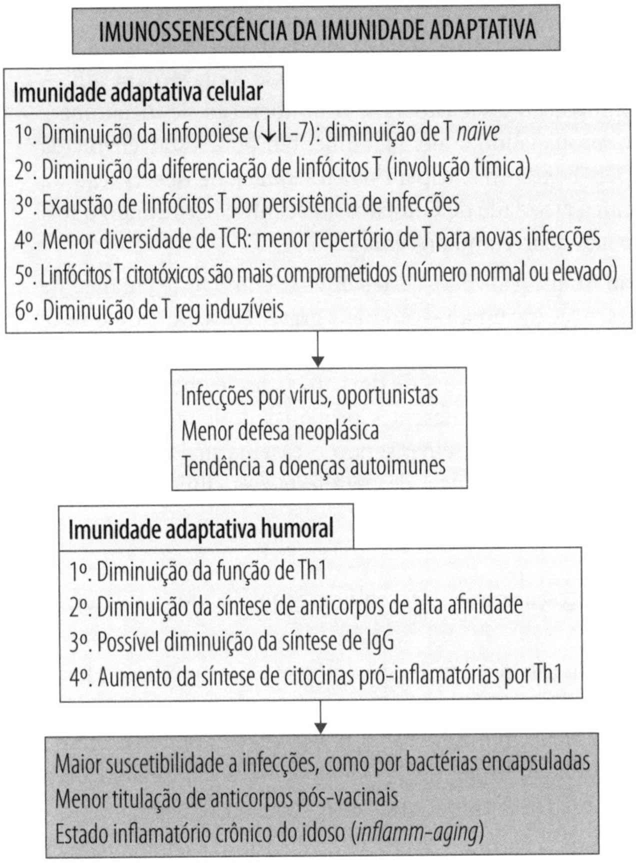

O recém-nascido apresenta perfil Th2, mas com o evoluir da idade e com o contato com patógenos, começa a apresentar citocinas de Th1. Já no idoso há diminuição da função de Th1, diminuição da síntese de anticorpos de maior afinidade ao antígeno e possível diminuição da mudança de classe para IgG (dependem de Th1). Tal fato pode ser responsável pela menor titulação de anticorpos pós-vacinais e pela maior incidência de infecções que ocorrem em idosos, incluindo bactérias encapsuladas. É descrito um aumento de citocinas pró-inflamatórias de Th1, o que tem sido apontado como um dos principais fatores do chamado "estado inflamatório crônico do idoso". Todas estas imunodesregulações implicam que os idosos tenham cuidado diante de processos infecciosos, assim como mantenham suas vacinações sempre atualizadas.

IMUNOSSENESCÊNCIA DA IMUNIDADE ADAPTATIVA

Imunidade adaptativa celular
1º. Diminuição da linfopoiese (↓IL-7): diminuição de T *naïve*
2º. Diminuição da diferenciação de linfócitos T (involução tímica)
3º. Exaustão de linfócitos T por persistência de infecções
4º. Menor diversidade de TCR: menor repertório de T para novas infecções
5º. Linfócitos T citotóxicos são mais comprometidos (número normal ou elevado)
6º. Diminuição de T reg induzíveis

↓

Infecções por vírus, oportunistas
Menor defesa neoplásica
Tendência a doenças autoimunes

Imunidade adaptativa humoral
1º. Diminuição da função de Th1
2º. Diminuição da síntese de anticorpos de alta afinidade
3º. Possível diminuição da síntese de IgG
4º. Aumento da síntese de citocinas pró-inflamatórias por Th1

↓

Maior suscetibilidade a infecções, como por bactérias encapsuladas
Menor titulação de anticorpos pós-vacinais
Estado inflamatório crônico do idoso (*inflamm-aging*)

Figura 5.37. Estão descritas as alterações da imunidade adaptativa celular e humoral na imunossenescência e suas consequências.

Questões

1ª. Quais são os órgãos linfoides primários e secundários e quais as funções de tais órgãos?

2ª. Onde se encontram habitualmente a maior quantidade de linfócitos B e T?

3ª. Quais são as subpopulações de linfócitos B e T?

4ª. O que são plasmócitos?

5ª. Qual a consequência da ativação de linfócitos reguladores? Como atuam estas células?

Observação: respostas no anexo final.

CASOS CLÍNICOS

Caso 1: Criança com aleitamento materno exclusivo até seis meses de vida, quando foi introduzido leite de vaca e começou a apresentar urticária. Ao exame físico apresentava placas urticariformes disseminadas por todo o corpo. Mãe referia apresentar <u>alergia à proteína do leite de vaca</u>, não fazendo ingestão de leite desde criança. Pai portador de asma.

Evolução: O resultado do *ImmunoCap*® para β-lactoglobulina da criança foi de 18 kU/L. O leite de vaca foi excluído por três semanas, havendo desaparecimento da urticária; depois foi reintroduzido e houve reaparecimento da urticária. Foi incentivada a continuação do aleitamento materno, retirado leite de vaca e derivados, além da introdução de fórmula infantil hidrolisada e complementação de vitaminas, com o que houve regressão do quadro. A cada seis meses foi tentada a reintrodução do leite de vaca, sendo que a criança desenvolveu tolerância aos três anos de idade.

Discussão: Nesta discussão será dada ênfase aos linfócitos envolvidos, estudados no presente capítulo. A criança apresentou reação IgE-mediada à β-lactoglobulina do leite de vaca. Para a síntese de IgE, os linfócitos B necessitam do auxílio de Th2. Os linfócitos B e Th2 do GALT comprometidos com o alérgeno deixam a mucosa e, junto com células dendríticas carregadas de alérgeno, se dirigem aos linfonodos regionais. Nos linfonodos, continua a apresentação do alérgeno por meio de células dendríticas para T auxiliares. Havendo predisposição genética (pai ou mãe alérgicos) a criança tem maior chance de resposta por Th2. Segue-se a proliferação de linfócitos nos linfonodos, pois são órgãos linfoides secundários, após o que linfócitos T auxiliares e B saem dos linfonodos pela veia linfática, atingem a circulação sanguínea e circulam por todo o organismo. Ao chegarem às mucosas do GALT, são expressas L selectina nos linfócitos e MadCAM-1 na lâmina própria da mucosa. A união dessas moléculas de adesão permite que os linfócitos deixem a circulação, voltando à mucosa onde foram comprometidos, no caso o GALT – trata-se da recirculação de linfócitos. Células Th2 produtoras de IL-4 e IL-13 permitem que linfócitos B façam a mudança de classe de IgM para IgE. A IgE une-se a mastócitos e, após a união ao alérgeno, há degranulação de mastócitos, com liberação de histamina e leucotrienos, resultando na formação de urticas. Além disso, propiciando a alergia alimentar, pode estar envolvida a diminuição de T reguladores induzíveis. Os Treg CD4+CD25-FoxP3- participam da "tolerância de observação": a interação entre os fatores de transcrição FoxP3 e NF-κB diminui a atividade de linfócitos adjacentes, permitindo que o alimento não se comporte como substância estranha, fato que não ocorreu no presente caso.

Tendo em vista a presença de urticária aguda disseminada não foram realizados testes *in vivo*, como teste cutâneo de leitura imediata (*prick test*) para leite de vaca, pois poderia desencadear uma reação mais grave. Foi solicitado o teste *in vitro ImmunoCap®* para IgE sérica específica (β-lactoglobulina), o qual sugere o diagnóstico quando os valores são maiores do que 5 kU/L em crianças abaixo de dois anos e de 15 kU/L acima de dois anos, desde que na presença de quadro clínico. O *ImmunoCap®* pode ser feito para IgE específica das diferentes proteínas do leite de vaca que podem causar alergia IgE-mediada: β-lactoglobulina, α-lactoalbumina e caseína, sendo a caseína mais relacionada à persistência e gravidade da alergia. O aumento de IgE específica na ausência de manifestações clínicas só reflete sensibilização e não doença alérgica.

Caso 2: Recém-nascido do sexo masculino aos 2 dias de vida começou a apresentar tremores generalizados, sem outros achados ao exame físico.

Evolução: Após constatação de hipocalcemia, recebeu gluconato de cálcio, com desaparecimento dos tremores. Horas depois, voltou a apresentar tremores e hipocalcemia. A investigação foi, então, dirigida para ausência de timo, solicitando-se inicialmente hemograma e raio X de tórax, seguidos de linfofenotipagem mostrando T *naïves* quase ausentes e análise genética revelando deleção 22q11.2. Recebeu então diagnóstico de síndrome de DiGeorge e foi encaminhado para transplante de medula óssea (TMO), com antibiótico profilático até o TMO e contraindicadas vacinas atenuadas.

Discussão: O timo e as paratireoides têm a mesma origem embrionária, a partir do terceiro e do quarto arcos branquiais. O desenvolvimento deficiente desses arcos leva à aplasia ou hipoplasia tímica e das paratireoides. Nesses casos, os primeiros sinais que aparecem são tremores devidos à hipocalcemia. A ausência de timo torna-se mais sugestiva quando há hipocalcemia repetitiva ou quando há fácies típica (hipertelorismo, baixa inserção de orelhas, micrognatia, lábios pequenos) e cardiopatias congênitas. Trata-se da síndrome de DiGeorge, que pode apresentar apenas algumas características da fácies descrita ou mesmo ter somente ausência de timo e de paratireoide, passando, por isso, despercebida.

No caso de recém-nascidos com hipocalcemia de repetição é necessário aventar-se a hipótese diagnóstica de síndrome de DiGeorge. O diagnóstico é sugerido por TREC baixo, leucograma (linfócitos T constituem a maioria dos linfócitos do sangue periférico), linfopenia (no recém-nascido abaixo de 2.500 células/mm³), ausência de sombra tímica ao raio X de tórax e hipocalcemia de difícil tratamento. O diagnóstico é confirmado por baixíssimos valores de TCD3 (linfócitos T totais), TCD4 (T auxiliares), TCD8 (T citotóxicos), TCD3 *naïve*, TCD4 *naïve* e TCD8 *naïve*. Os linfócitos *naïves* ou sem comprometimento antigênico são na grande maioria de origem fetal, razão pela qual devem ser sempre quantificados. O diagnóstico completa-se pela avaliação genética, mostrando deleção 22q11.2 (falta parte do cromossomo 22).

O tratamento da síndrome de DiGeorge é o transplante de medula óssea (TMO), uma vez que os linfócitos T repopulam a medula óssea: é retirado material da medula óssea do doador imunocompetente (apresenta linfócitos T normais) e injetado por via endovenosa no lactente. Quanto mais precoce o TMO melhor o prognóstico. A rejeição é rara nesses casos, pela ausência de linfócitos T no paciente. Por outro lado, o TMO (como necessário no presente caso) e as transfusões de hemoderivados não irradiadas em pacientes com ausência de linfócitos T, podem levar à reação enxerto versus hospedeiro pelos linfócitos imunocompetentes do doador, ou seja, linfócitos do doador reagem contra o que recebeu. O tratamento do hipoparatireoidismo faz parte da terapia da síndrome. A falta de diagnóstico pode levar à alta hospitalar do recém-nascido, inicialmente sem infecção, retornando ao hospital com processos infecciosos graves, que impossibilitam o TMO e culminam com o óbito. Muitas vezes, o quadro se manifesta após imunizações com microrganismos atenuados, sendo as <u>vacinas atenuadas contraindicadas</u>.

Caso 3: Menino de dois anos, com diarreia crônica, vitiligo e diabetes *mellitus*. Tios com história de óbitos em dois filhos meninos antes dos dois anos de idade.

Evolução: Aos três anos passou a apresentar hipotireoidismo, sendo encaminhado para setor especializado em EII. Após a observação da acentuada redução de linfócitos TCD4+CD25+ recebeu o diagnóstico de <u>imunodesregulação, poliendocrinopatia e enteropatia ligada ao X (IPEX)</u>. Foi encaminhado para o Setor de Transplante de Medula Óssea, porém apresentou pneumonia por *Aspergillus fumigatus*, indo a óbito.

Discussão: A falta da <u>proteína intracelular FoxP3</u> não permite a diferenciação em <u>linfócitos T reguladores naturais</u> (TCD4+CD25+FoxP3+). Na falta de Treg natural há ausência da tolerância central, ou seja, deixa de haver apoptose de linfócitos autorreativos, resultando em IPEX – um erro inato da imunidade (EII) classificado como doença de imunodesregulação. A IPEX caracteriza-se pelo aparecimento de doenças autoimunes já em lactentes, do sexo masculino. A diarreia é resultante da enteropatia autoimune. Os portadores podem apresentar dermatite eczematosa. A história familiar de óbitos em meninos pequenos auxilia a hipótese da doença. Além do tratamento das doenças autoimunes, este EII é tratado com transplante de células-tronco hematopoiéticas.

Referências bibliográficas

Abbas AK, Lichtman AH. Pillai S. Cellular and Molecular Immunology. 10th ed. Philadelphia: Elsevier; 2022. 571 p.

Agondi RC, Rizzo LV, Kalil J, Barros MT. Imunossenescência. Rev Bras Alerg Imunopatol. 2012;35(5):169-76.

Akdis M, Klunker S, Schliz M, Blaser K, Akdis CA. Expression of cutaneous lymphocyte-associated antigen on human CD4+ and CD8+ T cells. Eur J Immunol. 2000;30(12):3533-41.

Bauquet AT1, Jin H, Paterson AM, Mitsdoerffer M, Ho IC, Sharpe AH, Kuchroo VK. The costimulatory molecule ICOS regulates the expression of c-Maf and IL-21 in the development of follicular T helper cells and Th-17 cells. Nat Immunol. 2008;10(2):167-75.

Belkaid Y, Piccirillo CA, Mendez S, Shevach EM, Sacks DL. CD4+ CD25+ regulatory T cells control Leishmania major persistence and immunity. Nature. 2002;420(6915):502-7.

Bonfigli S, Doro MG, Fozza C, Derudas D, Dore F, Longinotti M. T-cell receptor repertoire in healthy Sardinian subjects. Hum Immunol. 2003;64(7):689- 95.

Borowski C, Martin C, Gounari F, Haughn L, Aifantis I, Grassi F, *et al*. On the brink of becoming a T cell. Curr Opin Immunol. 2002;14(2):200-6.

Brandão SCS, Godoi ETAM, Ramos JOX, Melo LMMP, Sarinho ESC. COVID-19 grave: entenda o papel da imunidade, do endotélio e da coagulação na prática clínica. J Vasc Bras. 2020;19:e20200131.

Campbell DJ, Koch MA. Phenotypic and functional specialization of FoxP3+ regulatory T cells. Nat Rev Immunol. 2011;11(2):119-30.

Cassis L, Aiello S. Noris M. Natural versus adaptive regulatory T cells. Contrib Nephrol. 2005;146:121-31.

Chang X, Zheng P, Liu Y. FoxP3: a genetic link between immunodeficiency and autoimmune diseases. Autoimmun Rev. 2006;5(6):399-402.

Chen G, Lustig A, Weng NP. T cell aging: a review of the transcriptional changes determined from genome-wide analysis. Front Immunol. 2013;4(121):1-9.

Chtanova T, Tangye SG, Newton R, Frank N, Hodge MR, Rolph MS, *et al*.T follicular helper cells express a distinctive transcriptional profile, reflecting their role as non-Th1/Th2 effector cells that provide help for B cells. J Immunol. 2004;173:68-78.

Coaccioli S, Marioli D, Di Cato L, Patucchi E, Ponteggia M, Puxeddu A. Study of lymphocyte sub-populations in chronic autoimmune inflammatory rheumatic diseases. Minerva Med. 2003;94(2):91-5.

Coënon L, Villalba M. From CD16a biology to antibody-dependent cell-mediated cytotoxicity improvement. Front Immunol. 2022;13:913215.

Cooke A. Th17 Cells in inflammatory conditions. Rev Diabet Stud 2006;3(2):72-5.

Cooper MD. The early history of B cells. Nat Rev Immunol. 2015;15(3):191-7.

Cruz OLM, Miniti A. Imunofisiologia do anel linfático de Waldeyer. Rev Med São Paulo. 1992;71(6):83-6.

Daneman R, Rescigno M. The gut immune barrier and the blood- brain barrier: are they so different? Immunity. 2009;31(5):722-35.

Delves PJ, Martin SJ, Burton DR, Roitt IM. Roitt's Essential Immunology. 13th ed. Oxford: Wiley-Blackwell Science; 2017. 576 p.

Desvignes C, Etchart N, Kehren J, Nicolas JF, Kaiserlian D. Oral administration of hapten inhibits in vivo induction of specific cytotoxic CD8+ T cells mediating tissue inflammation: a role for regulatory CD4+ T cells. J Immunol. 2000;164(5):2515-22.

Enk AH. DCs and cytokines cooperate for the induction of Tregs. Ernst Schering Res Found Workshop. 2006;(56):97-106.

Faria AM, Weiner HL. Oral tolerance and TGF-beta-producing cells. Inflamm Allergy Drug Targets. 2006;5(3):179-90.

Feurer M, Hill JA, Mathis D, Benoist C. FoxP3+ regulatory T cells: differentiation, specification, subphenotypes. Nat Immunol. 2009;10(7):689-95.

Filaci G, Suciu-Foca N. CD8+ T suppressor cells are back to the game: are they players in autoimmunity? Autoimmun Rev. 2002;1(5):279-83.

Forte WCN, Akagawa YY, Leão RC. Contagem de populações e subpopulações de linfócitos timo dependentes em crianças eutróficas. Rev Hosp Clin Fac Med Univ São Paulo. 1990;45(5):208-9.

Goswami R, Jabeen R, Yagi R, Pham D, Zhu J, Goenka S, *et al*. STAT6-dependent regulation of Th9 development. J Immunol. 2012;188:968-75.

Gitlin AD, Shulman Z, Nussenzweig MC. Clonal selection in the germinal centre by regulated proliferation and hypermutation. Nature. 2014 29;509(7502):637-40.

Hamaï A, Benlalam H, Meslin F, Hasmim M, Carré T, Akalay I, et al. Immune surveillance of human cancer: if the cytotoxic T-lymphocytes play the music, does the tumoral system call the tune? Tissue Antigens. 2010;75(1):1-8.

Iwasaki A, Kelsall BL. Localization of distinct Peyer's patch dendritic cells subset and their recruitment by chemokines macrophages inflammatory protein (MIP)-3 alpha, MIP3-beta, and secondary lymphoid organ chemokine. J Exp Med. 2000;191(8):1381-94.

Jang M, Kweon MN, Iwatani K, Yamamoto M, Terahara K, Sasakawa C, et al. Intestinal villous M cells: an antigen entry site in the mucosal epithelium. Proc Natl Acad Sci USA. 2004;101(16):6110-5.

Kawabe T. Memory-phenotype CD4+ T Lymphocytes: A Novel Therapeutic Target in Infectious or Autoimmune Diseases? JMA J. 2022;5(3):298-306.

Konigshofer Y, Chien YH. Gammadelta T cells – innate immune lymphocytes? Curr Opin Immunol. 2006;18(5):527-33.

Kursar M, Bonhagen K, Fensterle J, Kohler A, Hurwitz R, Kamradt T, et al. Regulatory CD4+ CD25+ T cells restrict memory CD8+ T cells responses. J Exp Med. 2002;196(12):1585-92.

Leal AS, Paoliello BL, Silva FS, Müller GM, Carvalho IC, Sampaio Neto JW, et al. Os diversos aspectos da imunessenescência: uma revisão sistemática. Braz J Dev. 2022;8(3):15553-84.

Lohr J, Knoechel B, Abbas AK. Regulatory T cells in the periphery. Immunol Rev. 2006;212:149-62.

Maggi E, Cosmi L, Liotta F, Romagnani P, Romagnani S, Annunziato F. Thymic regulatory T cells. Autoimmun Rev 2005;4:579-86.

Makris S, Winde CM, Horsnell HL, Cantoral-Rebordinos JA, Finlay RE, Acton SE. Immune function and dysfunction are determined by lymphoid tissue efficacy. Dis Model Mech. 2022;15(1):dmm049256.

Mann ER, Li X. Intestinal antigen-presenting cells in mucosal immune homeostasis: Crosstalk between dendritic cells, macrophages and B-cells. World J Gastroenterol. 2014; 20(29):9653-64.

McHeyzer-Williams MG. B cells as effectors. Curr Opin Immunol. 2003;15(3):354-61.

Mesquita Jr D, Araújo JAP, Catelan TTT, Souza AWS, Cruvinel WM, Andrade LEC, et al. Sistema Imunitário – Fundamentos da resposta imunológica mediada por linfócitos T e B. Rev Bras Reumatol. 2010;50(5):552-80.

Mesquita Jr D, Cruvinel WM, Resende LS, Mesquita FV, Silva NP, Câmara NOS, et al. Follicular helper T cell in immunity and autoimmunity. Braz J Med Biol Res. 2016;49(5):e5209.

Mills KH. Induction and detection of T-cell responses. Methods Mol Med. 2003;87:255-78.

Moreira IF, Auto BDS, Braz JM, Rodrigues HSV, Rodrigues TS. Síndrome de desregulação imune, poliendocrinopatia e enteropatia ligada ao X (IPEX): importância da história familiar para o diagnóstico precoce. Arq Asma Aler Imunol. 2017;1(3):311-5.

Murphy K, Travers P, Walport M. Janeway's Immunobiology – Immunobiology: The Immune System (Janeway). 9th ed. New York: Garland Science; 2017. 924 p.

Novaes MRCG, Ito MK, Arruda SF, Rodrigues P, Lisboa AQ, et al. Suplementação de micronutrientes na senescência: implicações nos mecanismos imunológicos. Rev Nutr. 2005;18(3):367-76.

Ongrádi J, Stercz B, Kövesdi V, Vértes L. Immunosenescence and vaccination of the elderly. age-related immune impairment. Acta Microbiol Immunol Hung. 2009;56(3):199-210.

Paul WE, Zhu J. How are T(h)2-type immune responses initiated and amplified? Nat Rev Immunol. 2010;10:225-35.

Rocha Filho W, Scalco MF, Pinto JA. Alergia à proteína do leite de vaca. Rev Med Minas Gerais. 2014;24(3):374-80.

Rodríguez-Pinto D. B cells as antigen presenting cells. Cell Immunol. 2005;238(2):67-75.

Sakaguchi S, Ono M, Setoguchi R, Yagi H, Hori S, Fehervavi Z, et al. Foxp-3CD25CD4 natural regulatory T cells in dominant self-tolerance and autoim- mune disease. Immunol Rev. 2006;212:8-27.

Sakaguchi S, Yamaguchi T, Nomura T, Ono M. Regulatory T cells and immune tolerance. Cell. 2008;133(5):775-87.

Shevach EM, Dipaolo RA, Andersson J, Zhao DM, Stephens GL, Thornton AM. The lifestyle of naturally occurring CD4CD25Foxp3 regulatory T cells. Immunol Rev. 2006;212:60-73.

Soares RR, Antinarelli LMR, Macedo GC, Coimbra ES, Scopel KKG. What do we know about the role of regulatory B cells (Breg) during the course of infection of two major parasitic diseases, malaria and leishmaniasis? Pathog Glob Health. 2017;111(3):107-15.

Sojka DK, Huang YH, Fowell DG. Mechanisms of regulatory T-cell suppression – a diverse arsenal for a moving target. Immunology. 2008;124(1):13-22.

Strasser A, Jost PJ, Nagata S. The many roles of FAS receptor signaling in the immune system. Immunity. 2009;30(2):321-6.

Soroosh P, Doherty TA. Th9 and allergic disease. Immunology. 2009;127:450-8.

Surth CD, Sprent J. T-cell apoptosis detected in situ during positive and negative selection in the thymus. Nature. 1994;372(6501):100-3.

Suvas S, Kumaraguru U, Pack CD, Lee S, Rouse BT. CD4+ CD25+ T cells regulate virus-specific primary and memory CD8+ cell responses. J Exp Med. 2003;198(6):889-901.

Tang Q, Bluestone JA. The Foxp3+ regulatory T cell: a jack of all trades, master of regulation. Nat Immunol. 2008;9(3):239-44.

Traxinger BR, Richert-Spuhler LE, Lund LM. Mucosal tissue regulatory T cells are integral in balancing immunity and tolerance at portals of antigen entry. Mucosal Immunol. 2022;15:398-407.

Varga Z, Flammer AJ, Steiger P, Haberecker M, Andermatt R, Zinkernagel AS, et al. Endothelial cell infection and endotheliitis in COVID-19. Lancet. 2020;395(10234):1417-8.

Van Oosterhout AJ, Bloksma N. Regulatory T-lymphocytes in asthma. Eur Respir J. 2005;26(5):918-32.

Victora GD, Schwikert TA, Fooksman DR, Kamphorst AO, Meyer-Hermann M, Dustin ML, et al. Germinal center dynamics revealed by multiphoton microscopy with a photoactivatable fluorescent reporter. Cell. 2010;143(4):592-605.

Von Andrian UH, Mempel TR. Homing and cellular traffic in lymph nodes. Nat Rev Immunol. 2003;3(11):867-78.

Wei S, Kryczek L, Zou W. Regulatory T-cell compartmentalization and trafficking. Blood. 2006;108(2):426-31.

Yager EJ, Ahmed M, Lanzer K, Randall TD, Woodland DL, Blackman MA. Age-associated decline in T cell repertoire diversity leads to holes in the repertoire and impaired immunity to *influenza virus*. J Exp Med. 2008;205(3):711-23.

Yu D, Walker LSK, Liu Z, Linterman MA, Li Z. Targeting TFH cells in human diseases and vaccination: rationale and practice. Nat Immunol. 2022;23:1157-68.

Zhao C, Shi G, Vistica BP, Hinshaw SJ, Wandu WS, Tan C, et al. Induced regulatory T-cells (iTre- gs) generated by activation with anti-CD3/CD28 antibodies differ from those generated by the physiological-like activation with antigen/APC. Cell Immunol. 2014;290(2):179-84.

Zhou L, Ivanov II, Spolski R, Min R, Shenderov K, Egawa T, et al. IL-6 programs T(H)-17 cell differentiation by promoting sequential engagement of the IL-21 and IL-23 pathways. Nat Immunol. 2007;8:967-74.

Zhu J, Yamane H, Paul WE. Differentiation of effector CD4 T cell populations. Annu Rev Immunol. 2010;28:445-89.

Imunoglobulinas

Conceito

Imunoglobulinas são glicoproteínas efetoras da imunidade humoral, com função de combate a antígenos. Von Behring e Kitasato, em 1890, observaram a proteção para a difteria utilizando soro de animais imunizados com toxina diftérica: seria o soro antidiftérico rico em anticorpos. A conclusão de von Behring foi o primeiro Nobel em Medicina, em 1901. Em 1952, Bruton relatou a ausência de anticorpos em um menino com infecções de repetição – a agamaglobulinemia de Bruton ou deficiência de Btk (enzima tirosina-quinase de Bruton).

As imunoglobulinas são componentes termoestáveis da resposta imunológica. Estão presentes no plasma, líquido intersticial, mucosas, cavidades e superfície de linfócitos B, fazendo parte do receptor dessas células. As imunoglobulinas são glicoproteínas constituídas por 82% a 96% de polipeptídeos e 4% a 18% de carboidratos (Figura 6.1).

Figura 6.1. Imunoglobulinas são glicoproteínas estáveis efetoras da imunidade humoral. Encontram-se no plasma e na superfície de linfócitos B.

As proteínas do soro podem ser separadas por eletroforese de proteínas em albumina, α1-globulina, α2-globulina, β-globulina e γ-globulina, conforme apresentem maior ou menor capacidade de migração (γ-globulina tem migração mais lenta). A maioria das proteínas com função de anticorpo pertence à fração γ-globulina, sendo, por isso, referida como gamaglobulina, especialmente em hemoderivados e fármacos comerciais. Entretanto, um grupo menor dessas proteínas efetoras encontra-se na fração β-globulina e uma quantidade ainda menor, na fração α2-globulina. Em virtude dessa heterogeneidade proteica (não só γ-globulina), a Organização Mundial de Saúde (OMS) indica o termo "imunoglobulina" quando as proteínas efetoras estiverem livres, reservando-se "anticorpo" para o momento em que tais proteínas estiverem unidas a antígenos. Assim, as imunoglobulinas são as proteínas livres e efetoras da imunidade, e passam a ser denominadas anticorpos quando unidas a antígenos (Figura 6.2).

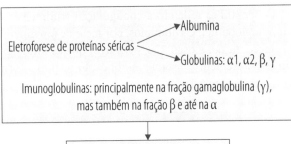

Figura 6.2. As proteínas séricas migram de forma diferente na eletroforese, diferenciando-se em albumina, α1-globulina, α2-globulina, β-globulina e γ-globulina. A maior parte das imunoglobulinas está contida na fração γ-globulina. A OMS indica a nomenclatura "imunoglobulina" para as proteínas livres e "anticorpo" quando essas proteínas se encontrarem unidas a antígenos.

Estrutura básica das imunoglobulinas

A estrutura básica da imunoglobulina é um monômero, constituído por duas cadeias polipeptídicas leves e duas cadeias polipeptídicas pesadas. As cadeias leves são referidas pela letra "L" (*light*) e as pesadas, por "H" (*heavy*), estando as quatro cadeias polipeptídicas unidas entre si por pontes dissulfeto. Trata-se de uma estrutura tetrapeptídica básica (Figura 6.3).

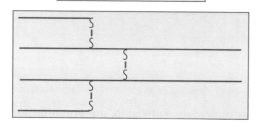

Figura 6.3. Monômero é a estrutura tetrapeptídica básica das imunoglobulinas, formado por duas cadeias polipeptídicas leves e duas pesadas, unidas por pontes dissulfeto.

Uma parte da cadeia polipeptídica pesada é rica em hidroxiprolina e é denominada região da dobradiça, conferindo flexibilidade à molécula: a forma inicial em "Y" pode assumir a forma de "T", dependente da necessidade espacial determinada pelo tamanho do antígeno.

Dentro de uma mesma cadeia polipeptídica ocorre união de aminoácidos, em especial cisteínas, por meio de pontes dissulfeto, dando origem aos domínios. Assim, domínio é a região globular formada por pontes dissulfeto intracadeia, formando uma região globular dentro da cadeia polipeptídica e dando a configuração tridimensional da imunoglobulina. Os domínios, por meio de movimentos de rotação, flexão e oscilação, permitem que as imunoglobulinas apresentem constante modificação quanto à forma estrutural (Figura 6.4).

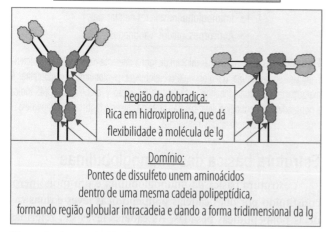

Figura 6.4. A região da dobradiça das cadeias pesadas da imunoglobulina é rica em hidroxiprolina, permitindo que a molécula de imunoglobulina adquira formas de "Y" ou de "T", conforme a necessidade dada pelo tamanho do antígeno. As cadeias apresentam domínios, resultantes da união intracadeia por pontes dissulfeto.

Fragmentos, regiões e domínios das imunoglobulinas

A enzima papaína cinde a estrutura tetrapeptídica em fragmentos: Fragmento de ligação ao antígeno (Fab) (*Fragment antigen binding*) e Fragmento cristalizável (Fc) (*Fragment crystallizable*). O Fab contém toda a cadeia leve e parte da cadeia pesada, enquanto o restante da cadeia pesada está contido no Fc (Figura 6.5).

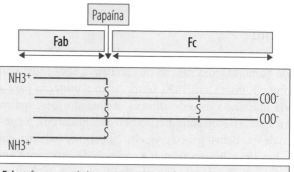

Figura 6.5. A papaína cinde a imunoglobulina em dois fragmentos Fab e um Fc, que são úteis no estudo e aplicação das imunoglobulinas.

Os extremos das cadeias leves e pesadas são as regiões variáveis da imunoglobulina (aminoterminais), enquanto que a parte maior das cadeias pesadas e parte das leves apresenta a mesma sequência de aminoácidos para cada classe de imunoglobulinas, sendo, por isso, denominada região constante da imunoglobulina (carboxi-terminal). Dentro da região variável existem três porções hipervariáveis denominadas regiões determinantes de complementariedade (CDR). Estas regiões unem-se ao antígeno, dando especificidade à imunoglobulina. CDR-3 é a parte mais interna da região variável, com maior variabilidade, contribuindo mais com a especificidade. A região constante permite que cada classe de imunoglobulina exerça determinada atividade biológica (Figura 6.6).

Os domínios recebem denominações conforme suas localizações. Os primeiros são formados pela região variável da cadeia leve – *light* (L) e pesada – *heavy* (H), por isso referidos como VL (domínio mais externo) e VH. Os segundos domínios são constituídos pela parte final das cadeias leves e iniciais das porções constantes, sendo designados CL e CH1. A sequência de domínios continua: terceiros domínios (CH2), quartos (CH3) e quintos (CH4). Somente IgM e IgE apresentam os quintos domínios. O fragmento Fab contém os dois primeiros domínios e o fragmento cristalizável contém os demais (Figura 6.7).

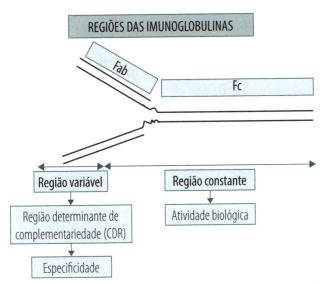

Figura 6.6. A imunoglobulina apresenta regiões variável e constante, que são diferentes dos fragmentos Fab e Fc. Dentro da região variável existem três regiões denominadas hipervariáveis ou regiões determinantes de complementariedade (CDR). Os CDR unem-se ao antígeno, fazendo com que cada imunoglobulina seja específica para determinado antígeno, sendo o CDR3, o mais interno da molécula, o mais hipervariável e que contribui mais para a especificidade. As regiões constantes permitem que cada classe de imunoglobulina exerça uma atividade biológica.

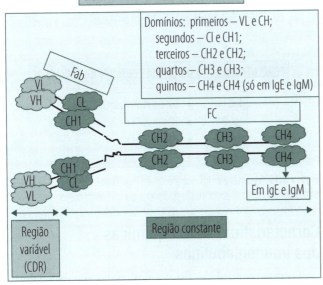

Figura 6.7. As cadeias das imunoglobulinas unem-se por pontes dissulfídicas intracadeias, resultando na formação de domínios. A denominação de cada domínio baseia-se na região variável (V), na constante (C) e no tipo de cadeia: leve – *light* (L) ou pesada – *heavy* (H), com ordem numérica sequencial.

Os domínios são responsáveis pelas diferentes funções das imunoglobulinas. Os domínios da região variável, contém regiões determinantes de complementariedade (CDR), responsáveis pela união da imunoglobulina ao antígeno. Os segundos e o quarto domínios permitem ligações não covalentes entre as duas cadeias pesadas, tornando-as unidas. Os terceiros e quartos domínios são responsáveis respectivamente pela união de IgG e IgM ao primeiro componente do complemento, ativando-o. Os terceiros e quartos domínios podem também se unir a receptores existentes em fagócitos e placenta. Os receptores existentes em placenta são denominados receptores Fcγ neonatal (RFcγN) e possibilitam a passagem transplacentária da IgG. Os quintos domínios unem-se a receptores para IgE (RFcε) de mastócitos e eosinófilos, com atuação nas helmintíases e alergias; tais receptores podem ser de alta afinidade para a imunoglobulina (RFcεI) ou baixa afinidade (RFcεII). Em diferentes células existem receptores Fcμ para o quinto domínio da IgM (RFcμ) (Figura 6.8).

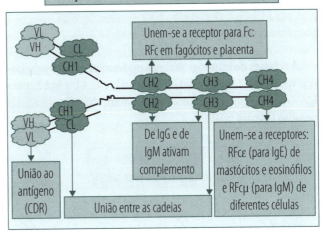

Figura 6.8. Os domínios das imunoglobulinas apresentam diferentes funções: os primeiros domínio são responsáveis pela união a antígenos, por meio de regiões determinantes de complementariedade (CDR); segundos e quartos domínios unem as cadeias polipeptídicas de forma não covalente; terceiros e quartos domínios unem-se ao primeiro componente do complemento, além de se unirem a receptores em fagócitos e placenta (o receptor Fcγ neonatal – RFcγN) que permite a passagem transplacentária da IgG); quintos domínios da IgE unem-se a receptores de alta afinidade (RFcεI) ou de baixa afinidade (RFcεII) de mastócitos e eosinófilos, importantes nas alergias e helmintíases; quintos domínios da IgM unem-se a RFcμ de diferentes células.

Classes e subclasses de imunoglobulinas

Os polipeptídios das cadeias pesadas têm diferentes sequências de aminoácidos, dando origem a diferentes cadeias, conhecidas pelas letras: μ (*mu*), γ (*gamma*), α (*alpha*), ε (*epsilon*) e δ (*delta*). A sequência de polipeptídios de cadeias leves resulta nas cadeias: κ (*kappa*) ou λ (*lambda*), existindo sempre duas κ ou duas λ em uma imunoglobulina, sem que haja dois tipos de cadeias leves em uma mesma imunoglobulina.

Duas cadeias μ unidas por pontes dissulfídicas a duas cadeias κ ou a duas λ dão origem à imunoglobulina M (IgM); duas γ e duas κ ou λ formam a IgG; duas α e duas κ ou λ, IgA; duas ε e duas κ ou λ, IgE; e duas δ unidas a duas κ ou λ, IgD, resultando nas diferentes classes ou isotipos de imunoglobulinas: IgM, IgG, IgA, IgE e IgD (Figura 6.9).

CLASSES DE IMUNOGLOBULINAS (diferenças nas cadeias pesadas)		
	Cadeias pesadas	Cadeias leves
IgG	γ	κ OU λ
IgM	μ	κ OU λ
IgD	δ	κ OU λ
IgE	ε	κ OU λ
IgA	α	κ OU λ
Os nomes das classes são dados pelas cadeias pesadas		

Figura 6.9. O ser humano apresenta cinco classes de imunoglobulinas, cujo nome depende da cadeia pesada que contém: IgM, quando a cadeia pesada é μ; IgG, para a γ; IgA, para a α; IgE, para a ε; e IgD, para a δ. As cadeias leves são de dois tipos: κ ou λ, existindo duas κ ou duas λ em uma mesma imunoglobulina.

As classes de imunoglobulinas podem apresentar subclasses: IgG1, IgG2, IgG3 e IgG4, para IgG; e IgA1 e IgA2, para IgA. As diferentes subclasses apresentam diferentes cadeias pesadas (Figura 6.10).

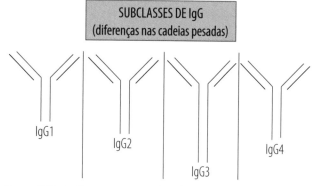

Figura 6.10. As diferenças estruturais das cadeias pesadas são responsáveis pelas diferentes subclasses das imunoglobulinas e suas atividades biológicas.

As imunoglobulinas séricas das classes IgG, IgA, IgE e IgD são constituídas por um monômero, enquanto a IgM sérica é formada por cinco monômeros unidos entre si por uma cadeia polipeptídica também sintetizada por plasmócitos, denominada cadeia J. A IgM encontrada na superfície de linfócitos B é um monômero, e a maior parte da IgA das secreções é um dímero, formado por dois monômeros (Figura 6.11).

As cinco classes de imunoglobulinas são encontradas no plasma em proporções diferentes: IgG é a que existe em maior quantidade, representando cerca de 70% a 75% das imunoglobulinas. A seguir, encontram-se 15% a 20% de IgA, 4% a 7% de IgM, 1% de IgE e, em quantidades muito menores, como 0,002%, IgD (Figura 6.12). A maior proporção de IgG dá-se pela IgG1, com cerca de 60% a 70% do total; IgG2, em 20% a 25%; IgG3, em 7%; e IgG4, em 4% (Figura 6.13).

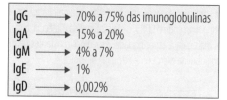

Figura 6.11. As imunoglobulinas G, A, E e D séricas são monoméricas. A IgM sérica é formada por cinco monômeros unidos entre si por cadeia polipeptídica J, enquanto a IgM encontrada na superfície de linfócitos B é um monômero.

PORCENTAGENS DAS CLASSES DE IMUNOGLOBULINAS	
IgG	70% a 75% das imunoglobulinas
IgA	15% a 20%
IgM	4% a 7%
IgE	1%
IgD	0,002%

Figura 6.12. A IgG é a classe de imunoglobulinas que prevalece no plasma; seguem-se IgM, IgA e IgE. A maior parte da IgD não está no plasma e sim na superfície de linfócitos B.

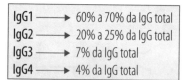

PORCENTAGENS DAS SUBCLASSES DE IMUNOGLOBULINAS	
IgG1	60% a 70% da IgG total
IgG2	20% a 25% da IgG total
IgG3	7% da IgG total
IgG4	4% da IgG total

Figura 6.13. A subclasse de IgG que predomina no plasma é a IgG1, seguida de IgG2. A IgG3 apresenta menor concentração plasmática, e a IgG4 ainda menor.

Características físico-químicas das imunoglobulinas

Entre as propriedades físico-químicas das imunoglobulinas, sabe-se que a IgM tem maior peso molecular (970.000 daltons), pois é um pentâmero. Por ter alto peso molecular, a IgM apresenta maior coeficiente de sedimentação (19S). As demais imunoglobulinas séricas são monoméricas, com pesos moleculares variando entre 160.000 e 185.000 daltons e coeficientes de sedimentação de 7S. A IgA secretora, quase sempre dimérica, tem coeficiente de sedimentação de 11S. As imunoglobulinas monoméricas são bivalentes, ou seja, podem se unir a dois antígenos específicos; as diméricas (IgA secretora) são tetravalentes e as pentaméricas (IgM) podem ser decavalentes (Figura 6.14).

CARACTERÍSTICAS FÍSICO-QUÍMICAS DAS IMUNOGLOBULINAS					
	IgM	IgG	IgA	IgD	IgE
Peso molecular (Daltons)	970.000	160.000	170.000	180.000	185.000
Coeficiente de sedimentação	19S	7S	7S e 11S	7S	8S
Concentração sérica (mg/dL)	0,5 a 2	8 a 16	1,4 a 4	0,04	17 a 250 ng/mL
Valência	10	2	2 ou 4	2	2
Meia-vida (dias)	5	21 a 23	6	2 a 3	2 a 3

Figura 6.14. Entre as propriedades físico-químicas das imunoglobulinas, observa-se que a IgM, por ser um pentâmero, apresenta maior peso molecular e maior coeficiente de sedimentação; a IgG tem maior meia-vida, dependendo do antígeno promotor; as propriedades físico-químicas das demais classes são semelhantes entre si.

A IgG é a imunoglobulina com maior concentração sérica e meia-vida mais longa, permanecendo no organismo por 21 a 23 dias ou mais, na dependência do estímulo inicial. As demais imunoglobulinas permanecem intactas no organismo por menos tempo: cerca de 2 a 6 dias. Plasmócitos comprometidos com determinado antígeno podem secretar IgG específica por muito tempo, em especial se o estímulo antigênico for viral (Figura 6.14).

Aquisição das imunoglobulinas

As imunoglobulinas são adquiridas com a filogenia, sendo a IgM a primeira a aparecer. Os invertebrados não apresentam imunoglobulinas; a lampreia é o primeiro ser a apresentar uma molécula estruturalmente semelhante à IgM, pois já tem linfócitos T e B; os peixes apresentam IgM; o sapo dispõe de duas classes, a IgM e a IgG; o coelho possui IgM, IgG e IgA; o ser humano apresenta cinco classes de imunoglobulinas: IgM, IgG, IgA, IgE e IgD. As imunoglobulinas distribuem-se por difusão para a circulação sanguínea e por forma ativa, através de receptores, para as mucosas.

A IgM é a primeira imunoglobulina sintetizada no recém-nascido e também é a primeira a ser sintetizada durante um processo infeccioso, indicando infecção atual. Com o evoluir da idade, a criança passa a sintetizar as demais classes de imunoglobulinas e, em condições habituais, algumas classes demoram a atingir valores iguais aos de adultos. Crianças de um a três anos já podem apresentar valores de IgM semelhantes aos de adultos. Aos doze meses o lactente tem síntese própria de IgG total, com valores acima de 300 mg/dL, sendo que IgG1, IgG3 e IgG4 alcançam padrões de adulto aos oito a dez anos, enquanto a IgG2, aos dez a 13 anos. Até dois anos de idade há incapacidade fisiológica de síntese de anticorpos polissacarídeos, contidos em IgG2. A IgA sérica e a IgA secretora atingem os padrões de adulto em torno dos dez a 14 anos, respectivamente. Assim, é obrigatória a comparação dos exames laboratoriais de imunoglobulinas conforme a faixa etária de normalidade.

Assim, os valores absolutos das classes de imunoglobulinas dependem da idade, sendo necessário comparar os resultados individuais de exames laboratoriais com curvas-padrão de normalidade para cada faixa etária. Se os valores de uma criança forem comparados às curvas de normalidade de adultos, estarão erroneamente diminuídos (Figura 6.15).

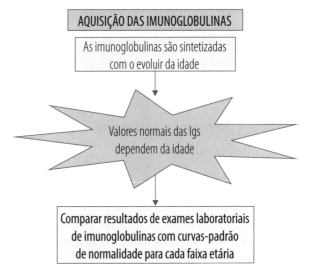

Figura 6.15. Valores das imunoglobulinas semelhantes aos de adultos são atingidos entre um a três anos para IgM; oito a dez anos para IgG1, IgG3, IgG4; dez a 13 anos para IgG2; aos dez anos para IgA sérica e 14 anos para IgA secretora. Aos doze meses o lactente apresenta valores de IgG total acima de 300 mg/dL. Até dois anos há incapacidade fisiológica de síntese de anticorpos polissacarídeos, contidos em IgG2.

Variações entre as imunoglobulinas

As imunoglobulinas podem apresentar variações entre espécies, famílias e indivíduos.

Isotipos (*isos* = mesmo) ou classes referem-se à existência dos mesmos tipos de imunoglobulinas em seres de uma mesma espécie: refletem cadeias leves e pesadas semelhantes. No ser humano existem cinco isotipos: IgM, IgG, IgA, IgE e IgD.

Alotipos (*allos* = outro) indicam variações de imunoglobulinas entre seres da mesma espécie: resultam de diferenças na sequência dos aminoácidos dentro da região constante. Mostram a existência de múltiplos alelos gênicos (polimorfismo genético) nas imunoglobulinas. O fator reumatoide (uma IgM encontrada em determinadas famílias) e a herança familiar de IgE (atopias) constituem exemplos de alotipos.

Idiotipos são as imunoglobulinas individuais, próprias de um indivíduo. As diferenças dão-se nas regiões variáveis de cada imunoglobulina. Os idiotipos determinam a resposta humoral existente em cada indivíduo (Figura 6.16).

VARIAÇÕES ENTRE AS IMUNOGLOBULINAS

1) Isotipos ou classes (imunoglobulinas de uma espécie)
- Semelhantes cadeias leves e pesadas
- Isotipos do ser humano: IgM, IgG, IgA, IgE e IgD

2) Alotipos (outro tipo de imunoglobulina de uma mesma espécie)
- Diferenças nas regiões constantes
- Exemplo: fator reumatoide em determinadas famílias

3) Idiotipos (imunoglobulinas individuais)
- Diferenças nas regiões variáveis
- Exemplo: idiotipo IgM do indivíduo A e idiotipo IgM do indivíduo B

Figura 6.16. As imunoglobulinas podem se diversificar quanto aos isotipos (classes iguais existentes em cada espécie), alotipos (imunoglobulinas só existentes em alguns indivíduos de uma mesma espécie) e idiotipos (imunoglobulinas próprias de cada indivíduo).

Atividades biológicas primárias das imunoglobulinas

As atividades biológicas das imunoglobulinas, que ocorrem após a união ao antígeno, podem ser primárias ou secundárias. As atividades biológicas primárias são resultantes diretas da união entre antígeno e anticorpo, como a capacidade de neutralizar toxinas. As atividades biológicas secundárias resultam das características de cada classe de imunoglobulina, como a capacidade da IgG em atravessar placenta. A porção constante é a principal responsável pelas atividades biológicas secundárias das imunoglobulinas (Figura 6.17).

ATIVIDADES BIOLÓGICAS DAS IMUNOGLOBULINAS

Primárias – Resultados das ligações entre Ig e antígeno.
 Exemplo: anticorpos polissacarídeos (contidos em IgG2) permitem a opsonização
Secundárias – Atividades próprias de cada classe ou subclasse.
 Exemplo: IgG atravessa placenta, IgA promove a defesa em mucosas

Figura 6.17. As atividades primárias das imunoglobulinas resultam do efeito direto observado após a união ao antígeno. As atividades secundárias são características a cada classe de imunoglobulina.

Entre as atividades biológicas primárias das imunoglobulinas encontram-se: 1. Neutralização – quando a imunoglobulina recobre a porção deletéria do antígeno, neutralizando seu poder antigênico, como ocorre diante de toxinas. 2. Aglutinação – a imunoglobulina pode aglutinar bactérias, impossibilitando sua ação. 3. Bloqueadora – a imunoglobulina une-se a antígenos inibindo sua penetração em mucosas. 4. Precipitação – une-se a antígenos solúveis, formando complexos insolúveis, mais rapidamente eliminados. 5. Opsonização – a imunoglobulina pode revestir patógenos, atuando como opsoninas, e, dessa forma, unir-se também a receptores em fagócitos, facilitando a fagocitose. 6. Ativação da via clássica do complemento – IgM, IgG1 e IgG2 ativam o primeiro componente do complemento e a continuação da cascata resulta na ativação dos componentes C3a e C5a que são promotores da quimiotaxia e da liberação de grânulos de mastócitos; C3b e C5b promotores da fagocitose; C5b6789 (MAC ou ataque de membrana à mucosa) resultando em lise osmótica. 7. Citotoxicidade celular dependente de anticorpo (ADCC) – em especial a IgG pode mediar a ADCC, unindo-se a receptores em células líticas e permitindo a lise do antígeno (Figura 6.18).

ATIVIDADES BIOLÓGICAS PRIMÁRIAS DAS IMUNOGLOBULINAS

1. Neutralização → recobre a parte deletéria do antígeno
2. Aglutinação → agrega-se ao antígeno impossibilitando sua ação
3. Bloqueadora → une-se ao antígeno impossibilitando sua penetração
4. Precipitação → une-se ao antígeno formando complexos insolúveis
5. Opsonização → reveste o antígeno facilitando a fagocitose
6. Ativação da via clássica do complemento → resultando na ativação dos componentes:
   – C3a e C5a promotores da quimiotaxia e da degranulação de mastócitos
   – C3b e C5b promotores da fagocitose
   – C5b6789 (MAC) resultando em lise osmótica
7. Citotoxicidade (ADCC) → por meio da união às células líticas

Figura 6.18. Estão descritas as atividades biológicas primárias das imunoglobulinas. Siglas: MAC – complexo de ataque à membrana; ADCC – citotoxicidade celular dependente de anticorpo.

Atividades biológicas das classes de imunoglobulinas

Atividades biológicas da IgM

A IgM é sempre a primeira imunoglobulina a ser sintetizada diante de um processo infeccioso, indicando uma infecção presente. Sua eficácia maior é contra bactérias Gram-negativas. É a melhor imunoglobulina que ativa a via clássica do complemento, unindo-se a C1q; a união de IgM ao anticorpo, com ativação do complemento e formação de MAC, resulta em lise. É aglutinadora, formando agregados incapazes de atravessar mucosas e impedindo a penetração de microrganismos. A IgM neutraliza toxinas, atuando diretamente nelas ou por mecanismo de clareamento. A IgM também é produzida nas mucosas e transportada através do epitélio em concentrações menores do que a IgA, tentando mecanismos compensatórios na deficiência seletiva de IgA (Figura 6.19).

Atividades biológicas da IgG

A IgG tem meia-vida longa, podendo ainda ser sintetizada por linfócitos B de memória. É uma imunoglobulina de memória: está presente mesmo na ausência de infecção atual, indi-

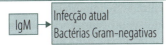

Figura 6.19. Estão descritas as atividades biológicas da classe IgM. A presença de IgM sérica indica infecção atual (no momento de coleta).

cando infecção prévia. A IgG2 é eficiente contra antígenos com cápsula polissacarídea (bactérias encapsuladas), enquanto IgG1 e IgG3 atuam contra antígenos proteicos solúveis ou virais.

A IgG atravessa a placenta (em maiores quantidades no terceiro trimestre de gestação) e as mucosas, mecanismo que ocorre de forma ativa, por meio de receptor Fcγ neonatal (RFcγN). Devido a essa atividade, o neonato tem IgG recebida da mãe e, quando de termo, os valores de IgG no cordão umbilical são iguais aos valores séricos da mãe.

IgG1 e IgG3 ativam a via clássica do complemento, enquanto a IgG2 realiza essa ativação em pequena escala e a IgG4 não o faz.

A IgG é aglutinadora, unindo microrganismos entre si, além de ser bloqueadora, ao circundar certos antígenos, como partículas de ácaros, impedindo que penetrem nas mucosas. Tem sido descrita a função bloqueadora da IgG4 para alérgenos. Neutraliza toxinas, atuando diretamente ou por clareamento. A IgG permite a ADCC por meio de neutrófilos, monócitos/macrófagos e células NK (estas células possuem receptores Fcγ) (Figura 6.20).

Anticorpos polissacarídeos estão contidos na subclasse IgG2, sendo eficientes contra bactérias encapsuladas (cápsula polissacarídica), como *Streptococcus pneumoniae* e *Haemophilus influenzae*. Tais anticorpos atuam como opsoninas, revestindo patógenos e unindo-se a receptores para Fcγ (RFcγ) existentes em neutrófilos, facilitando a fagocitose (opsonização). Por tal motivo, diante de pneumonias de repetição, é importante a pesquisa de anticorpos polissacarídeos, contidos na subclasse IgG2. Em tal erro inato da imunidade é necessária a reposição mensal de imunoglobulina humana (Figura 6.21).

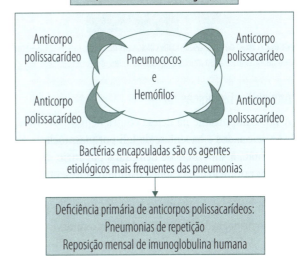

Figura 6.21. Anticorpos polissacarídeos estão contidos na subclasse IgG2 e são responsáveis pela defesa contra bactérias com cápsula lipopolissacarídica. *Streptococcus pneumoniae* e *Haemophilus influenzae* são bactérias encapsuladas e os agentes etiológicos mais frequentes de pneumonias, sendo necessários anticorpos antipolissacarídeos para a defesa imunológica contra estas bactérias. Em caso de pneumonias de repetição, é necessária à lembrança de possível deficiência desses anticorpos e, nessa deficiência, a prevenção de pneumonias é feita com reposição de imunoglobulina humana.

Atividades biológicas da IgA

A IgA é a classe de imunoglobulinas responsável pela defesa de mucosas, existindo em grandes quantidades em secreções mucosas (digestivas, brônquicas, geniturinárias). É secretada, ainda, por plasmócitos de glândulas exócrinas, aparecendo na saliva, lágrima e leite materno. Apresenta altas concentrações no colostro, mas está presente no leite humano durante toda a lactação, passando inclusive anticorpos contra vacinas que a mãe tenha recebido.

É eficaz na defesa contra bactérias, enterovírus (em especial vírus da poliomielite) e *Giardia lamblia*. Atua diretamente em pili bacteriano, seja globular ou filamentoso. É aglutinadora e neutraliza toxinas. A IgA une-se a antígenos e a receptores em fagócitos, favorecendo a fagocitose (opsonização). Por meio desses mecanismos, impede a penetração de alérgenos através das mucosas. Atua ainda na homeostasia do microbioma intestinal, provavelmente em conjunto com a IL-10 (Figura 6.22).

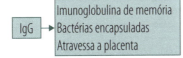

Figura 6.20. Estão descritas as atividades biológicas da classe IgG. A IgG é uma imunoglobulina considerada de memória (infecção prévia) e é a única que atravessa a placenta, dando a defesa ao neonato; é importante na defesa contra bactérias encapsuladas.

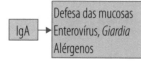

Figura 6.22. Estão descritas as atividades biológicas do isotipo IgA. A IgA é a principal imunoglobulina de defesa em mucosas, contida nas diferentes secreções (leite, lágrima).

Atividades biológicas da IgE

A IgE é importante na defesa contra helmintos: linfócitos Th2 são acionados e há síntese de IgE por plasmócitos. A IgE une-se, então, à superfície de helmintos por meio de Fab e a eosinófilos por meio de Fcε, pois eosinófilos apresentam receptores de alta afinidade para Fcε (FcεRI), resultando na ADCC contra helmintos. Os eosinófilos liberam grânulos de proteases, resultando na degradação direta de helmintos que vivem na luz intestinal. A IgE participa, ainda, das alergias IgE-mediadas, unindo-se por Fab de alérgenos e a Fcε de mastócitos (FcεR), com degranulação dessas células (Figura 6.23).

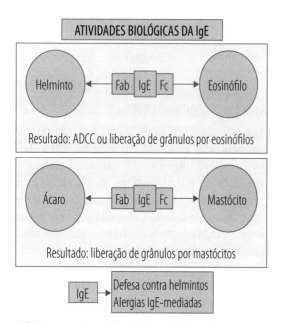

Figura 6.23. As principais atividades biológicas da classe IgE ocorrem após a união de IgE a helmintos, por meio de Fab da IgE, e a eosinófilos, por meio de Fc da IgE, ou, de forma análoga, a ácaros e a mastócitos. Aumentos de produção de IgE específica podem ser observados em helmintíases (IgE específica contra o helminto) e em alergias (IgE específica contra o alérgeno).

Atividades biológicas da IgD

A principal atividade biológica da IgD baseia-se no fato de que quase toda IgD se encontra unida à superfície de linfócitos B, e, quando assim presente, o linfócito B torna-se maduro. Desse modo, a IgD é importante na regulação da resposta imunológica humoral, promovendo a diferenciação final de linfócitos B. Sua atividade como anticorpo é mais restrita, sendo, entretanto, importante pelo efeito clínico que determina, atuando contra antígenos nucleares, tireoidianos, proteínas do leite, insulina e penicilina (Figura 6.24).

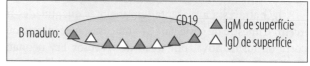

Figura 6.24. Estão descritas as atividades biológicas do isotipo IgD. A IgD, ao determinar a maturação de linfócitos B, está relacionada à regulação da resposta adaptativa humoral.

Dimerização da IgA

A IgA monomérica é sintetizada por plasmócitos diante de um estímulo específico e se encontra principalmente no plasma. À medida que é necessária, é transformada em IgA dimérica, pelo fenômeno conhecido por dimerização. Plasmócitos sintetizam monômeros de IgA, especialmente IgA2, que é mais resistente às proteases; produzem também a cadeia polipeptídica "J". Os dois monômeros de IgA e a cadeia J são captados por receptores das células epiteliais da mucosa, produtoras de uma glicoproteína denominada componente secretor (Figura 6.25).

Assim, o dímero formado inicialmente é instável diante de enzimas. Esse dímero, ao atravessar a célula epitelial em direção ao lúmen dos sistemas digestivo, respiratório e geniturinário, recebendo o componente secretor, que envolve tridimensionalmente o dímero IgA, torna-se resistente a enzimas. A IgA secretora é principalmente dimérica e passa para a luz dos diversos sistemas, exercendo aí importante defesa imunológica (Figura 6.26).

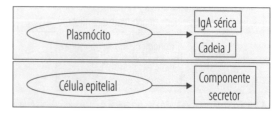

Figura 6.25. Para a dimerização da IgA, há síntese de IgA sérica e de cadeia polipeptídica J pelo plasmócito, assim como de componente secretor pela célula epitelial da mucosa.

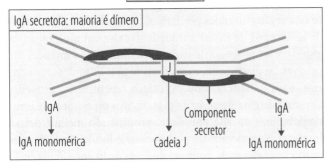

Figura 6.26. A maior parte da IgA secretora é um dímero formado por dois monômeros de IgA, unidos por cadeia J; a molécula é entrelaçada pelo componente secretor, que dá estabilidade à imunoglobulina diante de enzimas proteolíticos presentes nas secreções.

A dimerização da IgA não ocorre ao acaso, e sim quando existem antígenos no lúmen dos sistemas. Acredita-se que exista algum mecanismo, provavelmente pelo próprio antígeno, que envie informação para o linfócito B, promovendo sua diferenciação em plasmócito, com posterior dimerização.

Mudança de classe das imunoglobulinas

A mudança (*switch*) de classe de IgM ou de subclasse para outras imunoglobulinas é decorrente de uma tentativa de encontrar a classe ou a subclasse que apresente as atividades biológicas necessárias para defesa contra aquele antígeno. Por exemplo, diante de uma bactéria encapsulada, o sistema imunológico muda a classe inicial IgM para IgG, esta com atividade biológica contra estes patógenos.

Para que um linfócito B diferenciado em plasmócito deixe de produzir IgM e passe a sintetizar IgG ou IgA ou IgE (mudança de classe) é necessária a cooperação de T auxiliar para B, uma vez que linfócito B sem o auxílio de T só sintetiza IgM. Esta cooperação inclui diferentes mecanismos:

1º. Expressão de moléculas de adesão CD40L em T e CD40 em B: na ausência de uma das duas moléculas não pode haver mudança de classe e o indivíduo só sintetiza IgM (Figura 6.27).

2º. Diferenciação de diferentes tipos de T auxiliares sintetizadores de citocinas: Th em repouso (Th0) diferencia-se em Th1, Th2 ou Th3. O Th1 sintetizador de interferon-gama (IFN-γ) permite a diferenciação em plasmócitos produtores de IgG. A diferenciação para Th2 com síntese de IL-4 e IL-13 resulta na mudança de classe para IgE. Th2, ao sintetizar IL-5, IL-10 e Th3 produtor de fator-beta transformador do crescimento de colônias (TGF-β), promove a diferenciação em plasmócitos produtores de IgA (Figura 6.27).

3º. Troca da região constante da imunoglobulina, por recombinação somática dentro da cadeia pesada: a mudança da cadeia pesada dará outra classe, com outra atividade biológica. Tal troca ocorre após B ter contato com o antígeno, ou seja, depois de B apresentar comprometimento antigênico,

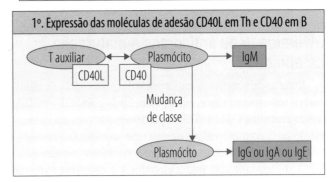

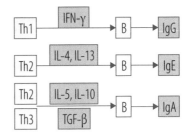

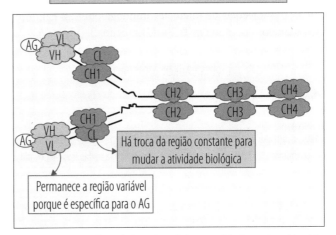

Figura 6.27. Na mudança de classe (*switch*) da imunoglobulina, o plasmócito deixa de sintetizar IgM (sempre a primeira a ser sintetizada) para produzir outra classe de imunoglobulina: IgG ou IgE ou IgA, com diferentes atividades biológicas, sendo necessário que B receba a cooperação de T auxiliar através de: interação entre moléculas de adesão CD40L/CD40 (além de outras estudadas no Capítulo 11 – Apresentação Antigênica), diferenciação de T auxiliar em repouso (Th0) em Th1 ou Th2 ou Th3, produtores de diferentes citocinas presença de citocinas sintetizadas por T; troca na região constante, pois é a cadeia pesada da região constante que determina a classe e dá a atividade biológica. A região variável é específica para o antígeno que deve ser combatido, permanecendo a mesma com a mudança de classe, pois já houve comprometimento imunológico do linfócito B com o antígeno.

permanecendo a região variável específica para aquele antígeno. A mudança de classe ocorre em órgãos linfoides periféricos, predominantemente em centros germinativos, por mecanismo especializado de recombinação de DNA em porções gênicas denominadas "regiões de troca" (Figura 6.27).

Diversidade de anticorpos e maturação de afinidade

Entre as características importantes das imunoglobulinas, encontra-se a especificidade, que é possível pela grande diversidade dessas proteínas. Cada linfócito é predeterminado a uma diferenciação final, com capacidade de sintetizar imunoglobulinas específicas para cada antígeno, mesmo antes do contato antigênico.

A diversidade das imunoglobulinas é dada inicialmente pela recombinação V(D)J: DNA dos segmentos gênicos V e J codificam as cadeias leves e dos segmentos gênicos V, D, J, as cadeias pesadas. A recombinação ocorre de forma semi-aleatória nos órgãos linfoides primários, na presença de enzimas recombinases sintetizadas pelos genes 1 e 2 ativadores da recombinação (RAG1 e RAG2). Tais enzimas clivam regiões de DNA (RAG1) e ligam segmentos gênicos (RAG2). O fenômeno é denominado recombinação somática, para diferenciar de processo semelhante ao que ocorre em células-tronco. A ausência de RAG1/2 resulta em imunodeficiência combinada grave (sem T e B). Além da recombinação desses segmentos gênicos, há grande diversidade na região aminoterminal hipervariável, outorgando, ao final, uma diversidade extrema às imunoglobulinas: é a mutação somática. Assim, um adulto apresenta cerca de 10^7 a 10^9 moléculas de diferentes imunoglobulinas. Fenômenos análogos ocorrem em TCRs de linfócitos T (Figura 6.28).

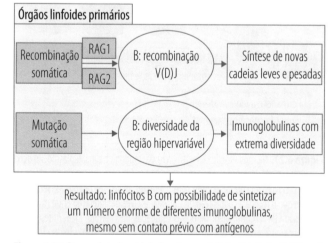

Figura 6.28. Para que haja diversidade de anticorpos, linfócitos B de órgãos linfoides primários sofrem uma recombinação somática, após ativação de enzimas recombinases codificadas pelos genes 1 e 2 ativadores da recombinação (RAG1 e RAG2). Tais enzimas clivam e ligam nucleotídeos de DNA de cadeias leves e pesadas de imunoglobulinas. Sequencialmente há mutação somática, com mutações na região hipervariável da imunoglobulina.

Hipermutações somáticas são mutações aleatórias nos genes codificadores de anticorpos do linfócito B, que ocorre nos órgãos linfoides periféricos. O resultado é a formação de anticorpos de maior afinidade. Fala-se em maturação da afinidade ao processo de várias hipermutações somáticas sucessivas no plasmócito: ocorre nos órgãos linfoides secundários, após persistência ou exposição repetitiva ao antígeno. O resultado é a formação de plasmócitos produtores de imunoglobulinas de alta afinidade, propiciando melhor defesa humoral. Prevalecem os plasmócitos e linfócitos B de memória produtores de imunoglobulinas de maior afinidade. O fenômeno estende-se a todas as classes de imunoglobulinas. O objetivo de serem feitas doses repetidas da mesma vacina é levar à maturação da afinidade (Figura 6.29).

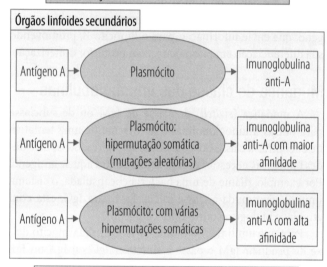

Figura 6.29. No processo de maturação da afinidade, linfócitos B diferenciados sofrem hipermutações somáticas sucessivas que dão origem a plasmócitos produtores de imunoglobulina com alta afinidade ao antígeno; ocorre nos órgãos linfoides secundários, após persistência ou exposição repetitiva ao antígeno. Prevalecem os plasmócitos e linfócitos B de memória produtores de imunoglobulinas de alta afinidade.

Anticorpos monoclonais

Habitualmente, diante de um antígeno são produzidos anticorpos com diferenças entre si, oriundos de diferentes clones de células B. Fala-se em anticorpos monoclonais para aqueles iguais entre si e originários de um único clone de linfócitos B (Figura 6.30).

Para a obtenção de anticorpos monoclonais, geralmente são sensibilizados camundongos com o antígeno para o qual se deseja uma resposta imunológica. É então retirado o baço desses animais, porque as células B esplênicas são grandes produtoras de imunoglobulinas. Sequencialmente, são acrescentadas células humanas de mieloma múltiplo, que têm

capítulo 6 Imunoglobulinas

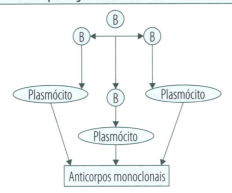

Figura 6.30. Anticorpos monoclonais são originários de um único clone de células B diferenciadas em plasmócitos.

como característica pertencerem a uma linhagem celular de proliferação contínua.

Na presença de glicol polietileno, há fusão dos genomas dos dois tipos celulares (linfócitos B de camundongo e de mieloma), dando origem a uma célula híbrida, murina e humana. As células em excesso de mieloma são destruídas em meio de cultura contendo lipoxantina. As células híbridas sofrem, em seguida, várias diluições para obtenção de uma única célula. Essa célula híbrida única é tratada em meios de cultura, dando início, após alguns dias, à síntese de anticorpos monoclonais oriundos desse único clone celular produzido. Esses anticorpos são retirados do sobrenadante e as células híbridas são estocadas em nitrogênio. Há proliferação constante pelo componente do mieloma, podendo-se retirar os anticorpos secretados sempre que necessário (Figura 6.31).

Há uma padronização para os anticorpos monoclonais, utilizando-se diferentes prefixos, infixos e sufixos, conforme a OMS. O prefixo dá o nome ao medicamento. O infixo mostra a função do monoclonal, como "tu" para tumores, "i" para imunomoduladores, além da origem do monoclonal: "u" para os provenientes de humanos; "zu" para os de origem murina e humana; "xi" para os quiméricos. O sufixo "mab" origina-se das palavras *monoclonal antibody* e faz parte dos monoclonais produzidos depois de 1990 (Figura 6.32).

PADRONIZAÇÃO E UTILIZAÇÃO DE ANTICORPOS MONOCLONAIS

Padronização (OMS)

Prefixo → nome do medicamento
Infixo → função: "tu" para tumores, "i" para imunomoduladores
origem: "u" origem humana, "zu" origem murina e humana
Sufixo → "mabe" das palavras *monoclonal antiboby*

Utilização

Diagnósticos laboratoriais →
 anti-CD19 ou anti-20 ou anti-21 (identificam B),
 anti-CD3 (T), anti-CD4 (T auxiliar), anti-CD8 (T citotóxico)
Tratamentos →
 anti-CD20 (linfomas de células B), anti-CTLA-4 (neoplasias)
 anti-CD3, anti-CD4, anti-CD8 (rejeições celulares a transplantes)
 anti-Fc de IgE, anti-IL-5, anti-IL-5R, anti-IL-4R/IL-13R, anti-TSLP
  (reações IgE-mediadas)
 anti-TNF, anti-IL-17 (em inflamações excessivas, como psoríase)

Figura 6.32. Há padronização pela OMS dos prefixos, infixos e sufixos utilizados na denominação de anticorpos monoclonais. Os anticorpos monoclonais são classificados como imunobiológicos por serem derivados de material vivo. Helmintíases devem ser afastadas antes do uso de monoclonais em reações IgE-mediadas, assim como qualquer tipo de infecção antes da utilização de monoclonais anti-inflamatórios. Estão citados alguns tratamentos com monoclonais segundo o "Guia para o manejo da asma grave ASBAI".

A utilização de anticorpos monoclonais são úteis na identificação de subpopulações de linfócitos, de leucócitos anômalos, na detecção de antígenos leucocitários humanos (HLA), de hormônios, de antígenos relacionados a tumores, de tipagem de leucemias e linfomas, e na identificação de bactérias, vírus e parasitas. Assim são utilizados anti-CD19, anti-20 ou anti-21 para identificar linfócitos B, anti-CD3 (T), anti-CD4 (T auxiliar) e anti-CD8 (T citotóxico).

Existem cada vez mais tratamentos com anticorpos monoclonais para diferentes doenças, como leucemia linfocítica aguda e crônica, leucemia mielocítica aguda, linfomas de células B e T, alguns tumores sólidos, rejeição imunológica a transplantes, doença do enxerto *versus* hospedeiro e doenças reumatológicas. São classificados como medicamentos imunobiológicos (derivados de materiais vivos), assim como vacinas, alérgenos, hemoderivados, probióticos. Os anti-CD3, anti-CD4 e anti-CD8 podem

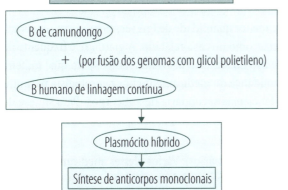

Figura 6.31. A fusão de linfócitos B produtores dos anticorpos que se deseja obter com linfócitos B de uma linhagem que prolifera continuamente (como mieloma) forma um plasmócito híbrido, que sintetiza apenas um tipo de anticorpo.

ser úteis na rejeição celular a transplantes (dependendo do linfócito predominante na rejeição); anti-CD20, em linfomas de células B, uma vez que depletam células B mas não plasmócitos uma vez que estes não apresentam CD20; anti-CTLA-4, uma vez que CTLA-4 é uma molécula inibitória de T ativada por células neoplásicas, inibindo a ativação de T; anti-Fc de IgE, anti-IL-5, anti-IL-5R, anti-IL-4R/IL-13R, anti-TSLP utilizados em certos casos de reações IgE-mediadas, após afastadas helmintíases; anti-TNF e anti-IL-17 em certas inflamações excessivas, especialmente psoríase, após afastadas infecções. São promissores os tratamentos com anticorpos monoclonais.

Toxicidade e efeitos colaterais dos anticorpos monoclonais são principalmente devidos ao componente murino: mal-estar, febre, náuseas, vômitos, diarreia, urticária, broncoespasmo, hipotensão e anafilaxia. Quanto menor a fração murina, menor será a reação.

Questões

1ª. Quais são as regiões da imunoglobulina responsáveis pela atividade biológica e especificidade antigênica da imunoglobulina?

2ª. Quais as classes de imunoglobulinas que caracterizam as atividades biológicas: a) Primeira sintetizada indicando processo infeccioso atual? b) Atravessa placenta? c) Ativa complemento? d) Defesa contra *Giardia lamblia*? e) Dificulta a penetração de alérgenos através de mucosas?

3ª. Na deficiência de IgA deve ser feita reposição com imunoglobulina humana?

4ª. Quais são os anticorpos que defendem contra os agentes de pneumonias *Streptococcus pneumoniae* e *Haemophilus influenzae*? Em que subclasse estão contidos? Deve ser feita a reposição com imunoglobulina humana diante da deficiência de tais anticorpos e pneumonias de repetição?

5ª. Qual é a finalidade de mudança de classe da imunoglobulina e qual a parte da imunoglobulina que é trocada? O que é necessário para a mudança de classe?

Observação: respostas no anexo final.

CASOS CLÍNICOS

Caso 1: Menina de nove anos foi encaminhada ao setor especializado por infecções de repetição há um ano: otites (6), amigdalites (7) e inúmeros episódios de diarreia. A mãe referia que até os oito anos a criança era hígida, raramente apresentando quadros gripais. Aos sete anos e seis meses começou a apresentar contrações de um lado da face durante o sono. Depois de três meses houve piora das contrações faciais até apresentar crises convulsivas generalizadas. Aos oito anos recebeu diagnóstico de epilepsia primária da infância e passou a receber fenitoína, com controle do quadro convulsivo. Ao exame apresentava-se bem, sem alterações. Os exames laboratoriais mostraram valores normais quando comparados às curvas de normalidade para a idade, com exceção da IgA sérica: abaixo de 7 mg/dL. Foi afastada giardíase.

Evolução: Solicitado ao neurologista a possível mudança da classe do anticonvulsivante. Três meses após a troca do medicamento deixou de apresentar infecções e sete meses depois, apresentou IgA sérica acima de 7 mg/dL.

Discussão: A diminuição de IgA sérica reflete menor dimerização e menor quantidade de IgA secretora. A consequência são infecções em mucosas, em especial otites, amigdalites e diarreia, como no caso relatado. A giardíase é frequente na deficiência de IgA. A paciente não apresentava infecções antes do uso do anticonvulsivante, motivo pelo qual foi feita hipótese de deficiência de IgA secundária a anticonvulsivante. A mudança do medicamento por neurologista permitiu a manutenção do controle neurológico e o desaparecimento da deficiência secundária de anticorpos. Para síntese de IgA há necessidade da cooperação de Th2 e Th3, com síntese de IL-5, IL-10 e TGF-β, para que o plasmócito mude a síntese de IgM para IgA.

É importante que anticonvulsivantes sejam prescritos sempre que necessários. Vários destes medicamentos têm sido associados à deficiência secundária de IgA, IgG ou IgM, na criança e no adulto, sendo necessária tal hipótese diante de infecções de repetição após seu uso, seguido de encaminhamento para o neurologista avaliar a troca do anticonvulsivante quando necessário.

Caso 2: Menino de dez anos com história de infecções de repetição desde doze meses, que se iniciaram com otites e amigdalites de repetição, seguidas de pneumonias (duas no último ano). Apresentava ainda episódios esporádicos de diarreia. Foi encaminhado ao setor especializado, sem infecções no momento do atendimento. Sem história familiar de óbitos por infecção.

Evolução: Foram solicitadas classes de imunoglobulinas, que mostraram aumento de IgM, diminuição de IgG, IgA e IgE séricas. Na sequência, as subclasses de imunoglobulinas mostraram diminuição de IgG1, IgG2, IgG3 e IgG4. O número de linfócitos B (CD19+) e de linfócitos T (TCD3) foi normal. A quantificação de CD40L foi normal, seguida da quantificação de CD40, que mostrou acentuada diminuição.

Discussão: Diante do quadro de infecções bacterianas de repetição, foi aventada hipótese de Erro Inato da Imunidade (EII) com deficiência predominantemente de anticorpos, razão pela qual a investigação foi dirigida para imunoglobulinas séricas e linfócitos B. Tendo em vista o aumento de IgM e a diminuição das demais classes de imunoglobulinas, com linfócitos B normais, foi feita hipótese de síndrome de hiper-IgM, a qual pode ser determinada por deficiência de CD40 (em B) ou deficiência de CD40L (em T) – estes dois EII são atualmente classificados como "imunodeficiências combinadas menos graves do que SCID". Após o resultado de CD40L normal, foi avaliada CD40, concluindo sobre o diagnóstico de hiper-IgM por falta de CD40. Foi solicitada a avaliação de geneticista para o aconselhamento genético, que concluiu ser herança autossômica recessiva, além do acompanhamento com infectologista.

Na deficiência de CD40 em B ou de CD40L em Th não há mudança de classe de IgM para as demais classes. A consequência é o aumento de IgM (que pode estar normal principalmente na ausência de infecções) e a diminuição de IgG (levando às pneumonias de repetição), de IgA (infecções em mucosas de vias aéreas e digestivas) e de IgE (parasitoses disseminadas). O tratamento para a deficiência de D40L é o transplante de medula óssea (T repopula a medula) e para a deficiência de CD40 em B é a reposição com imunoglobulina humana mensal, como foi feito no presente caso. O diagnóstico é imprescindível para a melhor qualidade de vida e até a sobrevida do paciente.

Caso 3: Gestante de 26 anos, no primeiro trimestre de gestação, sem antecedentes de sinais ou sintomas de infecção, apresentando sorologia positiva para rubéola. Procurou orientação médica referindo preocupação pela positividade do exame sorológico.

Evolução: Foram solicitadas IgG e IgM para rubéola, as quais mostraram valores aumentados para IgG, sem aumento de IgM. Após 15 dias, os exames foram repetidos, mostrando valores semelhantes. Foi informado à paciente que naquele momento não era portadora de rubéola, provavelmente já tendo apresentado a doença anteriormente ou tendo vacina prévia.

Discussão: A rubéola pode determinar malformação congênita, principalmente nos primeiros meses de gestação, o que preocupou a gestante. Exames sobre sorologia, sem especificação dos diferentes isotipos de imunoglobulinas (para a doença em estudo), não são bons indicadores da imunidade humoral daquele momento. A IgM é a primeira a ser sintetizada diante de um processo infeccioso, estando, por isso, aumentada em processos agudos, fato que não ocorreu no presente caso. A IgG pode continuar elevada por muito tempo após a infecção por vírus da rubéola ou após vacinação, por ter meia-vida longa. Se nessa ocasião a paciente apresentasse rubéola, teria aumento de IgM seguido do aumento de IgG.

Referências bibliográficas

Abbas AK, Lichtman AH. Pillai S. Cellular and Molecular Immunology. 10th ed. Philadelphia: Elsevier; 2022. 571 p.

Aguiar R, Araújo C, Martins-Coelho G, Isenberg D. Use of Rituximab in Systemic Lupus Erythematosus: a single center experience over 14 years. Arthritis Care Res. 2017;69(2):257-62.

Andersen DC, Reilly DE. Production technologies for monoclonal antibodies and their fragments. Curr Opin Biotechnol. 2004;15(5):456-62.

Bioley G, Monnerat J, Lotscher M, Vonarburg C, Zuercher A, Corthesy B. Plasma-derived polyreactive secretory-like IgA and IgM opsonizing *Salmonella enterica typhimurium* reduces invasion and gut tissue inflammation through agglutination. Front Immunol. 2017;8:1043.

Ceccon MEJR, Diniz EMA, Vaz FAC, Ramos JLA. Imunidade do feto e do recém-nascido. Pediatria (São Paulo). 1997;19(1):9-23.

Cerutti A, Filipska M, Fa XM, Tachó-Piñot R. Impact of the mucosal milieu on antibody responses to allergens. J Allergy Clin Immunol. 2022;150(3):503-12.

Corthesy B, Kraehenbuhl JP. Antibody-mediated protection of mucosal surface. Curr Top Microbiol Immunol. 1999;236:93-111.

Couto JCF, Leite JM, Rodrigues MV. Diagnóstico laboratorial da toxoplasmose na gestação. Femina. 2002;30(10):731-7.

Delves PJ, Martin SJ, Burton DR, Roitt IM. Roitt's Essential Immunology. 13th ed. Oxford: Wiley-Blackwell Science; 2017. 576 p.

Eisen HN. Affinity enhancement of antibodies: how low-affinity antibodies produced early in immune responses are followed by high-affinity antibodies later and in memory B cell responses. Cancer Immunol Res. 2014;2:381-92.

Fagarasan S, Honjo T. Intestinal IgA synthesis: regulation of frontline body defences. Nat Rev Immunol. 2003;3(1):63-72.

Frank MM, Miletic VD, Jiang H. Immunoglobulin in the control of complement action. Immunol Res. 2000;22(2-3):137-46.

Giavina-Bianchi M, Giavina-Bianchi P. Eficácia e segurança do uso de dupilumabe em dois adolescentes com dermatite atópica grave. Einstein (São Paulo). 2021;19:eRC6064.

Goldman L, Schafer AI. Goldman's Cecil Medicine. 25th ed. Philadelphia: Saunders Elsevier; 2018. 3112 p.

Goudouris ES, Rego Silva AM, Ouricuri AL, Grumach AS, Condino-Neto A, Costa-Carvalho BT, et al. II Brazilian Consensus on the use of human immunoglobulin in patients with primary immunodeficiencies. Einstein (São Paulo). 2017;15(1):1-16.

Hanson QM, Barb AW. A perspective on the structure and receptor binding properties of immunoglobulin G Fc. Biochemistry. 2015;54:2931-42.

Hironaka HC, Casanova LD. Concentrações séricas de imunoglobulinas em sangue do funículo umbilical e em sangue materno no momento do parto. Acta Cir Bras. 2003;18(2):159-66.

Hozumi N, Tonegawa S. Evidence for somatic rearrangement of immunoglobulin genes coding for variable and constant regions. Pros Natl Acad Sci USA. 1976;73:3628-32.

Jacob CMA, Pastorino AC. Desenvolvimento do sistema imunológico. In: Schvartsman BGS, Maluf Jr PT. Coleção Pediatria. Instituto da Criança Hospital das Clínicas. Alergia e Imunologia para o Pediatra. São Paulo: Manole; 2009. p. 3-16.

Jimenez R, Salazar G, Baldridge KK, Romesberg FF. Flexibility and molecular recognition in the immune system. Proc Natl Acad Sci USA. 2003;100:92-7.

Jorge JJ. Imunoterapia no tratamento do câncer. Arq Asma Alerg Imunol. 2019;3:133-8.

Lamm ME. Current concepts in mucosal immunity. How epithelial transport of IgA antibodies relates to host defense. Am J Physiol. 1998;274(4 Pt 1):614-7.

Landor M. Maternal-fetal transfer of immunoglobulins. Ann Allergy Asthma Immunol. 1995;74(4):279-83.

Lu LL, Suscovich TJ, Fortune SM, Alter G. Beyond binding: antibody effector functions in infectious diseases. Nat Rev Immunol. 2018;18:46-61.

Mix E, Goertsches R, Zett UK. Immunoglobulins – basic considerations. J Neurol. 2006;253(5):9-17.

Padlan EA. Anatomy of the antibody molecule. Mol Immunol. 1994;31:169-217.

Perez SE, Luna Centeno LD, Cheng WA, Marentes Ruiz CJ, Lee Y, Congrave-Wilson Z, et al. Human milk SARS-CoV-2 antibodies up to 6 months after vaccination. Pediatrics. 2022;149(2):e2021054260.

Porter RR. Structural studies of immunoglobulins. Scand J Immunol. 1991;34:382-9.

Radaev S, Sun P. Recognition of immunoglobulins by Fc gamma receptors. Mol Immunol. 2002;38(14):1073-83.

Resende V, Petroianu A. Funções do remanescente esplênico após esplenectomia subtotal para o tratamento de lesões complexas do baço humano. Rev Assoc Med Bras. 2002;48(1):26-31.

Sangster MY, Topham DJ, Järvinen KM. Association of human milk antibody induction, persistence, and neutralizing capacity with SARS-CoV-2 infection vs. mRNA Vaccination. JAMA Pediatr. 2022;176(2):159-68

Schroeder HW Jr, Cavacini L. Structure and function of immunoglobulins. J Allergy Clin Immunol. 2010;125(2):41-52.

Solé D, Sano F, Martii AA, Aranda CS, Chong-Neto HJ, Cocco R, et al. Guia prático de atualização: medicamentos biológicos no tratamento da asma, doenças alérgicas e imunodeficiências. Arq Asma Alerg Imunol. 2019;3:207-58.

Souza VF, Melo SV, Esteves PA, Schmidt CS, Gonçalves DA, Schaefer R, et al. Caracterização de herpes-vírus bovinos tipos 1 (BHV-1) e 5 (BHV-5) com anticorpos monoclonais. Pesq Vet Bras. 2002;22(1):13-8.

Stavnezer J. Immunoglobulin class switching. Curr Opin Immunol. 1996;8:199-205.

Stevens TL, Bossie A, Sanders VM, Fernandez-Boltran R, Coffman RL, Mosmann TR, et al. Regulation of antibody isotype secretion by subsets of antigen-specific helper T cells. Nature. 1988;334(6179):255-8.

Valle A, Zuber CE, Defrance T, Djossou O, De Rie M, Banchereau J. Activation of human B lymphocytes through CD40 and interleukin 4. Eur J Immunol. 1989;19(8):1463-7.

Wang G, de Jong RN, van den Bremer ET, Beurskens FJ, Labrijn AF, Ugurlar D, et al. Molecular basis of assembly and activation of complement component C1 in complex with immunoglobulin G1 and antigen. Mol Cell. 2016;63:135-45.

Woof JM, Mestecky J. Mucosal immunoglobulins. Immunol Rev. 2005;206:64-82.

Antígenos

Conceito

Antígenos são substâncias capazes de promover uma resposta imunológica, ou seja, o sistema imunológico reconhece como "estranhas" ao organismo. Na grande maioria dos casos, os antígenos são substâncias realmente estranhas (*non-self*), como bactérias, vírus, fungos, helmintos, protozoários, toxinas e a defesa é benéfica ao indivíduo. Em alguns casos, as substâncias são próprias do organismo (*self*), mas o sistema imunológico entende-as como estranhas, provocando uma resposta imunológica deletéria, resultando em doenças autoimunes.

Inicialmente os antígenos são combatidos pela resposta inata, por meio de barreira físico-química, afluxo de neutrófilos, monócitos, eosinófilos, síntese de citocinas da resposta inata, podendo haver ativação do complemento. Sequencialmente, é acionada a resposta adaptativa humoral (com o repertório de anticorpos) e a resposta adaptativa celular (com diferentes subpopulações de linfócitos) e produção de suas citocinas.

Denominações

Várias denominações são utilizadas para substâncias estranhas ao sistema imunológico.

Antígenos ou imunógenos ou antígenos imunogênicos ou antígenos completos são macromoléculas capazes de promover uma resposta imunológica. As macromoléculas são constituídas por grande quantidade de átomos unidos de forma covalente. Macromoléculas antigênicas são essencialmente proteínas e ácidos nucleicos, raramente carboidratos e quase nunca lipídios.

Haptenos ou antígenos incompletos são substâncias que por si só não promovem a resposta imunológica. Haptenos podem penetrar na pele, unirem-se a proteínas carreadoras do organismo, formando imunógenos e causando dermatite de contato alérgica. Podem ainda ser metabólitos de fármacos, que ligados à proteína carreadora do organismo, desencadeiam anemia hemolítica e lúpus, no caso, induzidos por fármacos.

Carreadores são substâncias, geralmente proteínas, que se unem a haptenos formando imunógenos. A união entre carreador e hapteno leva à ativação da resposta imunológica, contra o complexo formado ou contra o hapteno ou mais contra o carreador.

Adjuvantes são substâncias que aumentam o poder antigênico de imunógenos, fazendo com que estes permaneçam por um período maior na circulação e promovam uma resposta imunológica mais eficaz e duradoura. Os adjuvantes são muito utilizados em vacinas, como o hidróxido de alumínio ou alúmen nas vacinas contra difteria/pertussis/tétano, hepatite, *Haemophilus influenzae* e *Streptococcus pneumoniae*. O hidróxido de alumínio não é o adjuvante ideal, pois pode causar reações adversas como alergias, além de poder, por si só, determinar uma resposta imunológica. Os adjuvantes são importantes nas vacinas, uma vez que, na sua ausência, o antígeno vacinal pode ser rapidamente destruído, resultando em menor resposta e baixa memória imunológica (Figura 7.1).

DENOMINAÇÕES

- Antígenos ou imunógenos ou antígenos imunogênicos ou antígenos completos
  São macromoléculas capazes de promover uma resposta imunológica
  São principalmente proteínas e ácidos nucleicos
- Haptenos ou antígenos incompletos
  São substâncias que por si só não promovem uma resposta imunológica
- Carreadores
  São substâncias que se unem a haptenos formando imunógenos
- Adjuvantes
  São substâncias que aumentam o poder antigênico de imunógenos
- Alérgenos
  São antígenos que promovem resposta imunológica exacerbada (alergias)
- Neoantígenos
  São antígenos que surgem após modificações de substâncias não antigênicas
- Superantígenos
  São antígenos que promovem a ativação direta e desordenada de linfócitos T
- Antígenos tolerogênicos
  São antígenos que induzem tolerância (falta de resposta imunológica)

Figura 7.1. Conceito de antígenos e diferentes denominações utilizadas.

Alérgenos são antígenos que promovem resposta imunológica exacerbada, originando reações de hipersensibilidade ou alergias. Podem ser alérgenos: ácaros da poeira doméstica (*Dermatophagoides pteronyssinus, Dermatophagoides farinae, Blomia tropicalis*), pelos de animais (cães, gatos, coelhos, pássaros, hamsters, cavalos), restos de baratas (*Blatella germanica, Periplaneta americana*), polens, alimentos, látex, medicamentos e outros.

Neoantígenos são antígenos que surgem após modificações da estrutura de substâncias anteriormente não antigênicas.

Superantígenos são antígenos que ativam diretamente linfócitos T, sem a necessidade da apresentação antigênica completa, ocorrendo união só a algumas partes do receptor de célula T (TCR). O resultado é uma ativação intensa de linfócitos, porém de forma desordenada, levando à defesa pouco eficaz. Pode resultar ainda em produção excessiva de citocinas, causando sepse e síndrome de Kawasaki (vasculite sistêmica). Entre os superantígenos encontram-se glicoproteínas do HIV, toxinas estafilocócicas e estreptocócicas.

Fala-se em antígenos tolerogênicos quando induzem tolerância ou falta de resposta imunológica. São principalmente as substâncias próprias do organismo, mas pode haver indução da tolerância com substâncias externas, como alérgenos (Figura 7.1).

Classificação e natureza química dos antígenos

Os antígenos podem ser classificados quanto à origem, à espécie e à natureza química. Fala-se em antígenos endógenos e exógenos, conforme sua origem seja própria ou não própria ao organismo. A resposta imunológica contra um antígeno exógeno é benéfica ao organismo, desde que não ocorra de forma exacerbada, como em alergias. A resposta imune a antígenos endógenos é benéfica quando ocorre contra células anômalas, como neoplásicas. Entretanto, a resposta a antígenos endógenos pode ser deletéria, como é o caso de resposta imunológica contra o DNA próprio do indivíduo, que, ao deixar de ser reconhecido como próprio, resulta em doença autoimune.

Quanto à espécie, os antígenos podem ser classificados em xenoantígenos, aloantígenos e autoantígenos. Os xenoantígenos são antígenos comuns a determinada espécie animal, estando presentes em todos os membros daquela espécie, como os xenoantígenos humanos. Fala-se em aloantígenos para antígenos presentes em alguns membros da espécie, como os aloantígenos dos grupos sanguíneos e os de um doador não HLA relacionado ao receptor do transplante. Os autoantígenos são substâncias próprias do organismo, consideradas estranhas pelo sistema imune, podendo ocasionar doenças autoimunes.

Quanto à natureza química, qualquer substância pode ter poder antigênico: proteínas, polissacarídeos, lipídios ou complexos químicos. As proteínas são, em sua maioria, imunógenos, geralmente com alto poder antigênico; os ácidos nucleicos podem atuar como imunógenos ou como haptenos. Os polissacarídeos podem ser imunógenos, mas são rapidamente degradados; podem ser ótimos haptenos. Os lipídios quase nunca são imunógenos, podendo às vezes ser haptenos. Os complexos químicos são imunógenos de alto poder antigênico, ou seja, determinam alto nível de resposta imunológica (Figura 7.2).

CLASSIFICAÇÃO E NATUREZA QUÍMICA DOS ANTÍGENOS

ORIGEM
- Exógenos: provenientes do meio externo
- Endógenos: pertencem ao próprio organismo

ESPÉCIE
- Xenoantígenos: próprios da espécie
- Aloantígenos: próprios de alguns membros da espécie
- Autoantígenos: próprios do indivíduo

NATUREZA QUÍMICA
- Proteínas: geralmente imunógenos
- Polissacarídeos: podem ser imunógenos; são ótimos haptenos
- Lipídios: quase nunca são imunógenos
- Complexos químicos: são imunógenos de alto poder antigênico

Figura 7.2. Classificação dos antígenos quanto à origem, à espécie e à natureza.

Estrutura dos antígenos

Considerando-se o peso molecular, antígenos acima de 100.000 dáltons (Da) têm alta capacidade antigênica, fazendo exceção aos cálculos renais, os quais, apesar do alto peso molecular, não determinam respostas imunológicas importantes, por razões não bem esclarecidas. Complexos com peso acima de 10.000 Da em geral atuam como antígenos. A maior parte dos alérgenos tem peso molecular entre 5.000 e 70.000 Da. Substâncias com menos do que 4.000 Da, quase nunca têm ação antigênica (Figura 7.3).

Os antígenos diferenciam-se, ainda, quanto à conformação antigênica. Assim, algumas substâncias, quando desnaturadas, têm seu poder antigênico alterado para mais ou para menos. As proteínas apresentam uma ordenação na sequência de seus aminoácidos. Qualquer alteração dessa sequência ou da configuração globular da proteína leva à desnaturação, a qual pode resultar após exposição ao calor, às radiações ultravioletas, à adição de ácido ou base, ou por ação mecânica. Em vários casos, os alérgenos, quando desnaturados, perdem o seu poder antigênico.

Altas cargas elétricas também determinam a antigenicidade de uma substância. Na maioria dos casos, altas cargas elétricas, positivas ou negativas, afastam os antígenos das células de defesa imunológica, alterando o poder antigênico (Figura 7.3).

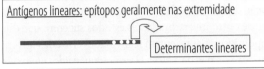

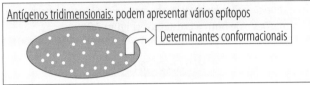

Figura 7.3. Os antígenos apresentam diferentes pesos moleculares e conformações. A maioria dos antígenos apresenta peso molecular acima de 5.000 dáltons (Da). A conformação de um antígeno é modificada conforme haja desnaturação ou altas cargas elétricas em sua molécula.

Figura 7.5. O número de epítopos existentes em um antígeno é variável e sua localização depende da configuração do antígeno, denominando-se determinantes lineares (em antígenos lineares) ou conformacionais (em antígenos tridimensionais).

Epítopo ou determinante antigênico

Epítopo ou determinante antigênico é a parte do antígeno que promove a resposta imunológica, ou seja, é a parte ativa da molécula do antígeno. A maioria de epítopos é constituída por grupamentos de aminoácidos (Figura 7.4).

Um mesmo antígeno pode conter mais do que um determinante antigênico. Nos antígenos lineares, os determinantes antigênicos geralmente situam-se nas extremidades e são chamados <u>determinantes lineares</u>. Tal posição facilita a união a produtos da resposta imunológica. Em antígenos tridimensionais, epítopos precisam estar na superfície externa para que possam atuar como tais, sendo denominados <u>determinantes conformacionais</u>. Os epítopos, quando localizados nas porções internas, não têm contato com o sistema imunológico, só provocando uma resposta imunológica quando exteriorizados (Figura 7.5).

Vias de penetração dos antígenos

Os antígenos sofrem a defesa pela resposta inata para depois alcançar os órgãos linfoides periféricos. Estes são atingidos na dependência da via de penetração dos antígenos. Assim, por via epitelial, subcutânea e intradérmica, os antígenos são levados para os linfonodos mais próximos de sua penetração, através dos capilares linfáticos e vasos linfáticos aferentes. Há proliferação de linfócitos nesse órgão linfoide secundário, resultando em adenomegalia regional, na proximidade da invasão antigênica.

Quando os antígenos penetram por via endovenosa ou intraperitoneal, são encaminhados pela circulação sanguínea e linfática para o baço. O encontro do antígeno com linfócitos leva à proliferação dessas células no baço, com esplenomegalia muitas vezes dependente da intensidade de resposta imunológica. Bacteremias ou viremias persistentes determinam esplenomegalia, sendo esta indicativa de uma infecção mais intensa, especialmente em adultos (Figura 7.6).

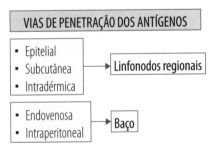

Figura 7.6. Órgãos atingidos conforme a via de administração: os antígenos que penetram por vias epitelial, subcutânea e intradérmica atingem linfonodos, enquanto os administrados por via endovenosa ou intraperitonealmente atingem o baço. O resultado pode ser adenomegalia e esplenomegalia.

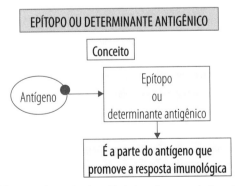

Figura 7.4. Epítopo (parte ativa da molécula do antígeno em relação ao sistema imunológico) geralmente é constituído por grupamentos de aminoácidos.

Reatividade cruzada

A reatividade cruzada ou reação cruzada ocorre quando há epítopos iguais ou muito semelhantes em antígenos diferentes. Os anticorpos formados contra os epítopos de um antígeno poderão reagir contra os epítopos iguais ou semelhantes de outro antígeno.

Tropomiosinas são proteínas dos seres vivos, havendo grande diferença entre as dos vertebrados e as dos invertebrados. Já as tropomiosinas dos invertebrados são semelhantes entre si. Assim, a tropomiosina de um invertebrado pode promover a formação de IgE e, essa IgE poderá reagir contra a tropomiosina similar de outro invertebrado. Os estudos sugerem que diferentes tropomiosinas apresentam reatividades cruzadas IgE-mediadas: tropomiosinas de ácaros (*Dermatophagoides pteronyssinus*, *Dermatophagoides farinae*), de baratas (*Periplaneta americana*), de camarões e de outros crustáceos (Figura 7.7).

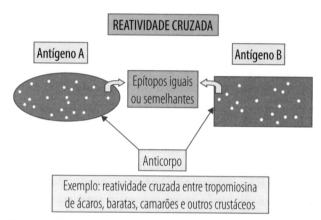

Figura 7.7. Reatividade cruzada: anticorpo formado contra epítopo do antígeno A pode reagir contra epítopo igual ou similar existente em antígeno B.

Tolerância periférica dose dependente

Altas doses ou baixas doses repetitivas de antígeno levam à ausência de resposta imunológica, o que é denominado tolerância. Como esta ocorre nos órgãos periféricos, é chamada tolerância periférica da resposta imunológica (Figura 7.8).

A tolerância – que quase sempre é um mecanismo da resposta adaptativa – torna-se comprometedora quando há necessidade de defesa imunológica, como no caso de altas concentrações de antígenos atingirem um organismo. Em tais condições, inicialmente há aparecimento de Fas ligante, resultando em apoptose de células de defesa. Somente após um catabolismo antigênico, determinado pelo próprio antígeno, acarretando menor quantidade da substância estranha, é que se dá a resposta imunológica. Nesses casos, a defesa leva certo tempo para ser iniciada, podendo agravar o quadro do paciente.

A tolerância imunológica é bem-vinda quando os antígenos estão conduzindo à alergia. Nesses casos, após baixas doses repetitivas de antígeno, há diminuição da resposta imunológica, permitindo uma resposta imune habitual ou até mesmo a ausência de resposta imunológica.

A imunoterapia alérgeno-específica tem como princípio básico a indução de tolerância periférica através de baixas doses repetitivas de alérgenos da hipersensibilidade IgE-mediada. Acredita-se que o mecanismo básico seja o aumento de T reguladores adaptativos ou induzíveis, sintetizadores de IL-10 e TGF-β (fator-beta transformador de crescimento de colônias). Os linfócitos T reguladores adaptativos promovem a "tolerância de observação" e diminuem as diferentes subpopulações de T (Th2, Th-9, Th17, Th22). Como consequência da diminuição de citocinas de Th2 há menor afluxo de eosinófilos, aumento de IgG4 bloqueadora e, em longo prazo, diminuição de IgE específica. Há também diminuição das células linfoides inatas tipo 2, que propiciam a inflamação alérgica. É provável que também haja diminuição de Th1, através de Treg, uma vez que não aparecem doenças tipo Th1 em pacientes que recebem tal tratamento. O resultado é o controle da alergia IgE-mediada. Deve ser orientada por especialistas e necessita de cautela, pois pode desencadear crises alérgicas, uma vez que está sendo administrado o alérgeno desencadeante da alergia (Figura 7.9).

A dessensibilização baseia-se em administrar doses progressivas do medicamento até o indicado para o uso terapêutico. Tal procedimento se faz necessário em casos de alergia a medicamentos que não possam ser substituídos ou quando o risco de vida é maior com a falta do medicamento do que a própria alergia. Só pode ser realizada em pacientes internados, sob supervisão médica e utilizando-se protocolos

TOLERÂNCIA DOSE-DEPENDENTE

- **ALTAS DOSES DE ANTÍGENO:** apoptose por aparecimento de FasL em células de defesa
- **BAIXAS DOSES REPETITIVAS DE ANTÍGENO:** aumento de linfócitos reguladores

↓

Tolerância periférica: ausência da resposta imunológica nos órgãos linfoides secundários

Figura 7.8. A tolerância periférica dose-dependente pode ser obtida por altas ou baixas doses de antígenos, levando à ausência da resposta imunológica.

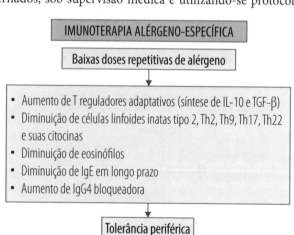

Figura 7.9. A tolerância por baixas doses repetitivas é o princípio básico da imunoterapia alérgeno-específica, a qual deve ser feita com extratos apropriados, na ausência de outras doenças de base e por profissionais especializados.

pré-estabelecidos na literatura. A dose é aumentada de forma rápida, com muito controle, observando-se todos os parâmetros clínicos. O sistema imunológico passa a não responder em forma de alergia contra a quantidade necessária do medicamento, por mecanismos não totalmente esclarecidos. Na dessensibilização, é induzida uma tolerância transitória: há novamente resposta exacerbada ao fármaco, se este for retirado de forma abrupta ou se reintroduzido após algum tempo. Os protocolos de dessensibilização mais utilizados são para insulina, penicilina, cefalosporinas, sulfonamidas, rifampicina e isoniazida (Figura 7.10).

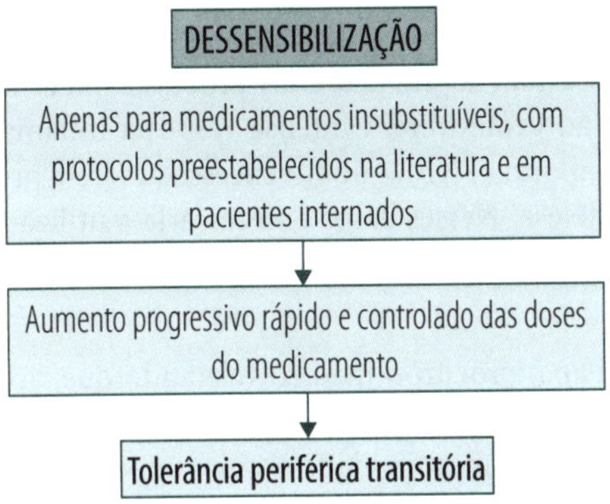

Figura 7.10. A dessensibilização para um medicamento é temporária, podendo haver novamente resposta alérgica com uma reintrodução posterior.

Questões

1ª. O que são imunógenos, haptenos, adjuvantes, superantígenos?

2ª. O que é epítopo ou determinante antigênico?

3ª. Por que a esplenomegalia pode indicar processo infeccioso mais intenso?

4ª. Quais são os principais tipos de alérgenos?

5ª Qual o mecanismo imunológico que ocorre com a administração de baixas doses repetidas de alérgeno (imunoterapia alérgeno específica)?

Observação: respostas no anexo final.

CASOS CLÍNICOS

Caso 1: Paciente de 21 anos, sexo feminino, mau estado geral, apresentando febre há sete dias, esplenomegalia, anemia, petéquias e aparecimento de sopro cardíaco.

Evolução: Foi internada com diagnóstico de endocardite infecciosa, recebendo penicilina cristalina. A hemocultura revelou *Streptococcus* spp. Houve melhora da febre doze horas após o início da terapia. Entretanto, a paciente começou a apresentar lesões urticariformes progressivas e edema de lábios e pálpebras. Foi considerado ter alergia à penicilina, a qual foi substituída por vancomicina e gentamicina. Voltou a apresentar febre e piora do estado geral. Passou então a receber tratamento de dessensibilização para penicilina.

Discussão: O quadro é clássico de endocardite infecciosa e o tratamento de primeira escolha para *Streptococcus* spp. é a penicilina. Como o antibiótico mostrou-se insubstituível e existem protocolos para dessensibilização à penicilina em pacientes internados foi possível fazer o procedimento. A dessensibilização consta de: início com doses baixas, aumentando-se a dose até atingir a necessária; seguem-se sempre protocolos preestabelecidos; só pode ser feita em ambiente hospitalar com possibilidade de atendimento de urgência. A dessensibilização é uma tolerância periférica temporária, ou seja, se em outra ocasião a paciente necessitar do mesmo medicamento apresentará novamente a reação alérgica.

Caso 2: Paciente de 46 anos, sexo feminino, foi submetida à histerectomia por mioma, sendo utilizada no pós-operatório sonda vesical durante algumas horas. 36 horas depois da cirurgia passou a apresentar febre alta, episódios de calafrios, urina esbranquiçada e confusão mental, prostração, sinal de Giordano positivo e baço a 3 cm do rebordo costal esquerdo.

Evolução: O exame de urina mostrou leucocitúria acentuada. A urocultura e a hemocultura revelaram *Escherichia coli*. Foi diagnosticada pielonefrite associada à sepse. Recebeu antibiótico por via endovenosa e houve regressão do quadro.

Discussão: É considerada infecção hospitalar para infecções que surjam em pacientes que não apresentavam infecção no momento da internação, ou seja, houve penetração do patógeno durante a internação. Os principais agentes microbianos da infecção urinária são bactérias Gram-negativas, em especial a *Escherichia coli*, a qual é uma bactéria do *habitat* normal do intestino. É frequente infecção urinária após o uso de sonda de permanência, por contaminação intestinal, devendo ser utilizada apenas sonda de alívio, quando necessária.

A *Escherichia coli* é um imunógeno exógeno que contém muitos epítopos, como as demais bactérias, além de ser constituída por complexos químicos, caracterizando assim um alto poder antigênico, o que determina uma maior resposta imunológica. Além do alto poder antigênico de bactérias patogênicas, é provável que tenha havido no presente caso a penetração de grande número de bactérias da flora intestinal, atingindo inicialmente o trato urinário, com proliferação de linfócitos nos linfonodos regionais. O sinal de Giordano positivo (dor no flanco diante de punho-percussão leve) indica que o patógeno atingiu o interstício renal. A esplenomegalia em adultos, resultante de processos infecciosos e não de outras causas, é indicativa de que o patógeno tenha atingido a circulação sanguínea. O aumento do baço é, então, resultante da proliferação de linfócitos, mostrando a maior gravidade do processo infeccioso. A sepse geralmente é determinada por bactérias Gram-negativas, que, ao promoverem intensa resposta inflamatória, determinam aumento de citocinas, em especial do Fator de Necrose Tumoral (TNF), que em excesso acarreta prejuízo ao organismo – um estado de excesso de inflamação na tentativa de defesa. Nesses casos é necessária a utilização de antibióticos sensíveis e eficazes, que auxiliem o sistema imunológico no combate contra o agente agressor.

Caso 3: Paciente com 50 anos, sexo feminino, moradora de zona urbana, procurou médico relatando que, após ter ido para zona rural, há três dias, passou a apresentar lesões de pele, intensamente pruriginosas, devidas à picada de pernilongo (*sic*). A paciente comparava-se a morador de zona rural, com a mesma idade e que também foi picado pelos mesmos insetos, mas apenas quando criança havia apresentado lesões iguais às da paciente e atualmente nada apresentava após as picadas. Ao exame, a paciente apresentava lesões vesiculopapulares disseminadas, mesmo em áreas que não foram picadas.

Evolução: Foi diagnosticado estrófulo, prescrito anti-histamínico oral de segunda geração e feita orientação para uso de repelente prévio em situações semelhantes.

Discussão: A paciente apresentou estrófulo, ou seja, reação exacerbada à picada de insetos. O morador da zona rural havia apresentado estrófulo quando criança, mas com o passar do tempo e após várias picadas de inseto deixou de ter a reação alérgica a picadas de pernilongo. Assim, depois de ter recebido repetidas baixas dosagens de determinantes antigênicos ou epítopos passou a apresentar tolerância imunológica periférica natural, levando à ausência da reação alérgica, ou seja, houve uma tolerância imunológica periférica desenvolvida por repetidas picadas do inseto.

Referências bibliográficas

Andrade LCF, Montesano AM, Bastos MG. O sistema imune. Rev Med Minas Gerais. 1994;4(1):29-36.

Andrade SG, Andrade V, Rocha Filho FD, Barral Netto M. Análise antigênica de diferentes cepas do *Trypanosoma cruzi*. Rev Inst Med Trop São Paulo. 1981;23(6):245-50.

Banic DM, Bossus M, Delplace P, Tartar A, Gras-Masse H, Conseil V, et al. Immunogenicity and antigenicity of the N-term repeat aminoacid sequence of the *Plasmodium falciparum* P126 antigen. Mem Inst Oswaldo Cruz. 1992;87(3):159-62.

Berinstein A, Sadir AM. Adyuvantes: conceptos. Rev Argent Microbiol. 1990;22(3):159-6.

Buccheri G, Torchio P, Ferrigno D. Clinical equivalence of two cytokeratin markers in mon-small cell lung cancer: a study of tissue polypeptide antigen and cytokeratin 19 fragments. Chest. 2003;124(2):622-32.

Burks AW, Holgate ST, O'Hehir RE, Broide DH, Bacharier LB, Hershey GKK, et al. Middleton's Allergy: Principles and Practice. 9th ed. Philadelphia: Elsevier Health Sciences; 2019. 1649 p.

Carter R, Canning EU. Characterization of candidate antigens. Mem Inst Oswaldo Cruz. 1992;87(3):155-7.

Delves PJ, Martin SJ, Burton DR, Roitt IM. Roitt's Essential Immunology. 13th ed. Oxford: Wiley-Blackwell Science; 2017. 576 p.

Denikus N, Orfaniotou F, Wulf G, Lehmann PF. Fungal antigens expressed during invasive aspergillosis. Infect Immun. 2005;73(8):4704-13.

Genov IR, Solé D, Santos ABR, Arruda LKP. Tropomiosinas e reatividade cruzada. Rev Bras Alerg Imunopatol. 2009;32(3):89-95.

Hamdy A, Leonardi A. Superantigens and SARS-CoV-2. Pathogens. 2022;11(4):390.

Hofstetter HH, Sbive CL, Forstuber TG. Pertussis toxin modulates the immune response to neuroantigens injected in incomplete Freund's adjuvant: induction of Th1 cells and experimental autoimmune encephalomyelitis in the presence of high frequencies of Th2 cells. J Immunol. 2002;169(1):175-225.

Kienberger F, Kada G, Mueller H, Hinterdorfer P. Single molecule studies of antibody-antigen interaction strength *versus* intramolecular antigen stability. J Mol Biol. 2005;347(3):597-606.

MacCallum RM, Martin AC, Thornton JM. Antibody-antigen interactions: contact analysis and binding site topography. J Mol Biol. 1996;262(5):732-45.

Mendonça LLF, Yoshinari NH, Balthazar PA, Cossermelli W. Antigenicidade endotelial nas doenças difusas do tecido conectivo. Rev Hosp Clin Fac Med Univ São Paulo. 1993;48(6):293-7.

Melli LC, Carmo-Rodrigues MS, Araújo-Filho HB, Solé D, Morais MB. Intestinal microbiota and allergic diseases: A systematic review. Allergol Immunopathol. 2016;44(2):177-88.

Merckel MC, Tanskanen J, Edelman S, Westerlund-Wikstrom B, Korhonen TK, Goldman A. The structural basis of receptor binding by Escherichia coli associated with diarrhea and septicemia. J Mol Biol. 2003;331(4):897-905.

Miyata T, Asami N, Uragami T. A reversibly antigen-responsive hydrogel. Nature. 1999;399(6738):766-9.

Murphy K, Travers P, Walport M. Janeway's Immunobiology – Immunobiology: The Immune System (Janeway). 9th ed. New York: Garland Science; 2017. 924 p.

Patarroyo ME, Alba MP, Vargas LE, Silva Y, Rosas J, Rodríguez R. Peptides inducing short-lived antibody responses against *Plasmodium falciparum* malaria have shorter structures and are read in a different MHC II functional register. Biochemistry. 2005;44(18):6745-54.

Pereira VAR, Aun WCT, Mello JR. Mecanismos da imunoterapia alérgeno-específica. Arq Asma Alerg Imunol. 2017;1(3):257-62.

Perret R, Sierro SR, Botelho NK, Corgnac S, Donda A, Romero P. Adjuvants that improve the ratio of antigen-specific effector to regulatory T cells enhance tumor immunity. Cancer Res. 2013;73(22):6597-608.

Rabenhorst SH, Burini RC, Schmitt FCL. Marcadores da proliferação celular. Rev Bras Patol Clin. 1993;29(1):24-9.

Rodriguez C, Balanza E, Holguin E, Washington C. Obtención y caracterización de clones de leshmania para la producción de antígeno. Cuad Hosp Clin. 2002;47(2):79-86.

Sasaki S, Takeshita F, Xin KQ, Ishii N, Okuda K. Adjuvant formulations and delivery systems for DNA vaccines. Methods. 2003;31(3):243-54.

Schumacher TN, Schreiber RD, Neoantigens in cancer immunotherapy. Science. 2015;348(6230):69-74.

Stanfield RL, Wilson IA, Smider VV. Conservation and diversity in the ultralong third heavy-chain complementarity-determining region of bovine antibodies. Sci Immunol. 2017;1:1-21.

Suneetha LM, Singh SS, Vani M, Vardhini D, Scollard D, Archelos JJ, et al. *Mycobacterium leprae* binds to a major human peripheral nerve glycoprotein myelin P zero (P0). Neurochem Res. 2003;28(9):1393-9.

Wang L, Rothemund D, Curd H, Reeves PR. Species-wide variation in the *Escherichia coli* flagellin (H-antigen) gene. J Bacteriol. 2003;185(9):2936-43.

Wang Q, Douglass J. Direct Detection and Quantification of Neoantigens. Cancer Immunol Res. 2019;7(11):1748-54.

Interação Antígeno e Resposta Adaptativa

Interação entre antígeno e resposta adaptativa

Na resposta adaptativa humoral, o antígeno é reconhecido por anticorpos sintetizados por plasmócitos (linfócitos B com extrema diferenciação). Na resposta adaptativa celular, os linfócitos T reconhecem o antígeno somente através de célula apresentadora de antígeno (APC) contendo antígenos leucocitários humanos (HLA) em sua superfície (Figura 8.1).

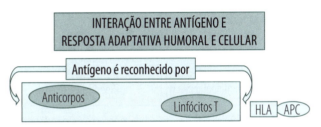

Figura 8.1. Na resposta adaptativa humoral o antígeno é reconhecido por anticorpos; na resposta celular é reconhecido por linfócitos T através da célula apresentadora de antígeno (APC). Conceito de antigenicidade e poder antigênico ou imunogenicidade.

Linfócitos B reconhecem antígenos através da IgM de suas superfícies; diferenciam-se então em plasmócitos produtores de IgM, a qual combate antígenos extracelulares.

Linfócitos T citotóxicos, através de seu TCR, reconhecem antígenos associados a HLA classe I de APC; irão combater antígenos intracelulares. Linfócitos T auxiliares (Th), também através de seu TCR, reconhecem antígenos associados a HLA classe II de APC; passam a cooperar com linfócitos B para que estes se diferenciem em plasmócitos sintetizadores de IgG ou IgA ou IgE, as quais irão combater antígenos extracelulares (Figura 8.2).

A interação entre T e APC resulta em formação de uma sinapse imunológica, mediada por HLA da APC e por TCR de linfócitos T. Essa sinapse permite o início do reconhecimento antigênico por linfócitos T.

Antigenicidade e poder antigênico

Antigenicidade é a capacidade da substância em determinar uma resposta imunológica, ou seja, atuar ou não como antígeno, dependendo se apresenta ou não antigenicidade.

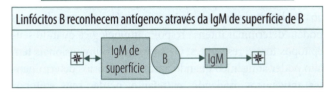
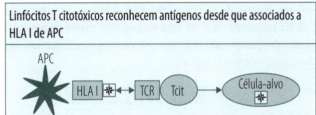
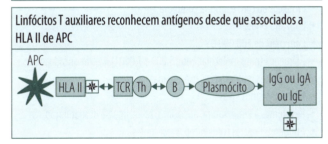

Figura 8.2. A sinapse imunológica ocorre entre célula apresentadora de antígeno (APC) e linfócitos T, mediada por antígenos leucocitários humanos HLA e receptor de célula T (TCR). Linfócitos T auxiliares (Th) ativados cooperam com B, para que esses se diferenciem em plasmócitos sintetizadores de imunoglobulinas, que irão combater antígenos extracelulares. T citotóxicos (Tc) ativados irão determinar lise em células-alvo contendo antígenos intracelulares.

Poder antigênico ou imunogenicidade é o potencial com que um antígeno determina a resposta imunológica. Assim, um antígeno pode ter maior ou menor imunogenicidade, dependendo se promove uma resposta imunológica de maior ou menor intensidade (Figura 8.3).

As características antigênicas fazem com que um antígeno apresente maior ou menor imunogenicidade. Entre os antígenos com alto poder antigênico encontram-se: antígenos proteicos ou com estrutura complexa; com alta avidez; antígenos com mais de 100.000 dáltons podem determinam elevada

ANTIGENICIDADE
É a capacidade da substância em determinar uma resposta imunológica: atua ou não como antígeno

PODER ANTIGÊNICO OU IMUNOGENICIDADE
É o potencial com que um antígeno determina a resposta imunológica: promove resposta de maior ou menor intensidade

Figura 8.3. Conceitos de antigenicidade e imunogenicidade.

resposta imunológica; alérgenos (peso molecular entre 5.000 e 70.000 dáltons) desencadeadores de respostas imunológicas exacerbadas (alergias); microrganismos vivos; substâncias exógenas resistentes a mudança de temperatura (termoestáveis), aos ácidos, às enzimas, à desnaturação. Os antígenos lineares podem determinar intensa resposta imunológica quando seus epítopos forem resistentes. Os antígenos tridimensionais têm alto poder antigênico quando apresentam vários determinantes antigênicos, podendo, entretanto, perder seus epítopos após mudanças de conformação. Um antígeno administrado por via intraperitoneal ou endovenosa tem maior poder antigênico do que quando utilizado por via oral ou subcutânea em doses equivalentes (Figura 8.4).

ANTÍGENOS COM ALTO PODER ANTIGÊNICO

- Proteicos ou com estrutura complexa
- Com alta avidez
- Com mais de 100.000 Da
- Alérgenos (peso molecular entre 5.000 e 7.000 Da) – desencadeadores de respostas imunológicas exacerbadas
- Microrganismos vivos
- Resistentes à temperatura, aos ácidos, às enzimas, à desnaturação
- Antígenos lineares com epítopos resistentes
- Antígenos tridimensionais com vários epítopos
- Administrados por via intraperitoneal ou endovenosa

Figura 8.4. Características de antígenos com alto poder antigênico ou alta imunogenicidade.

Locais de interação entre antígeno e resposta adaptativa

Os antígenos do sistema digestivo, respiratório, geniturinário encontram os linfócitos, nos tecidos linfoides associados às mucosas (MALT); os antígenos de pele encontram os linfócitos no tecido linfoide associado à pele (SALT). Os antígenos dos diferentes tecidos dirigem-se aos linfonodos, onde são combatidos por linfócitos. Os antígenos da circulação e do peritônio dirigem-se ao baço, onde encontram linfócitos. O tipo de resposta inata ou adaptativa celular ou humoral predominante depende da defesa necessária para combater cada antígeno. O predomínio de T e B, e de suas subpopulações, é também determinado pelo hospedeiro, na dependência de seu perfil imunológico.

As imunoglobulinas ou proteínas efetoras da resposta adaptativa humoral, ao se ligarem a antígenos, passam a ser denominadas anticorpos. No fragmento de ligação ao antígeno (Fab – *fragment antigen binding*) existe a região variável e, dentro desta, a hipervariável, a qual determina a especificidade do anticorpo ao antígeno. A região constante, formada por parte das cadeias constantes, dá a atividade biológica da imunoglobulina, não se unindo diretamente ao antígeno. Na resposta adaptativa celular, a região variável de TCR dá a especificidade de T (Figura 8.5).

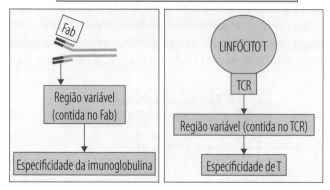

Figura 8.5. Na imunoglobulina, a especificidade ao antígeno é dada pela região hipervariável, contida na variável, a qual, por sua vez, é uma parte do Fab (fragmento de ligação ao antígeno). O receptor de célula T (TCR) situa-se na superfície de linfócitos T e contém a região variável, que é responsável pela especificidade do linfócito T.

Na resposta adaptativa humoral, a união entre epítopo (parte da molécula do antígeno que promove a resposta imunológica) e anticorpo ocorre através da região determinante de complementariedade (CDR), contida na região hipervariável do anticorpo (Figura 8.6).

Na resposta celular, a união ocorre entre epítopo associado ao HLA e região determinante de complementariedade (CDR) contida na região hipervariável do TCR. Assim, epítopos associados ao HLA de células apresentadoras unem-se ao CDR de linfócito T (Figura 8.7).

O CDR3 localizado mais internamente na região hipervariável da imunoglobulina e o CDR3 da parte mais interna do TCR são as regiões de maior variabilidade, responsáveis pela maior especificidade. Sabe-se que a interação entre o antígeno e a resposta adaptativa, tanto humoral como celular, depende do componente genético de cada indivíduo, uma vez que a especificidade do CDR da imunoglobulina e de linfócitos T são geneticamente herdadas. Como resultado da geração semi-aleatória da porção hipervariável da imunoglobulina e do TCR, o organismo tem a possibilidade de ge-

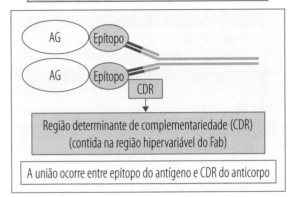

Figura 8.6. A interação entre antígeno e resposta adaptativa humoral se dá pela união entre epítopo (parte do antígeno que promove a resposta imunológica) e região determinante de complementariedade (CDR) do anticorpo, a qual é uma parte do Fab.

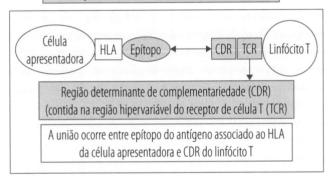

Figura 8.7. A interação entre antígeno e resposta adaptativa celular ocorre entre epítopo (parte do antígeno promotora da resposta imunológica) e o receptor de célula T (TCR), necessitando da associação do epítopo ao antígeno leucocitário humano (HLA) de uma célula apresentadora.

rar uma quantidade enorme de imunoglobulinas e de TCRs. Consequentemente, existem linfócitos B e T que nunca apresentarão seleção positiva, desde que não entrem em contato com os antígenos que iriam combater (Figura 8.8).

Valência das imunoglobulinas

As classes IgG, IgA (maior parte), IgE e IgD séricas e a IgM de superfície são monômeros, sendo, portanto, bivalentes: apresentam dois locais de união ao antígeno, ou seja, duas regiões hipervariáveis em cada molécula de imunoglobulina (Figura 8.9). As regiões da dobradiça, ricas em hidroxiprolina, podem passar da forma de um "Y" para a forma de um "T", permitindo a união a antígenos maiores.

A IgA secretora é na quase totalidade um dímero e, portanto, tetravalente, podendo se unir a quatro antígenos (Figura 8.10).

A IgM plasmática, por sua vez, sendo um pentâmero, teoricamente é decavalente, o que nem sempre ocorre: por questão espacial, apesar de conter hidroxiprolina na região da dobradiça, nem sempre é possível a união a dez antígenos (Figura 8.11).

Figura 8.8. O componente genético do indivíduo predetermina a codificação de regiões determinantes de complementaridade (CDR) da imunoglobulina e do receptor de célula T (TCR).

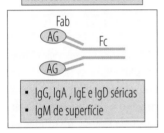

Figura 8.9. Os monômeros das imunoglobulinas IgM de superfície e IgG, IgA, IgE, IgD séricas são anticorpos bivalentes, com possibilidade de união a dois antígenos iguais.

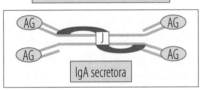

Figura 8.10. A maior parte da IgA secretora é um dímero tetravalente.

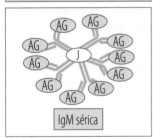

Figura 8.11. A IgM sérica é um pentâmero e teoricamente decavalente.

Características da união antígeno-anticorpo

Trata-se de uma união reversível, não covalente, sem características chave-fechadura. Isso é decorrente do fato de que não há apenas um anticorpo para cada antígeno, inexistindo fusão entre ambos (Figura 8.12).

As forças envolvidas por essa interação são sequenciais e diretamente proporcionais à distância entre o antígeno e o anticorpo. As principais forças de atração são, sequencialmente:

CARACTERÍSTICAS DA UNIÃO ANTÍGENO-ANTICORPO
- Não é chave-fechadura
- Não há fusão AG-AC
- É reação reversível

Figura 8.12. As características da união antígeno-anticorpo são importantes, porque existem vários anticorpos para um mesmo antígeno, permitindo a união do anticorpo que melhor defenda o organismo.

forças hidrofóbicas, eletrostáticas, hidrogeniônicas e de Van der Waals. As forças hidrofóbicas são responsáveis por mais da metade da interação, com atuação importante, porque os antígenos e os anticorpos comportam-se como hidrofóbicos, afastando complexos hidrofílicos e atraindo-se entre si. Após essa interação, estando antígenos e anticorpos mais próximos, são acionadas as forças eletrostáticas, unindo grupos ionizados com cargas eletricamente opostas. Havendo, ainda, maior proximidade entre antígeno e anticorpo, podem ter sequência as forças hidrogeniônicas, dadas por pontes de hidrogênio entre átomos de antígeno e de anticorpo. Estas são mais fracas, porém importantes pela grande quantidade com que surgem. Por último, antígeno e anticorpo muito próximos permitem que apareçam as forças de Van der Walls, decorrentes da união entre nuvens de elétrons com cargas elétricas opostas entre antígeno e anticorpo (Figura 8.13).

FORÇAS ATRATIVAS DA UNIÃO ANTÍGENO-ANTICORPO
1. Forças hidrofóbicas
   Mais da metade da força total
2. Forças eletrostáticas
   União entre grupos ionizados com cargas elétricas opostas
3. Forças hidrogeniônicas
   Pontes de hidrogênio entre átomos
4. Forças de Van der Waals
   Interação entre nuvens de elétrons

Figura 8.13. Os quatro tipos de forças que unem antígeno e anticorpo ocorrem sequencialmente, à medida que antígeno e anticorpo se aproximam.

Afinidade e avidez

A afinidade é a força total resultante entre um epítopo e seu determinante de complementaridade, mensurável pelas membranas que separam antígeno e anticorpo. Uma união pode ter afinidade alta ou baixa, dependendo da dimensão das forças que sobre ela atuam. Para um mesmo epítopo, a imunidade humoral promove a formação de vários anticorpos, provenientes de diferentes plasmócitos, prevalecendo a formação do anticorpo que apresente maior afinidade.

A avidez resulta da soma de todas as afinidades existentes entre antígeno e anticorpo, ou seja, é o resultado das forças de união entre todos os epítopos de um antígeno e seus determinantes de complementaridade. A avidez define melhor se uma interação é fraca ou forte, podendo também ser mensurada. Por tal razão, a avidez é também denominada afinidade funcional (Figura 8.14).

AFINIDADE E AVIDEZ DA UNIÃO ANTÍGENO-ANTICORPO

AFINIDADE
É a força resultante da união entre um epítopo e sua região determinante de complementaridade (CDR)

AVIDEZ ou AFINIDADE FUNCIONAL
É a soma das diversas afinidades (quando existem vários epítopos)

Figura 8.14. Conceitos de afinidade e de avidez.

Diversidade

Diversidade é a capacidade de os linfócitos apresentarem grande número de diferentes receptores antigênicos. Burnet, em 1959, postulou que a diversidade de anticorpos ocorre durante a vida fetal, mediante processos aleatórios com mutações somáticas, culminando com a lise de plasmócitos produtores de anticorpos autorreativos e a existência de repertório de anticorpos desde o nascimento, ganhando posteriormente o prêmio Nobel.

Repertório linfocitário refere-se ao número total de clones de linfócitos com diferentes especificidades antigênicas. Acredita-se que um adulto apresente cerca de 10^7 a 10^9 clones de linfócitos para epítopos diferentes.

Diversidade do receptor de célula T (TCR)

Na grande maioria, o TCR é formado por cadeia α (com segmentos VDJ) e cadeia β (segmento VJ). A síntese de tais cadeias é resultante de uma combinação aleatória de DNA de múltiplos segmentos de genes VDJ que ocorre no timo: há uma recombinação gênica ou diversidade combinatória ou recombinação somática (para diferenciar da que ocorre com células-tronco). Para linfócitos T não há hipermutações, ao contrário de B.

Os genes 1 e 2 ativadores da recombinação (RAG-1 e RAG-2) codificam enzimas recombinases (RAG-1 e RAG-2) que permitem a recombinação somática em V(D)J do TCR. Na ausência de RAG-1 e RAG-2 (ausência em T e B), não há formação de TCR nem de imunoglobulinas de superfície: tanto os linfócitos T como os B permanecem imaturos.

A especificidade antigênica de TCR é dada principalmente pelas diferenças sequenciais de aminoácidos da região hipervariável ou, mais precisamente, diferenças na região determinante de complementariedade (CDR) das cadeias glicopolipeptídicas α e β ou γ e δ do TCR. O resultado final é uma grande diversidade de linfócitos T em cada indivíduo (Figura 8.15).

DIVERSIDADE DE TCR

No órgão linfoide central (timo):
Recombinação somática por recombinases (RAG-1 e RAG-2) codificadas pelos genes 1 e 2 ativadores da recombinação (RAG-1 e RAG-2)
↓
Formação de diferentes regiões determinantes de complementariedade (CDR) nas cadeias α e β do TCR
↓
Diferentes TCR
↓
Diversidade de linfócitos T

Figura 8.15. A diversidade do receptor de célula T (TCR) é resultante da recombinação gênica individual que codifica as regiões determinantes de complementariedade (CDRs) das cadeias α e β formadoras do TCR.

Diversidade de anticorpos

Burnet propôs que um tipo de linfócito dá origem ao anticorpo com a mesma especificidade do anticorpo que apresenta em sua superfície; o anticorpo da superfície celular reconhece o antígeno, resultando na proliferação de um único clone celular desses linfócitos antigenicamente comprometidos. Medawar confirmou a teoria da seleção clonal, ganhando, ambos, o prêmio Nobel. Tonegawa propôs que o genoma contém a informação para a síntese de grande diversidade de moléculas de anticorpos, demonstrando a geração e a combinação de anticorpos, estudos que resultaram no prêmio Nobel de 1987.

Durante o desenvolvimento de linfócitos B nos órgãos centrais há grande variedade de rearranjos gênicos no DNA individual, resultando na codificação de cadeias leves (VJ) e pesadas (VDJ) da IgM de superfície. Após a formação desta IgM de superfície, ocorrem vários mecanismos para melhorar sua afinidade. Estes mecanismos iniciam-se nos <u>órgãos linfoides centrais</u>: 1º. <u>recombinação somática</u> feita por <u>enzimas recombinases RAG-1 e RAG-2</u>, codificadas pelos genes recombinantes RAG-1 e RAG-2 – as enzimas recombinases reconhecem sequências de nucleotídeos, aproximando-as e clivando-as a partir de seu domínio endonuclease; 2º. <u>hipermutação central</u>, em que ocorrem altas taxas de mutações no gene codificador da parte hipervariável da imunoglobulina.

Tais tentativas continuam nos <u>órgãos linfoides secundários</u>, após os linfócitos B encontrarem o antígeno: 1º. <u>hipermutação somática periférica</u>, na qual ocorre um <u>rearranjo gênico adicional</u> nos genes codificadores da parte hipervariável das cadeias leves e pesadas da IgM de superfície; 2º. <u>maturação de afinidade</u> – há uma tentativa de formação de B produ-

tor de anticorpos com maior afinidade. O resultado final é a formação de diferentes CDRs da região hipervariável de Fab, ou seja, diferentes imunoglobulinas contra o mesmo epítopo, permitindo a grande diversidade de anticorpos (Figura 8.16).

No final, os anticorpos mutantes com baixa afinidade são descartados e os de alta afinidade permanecem para defesa, além de prevalecerem os B de memória sintetizadores de anticorpos com maior afinidade.

Assim, um antígeno promove a formação de anticorpos, iniciando-se sempre por IgM, a qual, como resposta imunológica adaptativa, leva a tentativas em gerar IgM de maior afinidade, resultando na formação de várias IgM para o mesmo epítopo. O resultado é a síntese de imunoglobulina de alta afinidade, a qual permanece unida por maior tempo ao antígeno. Os próximos encontros com o mesmo antígeno induzem linfócitos B a serem produtores de imunoglobulina cada vez com maior afinidade.

A resultante desses rearranjos e hipermutações é uma série de especificidades para os diferentes antígenos, denominada <u>repertório de anticorpos</u> ou <u>repertório de imunoglobulinas</u>. Os rearranjos finais são mantidos para as imunoglobulinas sintetizadas por plasmócitos, isto é, a parte hipervariável da IgM de membrana é mantida por todas as imunoglobulinas sintetizadas por determinado plasmócito, mesmo após mudança de classe da imunoglobulina.

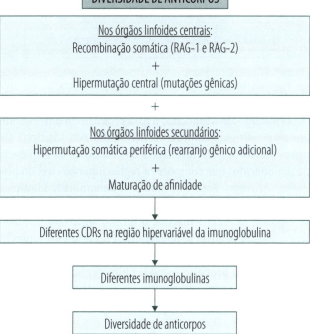

Figura 8.16. A diversidade de anticorpos é resultante da recombinação somática individual que codifica a imunoglobulina de superfície através de genes recombinases (RAG-1 e RAG-2) e das elevadas taxas de mutações (hipermutações) que ocorrem tanto em órgãos linfoides centrais. Nos órgãos linfoides secundários, a hipermutação somática periférica ocorre após o encontro com o antígeno, por rearranjo gênico individual, além da maturação de afinidade que aumenta a afinidade do anticorpo.

É uma adaptação do sistema imunológico em produzir a imunoglobulina mais eficiente contra determinado antígeno. O mecanismo resulta então da recombinação somática central, da hipermutação somática central, da hipermutação somática periférica e da maturação de afinidade para cada imunoglobulina, finalizando com a extrema diversidade de anticorpos (Figura 8.16).

Rede idiotípica anti-idiotípica ou rede imunológica

Quando um anticorpo é formado, na verdade trata-se de uma molécula desconhecida até então pelo organismo, e a região hipervariável atuará como novo epítopo. O conjunto de epítopos apresentados pelo anticorpo é denominado idiotipo (Figura 8.17).

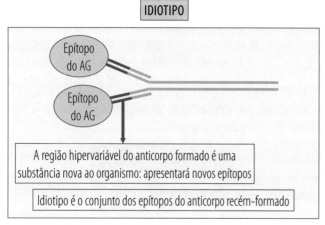

Figura 8.17. Idiotipo é o conjunto de regiões determinantes de complementariedade, que atuam como epítopos, entre um conjunto de anticorpos formados.

O idiotipo ativa linfócitos B para produzirem um segundo anticorpo, dirigido contra o primeiro (anti-anti-idiotipo). Os novos anticorpos são resultantes das variações da sequência de aminoácidos que compõem a região hipervariável do primeiro anticorpo. Forma-se uma rede denominada idiotípica anti-idiotípica ou rede imunológica. A rede finaliza quando se esgotam as recombinações: o último anticorpo formado tem a mesma sequência polipeptídica do primeiro, situação que exige a formação de, no mínimo, três novos anticorpos. Assim, tanto o primeiro como o último anticorpo formado combaterão diretamente o antígeno, o qual será eliminado, finalizando a resposta humoral (Figura 8.18). O fenômeno é conhecido como teoria de Niels Jerne e é comprovado laboratorialmente.

Alterações na rede idiotípica anti-idiotípica podem perpetuar a resposta imunológica humoral, contribuindo com o aparecimento de doenças autoimunes e de hipersensibilidades humorais (Figura 8.19).

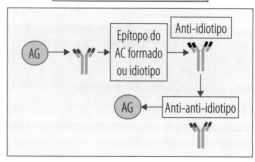

Figura 8.18. Rede idiotípica anti-idiotípica imunológica: um primeiro anticorpo leva à formação de um segundo, e assim sucessivamente. O último anticorpo formado tem a mesma estrutura do primeiro, e ambos combaterão o antígeno, eliminando-o e cessando a resposta humoral.

ALTERAÇÕES DA REDE IDIOTÍPICA

- Reações de hipersensibilidade (alergias)
- Doenças autoimunes

Figura 8.19. Consequências de alterações na rede idiotípica anti-idiotípica.

Questões

1ª. Como linfócitos B e T reconhecem antígenos?

2ª. O que é epítopo e região determinante de complementariedade (CDR)?

3ª. O que são antigenicidade e imunogenicidade?

4ª. O que são afinidade e avidez?

5ª. A união entre epítopo e anticorpo é tipo chave-fechadura, ou seja, existe apenas um anticorpo para um epítopo? Como é dada a diversidade de anticorpos?

Observação: respostas no anexo final.

CASOS CLÍNICOS

Caso 1: Paciente de 22 anos, sexo feminino, apresentava vômitos e diarreia com estrias de sangue há dois dias, sem aparecimento de febre. Ao exame, encontrava-se em bom estado geral, sem alterações aparentes.

Evolução: Colhida coprocultura e administrado medicamento antiemético, com observação domiciliar e retorno em dois dias. O exame de fezes revelou *Salmonella typhi*. No retorno, apresentava-se bem, tendo cessado a diarreia.

Discussão: A paciente parece ter apresentado boa defesa imunológica, acreditando-se que os mecanismos imunológicos desenvolvidos tenham sido eficazes, tornando o processo autolimitado. Assim, inicialmente deve ter ocorrido uma resposta inata, que pode ter sido insuficiente, pois a *Salmonella typhi* necessita de defesa adaptativa humoral para combater as toxinas produzidas. Provavelmente, houve formação de anticorpos de alta avidez, IgA ou IgM ou IgG, uma vez que todas essas classes têm capacidade antitoxigênica. A IgM é a principal defesa contra bactérias Gram-negativas, como *Salmonella typhi*.

No processo de defesa humoral houve reconhecimento do antígeno por IgM de superfície de linfócitos B. Tal IgM apresenta especificidade antigênica própria em sua região hipervariável – a região determinante de complementariedade (CDR). Através do CDR da IgM há união dos anticorpos ao epítopo da bactéria.

Há uma extrema diversidade dos anticorpos, que se inicia nos órgãos linfoides centrais, através de dois mecanismos: 1º. recombinação somática pelas recombinases RGA-1 e RAG-2 codificadas pelos genes recombinantes RGA-1 e RGA-2; 2º. hipermutação central resultante das mutações gênicas. A diversidade continua após o encontro inicial de B com o antígeno nos órgãos linfoides secundários: 1º. hipermutação somática periférica, com rearranjo gênico adicional; 2º. maturação da afinidade, em uma tentativa de formar de anticorpos com afinidade maior para melhor combater o antígeno. O resultado é a formação de diferentes anticorpos específicos para determinado epítopo, prevalecendo a união do anticorpo de maior afinidade, ou seja, predomínio de determinado anticorpo entre os diversos produzidos para aquele epítopo.

Caso 2: Paciente com 23 anos, sexo masculino, apresentava há quatro meses história de tosse produtiva, febre baixa esporádica no final da tarde e discreto emagrecimento. O questionamento sobre epidemiologia para tuberculose revelou que havia um morador da mesma casa em tratamento para tuberculose, há seis meses. Foram solicitados exames que mostraram a presença de bacilo de Koch (BK) no escarro.

Evolução: Iniciado esquema tríplice, com rápida melhora do quadro.

Discussão: A rápida melhora sugere defesa imunológica adequada. O *Mycobacterium tuberculosis* é um microrganismo intracelular, necessita de resposta imunológica inata inicial por monócitos/macrófagos e resposta adaptativa celular por T citotóxicos (lise) e T auxiliares tipo 1 (apoptose). O paciente em questão deve ter linfócitos T com TCR de alta especificidade aos epítopos do *Mycobacterium tuberculosis*.

A diversidade de TCR ocorre no timo, mais precisamente na região determinante de complementariedade (CDR) contida na região hipervariável do TCR. É resultante da recombinação somática (nome dado para diferenciar da recombinação de células-tronco), através de RAG-1 e RAG-2. O resultado é a formação de diferentes CDRs, com consequentes diferentes TCRs e grande diversidade de linfócitos T.

As moléculas de adesão e as citocinas são necessárias para ativação de linfócitos T citotóxicos e T auxiliares tipo 1 no combate contra patógenos intracelulares.

Referências bibliográficas

Abbas AK, Lichtman AH. Pillai S. Cellular and Molecular Immunology. 10th ed. Philadelphia: Elsevier; 2022. 571 p.

Addis PW, Hall CJ, Bruton S, Wilkinson IC, Muskett FW, Renshaw PS, et al. Conformational heterogeneity in antibody-protein antigen recognition: implications for high affinity protein complex formation. J Biol Chem. 2014;289(10):7200-10.

Ahrens KP, Allred DR. Polypeptides reactive with antibodies eluted from the surface of *Babesia bovis*-infected erythrocytes. Mem Inst Oswaldo Cruz. 1992;87(3):21-6.

Ballard DW. Molecular mechanisms in lymphocyte activation and growth. Immunol Res. 2001;23(2-3):157-66.

Braden BC, Poljac RJ. Structural features of the reactions between antibodies and protein antigens. FASEB J. 1995;9(1):9-16.

Bromley SK, Burack WR, Johnson KG, Somersalo K, Sims TN, Sumen C, et al. The immunological synapse. Annu Rev Immunol. 2001;19:375-96.

Carpenter SM, Lu LL. Leveraging antibody, B cell and Fc receptor interactions to understand heterogeneous immune responses in tuberculosis. Front Immunol. 2022;13:830482.

Dammer U, Hegner M, Anselmetti D, Wagner P, Dreier M, Huber W, et al. Specific antigen/antibody interactions measured by force microscopy. Biophys J. 1996;70(5):2437-41.

Davies DR, Conhen GH. Interactions of protein antigens with antibodies. Proc Natl Acad Sci USA. 1996;93(1):7-12.

Davis MM, Boniface JJ, Reich Z, Lyons J, B Hampl J, Arden B, Chien Y. Ligand recognition by T cell receptors. Annu Rev Immunol. 1998;16:523-44.

Dong D, Zheng L, Lin J, Zhang B, Zhu Y, Li N, et al. Structural basis of assembly of the human T cell receptor-CD3 complex. Nature. 2019;573:546-52.

Houghten RA. General method for the rapid solid-phase synthesis of large numbers of peptides: specificity of antigen-antibody interaction at the level of individual amino acids. Proc Natl Acad Sci USA. 1985;82(15):5131-5.

Endo T, Kerman K, Nagatani N, Hiepa HM, Kim DK, Yonezawa Y, et al. Multiple label-free detection of antigen-antibody reaction using localized surface plasmon resonance-based core-shell structured nanoparticle layer nanochip. Anal Chem. 2006;78(18):6465-75.

Gao GF, Tormo J, Gerth UC, Wyer JR, McMichael AJ, Stuart DI, et al. Crystal structure of the complex between human CD8 and HLA-A2. Nature. 1997;387(6633):630-4.

Idiris A, Kidoaki S, Usui K, Maki T, Suzuki H, Ito M, et al. Force measurement for antigen-antibody interaction by atomic force microscopy using a photograft-polymer spacer. Biomacromolecules. 2005;6(5):2776-84.

Irvine DJ, Purbhoo MA, Krogsgaard M, Davis MM. Direct observation of ligand recognition by T cells. Nature. 2002;419(6909):845-9.

Leckband DE, Kuhl TL, Wang HK, Müller W, Herron J, Ringsdorf H. Force probe measurements of antibody-antigen interactions. Methods. 2000;20(3):329-40.

Leslie DS, Vincent MS, Spada FM, Das H, Sugita M, Morita CT, et al. CD1-mediated gamma/delta T cell maturation of dendritic cells. J Exp Med. 2002;196(12):1575-84.

Martin-Blanco N, Blanco R, Alda-Catalinas C, Bovolenta ER, Oeste CL, Palmer E, et al. A window of opportunity for cooperativity in the T cell receptor. Nat. Commun. 2018;9:2618.

Matsuyama W, Kamohara H, Galligan C, Faure M, Yoshimura T. Interaction of discoidin domain receptor 1 isoform b (DDR1b) with collagen activates p38 mitogen-activated protein kinase and promotes differentiation of macrophages. FASEB J. 2003;17(10):1286-8.

Murphy K, Travers P, Walport M. Janeway's Immunobiology – Immunobiology: The Immune System (Janeway). 9th ed. New York: Garland Science; 2017. 924 p.

Ramaraj T, Angel T, Dratz EA, Jesaitis AJ, Memey B. Antigen-antibody interface properties: composition, residue interactions, and features of 53 non-redundant structures. Biochim Biophys Acta. 2012;1824(3):520-32.

Rangarajan S, He Y, Chen Y, Kerzic MC, Ma B, Gowthaman R, et al. Peptide-MHC (pMHC) binding to a human antiviral T cell receptor induces long-range allosteric communication between pMHC- and CD3-binding sites. J. Biol. Chem. 2018;293:15991-16005.

Reverberi R, Reverberi L. Factors affecting the antigen-antibody reaction. Blood Transfus. 2007;5(4):227-40.

Sundberg EJ. Structural basis of antibody-antigen interactions. Methods Mol Biol. 2009;524:23-36.

Sundberg EJ, Li Y, Mariuzza RA. So many ways of getting in the way: diversity in the molecular architecture of superantigen-dependent T-cell signaling complexes. Curr Opin Immunol. 2002;14(1):36-44.

Szeto C, Zareie P, Wirasinha RC, Zhang JB, Nguyen AT, Ribold-Tunnicliffe A, et al. Covalent TCR-peptide-MHC interactions induce T cell activation and redirect T cell fate in the thymus. Nat Commun. 2022;13:4951.

Wand AJ, Sharp KA. Measuring entropy in molecular recognition by proteins. Annu Rev Biophys. 2018.47:41-61.

Wang JH, Reinherz EL. Structural basis of T cell recognition of peptides bound to MHC molecules. Mol Immunol. 2002;38(14):1039-49.

9

Moléculas de Adesão

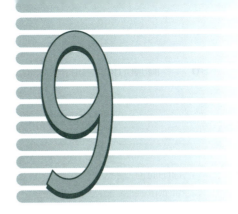

Conceito

Moléculas de adesão do sistema imunológico são moléculas expressas na superfície de células imunológicas e em células de outros sistemas, que atuam como mediadoras da adesão célula a célula, permitindo a interação entre as células. A união entre as células por meio das moléculas de adesão possibilita a resposta imunológica, ativando ou inibindo tal resposta. Assim, as moléculas de adesão são essenciais para a atuação do sistema imunológico (Figura 9.1).

CONCEITO DE MOLÉCULAS DE ADESÃO

Moléculas de adesão do sistema imunológico são moléculas da superfície celular que atuam como mediadoras da adesão célula a célula, permitindo a interação entre as diferentes células

↓

Resultado:
Ativação ou inibição da resposta imunológica

Figura 9.1. As moléculas de adesão do sistema imunológico são expressas na superfície de células do sistema imunológico e de outros sistemas, unindo-se entre si e ativando ou inibindo a resposta imunológica.

Ligantes e receptores de moléculas de adesão

As moléculas de adesão são consideradas ligantes que se unem a receptores, também denominados correceptores. Como as moléculas de adesão unem-se entre si, ora são ligantes, ora são receptores ou correceptores. Os ligantes unem-se sempre aos mesmos receptores, ou seja, uma molécula de adesão une-se sempre à determinada molécula de adesão (Figura 9.2).

Aparecimento das moléculas de adesão

Em condições habituais há baixa expressão de moléculas de adesão e um potencial elétrico de membrana negativo (excesso de carga negativa no interior da célula), potencial este mantido pela bomba sódio-potássio. Assim, células em repouso mantêm-se afastadas, circulando pelo sangue e linfa ou localizando-se nos órgãos e tecidos (Figura 9.3).

Na presença de antígeno, células das proximidades aumentam a expressão de moléculas de adesão e passam a apresentar potencial elétrico de membrana positivo (excesso de carga positiva no interior da célula) resultante da maior entrada de cálcio, fatos que permitem a aproximação entre as células. É o início de um processo de defesa, ou seja, a união entre diferentes moléculas de adesão permite a interação entre as células, resultando em uma resposta imunológica. Citocinas também aumentam a expressão de moléculas de adesão (Figura 9.4).

LIGANTES E RECEPTORES

As moléculas de adesão unem-se entre si, podendo atuar como ligantes ou receptores

Moléculas de adesão → Ligante + Receptor

Os ligantes unem-se sempre aos mesmos receptores

Figura 9.2. As moléculas de adesão podem atuar como ligantes ou como receptores, preferindo-se falar em molécula de adesão, tanto para ligante como para receptor.

CÉLULAS EM REPOUSO

Células em repouso apresentam:
1. Baixa expressão de moléculas de adesão na superfície celular
2. Potencial elétrico de membrana negativo (bomba sódio-potássio)

↓

Há menor aproximação entre as células

↓

Células em repouso estão habitualmente afastadas

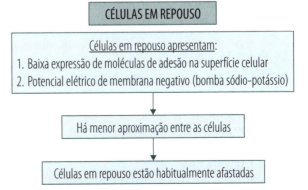

Figura 9.3. Estão descritas as principais características das células em repouso.

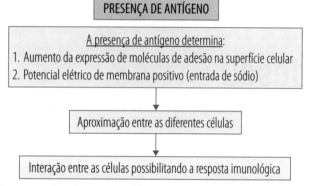

Figura 9.4. Estão descritas as modificações apresentadas pelas células na presença de antígenos.

Classificação das moléculas de adesão

Existe um grande número de moléculas de adesão com estruturas e funções semelhantes, daí serem referidas como superfamílias. São divididas essencialmente quanto à estrutura que apresentam. As principais moléculas de adesão da resposta imunológica são classificadas como: superfamília das imunoglobulinas, superfamília das integrinas e família das selectinas. Suas principais funções serão descritas neste capítulo, com maior descrição nos três próximos capítulos, nos quais serão mais estudadas as funções dessas moléculas (Figura 9.5).

CLASSIFICAÇÃO DAS MOLÉCULAS DE ADESÃO DA RESPOSTA IMUNOLÓGICA

A. Superfamília das imunoglobulinas
B. Superfamília das integrinas
C. Família das selectinas

Figura 9.5. As principais moléculas de adesão que fazem parte da resposta imunológica são classificadas em três grandes famílias, conforme a estrutura que apresentam.

A. Superfamília das imunoglobulinas

São moléculas de adesão formadas por duas cadeias polipeptídicas leves e duas pesadas, unidas por pontes dissulfídicas, com regiões variáveis e constantes. Assim, apresentam estrutura semelhante à das imunoglobulinas, daí a denominação.

1º) Receptor de célula T (TCR)

O TCR localiza-se na superfície de linfócitos T, dando a especificidade ao linfócito. Seus receptores são peptídeos antigênicos associados aos antígenos leucocitários humanos (HLA). Como resultado dessa interação entre TCR e peptídeo associado à HLA, há apresentação antigênica e ativação de células T (Figura 9.6).

A maior parte do TCR humano é constituído por duas cadeias glicopolipeptídicas (alfa e beta) α e β (TCR αβ),

A. SUPERFAMÍLIA DAS IMUNOGLOBULINAS

TCR, CD3, CD4, CD8, CD19, HLA-I e II, LFA-2 e 3, ICAM-1 e 2, VCAM

1º) TCR

Receptor de célula T (TCR)

TCR encontra-se na superfície de linfócitos T → Ligante: peptídeo antigênico associado ao HLA

TCR: ativação de linfócitos T

Figura 9.6. O TCR participa da ativação de linfócito T ao se unir a peptídeo antigênico associado a HLA. HLA são proteínas codificadas por MHC da célula apresentadora do peptídeo antigênico.

com maior parte extracitoplasmática, além de ter parte intracitoplasmática e transmembrânica. Apresenta uma porção carboxi-terminal constante e uma aminoterminal variável. As cadeias α contêm dois segmentos: Vα (variável) e Jα (de junção). As cadeias β são formadas por três segmentos: Vβ, Dβ e Jβ (variável, de diversidade e de junção). As cadeias α e β apresentam ainda segmentos constantes Cα e Cβ. Os três segmentos, variável (V), de diversidade (D) e de junção (J), formam um único segmento funcional VDJ, o qual contém regiões hipervariáveis com regiões determinantes de complementariedade (CDR). Os CDRs apresentam grande recombinação gênica, permitindo especificidade e diversidade do TCR. Os CDR1 e 2 encontram-se no segmento V, enquanto CDR3, com maior recombinação gênica, localiza-se mais internamente, nos segmentos D e J. A especificidade do TCR é determinada pela combinação das cadeias α e β (Figura 9.7).

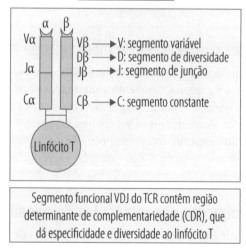

Figura 9.7. Estrutura e função do receptor de célula T: os TCRs αβ estão presentes na maioria dos linfócitos, enquanto os TCRs γδ aparecem principalmente em linfócitos de pele e de mucosas.

Os TCRs αβ ou TCR1 estão presentes na maioria dos linfócitos e são MHC restritos, ou seja, dependem da apresentação antigênica mediada por HLA. As outras duas cadeias glicopolipeptídicas (gama e delta) γ e δ (TCR γδ ou TCR2) independem da apresentação por HLA, ou seja, podem ser ativados diretamente por antígenos, denominados por isso de superantígenos. Os TCRs γδ são uma minoria e estão presentes em linfócitos de pele e mucosas. Os linfócitos TCR αβ representam bem a imunidade adaptativa, enquanto os linfócitos TCR γδ apresentam pequena especificidade antigênica.

Na porção intracitoplasmática, o TCR une-se às cadeias zeta (ζ), as quais possuem sequências de aminoácidos denominadas "motivos (sítios) ativadores baseados nos imunorreceptores de tirosina" (ITAMs), responsáveis pela sinalização de linfócitos T.

Existem clones de linfócitos com TCR específico para determinada resposta imunológica, com predisposição genética para a especificidade linfocitária, ou seja, o indivíduo já nasce com capacidade de defesa mediada por linfócitos T para determinados antígenos. Os mecanismos de rearranjos gênicos para TCR são análogos aos das imunoglobulinas, entretanto, há somente a recombinação somática. As enzimas utilizadas para a codificação das cadeias glicopolipeptídicas de TCR são as mesmas recombinases – genes ativadores da recombinação (RAG1 e RAG2) – da diferenciação de imunoglobulinas. O resultado é a formação de um número altíssimo de diferentes TCRs, que possibilitam a proliferação de linfócitos T à medida que entrem em contato com os diferentes antígenos.

2°) CD3

O CD3 (grupamento de diferenciação – *cluster of differentiation*) está presente em linfócitos T. O complexo TCR é formado pelas moléculas de adesão CD3 e TCR associado às proteínas zeta (ζ). Essas moléculas estão unidas entre si de forma não covalente e atuam em conjunto. Não há ativação de linfócitos T na ausência de CD3 e de TCR. O CD3 é formado por duas cadeias polipeptídicas: γ e ε ou δ e ε. Apresenta ITAMs na sua parte intracitoplasmática, os quais atuam na ativação de linfócitos T (Figura 9.8).

3°) CD4 e CD8

O CD4 está presente na superfície de linfócitos T auxiliares, caracterizando-os como células CD4 positivas. Os receptores de CD4 são peptídeos antigênicos associados a antígenos leucocitários humanos classe II (HLA II), existentes na superfície de células apresentadoras de antígeno (Figura 9.9).

O CD8 existe na superfície de linfócitos T citotóxicos, sendo, assim, células CD8 positivas. Seus receptores são

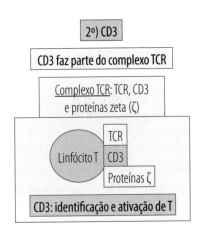

Figura 9.8. *Cluster of differentiation 3* (CD3) faz parte do "complexo TCR". São constituintes do complexo TCR: a molécula TCR, CD3 e proteínas zeta (ζ). O complexo TCR une-se a peptídeo antigênico associado ao HLA de célula apresentadora.

peptídeos antigênicos associados a antígenos leucocitários humanos classe I (HLA I) de célula apresentadora (Figura 9.9).

As moléculas de adesão CD4 e CD8 da superfamília das imunoglobulinas fazem parte da ativação de linfócitos T auxiliares e T citotóxicos, respectivamente.

4°) CD19

CD19 encontra-se na superfície celular de linfócitos B, atuando como correceptor antigênico de B. O receptor de células B (BCR) é formado por IgM de superfície e por duas cadeias de superfície Igα e Igβ. A associação de BCR aos correceptores CD19, CD21 e CD81 permite a diferenciação final e ativação de linfócitos B. Os grupamentos CD19, CD20 ou CD21 permitem identificar linfócitos B circulantes (CD19+,

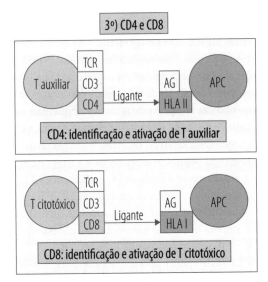

Figura 9.9. As moléculas de adesão CD4 e CD8 localizam-se na superfície celular de T auxiliar e citotóxico, respectivamente, fazendo parte de sua identificação. Unem-se, respectivamente, a HLA II e HLA I da célula apresentadora, participando da ativação de linfócitos T auxiliares (CD4+) e T citotóxicos (CD8+).

CD20+, CD21+), sendo que CD20 não está presente em plasmócitos (daí o uso de anticorpo monoclonal anti-CD20 em linfomas de células B) (Figura 9.10).

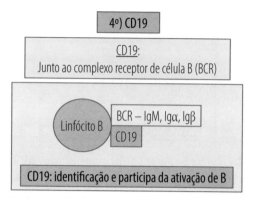

Figura 9.10. O receptor de célula B (BCR) é formado por IgM de superfície e pelas cadeias Igα e Igβ. BCR e os correceptores CD19, CD21 e CD81 participam da ativação de B. CD19 e/ou CD20 permitem a identificação de linfócitos B circulantes (CD19+ ou CD20+).

5º) Antígenos leucocitários humanos classe I e classe II (HLA I e II)

Os antígenos leucocitários humanos (HLA) são proteínas da superfície celular de células nucleadas humanas. São codificados pelo complexo principal de histocompatibilidade (CPH) ou *major histocompatibility complex* (MHC). O HLA foi descrito inicialmente na rejeição a transplantes (a palavra grega *histos* significa *tecido*).

MHC é um conjunto de *loci* gênicos ligados e localizados no cromossomo 6 do ser humano e alguns desses genes apresentam muitas variantes (alelos). O MHC é o sistema genético de maior polimorfismo conhecido. Os principais *loci* de MHC I em humanos são A, B e C; os de MHC II são DP, DQ e DR. Os genes de MHC classe I e II codificam as proteínas de superfície HLA classe I e II (Figura 9.11).

O HLA I é formado por uma cadeia glicopolipeptídica pesada α associada à β2-microglobulina, a qual é codificada por gene do cromossomo 15. O HLA II é constituído por duas cadeias glicopolipeptídicas α e β. As duas classes apresentam segmentos constantes e variáveis, de forma análoga às imunoglobulinas. Entre os segmentos variáveis de HLA, forma-se uma fenda, a qual pode abrigar peptídeos antigênicos: é a fenda de ligação de peptídeos, sendo maior a fenda de HLA II (Figura 9.12).

Todas as células nucleadas expressam HLA I, com exceção dos neurônios e células testiculares. A distribuição de HLA II é restrita às células apresentadoras: dendríticas, macrófagos, células de Langerhans e linfócitos B.

HLA I e II de células apresentadoras associam-se a peptídeos oriundos de antígenos intracelulares e extracelulares, respectivamente. Peptídeos antigênicos associados a HLA I e II unem-se ao TCR de linfócitos T citotóxicos e T auxiliares, ativando tais linfócitos (Figura 9.13).

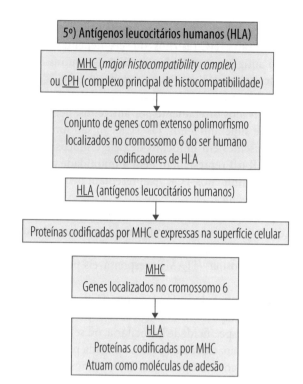

Figura 9.11. Os HLA são proteínas da superfície celular codificadas pelo conjunto de genes MHC ou CPH localizados no cromossomo 6.

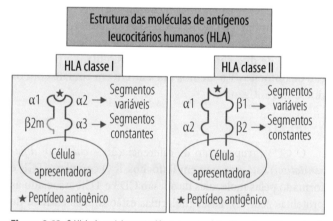

Figura 9.12. O HLA classe I é constituído por uma cadeia glicopolipeptídica-α (codificada por MHC do cromossomo 6) associada a uma β2-microglobuina (esta codificada no cromossomo 15). O HLA II é formado por duas cadeias glicopolipeptídicas α e β (codificadas no cromossomo 6). Entre os dois segmentos variáveis α1 e α2 de HLA I, assim como α1 e β1 de HLA II, forma-se a fenda de ligação de peptídeos, que abriga o peptídeo antigênico a ser apresentado ao linfócito T.

6º) Antígenos-2 e 3 associados à função leucocitária (LFA-2 e LFA-3)

O antígeno-2 associado à função leucocitária (LFA-2 ou CD2) é expresso em linfócitos T, enquanto LFA-3 ou CD58 encontra-se em células apresentadoras de antígeno (APCs). As duas moléculas de adesão são ligantes entre si, ou seja, LFA-2 de linfócito T une-se ao LFA-3 de APC, participando na ativação de T (Figura 9.14).

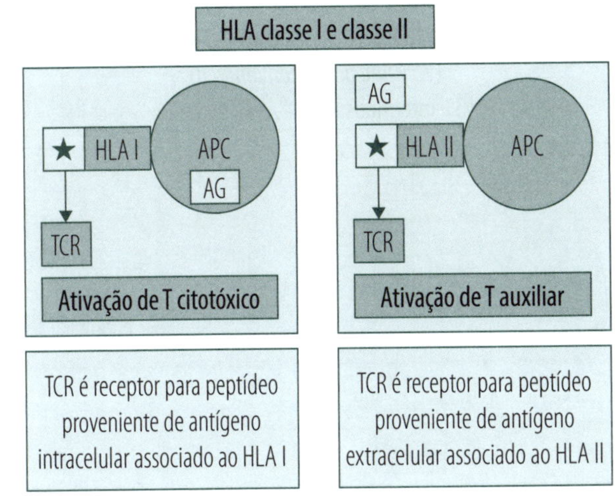

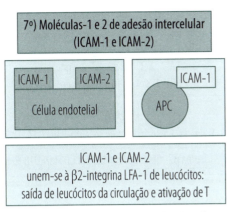

Figura 9.15. As moléculas-1 e 2 de adesão intercelular (ICAM-1 e 2) são expressas por células endoteliais, contribuindo com a saída de leucócitos da circulação. A ICAM-1 é expressa também por APC, participando da ativação de T. O receptor dessas moléculas é uma β2-integrina – o antígeno-1 associado à função leucocitária (LFA-1), expresso por leucócitos.

Figura 9.13. Antígeno intracelular é processado dando origem a peptídeo antigênico que se associa ao HLA classe I e é apresentado ao receptor de célula T (TCR), promovendo a ativação de T citotóxico. O mesmo ocorre com antígeno extracelular: peptídeo antigênico associado ao HLA classe I, ativa T auxiliar.

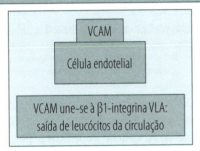

Figura 9.16. A molécula de adesão da célula vascular (VCAM) encontra-se em células endoteliais, participando da saída de leucócitos da circulação, após união à molécula antígeno de ativação muito tardia – *very late activation antigens* (VLA) de leucócitos.

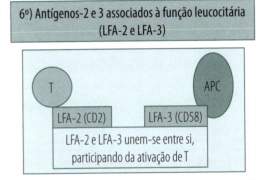

Figura 9.14. O antígeno-2 associado à função leucocitária (LFA-2 ou CD2) encontra-se na superfície de linfócitos T, enquanto LFA-3 é expresso em APC. A união entre LFA-2 a LFA-3 contribui para a ativação de T.

7º) Moléculas-1 e 2 de adesão intercelular (ICAM-1 e ICAM-2)

Moléculas-1 e 2 de adesão intercelular (ICAM-1 e ICAM-2) encontram-se em APCs e em células endoteliais vasculares. ICAM-1 e 2 de células endoteliais unem-se a uma β2-integrina (LFA-1) de leucócitos, firmando a união entre esses dois tipos de células, com posterior saída de leucócitos da circulação. ICAM-1 expressa em APC e unida à LFA-1 de linfócitos T, contribui para a ativação de T (Figura 9.15).

8º) Molécula de adesão da célula vascular (VCAM)

A VCAM está presente em células endoteliais vasculares e tem como principal receptor a β1-integrina VLA (ativação muito tardia - *very late antigen*). Promove a migração transendotelial final de leucócitos, completando a saída dessas células da circulação sanguínea (Figura 9.16).

B. Superfamília das integrinas

1º) Antígeno-1 associado à função leucocitária (LFA-1)

A β2-integrina LFA-1 (antígeno-1 associado à função leucocitária) está presente em leucócitos e é formada por CD11a/CD18. A LFA-1 une-se à molécula de adesão da superfamília das imunoglobulinas, a molécula-1 de adesão intercelular (ICAM-1), da célula endotelial ou da célula apresentadora antigênica, propiciando a união do leucócito ao endotélio ou a apresentação antigênica a linfócitos T. Liga-se também à ICAM-2 da célula endotelial (Figura 9.17).

2º) Antígenos-1, 2, 3, 4, 5, 6 e 7 de ativação muito tardia (*very late activation antigens*) (VLA-1, VLA-2, VLA-3, VLA-4, VLA-5, VLA-6 e VLA-7)

Os antígenos-1, 2, 3, 4, 5, 6 e 7 de ativação muito tardia são β1-integrinas com cadeias α1 a α7 (α1β1, α2β1, α3β1, α4β1, α5β1, α6β1 e α7β1 ou CD29). Encontram-se na superfície de leucócitos e seus receptores são VCAM. A união

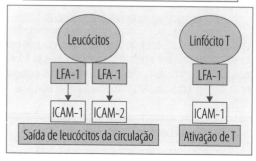

Figura 9.17. O antígeno-1 associado à função leucocitária (LFA-1) encontra-se em leucócitos, permitindo a saída de leucócitos da circulação e a ativação de linfócitos T. Os receptores para LFA-1 são as moléculas-1 e 2 de adesão intercelular (ICAM 1 e 2) encontradas em células endoteliais e em células apresentadoras antigênicas.

entre VLA e VCAM resulta na saída de leucócitos da circulação para o interstício (Figura 9.18).

VLA-7 une-se ao epitélio de mucosas por meio do receptor MadCAM-1 (molécula-1 de adesão celular da adressina da mucosa), possibilitando a passagem de leucócitos para o lúmen.

3º) Receptores tipo 1, 2, 3, 4 e 5 do complemento (CR1, CR2, CR3, CR4 e CR5)

CR1, CR2, CR3, CR4 e CR5 são glicoproteínas receptoras para componentes do sistema complemento. São α e β-integrinas. Uma das principais ações desses receptores é a promoção da opsonização, após se unirem a C3b.

CR1 (CD35 ou C3bR/C4bR) encontra-se, sobretudo, em fagócitos. Une-se a antígenos revestidos por C3b ou C4b, possibilitando a opsonização. Regula a ativação do sistema complemento.

CR2 (CD21 ou C3bR) é molécula da superfície de linfócitos B, que ativa B ao formar complexo com CD81. É receptor para C3b, unindo-se a imunocomplexos. Atua ainda como receptor para *Epstein-Barr virus*.

CR3 (CD11b/CD18) ou Mac-1 (antígeno macrofágico-1) e CR4 (CD11c/CD18) estão distribuídas especialmente em neutrófilos, monócitos/macrófagos e células *natural killer* (NK). São receptores para C3b, propiciando a opsonização.

CR5 (CD88 ou C5aR) está presente em fagócitos e mastócitos, participando da degranulação de mastócitos pelo componente C5a (Figura 9.19).

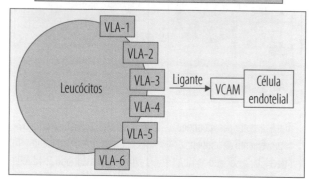

Figura 9.18. As moléculas de antígenos de ativação muito tardia – *very late activation antigens* (VLA) são β1-integrinas encontradas na superfície de leucócitos que se unem à molécula de adesão da célula vascular (VCAM) do endotélio, resultando na saída de leucócitos da circulação para o interstício.

3º) Receptores de complemento (CR1, CR2, CR3, CR4 e CR5)

Receptores para C3b (possibilitam a opsonização)
- CR1 (CD35)
- CR2 (CD21)
- CR3 ou Mac-1 (CD11b/CD18)
- CR4 (CD11c)

Receptor para C5a (degranulação de mastócitos)
- CR5 (CD88)

Figura 9.19. Os CR1, 2, 3, 4 e 5 são α e β-integrinas receptoras para componentes do complemento. CR1, CR2, CR3 (ou Mac-1 ou antígeno macrofágico-1) e CR4 quando unidos a C3b permitem a opsonização; CR5 unido a C5a medeia a degranulação de mastócitos por esse componente do complemento.

C. Família das selectinas

As selectinas são monômeros contendo grupamentos aminoterminais, com propriedades semelhantes às das lectinas, que deram origem ao nome dessas moléculas de adesão. Tais grupamentos permitem a adesão das selectinas a carboidratos receptores. Os receptores para as selectinas são grupamentos sialil.

A L-selectina (CD62L) ou molécula de adesão leucocitária (*leukocyte adhesion molecule* – LAM ou ELAM) encontra-se em leucócitos e apresenta receptores no endotélio, mais especificamente na célula endotelial da vênula pós-capilar: são os proteoglicanos contendo sialil sulfatado, que fazem parte de outra família de moléculas de adesão, as *adressinas*. A E-selectina (CD62E) ou molécula de adesão leucócito-endotélio (ELAM – *endothelial-leukocyte adhesion*) é expressa em células endoteliais na presença de antígenos. A P-selectina (CD62P) ou *platelet-activation-dependent granule external membrane protein* (PADCEN) inicialmente foi descrita em grânulos secretórios de plaquetas, sabendo-se agora que é expressa tanto em plaquetas como em leucócitos. As P e E-selectinas unem-se a sialil-Lewis X de neutrófilos (Figura 9.20).

C. FAMÍLIA DAS SELECTINAS

E-SELECTINA (CD62E ou ELAM-1): em endotélio
L-SELECTINA (CD62L ou LAM-1): em leucócitos
P-SELECTINA (CD62P ou PADGEM): em plaquetas e endotélio

Receptores para selectinas ⟶ Grupamentos sialil
Receptores em neutrófilos: sialil-Lewis

Funções das selectinas ⟶ Saída de leucócitos (principalmente neutrófilos) e de plaquetas da circulação

Figura 9.20. As moléculas de adesão da família das selectinas são representadas por E, L e P-selectinas, que se encontram principalmente em endotélio, leucócitos e plaquetas/endotélio, respectivamente. Unem-se a grupamentos sialil de leucócitos ou de endotélio, possibilitando a saída de leucócitos e de plaquetas da circulação. As selectinas E, L e P são também denominadas respectivamente: molécula de adesão leucócito-endotélio (ELAM), molécula de adesão leucocitária (LAM ou LECAM) e *platelet-activation-dependent granule external membrane protein* (PADGEN).

A principal função das selectinas é a saída de leucócitos e plaquetas do vaso sanguíneo para o interstício, regulando o número dessas células na circulação. Há expressão de selectinas em leucócitos e endotélio, 1 a 2 horas após a introdução de antígenos ou da síntese das citocinas IL-1 e TNF (fator de necrose tumoral).

Funções gerais das moléculas de adesão

Dentre as funções gerais das moléculas de adesão, destacam-se a migração transendotelial, a apresentação antigênica e a seleção clonal, temas que serão detalhados nos próximos capítulos.

Questões

1ª. O que são moléculas de adesão do sistema imunológico?

2ª. Qual é a estrutura do TCR (receptor de célula T)?

3ª. Como é formado o complexo TCR e o BCR?

4ª. Qual é o nome da sigla LFA-1?

5ª. Qual é o nome da sigla VLA-4?

Observação: respostas no anexo final.

CASOS CLÍNICOS

Caso 1: Paciente de 21 anos com febre alta, coriza e tosse produtiva há dois dias. Referia que toda a família apresentou gripe, com melhora rápida, ao contrário da família vizinha, que também teve gripe, mas prolongada e com complicações clínicas. Foi tratado com sintomáticos, sem impedir a tosse produtiva como mecanismo de defesa.

Evolução: No terceiro dia o paciente não apresentava mais febre e nos dias seguintes houve desaparecimento da coriza e da tosse.

Discussão: O sistema imunológico do paciente em questão apresentou rápida resposta ao processo gripal. No início de infecções virais a defesa eficaz é feita pela resposta inata, através de fagócitos mononucleares e de células NK, as quais combatem células neoplásicas e células infectadas por vírus. Na resposta adaptativa são acionados linfócitos T citotóxicos, que atuam por liberação de perforinas, apoptose e citotoxicidade celular dependente de anticorpo.

Os linfócitos T apresentam especificidade dada pelo TCR, em especial TCRαβ. O TCR é constituído por segmentos: variável (V), de diversidade (D), de junção (J) e constante (C). Os segmentos VDJ juntos formam o segmento funcional, o qual contém regiões determinantes de complementariedade (CDRs). Os CDRs, em especial o CDR3 localizado mais internamente no segmento VDJ, apresentam muitos rearranjos gênicos, mediados por genes ativadores da recombinação (RAG1 e RAG2) – é a recombinação somática. A recombinação VDJ ocorre no timo, no início da maturação de linfócitos T. As novas sequências de aminoácidos permitem a especificidade e a diversidade de TCR. A recombinação apresenta predisposição genética. Assim, o paciente em questão e sua família, mesmo antes de ter contato com o vírus, apresentavam linfócitos T com TCR capaz de combater o vírus infectante. Por outro lado, a família vizinha provavelmente apresentasse TCR com menor especificidade para o mesmo vírus, razão pela qual apresentaram gripe com sintomas mais acentuados e complicações clínicas, o que poderia ser evitado se tivessem recebido a vacina contra gripe.

Caso 2: Paciente de 24 anos, sexo feminino, apresentava tosse produtiva, dor torácica ao tossir e febre alta há dois dias. O exame clínico revelou estertores crepitantes em base esquerda e o exame radiológico mostrou opacidade em lobo inferior esquerdo. Feito diagnóstico de pneumonia lobar e prescrito antibiótico.

Evolução: Apresentou boa evolução, com desaparecimento da febre após dois dias de antibiótico e da tosse após sete dias.

Discussão: A paciente mostrou boa resposta imunológica após o tratamento com antibiótico. O agente etiológico mais comum de pneumonia em adultos hígidos é *Streptococcus pneumonia*. Contra essa bactéria encapsulada, a paciente necessita de ativação da resposta adaptativa humoral. Os anticorpos polissacarídeos (contidos na subclasse IgG2) revestem a bactéria, permitindo a opsonização. Para tanto, são necessárias a expressão de HLA II em célula apresentadora associada ao peptídeo do antígeno exógeno e apresentação do peptídeo antigênico ao linfócito T auxiliar (CD3/TCR/CD4). Os linfócitos T auxiliares ativados passam a cooperar com linfócitos B (CD19/CD20/CD21), os quais, na presença de IFN-γ, diferenciam-se em plasmócitos (CD19/CD21) produtores de IgG. Assim, para ativação de linfócitos Th há necessidade da expressão de moléculas de adesão e da síntese de citocinas, sem o que não ocorre a resposta adaptativa humoral, que combate os principais agentes etiológicos das pneumonias (bactérias encapsuladas).

Referências bibliográficas

Abbas AK, Lichtman AH. Pillai S. Cellular and Molecular Immunology. 10th ed. Philadelphia: Elsevier; 2022. 571 p.

Abram CL, Lowell CA. The ins and outs of leukocyte integrin signaling. Ann Rev Immunol. 2009;27:339-62.

Allison TJ, Garbezi DN. Sctructure of T cell receptors and their recognition of non-peptide antigens. Mol Immunol. 2002;38(14):1051-61.

Bhati M, Cole DK, McCluskey J, Sewell AK, RossjohnJ. The versatility of the ab T-cell antigen receptor. Protein Sci. 2014;23(3):260-72.

Bernabeu C, van de Rijn M, Lerch PG, Terhorst CP. b2-Microglobulin from serum associates with MHC class I antigens on the surface of cultured cells. Nature.1984;308:642-5.

Buslepp J, Wang H, Biddison WE, Appella E, Colins EJ. A correlation between TCR Valpha docking on MHC and CD8 dependence: implication for T cell selection. Immunity. 2003;19(4):595-606.

Cabanas C, Sanchez-Madrid F. CD11c (leukocyte integrin CR4 alpha subunit). J Biol Regul Homeost Agents. 1999;13(2):134-6.

Choi KS, Garyu J, Park J, Dumler JS. Diminished adhesion of Anaplasma phagocytophilum-infected neutrophils to endothelial cells is associated with reduced expression of leukocyte surface selectin. Infect Immun. 2003;71(8):4586-94.

Couto WMF. Moléculas de adesão. Rev Bras Alerg Imunopatol. 1995;18(1):23-6.

Dana N, Fathalah DM, Arnaout MA. Expression of a soluble and functional form of the human ß2 integrin CD11b/CD18. Proc Natl Acad Sci USA. 1991;88(8):3106-10.

Davis DM. Mechanisms and functions for the duration of intercellular contacts made by lymphocytes. Nat Rev Immunol. 2009;9:543-55.

Delves PJ, Martin SJ, Burton DR, Roitt IM. Roitt's Essential Immunology. 13th ed. Oxford: Wiley-Blackwell Science; 2017. 576 p.

Dorrego MV. Moléculas de adhesión y su importancia en odontologia: revisión de la literatura. Acta Odontol Venez. 1999;37(3):188-92.

Farsky SP, Mello SBV. Participação de moléculas de adesão no desenvolvimento da resposta inflamatória. Rev Hosp Clin Fac Med Univ São Paulo. 1995;50(1):80-9.

Fieger CB, Sassetti CM, Rosen SD. Endoglycan, a member of the CD34 family, functions as an L-selectin ligand through modification with tyrosine sulfation and sialyl Lewis X. J Biol Chem. 2003;278(30):27390-8.

Gangopadhyay K, Roy S, Gupta SS, Chandradasan AC, Chowdhury S, Das R. Regulating the discriminatory response to antigen by T-cell receptor. Biosci Rep. 2022;42(3):BSR20212012.

Goldberg AC, Rizzo LV. Estrutura do MHC e função – apresentação de antígenos. Einstein (São Paulo). 2015;13(1):153-6.

Horton ER, Humphries JD, James J, Jones MC, Askari JA, Humphries MJ. The integrin adhesome network at a glance. J Cell Sci. 2016;129:4159-63.

Humphries JD, Chastney MR, Askari JA, Humphries MJ. Signal transduction via integrin adhesion complexes. Curr Opin Cell Biol. 2018;56:14-21.

Hunsche A, Molossi S. Perfil sérico da molécula de adesão intercelular-1 no pós-operatório cardíaco de lactentes submetidos à circulação extracorpórea. J Pediatr (Rio J). 2002;78(3):237-43.

Langer HF, Chavakis T. Leukocyte-endothelial interaction in inflammation. J Cell Mol Med. 2009;13(7):1211-20.

Li J, Springer TA. Integrin extension enables ultrasensitive regulation by cytoskeletal force. Proc Natl Acad Sci USA. 2017;114:4685-90.

Luadanna V, Cybulsky MI, Nourshargh E, Nourshargh S. Getting to the site of inflammation: the leukocyte adhesion cascade up to date. Nat Rev Immunol. 2007;7(9):790-802.

Muiño MA. Valoración de las moléculas de adhesión en patología humana. Arch Argent Alerg Inmunol Clin. 1997;28(1):7-15.

Murphy K, Travers P, Walport M. Janeway's Immunobiology – Immunobiology: The Immune System (Janeway). 9th ed. New York: Garland Science; 2017. 924 p.

Palmero KE. Moléculas de adhesión: integrinas y selectinas. Arch Argent Alerg Inmunol Clin. 1995;26:94-8.

Pribila JT, Quale AC, Mueller KL, Shimizu Y. Integrins and T cell-mediated immunity. Ann Rev Immunol. 2004;22:157-80.

Qi Q, Liu Y, Cheng Y, Glanville J, Zhang D, Lee JY, *et al.* Diversity and clonal selection in the human T-cell repertoire. Proc Natl Acad Sci USA. 2014;111(36):13139-44.

Rosen SD. Ligands for L-selectin: homing, inflammation, and beyond. Ann Rev Immunol. 2004;22:129-56.

Sant'Angelo DB, Waterburg G, Preston-Hurlburt P, Ybons ST, Medzhitov R, Hong SC, *et al.* The specificity and orientation of a TCR to its peptide-MHC class II ligands. Immunity. 1996;4(44):367-76.

Springer TA, Dustin ML. Integrin inside-out signaling and the immunological synapse. Curr Opin Cell Biol. 2012;24:107-15.

Velázquez MAV, Guarneros JAM, Patiño NM, Ybons ST, Medzhitov R, Hong SC. Integrinas y moléculas asociadas a integrinas: blancos para el desarrollo de terapias antimetastásicas. Rev Invest Clin. 1999;51(3):183-93.

Wang JH, Reinherz EL. Structural basis of T cell recognition of peptides bound to MHC molecular. Mol Immunol. 2002;38:1039-49.

Migração Transendotelial

A migração transendotelial ou transmigração é o fenômeno pelo qual os leucócitos saem da circulação sanguínea, atravessando a parede dos vasos sanguíneos por entre as células endoteliais. A migração transendotelial se dá em vênulas pós-capilares ou vênulas de endotélio altamente especializado ou de endotélio alto (HEV – *high endothelial venules*), já existentes em órgãos linfoides periféricos ou recém-formadas em tecidos com processos infecciosos. As vênulas têm baixa turbulência hemodinâmica, conferindo tempo aos leucócitos para receberem sinais dos locais infectados com patógenos. As células dessas vênulas têm ainda a característica de expressar grandes quantidades de moléculas de adesão (Figura 10.1).

A transmigração acontece quando linfócitos antigenicamente comprometidos precisam deixar a circulação para defender contra antígenos presentes em tecidos ou interstício ou quando linfócitos *naïve* (sem comprometimento antigênico) devem popular órgãos linfoides secundários. A migração ocorre após a união de diversas moléculas de adesão, expressas por indução antigênica ou por citocinas. Na presença de antígenos, tanto leucócitos quanto células endoteliais passam a expressar moléculas de adesão, havendo união entre as moléculas expressas por estas células. Como consequência, os leucócitos que estavam até o momento na circulação sanguínea e agora são necessários para a defesa imunológica unem-se às células endoteliais e deixam o vaso sanguíneo por entre essas células.

Migração transendotelial e quimiotaxia são fenômenos diferentes entre si. Transmigração refere-se à saída de leucócitos por entre células endoteliais. Quimiotaxia é a migração dirigida do leucócito ao antígeno ou o direcionamento reto do leucócito por meio de fatores quimiotáticos. Assim, a quimiotaxia ocorre após a transmigração.

Migração transendotelial de linfócitos e eosinófilos

Linfócitos maduros antigenicamente comprometidos circulam constantemente pelo organismo, o que é um dado positivo para a defesa imunológica, pois sempre haverá tais células próximas ao local onde o organismo necessitar de defesa. Estima-se que, em cada hora, 1% a 2% dos linfócitos recirculem por todo o organismo, permitindo que grande quantidade de linfócitos antígeno-específicos entre em contato com os antígenos.

Os linfócitos deixam a circulação principalmente através de vênulas pós-capilares ou de endotélio altamente especializado de linfonodos e de tecidos linfoides associados às mucosas. No baço, aparecem vênulas esplênicas funcionalmente semelhantes, com endotélio altamente especializado. Nos linfonodos, cerca de 25% de linfócitos podem deixar a circulação por essas vênulas. Em casos de infecções crônicas, nos tecidos afetados há o aparecimento de vênulas funcionais com epitélio especializado, permitindo melhor afluxo de linfócitos para tais locais.

A presença de antígenos faz com que linfócitos e células de vênulas pós-capilares expressem moléculas de adesão. Inicialmente, o linfócito expressa selectina-L (CD62L), também conhecida como molécula-1 de adesão leucocitária (LAM-1). As selectinas unem-se a carboidratos. A selectina-L une-se a

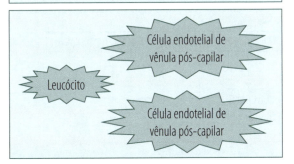

Figura 10.1. Na migração transendotelial ou transmigração, leucócitos deixam a circulação, passando por células endoteliais de vênulas de endotélio altamente especializado, como as vênulas de órgãos linfoides periféricos ou as vênulas recém-formadas em tecidos com processos infecciosos crônicos.

adressinas vasculares, as quais são moléculas de adesão e assim chamadas porque direcionam o tráfego de linfócitos, endereçando os mesmos para os locais necessários. Entre as adressinas vasculares encontra-se a molécula de adesão molécula-1 de adesão celular dependente de glicosilação (GlyCAM-1), que contém o carboidrato sialil. A selectina-L do linfócito une-se ao carboidrato sialil contido na GlyCAM-1 da célula vascular. Como consequência dessa união, o linfócito aproxima-se de células endoteliais. Essas moléculas de adesão apresentam baixa afinidade, o que permite que os linfócitos se liguem à célula endotelial e se desliguem dela, sucessivamente, podendo até mesmo retornar à circulação. Esse estágio é conhecido como "rolamento" do linfócito pelo endotélio. Assim, a selectina-L e a adressina vascular GlyCAM-1 iniciam um endereçamento (*homing*) e um rolamento para os linfócitos. Esse fenômeno é potencializado por interleucina-1 (IL-1) e Fator de Necrose Tumoral (TNF) (Figura 10.2).

Ao permanecerem estímulos antigênicos, linfócitos passam a expressar uma β2-integrina: <u>antígeno-1 associado à função leucocitária (LFA-1)</u>, constituído por grupamentos de diferenciação (CD11a/CD18). As células endoteliais expressam uma molécula da superfamília das imunoglobulinas, a <u>molécula-1 de adesão intercelular (ICAM-1)</u>. Outra molécula de LFA-1 une-se à ICAM-2, consolidando a união entre linfócito e célula endotelial (Figura 10.3).

Para finalizar a migração transendotelial, são expressas β1-integrinas em linfócitos: <u>antígenos 1 a 6 de ativação muito tardia (VLA-1, 2, 3, 4, 5 e 6)</u>. Essas β1-integrinas unem-se, sequencialmente, a várias moléculas – <u>moléculas de adesão da célula vascular (VCAM)</u> do endotélio. A ligação entre as integrinas VLA e VCAM torna estável a união do linfócito à célula endotelial (Figura 10.4).

O resultado da união entre as diversas moléculas de adesão é a saída do linfócito da circulação por entre duas células endoteliais (Figura 10.5).

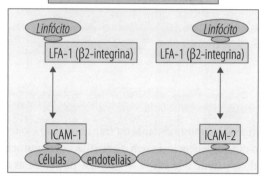

Figura 10.3. Continuidade do processo de migração transendotelial, com expressão por linfócitos de antígeno-1 associado à função leucocitária (LFA-1), uma β2-integrina. A célula endotelial expressa molécula-1 de adesão intercelular (ICAM-1). Segue-se a união entre outra molécula LFA-1 e ICAM-2. A partir daí, torna-se pouco provável que o linfócito volte a circular no vaso sanguíneo.

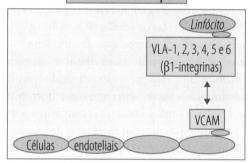

Figura 10.4. Final do processo de migração transendotelial: linfócitos expressam β1-integrinas antígenos 1 a 6 de ativação muito tardia (VLA). Cada uma dessas moléculas une-se à molécula de adesão da célula vascular (VCAM). As quimiocinas também aumentam a afinidade dessas integrinas.

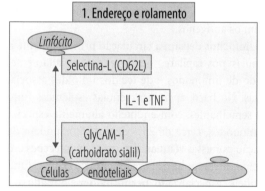

Figura 10.2. Linfócito expressa selectina-L, que se une ao carboidrato sialil da molécula-1 de adesão celular dependente de glicosilação (GlyCAM-1), expressa por células endoteliais vasculares. A união entre as duas moléculas dá início ao direcionamento aos locais onde os linfócitos devem dirigir e ao rolamento desses leucócitos na vênula pós-capilar, diminuindo sua velocidade na circulação sanguínea (o que contribui para as próximas uniões entre moléculas de adesão). A IL-1 e o TNF aumentam a expressão das moléculas de adesão, aumentando a transmigração.

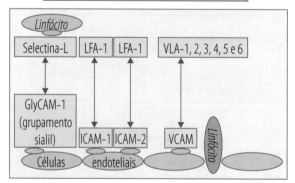

Figura 10.5. Migração transendotelial completa de linfócitos, fenômeno que resulta na saída desses leucócitos da circulação sanguínea, em direção ao local onde se encontram os patógenos, a fim de que possa ocorrer a defesa imunológica.

A migração para alguns locais diferentes requer outras moléculas de adesão. Assim, o acesso de linfócitos à pele implica também a expressão da molécula "antígeno associado ao leucócito cutâneo" (CLA) em linfócitos, que se une à selectina-E de células endoteliais de vasos da pele. Em mucosas, a selectina-L do linfócito une-se à "molécula-1 de adesão celular adressina de mucosa" (MAdCAM-1) do endotélio de mucosas. No pulmão, a selectina-E e a selectina-P de linfócitos unem-se ao "ligante-1 glicoproteína da selectina-P" (PSGL-1). As β1-integrinas VLA-1, 2, 3, 4, 5 e 6 podem ainda se unir à laminina ou à fibronectina da matriz extracelular do tecido conjuntivo (Figura 10.6).

Embora, à microscopia óptica comum da migração transendotelial sejam vistos "estrangulamentos" na célula semelhantes a pseudópodes, essa passagem não é dada por diapedese, uma vez que foi demonstrada ausência de ativação de miofibrilas necessárias para a formação de pseudópodes. Em vez disso, é observado um intumescimento das células endoteliais, à medida que expressam moléculas de adesão, intumescimento esse que permite à célula passar por entre duas células endoteliais.

Os eosinófilos expressam as mesmas moléculas de adesão que os linfócitos, enquanto as expressas por neutrófilos são semelhantes às de monócitos. Assim, linfócitos e eosinófilos têm migração transendotelial similar, o mesmo se dando entre neutrófilos e monócitos. Na migração transendotelial de eosinófilos há predomínio de VLA-4 entre as integrinas. (Figura 10.7).

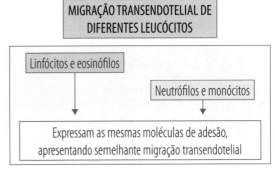

Figura 10.7. As moléculas de adesão para a transmigração são as mesmas entre linfócitos e eosinófilos (com predomínio de VLA-4 para eosinófilos) e entre neutrófilos e monócitos.

Migração transendotelial de neutrófilos e monócitos

Quando necessários à defesa imunológica, os neutrófilos e monócitos passam pelo mesmo processo de migração transendotelial, havendo certas diferenças em relação a linfócitos e eosinófilos, quanto às moléculas de adesão expressadas.

Células endoteliais induzidas por antígenos, IL-1 e TNF, passam a expressar selectina-E ou molécula-1 de adesão de leucócito-endotélio (ELAM-1 ou CD62E) e, posteriormente, selectina-P (CD62P). As duas selectinas têm como receptor o carboidrato sialil-Lewis de neutrófilos, resultando no direcionamento de neutrófilos para os locais de inflamação. Os neutrófilos habitualmente circulam nas zonas mais periféricas da corrente sanguínea. Na ligação às selectinas, o neutrófilo liga-se e desliga-se das células endoteliais, propiciando um rolamento lento, próximo às células endoteliais. A união entre selectinas e carboidrato sialil-Lewis não é estável, havendo possibilidade de que os neutrófilos voltem a circular (Figura 10.8).

A seguir, os neutrófilos expressam a β2-integrina LFA-1, que se une à ICAM-1. Na sequência, outra LFA-1 une-se à ICAM-2 da célula endotelial. A união final VLA-4 de neutrófilos à VCAM de células endoteliais é estável, culminando com a migração transendotelial do neutrófilo por entre duas células endoteliais (Figura 10.9).

A deficiência de CD18 de LFA-1 em leucócitos resulta na deficiência de adesão leucocitária tipo 1, um Erro Inato da Imunidade, em que há leucocitose persistente, queda tardia do coto umbilical, infecções diversas e graves, abscessos frios ou sem pus (pus é constituído por neutrófilos degenerados,

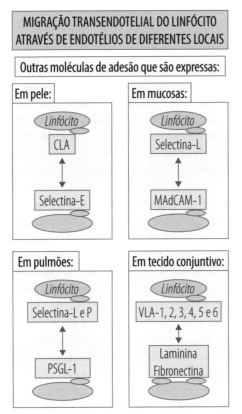

Figura 10.6. O acesso de linfócitos para determinados locais implica a expressão das moléculas já descritas e, ainda, de outras. Assim, na migração de linfócitos para a pele há necessidade da expressão de antígeno associado ao leucócito cutâneo (CLA) por linfócito e selectina-E por célula endotelial. Em mucosas, a selectina-L do linfócito une-se à molécula-1 de adesão celular adressina de mucosa (MAdCAM-1) do endotélio de mucosas. No pulmão, a selectina-E e a selectina-P expressas por linfócitos unem-se ao ligante-1 glicoproteína selectina-P (PSGL-1). As β1-integrinas VLA-1, 2, 3, 4, 5 e 6 do linfócito unem-se à matriz extracelular do tecido conjuntivo.

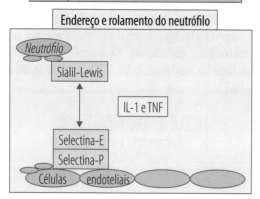

Figura 10.8. Início da migração transendotelial por neutrófilos: expressão de sialil-Lewis por neutrófilos e de selectina-E e P por células endoteliais de vênulas pós-capilares de endotélio altamente especializado. Há união entre grupamento sialil e selectina-E, sialil e selectina-P.

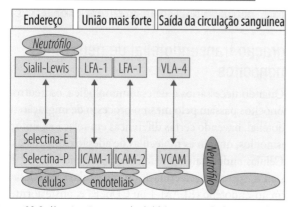

Figura 10.9. Na migração transendotelial há expressão de diversas moléculas de adesão pelo neutrófilo e pela célula endotelial. O resultado é a saída de neutrófilos da circulação sanguínea, dirigindo-se ao local onde se encontra o antígeno.

além de macrófagos degenerados, tecido necrótico e líquido tecidual). A falta de sialil-Lewis em neutrófilos determina a deficiência de adesão leucocitária tipo 2 (LAD-2), mais rara. Nesse Erro Inato da Imunidade não há migração transendotelial de neutrófilos, resultando em neutrofilia persistente, queda tardia do coto umbilical, podendo haver retardo mental e pôndero-estatural (Figura 10.10).

Os monócitos apresentam migração transendotelial semelhante à dos neutrófilos.

O conhecimento da migração transendotelial de leucócitos permite o entendimento de estratégias terapêuticas que tentam diminuir ou aumentar o afluxo de determinadas células para os locais de inflamação. Alguns medicamentos diminuem determinadas moléculas de adesão, como diminuição de ICAM-1 ou de VLA-4, na tentativa de diminuir eosinófilos em alergias. Anticorpos monoclonais contra VLA-4 e VCAM têm sido utilizados para o tratamento de esclerose

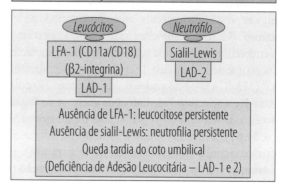

Figura 10.10. Pode haver defeito da migração transendotelial por baixa expressão de LFA-1 em leucócitos ou de sialil-Lewis em neutrófilos, resultando respectivamente nos erro inato da imunidade: defeito de adesão leucocitária tipo 1 e 2 (LAD-1 e LAD-2).

múltipla. Diante de pacientes com infecções, é necessária a lembrança de que estas moléculas fazem parte da migração transendotelial de outros leucócitos necessários na defesa. Estudos sobre diminuição da expressão de moléculas de adesão são promissores como terapias.

Quimiocinas

Quimiocinas são citocinas que auxiliam leucócitos a atingiram os órgãos linfoides secundários e os locais de inflamação. As quimiocinas fortalecem a união entre moléculas de adesão de leucócitos e de células endoteliais de vênulas pós-capilares, aumentando a migração transendotelial ou saída de leucócitos da circulação sanguínea. Atuam ainda como fatores quimiotáticos, após a saída de leucócitos da circulação.

Assim, linfócitos *naïve* atingem os linfonodos, populando sempre as mesmas áreas, fenômeno denominado "segregação anatômica de linfócitos". O início é dado pela expressão de selectina-L, que se une à integrina contendo o grupamento sialil, direcionando, então, os linfócitos para o linfonodo. A segregação linfocitária é também decorrente da presença de quimiocinas produzidas por células estromais, que atraem diferentes subpopulações de linfócitos: CXCL13 – com receptores CXCR5 em linfócitos B *naïve*; CCL19 e CCL21 – com receptor CCR7 em T *naïve*. Tais quimiocinas, em conjunto com a união de moléculas de adesão, direcionam os linfócitos T e B *naïves* para as diferentes regiões dos linfonodos.

Da mesma forma, linfócitos antigenicamente comprometidos também sofrem ação de quimiocinas. Após a expressão de certas quimiocinas, a ligação entre moléculas de adesão torna-se mais forte, tornando pouco provável que o linfócito retorne à circulação. Células dendríticas apresentadoras de antígenos e presentes no linfonodo promovem a síntese de quimiocinas e a expressão de moléculas de adesão. Linfócitos T auxiliares passam a expressar CD40L e CXCR5, migrando em direção ao folículo linfoide, enquanto linfócitos B expressam CD40 e CCR7 e migram em direção às células T. Os linfócitos farão parte do centro germinativo do folículo linfoide secundário. As duas subpopulações se encontram e podem interagir, iniciando, a seguir, a proliferação, especialmente de B.

As quimiocinas proeminentes para eosinófilos são a CCL5 (RANTES) e CCL11 (eotaxina), as quais também fortalecem a união entre moléculas de adesão, aumentando o afluxo de eosinófilos para determinado local.

A quimiocina CXCL-8 (anterior IL-8) é fundamental para o afluxo de neutrófilos. Para os monócitos ganham importância no seu recrutamento a quimiocina CCL-2 (anterior MCP-1 – proteína quimiotática dos macrófagos), a CCL-3 (MIP-1 ou proteína inflamatória dos macrófagos) e a CCL-4. Convertem o rolamento em ligação estável e aumentam a migração transendotelial (Figura 10.11).

Questões

1ª. Por que é necessária a migração transendotelial de leucócitos?

2ª. Migração transendotelial é sinônimo de quimiotaxia?

3ª. Quais são as moléculas de adesão envolvidas na migração de leucócitos responsáveis pela resposta adaptativa?

4ª. Quais são as moléculas de adesão envolvidas na migração transendotelial de leucócitos que defendem o organismo contra bactérias piogênicas?

5ª. Como atuam as quimiocinas na migração transendotelial?

Observação: respostas no anexo final.

QUIMIOCINAS QUE AUMENTAM A MIGRAÇÃO TRANSENDOTELIAL

- **B:** receptores CXCR5 para CXCL13
- **T:** receptores CCR7 para CCL19 e CCL21
- **Eosinófilos:** receptores para CCL5 (RANTES) e CCL11 (eotaxina)
- **Neutrófilos:** receptores para CXCL-8 (IL-8)
- **Monócitos:** receptores para CCL-2, CCL-3 e CCL-4

Figura 10.11. As quimiocinas, atualmente designadas por letras, são sintetizadas por diferentes células e fortalecem a união entre moléculas de adesão expressas em leucócitos e em células endoteliais, aumentando a migração transendotelial de leucócitos.

CASOS CLÍNICOS

Caso 1: Menina com dois meses de idade, sem queda do coto umbilical. Sem antecedentes mórbidos pessoais ou familiares. Trazia como exames complementares dois hemogramas, ambos com leucocitose. Em exames subsequentes foi constatada a deficiência de CD18 da β2-integrina em neutrófilos.

Discussão: A queda tardia do coto umbilical faz parte do quadro clínico da deficiência de adesão leucocitária (LAD), um Erro Inato da Imunidade (EII). Na LAD tipo 1 (LAD-1) há mutação da cadeia CD18, componente da β2-integrina LFA-1 (CD11a/CD18) em neutrófilos e outros leucócitos. Na ausência de LFA-1 deixa de haver união entre LFA-1 de leucócitos a ICAM-1 de células endoteliais, que seria seguida por união LFA-1/ICAM-2, VLA-4/VCAM, respectivamente, deixando de haver migração transendotelial de leucócitos. A falta de LFA-1 acarreta também menor apresentação antigênica a linfócitos T. Na LAD tipo 2 (LAD-2) há falta de expressão de sialil-Lewis em neutrófilos, com neutrofilia persistente.

Na LAD-1 há leucocitose persistente (geralmente acima de 25.000 leucócitos/mm^3) e falta de acesso de leucócitos aos órgãos e tecidos. A queda do coto umbilical depende do afluxo local de neutrófilos, promovendo a destruição do tecido, necrose e consequente queda, a qual ocorre normalmente na primeira semana de vida ou até três semanas. Na falta de diagnóstico e tratamento, a criança portadora de LAD-1 evolui para infecções bacterianas e fúngicas, infecções cutâneas sem pus (pela falta de neutrófilos), periodontites, perda de dentes, pneumonias, sepse e até óbito. O tratamento da LAD-1 depende da gravidade do quadro, podendo ser utilizado antibiótico durante as infecções, antibiótico profilático ou até o transplante de medula óssea para formas graves.

Caso 2: Paciente de 16 anos de idade apresentava chiado no peito, coriza, obstrução nasal e espirros em salva há três anos. História de piora das manifestações após a exposição a pó doméstico. História familiar de atopia. Teste cutâneo positivo para *Dermatophagoides pteronyssinus* e prova de função pulmonar com distúrbio obstrutivo, com resposta a β-adrenérgico.

Discussão: História é característica de asma e rinite alérgicas ou reações IgE-mediadas. É de se supor que esse paciente apresente aumento da expressão de moléculas de adesão necessárias para a saída de eosinófilos da circulação, células com papel importante na patogenia da hipersensibilidade IgE-mediada. É na tentativa de diminuir a saída de eosinófilos para o local da hipersensibilidade que estão sendo produzidos laboratorialmente anti-histamínicos que diminuem as moléculas ICAM-1, presentes nas células endoteliais e que se unem à LFA-1 de eosinófilos. O mesmo está sendo tentado para a diminuição da molécula VLA-4, que se une à VCAM da célula endotelial. Esses medicamentos podem ser úteis para a alergia, entretanto é importante a lembrança de que eosinófilos participam da defesa contra parasitas, sendo necessário afastar parasitoses antes do uso de tais medicamentos.

As moléculas de adesão necessárias para a migração transendotelial de eosinófilos são as mesmas que a de linfócitos, sendo necessárias em eosinófilos e células endoteliais, respectivamente: selectina-L/GlyCAM-1, LFA-1/ICAM-1, LFA-1/ICAM-2, VLA-1, 2, 3, 4, 5, 6/VCAM. Assim, diminuindo a migração transendotelial de eosinófilos, estaremos diminuindo também a migração de linfócitos.

Referências bibliográficas

Alevriadou BR. CAMs and Rho small GTPases: gatekeepers for leukocyte transendothelial migration. Focus on "VCAM-1-mediated Rac signaling controls endothelial cell-cell contacts and leukocyte transmigration". Am J Physiol Cell Physiol. 2003;285(2):250-2.

Asosingh K, Vankerkhove V, Van Riet I, Van Camp B, Vanderkerken K. Selective in vivo growth of lymphocyte function-associated antigen-1-positive murine myeloma cells. Involvement of function-associated antigen-1-mediated homotypic cell-cell adhesion. Exp Hematol. 2003;31(1):48-55.

Aurrand-Lions M, Johnson-Leger C, Imhof BA. Role of interendothelial adhesion molecules in the control of vascular functions. Vascul Pharmacol. 2002;39(4-5):239-46.

Baggiolini M. Chemokines and leukocyte traffic. Nature. 1998;392(6676):565-8.

Bunting M, Harris ES, McIntye TM, Prescott SM, Zimmerman GA. Leukocyte adhesion deficiency syndromes: adhesion and tethering defects involving beta 2 integrins and selectin ligands. Curr Opin Hematol. 2002;9(1):30-5.

Cepinskas G, Savickiene J, Ionescu CV, Kvietys PR. PMN transendothelial migration decreases nuclear NFkappaB in IL-1beta-activated endothelial cells: role of PECAM-1. J Cell Biol. 2003;161(3):641-51.

Delves PJ, Martin SJ, Burton DR, Roitt IM. Roitt's Essential Immunology. 13th ed. Oxford: Wiley-Blackwell Science; 2017. 576 p.

Ding Z, Issekutz TB, Downey GP, Waddell TK. L-selectin stimulation enhances functional expression of surface CXCR4 in lymphocytes: implications for cellular activation during adhesion and migration. Blood. 2003;101(11):4245-52.

Dorrego MV. Moléculas de adhesion y su importância en odontologia: revisión la literatura. Acta Odontol Venez. 1999;37(3):188-92.

Floris S, van den Born J, van der Pol SM, Dijkstra CD, De Vries HE. Heparan sulfate proteoglycans modulate monocyte migration across cerebral endothelium. J Neuropathol Exp Neurol. 2003;62(7):780-90.

Greenwood J, Amos CL, Walters CE, Couraud PO, Lyck R, Engelhardt B, et al. Intracellular domain of brain endothelial intercellular adhesion molecule-1 is essential for T lymphocyte-mediated signaling and migration. J Immunol. 2003;171(4):2099-108.

Halai K, Whiteford J, Ma B, Nourshargh S, Woodfin A. ICAM-2 facilitates luminal interactions between neutrophils and endothelial cells in vivo. J Cell Sci. 2014;127(3):620-9.

Hordijk P. Endothelial signaling in leukocyte transmigration. Cell Biochem Biophys. 2003;38(3):305-22.

Ionescu CV, Cepinskas G, Savickiene J, Sandig M, Kvietys PR. Neutrophils induce sequential focal changes in endothelial adherens junction components: role of elastase. Microcirculation. 2003;10(2):205-20.

Javaid K, Rahman A, Anwar KN, Frey RS, Minshall RD, Malik AB. Tumor necrosis factor-alpha induces early-onset endothelial adhesivity by protein kinase C zeta-dependent activation of intercellular adhesion molecule-1. Circ Res. 2003;92(10):1089-97.

Lämmermann T, Bader BL, Monkley SJ, Worbs T, Wedlich-Söldner R, Hirsch K, et al. Rapid leukocyte migration by integrin-independent flowing and squeezing. Nature. 2008;453(7191):51-5.

Ley K. Integration of inflammatory signals by rolling neutrophils. Immunol Rev. 2002;186:8-18.

Luster AD, Alon R, von Andrian UH. Immune cell migration in inflammation: present and future therapeutic targets. Nat Immunol. 2005;6(12):1182-90.

McEver RP. Selectins: initiators of leucocyte adhesion and signalling at the vascular wall. Cardiovasc Res. 2015;107:331-9.

Mitoma J, Bao X, Petryanik B, Schaerli P, Gauguet JM, Yu SY, et al. Critical functions of N-glycans in L-selectin-mediated lymphocyte homing and recruitment. Nat Immunol. 2007;8(4):409-18.

Morikis VA, Chase S, Wun T, Chaikof EL, Magnani JL, Simon SI. Selectin catch-bonds mechanotransduce integrin activation and neutrophil arrest on inflamed endothelium under shear flow. Blood 2017;130:2101-10.

Muller WA. Mechanisms of leukocyte transendothelial migration. Annu Rev Pathol. 2011;6:323-44.

Murphy K, Travers P, Walport M. Janeway's Immunobiology – Immunobiology: The Immune System (Janeway). 9th ed. New York: Garland Science; 2017. 924 p.

Nourshargh S, Marelli-Berg FM. Transmigration through venular walls: a key of leukocyte phenotype and function. Trends Immunol. 2005;26(3):157-65.

Rose DM, Alon R, Ginsberg MH. Integrin modulation and signaling in leukocyte adhesion and migration. Immunol Rev. 2007;218:126-34.

Schuschke DA, Percival SS, Lominadze D, Saari JT, Lentsch AB. Tissue-specific ICAM-1 expression and neutrophil transmigration in the copper-deficient rat. Inflammation. 2002;26(6):297-303.

Shimonaka M, Katagiri K, Nakayama T, Fujita N, Tsuruo T, Yoshie, *et al*. Rap1 translates chemokine signals to integrin activation, cell polarization, and motility across vascular endothelium under flow. J Cell Biol. 2003;161(2):417-27.

Simon SI, Green CE. Molecular mechanics and dynamics of leukocyte recruitment during inflammation. Annu Rev Biomed Eng. 2005;7:151-85.

Slattery MJ, Dong C. Neutrophils influence melanoma adhesion and migration under flow conditions. Int J Cancer. 2003;106(5):713-22.

Spadafora-Ferreira M, Coelho V, Noronha IL, Portugal K, Kalil J. O endotélio vascular na resposta imune. Rev Soc Cardiol. 1996;6(2):146-54.

Uotila LM, Jahan F, Hinojosa LS, Melandri E, Grönholm M, Gahmberg CG. Specific phosphorylations transmit signals from leukocyte b2 to b1 integrins and regulate adhesion. J Biol Chem. 2014;289(46):32230-42.

van Steen ACI, Kempers L, Schoppmeyer R, Blokker M, Beebe DJ, Nolte MA, *et al*. Transendothelial migration induces differential migration dynamics of leukocytes in tissue matrix. J Cell Sci. 2021;134(21):jcs258690.

van Wetering S, Van den Berk N, Van Buul JD, Mull FP, Lommerse I, Mous R, *et al*. VCAM-1-mediated Rac signaling controls endothelial cell-cell contacts and leukocyte transmigration. Am J Physiol Cell Physiol. 2003;285(2):343-52.

Wagner DD, Frenette FS. The vessel wall and its interaction. Blood. 2008;111(11):5271-81.

Worthylake RA, Burridge K. Leukocyte transendothelial migration: orchestraing the underlyng molecular machinery. Curr Opin Cell Biol. 2001;13(5):569-77.

Wright N, de Lera TL, Garcia-Moruja C, Lillo R, Garcia-Sanchez F, Caruz A, *et al*. Transforming growth factor-beta 1 down-regulates expression of chemokine stromal cell-derived factor-1: functional consequences in cell migration and adhesion. Blood. 2003;102(6):1978-84.

Yago T, Zhang N, Zhao L, Abrams CS, McEver RP. Selectins and chemokines use shared and distinct signals to activate beta2 integrins in neutrophils. Blood Adv. 2018;2:731-44.

Young BA, Sui X, Kiser TD, Hyun SW, Wang P, Sakarya S, *et al*. Protein tyrosine phosphatase activity regulates endothelial cell-cell interactions, the paracellular pathway, and capillary tube stability. Am J Physiol Lung Cell Mol Physiol. 2003;285(1):63-75.

Apresentação Antigênica

Célula apresentadora de antígeno

Os linfócitos T não reconhecem antígenos livres, só sendo ativados quando os antígenos estão associados a antígenos leucocitários humanos (HLA). As células que apresentam HLA associado a antígenos são denominadas células apresentadoras de antígeno (APCs). Os genes do MHC (*major histocompatibility complex*) de células apresentadoras codificam as glicoproteínas HLA, o qual, na sequência, é encaminhado para a superfície celular. Devido à dependência da apresentação de antígenos associados a HLA, os linfócitos T citotóxicos e T auxiliares são chamados HLA-restritos ou MHC-restritos (Figura 11.1).

Qualquer célula nucleada pode se comportar como uma APC. As células dendríticas são consideradas "células apresentadoras profissionais" por sua grande efetividade, seguidas por macrófagos e linfócitos B. As APCs têm a capacidade de internalizar o antígeno (por fagocitose ou por endocitose), processando-o através de proteases, ou seja, degradando o AG em fragmentos. Os fragmentos peptídicos associam-se ao HLA da APC e são então apresentados a linfócitos T.

Células dendríticas mieloides têm a mesma origem que monócitos/macrófagos. As células dendríticas são assim denominadas por apresentarem projeções membranosas em forma de dedos. Inicialmente, estas células têm alta capacidade fagocitária, fagocitando patógenos e encaminhando-os para os órgãos linfoides secundários. Durante a migração até o órgão linfoide secundário, passam a expressar mais HLA, tornando-se ótimas APCs. Penetram nos órgãos linfoides secundários principalmente por vasos linfáticos aferentes. Passam então a expressar receptores para quimiocinas (CCR7), o que permite que permaneçam nos órgãos linfoides secundários, localizando-se em regiões próximas a linfócitos T. Nos órgãos linfoides secundários, as células dendríticas apresentam peptídeos antigênicos associados ao HLA para linfócitos T *naïves* ou virgens (sem contato prévio com antígenos), tornando-os T citotóxicos e T auxiliares comprometidos com tais antígenos. O primeiro encontro entre APC e linfócito sem comprometimento antigênico é denominado *priming* (Figura 11.2).

As células de Langerhans são consideradas células dendríticas mieloides imaturas da pele, aí chegando por possuírem o antígeno leucocitário cutâneo (CLA), que é uma molécula de adesão que dirige a migração de células Langerhans para a pele. Essas células têm pouca capacidade fagocitária (apenas ingestão) e tornam-se células apresentadoras (dendríticas maduras) à medida que se dirigirem aos linfonodos regionais.

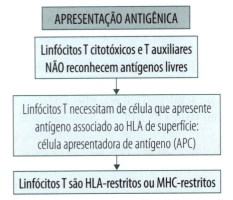

Figura 11.1. Linfócitos T citotóxicos e T auxiliares são MHC ou HLA-restritos, pois, para serem ativados, necessitam que o antígeno seja apresentado por células apresentadoras de antígenos (APCs) associadas a HLA.

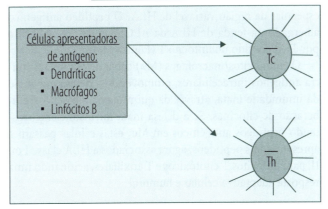

Figura 11.2. Qualquer célula nucleada pode ser uma célula apresentadora (APC). As melhores APCs são as células dendríticas, consideradas "células apresentadoras profissionais". Macrófagos e linfócitos B frequentemente são APCs. Em imunologia, a barra horizontal sobre uma sigla significa que esse elemento se encontra ativado, como colocado no esquema para T citotóxico e T auxiliar.

Para a ativação de linfócitos T citotóxicos, é necessário que o peptídeo antigênico esteja associado a HLA classe I de uma APC, enquanto a ativação de T auxiliares necessita que o antígeno esteja associado ao HLA classe II da APC. Os linfócitos T reconhecem unicamente peptídeos antigênicos (Figura 11.3).

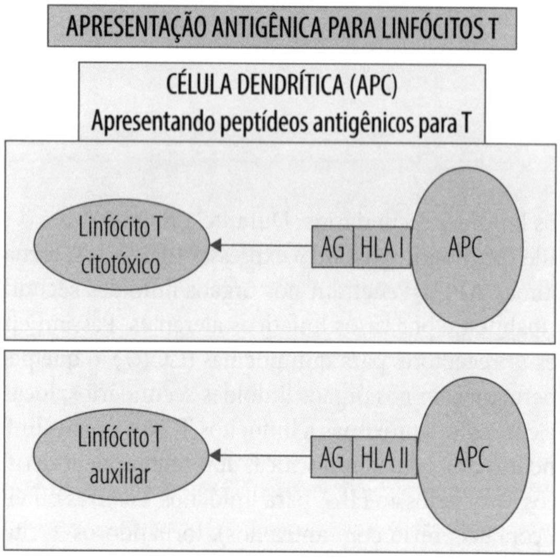

Figura 11.3. A ativação de linfócitos T citotóxicos e T auxiliares depende da apresentação do antígeno associado, respectivamente ao HLA classe I e II da célula apresentadora de antígeno (APC). Linfócitos T só reconhecem antígenos proteicos.

A APC com HLA de superfície apresenta o peptídeo antigênico ao receptor de célula T (TCR). HLA e TCR são formados por duas cadeias polipeptídicas, com parte intracelular, parte transmembranosa e parte maior extracelular. As duas cadeias polipeptídicas de HLA e de TCR apresentam fragmentos variáveis e constantes. As regiões variáveis de HLA formam uma concavidade, na qual é apresentado o peptídeo antigênico. Por outro lado, as regiões variáveis de TCR também formam concavidade, que é comparada à imagem especular da região variável de HLA. O peptídeo antigênico albergado na fenda de HLA da APC é, então, reconhecido por TCR contido no linfócito T (Figura 11.4).

Os monócitos/macrófagos (Mø) são a defesa inicial contra antígenos intracelulares, promovendo a defesa por meio da imunidade inata, através da quimiotaxia, fagocitose e liberação de citocinas. Se a defesa inata for insuficiente, restando peptídeos antigênicos em Mø, estas células passam a apresentar tais peptídeos, agora associados a HLA classe I ou II, para linfócitos T citotóxicos e T auxiliares, acionando uma resposta adaptativa celular e humoral.

Ativação de linfócitos T citotóxicos

As APCs fagocitam antígenos proteicos intracelulares e degradam suas proteínas, resultando peptídeos. Tal degradação é denominada processamento antigênico. Ao processa-

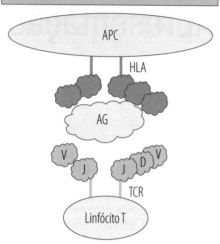

Figura 11.4. As regiões variáveis de HLA formam concavidades que albergam o peptídeo antigênico para ser apresentado ao linfócito T. Por outro lado, as regiões variáveis do receptor de célula T (TCR) também formam concavidades que são imagens especulares de HLA da célula apresentadora de antígeno (APC) e recebem o antígeno.

rem patógenos intracelulares, formam-se peptídeos que, por serem oriundos de antígenos intracelulares, são denominados peptídeos endógenos. Os peptídeos endógenos ativam genes MHC I existentes no cromossomo 6 da APC, resultando na codificação de moléculas HLA I.

Os peptídeos endógenos formados nas APCs são encaminhados para o retículo endoplasmático com o auxílio de uma proteína transportadora de antígeno (TAP) ou "transportador associado a processamento de antígeno". Os peptídeos ligam-se, então, ao HLA I recém-sintetizado no retículo endoplasmático. Peptídeos endógenos associados ao HLA I migram através do complexo de Golgi para a superfície celular, ficando expostos na superfície a fim de que ocorra a apresentação antigênica desses peptídeos para T citotóxico. Há vírus capazes de bloquear a TAP, como HIV, citomegalovírus, herpes vírus simples (Figura 11.5).

Quando a APC apresenta na sua superfície peptídeo associado ao HLA inicia-se a apresentação antigênica para linfócitos T, resultando na ativação de T.

O primeiro sinal da ativação ou coestimulação é dado por união entre as moléculas de adesão de T e APC. Inicialmente, o complexo TCR reconhece peptídeo endógeno associado ao HLA I da APC. O complexo TCR é formado por TCR, CD3 e uma proteína denominada cadeia zeta (ζ). O TCR une-se ao peptídeo através da parte variável do TCR, formada por regiões determinantes de complementariedade (CDRs). Alta afinidade entre TCR e peptídeo implica maior ativação. Sequencialmente outras moléculas unem-se na coestimulação, expressas em T citotóxico e na APC, respectivamente: LFA-1 (antígeno-1 associado à fun-

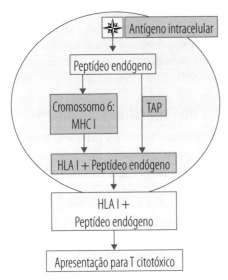

Figura 11.5. Microrganismos intracelulares são inicialmente fagocitados e processados por fagócitos mononucleares que depois se diferenciam em célula apresentadora de antígeno (APC). Na APC, há degradação do antígeno, resultando em peptídeo denominado "peptídeo endógeno". Este ativa MHC I do cromossomo 6, resultando na codificação de HLA I. O peptídeo endógeno é transportado pela proteína transportadora de antígeno (TAP) até o retículo endoplasmático, onde se associa ao HLA I recém-sintetizado. Peptídeo endógeno, associado ao HLA I, migra através do citosol até a superfície celular da APC, onde será apresentado ao T citotóxico.

ção leucocitária ou CD11/CD18) a ICAM-1 (molécula-1 de adesão intercelular); LFA-2 (CD2) a LFA-3; VLA-4 (antígeno-4 de ativação muito tardia – *very late activation antigen*) a VCAM (molécula de adesão da célula vascular); CD28 a CD80/CD86 (anterior B7). A união é denominada sinapse imunológica, pois é por onde a APC passa a informação para T. A sinapse pode permanecer por 12 horas (Figura 11.6).

As moléculas inibitórias antígeno-4 de linfócito T citotóxico (CTLA-4) e proteína da morte celular programada (PD-1) (*programmed cell death protein-1*) podem se unir a B7, inibindo a ativação de T e auxiliando o término da ativação. É descrito aumento de CTLA-4 em certas neoplasias resultando em menor ativação de linfócitos T (menor defesa de T citotóxico contra células neoplásicas). Por outro lado, é referido diminuição de CTLA-4 em algumas doenças autoimunes, como no diabetes mellitus, ocasionando um excesso de ativação de T (aumento da cooperação de T auxiliar com B levando a maior síntese de anticorpos).

Após a união entre as moléculas coestimuladoras, enzimas quinases citoplasmáticas tornam-se ativadas. Assim, a tirosina-quinase de células T – proteína-70 associada à cadeia zeta (ZAP-70) fosforila motivos ativadores do imunorreceptor tirosina (ITAMs), transferindo grupamentos de fosfato livre do citosol (oriundos de ATP). Desta forma, os ITAMs

Figura 11.6. O primeiro sinal de ativação ou coestimulação de T citotóxico é dado pela união entre as diferentes moléculas de adesão expressas por T citotóxico e por célula apresentadora de antígeno (APC): receptor de célula T (TCR) ao antígeno leucocitário humano classe I (HLA-I) associado ao peptídeo antigênico; antígeno-1 associado à função leucocitária (LFA-1) à molécula-1 de adesão intercelular (ICAM-1); LFA-2 à LFA-3; antígeno-4 de ativação muito tardia (VLA-4) à molécula de adesão da célula vascular (VCAM); CD28 a CD80/CD86 (anterior B7). A molécula inibitória CTLA-4 (antígeno-4 do linfócito T citotóxico) pode se unir a CD80/CD86, inibindo a ativação.

existentes em CD3 e nas cadeias zeta (ζ) do complexo TCR são fosforilados, resultando na formação de fosfotirosinas (tirosinas fosforiladas) (Figura 11.7).

As fosfotirosinas promovem a ativação enzimática, com hidrólise de fosfolipídios da membrana citoplasmática e liberação de inositol. Há entrada de cálcio para o linfócito, além do inositol promover a liberação de cálcio do retículo endoplasmático. O aumento do cálcio intracelular ativa calcineurina e diacilglicerol, os quais ativam, respectivamente, o fator nuclear de células T ativadas (NF-AT) e o fator nuclear *kappa* B (NF-κB). Estes fatores nucleares translocam-se para o núcleo, onde ativam genes codificadores de citocinas, em especial para IL-2 (Figura 11.7).

O segundo sinal de ativação de linfócitos T é dado por produção de citocinas, sem o que não ocorre a ativação. O NF-AT promove a codificação de IL-2, principal fator de crescimento de linfócitos. O NF-κB contribui com esta codificação. Os dois fatores promovem também a síntese de outras citocinas, em especial interferon-γ (IFN-γ), ampliando a ativação de T. O IFN-γ, por ação parácrina, ativa a APC (célula dendrítica), que aumenta a expressão de moléculas coestimuladoras e a síntese de citocinas: IL-1 e fator de necrose tumoral (TNF), ampliando a ativação de T (Figura 11.8).

O resultado final é a ativação de linfócito T citotóxico, com liberação de perforinas, apoptose e ativação da citotoxicidade celular dependente de anticorpo (ADCC), fenômenos que determinam a lise da célula-alvo, ou seja, da célula infectada por microrganismos intracelulares ou de células tumorais.

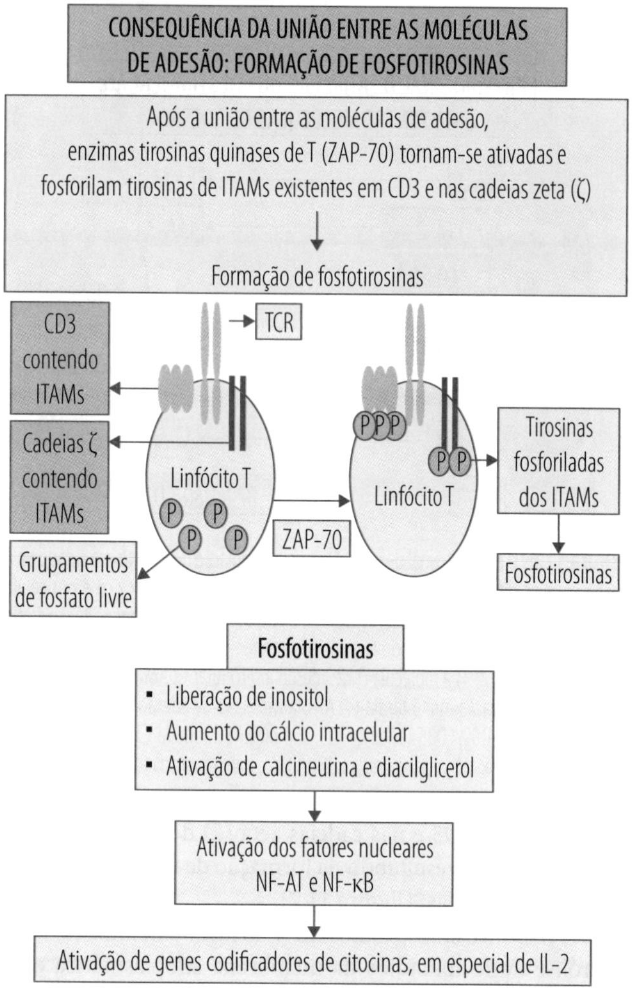

A proliferação inicial da ativação continua por aproximadamente sete dias, seguida pela diferenciação e ativação de linfócitos. Quando linfócitos efetores não são mais necessários, sofrem apoptose pela falta de estímulo antigênico, como ocorre com a maioria das células não mais necessárias, encerrando, assim, o processo de ativação de linfócitos. O imunossupressor ciclosporina inibe a calcineurina, impedindo a codificação de IL-2 e a ativação de T.

Ativação de linfócitos T auxiliares

A APC captura antígenos proteicos extracelulares, processa tais antígenos resultando na formação de peptídeos que são denominados peptídeos exógenos (origem extracelular). Os peptídeos exógenos induzem à síntese de HLA II no retículo endoplasmático, codificado por genes MHC II. Há associação do peptídeo ao HLA II, sendo ambos transportados através do complexo de Golgi até a superfície celular. O peptídeo exógeno associado ao HLA II da superfície da APC é, então, apresentado ao T auxiliar (Figura 11.9).

Para linfócitos T auxiliares, também são necessários dois sinais de ativação, análogos aos de T citotóxicos. O primeiro sinal de ativação ou coestimulação é dado pela união entre as moléculas de adesão de T auxiliar e APC, respectivamente: TCR/CD3/CD4 reconhecem peptídeo exógeno associado a HLA II. As outras uniões são: LFA-1 a ICAM-1; LFA-2 (CD2) a LFA-3; VLA-4 a VCAM; CD28 a CD80/CD86 (anterior B7). As molé-

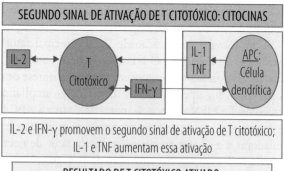

Figura 11.7. O complexo receptor de célula T é formado por TCR, CD3 e cadeias zeta (ζ); CD3 e cadeias ζ contêm motivos ativadores baseados do imunorreceptor tirosina (ITAMs). A tirosina quinase de T citotóxicos (proteína-70 associada à cadeia zeta ou ZAP-70) promove a fosforilação de ITAMs. O resultado é a formação de fosfotirosinas, que promovem eventos intracelulares resultando na ativação de fator nuclear de células T ativadas (NF-AT) e de fator nuclear *kappa* B (NF-κB). Os fatores nucleares translocam-se para o núcleo, acionando genes codificadores de citocinas.

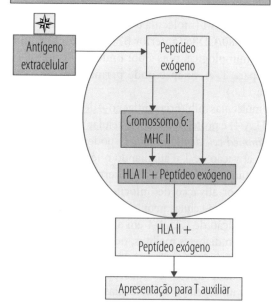

Figura 11.9. Antígeno extracelular é capturado e processado por célula apresentadora de antígeno (APC), com formação de "peptídeo exógeno" e indução da síntese de HLA II, codificado por gene MHC II do cromossomo 6. O peptídeo exógeno dirige-se ao retículo endoplasmático, sem necessidade de proteína transportadora, unindo-se ao HLA II. Peptídeo associado ao HLA migra até a superfície de APC, onde será apresentado ao T auxiliar.

Figura 11.8. O segundo sinal de ativação de T citotóxico é dado por citocinas: principalmente IL-2 e interferon-γ (IFN-γ) produzidos por linfócitos T, mas também IL-1, fator de necrose tumoral (TNF) sintetizados por célula apresentadora de antígeno (APC).

culas inibitórias CTLA-4 e PD-1 de T auxiliares podem se unir a CD80/CD86 da APC, impedindo a ativação de T (Figura 11.10).

Tirosinas quinases de T (ZAP-70) fosforilam ITAMs de CD3 e de cadeias zeta (ζ), recrutando grupamentos de fosfato, com formação de fosfotirosinas, culminando com alterações no interior de linfócitos: liberação de inositol, aumento de cálcio intracelular, ativação de calcineurina e diacilglicerol, com formação de fatores nucleares (NF-AT e NF-κB), codificadores de citocinas, em especial IL-2 (Figura 11.10).

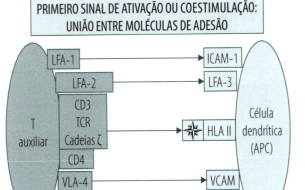

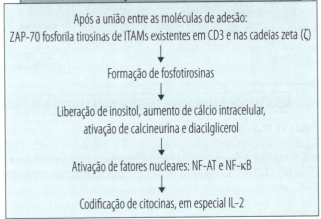

Figura 11.10. O primeiro sinal de ativação de T auxiliar ou coestimulação é dado pela expressão de moléculas de adesão entre T auxiliar e célula apresentadora de antígeno (APC), cuja união é sempre entre as mesmas moléculas: receptor de célula T (TCR) ao antígeno leucocitário humano classe II (HLA-II) associado ao peptídeo antigênico; antígeno-1 associado à função leucocitária (LFA-1) à molécula-1 de adesão intercelular (ICAM-1); LFA-2 à LFA-3; antígeno-4 de ativação muito tardia (VLA-4) à molécula de adesão da célula vascular (VCAM); CD28 a CD80/CD86 (anterior B7). Em vez de CD28, linfócitos T podem expressar a molécula inibitória antígeno-4 de linfócito T citotóxico (CTLA-4) que, unindo-se a CD80/CD86 encerra a ativação. A união entre as moléculas de adesão leva à fosforilação por proteína-70 associada à cadeia zeta (ZAP-70), formando fosfotirosinas, que determinam eventos intracelulares, resultando na ativação de fatores nucleares que ativam genes codificadores de citocinas.

É necessário, ainda, o segundo sinal de ativação, dado por IL-2, aumentado por IFN-γ, o qual atua em T e na APC promovendo maior apresentação. O resultado é a ativação de linfócitos T auxiliares, os quais cooperam com a diferenciação final de linfócitos B em plasmócitos, capazes de síntese de todas as classes de imunoglobulinas (B dependentes de T), contribuindo na defesa contra o antígeno extracelular indutor da resposta. Quando a APC é uma célula dendrítica ou macrófago, há também síntese de IL-1 e TNF, que aumentam o segundo sinal, o que não ocorre quando a APC é um linfócito B (Figura 11.11).

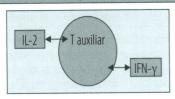

Figura 11.11. Para a ativação de T auxiliar por B, também é necessário um segundo sinal, dado por citocinas: IL-2 e interferon-γ (IFN-γ). Quando a APC é uma célula dendríticas, há síntese também de IL-1 e TNF. A principal função de T auxiliar ativado é a cooperação com B.

Ativação de linfócitos B

Os linfócitos B podem ser ativados diretamente por antígenos livres (B independentes de T) ou por linfócitos T auxiliares (B dependentes de T). Carboidratos e lipídios são reconhecidos por B independentes de T auxiliar, enquanto antígenos proteicos necessitam de B dependentes da cooperação de T auxiliar (B dependentes de T). Os linfócitos B independentes de T, quando ativados diferenciam-se em plasmócitos produtores somente de IgM. Os linfócitos B dependentes de T, quando ativados tornam-se diferenciados em plasmócitos sintetizadores de IgG ou IgA ou IgE (Figura 11.12).

Ativação de B independente de T

A ativação de B diretamente por antígenos não proteicos ocorre através do complexo receptor de célula B (BCR), constituído por IgM e IgD de superfície, além das duas cadeias pesadas invariáveis denominadas Igα e Igβ. Para a ativação são necessários ainda os correceptores CD19/CD21/CD81 (Figura 11.13).

A IgM de superfície apresenta parte variável formada por três regiões hipervariáveis ou determinantes de complementariedade (CDR), que reconhecem antígenos. O antígeno ao se unir a duas moléculas de IgM de superfície é endocitado,

ATIVAÇÃO DE LINFÓCITOS B

B INDEPENDENTES DE T:
Antígenos não proteicos (carboidratos e lipídios) ativam diretamente B
↓
Diferenciação de B em plasmócitos produtores de IgM

B DEPENDENTES DE T:
Antígenos proteicos necessitam da cooperação de T auxiliar para ativar B
↓
Diferenciação de B em plasmócitos produtores de outras classes de Igs (IgG ou IgA ou IgE)

Figura 11.12. Os linfócitos B podem ser dependentes ou independentes da cooperação de T auxiliares. Polissacarídeos e lipídios podem ser combatidos diretamente por B, sem a necessidade da cooperação de T auxiliar, enquanto antígenos proteicos requerem a defesa por B dependentes de T. Linfócitos B independentes de T são produtores apenas da classe IgM, enquanto que a cooperação de T auxiliar com B permite a mudança de classe da imunoglobulina.

iniciando a ativação de B. As caudas intracitoplasmáticas de CD19 e das cadeias Igα e Igβ contêm ITAMs. Estes ITAMs são fosforilados pela tirosina quinase de B, a Sky quinase. A fosforilação de ITAMs resulta em fosfotirosinas, promotoras de alterações intracelulares que levam à proliferação e à diferenciação final do linfócito B em plasmócito produtor somente de IgM. A ativação de B independente de T não necessita de segundo sinal por citocinas (Figura 11.13).

Ativação de B dependente de T auxiliar

Os antígenos proteicos necessitam da cooperação de T auxiliar para B. Assim, é preciso a ativação prévia de linfócitos T e estes ativados poderão cooperar com B. Nestas circunstâncias, os linfócitos B atuam como APCs para T auxiliar. O peptídeo exógeno é encaminhado ao retículo endoplasmático promovendo a síntese de HLA classe II. O peptídeo exógeno associa-se a HLA II e é encaminhado à superfície de B. Esse linfócito B, na função de APC, apresenta o peptídeo exógeno associado a HLA II ao T auxiliar.

Ocorre agora todo o processo de ativação de T auxiliar, tendo B como célula apresentadora. O primeiro sinal de ativação ou coestimulação é dado pela união entre moléculas de adesão: o complexo receptor de célula T (TCR, CD3 e cadeias zeta), na presença de CD4, reconhece peptídeo exógeno associado ao HLA II. Há união sequencial de LFA-1 a ICAM-1; LFA-2 a LFA-3; CD28 a CD80/CD86 (anterior B7). O resultado é a formação de fosfotirosinas, levando a alterações intracelulares e ativação de fatores de transcrição que ativam genes codificadores de citocinas. Linfócitos T sempre necessitam do segundo sinal de ativação dado por citocinas: T auxiliar sintetiza IL-2 e IFN-γ, com ação parácrina, resultando

ATIVAÇÃO DE LINFÓCITOS B INDEPENDENTES DE T

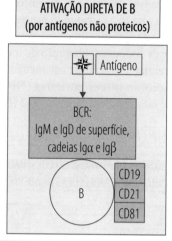

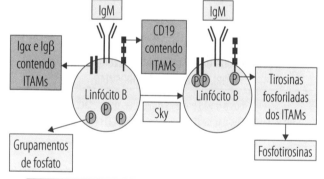

Figura 11.13. Na ativação de linfócito B independente de T, antígenos não proteicos são reconhecidos diretamente pelo complexo receptor de B (BCR), constituído por IgM e IgD de superfície, cadeias pesadas Igα e Igβ. O BCR necessita, ainda, dos correceptores CD19/CD21/CD81. Há fosforilação dos motivos ativadores do imunorreceptor tirosina (ITAMs) pela tirosina quinase de B (Sky), resultando na formação de fosfotirosinas, as quais ativam genes codificadores de proteínas promotoras da proliferação e da ativação de linfócitos B. Os linfócitos B assim ativados diferenciam-se em plasmócitos produtores somente da classe IgM.

na ativação de T auxiliar. Nesse caso, a APC, por tratar-se de linfócito B, não sintetiza outras citocinas (Figura 11.14).

Cooperação entre T auxiliar e B para mudança de classe da imunoglobulina

O linfócito T auxiliar ativado precisa cooperar com B para haver mudança de classe de imunoglobulina. Nessa cooperação há um primeiro sinal de ativação ou coestimulação,

capítulo 11 Apresentação Antigênica   117

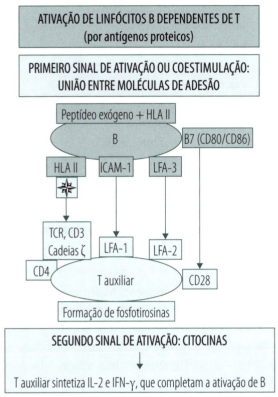

Figura 11.14. Antígenos proteicos necessitam da cooperação de T para B. Linfócito B passa a atuar como célula apresentadora de antígeno (APC) para T auxiliar. Assim, os antígenos que foram capturados por B retornam à superfície celular, agora associados ao HLA II, para serem apresentados a T auxiliar. É necessário todo o processo de apresentação antigênica: primeiro sinal coestimulação dado por união de moléculas coestimuladoras, formação de fosfotirosinas e segundo sinal dado por citocinas sintetizadas por T auxiliar (IL-2 e IFN-γ).

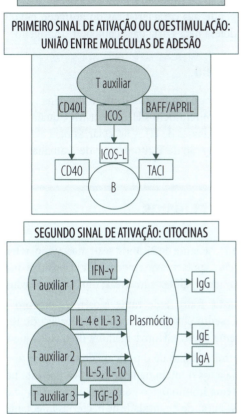

Figura 11.15. Após a ativação de T auxiliares, estes linfócitos passam a cooperar com B. Para tanto, é necessária, inicialmente, a união de diferentes moléculas de adesão: CD40L a CD40; ICOS (coestimulador induzível de T) a ICOS-L; BAFF (fator ativador de células B) ou APRIL (um ligante indutor de proliferação) a TACI (ativador da transmembrana, modulador de cálcio e interator do ligante da ciclofilina). Para a cooperação entre T auxiliar e B é ainda necessário um segundo sinal dado por síntese de diferentes citocinas. T auxiliares tipo 1 (Th1) sintetizam IFN-γ que promove a diferenciação final de B em plasmócitos produtores de IgG; Th2 produz IL-4 e IL-13, com diferenciação de B em plasmócitos produtores de IgE; Th2 sintetizando IL-5 e IL-10 e Th3 produzindo TGF-β, possibilitam a diferenciação de B em plasmócitos produtores de IgA. Assim, quando há cooperação de T auxiliar com B, linfócitos B se diferenciam em plasmócitos produtores de outras classes de imunoglobulinas (IgG ou IgE ou IgA).

dado por união de moléculas de adesão. O início é dado por CD40, que estimula B em repouso para retomar o ciclo celular. Ocorrem uniões entre moléculas de T auxiliar e de B, respectivamente: moléculas CD40L a CD40; ICOS (coestimulador induzível de T) a ICOS-L; fator ativador de células B (BAFF) ou um ligante indutor de proliferação (APRIL) a ativador da transmembrana, modulador de cálcio e interator do ligante da ciclofilina (TACI) (Figura 11.15).

Na cooperação entre T e B também é necessário o segundo sinal de ativação por citocinas sintetizadas por T e que atuam em B. Assim, conforme a necessidade de defesa, os T auxiliares diferenciam-se em Th1, que sintetizam IFN-γ, que promove a diferenciação final de B em plasmócitos produtores de IgG. Linfócitos Th2 secretam IL-4 e IL-13, principais citocinas responsáveis pela mudança de B em plasmócitos produtores de IgE. Há mudança de classe para IgA quando Th2 ativado produz IL-5 e IL-10 e Th3 ativado secreta fator-beta transformador de crescimento de colônias (TGF-β) (Figura 11.15).

Só após a ativação de Th1, Th2 e Th3 e a cooperação desses linfócitos com B, é que ocorre a diferenciação final de B em plasmócitos produtores de IgG ou IgE ou IgA. Com a mudança de classe, surgem outras atividades biológicas das novas classes de imunoglobulinas, o que permite maior possibilidade de defesa contra o patógeno promotor da ativação inicial de B.

Linfócitos B dos centros germinativos ao encontrarem células foliculares auxiliares são selecionados para sobreviverem, sintetizarem anticorpos de alta afinidade e formarem B de memória. Assim, em uma mesma classe de imunoglobulinas, há síntese de diferentes anticorpos, com diferentes afinidades. Linfócitos B sofrem hipermutação somática na região variável da IgM de superfície, resultando em síntese de anticorpos com maior afinidade ao peptídeo: é a maturação da afinidade. Prevalecem como células de memória os linfócitos B que se diferenciaram em plasmócitos produtores de anticorpos de maior afinidade.

A ativação de linfócitos T citotóxicos, de T auxiliares ou de B depende das características do antígeno envolvido, ou seja, da defesa necessária para combater o antígeno.

Questões

1ª. Por que linfócitos T são conhecidos como linfócitos HLA-restritos e quais as classes de HLA necessárias para a ativação de T citotóxico e de T auxiliar?

2ª. Quais são as principais células apresentadoras (APCs)?

3ª. Qual é o primeiro sinal necessário para a ativação de linfócitos que combatem microrganismos intracelulares?

4ª. Qual é o segundo sinal necessário para a ativação de linfócitos que combatem microrganismos intracelulares?

5ª. Como o linfócito B é ativado?

Observação: respostas no anexo final.

CASOS CLÍNICOS

Caso 1: Paciente de 27 anos, sexo masculino, referia tosse produtiva, mal-estar e emagrecimento há um ano, sem outras queixas. Apresentava epidemiologia positiva para tuberculose há dois anos. Ao exame físico apresentava mucosas descoradas, palidez e magreza; murmúrio vesicular presente e simétrico, com roncos esparsos.

Evolução: Raio X de tórax mostrou aumento de região hilar, hemograma com linfocitose, VHS (velocidade de hemossedimentação) aumentado e bacilo de Koch (BK) positivo no escarro. Diagnosticada tuberculose e iniciado esquema tríplice. Houve melhora do quadro logo após o primeiro mês de tratamento.

Discussão: O fato de o paciente demorar a apresentar quadro clínico significativo (um ano após o contato) e melhora rápida após o início da terapia indica que está havendo resposta imunológica satisfatória. É verdade que o ideal seria o sistema imunológico combater perfeitamente os microrganismos, sem aparecimento de sinais ou sintomas. Muitas vezes, a grande quantidade de bactérias infectantes ou fatores inerentes ao hospedeiro, como má alimentação e estresse crônico, prejudica a resposta imunológica ideal. O *Mycobacterium tuberculosis* necessita da defesa por monócitos/macrófagos, linfócitos T citotóxicos e T auxiliares tipo 1 (estes promotores de apoptose), pois são microrganismos intracelulares que necessitam de lise ou apoptose e que, no presente caso, tais células devem estar ativadas. Os Mø são as primeiras células infectadas por esses microrganismos. Possivelmente, os Mø não foram suficientes para superar o processo, passando a se comportar como células apresentadoras, ativando T citotóxico e Th1. Assim, para a ativação de T citotóxico é necessário um primeiro sinal de ativação, dado pela união entre moléculas de adesão: TCR/CD3/CD8, LFA-1, LFA-2, CD28 por T citotóxico e HLA I, ICAM-1, LFA-3, CD80/CD86 (anterior B7) por parte de Mø. Há ainda um segundo sinal de ativação, dado pela síntese de citocinas IL-2, IFN-γ, IL-1 e TNF. Para a ativação de T auxiliar, estão expressas: TCR/CD3/CD4, LFA-1, LFA-2 e CD28 em T e HLA II, ICAM-1, LFA-3, CD80/CD86 (anterior B7) em Mø, com síntese de citocinas IL-2 e IFN-γ por Th1. O IFN-γ ativa a imunidade inata e adaptativa e, de forma especial, a etapa da digestão por Mø, culminando com a erradicação de *Mycobacterium tuberculosis*.

Caso 2: Menino de seis meses de idade apresentava pela primeira vez coriza, tosse produtiva e chiado no peito há um dia, com febre durante esse período. Sem antecedentes de atopias pessoais ou familiares. Ao exame físico, apresentava-se dispneico, com tosse, sibilos expiratórios esparsos e estertores subcrepitantes igualmente esparsos. O raio X de tórax mostrou hiperinsuflação, com região hilar intensamente acentuada. O hemograma acusou leucocitose, dada pelo aumento de linfócitos. A oximetria apontava discreta hipoxemia. Foi internado com diagnóstico de bronquiolite viral aguda.

Evolução: Após a administração de oxigênio umidificado houve correção da hipoxemia e progressiva melhora dos sintomas.

Discussão: A bronquiolite viral aguda é frequente em lactentes. Caracteriza-se por sibilos, tosse, muitas vezes com febre baixa ou sem febre, com hipoxemia leve ou acentuada, podendo haver desidratação. Os exames não são específicos, apenas sugestivos como o raio X de tórax e a oximetria do presente caso. A terapia visa correção da hipoxemia, eliminação das secreções e hidratação. Os agentes mais comuns da bronquiolite viral aguda são o vírus sincicial respiratório e o vírus da parainfluenza, seguidos pelo adenovírus. A resposta imunológica inata inicia-se pela tosse, na tentativa de eliminar as secreções, e por ativação de Mø e de NK. É acionada sequencialmente a resposta imunológica adaptativa, sendo necessária a ativação de linfócitos T citotóxicos no combate ao vírus, o que deve ser feito por meio da expressão de moléculas de adesão em linfócitos e células endoteliais, seguindo-se a liberação de citocinas para completar o sinal de ativação. Sabe-se que o vírus sincicial respiratório e o adenovírus apresentam receptores para a molécula de adesão ICAM-1, necessária para a migração transendotelial e para a apresentação antigênica, unindo-se a tais moléculas. Na migração transendotelial, ICAM-1 de células endoteliais, é necessária para união a LFA-1 de linfócitos, para que estes deixem a circulação sanguínea e se dirijam ao local da infecção. Na apresentação antigênica, a ICAM-1 de célula apresentadora liga-se à LFA-1 de linfócito T citotóxico para dar continuidade ao processo de apresentação e os linfócitos tornarem-se células efetoras, destruindo as células infectadas. Estando a ICAM-1 ocupada pelo vírus, há prejuízo da migração transendotelial e da apresentação antigênica, ou seja, há menor passagem de linfócitos pelo endotélio, restando linfócitos na corrente sanguínea, assim como há menor ativação de linfócitos T, tendo como consequência uma diminuição da resposta imunológica adaptativa durante esses processos infecciosos.

Referências bibliográficas

Amigorena S, Savina A. Intracellular mechanisms of antigen cross presentation in dendritic cells. Curr Opin Immunol. 2010;22(1):109-17.

Belz GT, Carbone FR, Heath WR. Cross-presentation of antigens by dendritic cells. Crit Rev Immunol 2002;22(5-6):439-48.

Buslepp J, Zhao R, Donini D, et al. T cell activity correlates with oligomeric peptide-major histocompatibility complex binding on T cell surface. J Biol Chem. 2001;276:47320-8.

Cantrell DA. GTPases and T cell activation. Immunol Rev. 2003;192:122-30.

Cantrell DA. Regulation and function of serine-kinase networks in lymphocytes. Curr Opin Immunol. 2003;15(3):294-8.

Ciechomska M, Wilson CL, Floudas A, Hui H, Rowan AD, Van Eden W, et al. Antigen-specific B lymphocytes acquire proteoglycan aggrecan from cartilage extracellular matrix resulting in antigen presentation and CD4+ T-cell activation. Immunology. 2014;141(1):70-8.

Cornall RJ. Cheng AM, Pawson T, Goodnow CC. Role of Syk in B-cell development and antigen-receptor signaling. Proc Natl Acad Sci USA. 2000;97(4):1713-8.

Cunha Neto E. MHC-restricted antigen presentation and recognition: constrains on gene, recombinant and peptide vaccines in humans. Braz J Med Biol Res. 1999;32(2):199-205.

Delon J, Stoll S, Germain RN. Imaging of T-cell interactions with antigen presenting cells in culture and in intact lymphoid tissue. Immunol Rev. 2002;189:51-63.

Delves PJ, Martin SJ, Burton DR, Roitt IM. Roitt's Essential Immunology. 13th ed. Oxford: Wiley-Blackwell Science; 2017. 576 p.

Diegel ML, Chen F, Laus R, Graddis TJ, Vidovic D. Major histocompatibility complex class I-restricted presentation of protein antigens without prior intracellular processing. Scand J Immunol. 2003;58(1):1-8.

Ebert PJ, Li QJ, Huppa JB, Davis MM. Functional development of the T cell receptor for antigen. Progress in Molecular Biology and Translational. Science. 2010;92:65-100.

Feske S, Skolnik EY, Prakriya M. Ion channels and transporters in lymphocyte function and immunity. Nat Rev Immunol. 2012;12(7):532-47.

García-Borges CN, Phanavanh B, Crew MD. Characterization of porcine TAP genes: alternative splicing of TAP1. Immunogenetics. 2006;58(5-6):374-82.

Guilliams M, Ginhoux F, Jakubzick C, Naik SH, Onai N, Schraml BU, et al. Dendritic cells, monocytes and macrophages: a unified nomenclature based on ontogeny. Nat Rev Immunol. 2014;14:571-8.

Goldeberg AC, Rizzo LV. Estrutura do MHC e função – apresentação de antígenos. Parte 2. Einstein (São Paulo). 2015;13(1):157-62.

Harris NL, Ronchese F. The role of B7 costimulation in T-cell immunity. Immunol Cell Biol. 1999;77(4):304-11.

Hiltbold EM, Roche RA. Trafficking of MHC class II molecules in the late secretory pathway. Curr Opin Immunol. 2002;14(1):30-5.

Huppa JB, Gleimer M, Sumen C, Davis MM. Continuous T cell receptor signaling required for synapse maintenance and full effector potential. Nat Immunol. 2003;4(8):749-55.

Itano AA, Jenkins MK. Antigen presentation to naive CD4 T cells in the lymph node. Nat Immunol. 2003;4(8):733-9.

Itano AA, McSorley SJ, Reinhardt RL, Ehst BD, Ingulli E, Rudensky AY, et al. Distinct dendritic cell populations sequentially present antigen to CD4 T cells and stimulate different aspects of cell-mediated immunity. Immunity. 2003;19(1):47-57.

Kim GR, Choi JM. Current understanding of cytotoxic T lymphocyte antigen-4 (CTLA-4) signaling in T-cell biology and disease therapy. Mol Cells. 2022;45(8):513-21.

Kitano M, Yamazaki C, Takumi A, Ikeno T, Hemmi H, Takahashi N, et al. Imaging of the cross-presenting dendritic cell subsets in the skin-draining lymph node. Proc Natl Acad Sci USA. 2016;113:1044-9.

Lankat-Buttgereit B, Tampe R. The transporter associated with antigen processing: function and implications in human diseases. Physiol Rev. 2002;82(1):187-204.

Larsson M, Fonteneau JF, Bhardwaj N. Cross-presentation of cell-associated antigens by dendritic cells. Curr Top Microbiol Immunol. 2003;276:261-75.

Lawand M, Abramova A, Manceau V, Springer S, van Endert P. TAP dependent and independent peptide import into dendritic cell phagosomes. J Immunol. 2016;197:3454-63.

Ma W, Zhang Y, Vigneron N, Stroobant V, Thielemans K, van der Bruggen P, et al. Long-peptide cross-presentation by human dendritic cells occurs in vacuoles by peptide exchange on nascent MHC class I molecules. J Immunol. 2016;196:1711-20.

Morita D, Asa M, Sugita M. Engagement with the TCR induces plasticity in antigenic ligands bound to MHC class I and CD1 molecules. Int Immunol. 2022;dxac046.

Murphy K, Travers P, Walport M. Janeway's Immunobiology – Immunobiology: The Immune System (Janeway). 9th ed. New York: Garland Science; 2017. 924 p.

Neild AL, Roy CR. Legionella reveal dendritic cell functions that facilitate selection of antigens for MHC class II presentation. Immunity. 2003;18(6):813-23.

Pao LI, Badour K, Siminovitch KA, Neel BG. Nonreceptor protein-tyrosine phosphatases in immune cell signaling. Annu Rev Immunol. 2007; 25:473-523.

Paulsson K, Wang P. Chaperones and folding of MHC class I molecules in the endoplasmic reticulum. Biochim Biophys Acta. 2003;1641(1):1-12.

Randolph GJ, Jakubzick C, Qu C. Antigen presentation by monocytes and monocyte-derived cells. Curr Opin Immunol. 2008;20(1):52-60.

Reche PA, Reinherz EL. Sequence variability analysis of human class I and class II MHC molecules: functional and structural correlates of amino acid polymorphisms. J Mol Biol. 2003;331(3):623-41.

Rock KL, York LA, Saric I, Goldberg AL. Protein degradation and the generation of MHC class I presented peptides. Adv Immunol. 2002;80:1-70.

Savina A, Amigorena S. Phagocytosis and antigen presentation in dendritic cells. Immunol Rev. 2007;219:143-56.

Sicherer SH, Sampson HA. Food allergy. J Allergy Clin Immunol. 2010;125(2):116-25.

Schuette V, Embgenbroich M, Ulas T, Welz M, Schulte-Schrepping J, Draffehn AM, et al. Mannose receptor induces T-cell tolerance via inhibition of CD45 and up-regulation of CTLA-4. Proc Natl Acad Sci USA. 2016;113:10649-54.

Telemo E, Korotkova M, Hanson LA. Antigen presentation and processing in the intestinal mucosa and lymphocyte homing. Ann Allergy Asthma Immunol. 2003;90(6):28-33.

Trombetta ES, Mellman I. Cell biology of antigen processing *in vitro* and *in vivo*. Ann Rev Immunol. 2005;23:975-1028.

Villadangos JA. Presentation of antigens by MHC class II molecules: getting the most out of them. Mol Immunol. 2001;38(5):329-46.

Williams A, Peh CA, Elliot T. The cell biology of MHC classe I antigen presentation. Tissue Antigens. 2002;59(1):3-17.

Seleção Clonal

Conceito

Clone celular é um conjunto de células com as mesmas características morfológicas, físico-químicas e biológicas oriundas de uma única célula e que dá origem a células idênticas.

Fala-se em seleção clonal negativa ou tolerância imunológica quando substâncias próprias do organismo promovem apoptose ou anergia de linfócitos autorreativos, evitando a autoimunidade. De forma oposta, seleção clonal positiva ocorre quando um antígeno ativa clones específicos de linfócitos T e B, resultando em proliferação destes linfócitos (Figura 12.1).

O entendimento de seleção clonal negativa e positiva implica o conhecimento de complexo principal de histocompatibilidade.

SELEÇÃO CLONAL

Seleção clonal negativa ou tolerância:
Substâncias próprias do organismo promovem apoptose ou anergia de linfócitos autorreativos, evitando a autoimunidade

Seleção clonal positiva ou proliferação:
Antígenos ativam clones específicos de linfócitos T e B maduros, resultando em proliferação de linfócitos

Figura 12.1. A seleção clonal negativa ocorre habitualmente para as substâncias próprias do organismo, evitando doenças autoimunes. A seleção clonal positiva ocorre para defesa do organismo contra agentes invasores.

Complexo principal de histocompatibilidade

No ser humano, o complexo principal de histocompatibilidade (CPH) ou *major histocompatibility complex* (MHC) codifica a síntese de glicoproteínas da superfície celular denominadas antígenos leucocitários humanos (HLA), as quais permitem que o sistema imunológico distinga no organismo o *"próprio do não próprio"* – *"self from non-self"*. Muitos autores estendem a denominação MHC às proteínas codificadas por esse complexo (Figura 12.2).

MHC e HLA

Complexo principal de histocompatibilidade (CPH) ou *major histocompatibility complex* (MHC)
↓
Antígenos leucocitários humanos (HLA)

O conjunto de genes MHC ou HLA codifica glicoproteínas da superfície celular denominadas HLA
↓
HLA permite que o sistema imunológico diferencie o *"próprio do não próprio"*

Figura 12.2. Os genes do CPH ou MHC codificam as glicoproteínas de superfícies celulares denominadas HLA, as quais, na verdade, não são antígenos, e sim substâncias próprias do organismo.

Os *loci* do MHC apresentam genes classificados em classes I e II, assim como suas glicoproteínas codificadas: HLA classes I e II. Os HLA foram descobertos em leucócitos de multíparas e de receptores de transfusões sanguíneas, daí a denominação "antígenos" (os leucócitos desses indivíduos reagiam com o soro de outros indivíduos), quando na verdade são glicoproteínas próprias do ser humano (Figura 12.3).

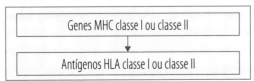

Figura 12.3. Os genes MHC apresentam *loci* classes I e II codificadores de proteínas próprias do organismo, denominadas "antígenos de histocompatibilidade" classes I e II.

Os genes do MHC estão localizados no braço curto do cromossomo 6; os alelos B, C e A formam os genes classe I, enquanto DP, DQ e DR fazem parte dos genes classe II, e C4, FB e C2, dos genes classe III. Esses genes codificam HLA classes I, II e III. As glicoproteínas de HLA classe I estão distribuídas pelas células nucleadas de todo o organismo, enquanto as de classe II encontram-se principalmente em células dendríticas, monócitos/macrófagos, linfócitos e células endoteliais. Os alelos da classe III codificam os componentes C4, fator B e C2 do complemento, além de algumas citocinas. Há várias especulações sobre o porquê de esses genes estarem localizados entre aqueles que permitem a distinção entre o próprio e o não próprio do organismo (Figura 12.4).

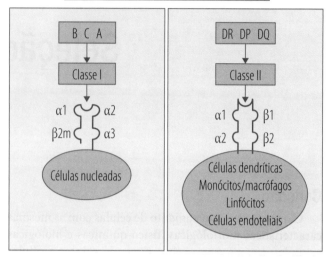

Figura 12.5. HLA classe I é constituído por uma cadeia α com três domínios (α1, α2 e α3) codificada pelo MHC classe I (cromossomo 6) e por uma β2-microglobulina codificada no cromossomo 15. HLA classe II é constituído por duas cadeias α e β, cada uma com dois domínios, codificadas pelo MHC (cromossomo 6).

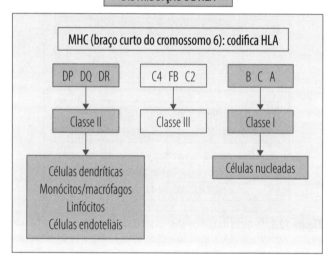

Figura 12.4. Diferentes células codificam HLA classe I ou II. Os genes classe III codificam proteínas do complemento.

Os alelos B, C e A das células nucleadas codificam uma cadeia de glicoproteínas com três domínios – α1, α2 e α3 –, que, juntamente com uma β2-microglobulina codificada por gene do cromossomo 15, formam os antígenos classe I, os quais, por sua vez, apresentam uma pequena parte intracitoplasmática, uma porção transmembrânica e uma maior parte extracitoplasmática. Os alelos DP, DQ e DR codificam duas cadeias glicoproteicas α e β, contendo quatro domínios – α1, α2 e β1, β2 (Figura 12.5).

Mecanismos relacionados ao HLA

Existem vários mecanismos que, de alguma forma, estão relacionados ao HLA.

1. Rejeição a transplantes

As células de órgão ou tecido transplantado, com HLA do doador diferente do HLA do receptor, podem ativar diretamente receptores de células T (TCR) de linfócitos do receptor. Quanto maior for tal diferença, maior a chance de ativação. O resultado é a ativação de linfócitos citotóxicos e/ou auxiliares que lesarão o órgão doado, ocasionando a rejeição. Atualmente, HLA é considerado como a principal causa de rejeição a transplantes alogênicos, ou seja, entre indivíduos da mesma espécie, mas geneticamente diferentes. Por tal razão é que se procura HLA do doador o mais relacionado ou semelhante possível ao HLA do receptor (compatibilidade HLA) (Figura 12.6).

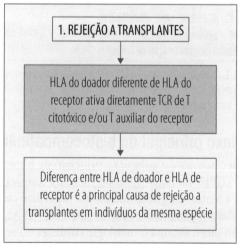

Figura 12.6. A principal causa de rejeição a transplantes entre indivíduos da mesma espécie é dada por diferenças entre HLA do doador e HLA do receptor, havendo necessidade de compatibilidade entre HLA.

2. Ativação de células imunológicas

Peptídeos antigênicos associados a HLA classes I e II, especialmente em células dendríticas e monócitos/macrófagos, ativam TCR de linfócitos T citotóxicos e T auxiliares, respectivamente. Essa condição fez com que tais linfócitos fossem conhecidos como MHC ou HLA-restritos (Figura 12.7).

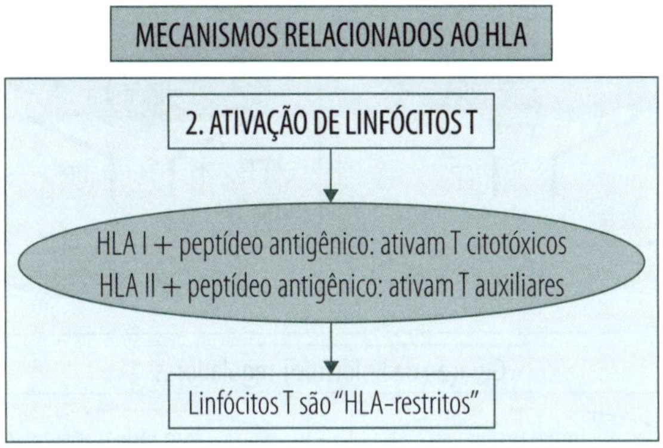

Figura 12.7. Outro mecanismo relacionado ao HLA é a ativação de T citotóxicos por peptídeos antigênicos associados ao HLA I e a ativação de T auxiliares por peptídeos antigênicos associados ao HLA II. Por essas razões, os linfócitos T são "HLA-restritos".

3. Associação a certas doenças

Não está perfeitamente esclarecida a relação entre HLA e determinadas doenças, principalmente autoimunes. O fato é que algumas doenças incidem com maior frequência em indivíduos com MHC contendo alelos semelhantes, como é o caso, por exemplo, de artrite reumatoide juvenil e presença de HLA-DR4. A deficiência dos fatores C4 e C2 do complemento está associada à presença de doenças autoimunes, não se conhecendo o mecanismo (Figura 12.8).

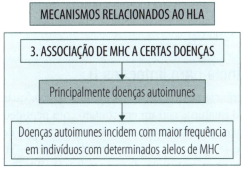

Figura 12.8. Várias doenças autoimunes estão associadas à presença de determinados alelos do MHC.

4. Participação na tolerância

Existem diferentes mecanismos que dão origem a uma grande diversidade de TCR e de imunoglobulinas da superfície de linfócitos B; com base nessa diversidade, podem ser formados linfócitos T e B autorreativos.

Fala-se em tolerância imunológica ao mecanismo pelo qual o sistema imunológico não responde a substâncias próprias do organismo ou autoantígenos. É resultante de uma seleção clonal negativa. Os mecanismos de tolerância ocorrem especialmente na fase embrionária e são importantes, pois, em condições habituais, o repertório final de linfócitos B e T maduros não responde a antígenos próprios. A tolerância eventualmente pode ser perdida, levando a doenças autoimunes.

Os linfócitos não mais autorreativos continuam o processo de maturação no timo e na medula óssea, migrando depois para os órgãos linfoides periféricos. A consequência da tolerância imunológica é a formação do repertório inicial de linfócitos T e B, que reconhecem "o próprio e não próprio" (Figura 12.9).

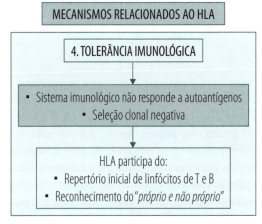

Figura 12.9. HLA participa da tolerância imunológica, contribuindo para a destruição de linfócitos autorreativos e para a sobrevivência de linfócitos não reativos a substâncias próprias.

Tolerância para linfócitos T

Tolerância central de T (no timo): os linfócitos T imaturos (CD8 e CD4) sofrem apoptose no timo quando apresentam receptores de células T (TCR) com alta afinidade a peptídeos associados ao HLA I ou II de células apresentadoras ou quando há altas concentrações de antígenos. Os linfócitos T específicos para aquele peptídeo passam a expressar FasL (CD95), resultando na ativação de suas caspases. Habitualmente os peptídeos são endógenos, ou seja, substâncias próprias do organismo. Não mais haverá formação desse clone de linfócitos: é a seleção clonal negativa central ou deleção clonal de T. É provável que na vida fetal, pela ausência de uma cápsula tímica bem constituída, substâncias próprias do organismo alcancem mais facilmente esse órgão linfoide central (Figura 12.10).

A deleção clonal central de T imaturos duplo-positivos (CD4+ e CD8+) ocorre quando estes apresentam alta afinidade a peptídeos associados ao HLA I e II de células epiteliais

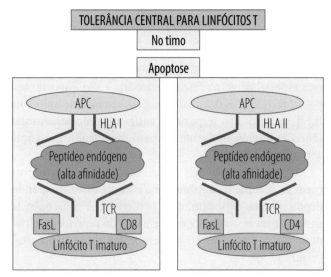

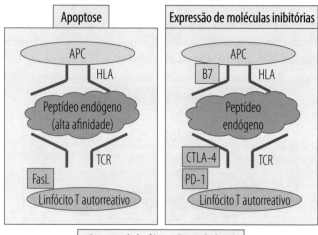

Figura 12.10. Tolerância central (no timo) ou seleção clonal negativa: apoptose de linfócitos TCD8 ou TCD4 imaturos que apresentem TCRs de alta afinidade a peptídeos endógenos associados a HLA I ou II. Os linfócitos T maduros que deixam o timo são, na grande maioria, tolerantes ao próprio, uma vez que já foram destruídos os autorreativos.

tímicas corticais. Linfócitos T maduros unipositivos (CD4+ ou CD8+) sofrem apoptose quando apresentam alta afinidade a peptídeos endógenos associados ao HLA de células epiteliais tímicas medulares. Assim, a maturação ocorre de forma centrípeta no timo, fato realçado pelo achado de abundantes restos celulares na camada mais externa do timo.

As células que começam a sair do timo, por volta da décima semana de gestação, quase não reagem a antígenos próprios. Alguns linfócitos autorreativos podem deixar o timo, mas estão sujeitos à tolerância periférica. Certos peptídeos endógenos só encontram linfócitos T na circulação periférica.

Tolerância periférica de T (nos órgãos linfoides secundários ou em tecidos periféricos). Pode ocorrer por três mecanismos:

1º. Apoptose de linfócitos T maduros (CD4 ou CD8) com TCR de alta afinidade a peptídeos endógenos associados ao HLA I ou II de células apresentadoras, após expressão de FasL em T. É a seleção negativa periférica para T ou deleção clonal.

2º. Anergia de T por falta de apresentação antigênica completa: ausência da molécula coestimuladora CD28 de T que se uniria à B7. Peptídeo endógeno promove a expressão de moléculas inibitórias: antígeno-4 de linfócito T citotóxico (CTLA-4) e proteína da morte celular programada (PD-1 ou *programmed cell death protein-1*), as quais unem-se à B7, impedindo a ativação do linfócito T, resultando na tolerância a esses peptídeos endógenos.

3º. Geração de linfócitos T reguladores principalmente CD4+. Os Treg naturais levam à expressão de FasL em T autorreativos periféricos e apoptose. Os Treg induzíveis sintetizam IL-10 e TGF-β, que promovem anergia de T au-

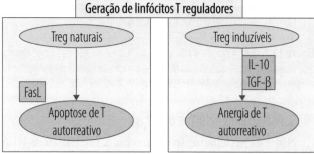

Figura 12.11. Alguns linfócitos T autorreativos deixam o timo e sofrem tolerância nos órgãos linfoides periféricos: 1º. Apoptose de T com TCR de alta afinidade a peptídeos endógenos associados ao HLA; 2º. expressão de moléculas inibitórias em T – antígeno-4 de linfócito T citotóxico (CTLA-4) ou a proteína da morte celular programada (PD-1); 3º. geração de T reguladores principalmente CD4+, que promovem a apoptose de linfócitos T autorreativos por meio de FasL ou sintetizam citocinas que inibem a ativação de linfócitos T autorreativos.

torreativos, em especial os adjacentes. A diminuição de linfócitos reguladores pode resultar em doenças autoimunes (Figura 12.11).

Tolerância para linfócitos B

Tolerância central de B (na medula óssea): quando linfócitos B imaturos entram em contato com peptídeos endógenos que apresentem alta afinidade para a IgM de superfície. Nesse momento pode haver a denominada "edição de receptor", com reativação dos genes RAG1, RAG2 (genes 1 e 2 ativadores da recombinação – *recombination-activating genes*), que levam a mudanças nas cadeias leves, modificando o receptor IgM de superfície. Caso a nova IgM de superfície permaneça com alta afinidade ao peptídeo endógeno, ou seja, linfócito permanece autorreativo, há expressão de Fas em B com consequente apoptose ou então B torna-se anérgico (funcionalmente incompetente), resultando na seleção clonal negativa de B. Caso a nova IgM de superfície modifique sua

capítulo 12 Seleção Clonal **125**

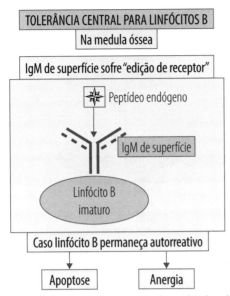

Figura 12.12. Tolerância de B na medula óssea: inicialmente há edição de receptor na cadeia leve da IgM. Caso o linfócito deixe de ser autorreativo, há saída dessa célula da medula. Quando, mesmo após a edição de receptor o linfócito permanece autorreativo, essa célula sofre apoptose ou torna-se funcionalmente incompetente (anergia).

especificidade, deixando de ser autorreativa, o linfócito B sobrevive e sai da medula óssea, geralmente a partir da sétima semana de gestação (Figura 12.12).

Tolerância periférica de B (nos órgãos linfoides secundários ou em tecidos periféricos). Pode haver apoptose de B por meio de T auxiliares, após expressão de FasL em T. Assim, linfócitos T podem auxiliar linfócitos B, mas também podem destruir B. Outro fenômeno é a anergia de B por falta de ativação da tirosina quinase de Bruton (Btk) ou falta do aumento do cálcio intracelular (Figura 12.13).

Tanto linfócitos B como T permanecem autorreativos para antígenos próprios denominados "sequestrados", ou seja, substâncias próprias que nunca entraram em contato com B e T, por estarem separadas por barreiras físicas, como proteínas do cristalino do globo ocular e alguns hormônios tireoidianos.

Proliferação clonal periférica

A seleção clonal positiva ou proliferação clonal dá-se nos órgãos linfoides periféricos, pela multiplicação de linfócitos que escaparam dos mecanismos da tolerância central e periférica, constituindo o repertório de linfócitos. Os diferentes clones de linfócitos T e B maduros são ativados por antígenos específicos. Para tal ativação são necessários dois sinais de ativação dados por união entre moléculas de adesão e por citocinas, conforme estudado no Capítulo 11 – Apresentação Antigênica. Assim, após o contato com "substâncias não próprias" há proliferação de clones de T citotóxicos (Figura 12.14), T auxiliares (Figura 12.15), linfócitos B independentes de T (Figura 12.16) ou de B dependentes de T (Figura 12.17).

O encontro entre o "não próprio" e linfócitos maduros ocorre nos órgãos linfoides secundários: linfonodos, baço e tecido linfoide associado às mucosas (MALT), resultando na proliferação e diferenciação final desses linfócitos. Tal resposta imunológica, desde que não exacerbada, é benéfica ao organismo, pois leva à eliminação da substância estranha. Após a defesa, linfócitos T e B de memória podem sobreviver por anos, talvez mesmo na ausência de antígenos específicos e são rapidamente acionados para nova defesa quando necessário.

Figura 12.13. Tolerância de B em órgãos linfoides secundários: apoptose de B promovida por T auxiliar (T auxiliar pode ativar B, mas também pode destruí-lo) ou por anergia de B (não há ativação da tirosina quinase de Bruton (Btk) ou não há influxo de cálcio para o intracelular).

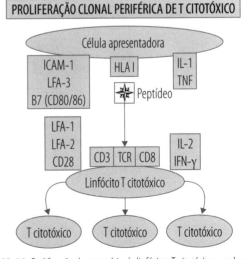

Figura 12.14. Proliferação do repertório de linfócitos T citotóxicos maduros nos órgãos linfoides periféricos diante de antígenos, após os mecanismos de tolerância central e periférica. Há seleção positiva quando o TCR de T citotóxico reconhece peptídeo antigênico associado ao HLA I de APC.

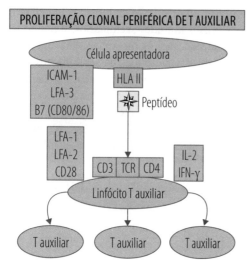

Figura 12.15. Proliferação do repertório de linfócitos T auxiliares maduros nos órgãos linfoides periféricos diante de antígenos, após os mecanismos de tolerância central e periférica. Há seleção positiva quando TCR de T auxiliar reconhece peptídeo antigênico associado ao HLA II da APC.

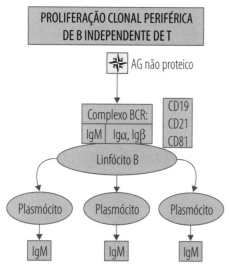

Figura 12.16. Proliferação do repertório de linfócitos B maduros independentes de T auxiliar nos órgãos linfoides periféricos, após os mecanismos de tolerância central e periférica. Há seleção positiva quando o complexo BCR de B reconhece diretamente antígeno não proteico, resultando em diferenciação de plasmócitos produtores de IgM.

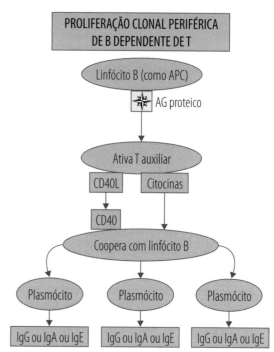

Figura 12.17. Proliferação do repertório de linfócitos B maduros dependentes de T auxiliares nos órgãos linfoides periféricos, após os mecanismos de tolerância central e periférica. Há seleção positiva de B após B e T auxiliar expressarem moléculas de adesão e de T auxiliar sintetizar determinadas citocinas. Essa proliferação de B acontece para antígenos proteicos, que foram inicialmente internalizados por B, mas, não conseguindo eliminá-los, B apresenta (B atuando como APC) a T auxiliar. A seguir, o T auxiliar ativado coopera com B: são expressas as moléculas de adesão CD40 ligante e CD40 e sintetizadas citocinas, resultando em diferenciação final para plasmócitos produtores de diferentes classes de imunoglobulinas.

Questões

1ª. O que é seleção clonal negativa e positiva? Para o que servem?

2ª. Qual é a diferença entre MHC e HLA?

3ª. Quais são as células que mais expressam HLA classe I e classe II?

4ª. Quais são os principais mecanismos de tolerância central e periférica para T?

5ª. Quais são os principais mecanismos de tolerância central e periférica para B?

Observação: respostas no anexo final.

CASOS CLÍNICOS

Caso 1: Paciente com 27 anos, sexo masculino, sofreu acidente automobilístico há dois dias, sem ferimentos cortantes. Algumas horas após o acidente começou a ter forte dor e vermelhidão em olho direito. Ao exame, apresentava fotofobia e hiperemia unilateral. Foi encaminhado a oftalmologista, que observou diminuição da visão e diagnosticou endoftalmia.

Discussão: A endoftalmia é uma resposta imunológica às proteínas do cristalino. Tais proteínas são uns dos poucos peptídeos do próprio organismo que não entram em contato com o sistema imunológico na vida intrauterina. Consequentemente há ausência de tolerância central e periférica, ou seja, não há apoptose ou anergia de linfócitos autorreativos, restando clones celulares aptos a reagir contra estes peptídeos endógenos. O contato com tais peptídeos endógenos pode ocorrer em casos de traumas com ruptura do cristalino, como em acidentes. É imperativo o encaminhamento ao oftalmologista. Não é confundido com conjuntivite alérgica pela história de trauma, pelo acometimento ocular não simétrico e pela dor referida.

Caso 2: Indivíduo de 42 anos passou a apresentar urticária generalizada após ingestão de camarão. Foi orientado a excluir camarão e outros frutos do mar.

Evolução: A IgE sérica específica para camarão e para frutos do mar mostrou alta sensibilização por *ImmunoCap*® (valores acima de 3,5 kU/L). Tendo em vista o quadro clínico reforçado pelo exame laboratorial foi diagnosticada alergia a camarão e reforçada a exclusão de tal alimento. Entretanto, ele ingeriu camarão e nada apresentou. Em episódio seguinte de tal ingestão, apresentou anafilaxia, tendo recebido adrenalina e corticosteroide, com reversão do quadro. Após tal fato, o paciente excluiu totalmente camarão e outros frutos do mar da dieta.

Discussão: A alergia IgE-mediada pode surgir em qualquer idade, à medida que o organismo vai se sensibilizando. A alergia alimentar em adultos é dada principalmente por peixes, frutos do mar e amendoim. Na quase totalidade, esse tipo de alergia em adultos torna-se irreversível, ou seja, não evolui para tolerância, ao contrário de crianças com alergia à proteína do leite de vaca. Em casos de alergia alimentar, dá-se preferência à pesquisa de IgE específica *in vitro*, pelo risco da administração de alérgenos em testes cutâneos de hipersensibilidade imediata. Os extratos utilizados para determinação da IgE específica não abrangem todas as espécies existentes de peixes ou de frutos do mar. No caso em questão, provavelmente houve ingestão de espécies diferentes de camarão.

Um dos principais mecanismos de tolerância aos alimentos (substâncias não próprias) é a tolerância periférica para linfócitos, em especial de digestório, com aparecimento da molécula de adesão inibidora CTLA-4 em vez da ativadora CD28. Linfócitos T em contato com o alimento tornam-se, então, anérgicos e há tolerância ao alimento para que possa ser ingerido. Além da tolerância periférica, os linfócitos T reguladores são importantes para a tolerância alimentar, sintetizando citocinas imunossupressoras, promovendo lise em células reativas e aumentando a expressão de CTLA-4 em linfócitos. Tem sido aventada a hipótese de diminuição da molécula de adesão CTLA-4 na alergia alimentar.

Referências bibliográficas

Abbas AK, Lichtman AH. Pillai S. Cellular and Molecular Immunology. 10th ed. Philadelphia: Elsevier; 2022.571 p.

Alberola-IIa J, Hogquist KA, Swan KA, Bevan MJ, Perimutter RM. Positive and negative selection invoke distinct signaling pathway. J Ext Med. 1996;184(1):9-18.

Bishop KD, Harris JE, Mordes JP, Greiner DL, Rosssini AA, Czech MP, et al. Depletion of the programmed death-1 receptor completely reverses established clonal anergy in CD4+ T lymphocytes via an interleukin-2-dependent mechanism. Cell Immunol. 2009;256(1-2):86-91.

Buhlmann JE, Elkin SK, Sharpe AH. A role for the B7-1/B7-2:CD28/CTLA-4 pathway during negative selection. J Immunol. 2003;170(11):5421-8.

Casellas R, Shih TA, Kleinewietfeld M, Rakonjac J, Nemazer D, Rajewsky K, et al. Contribution of receptor editing to the antibody repertorie. Science. 2001;291(5508):1541-4.

Chen JW, Schickel JN, Tsakiris N, Sng J, Arbogast F, Bouis D, et al. Positive and negative selection shape the human naive B cell repertoire. J Clin Invest. 2022;132(2):e150985.

Cohn M, Mitchison NA, Paul WE, Silverstein AM, Talmage DW, Weigert M. Reflections on the clonal-selection theory. Nat Rev Immunol. 2007;7(10):823-30.

Cornall RJ. Goodnow CC, Cyster JG. The regulation of self-reactive B cells. Curr Opin Immunol. 1995;7(6):804-11.

Deschler K, Rademacher J, Lacher SM, Huth A, Utzt M, Krebs S, et al. Antigen-specific immune reactions by expanded CD8+ T cell clones from HLA-B27-positive patients with spondyloarthritis. J Autoimmun. 2022;133:102901.

Fawlbes BJ, Schweighoffer E. Positive selection of T cells. Curr Opin Immunol. 1995;7:188-95.

Garcia KC, Degano M, Pease LR, Huang M, Peterson PA, Leyton L, et al. Structural basis of plasticity in T cell receptor recognition of a self peptide-MAC antigen. Science. 1998;279(5354):1166-72.

Germain RN. T-cell development and the CD4-CD8 lineage decision. Nat Rev Immunol. 2002;2(5):309-22.

Hogquist KA, Tomlinson AJ, Kieper WC, McGargill MA, Hart MC, Naylor S, et al. Identification of a naturally occorring ligand for thymic positive selection. Immunity. 1997;6(4):389-99.

Kishmoto H, Sprent J. Negative selection in the thymus includes semimature T cells. J Exp Med. 1997;185(2):263-71.

Lopes N, Boucherit N, Santamaria JC, Provin N, Charaix J, Ferrier P, et al. Thymocytes trigger self-antigen-controlling pathways in immature medullary thymic epithelial stages. eLife. 2022;11:e69982.

Lorenz RG, Alien PM. Thymic cortical epithelial cells can present self-antigens in vivo. Nature. 1989;337(6207):560-2.

Melamed D, Benschop RJ, Cambier JC, Nemazee D. Development regulation of B lymphocyte immune tolerance compartmentalizes clonal selection from receptor selection. Cell. 1998;92(3):173-82.

McGranahan N, Swanton C. Clonal heterogeneity and tumor evolution: past, present, and the future. Cell. 2017;168(4):613-28.

Murphy K, Travers P, Walport M. Janeway's Immunobiology – Immunobiology: The Immune System (Janeway). 9th ed. New York: Garland Science; 2017. 924 p.

Palmer E. Negative selection-clearing out the bad apples from the T-cell repertoire. Nat Rev Immunol. 2003;3(5):383-91.

Rajewsky K. Clonal selection and learning in the antibody system. Nature. 1996;381:751-8.

Stefanski HE, Mayerova D, Jameson SC, Hogquist KA. A low affinity TCR ligand restores positive selection of CD8+T cells in vivo. J Immunol. 2001;166(11):6602-7.

Steinman RM. The control of immunity and tolerance by dendritic cell. Pathol Biol. 2003;51(2):59-60.

Takahashi Y, Ohta H, Takemori T. Fas is required for clonal selection in germinal centers and the subsequent establishment of the memory B cell repertoire. Immunity. 2001;14(2):181-92.

Tiegs SL, Russel DM, Nemazee D. Receptor editing in self-reactive bone marrow B cells. J Exp Med. 1993;177(4):1009-20.

Van Parijs L, Abbas AK. Homeostasis and self-tolerance in the immune system: turning lymphocytes off. Science. 1998;280(5361):243-8.

Zerrahn J, Held W, Rauled DH. The MHC reactivity of the T cell repertoire prior to positive and negative selection. Cell. 1997;88(5):627-36.

Citocinas

Conceito

Citocinas são moléculas sintetizadas por células antigenicamente estimuladas, que atuam como mediadores intercelulares, aumentando ou diminuindo a resposta imunológica. Atuam também em outras células que não do sistema imunológico (Figura 13.1).

As citocinas têm ação na própria célula produtora (ação autócrina), em células próximas (ação parácrina) ou em células distantes (ação endócrina). Medeiam a maturação, a diferenciação final e a proliferação celular, resultando na ativação ou inibição da resposta imunológica (Figura 13.2).

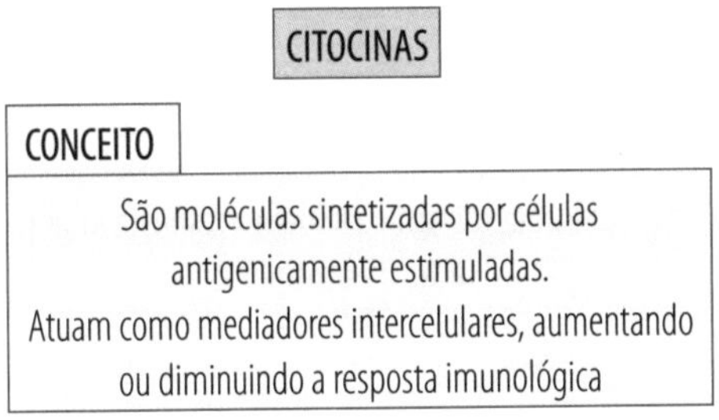

CITOCINAS

CONCEITO

São moléculas sintetizadas por células antigenicamente estimuladas.
Atuam como mediadores intercelulares, aumentando ou diminuindo a resposta imunológica

Figura 13.1. As citocinas são mediadores intercelulares que aumentam ou diminuem a resposta imunológica.

AÇÃO DAS CITOCINAS

- Autócrina: na própria célula
- Parácrina: em células próximas
- Endócrina: em células distantes

- Maturação
- Diferenciação final
- Proliferação

As citocinas promovem a ativação ou inibição da resposta imunológica

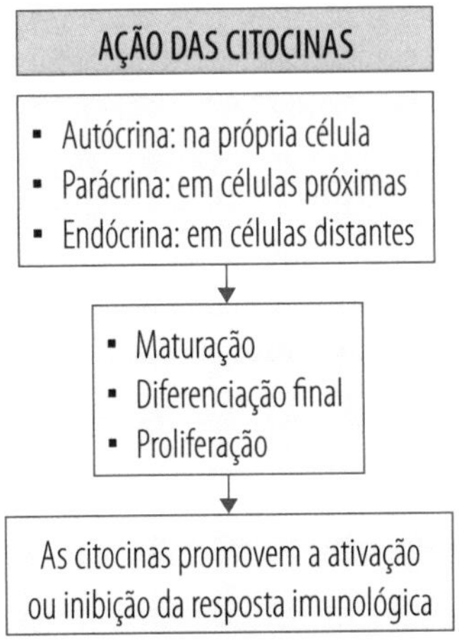

Figura 13.2. As citocinas atuam de forma autócrina, parácrina e endócrina, promovendo a maturação celular, a diferenciação final celular e a proliferação celular, atuando em diferentes células, o que resulta na regulação da resposta imunológica.

Para facilitar o estudo, as citocinas serão descritas agrupando-as conforme suas atividades biológicas semelhantes e na sequência das células que as sintetizam de forma mais proeminente: citocinas pró-inflamatórias sintetizadas principalmente por monócitos/macrófagos, por células NK, Th1, Th17 e Th22; citocinas das parasitoses e das alergias, oriundas de Th2 e de tecidos; citocinas imunorreguladoras provenientes de Th3 e Tr1; citocinas estimuladoras da hematopoiese e quimiocinas (Figura 13.3).

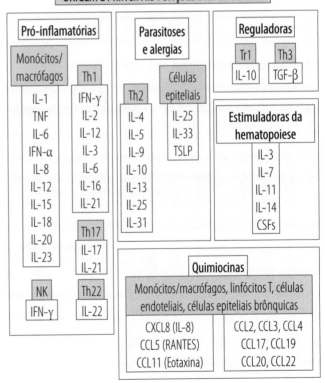

Figura 13.3. As principais fontes das citocinas são: monócitos/macrófagos, células NK, linfócitos T auxiliares tipo 1, 2, 3 e 17 (Th1, Th2, Th3 e Th17), células epiteliais e teciduais, T regulador induzível (Tr1) e outras células. Entre as citocinas encontram-se: interleucina (IL), fator de necrose tumoral (TNF), interferon-alfa e beta (IFN-α e γ), fator-beta transformador de crescimento de colônias (TGF-β), fatores estimuladores de crescimento de colônias (CSFs), linfopoietina do estroma tímico (TSLP). A nova denominação das quimiocinas baseia-se na presença de cisteínas juntas (CC) ou separadas (CXC).

Características

As citocinas são geralmente peptídeos ou proteínas, sintetizados por diferentes células; atuam em concentrações muito baixas como 10^{-10} a 10^{-12} mol/L; têm ação imediata e autolimitada; unem-se às células que apresentam receptores específicos para cada citocina e interagem com estas células promovendo a formação de proteínas fosforiladas responsáveis por suas atividades. As citocinas apresentam pleiotropismo (tropismo por várias células) e, além disso, uma mesma citocina apresenta diferentes atividades biológicas e diferentes citocinas podem apresentar a mesma atividade biológica (Figura 13.4).

CARACTERÍSTICAS DAS CITOCINAS

- São peptídeos ou proteínas, sintetizados por diferentes células
- Atuam em concentrações muito baixas
- Têm ação rápida e autolimitada
- Unem-se às células que apresentam receptores específicos para cada citocina e interagem com estas células
- Apresentam pleiotropismo (tropismo por várias células)
- Uma mesma citocina apresenta diferentes atividades biológicas e diferentes citocinas podem apresentar a mesma atividade

Figura 13.4. Estão referidas as principais características das citocinas.

Mecanismos de ação

As citocinas favorecem a ocorrência de eventos moleculares que transmitem sinais para o interior das células, resultando em respostas celulares específicas.

Os receptores de citocinas são, em geral, glicoproteínas, com uma porção intracitoplasmática, transmembranosa e extracitoplasmática. A porção extracitoplasmática do receptor une-se às citocinas. A porção intracitoplasmática encontra-se associada à enzima Janus Kinase (JAK). A união da citocina ao receptor resulta em ativação enzimática da Janus Kinase. A JAK ativada promove a fosforilação de sinal transdutor e ativador de transcrição (STAT), proteína monomérica até então livre no citoplasma (Figura 13.5).

Após a fosforilação de STATs, há dimerização destas proteínas ainda no citoplasma, tornando-as dímeros ativados: são os STATs diméricos ativados. Na sequência, há translocação desses dímeros para o núcleo da célula, resultando em ativação de genes. Os genes ativados propiciam a transcrição de novas sequências de nucleotídeos, com síntese de novo RNA mensageiro, resultando na codificação de novas proteínas com atividades específicas, que levam às diversas respostas, de forma autócrina, parácrina ou endócrina, ativando ou inibindo a resposta imunológica, resultando na ação da citocina em modular a resposta imunológica (Figura 13.5).

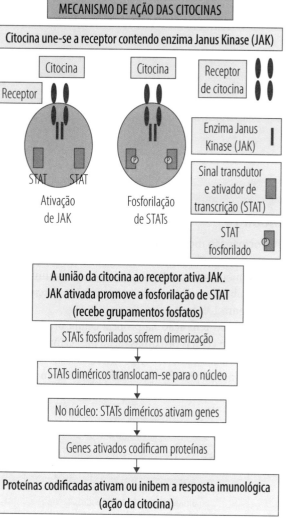

Figura 13.5. A enzima Janus Kinase (JAK) encontra-se unida à porção intracelular do receptor da citocina. As proteínas presentes no citoplasma, conhecidas como transdutores de sinal e ativadores de transcrição (STATs) na presença de quinases sofrem adição de fosfatos, resultando em STATs fosforilados. Transdutores de sinal e ativadores de transcrição (STATs) fosforilados sofrem dimerização e são, então, translocadas para o núcleo, resultando na ativação de genes moduladores, os quais promovem a codificação de proteínas que modulam a resposta imunológica, resultando na ação das diferentes citocinas.

Atividades biológicas das citocinas

As citocinas neste capítulo estão classificadas de forma didática em citocinas pró-inflamatórias, citocinas das doenças alérgicas e das parasitoses, citocinas imunorreguladoras, estimuladoras da hematopoiese e quimiocinas. Essa classificação não é absoluta, apenas auxiliando a lembrança de suas diversas funções, pois uma citocina pode pertencer a mais de um tipo de classificação.

A. Citocinas pró-inflamatórias

Entre as citocinas pró-inflamatórias da resposta inata encontram-se as sintetizadas por: monócitos e macrófagos

(IL-1, fator de necrose tumoral, IL-6, interferon-α, IL-8, IL-12, IL-15, IL-18, IL-20, IL-23); células NK (interferon-γ). As da resposta adaptativa são produzidas principalmente por T auxiliar tipo 1 – Th1 (IL-2, IL-12, interferon-γ, IL-6; IL-16, IL-21); Th17 (IL-17, IL-21) e Th22 (IL-22) (Figura 13.6).

O aumento excessivo de citocinas pró-inflamatórias tem sido descrito em diferentes condições: sepse, fase crítica da Covid-19, doenças autoimunes, aterosclerose, doenças cardiovasculares, câncer, depressão, idade avançada. Existem estudos sobre uma possível diminuição das citocinas pró-inflamatórias quando em excesso.

de T citotóxicos e de Th1. Ao ativar Th1, estimulam a síntese de IL-2, aumentando a proliferação de linfócitos T e B.

Apresenta ainda receptores em células endoteliais, promovendo aumento da expressão de moléculas de adesão. Assim, a motivo pelo qual a IL-1 aumenta a migração transendotelial de fagócitos e linfócitos, ou seja, a saída destas células da circulação para que possam se dirigir depois, por quimiotaxia, ao local do agente infeccioso (Figura 13.7).

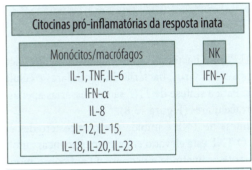

Figura 13.6. Estão citadas as principais citocinas pró-inflamatórias, agrupadas conforme apresentem ações mais semelhantes e células de origem, para assim serem estudadas a seguir.

Interleucina-1 (IL-1)

São descritas duas formas de IL-1: IL-1α e IL-1β, que se unem aos mesmos receptores (IL-1R ou CD121), resultando, assim, nas mesmas atividades, motivo pelo qual são abordadas juntas.

A IL-1 ativa células da resposta imunológica inata e a adaptativa. Na inata aumentam a quimiotaxia e a fagocitose, especialmente de neutrófilos e monócitos/macrófagos. Na fagocitose, aumentam o metabolismo oxidativo e a liberação de grânulos citoplasmáticos, como lisozimas, defensinas, lactoferrina. Ativa ainda células NK e hepatócitos sintetizadores de proteínas de fase aguda de inflamação. Em relação à imunidade adaptativa, induz a proliferação e diferenciação de linfócitos B e T, promovendo a síntese de imunoglobulinas e a ativação

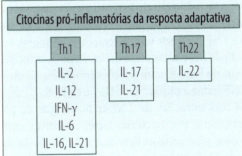

Figura 13.7. Estão citadas as atividades biológicas da citocina pró-inflamatória IL-1.

A IL-1 é promotora dos sinais e sintomas das infecções. É um pirógeno endógeno, ou seja, aumenta a temperatura corpórea de forma endógena: ativam a cicloxigenase 2 (COX-2), com consequente liberação de prostaglandina E2 (PGE2), a qual atua no hipotálamo (centro regulador da temperatura), causando febre, além de perda de apetite e dor, resultando em mal-estar. O TNF e a IL-6 também são pirógenos endógenos e promotores dos sinais e sintomas das infecções.

IL-1 aumenta a atividade de adipócitos, a proteólise em células musculares e a ação de osteoclastos, levando ao emagrecimento e a fraturas ósseas, em pacientes com infecções prolongadas, na tentativa de obter mais energia e cálcio para a defesa imunológica. Propicia a atividade de fibroblastos, promovendo a cicatrização. Estas ações são também determinadas por TNF e IL-6.

A IL-1 atua em neurônios do hipotálamo, estimulando a síntese de hormônio liberador de corticotrofina (CRH), o qual leva à liberação de hormônio adrenocorticotrófico (ACTH) ou corticotrofina pela hipófise anterior (adeno-hipófise). O ACTH estimula a córtex da suprarrenal a sintetizar corticosteroides, responsáveis pelo aumento da glicemia. O aumento da glicemia auxilia na obtenção de energia para o combate de agentes infecciosos, entretanto, pode agravar a hiperglicemia de pacientes diabéticos durante processos infecciosos (Figura 13.7).

A síntese de IL-1 ocorre na resposta inflamatória aguda, principalmente por monócitos/macrófagos. Outras células também podem sintetizá-la, como neutrófilos, células endoteliais e epiteliais (queratinócitos, fibroblastos). A síntese é estimulada por lipopolissacarídeo bacteriano (LPS), exercícios físicos em intensidade excessiva e radiações ultravioletas em excesso. Para que haja síntese de IL-1, é necessário dano celular (Figura 13.7).

Um dos mecanismos de ação dos corticosteroides como anti-inflamatórios hormonais é de serem antagonistas da IL-1, competindo com seus receptores.

Fator de necrose tumoral (TNF)

O TNF apresenta-se sob duas formas, na dependência da célula sintetizadora: TNF-α e TNF-β. As duas formas apresentam receptores tipos I e II para TNF (família de TNFR) em várias células nucleadas. Os estudos sobre TNF referem-se principalmente ao TNF-α.

O TNF-α apresenta atividades biológicas muito semelhantes às da IL-1. Assim, TNF ativa as células da resposta imunológica inata e adaptativa. Na inata aumenta a quimiotaxia e a fagocitose, o metabolismo oxidativo e a liberação de grânulos citoplasmáticos), ativa células NK, ativa hepatócitos com aumento das proteínas de fase aguda de inflamação; promove também a resposta adaptativa (induz a proliferação e diferenciação de B, T citotóxicos e Th1); aumenta a migração transendotelial tanto de fagócitos como de linfócitos (Figura 13.8).

O TNF é promotor dos sinais e sintomas das infecções, de forma análoga à IL-1: pirógeno endógeno, aumenta a temperatura corpórea, causa perda de apetite, dor, mal-estar; ativa adipócitos (emagrecimento), promove proteólise em células musculares, ativa osteoclastos (fraturas ósseas) e ativa fibroblastos (cicatrização). O TNF não atua no aumento da glicemia. Ao invés de aumentar a glicemia, como a IL-1, tem outra importante atividade biológica: o TNF-α promove a apoptose de células neoplásicas. Sabe-se que a ação antitumoral do TNF é dada também por inflamação e trombose da área tumoral, acarretando necrose do tumor. O TNF é o principal mediador na caquexia das neoplasias malignas (Figura 13.8).

A síntese de TNF-α é dada especialmente por monócitos/macrófagos, enquanto que a síntese de TNF-β é por linfócitos Th1. A produção de TNF-α é estimulada por lipopolissacarídeos (LPS) de bactérias Gram-negativas, ácido teicóico de Gram-positivas, vírus, bactérias intracelulares e células neoplásicas. Para a síntese de TNF são necessárias apenas alterações intracelulares (Figura 13.8).

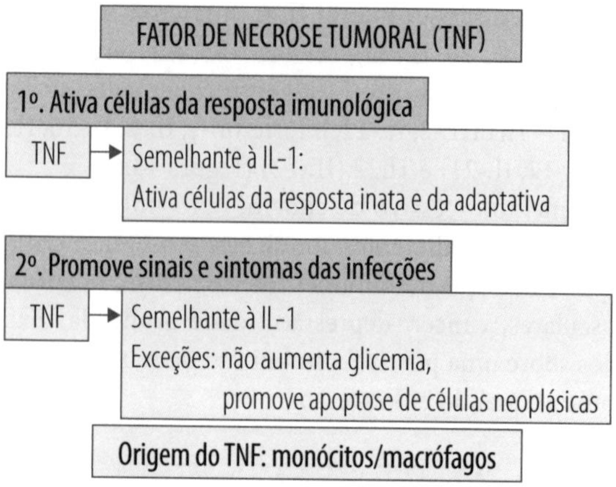

Figura 13.8. Estão citadas as atividades biológicas da citocina pró-inflamatória – fator de necrose tumoral (TNF). O TNF diferencia da IL-1 quanto à atividade em ACTH (só IL-1) e apoptose de células neoplásicas (só TNF).

A síntese de TNF é inibida por corticosteroides e ciclosporina. O TNF está elevado em algumas doenças autoimunes, como artrite reumatoide e psoríase. O anticorpo monoclonal anti-TNF-α tem sido estudado na artrite reumatoide e na psoríase resistentes ao tratamento, na ausência de processos infecciosos. O TNF pode ser útil na terapia antitumoral, como no tratamento de neoplasias secundárias à AIDS, principalmente no sarcoma de Kaposi, com injeções intralesionais ou sistêmicas. O TNF induz a produção de IL-1 e de IL-6.

Altas concentrações de TNF-α no sangue de pacientes com septicemias por bactérias Gram-negativas correlacionam-se com pior prognóstico. Em animais de laboratório, injeções de TNF, mesmo na ausência de bactérias, levam ao choque inflamatório, quadro semelhante ao choque séptico. Nesses casos, o TNF é responsável por determinar acentuada diminuição da contratilidade miocárdica e da musculatura lisa dos vasos sanguíneos, hipotensão e coagulação intravascular disseminada por aumento da coagulação em células endoteliais. Ao contrário do que se pensava, o uso de anti-TNF é contraindicado em sepse ou outras infecções, especialmente tuberculose, por disseminar o processo.

Interleucina-6 (IL-6)

A IL-6 é um dos principais mediadores da fase aguda da inflamação. Esta citocina pleiotrópica ativa a hematopoiese na medula para a linhagem neutrofílica, estimula a produção de proteínas da fase aguda por hepatócitos, aumentando a concentração de zinco intracelular e a atividade enzimática. Assim como a IL-1 e o TNF, a IL-6 é promotora de sinais e sintomas das infecções: atua como pirógeno endógeno, inibe o apetite, promove dor; ativa adipócitos e aumenta a proteólise em células musculares (para obtenção de energia necessária para defesa); ativa osteoclastos (para aumentar o cálcio) e fibroblastos (especialmente fibroblastos periodontais). Assim como a IL-1, estimula a produção de ACTH pela hipófise, aumentando a glicemia durante processos infecciosos. Os principais produtores da síntese de IL-6 são linfócitos Th1, seguidos de monócitos/macrófagos. Os receptores da IL-6 encontram-se em leucócitos (IL-6R ou CD126). Os estímulos são antígenos, traumas, atividades físicas excessivas, excesso de radiação ultravioleta, antibióticos macrolídeos. A síntese é inibida por glicocorticosteroides.

A IL-6 pode ter resultado anti-inflamatório, quando sintetizada por células de músculos esqueléticos, sendo nesses casos uma miosina, produzida em especial após exercícios. Nesta condição, a IL-6 promove um aumento de IL-10 e de receptores antagonistas de IL-1. O resultado é o reparo de lesões musculares e participação na hipertrofia muscular (Figura 13.9).

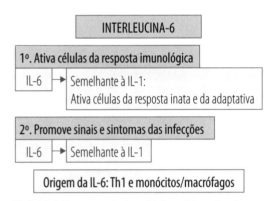

Figura 13.9. A IL-6 é importante citocina pró-inflamatória, tendo ações que se sobrepõem às da IL-1 e do TNF, também sendo promotora de sinais e sintomas dos processos infecciosos. Pode ainda ser produzida por músculos esqueléticos (miosina), atuando nestes casos como anti-inflamatória (aumenta IL-10 e receptores antagonistas de IL-1).

Interferon-alfa (IFN-α)

O IFN tipo I é constituído por várias proteínas IFN-α sintetizadas por células dendríticas e macrófagos infectados por vírus e por uma proteína IFN-β, produzida por várias células, como macrófagos, fibroblastos e células infectadas por vírus. Há receptores em quase todas as células nucleadas para IFN-α e β (RIFN-α,β ou CD118).

A principal atividade biológica do IFN tipo 1 é a limitação da propagação de infecções virais, sendo a ação antiviral do IFN-α mais potente. O IFN produzido por células infectadas por vírus atua em outras células infectadas pelo mesmo vírus ou por vírus diferente, fazendo com que o núcleo dessa segunda célula sintetize uma proteína antiviral que degrada o RNA mensageiro viral, inibindo a replicação viral (Figura 13.10).

Aumenta ainda a expressão de HLA I, com favorecimento da proliferação de Th1, consequente liberação de IFN-γ, o qual aumenta a fagocitose por macrófagos. O IFN-α aumenta a ação de T citotóxicos e de NK, ampliando sua atividade antiviral.

O IFN-α é utilizado no tratamento de doenças virais como AIDS e hepatite por vírus C, em combinação com drogas antivirais. Na esclerose múltipla, tem sido indicado o IFN-β, com bons resultados, inicialmente se postulando um componente viral da doença.

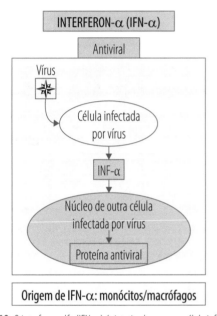

Figura 13.10. O interferon-alfa (IFN-α) é sintetizado em uma célula infectada e atua em qualquer outra célula infectada pelo mesmo vírus ou por outro vírus, modificando o RNA mensageiro viral e inibindo a replicação viral nessa segunda célula.

Interferon-gama (IFN-γ)

O IFN-γ ou IFN tipo II é produzido, sobretudo, por células NK, mas também, por T auxiliares tipo 1. O IFN-γ é um imunomodulador potente: aumenta toda a resposta imunológica, ativando das células e sendo o principal ativador de monócitos/macrófagos.

Atua na imunidade inata em neutrófilos, monócitos/macrófagos, aumenta a expressão de receptores para imunoglobulinas em fagócitos, a explosão respiratória, a liberação de grânulos no vacúolo digestivo e a digestão por óxido nítrico, permitindo a erradicação de microrganismos remanescentes nesses fagócitos, especialmente vírus latentes e micobactérias. Aumenta a expressão de HLA em monócitos/macrófagos levando à maior apresentação antigênica. Aumenta a atividade de células NK, o que contribui para a defesa antiviral e antitumoral.

Na resposta adaptativa, o IFN-γ ao aumentar a apresentação antigênica, possibilita a atividade lítica de T citotóxico, melhorando a defesa contra patógenos intracelulares; promove a apoptose por Th1 e a cooperação de Th1 para a mudança de classe para IgG; inibe a proliferação de Th2 e de Th17, resultando na diminuição de IgE (Figura 13.11).

Aberrações de IFN-γ estão associadas às doenças autoimunes. Os análogos sintéticos de IFN-γ têm sido indicados em hepatites virais e algumas doenças autoimunes. Em associação à prednisolona, retardam a progressão da fibrose pulmonar idiopática e diminuem a recidiva de melanoma maligno quando usados no pré-operatório. Tem sido sugerido que o IFN-γ esteja envolvido na patogênese da arteriosclerose.

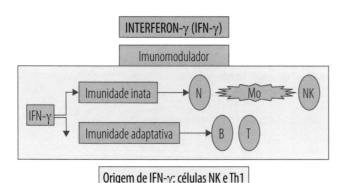

Figura 13.11. O interferon-gama (IFN-γ) é um potente imunomodulador, aumentando a imunidade inata e a adaptativa. É o principal ativador de macrófagos, aumentando a digestão e promovendo a erradicação de microrganismos intracelulares remanescentes nessas células. Na imunidade adaptativa promove a mudança de classe para IgG, aumenta a atividade de T citotóxicos e Th1.

Interleucina-2 (IL-2)

A IL-2 é fator de crescimento de linfócitos B e T (T citotóxicos e T auxiliares), além de ativar células NK, com sinergismo à IL-12, atuando como pró-inflamatória. Por outro lado, a IL-2 é fator de sobrevivência para linfócitos T reguladores, os quais diminuem a ação de linfócitos, atuando então como anti-inflamatória, quando a defesa não for mais necessária. Possui receptores em células T, B e NK (IL-2R ou CD25 ou CD122).

Pela função estimuladora de T, a associação de IL-2 à terapia antitumoral mostrou remissões de carcinoma renal metastático e aumentou a sobrevida de pacientes com melanoma e com leucemia mieloide. Pela ação anti-inflamatória, a IL-2 tem sido aventada para o tratamento de doenças inflamatórias, autoimunes e na rejeição a transplantes.

A IL-2 é produzida por linfócitos T e B, especialmente Th1, tendo como principal estímulo os antígenos bacterianos. Algumas citocinas também podem induzir sua síntese, em especial IL-1 e IFN-α. Apresenta sinergismo com IL-1, IL-12, IL-15 e IFN-α e tem síntese inibida por ciclosporina e dexametasona (Figura 13.12).

Por meio de sua ação parácrina, a IL-2 promove a ligação entre imunidade celular e humoral: a síntese de IL-2 por T citotóxicos ativa T auxiliares, iniciando uma resposta humoral, ocorrendo também o inverso, ou seja, a produção por T auxiliares ativa T citotóxicos, promovendo uma resposta celular (Figura 13.13).

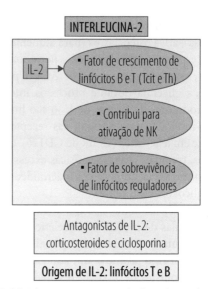

Figura 13.12. A IL-2 é uma potente citocina pró-inflamatória, sendo o principal fator de crescimento e ativador de linfócitos T e B; ativa também NK, sendo sinérgica à IL-12. Por outro lado, atua como anti-inflamatória, quando permite a sobrevivência e ativação de linfócitos reguladores, os quais diminuem a ativação de linfócitos, quando a inflamação não for mais necessária.

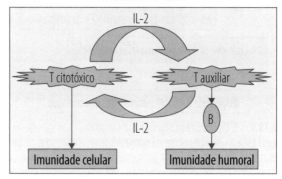

Figura 13.13. A IL-2 promove a inter-relação entre a imunidade celular e a humoral, por ativar T citotóxicos e T auxiliares e ser produzida por ambos.

Interleucinas 12 e 15 (IL-12 e IL-15)

As IL-12 e IL-15 apresentam receptores em células NK e linfócitos. A IL-12 promove a ativação de células NK, além de potencializar a função de T citotóxicos e a diferenciação de Th1, promovendo assim a defesa contra microrganismos intracelulares. Mediante o aumento de Th1 e de IFN-γ está envolvida na diminuição da diferenciação para Th2 e de IgE.

A IL-15 é necessária para a proliferação de células NK, além de atuar na sobrevida de T citotóxicos de memória. Estimula o crescimento do epitélio intestinal.

As IL-12 e IL-15 são sinérgicas. Suas ações em NK e T citotóxicos resultam no combate contra patógenos intracelulares e células tumorais.

Os principais produtores de IL-12 e IL-15 são monócitos/macrófagos; linfócitos Th1 também sintetizam IL-12 (Figura 13.14).

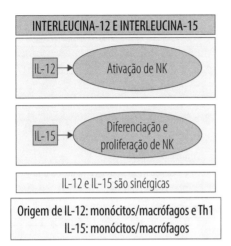

Figura 13.14. A IL-12 e a IL-15 são importantes na ativação e desenvolvimento de células NK.

Eixo Interleucina-12 e Interferon-gama (IL-12 e IFN-γ)

O eixo IL-12 e IFN-γ é essencial no combate contra microrganismos intracelulares: macrófagos sintetizam IL-12, que ativa células NK, as quais são produtoras de IFN-γ. A IL-12 ativa também linfócitos Th1, que são grandes produtores de IFN-γ. O IFN-γ aumenta a resposta inata e adaptativa, em especial a fagocitose por macrófagos, possibilitando a erradicação de patógenos intracelulares no fagolisossoma de macrófagos infectados. Defeitos no eixo levam a micobacterioses e infecções virais persistentes (Figura 13.15).

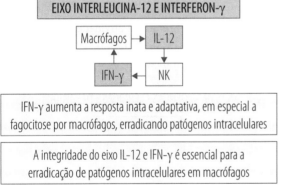

Figura 13.15. O eixo IL-12/IFN-γ tem importante papel na erradicação de patógenos intracelulares.

Interleucinas 16, 18 e 20 (IL-16, IL-18 e IL-20)

As IL-16, IL-18 e IL-10 são pró-inflamatórias, com ação principalmente em fagócitos e linfócitos T.

A IL-16 é indutora da quimiotaxia para monócitos/macrófagos e eosinófilos, além de ativar T auxiliares. Esta citocina tem sido associada a processos inflamatórios de asma, dermatite atópica e doenças autoimunes, o que está levando a estudos experimentais sobre seus antagonistas. A molécula de adesão CD4 é um receptor transdutor de sinal para IL-16. Células CD4+ transfectadas com IL-16 são resistentes à infecção pelo vírus da imunodeficiência humana (HIV). A IL-16 inibe a replicação de HIV, além de reconstituir a população CD4+ em AIDS, de forma não bem esclarecida. Tem sido estudada como reconstrutora da população CD4+ em AIDS. A IL-16 é sintetizada por linfócitos Th1 e também por células epiteliais (Figura 13.16).

A IL-18, sintetizada por macrófagos, estimula a produção de fator estimulador de colônias de granulócitos e de granulócitos-macrófagos, levando ao aumento de neutrófilos e monócitos/macrófagos; ativa ainda células NK e Th1. Aumenta a produção de IL-12 por NK, tendo sinergismo com esta citocina para a produção de IFN-γ, sendo, por isso, inicialmente chamada fator indutor de IFN-γ. Receptores de IL-18 foram inicialmente identificados em células de linhagem da doença de Hodgkin, podendo ser um dos fatores de crescimento e marcador de prognóstico da doença. O aumento de IL-18 tem sido correlacionado com algumas doenças inflamatórias (Figura 13.16).

A IL-20 é uma citocina estimulatória, promovendo a diferenciação e proliferação de queratinócitos, com relevante papel na diferenciação cutânea. É sintetizada por macrófagos e os receptores são expressos na pele. A IL-20 está nitidamente associada à gênese da psoríase, aumentando a resposta inflamatória cutânea. O anticorpo monoclonal anti-IL-20 está sendo estudado para a psoríase.

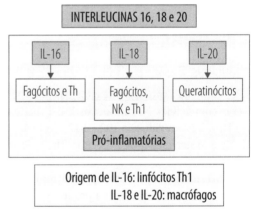

Figura 13.16. As IL-16, IL-18 e IL-20 são citocinas pró-inflamatórias. A IL-16 promove a quimiotaxia de fagócitos, ativa T auxiliares, além de participar das alergias e das doenças autoimunes. A IL-18 ativa fagócitos, promove a proliferação de NK e Th1. A IL-20 ativa queratinócitos atuando na proteção e regeneração da pele.

Interleucinas 17 (IL-17)

A união de IL-17 a seus receptores promove a liberação de quimiocinas para neutrófilos, monócitos/macrófagos, atraindo estes fagócitos e aumentando a defesa contra *Staphylococcus aureus* e microrganismos intracelulares, como vírus e micobactérias. A IL-17 é importante na defesa contra fungos, estando aumentada em candidíase e criptococose. Participa da homeostasia da flora intestinal comensal.

A IL-17 é uma potente citocina pró-inflamatória, atuando em conjunto com IL-1 e TNF, mas também aumenta a inflamação alérgica. Está aumentada em: alergias graves, como rinite e asma alérgicas graves (propiciando a asma neutrofílica), dermatite atópica, dermatite de contato; algumas doenças autoimunes, em especial na psoríase, artrite e esclerose múltipla; inflamações crônicas; rejeição a transplantes e doença enxerto *versus* hospedeiro. Há tentativas de diminuir a IL-17 na psoríase. Parece haver diminuição de IL-17 na candidíase mucocutânea crônica e na síndrome de hiper-IgE (Job) associada a infecções estafilocócicas e candidíase.

A IL-17 é produzida por linfócitos Th17 e células linfoides inatas tipo 3. As IL-21, IL-22 e IL-23 auxiliam o desenvolvimento e a atuação de Th17 (Figura 13.17).

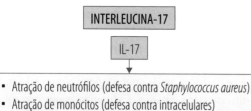

Figura 13.17. A IL-17 é uma citocinas pró-inflamatória tanto para defesa como para alergias e doenças autoimunes, como na psoríase.

Interleucinas 21, 22 e 23 (IL-21, IL-22 e IL-23)

A IL-21 aumenta a produção de citocinas por Th17, além de cooperar com células NK, linfócitos B e T auxiliares foliculares (Tfh). É produzida por Th2, Th17 e linfócitos Tfh.

A IL-22 é sintetizada por linfócitos Th22. Promove a atração de neutrófilos – defesa contra *Staphylococcus aureus*, mas, por outro lado propicia o fenótipo neutrofílico nas alergias, piorando estas reações. Induz a produção de peptídeos antimicrobianos por células epiteliais, participando da proteção da pele e da regeneração cutânea. Atua na defesa contra fungos e na diminuição de IL-22 há incapacidade de eliminar *Candida albicans*. Está aumentada na dermatite de contato, na dermatite atópica grave e na psoríase, promovendo hiperplasia epidérmica. Tem papel indutor de determinadas neoplasias e protetor em outras (Figura 13.18).

A IL-23, proveniente de monócitos/macrófagos, promove diferenciação, proliferação e sobrevivência de Th17. Induz síntese de citocinas pró-inflamatórias (IL-1, TNF, IL-6 e IL-17). Tem sido apontada na causa de doenças autoimunes articulares e intestinais.

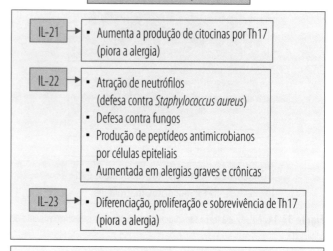

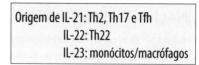

Figura 13.18. As citocinas IL-20, IL-21 e IL-22 são pró-inflamatórias, cooperando com a atuação de IL-17. Podem estar aumentas em inflamações alérgicas graves e doenças autoimunes.

Assim, as interleucinas 21, 22 e 23 são pró-inflamatórias aumentando a defesa, mas também promovem o fenótipo neutrofílico e agravando as alergias (Figura 13.18).

B. Citocinas das doenças alérgicas e das parasitoses

Serão agrupadas segundo as atividades semelhantes que apresentam: IL-4 e IL-13; IL-5; IL-9, IL-19 e linfopoietina do estroma tímico (TSLP); IL-25, IL-31 e IL-33 (Figura 13.19).

Figura 13.19. Estão citadas as citocinas das doenças alérgicas e das helmintíases, agrupadas conforme as atividades mais semelhantes para assim serem estudadas a seguir.

Interleucinas 4 e 13 (IL-4 e IL-13)

Em virtude de suas atividades biológicas, as IL-4 e IL-13 têm papel importante na inflamação alérgica e na defesa antiparasitária.

A atividade principal da IL-4 é determinar o perfil da resposta imune por Th2, uma vez que induz a diferenciação e ativação de Th2 (amplia a expressão de HLA-II), com consequente aumento da síntese de IgE. Promove, ainda, a expressão de receptores de alta afinidade para IgE (RFcεI) e de baixa afinidade (RFcεII) para IgE em mastócitos e basófilos. A IL-4 aumenta a expressão de moléculas de adesão para a migração de eosinófilos para os pulmões. O efeito da IL-4 é antagonizado por IFN-γ (Figura 13.20).

A IL-13 promove a diferenciação de Th2, aumentando de forma marcante a síntese de IgE; aumenta a produção de muco atuando em células epiteliais de brônquios; aumenta a hiper-reatividade brônquica; diminui a expressão da filagrina (proteína estrutural da barreira epitelial); participa do remodelamento da mucosa por ação direta em fibroblastos e por aumento do TGF-β; atrai eosinófilos por estimular a secreção de eotaxina; diminui a atividade de Th1, monócitos/macrófagos, reduzindo a produção de citocinas pró-inflamatórias, em especial TNF, além de ser antagonista de IL-1.

Assim, as IL-4 e IL-13 promovem a mudança de classe para IgE.

São sintetizadas principalmente por células Th2, mas também por mastócitos, basófilos. Existem receptores para IL-4 em linfócitos T e B (IL-4R ou CD124). Os receptores para IL-13 encontram-se em linfócitos B, macrófagos e neutrófilos (IL-13R ou CD132) (Figura 13.20).

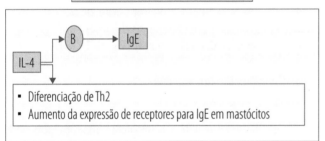

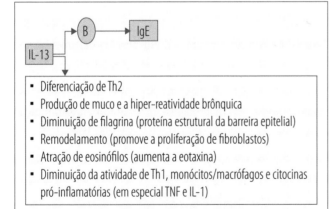

Figura 13.20. As IL-4 e IL-13 são essenciais no processo alérgico IgE-mediado, além da defesa contra helmintos.

Interleucina-5 (IL-5)

A IL-5 é uma citocina imprescindível para eosinófilos, aumentando a diferenciação e liberação dessas células pela medula, promovendo o afluxo de eosinófilos para o local de inflamação, sua proliferação, atividade, além de manter a meia-vida de eosinófilos.

Em células B, a IL-5 promove a mudança de classe para IgA, em conjunto com a IL-10 e o TGF-β, com importância na defesa de mucosas. Atua em B, permitindo a mudança de classe para IgE, com menor potência do que a IL-4. Estudos com anti-IL-5 são promissores no tratamento da síndrome hipereosinofílica.

A IL-5 é sintetizada por Th2, mastócitos, basófilos e também por eosinófilos. A IL-5 apresenta receptores em eosinófilos, mastócitos, basófilos e T ativados (IL-5R ou CD125) (Figura 13.21).

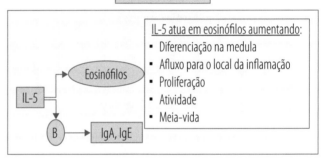

Figura 13.21. A IL-5 é importante na fase efetora tardia da reação IgE-mediada, atraindo eosinófilos, participando também da defesa contra helmintos.

Interleucinas 9, 19 e 31 (IL-9, IL-19 e IL-31)

A IL-9 atua na diferenciação de linhagens de Th2 mesmo na ausência de antígeno, além de aumentar a produção e a atividade de mastócitos. A IL-9 é indutora da diferenciação de Th17, em sinergismo com o TGF-β. Contribui com a hiper-reatividade brônquica, o aumento do muco e a inflamação alérgica tecidual, particularmente no remodelamento da asma. É apontada na patogenia do linfoma de Hodgkin. É sintetizada principalmente por Th9 e Th2 (Figura 13.22).

A IL-19 apresenta ações pró e anti-inflamatórias: induz a diferenciação de linfócitos Th2, piorando a reação alérgica; ativa macrófagos, com aumento de IL-1 e TNF; estimula queratinócitos; tem ainda ação anti-inflamatória em células vasculares. A IL-19 está aumentada na asma, sinusite crônica, polipose nasal e em doenças autoimunes, como psoríase; tem aparente papel protetor na doença vascular aterosclerótica. É sintetizada principalmente por monócitos e macrófagos, mas também por Th2 (Figura 13.22).

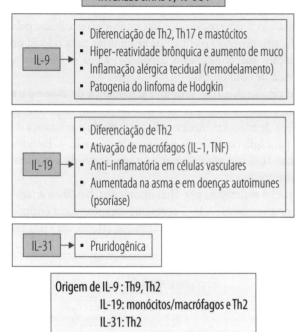

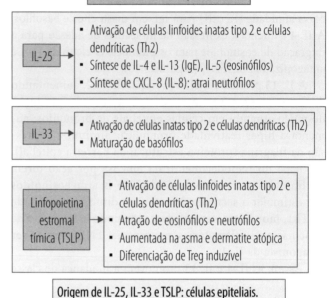

Figura 13.22. As IL-9, IL-19 e IL-31 participam do processo alérgico IgE-mediado. A IL-19, além de ser pró-inflamatória para processos alérgicos (diferenciação de Th2) e não alérgicos (ativação de macrófagos), atua como anti-inflamatória em células vasculares, tendo sido apontada como protetora na arteriosclerose.

Figura 13.23. As IL-25, IL-33 e linfopoietina do estroma tímico (STLP) participam do processo alérgico IgE-mediado, iniciando a ativação de células inatas tipo 2 e de células dendríticas, as quais começam a apresentar o alérgeno para linfócitos Th2: por tal razão estas citocinas são denominadas "alarminas".

A IL-31 interfere na barreira cutânea regulando de forma negativa as filagrinas, resultando na indução de prurido. Tem papel na inflamação cutânea, em especial no desenvolvimento de prurido atópico. O superantígeno estafilocócico induz a expressão de IL-31 em indivíduos atópicos, aumentando o prurido. É sintetizada por Th2 (Figura 13.22).

Interleucinas 25, 31 e linfopoietina estromal tímica (IL-25, IL-31 e TSLP)

As IL-25, IL-33 e TSLP ativam células linfoides inatas tipo 2 e células dendríticas, as quais passam a apresentar o alérgeno para Th2, iniciando o processo alérgico IgE-mediado, motivo pelo qual são denominadas "alarminas". As três citocinas são sintetizadas principalmente por células epiteliais.

A IL-25 induz a síntese de outras citocinas: IL-4 e IL-13, aumentando a produção de IgE; IL-5 atraindo eosinófilos; CXCL8 (IL-8) promovendo a quimiotaxia de neutrófilos (Figura 13.23).

A IL-33, além de iniciar o processo alérgico, promove a maturação de basófilos. Parece estar associada à maturação de mastócitos e à retenção de eosinófilos depois de seu afluxo (Figura 13.23).

A linfopoietina estromal tímica (TSLP), além do início do processo alérgico, induz células dendríticas a produzirem quimiocinas que atraem eosinófilos e neutrófilos. Tem sido demonstrado seu aumento na asma e na dermatite atópica. Essa citocina favorece também a diferenciação de T reguladores induzíveis, promovendo a tolerância de observação, podendo estar diminuída na alergia alimentar (Figura 13.23).

C. Citocinas imunorreguladoras

Interleucina-10 (IL-10)

É considerada uma citocina imunorreguladora, pois pode diminuir ou estimular a resposta imunológica, provavelmente na dependência do microambiente envolvido.

A IL-10 atua como anti-inflamatória diminuindo a expressão de receptores para IgE em mastócitos, amenizando a inflamação alérgica; diminuindo a expressão de HLA II em células dendríticas apresentadoras, levando a menor proliferação e menor atividade de Th1, Th2, Th9 e Th17; inibe ainda a função de macrófagos. O resultado é a diminuição de citocinas pró-inflamatórias de Th1 (IL-2, IFN-γ), de Th2 (IL-4 e IL-5, com menor síntese de IgE e menor afluxo de eosinófilos) e da resposta inata (IL-1, TNF e IL-12). Assim, a IL-10 tem papel importante para o término da inflamação, inclusive a alérgica. É possível que a IL-10 diminua a atividade de outras populações de T auxiliares.

Por outro lado, a IL-10 tem ação estimuladora em células B, induzindo a síntese de IgA e IgG4. A IgA é responsável pela resposta adaptativa de mucosas, impedindo a penetração de alérgenos e a IgG4, com ação bloqueadora, compete com IgE nas reações alérgicas. É descrita ainda uma função homeostática da IL-10 na imunidade inata intestinal, participando da homeostasia da flora intestinal bacteriana comensal.

O resultado da ação de IL-10 em células NK parece depender da neoplasia em questão. Em alguns casos a IL-10, ao diminuir a função de macrófagos e a síntese de IL-12, diminui a ação de NK contra células neoplásicas; a literatura refere níveis elevados de IL-10 em determinadas neoplasias, permitindo tais processos. Em outros, há referências de que a IL-10 aumenta a síntese de IL-12 levando a maior atividade de NK; está descrita a diminuição de IL-10 em certas neoplasias.

Níveis aumentados de IL-10, ao diminuírem as citocinas de Th1 e de macrófagos, promovem imunossupressão, como descrito em AIDS. Por outro lado, aumento de IL-10, com diminuição de citocinas de Th2, Th9 e Th17, diminuem o processo alérgico. São observados níveis aumentados de IL-10 após a imunoterapia alérgeno-específica para asma alérgica.

A diminuição de IL-10 foi associada ao desenvolvimento de inflamações, como na psoríase e artrite reumatoide. É referida a participação da IL-10 na patogênese da doença inflamatória intestinal e no linfoma de Burkitt. O conhecimento atual de seus efeitos supressivos sobre Th1 têm alertado para a possível utilização na rejeição a transplantes e em infecções com excesso de citocinas de Th1.

A IL-10 é produzida principalmente por linfócitos Th2 e T reguladores adaptativos, mas também por outras células, como macrófagos e mastócitos (Figura 13.24).

Fator-beta transformador de crescimento de colônias (TGF-β)

O TGF-β ou fator-β transformador de crescimento (*growth*) de colônias apresenta ações inibidoras e estimuladoras, na dependência de fatores não bem esclarecidos. Assim, o TGF-β atua como citocina anti-inflamatória diminuindo a proliferação de linfócitos B e T, com consequente diminuição de citocinas pró-inflamatórias, em especial IL-2. Por estas ações, o TGF-β auxilia o final do processo inflamatório, mas, em excesso, atua como imunossupressor.

Como ação estimuladora, o TGF-β promove: síntese de IgA, em conjunto com IL-5 e IL-10; diferenciação de T regulador induzível, ao aumentar a expressão de FoxP3; desenvolvimento de Th17; quimioatraente para monócitos/macrófagos; proliferação de células-tronco mesenquimais, regulando a inflamação intestinal.

Atua no processo regenerativo, por ativar fibroblastos e osteoblastos, proporcionando reparação tecidual e recuperação de fraturas. Por tal motivo, a utilização de TGF-β em bioengenharia tecidual tem sido referida como promissora. De outra forma, ao ativar fibroblastos, o TGF-β é apontado como um dos determinantes do remodelamento de mucosas nas atopias e da fibrose pulmonar crônica. As ações em células neoplásicas são no sentido de bloquear o ciclo celular em certas neoplasias ou de permitir o crescimento de células neoplásicas em outros casos. É produzido por macrófagos e T reguladores (Figura 13.24).

Existem outras citocinas com ações imunorreguladoras, como IL-4, IL-13, IL-19 e IFN-γ, mas estão aqui estudadas segundo outras atividades importantes que lhe são características.

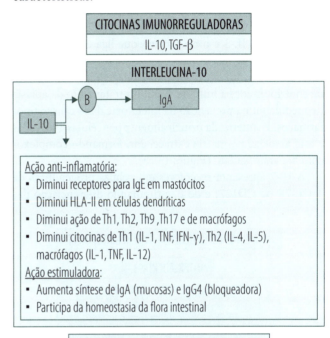

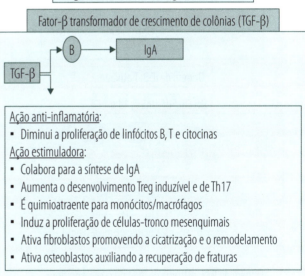

Figura 13.24. As citocinas IL-10 e o fator-β transformador de crescimento de colônias (TGF-β) são as principais citocinas imunorreguladoras, aumentando ou diminuindo a resposta inflamatória, com importante papel no término da inflamação. Há diminuição de IL-10 em doenças inflamatórias, como psoríase e artrite reumatoide.

D. Citocinas estimuladoras da hematopoiese

Interleucinas estimuladoras da hematopoiese (IL-3, IL-7, IL-14 e IL-11)

A IL-3 ou multifator estimulador de colônias (multi-CSF) estimula a produção de células progenitoras de todas as linhagens hematopoiéticas da medula óssea: eritrócitos, plaquetas, neutrófilos, monócitos/macrófagos, eosinófilos, linfócitos e mastócitos/basófilos. Tais células expressam receptores para IL-3 (IL-3R ou CD123), os quais também podem ser vistos na leucemia mieloide crônica, participando de sua patogênese. A IL-3 é uma citocina que liga o sistema imune ao sistema hematopoiético, favorecendo a proliferação e o desenvolvimento em especial da linhagem mieloides, além de contribuir com a linfoide. É útil no tratamento da aplasia de medula ou na prevenção da mielotoxicidade causada por fármacos. É sintetizada principalmente por células T ativadas e está associada à matriz extracelular, formando complexos com heparam/sulfato (Figura 13.25).

A IL-7 apresenta receptores em células progenitoras de T (IL-7R ou CD127) e de B, estimulando diferenciação das células precursoras de linfócitos T e B. Além disso, a IL-7 promove a sobrevivência de T virgens e de memória. É um dos marcadores mais precoces da rejeição imunológica a enxertos. É secretada por células do estroma da medula óssea e do timo, além de fibroblastos (Figura 13.25).

A IL-14 ou fator de crescimento de células B de alto peso molecular é um mitógeno para células B e apresenta atividades funcionais homólogas ao fator Bb do complemento. Anticorpos monoclonais anti-IL-14 afetam o fator B do complemento e inibem a atividade mitogênica de células B. É sintetizada principalmente por linfócitos T ativados (Figura 13.25).

A IL-11 apresenta receptores no estroma da medula óssea (IL-11R ou CD130). Tem ação sinérgica com IL-3, IL-6 e fator estimulador de crescimento de colônias de megacariócitos, sendo um importante regulador da hematopoiese de plaquetas. Está envolvida na patogênese da leucemia mieloide aguda. É produzida por fibroblastos do estroma da medula óssea (Figura 13.25).

Fatores estimuladores de crescimento de colônias (CSF)

Os fatores estimuladores de crescimento de colônias (CSF) são considerados citocinas, pois atuam de forma análoga a elas.

O fator estimulador de colônias de granulócitos (G-CSF) é sintetizado principalmente por macrófagos e, em menores quantidades, por fibroblastos e células endoteliais. Os receptores (CD114) estão presentes em granulócitos imaturos. Sua atuação dá-se em especial na célula-tronco da medula óssea, estimulando a divisão e a diferenciação de granulócitos (Figura 13.26).

O fator estimulador de colônias de granulócitos-macrófagos (GM-CSF) é produzido por linfócitos T, macrófagos e, em menores quantidades, fibroblastos, células endoteliais e mastócitos. Apresenta receptores (CD116) em precursores de monócitos, granulócitos e em macrófagos. Promove a produção de monócitos e granulócitos pela medula, além de ativar macrófagos (Figura 13.26).

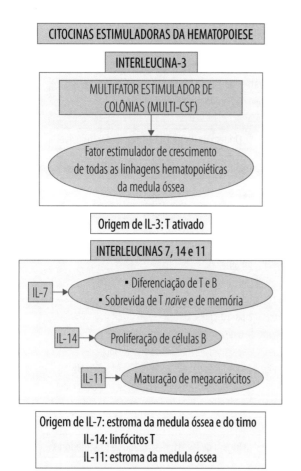

Figura 13.25. Estão descritas as atividades biológicas das citocinas estimuladoras da hematopoiese IL-3, IL-7, IL-14 e IL-11. A IL-3 ou multifator estimulador de colônias hematopoiéticas (multi-CSF) é utilizada na aplasia de medula.

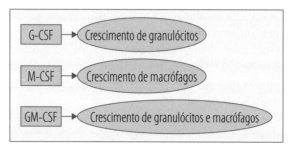

Figura 13.26. Estão descritas as atividades biológicas dos fatores estimuladores de crescimento de colônias (CSF): fator estimulador de colônias de granulócitos (G-CSF), fator estimulador de colônias de macrófagos (M-CSF), fator estimulador de colônias de granulócitos-macrófagos (GM-CSF).

O fator estimulador de colônias de macrófagos (M-CSF) é produzido por macrófagos, células do estroma da medula óssea, fibroblastos e células endoteliais. Os receptores (CD115) encontram-se em precursores de monócitos e têm atuação nessas células, promovendo a produção de monócitos pela medula óssea (Figura 13.26).

E. Quimiocinas

Quimiocinas são citocinas de baixo peso molecular que induzem a mobilização de leucócitos. Sabe-se que algumas promovem também a ativação de leucócitos.

Podem ser sintetizadas na ausência de antígenos, sendo denominadas quimiocinas constitutivas ou homeostáticas. Estas induzem a migração de linfócitos para os órgãos linfoides secundários, orientando os locais de residência de linfócitos nestes órgãos. Assim, através das quimiocinas, linfócitos T residem na área paracortical e B na cortical de linfonodos, linfócitos T residem em torno da arteríola central e B no folículo linfoide da polpa branca do baço.

As quimiocinas podem ser sintetizadas por células próximas a antígenos, sendo denominadas quimiocinas induzíveis ou pró-inflamatórias. Estas atuam como fatores quimiotáticos: leucócitos, após deixarem a circulação sanguínea, são atraídos por estas quimiocinas e passam a migrar em linha reta em direção aos locais onde estão os patógenos, ou seja, são promotoras da quimiotaxia. Algumas destas quimiocinas aumentam também a expressão de moléculas de adesão, aumentado a migração transendotelial.

As quimiocinas constitutivas são sintetizadas principalmente por leucócitos e as induzíveis por diferentes células dos locais da inflamação (Figura 13.27).

As denominações das quimiocinas têm sido substituídas por nomes sistemáticos: CXC e CC. As quimiocinas CXC apresentam duas cisteínas separadas por outro aminoácido. Entre as CXC encontra-se o subgrupo ligante-quimiocina – CXCL que são quimiotáticas para neutrófilos, pois só neutrófilos apresentam receptores para CXC (CXCR). As quimiocinas CC apresentam duas cisteínas adjacentes no grupamento aminoterminal. Também apresentam subgrupos ligante-quimiocina (CCL). que atraem eosinófilos, Th2, monócitos, macrófagos, células NK e linfócitos, uma vez que estes leucócitos apresentam receptores para CCL (CCLR).

Quimiocinas para neutrófilos, eosinófilos e linfócitos Th2

A quimiocina CXCL8 (anterior IL-8) é produzida principalmente por monócitos/macrófagos. As citocinas IL-1, TNF e IFN-γ estimulam a síntese de CXCL8, enquanto corticosteroides e ciclosporina inibem sua produção. Seu ligante é CXCR1 e 2.

A principal ação da CXCL8 é o grande estímulo migratório para neutrófilos e, em menor grau, para linfócitos T.

QUIMIOCINAS

CONCEITO
São citocinas de baixo peso molecular que induzem a mobilização de leucócitos

CLASSIFICAÇÃO
1. Constitutivas ou homeostáticas: sintetizadas na ausência de antígenos
  Induzem a migração de linfócitos para os órgãos linfoides secundários, orientando a residência dos linfócitos nestes órgãos
  Exemplo: linfócitos T residem na área paracortical de linfonodos
2. Induzíveis ou pró-inflamatórias: sintetizadas por células próximas a antígenos
  Atuam como fatores quimiotáticos para leucócitos, atraindo leucócitos que passam a migrar em linha reta em direção aos locais onde estão os patógenos (quimiotaxia)
  Algumas destas quimiocinas promovem também a expressão de moléculas de adesão, aumentando a migração transendotelial

Origem das quimiocinas constitutivas: leucócitos
induzíveis: células dos locais da inflamação

Figura 13.27. Conceito, classificação e resultado das atividades biológicas das quimiocinas ou citocinas indutoras da mobilização de leucócitos.

Aumenta também a expressão de moléculas de adesão em células endoteliais e neutrófilos, possibilitando a saída desses leucócitos da circulação. Estimula, ainda, a proliferação de queratinócitos, o que pode estar relacionado com altas concentrações de CXCL8 observadas na psoríase (Figura 13.28).

A quimiocina CCL5 ou RANTES (regulada sob ativação, expressa e secretada por células T normais) é sintetizada em maior escala por linfócitos T, sendo um fator quimiotático

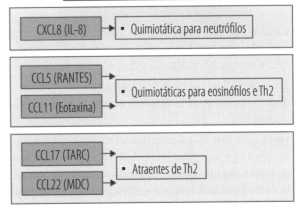

Figura 13.28. Estão descritas as quimiocinas ativadoras da migração de neutrófilos, eosinófilos e linfócitos Th2. Quimiocinas: CCL5 ou RANTES (regulada sob ativação, expressa e secretada por células T normais); CCL17 ou TARC (quimiocina do timo regulada por ativação) e CCL22 ou MDC (quimiocina derivada de macrófagos).

principalmente para eosinófilos, mas também, para Th2, sendo importante nas atopias. A CCL11 (anterior eotaxina) é produzida, em maiores quantidades, por células endoteliais e, em menores quantidades, por monócitos e linfócitos T, sendo fator quimiotático para eosinófilos, Th2 e basófilos, importante nas atopias (Figura 13.28).

As CCL17 ou TARC (quimiocina do timo regulada por ativação) e CCL22 ou MDC (quimiocina derivada de macrófagos) são sintetizadas principalmente por células epiteliais tímicas – constitutiva e por macrófagos – induzível, esta atraindo células Th2 e basófilos. Estão aumentadas na asma alérgica. O receptor é comum para as duas quimiocinas (Figura 13.28).

Quimiocinas para monócitos, macrófagos, células NK e linfócitos

A quimiocina CCL2 ou MCP-1 (proteína-1 quimioatraente de monócitos) é secretada por macrófagos, fibroblastos e queratinócitos. São atraentes para monócitos e linfócitos T de memória. Tem sido relacionada a doenças autoimunes (Figura 13.29).

As CCL3 e CCL-4 ou MIP-1α e MIP-1β (proteínas-1α e 1β inflamatórias de macrófagos) são sintetizadas por macrófagos estimulados antigenicamente, mas também por linfócitos e células dendríticas. Ambas atraem monócitos e linfócitos T, ativam macrófagos, induzem a síntese de IL-1, TNF e IL-6, aumentando o processo inflamatório.

As CCL-19 e CCL-21 são atraentes para linfócitos T *naïves*, atraindo-os para regiões específicas de linfonodos; aumentam a apresentação antigênica. São sintetizadas nos linfonodos (Figura 13.29).

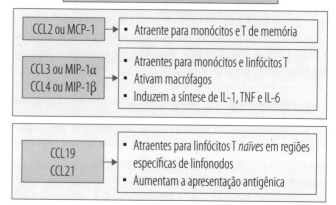

Figura 13.29. Estão descritas as quimiocinas ativadoras da migração de monócitos e linfócitos. Quimiocinas: CCL2 ou MCP-1 (proteína-1 quimioatraente de monócitos); CCL3 e CCL-4 ou MIP-1α e MIP-1β (proteínas-1α e 1β inflamatórias de macrófagos).

Questões

1ª. Qual é o mecanismo de ação das citocinas?

2ª. Quais são as atividades biológicas de IL-1, TNF e IL-6?

3ª. Quais são as atividades biológicas de IFN-α e IFN-γ?

4ª. Quais são as atividades biológicas de IL-2, IL-12, IL-10 e TGF-β?

5ª. Cite as citocinas das doenças alérgicas e parasitárias.

Observação: respostas no anexo final.

CASOS CLÍNICOS

Caso 1: Paciente com 57 anos, do gênero feminino, apresentava disúria, febre, mal-estar e emagrecimento há um mês. Fazia uso por conta própria de antitérmicos e fármacos que melhoravam a disúria. Referia piora do mal-estar, ficando quase sempre acamada. Ao tentar levantar-se da cama, teve queda, com intensa dor em membro inferior.

Evolução: Diagnosticada infecção urinária bacteriana, com cultura mostrando *Escherichia coli*; fratura de fíbula e diabetes *mellitus*. Foi iniciado tratamento com antibiótico, insulina e imobilização de membro inferior, com regressão do quadro.

Discussão: Estímulos antigênicos ativam primeiramente a resposta inata, com síntese das citocinas sintetizadas por monócitos e macrófagos: IL-1, TNF e IL-6 (IL-6 também por Th1). Estas citocinas são responsáveis pelos sinais e sintomas das infecções: mal-estar, dor e são pirógenos endógenos, atuando no hipotálamo através de prostaglandinas; ativam adipócitos, levando ao emagrecimento, e osteoclastos, podendo propiciar fraturas ósseas, como no caso descrito. A IL-1 e a IL-6 aumentam ACTH, determinando aumento da glicemia, motivo pelo qual o diagnóstico do diabetes muitas vezes é feito na vigência de processos infecciosos, como no presente caso. As citocinas pró-inflamatórias da resposta inata atuam em células da resposta inata e da adaptativa (T e B), conforme a necessidade de defesa contra o agente infeccioso. Assim, B diferenciam-se em plasmócitos produtores de IgM, que combate bactérias Gram-negativas, como *Escherichia coli*; linfócitos T auxiliares, sintetizando IL-5, IL-10 e TGF-β, cooperam com B para a mudança de classe para IgA, protetora de mucosas, incluindo a do trato urinário. Para cessar o processo inflamatório, quando não mais necessário, são sintetizadas as citocinas imunorreguladoras IL-10 e TGF-β, que diminuem a ativação de linfócitos, promovem a cicatrização e a recuperação de fraturas.

Caso 2: Paciente com 23 anos, do gênero feminino, referia acentuada dor de garganta há três dias, sem febre. Relatava nunca ter apresentado febre. Ao exame físico, acentuada hiperemia de orofaringe, com pontos purulentos em amígdalas.

Evolução: Prescrito antibiótico, com melhora do quadro nos dias seguintes. A cultura da secreção de orofaringe revelou *Streptococcus* β hemolítico do grupo A.

Discussão: Habitualmente, os quadros infecciosos, especialmente os bacterianos, são acompanhados de febre, na tentativa de aumentar o metabolismo necessário para a defesa imunológica. No presente caso, a paciente refere nunca ter apresentado febre, fato constatado na infecção bacteriana atual. É muito provável que essa paciente apresente baixa produção de pirógenos endógenos: IL-1, TNF ou IL-6. Esse quadro é coerente com pesquisas em animais de laboratório nos quais foram observados animais bons e maus produtores de IL-1 e de TNF. Os bons produtores apresentavam quadros clínicos exacerbados e melhor defesa, enquanto os produtores de quantidades menores dessas citocinas manifestavam pequena sintomatologia e resolução mais lenta do processo. É mais um motivo pelo qual o diagnóstico diferencial entre processos virais e bacterianos não deve ser baseado exclusivamente na presença de febre baixa ou alta. É importante na anamnese o questionamento médico sobre a presença de febre alta ou baixa em processos infecciosos anteriores, uma vez que pode auxiliar o diagnóstico.

Referências bibliográficas

Angkasekwinai P, Parque H, Wang YH, Chang SH, Corry DB, Liu YJ, et al. Interleukin 25 promotes the initiation of proallergic type 2 responses. J Exp Med. 2007;204(7):1509-17.

Becker KL, Rösler B, Wang X, Lachmandas E, Kamsteeg M, Jacobs CW, et al. Th2 and Th9 responses in patients with chronic mucocutaneous candidiasis and hyper-IgE syndrome. Clin Exp Allergy. 2016;46(12):1564-74.

Cairns CB, Panacek EA, Harken AH, et al. Bench to beside: tumor necrosis factor-alpha: from inflamation to resuscitation. Acad Emerg Med. 2000;7(8):930-41.

Carvalho BTC, Iazzetti AV, Ferrarini MAG, Campos SO; Iazzettl MA; Carlesse FAMC. Sepse por Salmonella associada à deficiência do receptor da interleucina12 (IL-12R ß1). J Pediatr (Rio J). 2003;79(3):273-6.

Chapoval SP, Dasgupta P, Smith EP, De Tolla LJ, Lipsky MM, Kely-Welch AE, et al. STAT6 expression in multiple cell types mediates the cooperative development of allergic airway disease. J Immunol. 2011;186:2571-83.

Delves PJ, Martin SJ, Burton DR, Roitt IM. Roitt's Essential Immunology. 13th ed. Oxford: Wiley-Blackwell Science; 2017. 576 p.

Dubin PJ, Kolls JK. Th17 cytokines and mucosal immunity. Immunol Rev. 2008;226:160-71.

Durbin JE, Fernandez-Sesma A, Lee CK, Rao TD, Frey AB, Moran TM, et al. Type I IFN modulates innate and specific antiviral immunity. J Immunol. 2000;164(8):4220-8.

Fernandes Filho JA, Vedeler CA, Myhr KM, Nyland H, Pandey JP. TNF-alpha and beta gene polymorphisms in Multiple Sclerosis: a highly significant role for determinants in the first intron of the TNF-beta gene. Autoimmunity. 2002;35(6):377-80.

Fischer A. Human immunodeficiency: connecting STAT3, Th17 and human mucosal immunity. Immunol Cell Biol. 2008;86(7):549-51.

Galli G, Chantry D, Annunziato F, Romagnani P, Cosmi L, Lazzari E, et al. Macrophage-derived chemokine production by activated human T cells *in vitro* and *in vivo*: preferential association with the production of type 2 citokines. Eur J Immunol. 2000;30(1):204-10.

Ghazavi A, Ganji A, Keshavarzian N, Rabiemajd S, Mosayebi G. Cytokine profile and disease severity in patients with COVID-19. Cytokine. 2021;137:155323.

Goenka S, Kaplan MH. Transcriptional regulation by STAT6. Immunol Res. 2011;50:87-96.

Gonçalves RM, Teixeira AL, Campos WR, Orefice F. O papel das quimiocinas nas uveítes. Arq Bras Oftalmol. 2007;70(2):363-70.

Hartung T, Von AuLock S, Schneider C, Faist E. How to leverage an endogenous immune defense mechanism: the example of granulocyte colony-stimulating factor. Crit Care Med. 2003;31(1):65-75.

Hebenstreit D, Wirnsberger G, Horejs-Hoeck J, Duschi A. Signaling mechanisms, interaction partners, and target genes of STAT6. Cytokine Growth Factor Rev. 2006;17:173-88.

Hirata H, Arima M, Cheng G, Honda K, Fukushima F, Yoshida N, et al. Production of TARC and MDC by naïve T cells in asthmatic patients. J Clin Immunol. 2003;23(1):34-45.

Hong H, Liao S, Chen F, Yang Q, Wang DY. Role of IL-25, IL-33, and TSLP in triggering united airway diseases toward type 2 inflammation. Allergy. 2020;75:2794-804.

Kim CH. The greater chemotactic net work for Lymphocyte trafficking: chemokines and beyond. Curr Opin Hematol. 2005;12(4):298-304.

Korn T, Bettelli E, Gao W, Awasthi A, Jäger A, Strom TB, et al. IL-21 initiates an alternative pathway to induce proinflammatory TH17 cells. Nature. 2007;448:484-7.

Lanford RE, Guerra B, Lee H, Awrett DR, Pfeiffer B, Chavez D, et al. Antiviral effect and virus-host interactions in response to alpha interferon gamma interferon, poly(i)-poly(c), tumor necrosis factor alpha, and ribavirin in hepatitis C virus subgenomic replicons. J Virol. 2003;77(2):1092-104.

Larkin J, Jin L, Farmen M, Venable D, Huang Y, Tan SL, et al. Synergistic antiviral activity of human interferon combinations in the hepatitis C virus replicon system. J Interferon Cytokine Res. 2003;23(5):247-57.

Lees JR. Interferon gamma in autoimmunity: A complicated player on a complex stage. Cytokine. 2015;74:18-24.

Liang HE, Reinhardt RL, Bando JK, Sullivan BM, Ho IC, Locksley RM. Divergent expression patterns of IL-4 and IL-13 define unique functions in allergic immunity. Nat Immunol. 2012;13:58-66.

Liu C, Chu D, Kalantar-Zadeh K, George J, Young HA, Liu G. Cytokines: from clinical significance to quantification. Adv Sci. 2021;8:2004433.

Lund FE. Cytokine-producing B lymphocytes – key regulators of immunity. Curr Opin Immunol. 2008;20(3):332-8.

Masztalerz A, Van Rooijen N, Den Otter W, Everse LA. Mechanisms of macrophage cytotoxicity in IL-2 and IL-12 mediated tumour regression. Cancer Immunol Immunother. 2003;52(4):235-42.

McGaha TL, Le M, Kodera T, Stoica C, Zhu J, Paul WE, Bona CA. Molecular mechanisms of interleukin-4-induced upregulation of type I collagen gene expression in murine fibroblasts. Arthritis Rheum. 2003;48(8):2275-84.

Miljkovic MD, Dubois S, Müller JR, Bryant BR, Ma E, Conlon KC, et al. Interleukin-15 augments NK cell-mediated ADCC of alemtuzumab in patients with CD52+ T-cell malignancies. Blood Adv. 2022;bloodadvances.2021006440.

Milner JD, Brenchley JM, Laurence A, Freeman AF, Hill BJ, Elias KM, et al. Impaire Th17 cell differentiation in subjects with autosomal dominant hyper-IgE syndrome. Nature. 2008;452(7188):773-6.

Montazersaheb S, Khatibi SMH, Hejazi MS, Tarhriz V, Farjami A, Sorbeni FG, et al. COVID-19 infection: an overview on cytokine storm and related interventions. Virol J. 2022;19(1):92.

Murphy K, Travers P, Walport M. Janeway's Immunobiology – Immunobiology: The Immune System (Janeway). 9th ed. New York: Garland Science; 2017. 924 p.

Nikoopour E, Bellemore SM, Singh B. IL-22, cell regeneration and autoimmunity. Cytokine. 2015;74 (1):35-42.

Oh CK, Geba GP, Molfino N. Investigational therapeutics targeting the IL-4/IL-13/STAT-6 pathway for the treatment of asthma. Eur Respir Rev. 2010;19:46-54.

Ouyang W, Kolls JK, Zheng Y. The biological functions of T helper 17 cell effector cytokines in inflammation. Immunity. 2008;28(4):454-67.

Palomino DCT, Marti LC. Quimiocinas e imunidade. Einstein (São Paulo). 2015;13(3):469-73.

Pfeffer K. Biological functions of tumor necrosis factor cytokines and their receptors. Cytokine Growth Factor Rev. 2003; 14(3-4):185-91.

Saxena A, Khosraviani S, Noel S, Mohan D, Donner T, Hamad ARA. Interleukin-10 paradox: A potent immunoregulatory cytokine that has been difficult to harness for immunotherapy. Cytokine. 2015;74:27-34.

Schiffer CA. Hematopoietic growth factors and the future of therapeutic research on acute myeloid leukemia. N Engl J Med. 2003;349(8):727-9.

Tay SS, McCormack A, Lawson C, Rose ML. IFN-gamma reverses the stop signal allowing migration of antigen-specific T cells into inflammatory sites. J Immunol. 2003;170(6):3315-22.

Teixeira LK, Fonseca BPF, Barboza BA, Viola JPB. The role of interferon-gamma on immune and allergic responses. Mem Inst Oswaldo Cruz. 2005;100(1):137-44.

Varella PPV, Forte WCN. Citocinas: revisão. Rev Bras Alerg Imunopatol. 2001;24(4):46-54.

Wang X, He Z, Zhao X. Immunoregulatory therapy strategies that target cytokine storms in patients with COVID-19 (Review). Exp Ther Med. 2021;21:319.

Wolf LA, Reed GF, Buggage RR, Nussenblatt RB, Chan CC. Vitreous cytokine levels. Ophthalmol. 2003;110(8):1671-2.

Zhao Y, Balato A, Fishelevich R, Chapoval A, Mann DL, Gaspari AA. Th17/Tc17 infiltration and associated cytokine gene expression in elicitation phase of allergic contact dermatitis. Br J Dermatol. 2009;161(6):1301-6.

Princípios dos Métodos para a Avaliação Laboratorial em Imunologia

Conceito

A avaliação da resposta imunológica inata e específica humoral ou celular é realizada por diferentes métodos. Os métodos mais utilizados para a avaliação laboratorial baseiam-se nas reações secundárias entre antígenos e resposta imunológica. Assim, na resposta adaptativa humoral, as manifestações das reações antígeno-anticorpo podem se apresentar como manifestações primárias, secundárias ou terciárias. A primária ocorre por meio de ligações de grupos moleculares reativos entre antígenos e anticorpos, em geral, não visíveis laboratorialmente, exceto por métodos imunológicos especiais. Nas manifestações secundárias, há visualização macroscópica ou microscópica das reações entre antígeno e anticorpo, por reações de precipitação e de aglutinação. Já nas manifestações terciárias há expressão dos efeitos biológicos da interação entre antígenos e anticorpos para o organismo.

Neste capítulo serão estudados os diferentes "princípios dos métodos para a avaliação laboratorial em Imunologia", citados na Figura 14.1. A aplicação prática de vários destes métodos é estudada em outros capítulos, como em "exames complementares nas reações IgE-mediadas", estudados no Capítulo 15.

A. Princípios dos métodos para a avaliação humoral

1º. Reações de precipitação

A reação de precipitação constitui-se em uma manifestação secundária da interação entre epítopo do antígeno e o determinante de complementaridade do anticorpo em meio líquido ou em solução coloidal.

A reação de precipitação ocorre quando há quantidades equivalentes de epítopos e determinantes de complementaridade, ou seja, de antígenos e anticorpos, falando-se em "zona de equivalência". Nessas situações, ocorre a "teoria das malhas ou teoria das redes", na qual anticorpos vão se unindo uns aos outros por meio de antígenos, formando-se grandes complexos antígenos-anticorpos, visualizados macro ou microscopicamente (Figura 14.2).

Figura 14.1. Estão citados os princípios dos métodos de avaliação laboratorial a serem estudados neste capítulo.

Quando há excesso de antígeno em relação ao anticorpo ou quando há excesso de anticorpo em relação ao antígeno, formam-se complexos antígenos-anticorpos independentes entre si, sem que se formem redes. Fala-se, então, em zona de excesso de antígenos ou zona de excesso de anticorpos (Figura 14.3).

Em laboratório, para verificação da quantidade de anticorpo por reações de precipitação, são utilizados tubos com quantidades constantes e conhecidas do anticorpo específico e diluições

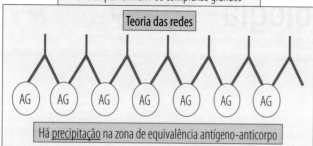

Figura 14.2. A teoria das redes é o princípio utilizado por vários métodos imunológicos que analisam a presença de antígenos ou de anticorpos: na presença da mesma quantidade de antígenos e de anticorpos (zona de equivalência), há formação de complexos grandes, que são visíveis.

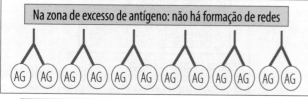

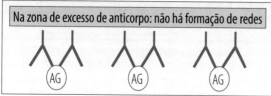

Figura 14.3. Em zonas de excesso de antígenos ou de excesso de anticorpos formam-se complexos pequenos de antígeno-anticorpo, não visíveis.

subsequentes do anticorpo a ser analisado – 1/2, 1/4, 1/8, 1/16, 1/32, 1/64 –, diluindo-se progressivamente a concentração de soro contendo anticorpos a serem avaliados. Na zona de equivalência, há formação de redes entre antígeno conhecido e anticorpo analisado, com visualização do precipitado poucos minutos após o ensaio. O resultado é dado para o maior valor da zona de equivalência ou de precipitação. Nesses exames sorológicos, são conhecidas as titulações-padrão para cada doença, isto é, resultados com base nos quais frequentemente é observada a presença de doença. Havendo precipitação em grandes diluições de soro, ou seja, existindo anticorpos em soluções muito diluídas, é indicativo de grandes quantidades de anticorpos e provável que o paciente apresente a doença (Figura 14.4).

Metodologia e interpretações análogas podem ser realizadas para determinação de presença de antígenos, na presença de quantidades conhecidas de anticorpos.

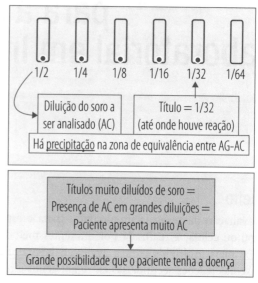

Figura 14.4. Nos métodos por reações de precipitação são feitas diluições progressivas do soro em estudo, ou seja, diminuições progressivas da quantidade do anticorpo a ser analisado. A precipitação ocorre na zona de equivalência e deixa de aparecer quando há excesso de antígenos ou de anticorpos. O resultado é referido como a maior diluição onde ocorreu a precipitação.

Em Imunologia fala-se em métodos diretos para os diferentes ensaios, quando estão sendo pesquisados antígenos, e em métodos indiretos, para identificação de anticorpos.

2º. Reações de aglutinação

Nas reações de aglutinação também vale a teoria das redes em zona de equivalência. São utilizadas para antígenos grandes, como partículas, bactérias e células, resultando na formação de grumos entre aglutininas (anticorpos) e aglutinógenos (antígenos).

Fala-se em aglutinação natural, quando os epítopos antigênicos se encontram na superfície de microrganismos ou de células, e em aglutinação passiva, quando os epítopos são colocados em partículas, como as de poliestireno.

Hemaglutinação é a aglutinação de hemácias resultante do reconhecimento de antígenos presentes na superfície de hemácias. É utilizada para a tipagem ABO: o teste de lâmina avalia a presença de antígenos de superfície de eritrócitos do sistema ABO, utilizando-se anticorpos específicos A, B e AB conhecidos. Colocam-se, em lâminas, três gotas de sangue do indivíduo cuja tipagem será realizada e acrescenta-se soro anti-A, anti-B e anti-AB, homogeneizando-se logo a seguir. Podem ocorrer diferentes aglutinações: hemaglutinação na primeira (sangue + anti-A) e terceira gota (sangue + anti-AB), o que indica ser do tipo A; hemaglutinação com anti-B e com anti-AB (tipo B); ou não haver hemaglutinação (tipo O). A presença de hemaglutinação na terceira gota é dada por conta de reatividade cruzada entre os antígenos A e AB ou B e AB (Figura 14.5). Essas reações são revistas no Capítulo 16 – Citotoxicidade Celular Dependente de Anticorpo.

O mesmo princípio é utilizado para tipagem sanguínea por teste de tubo. Nesse caso, os eritrócitos são previamente lavados e depois colocados os soros conhecidos, com a vantagem de maior visualização da hemaglutinação.

As reações quantitativas de hemaglutinação também se baseiam na teoria das redes, havendo aglutinação na zona de equivalência. Podem ser realizadas as quantificações de isohemaglutininas anti-A e anti-B do soro. São colocadas quantidades fixas de eritrócitos de indivíduos A ou B ou AB, acrescentando-se diluições progressivas do soro a ser estudado, resultando na hemaglutinação entre A/anti-A e entre B/anti-B. Existem curvas-padrão para a hemaglutinação conforme a idade, sendo os valores indetectáveis ao nascimento e baixos no primeiro ano de vida (Figura 14.6).

É utilizada inibição da hemaglutinação para microrganismos que promovem a formação de IgG de longa permanência, como vírus do sarampo, rubéola e poliomielite. A aglutinação entre vírus e anticorpos específicos contidos no soro em análise é inibida por altas concentrações de anticorpos do soro de indivíduos previamente imunizados, contendo a mesma IgG específica. A inibição da hemaglutinação significa presença de anticorpos no sangue estudado.

3º. Imunodifusão radial simples

É uma reação de precipitação em meio gelatinoso, geralmente agarose. Os isotipos IgM, IgG e IgA séricos podem ser determinados por imunodifusão radial simples.

Utilizam-se placas de Petri com agarose e quantidades conhecidas de anti-anticorpos monoclonais contra IgM ou IgG ou IgA, avaliando-se a quantidade de IgM ou IgG ou IgA existente

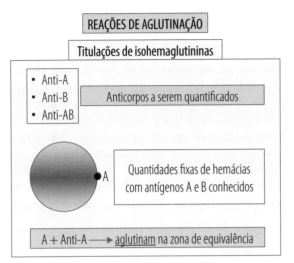

Figura 14.6. As isohemaglutininas anti-A, anti-B ou anti-AB a serem quantificadas unem-se aos antígenos A, B ou AB de hemácias, havendo aglutinação na zona de equivalência.

no soro testado. São utilizadas quantidades fixas de anticorpos monoclonais em placas de soluções coloidais, acrescentando-se quantidades padronizadas do soro analisado em orifícios de diâmetros também padronizados. O soro se difunde pelo coloide de forma radial, resultando na formação de halos de precipitação na zona de equivalência de anticorpo monoclonal. O diâmetro do halo é proporcional à quantidade do parâmetro estudado. São feitas curvas conforme o lote utilizado para obtenção dos resultados. Existem curvas-padrão dependentes da idade para verificação de normalidade laboratorial (Figura 14.7).

4º. Teste colorimétrico enzimático ou imunoenzimático (ELISA)

O teste colorimétrico enzimático ou método ELISA (*Enzyme Linked Immuno Sorbent Assay*) baseia-se em reação imunoenzimática, ou seja, reação antígeno-anticorpo detec-

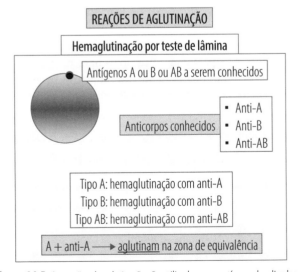

Figura 14.5. As reações de aglutinação são utilizadas para antígenos localizados na superfície de células, como a hemaglutinação resultante da ligação entre antígeno A da superfície de eritrócitos e anticorpo anti-A.

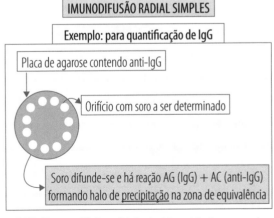

Figura 14.7. Na imunodifusão radial simples há precipitação na zona de equivalência: iguais quantidades de antígeno e de anticorpo. Utilizando-se uma quantidade conhecida de anticorpo (anti-IgG) é estabelecida a quantidade de antígeno analisado (IgG atuando como antígeno).

tável através de reações enzimáticas, sendo as enzimas ligadas a um dos reagentes. A presença de antígenos ou de anticorpos é revelada pela produção de cor após a adição da enzima e de uma substância cromógena, indicando reação positiva.

O teste imunoenzimático indireto ou método ELISA indireto é útil para determinação de anticorpos em baixas concentrações. Utilizam-se placas de poliestireno com pequenos poços contento antígenos conhecidos. Acrescenta-se o soro do paciente. Havendo anticorpos no soro, estes irão se unir ao antígeno. Entretanto, essa reação não é visível. Para que haja visualização, acrescenta-se um anticorpo secundário (anti-anticorpo) acoplado à enzima fosfatase ou peroxidase. O anticorpo secundário une-se à Fc do anticorpo primário. Adiciona-se substrato, como fosfato. Na presença de fosfato, há degradação deste pela fosfatase, com mudança da cor vermelha do fosfato para amarela do fosfato degradado. Entre as diferentes etapas são feitas lavagens para a retirada de proteínas não reagentes. A intensidade de degradação do fosfato depende da quantidade de anticorpo presente no soro do paciente estudado. A leitura é feita por meio de leitor de ELISA, que utiliza espectrofotômetro. Os anticorpos estão se comportando no método como antígenos, razão pela qual o método é dito ELISA indireto (Figura 14.8).

O *ImmunoCap*® (*Phadia*) ou *ImmunoCap*® *singleplex* ou de plataforma simples determina a IgE específica a alérgenos recombinantes ou naturais pelo método fluoroenzimaimunoensaio. O soro do paciente é incubado com alérgeno, seguido do acréscimo de um segundo anticorpo acoplado à enzima. É feita, então, a lavagem para retirada do excesso de anticorpo e adicionado agente de desenvolvimento. É, então, determinada a fluorescência.

O *ImmunoCap*® ISAC (*Phadia*) ou *ImmunoCap*® *multiplex* ou *ImmunoCap*® de plataforma múltipla utiliza lâmina de

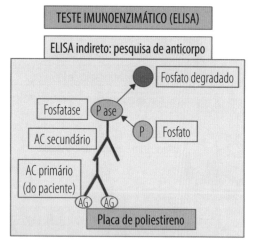

Figura 14.8. No ELISA indireto, antígenos (AG) conhecidos são aderidos à placa inerte. Adiciona-se soro do paciente: havendo anticorpos nesse soro (AC primário) há união entre AG e AC. Para tornar a reação visível, adiciona-se um AC secundário que se une ao primário. O AC secundário é acoplado à fosfatase, que degrada o fosfato, resultando fosfato degradado, amarelo. A leitura é feita por espectrofotômetro.

microarray ou microarranjos de proteínas; também determina IgE específica, analisando múltiplos alérgenos simultaneamente, em triplicata e com menor quantidade de sangue. São colocadas várias proteínas alergênicas em placas de vidro com microperfurações. A seguir, é acrescentado um anticorpo secundário ligado à enzima (peroxidase ou fosfatase) e é determinada a absorbância. A sensibilidade é a mesma entre o *singleplex* e o *multiplex*.

O teste imunoenzimático direto ou ELISA direto é realizado para detecção de antígeno, utilizando-se um anticorpo conhecido (detecção primária) marcado diretamente com a enzima.

Para o teste imunoenzimático sanduíche ou ELISA sanduíche utiliza-se anticorpo aderido a um suporte sólido, como a placa de ELISA, e a seguir coloca-se a solução em que se quer quantificar determinado analito, como citocinas.

O método ELISA tem sido muito utilizado. Entretanto, detecta anticorpos de baixa avidez, que geralmente apresentam pouca relevância clínica, como no caso de doenças autoimunes, uma vez que podem estar presentes em pessoas saudáveis. Nos últimos anos, uma nova geração de ELISA tem sido utilizada, com novos reagentes e possibilidade de detectar anticorpos com avidez intermediária e alta, mais característicos de doenças.

5º. Imunofluorescência

Na imunofluorescência indireta são utilizados antígenos conhecidos aderidos à lâmina inerte. Acrescentando-se soro do paciente contendo o anticorpo pesquisado (AC primário) haverá união entre AC do paciente e AG. Para tornar a reação visível, utiliza-se anticorpo anti-humano (AC secundário) específico contra os anticorpos a serem analisados do paciente. Os ACs secundários são conjugados à substância fluorescente. A reação entre AC primário e AC secundário resulta em fluorescência, constatada em microscópio de fluorescência. A intensidade da fluorescência é proporcional à quantidade do AC do paciente (AC primário). O método é utilizado para pesquisar autoanticorpos em doenças autoimunes, anticorpos contra determinados patógenos e para a análise de IgE sérica específica, para quantificação os tipos de linfócitos e a expressão de moléculas presentes no citoplasma ou em membrana celular de diferentes células (Figura 14.9).

6º. Quimioluminescência

A quimioluminescência baseia-se em reações químicas que, ao se processarem, geram energia luminosa. Nesses casos, os reagentes transformam-se em estados intermediários que liberam energia absorvida em forma de luz.

Na quimioluminescência indireta são utilizados antígenos conhecidos aos quais se unem anticorpos primários (do paciente). Para tornar a reação visível, utiliza-se AC secundário unido a um marcador luminescente (Figura 14.10). É útil para dosagens séricas de IgE específica, mas a tendência atual é a avaliação de IgE específica por imunofluorescência.

capítulo 14 Princípios dos Métodos para a Avaliação Laboratorial em Imunologia

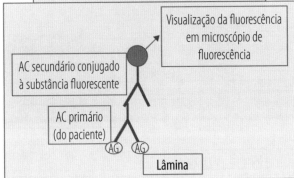

Figura 14.9. Na imunofluorescência indireta, antígenos (AG) conhecidos são adsorvidos em lâmina inerte e unem-se a anticorpo do paciente (AC primário). É adicionado um anticorpo secundário conjugado à substância fluorescente que, ao se unir ao primário emite fluorescência. É o método utilizado para determinar a IgE sérica específica por *ImmunoCap®*.

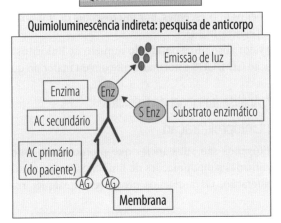

Figura 14.10. A quimioluminescência indireta utiliza membrana inerte com antígenos (AG) conhecidos acoplados. Se o soro do paciente tiver anticorpos (AC primário), estes se unem ao AG. Para tornar a reação visível, adiciona-se AC secundário conjugado à enzima, a qual degrada substrato, com consequente emissão de luz.

7º. Radioimunoensaio

Trata-se de reação que se torna visualizada através de isótopos radioativos, como iodo^{131}, unidos às substâncias. Para o radioimunoensaio direto (pesquisa de antígeno) são marcados anticorpos conhecidos.

No radioimunoensaio indireto para determinação do anticorpo, marcam-se antígenos previamente conhecidos. Quando ocorre reação antígeno-anticorpo forma-se um complexo radioativo, ou seja, há rádio-absorbância nas zonas de equivalência. É realizada a leitura da radioatividade, sendo que o último valor da zona de equivalência corresponde ao resultado. Foi muito utilizado para determinar classes e subclasses de imunoglobulinas (Figura 14.11).

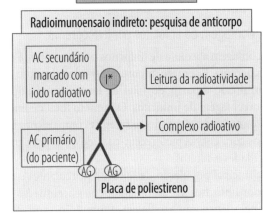

Figura 14.11. O radioimunoensaio indireto utiliza placa inerte contendo antígenos (AG) conhecidos. Adicionando-se soro do paciente contendo anticorpo (AC) primário e há reação não visível entre AG e AC. Adiciona-se então anticorpo marcado com iodo radioativo. A união entre AC primário e secundário resulta em complexo que emite radioatividade.

8º. Nefelometria

É uma técnica baseada na dispersão de luz, totalmente automatizada. Pode ser utilizada para a análise de classes e subclasses de imunoglobulinas.

Na nefelometria adiciona-se solução de antígeno (exemplo IgG, atuando como antígeno) em concentrações variáveis, para uma quantidade fixa de anticorpo (no caso, anti-IgG). Os complexos de antígeno-anticorpo formados em meio coloidal interferem na trajetória da luz, fazendo com que esta sofra dispersão.

O nefelômetro determina a dispersão da luz, refletindo a quantidade de IgG. O detector da dispersão não se encontra na mesma trajetória da luz emitida, estando geralmente a 70º ou 90º, para poder avaliar a dispersão do feixe de luz. É útil para quantificar classes e subclasses de imunoglobulinas (Figura 14.12).

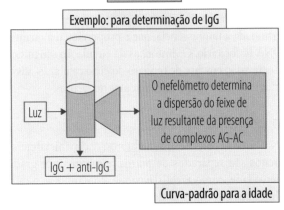

Figura 14.12. Na nefelometria formam-se complexos antígeno-anticorpo (AG-AC) em meio coloidal que promovem uma dispersão da luz incidente. O nefelômetro, colocado a 70º ou 90º em relação à luz incidente, mede a dispersão do feixe de luz.

B. Princípios dos métodos para a avaliação de linfócitos

1º. Contagem de linfócitos por leucograma

A contagem absoluta de linfócitos pode ser obtida através do leucograma. É sempre importante o valor absoluto, o qual é determinado a partir do total de leucócitos multiplicado pela porcentagem de linfócitos. O número total de linfócitos varia com a idade, devendo-se fazer as comparações dos resultados com curvas para recém-nascidos, crianças em diferentes idades e adultos.

A principal população de linfócitos circulantes é constituída por linfócitos T. Assim, linfopenias acentuadas observadas pelo leucograma refletem diminuição especialmente de linfócitos T. As atipias devem ser avaliadas frente ao quadro clínico do paciente.

2º. Contagem de subpopulações de linfócitos

Linfócitos T e B são indistinguíveis por microscopia óptica comum. Podem ser identificados por citometria de fluxo, por imunofluorescência ou por microscopia eletrônica (linfócitos B têm mais vilosidades).

a) Citometria de fluxo

A contagem das subpopulações de linfócitos pode ser feita por citômetro de fluxo, utilizando-se corantes ativados por *laser*. O citômetro deve ter sua programação constantemente revista. É um método que utiliza a técnica de imunofluorescência para identificar células em suspensão através de suas características (Figura 14.13).

Com o auxílio da citometria é possível detectar moléculas intracitoplasmáticas, intranucleares e em membranas de células. É a técnica mais utilizada para a linfofenotipagem.

A citometria de fluxo também pode ser utilizada para avaliar as diferentes fases do ciclo celular do linfócito, como ativação e proliferação de linfócitos. Geralmente é feita marcação do DNA celular com substância fluorescente. Em seguida é determinada a fluorescência, que é proporcional à quantidade de DNA linfocitário. Os linfócitos da circulação sanguínea geralmente estão em fase de repouso do ciclo celular. A atividade blástica está aumentada em diferentes neoplasias.

b) Imunofluorescência

Na microscopia de <u>imunofluorescência</u> inicialmente os linfócitos são separados de outros leucócitos por gradiente de densidade, como Ficoll-Hypaque, contando-se o número de linfócitos em câmaras de Neubauer. As células separadas são incubadas com anticorpos. São utilizados anticorpos monoclonais anti-CD19, anti-CD20 ou anti-CD21 para B e anti-CD3, anti-CD4 e anti-CD8 para T totais, T auxiliares e T

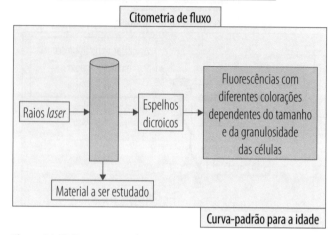

Figura 14.13. Esquematização do princípio básico do citômetro de fluxo.

citotóxicos, respectivamente. Para a incubação, são utilizados anticorpos específicos conjugados a diferentes fluorocromos (moléculas que emitem luz). São feitas a contagem de 200 linfócitos, por microscopia óptica comum, e a percentagem de linfócitos fluorescentes, por microscopia de imunofluorescência (Figura 14.14).

O valor absoluto é obtido do número de linfócitos totais. A relação CD4/CD8 é normalmente um ou maior do que um.

3º. Análise funcional de linfócitos

a) Linfoproliferação

Mitógenos são substâncias que promovem a mitose de determinadas subpopulações de linfócitos, ou seja, induzem a proliferação. Os antígenos promovem qualquer resposta

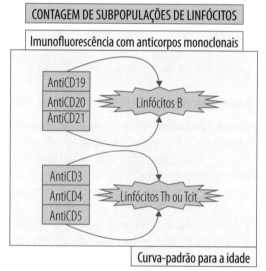

Figura 14.14. Os principais anticorpos monoclonais utilizados para identificação de linfócitos são: anti-CD19, anti-CD20 ou anti-CD21 para B; anti-CD3 para T total; anti-CD4 para T auxiliar (Th); anti-CD8 para T citotóxico.

imunológica. A capacidade funcional de subpopulações linfocitárias pode ser avaliada por meio de antígenos e de mitógenos, que induzem a proliferação de linfócitos.

O exame é realizado após a separação de linfócitos em fluxo laminar, impedindo contaminações. É feita uma contagem inicial de linfócitos. Sequencialmente, essas células são tratadas com antibióticos (muitas vezes gentamicina), são mantidas em meios de cultura, geralmente RPMI 1640. São acrescentados, então, antígenos ou mitógenos por tempo determinado. Segue-se uma nova contagem do número de linfócitos, observando-se se houve linfoproliferação ou transformação blástica dessas células.

Os antígenos usados *in vitro* que determinam linfoproliferação de linfócitos T são por exemplo PPD e candidina. Os agentes mitogênicos mais utilizados para linfócitos T são concanavalina A e fitohemaglutinina (Figura 14.15).

A transformação blástica para linfócitos B resulta na formação de plasmócitos perante antígeno *Pokeweed* para linfócitos B dependentes de T e por exemplo proteína A do *Staphylococcus aureus* para B independentes de T (Figura 14.16).

b) Quantificação de citocinas

Podem ser quantificadas as diferentes citocinas sintetizadas pelas diversas subpopulações de linfócitos. Existem *kits* comerciais que facilitam tal avaliação, através dos métodos imunoenzimáticos, em especial ELISA, e também por citometria de fluxo, além de outros. A avaliação pode ser feita em soro ou em sobrenadante de culturas celulares.

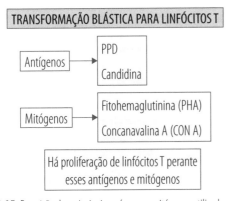

Figura 14.15. Descrição dos principais antígenos e mitógenos utilizados na transformação blástica para linfócitos T.

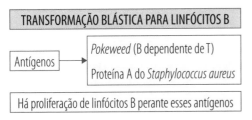

Figura 14.16. Descrição dos principais antígenos utilizados na transformação blástica para linfócitos B.

c) Avaliação da citotoxicidade

A avaliação direta da citotoxicidade por células CD8+ pode ser por ensaios radioativos que avaliam o conteúdo citoplasmático liberado pela célula-alvo ou por citometria de fluxo medindo o dano sofrido pela célula-alvo.

C. Princípios dos métodos para a avaliação do sistema complemento

1º. Ensaio hemolítico

Entre os ensaios hemolíticos mais utilizados em Imunologia, encontram-se os ensaios hemolíticos CH50 (ensaio hemolítico da via clássica do complemento) e AP50 (ensaio hemolítico da via alternativa do complemento).

O ensaio hemolítico 50 avalia a capacidade do soro em estudo para determinar lise em eritrócitos de carneiro, e a diluição do soro necessária para que haja lise de 50% dos eritrócitos da suspensão padronizada corresponde a uma unidade do ensaio hemolítico. São feitas várias diluições de soro, e a percentagem de hemólise é diretamente proporcional à absorbância de hemoglobina liberada, analisada por leitura em espectrofotômetro.

O valor de CH50 é resultante dos valores dos componentes C1 a C9 da via clássica do complemento. O AP50 avalia C3, properdina, fator D, fator B da via alternativa do complemento e os componentes terminais C5-C9. Alterações dos fatores I e H da coagulação podem alterar CH50 e AP50.

2º. Imunodifusão radial simples, ELISA e nefelometria

Podem ser utilizados para quantificar componentes do complemento, como C3 e C4; por meio do método ELISA, pode ser feita a dosagem da proteína ligante da manose (MBL) da via das lectinas do sistema complemento, cujos princípios dos métodos já foram estudados no presente capítulo.

D. Princípios dos métodos para a avaliação de fagócitos

1º. Etapa da digestão da fagocitose

O teste do *nitroblue tetrazolium* (NBT) avalia a etapa do metabolismo oxidativo da digestão por neutrófilos. NBT é um corante solúvel amarelo, que é reduzido, após o metabolismo oxidativo das pentoses, pelos elétrons liberados. O NBT reduzido apresenta-se sólido, como pigmentos de coloração azul escura: são os cristais de *formazan*, os quais se depositam no citoplasma de fagócitos neutrofílicos com digestão normal. É feita, então, a contagem do número de fagócitos contendo NBT reduzido entre um número fixo de 200 neutrófilos, obtendo-se o valor em percentagem (NBT espontâneo). Em seguida, o NBT é estimulado com diferentes substâncias, como látex ou lipopolissacarídeo (LPS) bacteriano ou PMA (*phorbol myristate acetate*), realizando-se o mesmo procedimento do NBT espontâneo (Figura 14.17).

O teste da di-hidro-rodamina (DHR) também avalia a etapa da digestão da fagocitose. A DHR é oxidada e forma a rodamina, que é fluorescente, sendo a avaliação feita por fluorescência da célula. Utiliza-se citômetro de fluxo para o teste.

2º. Quimiotaxia

A resposta quimiotática por fagócitos pode ser analisada utilizando-se câmaras de Boyden, constituídas por duas partes. Na câmara superior são colocados monócitos ou neutrófilos previamente separados e na inferior, fatores quimiotáticos como lipopolissacarídeo (LPS) bacteriano. Uma membrana contendo orifícios, como filtro de *Millipore*®, é colocada entre as duas partes da câmara, pelo qual migram os fagócitos da parte superior da câmara em direção ao fator quimiotático, por meio de gradiente de concentração determinado por LPS (Figura 14.18). São realizados três ensaios: no primeiro, como controle do método, colocam-se fagócitos incubados com LPS; no segundo, colocam-se fagócitos (com LPS) incubados com soro homólogo; e no terceiro, os fagócitos (com LPS) são incubados com soro autólogo, ou seja, soro do próprio paciente. Sabe-se que o complemento do soro é ativado por LPS bacteriano, resultando na formação de C5a e C3a. Fagócitos, tanto neutrofílicos como mononucleares, por apresentarem receptores para C5a e C3a, fazem uma migração dirigida ao fator quimiotático. É preparada uma lâmina com a membrana contendo orifícios contendo os fagócitos que migraram, medindo-se a distância de migração por meio de microscopia óptica (Figura 14.19).

3º. Etapa da ingestão da fagocitose

A atividade fagocitária também pode ser avaliada quanto à etapa de ingestão. São utilizados em especial tubos de Leighton ou lâmina do tipo *chamber slide*, que permitem a troca constante de meios de cultura para neutrófilos ou monócitos, previamente separados. O *zymosan* de leveduras geralmente é utilizado como partícula a ser fagocitada.

Também para atividade fagocitária são realizados três ensaios, análogos aos da quimiotaxia, baseando-se no fato de que *zimosan* ativa o sistema complemento, dando origem ao componente C3b. Fagócitos contendo receptores para C3b promovem uma resposta fagocitária ingerindo partículas de *zymosan* (Figura 14.20). Após incubação em condições adequadas, é determinado o número de fagócitos que ingeriram três ou mais partículas de *zymosan* entre o número fixo de

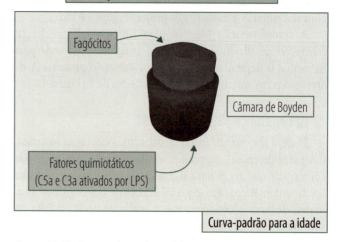

Figura 14.18. Para a avaliação da atividade quimiotática, utiliza-se a câmara de Boyden: na câmara superior colocam-se fagócitos; na câmara inferior são colocados lipopolissacarídeo (LPS) bacteriano e soro. Os fagócitos migram por quimiotaxia por meio de gradiente determinado pelo fator quimiotático LPS.

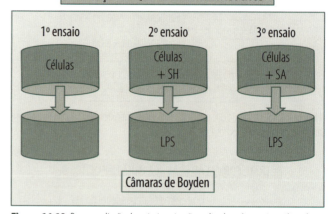

Figura 14.19. Para a avaliação da quimiotaxia, são realizados três ensaios utilizando-se câmaras de Boyden: no primeiro, são colocadas apenas as células fagocitárias (neutrófilos ou monócitos) previamente separadas; no segundo, as células são incubadas com soro homólogo – SH (de indivíduos da mesma espécie); no terceiro, as células são incubadas com soro autólogo – SA (do próprio paciente). Após a incubação, os fagócitos migram por quimiotaxia em direção ao fator quimiotático (lipopolissacarídeo bacteriano – LPS).

Figura 14.17. O corante amarelo solúvel *nitroblue tetrazolium*, ao receber elétrons (digestão eficiente), é reduzido em grânulos escuros de *formazan* (NBT reduzido), que se depositam no citoplasma. A foto mostra a etapa de digestão por neutrófilos com cristais de *formazan* no citoplasma.

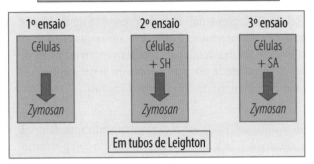

Figura 14.20. Para a avaliação da etapa da ingestão da fagocitose, são realizados três ensaios utilizando-se tubos de Leighton: no primeiro, são colocadas apenas as células fagocitárias previamente separadas (neutrófilos ou monócitos) e partículas de *zymosan*; no segundo, as células são incubadas com soro homólogo – SH (de indivíduos da mesma espécie) e partículas de *zymosan*; no terceiro, as células são incubadas com soro autólogo – SA (do próprio paciente) e partículas de *zymosan*. Após a incubação, ocorre a etapa de ingestão por fagócitos.

200 fagócitos e calculada a percentagem de células em que ocorreu fagocitose (Figura 14.21).

4º. Atividade bactericida por fagócitos

A atividade bactericida estuda a lise bacteriana por neutrófilos, utilizando-se corante acridina. Bactérias vivas são coradas em verde pela acridina. Após a lise, as duas hélices do DNA bacteriano separam-se, e a bactéria é corada em vermelho. Conta-se o número de bactérias mortas imediatamente ao término da realização do exame. São importantes ensaios

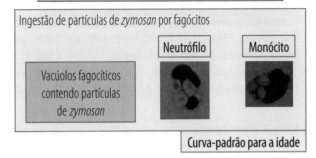

Figura 14.21. Fotos da avaliação da etapa da ingestão da fagocitose por neutrófilos e monócitos mostrando os vacúolos fagocíticos.

simultâneos de contagem de bactérias vivas, sem a presença de neutrófilos, para verificação se não está havendo lise independentemente da atividade fagocitária.

Questões

1ª. O que é teoria das redes?

2ª. O que são métodos diretos e indiretos em Imunologia?

3ª. Qual é o princípio do método ELISA indireto?

4ª. Qual é o princípio da nefelometria?

5ª. Por que devem ser utilizadas curvas-padrão para cada faixa etária em Imunologia?

Observação: respostas no anexo final.

CASOS CLÍNICOS

Caso 1: Homem de 38 anos referia cansaço físico, dores no corpo, falta de apetite, febre baixa e urina escura há três dias. Informava ser profissional da saúde, trabalhando em banco de sangue. Ao exame, discreta icterícia conjuntival, fígado palpável a 3 cm do rebordo costal direito. Solicitados exames que mostraram: TGO e TGP aumentadas; bilirrubina não conjugada e conjugada aumentadas; HBsAg reagente, anti-HBc IgM reagente, anti-HBc total reagente e anti-HBs não reagente.

Evolução: evoluiu bem, com regressão dos sinais e sintomas após dez dias de repouso e sem consumo de bebidas alcoólicas.

Discussão: Quadro clínico e exame físico sugestivos de hepatite. A história de trabalhar com material sanguíneo sugere hepatite B. O exame HBsAg indica presença de antígeno do vírus da hepatite B; anti-HBc (anticorpo contra o core do vírus da hepatite B) indica presença de anticorpos não vacinais, uma vez que o core não está contido na vacina; anti-HBc IgM indica infecção recente, pois a IgM é sempre a primeira imunoglobulina sintetizada; anti-HBc total indica IgM e IgG; anti-HBs (anticorpo contra o antígeno de superfície do vírus da hepatite B) é um anticorpo neutralizante, gerado na resposta vacinal ou depois de um tempo maior de infecção. Assim, o paciente em questão apresentava infecção por vírus da hepatite B (HBsAg reagente), recente (IgM reagente), ainda não tendo tomado vacina (anti-HBs não reagente). Muitos dos exames para hepatite são imunoenzimáticos (ELISA).

O paciente evoluiu bem, sugerindo que tenha sintetizado interferons em quantidades adequadas: IFN-α por monócitos/ macrófagos, atuando como antiviral; IFN-γ por linfócitos Th e células NK, aumentando toda a resposta imunológica, em especial a fagocitose por monócitos/macrófagos, que fagocitam células infectadas. É provável ainda que o paciente tenha apresentado boa resposta por TCD8+ e por NK, que defendem contra células infectadas por vírus, além de TCD4+, atuando por apoptose. A hepatite B pode evoluir para a cronicidade ou para neoplasia hepatocelular. As vacinas contra hepatites A e B fazem parte do calendário SUS e são importantes, como as demais vacinas.

Caso 2: Paciente de 37 anos, sexo feminino, portadora de lúpus eritematoso sistêmico, em acompanhamento ambulatorial. No início do quadro, apresentou eritema malar, eritema discoide, fotossensibilidade, artrite e diminuição do complemento. Fez tratamento com regressão da artrite e normalização do complemento. Há seis meses não apresenta quadro de eritema nem fotossensibilidade. Embora não apresentasse novas manifestações, foi solicitado CH50, que se mostrou diminuído. Foi repetida dosagem de CH50 em condições ideais de coleta, e a paciente ficou em observação domiciliar.

Evolução: A nova dosagem de CH50 revelou valores dentro da normalidade. Paciente continuou bem, sem manifestações e sem necessidade de prescrição medicamentosa.

Discussão: É considerada doença lúpica quando o paciente apresenta quatro ou mais dos critérios referidos pela Associação Americana de Reumatologia (SLEDAI): eritema malar, eritema discoide, fotossensibilidade, úlceras orais, artrites, distúrbios renais, neurológicos, hematológicos e imunológicos e presença de anticorpos antinucleares. Na fase ativa da doença há aumento da pontuação desses critérios. O diagnóstico de lúpus em atividade é importante, pois o prognóstico depende do tratamento precoce da doença. A paciente apresentava três dos critérios do SLEDAI, assim, se houvesse aumento da pontuação, seria necessária terapia medicamentosa. A primeira quantificação do complemento total ou CH50 pelo método de capacidade hemolítica 50 (lise de 50% de eritrócitos, mediada pelo complemento) mostrou-se baixa, fato não coerente com a ausência de manifestações clínicas. Havia necessidade de repetição do exame, pois poderia estar ocorrendo alteração da doença sem manifestações aparentes. O novo exame colhido em condições ideais de coleta revelou normalidade e, em conjunto com o quadro clínico, sugeriu que o primeiro exame não mostrava valores reais. O sistema complemento é constituído pelas proteínas termolábeis da resposta imunológica. Daí a necessidade para que o exame seja imediatamente executado ou o soro armazenado em geladeira por horas ou em *freezer* por dias. Assim, é necessário que o profissional da saúde se preocupe com a observação de coleta do exame de complemento para que não haja consumo espontâneo do complemento, levando a falsos valores diminuídos.

Caso 3: Menino de cinco anos, com infecções repetidas de vias aéreas após o ingresso escolar. Foram solicitadas dosagens de imunoglobulinas, que, em comparação a padrões de adultos fornecidos pelo laboratório, foram interpretadas como diminuídas para IgG. A criança foi então encaminhada para setor especializado.

Evolução: Feita nova interpretação para os mesmos exames, agora comparando-se à curva de normalidade para a faixa etária, mostrando valores normais para a idade.

Discussão: É de fundamental importância a interpretação de exames imunológicos comparando-os aos resultados obtidos por curvas-padrão para a idade, pois há desenvolvimento da resposta imunológica adaptativa com o evoluir da idade. Caso os exames apresentassem baixas dosagens de IgG, após repetição de exames e análise de anticorpos polissacarídeos, quando comparados a curvas-padrão da faixa etária, o paciente seria portador de deficiência de IgG. Caso tivesse apresentado pneumonia, precisaria de reposição de imunoglobulina humana, situação completamente diferente do caso em questão, em que os exames se apresentavam normais para a idade.

Referências bibliográficas

Barcelos LF, Aquino JL, Bender AL, Costa Filho HF, Corrêa JA, Lima LM, et al. Tratado de Análises Clínicas. 1ª ed. Rio de Janeiro: Atheneu; 2018. 840 p.

Cha YJ, Cho HI. External quality assurance in diagnostic immunology: a twenty-year experience in Korea. Southeast Asian J Trop Med Public Health. 2002;33(2):104-11.

Coltorti EA, Fernandez E, Marguet ER, Scozzina JD, Guarnera EA. Deteccion de portadores asintomaticos de quistes hidatidicos: aumento de la especificidad del ensayo immunoenzimatico. Rev Inst Med Trop São Paulo. 1990;32(4):275-84.

Cocco RR, Chong Neto HJ, Aun MV, Pastorino AC, Wandalsen GF, Moraes LSL, et al. Aplicações práticas de uma plataforma multiplex para detecção de IgE específica por componentes alergênicos em doenças alérgicas. Arq Asma Alerg Imunol. 2018;2(1):83-94.

Dutra V, Piffer I, Vargas AC, Guidoni A, Klein C. Padronização do teste ELISA baseado em antígeno capsular purificado dos sorotipos 3, 5 e 7 de Actinobacillus pleuropneumoniae. Cienc Rural. 2000;30(2):281-6.

Espitia C, Cervera I, Mancilla R. The antigenic structure of *Mycobacterium tuberculosis* examined by immunoblot and ELISA: influence of the age of the culture and of the obtaining method on the composition of the antigenic extracts. Arch Invest Med (Mex). 1991;22(1):101-7.

Forte WCN, Almeida AR, Leão RC. Resposta fagocitária e atividade quimiotática em crianças eutróficas. Rev Hosp Clin Fac Med Univ São Paulo. 1990;45(6):256-9.

Ghilardi F, Rosales T, Biancalana Jr A, Nastari F, Vaciloto E, Costa HPF, et al. Análise clínica laboratorial na sensibilização eritrocitária perinatal com a realização de estudo imuno-hematológico pela gel-centrifugação. Bol Soc Bras Hematol Hemoter. 1995;17(170):59-63.

Holm BE, Sandhu N, Tronstrøm J, Lydolph M, Trier NH, Houen G. Species cross-reactivity of rheumatoid factors and implications for immunoassays. Scand J Clin Lab Invest. 2015;75:51-63.

Huss-Marp J, Gutermuth J, Schäffner I, Darsow U, Pfab F, Brockow K, et al. Comparison of molecular and extract-based allergy diagnostics with multiplex and singleplex analysis. Allergo J Int. 2015;24:46-53.

Kanegane H, Hoshino A, Okano T, Yasumi T, Wada T, Takada H, et al. Flow cytometry-based diagnosis of primary immunodeficiency diseases. Allergol Int. 2018;67:43-54.

Keshavarz B, Platts-Mills TAE, Wilson JM. The use of microarray and other multiplex technologies in the diagnosis of allergy. Ann Allergy Asthma Immunol. 2021;127(1):10-18.

Knight V. The utility of flow cytometry for the diagnosis of primary immunodeficiencies. Int J Lab Hematol. 2019;41:S63-72.

Liberal MHT, Boughton E. Padronização do teste Elisa indireto para sorodiagnóstico de *Mycoplasma bovis*. Rev Microbiol. 1992;23(3):146-50.

Mancini G, Carbonara HO, Heremans JF. Immunochemical of antigens by single radial immunodifusion. Immunochemistry. 1965;2(3):235-55.

Montero C. The antigen-antibody reaction in immuno-histochemistry. J Histochem Cytochem. 2003;51(1):1-4.

Morgan BP. Physiology and pathophysiology of complement: progress and trends. Crit Rev Rev Clin Lab Sci. 1995;32(3):265-98.

Peruski AH, Peruski Jr LF. Immunological methods for detection and identification of infeccious disease and biological warfare agents. Clin Diagn Lab Immunol. 2003;10(4):506-13.

Porcel JM, Peakman M, Senaldi G, Vergani D. Methods for assessing complement activation in the clinical immunology laboratory. J Immunol Methods. 1993;157(1-2):1-9.

Rizzo MC. Avaliação da imunidade. Pediatr Mod. 1993;29(3):343-9.

Sampson HA. Improving in vitro tests for the diagnosis of food hypersensitivity. Curr Opin Allergy Clin Immunol. 2002;2(3):257-61.

Shiroishi M, Ito Y, Shimokawa K, Lee JM, Kusakabe T, Ueda T. Structure-function analyses of a stereotypic rheumatoid factor unravel the structural basis for germline-encoded antibody autoreactivity. J Biol Chem. 2018;293:7008-16.

Solé D, Rosário Filho NA, Rubini NPM. Compêndio de Alergia e Imunologia Clínica. 1ª ed. São Paulo: Editora dos Editores; 2022. 830 p.

Togoro SY, Souza EM, Sato NS. Diagnóstico laboratorial da neurocisticercose: revisão e perspectivas. J Bras Patol Med Lab. 2012;5:345-55.

van Hage M, Hamsten C, Valenta R. ImmunoCap assays: pros and cons in allergology. J Allergy Clin Immunol. 2017;140(4):974-7.

Vazquez S, Valdes O, Pupo M, Delgado I, Alvarez M, Pelegrino JL, et al. MAC-ELISA and ELISA inhibition methods for detection of antibodies after yellow fever vaccination. J Virol Methods. 2003;110(2):179-84.

Vieira T, Lopes C, Pereira AM, Araúlo L, Moreira A, Delgado L. Microarray based IgE detection in polysensitized allergic patients with suspected food allergy – an approach in four clinical cases. Allergol Immunopathol. 2012;40(3):172-80.

Wildt RM, Mundy CR, Gorick BD, Tomlinson IM. Antibody arrays for high-throughput screening of antibody-antigen interactions. Nat Biotechnol. 2000;18(9):989-94.

Wöhrl S, Vigl K, Zehetmayer S, Hiller R, Jarisch R, Prinz M, et al. The performance of a component-based allergen-microarray in clinical practice. Allergy. 2006;61(5):633-9.

Yamamoto YI, Huber V, Shimizu SH. Identification of *Toxoplasma gondii* antigens involved in the IgM and IgG indirect hemagglutination tests for the diagnosis of toxoplamosis. Rev Inst Med Trop São Paulo. 1997;39(3):149-54.

Reações IgE-Mediadas
Rinite Alérgica, Conjuntivite Alérgica, Asma, Dermatite Atópica, Urticária, Alergia Alimentar, Reações ao Látex, Anafilaxia

Conceito de reações de hipersensibilidade

Reações de hipersensibilidade são respostas imunológicas decorrentes de mecanismos habituais do sistema imunológico, porém de forma exacerbada, causando lesão tecidual, sendo, por isso, deletérias ao organismo. São decorrentes de características próprias do indivíduo e da exposição a determinados antígenos (Figura 15.1).

As diferentes reações de hipersensibilidade são conhecidas como alergias. Na história das alergias, encontra-se como primeiro alérgico o faraó Tutmosis, que foi a óbito após uma picada de abelha. Em 1550, o mago Gerolamo Cardano proibiu seu paciente alérgico, um bispo escocês, de dormir em leito de plumas. Cooke, nascido em 1880 e alérgico a cavalos, publicou 621 casos de indivíduos com alergia, entre os quais 50% com parentes alérgicos. Blackley (1820-1900), correlacionou alergias ao pólen, demonstrando reações localizadas ao pólen aplicado em pele escarificada. Von Pirquet (1874-1929), formulou o primeiro conceito de alergia.

CONCEITO DE REAÇÕES DE HIPERSENSIBILIDADE

- Respostas imunológicas habituais, porém exacerbadas
- Dependem das características individuais e da exposição a antígenos

Lesão tecidual

Figura 15.1. Reações de hipersensibilidade são respostas imunológicas exacerbadas, que ocorrem por mecanismos imunológicos habituais, decorrentes de características próprias do indivíduo e/ou do antígeno, resultando sempre em lesão tecidual.

Classificação das reações de hipersensibilidade

As alergias ou reações de hipersensibilidade podem ser: humorais, quando predominam linfócitos B, sendo intermediadas por anticorpos; celulares, quando decorrentes de linfócitos T, mediadas por ações diretas do próprio linfócito. Segundo a classificação de Gell e Coombs, as reações humorais são tipos I, II, III, e as reações celulares são tipo IV (Figura 15.2).

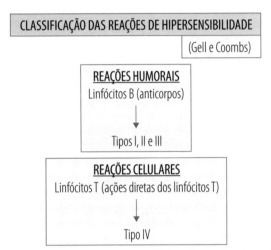

Figura 15.2. Tipos de reações de hipersensibilidade, conforme a classificação de Gell e Coombs.

As reações humorais são conhecidas também como imediatas, pois geralmente ocorrem logo após o contato com o alérgeno, embora nem sempre isso ocorra, como é o caso das reações tipo III, que surgem cerca de três semanas após o contato. Nas reações celulares, a manifestação aparece após alguns dias da interação com o antígeno, daí serem conhecidas como reações tardias, embora possam ocorrer de forma mais rápida, sobretudo após contatos subsequentes com o alérgeno.

As reações de hipersensibilidade tipo I serão vistas neste capítulo e as demais, nos capítulos seguintes.

Reações IgE-mediadas

Conceito de reações IgE-mediadas

A reação de hipersensibilidade humoral tipo I ou IgE-mediada é um processo inflamatório tipo 2 de pele e/ou de mucosas, com sensibilização alergênica, participação de células linfoides inatas tipo 2 (ILC2) e de linfócitos Th2, mediado por IgE específica ao alérgeno, com degranulação de mastócitos e afluxo de eosinófilos. A reações IgE-mediadas são as principais causas de alergias (Figura 15.3).

REAÇÃO IgE-MEDIADA OU HIPERSENSIBILIDADE TIPO I

CONCEITO

Processo inflamatório tipo 2: sensibilização alergênica, células linfoides inatas tipo 2 e linfócitos Th2, mediado por IgE específica, com degranulação de mastócitos e afluxo de eosinófilos

Figura 15.3. Está descrito o conceito de reação IgE-mediada.

Denominações

Alérgeno é o antígeno causador da alergia e atopia é a reação IgE-mediada com predisposição genética. Estado de hipersensibilidade é o período durante o qual o paciente apresenta reação alérgica. Fala-se em organismo sensibilizado quando o indivíduo, perante um processo de hipersensibilidade, apresenta maior suscetibilidade, podendo ter diferentes alergias concomitantes. Em inflamação tipo 2 predominam ILC2 e Th2, característicos das reações IgE-mediadas. A inflamação tipo 1 (predomínio de ILC1 e Th1) e a inflamação tipo 3 (ILC3 e Th17) podem aparecer em processos alérgicos crônicos (Figura 15.4).

DENOMINAÇÕES

- Hipersensibilidade I ou reação IgE-mediada ou processo inflamatório tipo 2: são as principais causas de alergias
- Alérgeno: antígeno causador da alergia
- Atopia: reação IgE-mediada com predisposição genética
- Estado de hipersensibilidade: período em que o indivíduo apresenta alergia
- Organismo sensibilizado: apresenta maior suscetibilidade, podendo ter diferentes alergias concomitantes
- Processos inflamatórios tipo 2: predominam células linfoides inatas tipo 2 e Th2

Figura 15.4. Estão referidas as denominações utilizadas nas reações de hipersensibilidade tipo I (inflamação tipo 2).

Etiopatogenia das reações IgE-mediadas

De forma geral, a etiopatogenia das reações IgE-mediadas é decorrente de um perfil individual, transitório ou contínuo, e da exposição aguda ou repetitiva a alérgeno, levando à resposta inflamatória tipo 2, com ativação de células linfoides inatas tipo 2 e de Th2. Como consequência há síntese de IL-4, IL-5 e IL-13 que promovem a formação de IgE específica ao alérgeno e o afluxo de eosinófilos. A IgE une-se a mastócitos contendo receptores de alta afinidade para IgE; une-se também ao alérgeno resultando em degranulação de mastócitos (Figura 15.5). A etiopatogenia das reações IgE-mediadas apresenta três etapas:

1ª. Etapa de sensibilização da reação IgE-mediada

As primeiras exposições ao alérgeno são responsáveis pela etapa de sensibilização. Inicialmente é acionada a res-

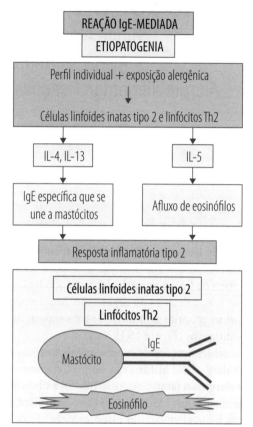

Figura 15.5. Está resumida a etiopatogenia da reação IgE-mediada. A mudança de classe para IgE e o afluxo de eosinófilos resultam de citocinas sintetizadas por células linfoides inatas tipo 2 e por Th2 – daí a denominação inflamação tipo 2.

posta inata: alérgenos ativam células epiteliais que sintetizam citocinas denominadas alarminas (IL-25, IL-33 e TSLP – linfopoietina estromal tímica). Células linfoides inatas tipo 2 (ILC2) apresentam receptores para alarminas e, após a união às alarminas, passam a sintetizar IL-5 e IL-13 (Figura 15.6).

Na sequência é ativada a resposta adaptativa: células epiteliais na presença de alérgeno ativam células apresentadoras de antígeno, em especial células dendríticas. Estas, contendo antígeno leucocitário humano (HLA) classe II, apresentam o alérgeno associado a HLA II para linfócitos T auxiliares em repouso (Th0), resultando na diferenciação para linfócitos Th2, que sintetizam IL-4, IL-5 e IL-13. A ativação de Th2 é resultante de um perfil Th2 familiar ou individual, permanente ou transitório. A ativação de ILC2 e Th2 resulta em resposta inflamatória tipo 2 (Figura 15.6).

As IL-4 e IL-13 promovem a diferenciação de B em plasmócitos produtores de IgE (Figura 15.7). A IgE específica sintetizada une-se a receptores de alta afinidade (RFcεI) de mastócitos, através do fragmento Fc da IgE. Mastócitos encontram-se em todas as camadas da pele e nas mucosas respiratórias e intestinais, adjacentes aos vasos sanguíneos. Mastócitos unidos à IgE são chamados "mastócitos sensibilizados". A IgE une-se, ainda, a receptores de alta e de baixa afinidade (RFcεII ou CD23) de basófilos, com ação não bem conhecida (Figura 15.8).

capítulo 15 Reações IgE-Mediadas 159

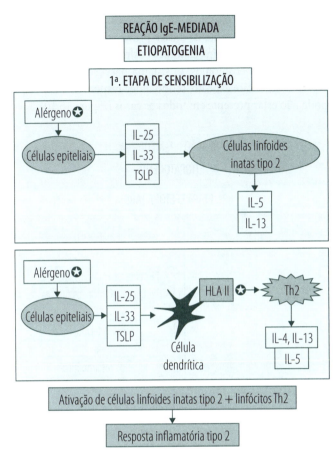

Figura 15.6. Na etapa de sensibilização da reação IgE-mediada há participação da resposta inata: alérgeno ativa células epiteliais que sintetizam citocinas denominadas alarminas: IL-25, IL-33 e linfopoietina estromal tímica (TSLP). As alarminas ativam células linfoides inatas do tipo 2 (ILC2) sintetizadoras de IL-13 e IL-5. Há, ainda, importante participação da resposta adaptativa: células epiteliais na presença de alérgeno ativam células apresentadoras de antígeno (APC), em especial células dendríticas, as quais apresentam o alérgeno associado a HLA II da APC para linfócito T auxiliar em repouso, que se diferencia em Th2.

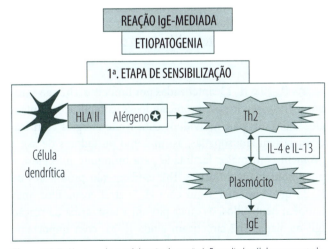

Figura 15.7. Na etapa de sensibilização da reação IgE-mediada células apresentadoras de antígeno (APC), em especial células dendríticas, apresentam o alérgeno associado a HLA II da superfície de APC para Th2, que sintetiza citocinas IL-4 e IL-13 promotoras da mudança de classe para IgE.

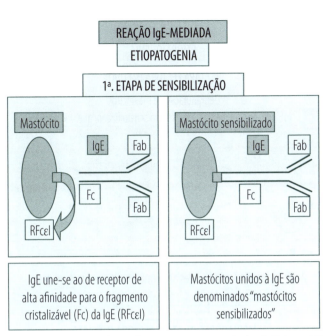

Figura 15.8. A IgE específica ao alérgeno une-se ao receptor de alta afinidade para IgE (RFcεI) do mastócito, através do fragmento Fc, tornando-o "mastócito sensibilizado".

2ª. Etapa efetora imediata da reação IgE-mediada

Na reexposição, o alérgeno une-se ao fragmento Fab de duas IgE contíguas do <u>mastócito sensibilizado</u>. Quando ligações entre alérgeno e IgE de mastócitos sensibilizados atingem um limiar há sinalização intracelular, com influxo de cálcio e diminuição do AMP 3'5' cíclico (monofosfato de adenosina 3'5' cíclico) intracelular. O resultado desses fenômenos é a degranulação de mastócitos ou liberação de mediadores mastocitários.

Entre os <u>mediadores pré-formados</u> encontram-se especialmente histamina e triptase. Entre os <u>mediadores neoformados</u> estão: fator ativador de plaquetas (PAF), prostaglandinas/tromboxanos e leucotrienos. A histamina é responsável por parte da manifestação clínica, sendo rapidamente degradada. A triptase é um marcador da atividade de mastócitos (Figura 15.9).

Os mediadores neoformados são sintetizados a partir de fosfolipídios da membrana citoplasmática do mastócito, por ativação da fosfolipase A2, sendo esta ativada por processos intracelulares. Na presença de fosfolipase A2, os fosfolipídios da membrana geram PAF e liberam ácido araquidônico (fosfolipídio constituinte da membrana). O ácido araquidônico, por via cicloxigenase, através da enzima cicloxigenase (COX-1 e COX-2), dá origem às prostaglandinas, enquanto, por via da 5-lipoxigenase, formam-se leucotrienos B4, C4, D4 e E4. As prostaglandinas dão origem a tromboxanos. Na fisiopatologia, mais adiante, estudaremos as funções destes mediadores. O grupo de mediadores originários do ácido araquidônico é conhecido coletivamente como eicosanoides (Figura 15.9).

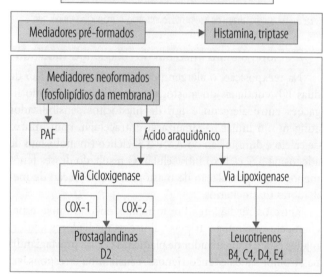

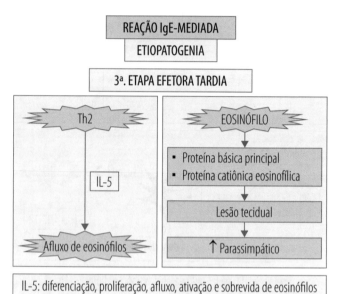

Figura 15.9. Na etapa efetora imediata da hipersensibilidade I há união do alérgeno ao fragmento Fab da IgE previamente unida ao mastócito sensibilizado. Após um número limiar destas ligações há degranulação do mastócito e liberação de mediadores pré-formados e neoformados. Entre os pré-formados encontram-se histamina e triptase. Os neoformados são sintetizados a partir de fosfolipídios da membrana: fator ativador de plaquetas (PAF) e ácido araquidônico, o qual tem duas vias de ativação: a cicloxigenase, por meio de enzimas cicloxigenase (COX-1 e COX-2) dá origem às prostaglandinas; a 5-lipoxigenase, que dá origem aos leucotrienos B4, C4, D4 e E4.

3ª. Etapa efetora tardia da reação IgE-mediada

Após 2 a 12 horas do início da resposta efetora pode haver acentuação ou recidiva das manifestações clínicas, podendo perdurar por 24 horas ou mais. Os eosinófilos são os principais responsáveis pela fase tardia. As células eosinofílicas afluem para o local da hipersensibilidade atraídas por quimiocinas e por IL-5, sintetizada por Th2 e ILC2. A IL-5 promove afluxo, ativação citotóxica e aumenta a sobrevida de eosinófilos.

Os eosinófilos passam a liberar proteases: proteína catiônica eosinofílica e proteína básica principal, que determinam lesão tecidual. A proteína catiônica eosinofílica é um marcador da presença de eosinófilos. O sistema nervoso parassimpático torna-se, então, exposto, sendo hiper-responsível. Tal etapa pode não estar presente em todos os casos (Figura 15.10).

Figura 15.10. Na etapa efetora tardia da hipersensibilidade I, células linfoides inatas tipo 2 e linfócitos Th2 sintetizam IL-5, com importante atuação em eosinófilos. O afluxo de eosinófilos para o local da reação resulta na liberação de proteases neutrofílicas que levam à lesão tecidual e exposição do parassimpático.

Outras citocinas que atuam na reação IgE-mediada

Os linfócitos Th2, além de IL-4, IL-5, IL-13, sintetizam IL-9, enquanto Th3 produzem TGF-β (fator-beta transformador de crescimento de colônias). IL-9 e TGF-β promovem ativação de fibroblastos, resultando em fibrose subepitelial, o que é denominado remodelamento da mucosa ou reestruturação da mucosa, tornando o quadro alérgico irreversível (Figura 15.11).

As IL-10 e IL-13 sintetizadas por linfócitos Th2 são imunossupressoras locais, propiciando as complicações infecciosas das alergias: indivíduos com rinite alérgica com frequência têm sinusopatias, assim como portadores de asma evoluem com maior facilidade para bronquite infecciosa e pneumonias. Os linfócitos Th2 também são produtores de IL-25 que, em sinergismo com IL-5, atrai eosinófilos, mas também neutrófilos, os quais pioram a fase tardia da reação IgE-mediada. Th2 sintetizam ainda IL-31, com importante ação pruridogênica (Figura 15.11).

Os alérgenos promovem ainda a diferenciação de T auxiliares em repouso (Th0) para T auxiliares tipo 9 ou linfócitos Th9, produtores de IL-9, a qual, além de propiciar o remode-

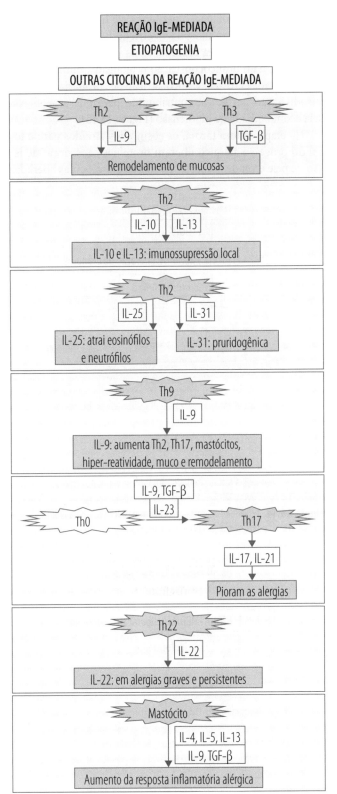

lamento, aumenta a diferenciação de Th2 e Th17, a produção de mastócitos pela medula óssea, promove hiper-reatividade brônquica e aumento de muco. Os linfócitos Th17 são diferenciados na presença de IL-9, TGF-β e IL-23; sintetizam IL-17, que atrai neutrófilos e IL-21 aumentando a inflamação alérgica. Linfócitos Th22 produzem IL-22 que também atrai eosinófilos, piorando o processo alérgico. Linfócitos Th-17 e Th22 encontram-se aumentados em rinite grave, asma neutrofílica e alergias graves de pele (Figura 15.11).

Os mastócitos também sintetizam diferentes citocinas: IL-4, IL-5, IL-13, IL-9 e TGF-β, citocinas que aumentam a resposta inflamatória alérgica. Estima-se que cerca de 20% da IgE seja resultante da ação de citocinas liberadas pelo próprio mastócito (Figura 15.11).

Quimiocinas e moléculas de adesão que atuam na reação IgE-mediada

As células epiteliais brônquicas de portadores de asma produzem diferentes quimiocinas: CCL5 (RANTES) e CCL11 (eotaxina), quimiotáticas para eosinófilos e Th2; CCL17 (*thymus and activation-regulated chemokine* – TARC), quimiotática para Th2. Tais quimiocinas estão aumentadas na asma e na dermatite atópica (Figura 15.12).

Os alérgenos e as citocinas IL-4, IL-5, IL-13, IL-6 e TNF aumentam a expressão de moléculas de adesão: ICAM-1 (molécula-1 de adesão intercelular), VLA-4 (antígeno-4 de ativação muito tardia – *very late activation antigen-4*) e VCAM-1 (molécula de adesão da célula vascular). Tais moléculas permitem a migração transendotelial de Th2 e de eosinófilos para o local do processo alérgico (Figura 15.12).

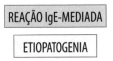

Figura 15.11. Na etiopatogenia da hipersensibilidade I há diferenciação de linfócitos T em repouso (Th0) para Th2 e Th3 que sintetizam citocinas: IL-9 e fator-β transformador de crescimento de colônias (TGF-β). A diferenciação de linfócitos em repouso (Th0) em Th17 é induzida por IL-9, TGF-β e IL-23. Células Th17 sintetizam IL-17 que piora a alergia, estando Th17 aumentados em rinite grave, asma neutrofílica e alergias graves de pele. Acredita-se que as citocinas sintetizadas por mastócitos sejam responsáveis por 20% da IgE sintetizada.

Figura 15.12. Há aumento de algumas quimiocinas na asma e na dermatite atópica, piorando a alergia. Diferentes moléculas de adesão estão aumentadas nas reações IgE-mediadas, promovendo a saída de Th2 e de eosinófilos para o local da inflamação. Estas moléculas de adesão e quimiocinas têm sido alvo de estudos para a terapia da asma e da dermatite atópica, mas são necessárias para a defesa do hospedeiro, sendo preciso afastar processos infecciosos.

Estudos terapêuticos tentam diminuir quimiocinas e moléculas de adesão aumentadas na reação IgE-mediada. É necessária a lembrança de excluir processos infecciosos associados, pois estas são necessárias para defesa.

Citocinas que modificam o perfil Th1 e Th2

A IL-12 e o interferon-gama (IFN-γ), produzidos por células NK e Th1, deslocam a diferenciação de Th2 para Th1, diminuindo a alergia. Por outro lado, citocinas do perfil Th2, Th3, Th9 e Th17 (IL-4, IL-5, IL-13, IL-9, TGF-β, IL-25, IL-17, IL-21, IL-22) aumentam a diferenciação para Th2, Th3 e Th17, perpetuando o processo alérgico. Assim, as citocinas de Th2, Th3 e Th17 fazem com que "alergia piore alergia", formando-se um círculo vicioso (Figura 15.13).

Fisiopatologia das reações IgE-mediadas

As manifestações clínicas da etapa efetora inicial das reações IgE-mediadas são determinadas por mediadores pré e neoformados liberados por mastócitos. A histamina é a principal causadora de prurido, espirros e coriza. Determina vasodilatação de pequenos vasos levando a edema, broncoconstrição de curta duração. A histamina é a responsável pela positividade dos testes cutâneos de leitura imediata: extratos alergênicos colocados na pele unem-se a mastócitos sensibilizados, resultando na liberação de histamina, com edema e formação de pápula (Figura 15.14). A triptase mantém níveis séricos elevados nas horas iniciais, auxiliando o diagnóstico de anafilaxia em casos fatais, exceto em reações IgE por alimentos.

Na etapa efetora inicial há ainda ação dos mediadores neoformados. O fator ativador de plaquetas (PAF), além de agregar plaquetas, atua como broncoconstritor. Entre os metabólitos do ácido araquidônico, a prostaglandina D2 promove broncoconstrição, vasodilatação periférica até hipotensão e é quimiotática para neutrófilos; o leucotrieno B4 é um importante fator quimiotático para eosinófilos; os leucotrienos C4, D4 e E4 determinam broncoconstrição prolongada, diminuição da contratilidade cardíaca, vasoconstrição de coronárias, além de vasodilatação periférica, contribuindo para que a anafilaxia seja acompanhada de hipotensão (Figura 15.15).

Na etapa efetora tardia, os eosinófilos atraídos para o local do processo alérgico liberam proteínas causadoras de lesão de pele e/ou de mucosas. Ainda, as quimiocinas liberadas

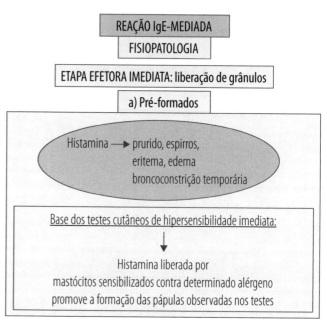

Figura 15.14. Ações da histamina, principal mediador pré-formado liberado por mastócitos, na fisiopatologia da hipersensibilidade tipo I.

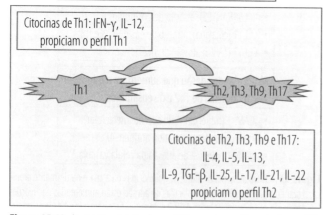

Figura 15.13. As citocinas sintetizadas por Th2 aumentam a diferenciação para Th2, piorando a alergia, enquanto que IL-12 e interferon-gama (IFN-γ) aumentam a diferenciação para Th1.

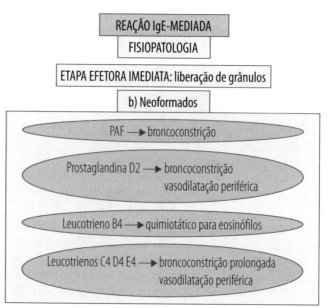

Figura 15.15. Ações dos mediadores neoformados liberados por mastócitos na fisiopatologia da hipersensibilidade tipo I.

atraem mais eosinófilos e a diferenciação para Th2, perpetuando a reação. Na presença de lesão tecidual, as terminações nervosas do parassimpático tornam-se expostas e hiper-reativas. Nos locais de hipersensibilidade tipo I ocorre aumento de neuropeptídeos, como substância P, a qual faz com que haja liberação de acetilcolina das fibras parassimpáticas. O resultado é o aumento da broncoconstrição, do muco e da permeabilidade vascular, com mais edema (Figura 15.16).

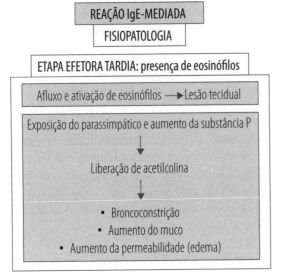

Figura 15.16. Consequências da ativação de eosinófilos, da exposição do parassimpático e do aumento da substância P na fisiopatologia da hipersensibilidade tipo I.

Exames complementares nas reações IgE-mediadas

Não existem exames que por si só caracterizem uma reação IgE-mediada. Como sempre, todos os exames complementares só têm valor quando correlacionados à clínica.

1º. Testes de puntura (*prick test*) ou de leitura imediata ou de hipersensibilidade imediata

Os testes cutâneos de hipersensibilidade imediata auxiliam o diagnóstico etiológico do processo alérgico IgE-mediado. Devem ser feitos com extratos alergênicos padronizados, com controle positivo (histamina) e controle negativo (solução salina), estando o paciente fora de crises agudas. Devem ser realizados por profissionais especializados cientes de que estão sendo administrados alérgenos potenciais de desencadear reações sistêmicas. São mais utilizados testes subcutâneos, pois os intradérmicos podem desencadear reações graves.

Extratos alergênicos são aplicados na pele (superfície flexora do antebraço), por meio de puntores ou lancetas, utilizando-se um puntor para cada alérgeno, aplicados um por vez ou simultaneamente, conforme dispositivos especiais que facilitam a realização. Os alérgenos são colocados na epiderme e por difusão atingem a derme. Devem ser aplicados com distanciamento mínimo 2 cm entre os mesmos. São considerados positivos quando a pápula formada for maior ou igual ao controle positivo ou quando for maior do que 3 mm com controle positivo para histamina; o controle negativo não deve apresentar reação. Os testes cutâneos podem ser positivos acima de seis meses, sendo significativamente mais positivos acima de quatro anos, por causa da menor resposta inflamatória em crianças pequenas, assim como em idosos. Testes cutâneos positivos só têm valor quando correlacionados com a clínica do paciente.

Testes cutâneos realizados na vigência de anti-histamínicos podem mostrar resultados falso-negativos; os clássicos devem ser suspensos três semanas, sendo o tempo variável para os de segunda geração (3 dias a 1 semana), na dependência do metabolismo do fármaco. Para os corticosteroides sistêmicos, há discrepância na literatura, muitas vezes com referências de que não há necessidade de suspensão; entretanto, na prática, frequentemente se observam testes negativos em vigência desses medicamentos, em especial após o uso prolongado. Os antidepressivos tricíclicos devem ser suspensos, desde que possível, 1 a 2 semanas antes dos testes. A literatura indica a suspensão de cetotifeno 40 dias antes. O anticorpo monoclonal anti-IgE precisa ser suspenso quatro semanas antes do teste.

O *prick-to-prick test* é uma variante do teste de puntura: é feito um *prick* no possível alérgeno e outro na epiderme. É mais utilizado na alergia alimentar, para alimentos *in natura*.

Os testes de contato (*patch test*) ou cutâneos de leitura tardia ou de hipersensibilidade celular não avaliam reações IgE-mediadas, e sim hipersensibilidades tipo IV. Assim, podem ser úteis quando há um componente tipo IV associado à reação IgE-mediada ou quando a causa é uma hipersensibilidade tipo IV, como ocorre na alergia ocular de contato e em certas formas crônicas de reações IgE-mediadas (conjuntivites, dermatite atópica). São avaliadas diferentes substâncias ao mesmo tempo, colocadas no dorso, utilizando-se câmaras e fita adesiva. A leitura é feita após 2 a 4 dias. Na maioria das vezes é realizado por Dermatologistas.

2º. IgE sérica específica *in vitro*

A IgE sérica específica está aumentada na maioria dos casos. Pode ser normal se toda a IgE estiver unida a mastócitos, como pode acontecer em casos iniciais de quadros alérgicos ou logo após reações graves por insetos da ordem *Hymenoptera*. Por outro lado, pode haver sensibilização alergênica sem doença: IgE específica aumentada, mas sem quadro clínico. Assim, só se fala em alergia quando há quadro clínico.

A IgE sérica específica pode ser determinada *in vitro* por: ELISA (ensaio de imunoabsorção enzimática); RAST (teste radioalergossorvente); *ImmunoCAP*® (imunoensaio fluorenzimático) (*singleplex*) atualmente é o mais utilizado para determinação quantitativa de IgE específica, tendo a mesma unidade que a IgE sérica, permitindo a comparação; *ImmunoCAP® ISAC* (*Immuno Solid-phase Allergen Chip*) é um imunoensaio fluorenzimático em fase sólida de múltiplos analitos, que permite a determinação semiquantitativa de IgE, analisando simultaneamente IgE para múltiplos alérgenos, usado como *screening* quando o teste cutâneo; componentes proteicos para diagnóstico (CRD) – *componentes-resolved diagnosis* permite a identificação de IgE a componentes do alérgeno ao invés de todo o alérgeno, auxiliando no esclarecimento de reatividades cruzadas, se é sensibilização ou doença, gravidade e risco de desenvolver a doença (Figura 15.17).

É descrita boa correlação entre IgE específica *in vitro* e hipersensibilidade I. A sensibilização é considerada alta quando os valores de IgE específica estão acima de 3,5 kU/L, moderada entre 0,70 e 3,5 kU/L e baixa entre 0,35 e 0,70 kU/L; valores abaixo de 0,35 kU/L indicam ausência de sensibilização *in vitro*. Tais exames podem auxiliar na impossibilidade de suspender medicamentos que levem o teste cutâneo a resultado falso-negativo, em doentes com lesões cutâneas e em casos de risco de vida.

3º. IgE sérica total

A IgE sérica total aumentada ou normal não exclui ou implica em doença alérgica: cerca de 30% dos pacientes com rinite alérgica não têm esses exames alterados, assim como indivíduos não alérgicos podem tê-los. Estudos sugerem que indivíduos com clínica de rinite têm maior probabilidade de alergia quando IgE sérica total é maior do que 140 UI/mL.

EXAMES COMPLEMENTARES NAS REAÇÕES IgE-MEDIADAS

Os exames complementares são válidos desde que correlacionados ao quadro clínico:
- Testes de puntura ou cutâneos de leitura imediata (*prick tests*): Com controle positivo (histamina) e negativo (solução salina) Realizados fora de crises e não em história de alergia grave
- IgE sérica específica: geralmente aumentada, mas pode estar normal ELISA, RAST, *ImmunoCAP®*, *ImmunoCAP® ISAC*, CRD
- IgE sérica total: pode estar aumentada ou normal
- Eosinofilia: pode estar presente. Devem ser afastadas outras causas, em especial parasitoses (parasitológico de fezes)
- Testes de provocação: realizados em ambiente hospitalar
- Testes de ativação de basófilos: *in vitro*

Figura 15.17. Estão descritos os exames complementares. Siglas: ELISA (*enzyme-linked immuno sorbent assay*); RAST (teste radioalergossorvente); *ImmunoCAP®* (imunoensaio fluorenzimático) (*singleplex*) – determinação quantitativa de IgE; *ImmunoCAP® ISAC* (*Immuno Solid-phase Allergen Chip*) (imunoensaio fluorenzimático em fase sólida de múltiplos analitos) (*multiplex*) – semiquantitativo para diferentes IgE simultaneamente, utilizado como *screening* quando não houver conclusão por *ImmunoCAP® singleplex* ou quando houver múltiplos alérgenos; CRD (*component-resolved diagnosis* ou componente proteico para diagnóstico) – para IgE de partes específicas do alérgeno, quando há reatividade cruzada, ver gravidade, predisposição à doença.

4º. Eosinofilia

A eosinofilia aumentada ou normal também não exclui ou implica em doença alérgica: há maior probabilidade de rinite alérgica quando eosinófilos sanguíneos, acima de 80 células/mm³.

A eosinofilia pode aparecer em parasitoses, doença de Hodgkin, leucemia eosinofílica, linfomas, aspergilose broncopulmonar alérgica, escabiose, doenças inflamatórias intestinais, nefrite intersticial, síndrome de Churg-Strauss e na doença eosinofílica idiopática. A citologia nasal pode apresentar grande quantidade de eosinófilos, porém não obrigatoriamente.

5º. Testes de provocação

Testes de provocação nasal ou oral devem ser realizados em ambiente hospitalar. A provocação pode ser inespecífica (utilizando histamina ou metacolina) ou específica (usando alérgeno), sendo a específica mais indicada. São úteis para a confirmação de doença alérgica ocupacional e também na rinite alérgica local, mas podem ser realizados em outros casos, com a devida atenção ao paciente. São utilizados ainda para avaliar possível tolerância oral, em especial para alergia à proteína do leite de vaca.

6º. Testes de ativação de basófilos

Testes de ativação de basófilos (BAT) são testes *in vitro* apoiados no fato de que o alérgeno liga-se à IgE unida ao basófilo resultando na expressão de marcadores de superfície, detectados por citometria de fluxo. São mais indicados para medicamentos, alimentos, ferroadas de insetos e anafilaxia. É necessária mais padronização destes exames (Figura 15.17).

Aeroalérgenos das reações IgE-mediadas

Nas reações IgE-mediadas, os alérgenos geralmente são proteínas de baixo peso molecular (entre 5 e 70 kD). Nas respiratórias, há formação de IgE específica contra alérgenos suspensos no ar, conhecidos como aeroalérgenos.

O Projeto Alergia (PROAL) aponta como ordem de frequência dos aeroalérgenos: ácaros do pó doméstico (*Dermatophagoides pteronyssinus, Dermatophagoides farinae, Blomia tropicalis*), pelos de animais (cães, gatos, coelhos, pássaros, *hamsters*, cavalos) e restos de baratas (*Blatella germanica, Periplaneta americana*). Os restos de baratas podem estar suspensos no ar por até 72 horas depois da retirada de baratas. A exposição precoce a baratas está associada à sibilância e asma na infância. Muitas vezes os pelos de animais domésticos não são os verdadeiros alérgenos, e sim esses animais albergam ácaros, os quais podem ser retirados dos animais com banhos semanais (Figura 15.18).

Entre os aeroalérgenos menos frequentes encontram-se fungos e polens. Polens de gramíneas, árvores e ervas: os

REAÇÕES IgE-MEDIADAS

AEROALÉRGENOS

Aeroalérgenos mais frequentes em nosso meio (PROAL):
1º. Poeira doméstica – *Dermatophagoides pteronyssinus*
  Dermatophagoides farinae
  Blomia tropicalis
2º. Pelos de animais – cães, gatos e outros animais
3º. Restos de baratas – *Blatella germanica*
  Periplaneta americana

Outros aeroalérgenos:
- Polens – de gramíneas, árvores, plantas
- Mofo – *Alternaria alternata* (fator de risco para gravidade)
  Aspergillus fumigatus, Cladosporium herbarum,
  Trichophyton spp., *Penicillium* spp.

Figura 15.18. O Projeto Alergia (PROAL) aponta como principais aeroalérgenos: 1º. ácaros da poeira, 2º. pelos de animais, 3º. baratas.

polens de gramíneas são mais referidos no sul do Brasil, em especial o *Lolium multiflorum*; o *Lolium perenne* é muito descrito em outros países. Entre os polens de árvores estão os de cajueiros, existentes principalmente no nordeste, podendo ser responsáveis pelo aumento de crises de asma na ocasião da liberação. Na região sul, encontram-se árvores como *Platanus, Acacia, Eucaliptus,* que também liberam polens. Os polens de ervas podem ser pan-alergênicos, mas sua relevância clínica ainda é estudada.

Os fungos *Alternaria alternata, Aspergillus fumigatus, Cladosporium herbarum, Trichophyton* spp. e *Penicillium* spp. podem induzir reações IgE-mediadas. São fatores de risco para a gravidade da asma, em especial a *Alternaria alternata*. Os ácaros se alimentam de fungos e, por isso, o mofo pode levar a uma falsa impressão do paciente de ser o principal aeroalérgeno. A higiene ambiental inclui o combate aos fungos intradomiciliares (Figura 15.18).

Existem agravantes que pioram a alergia, sem que haja formação de IgE contra esses agravantes: fumaça de tabaco, perfumes, odores de produtos de limpeza, fiapos de tecido, poluição, mudanças de temperatura. Agrotóxicos podem dificultar o controle da asma, em especial os carbamatos por ativarem receptores muscarínicos. É possível que os agrotóxicos contribuam para a sensibilização a alimentos (Figura 15.19).

Tendência genética das reações IgE-mediadas

Há uma tendência genética nas atopias: se mãe e pai tiverem atopia, existe possibilidade de 50% a 70% de o filho apresentar atopia; se mãe ou pai forem atópicos, essa possibilidade se reduz para 25%.

A herança é atribuída a vários genes, localizados predominantemente nos cromossomos 5, 6, 11, 14, 16 e 20. O

REAÇÕES IgE-MEDIADAS

AGRAVANTES

- Fumaça de tabaco
- Perfumes
- Odores de produtos de limpeza
- Fiapos de tecido
- Poluição
- Mudanças de temperatura

Figura 15.19. Principais fatores agravantes que contribuem para a piora das doenças de hipersensibilidade tipo I, apesar de não serem determinantes de síntese de IgE (não há IgE anti os agravantes). Agrotóxicos podem dificultar o controle da asma possivelmente contribuindo para a sensibilização a alimentos.

cromossomo 5 (posição 5q31-32) contém genes responsáveis pela síntese de IL-4, IL-13 e de receptor β2-adrenérgico. No cromossomo 6 estão contidos genes codificadores de HLA II, importantes na apresentação alergênica para Th2; o cromossomo 11 está associado à codificação de RFcεI; o cromossomo 14 está relacionado à mudança de classe para IgE.

Manifestações clínicas das reações IgE-mediadas

As manifestações clínicas das reações IgE-mediadas podem ser localizadas ou generalizadas. Entre as localizadas que, apesar de apresentarem sinais e sintomas localizados, também são doenças sistêmicas, encontram-se: rinite alérgica, conjuntivite alérgica, asma alérgica, dermatite atópica, urticária/angioedema alérgicos, alergia alimentar e alergia ao látex. Anafilaxia é a forma generalizada. As reações IgE-mediadas localizadas podem progredir para anafilaxia, em especial urticária/angioedema, alergias medicamentosas e alimentares (Figura 15.20).

REAÇÕES IgE-MEDIADAS

LOCALIZAÇÕES

LOCALIZADAS (com comprometimento sistêmico)
- Rinite alérgica
- Conjuntivite alérgica
- Asma alérgica
- Dermatite atópica
- Urticária aguda
- Alergia alimentar
- Alergia ao látex

GENERALIZADA
- Anafilaxia

Figura 15.20. As reações IgE-mediadas, embora sejam sistêmicas, podem apresentar diferentes manifestações quanto aos locais mais acometidos.

Neste capítulo serão estudadas as reações IgE-mediadas na sequência: alergias respiratórias, alergias de pele, alergia alimentar, alergia ao látex e anafilaxia. Ao final do capítulo estão descritos os mecanismos de ação das terapias utilizadas e os medicamentos com dosagens preconizadas nesses processos alérgicos, nas diferentes faixas etárias.

Rinite alérgica

Conceito, importância e prevalência da rinite alérgica

A rinite alérgica é um estado inflamatório da mucosa nasal mediado por IgE. A rinite alérgica pode ocorrer como entidade nosológica separada ou estar associada à conjuntivite alérgica e/ou à asma alérgica (Figura 15.21).

É comum que, após o controle da rinite, os pacientes passem a perceber mais os sintomas da conjuntivite, até o tratamento de ambas. A hereditariedade é elevada, especialmente quando rinite e conjuntivite estão associadas.

Fala-se em rinite quando a inflamação nasal é acompanhada de duas ou mais das manifestações – rinorreia, espirros, prurido, obstrução nasal, que perduram por mais de uma hora por dia. É alérgica quando IgE-mediada. Na rinite alérgica há uma inflamação persistente mínima, na qual pequenas quantidades de alérgenos são suficientes para desencadear a reação, que aparentemente é localizada, mas na verdade é sistêmica.

The Allergic Rhinitis and its Impact on Asthma (ARIA) salienta a importância da relação entre asma e rinite: a mucosa nasal continua através de brônquios e bronquíolos, constituindo, assim, uma via aérea única. Essa visão explica o fato de que o tratamento da rinite pode prevenir o aparecimento de asma, assim como só há boa evolução da asma quando a rinite está controlada. Apesar disso, o diagnóstico da rinite é muitas vezes subestimado (Figura 15.22).

O estudo ISAAC (*International Study of Asthma and Allergies in Childhood*) mostrou que o ambiente tem influência nas doenças atópicas, e sua prevalência varia conforme o local estudado. Refere que a prevalência de rinite alérgica é de 12,6% em escolares e 15,6% em adolescentes brasileiros.

RINITE ALÉRGICA

CONCEITO

Estado inflamatório da mucosa nasal mediado por IgE

A rinite alérgica pode ocorrer de forma isolada ou estar associada à conjuntivite alérgica e/ou à asma alérgica

Figura 15.21. Conceito de rinoconjuntivite alérgica ou IgE-mediada. Com frequência há associação entre rinite alérgica e conjuntivite alérgica. As reações IgE-mediadas apresentam sempre um componente de inflamação, motivo pelo qual não podem ser tratadas unicamente com anti-histamínicos.

IMPORTÂNCIA DO DIAGNÓSTICO DA RINITE ALÉRGICA

Mucosa nasal e mucosa brônquica constituem uma via aérea única

↓

É necessário o controle da rinite alérgica para a melhor qualidade de vida e para o controle da asma

Figura 15.22. A rinite alérgica, embora muitas vezes subdiagnosticada, deve ser diagnosticada e tratada para a melhor qualidade de vida do paciente e para que possa haver controle da asma ou mesmo não evolução para asma.

Classificação das rinites

As rinites crônicas foram classificadas pela Academia Europeia de Alergia e Imunologia conforme a etiologia: infecciosa (aguda, autolimitada, principalmente viral), alérgica (inalação de alérgeno em indivíduo sensibilizado), não alérgica e não infecciosa (medicamentosa, irritativa, induzida pelo frio, hormonal, gestacional, do idoso, gustatória, por corpo estranho, associada a refluxo gastresofágico, discinesia ciliar (teste da sacarose), atrófica primária ou ozena (idiopática) e mista (diferentes causas conhecidas ou não).

Entre as rinites medicamentosas, encontram-se a sensibilidade ao ácido acetilsalicílico e a outros anti-inflamatórios não hormonais (AINH); por descongestionantes tópicos – efeito rebote; por anti-hipertensivos – diminuem o fluxo sanguíneo local; por antidepressivos. A irritativa é decorrente de odores fortes, fiapos de tecido e outros agentes irritantes de mucosa. A rinite hormonal decorre de alterações da relação estrógeno/progesterona: estrógeno ativa o parassimpático, podendo ocasionar rinite no início e no final da gestação, e no período menstrual. A rinite do idoso é dada por alterações fisiológicas, respondendo bem a anticolinérgico tópico. A gustatória é devida a condimentos ou a alimentos quentes ou frios, e é responsiva a anticolinérgico tópico. O diagnóstico inicial da discinesia ciliar é pelo teste da sacarose, pois o gosto só é sentido depois de 30 minutos de instilada a sacarose na narina; o definitivo é por biópsia. A rinite atrófica primária ou ozena é fétida, de causa desconhecida, com tratamento limitado à retirada das crostas (Figura 15.23).

Existe ainda a rinite alérgica local, que apresenta manifestações clínicas de rinite alérgica, porém com inflamação Th2 só local, sem alterações de testes de puntura ou de IgE sérica específica, com teste de provocação nasal positivo. O diagnóstico deve ser feito após exclusão de outras causas de rinite crônica. É relatado que os portadores respondem bem tanto à terapia tópica como oral. É possível que evolua para rinite alérgica clássica.

Classificação de rinite alérgica

O ARIA classifica a rinite alérgica como intermitente, persistente leve, moderada e grave. Na rinite intermitente as manifestações ocorrem menos do que quatro dias por se-

CLASSIFICAÇÃO DAS RINITES (ARIA)

1. <u>Infecciosa</u>: aguda, autolimitada (principalmente viral)
2. <u>Alérgica</u>: inalação de alérgeno em indivíduo sensibilizado
3. <u>Não alérgica e não infecciosa</u>:
   - Medicamentosa (AINH, descongestionantes tópicos, anti-hipertensivos, antidepressivos)
   - Irritativa (odores, fiapos de tecidos)
   - Induzida pelo frio
   - Hormonal (estrógeno – período menstrual)
   - Rinite gestacional (início e final da gestação)
   - Rinite do idoso
   - Gustatória (condimentos, temperatura dos alimentos)
   - Corpo estranho
   - Refluxo gastresofágico
   - Discinesia ciliar (teste da sacarose)
   - Atrófica primária ou ozena
   - Idiopática
4. <u>Mista: diferentes causas conhecidas ou não</u>

Figura 15.23. As rinites podem ser inflamatórias e não inflamatórias. A rinite IgE-mediada é uma rinite inflamatória alérgica.

mana ou durante menos do que quatro semanas. Na <u>rinite persistente</u> (ou perene) a sintomatologia dura quatro dias ou mais por semana e durante quatro semanas ou mais. É considerada <u>leve</u> quando o sono e as atividades diárias são normais (esporte, lazer, escola, trabalho), ou seja, os sintomas não incomodam. Na <u>moderada</u> e <u>grave</u> há um ou mais dos itens: sono comprometido, atividades comprometidas (no esporte, lazer, escola ou trabalho), ou seja, os sintomas incomodam. O IV Consenso Brasileiro sobre Rinite orienta o tratamento da rinite alérgica conforme a classificação (Figura 15.24).

A <u>rinite alérgica persistente</u> é a mais frequente em nosso meio, tendo os ácaros como principais alérgenos. A <u>sazonal</u> é determinada principalmente por polens, sendo frequente em vários países e mais rara no Brasil, existindo em zonas de cajueiros. Na <u>rinossinusite infecciosa fúngica</u> há aumento acentuado de IgE, eosinofilia, polipose, tomografia com imagens hiperatenuantes, cultura positiva para fungo, sendo muitas vezes necessários corticosteroides e cirurgia.

Quadro clínico da rinite alérgica

Na rinite alérgica, observam-se quatro sinais e sintomas básicos: prurido, coriza geralmente hialina, espirros em salva (vários em seguida) e obstrução nasal. Como consequência, podem aparecer vários outros (Figura 15.25).

O prurido nasal pode levar a tiques ou ao aparecimento de sulco transverso na base do nariz, pelo ato repetitivo de coçar. Pode haver prurido faríngeo. A obstrução nasal pode ser acentuada levando a roncos e respiração bucal, a qual pode

CLASSIFICAÇÃO DA RINITE ALÉRGICA (ARIA)

INTERMITENTE – sintomas:	PERSISTENTE – sintomas:
• < 4 dias por semana	• ≥ 4 dias por semana
• ou < 4 semanas	• e ≥ 4 semanas

LEVE	MODERADA/GRAVE
• Sono normal	Um ou mais itens:
• Atividades normais: esporte, lazer, escola e trabalho	• Sono comprometido
	• Atividades comprometidas: esporte, lazer, escola e trabalho
• Sintomas não incomodam	• Sintomas incomodam

*IV Consenso Brasileiro sobre Rinite orienta o tratamento segundo esta classificação e está descrito na legenda desta Figura.

Figura 15.24. O ARIA classifica a rinite alérgica em intermitente e persistente. O IV Consenso Brasileiro sobre Rinite orienta o tratamento segundo a classificação: intermitente leve (anti-H1 oral ou nasal ou antileucotrieno); intermitente moderada/grave e persistente leve (corticosteroide nasal ou anti-H1 oral ou nasal ou antileucotrieno ou corticosteroide nasal mais azelastina nasal); persistente moderada/grave (corticosteroide nasal ou corticosteroide nasal mais anti-H1 ou anti-H1 oral ou nasal ou antileucotrieno ou corticosteroide nasal mais azelastina nasal). A azelastina é utilizada só acima de seis anos de idade. Orienta ainda sempre higiene ambiental, evitando alérgeno e irritantes; imunoterapia específica sempre que necessária. Referência: Sakano E, Sarinho ESC, Cruz AA, Pastorino AC, Tamashiro E, Kuschnir F, *et al*. Braz J Otorhinolaryngol. 2018;84(1):3-14.

QUADRO CLÍNICO DA RINITE ALÉRGICA

- Prurido
- Coriza
- Espirros em salva
- Obstrução nasal

- História de atopias

- Tiques, sulco nasal transverso
- Prurido faríngeo
- Roncos, respiração bucal
- Alterações de palato e de dentição
- Hipertrofia gengival
- Voz anasalada
- Tosse irritativa
- Edema de pálpebras
- Cianose infraorbitária, rubor nasal
- Cefaleia
- Hiposmia, anosmia
- Hipoacusia
- Halitose
- Epistaxe
- Mucosa nasal pálida (fase aguda)
- Mucosa nasal hiperemiada (fase crônica)
- Dificuldade de concentração

Figura 15.25. Os principais sinais e sintomas da rinite alérgica são prurido, coriza, espirros seguidos e obstrução nasal. Existem diferentes manifestações resultantes destes quatro sinais e sintomas. É importante ainda a história pessoal ou familiar de atopias.

determinar alterações de dentição e de palato, como mordida transversa e palato em ogiva. Pode haver hipertrofia gengival, muitas vezes irreversível, voz anasalada, tosse irritativa, edema de pálpebras, cianose infraorbitária, dando aspecto de cansaço mesmo ao acordar, rubor nasal, cefaleia, hiposmia até anosmia, hipoacusia passível de provocar alteração da fala, halitose, epistaxes, mucosa nasal pálida na fase aguda ou hiperemiada na crônica. É descrito que, portadores de rinite alérgica persistente apresentam dificuldade de concentração mental, maior percepção de baixa umidade e de pouca movimentação do ar, com sensação de desconforto. É frequente história pessoal ou familiar de atopias (Figura 15.25).

O ato de coçar acarreta, por si só, a liberação de IL-1, TNF, INF-γ e IL-33, que, ao ativarem T auxiliar e B, pioram o processo inflamatório, provocando um círculo vicioso na rinoconjuntivite alérgica.

As complicações na rinite alérgica devem sempre ser avaliadas para orientação terapêutica específica, como sinusites, otites, respiração bucal, má oclusão dentária, déficit auditivo, polipose nasal.

Outros exames complementares na rinite alérgica

Os principais exames que auxiliam o diagnóstico da reação IgE-mediada já foram estudados (Figura 15.18).

Na rinoconjuntivite alérgica geralmente são úteis exames radiológicos, nasofibroscopia e exames oftalmológicos.

Exames de *cavum* e de seios da face auxiliam para detecção de hipertrofia de adenoides e rinossinusites. Entretanto, o espessamento da mucosa de seios da face em indivíduo alérgico não significa necessariamente sinusite, principalmente na ausência de quadro clínico. A nasofibroscopia, realizada por profissional experiente, pode auxiliar em casos de dúvida.

Exames oftalmológicos por profissionais especializados são importantes no diagnóstico e acompanhamento da conjuntivite alérgica.

Tratamento da rinite alérgica

A terapia enfoca a higiene pessoal e ambiental, a farmacoterapia tópica, a farmacoterapia sistêmica e a imunoterapia (Figura 15.26). O portador de rinite alérgica beneficia-se quando o acompanhamento é feito por alergistas, otorrinolaringologistas e ortodontistas.

1º. Higiene pessoal e ambiental para retirada do alérgeno

Na rinite alérgica, como em toda a reação alérgica, é fundamental a higiene pessoal no sentido de retirada do alérgeno. São necessárias lavagens nasais frequentes (3 a 5 vezes/dia), podendo ser utilizadas seringas de 5 mL para a aplicação de soro fisiológico 0,9%, guardado em geladeira e retirado aos

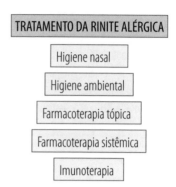

Figura 15.26. O tratamento da rinite alérgica baseia-se inicialmente na retirada do alérgeno, seguindo-se a farmacoterapia e a imunoterapia.

poucos, para uso à temperatura ambiente ou uso de gotas nasais em crianças pequenas.

Na higiene ambiental, é necessário afastar-se o alérgeno, sendo os mais frequentes os ácaros da poeira doméstica. Nesses casos, travesseiros e colchões devem ser encapados com tecido impermeável ou plástico ou napa, retirando-se, assim, tecidos com tramas que acumulam aeroalérgenos. Deve-se evitar o uso de vassouras ou aspiradores sem filtro (levam à suspensão de aeroalérgenos), substituindo-se por limpeza com pano úmido e aspiradores com filtro HEPA. Os quartos devem ser arejados e livres de mofo, o qual é alimento aos ácaros. As roupas, quando guardadas por muito tempo, devem ser lavadas antes do uso, ou expostas ao sol, para evitar fungos. Devem-se retirar bichos de pelúcia, evitar cortinas, tapetes, carpetes, sendo recomendado o banho semanal em animais domésticos. Nos casos mais raros, em que o alérgeno é o próprio pelo do animal, este deve ser afastado do convívio. Pode-se utilizar benzoato de benzila como acaricida, e ácido clorídrico como fungicida, com o cuidado de que podem manchar tecidos.

2º. Farmacoterapia tópica e sistêmica

Corticosteroides nasais são anti-inflamatórios locais, necessários para o processo inflamatório coexistente e melhoram a obstrução; a aplicação deve ser direcionada para a parede lateral do nariz (maior absorção e evita perfuração de septo). Os anti-histamínicos diminuem o prurido, a coriza e os espirros, podendo ser retirados após o controle ambiental. Os de primeira geração causam sonolência, além de efeito colinérgico, não sendo indicados. Os mecanismos de ação e as dosagens dos medicamentos disponíveis estão descritos nas figuras finais deste capítulo, sem conflitos de interesse (Figuras 15.81 a 15.88).

3º. Imunoterapia alérgeno-específica

A imunoterapia alérgeno específica ou com alérgenos baseia-se na administração de doses mínimas e progressivas de extrato alergênico específico, promovendo uma tolerância periférica por baixas doses repetitivas de antígeno, resultando na diminuição das etapas efetoras imediata e tardia da reação IgE-mediada.

Um dos principais mecanismos da imunoterapia é o aumento de T reguladores induzíveis ou adaptativos, sintetizadores de IL-10 e TGF-β. O TGF-β leva à menor expressão de HLA II em células dendríticas apresentadoras e como consequência há menor ativação de Th2, Th9, Th17, Th22 e diminuição de suas citocinas. Há ainda diminuição de células linfoides inatas, sintetizadoras de IL-5 e IL-13. A diminuição de IL-5 por Th2 determina o menor afluxo de eosinófilos ao processo inflamatório. A menor síntese de IL-4 leva à diminuição da IgE sérica específica em longo prazo. Há aumento de IgG4 bloqueadora, que compete com IgE em receptores de mastócitos, sendo a IgG um ótimo marcador de bons resultados. Mastócitos passam a apresentar menor número de receptores de alta afinidade para IgE (RFcεI). Até pouco tempo acreditava-se que haveria um desvio de Th1 para Th2, mas atualmente acredita-se que haja também diminuição de Th1 (por ação de Treg), uma vez que pacientes recebendo imunoterapia não apresentam doenças tipo Th1 (Figura 15.27).

Há indicação de imunoterapia em: asma; rinite; conjuntivite; dermatite atópica – desde que sejam IgE-mediadas, com alérgenos bem determinados e sem resposta à higiene ambiental e ao tratamento farmacológico. Na dermatite atópica há também reação tipo IV e, quando esta predomina, nem todos os pacientes se beneficiem. A imunoterapia é mais indicada acima de cinco anos e pouco estudada acima dos 65 anos. A imunoterapia para *Hymenoptera* (abelhas, vespas e formigas) é a terapia eletiva para reações graves IgE-mediadas graves a ferroadas destes insetos, sendo realizada só a subcutânea, de forma rápida e paciente internado. Toda imunoterapia deve ser feita com extratos padronizados, indicada e acompanhada por profissionais especializados. É necessário avisar o paciente que se trata de um tratamento eficaz, mas prolongado, podendo necessitar de três a cinco anos. Os alérgenos não devem ser misturados no preparo da imunoterapia, sendo necessário priorizar o mais importante quando existem múltiplos alérgenos.

A imunoterapia mais utilizada é a subcutânea. A sublingual, apesar de maior facilidade e menor risco e eficaz, é menos utilizada uma vez que os extratos mais eficientes são *tablets*, que ainda não existem em nosso meio; está sendo feita com extratos em gotas, que necessitam permanecer sublingual no mínimo por dois minutos. Ambas as formas têm um período de indução com aumento progressivo da dose, seguido de período de manutenção de três a cinco anos, sendo necessária ver a possível adesão antes do início, assim como ter o consentimento pós-informado. A subcutânea parece ter mais eficácia e a sublingual maior segurança.

A imunoterapia é contraindicada em: vigência de crise alérgica aguda (necessário *peak flow* antes de cada administração); asma grave (VEF1 abaixo de 70%); em imunodeficiências; outras doenças sistêmicas associadas; uso de antidepressivos, β-bloqueadores e inibidores da enzima conversora da angiotensina (ECA) por dificultar o tratamento de possível reação grave; gestação (exceto quando já em uso e na etapa de manutenção). A sublingual é também contraindicada em: cirurgias na cavidade oral; presença de inflamações orais; gastroenterite aguda; esofagite eosinofílica; reações sistêmicas graves à subcutânea (Figura 15.27).

IMUNOTERAPIA ALÉRGENO-ESPECÍFICA OU COM ALÉRGENOS

Mecanismos de ação
- Aumento da população de T reguladores induzíveis (aumento de IL-10, TGF-β)
- Diminuição de células linfoides inatas tipo 2, de Th2, Th9, Th17, Th22 e suas citocinas
- Diminuição de IL-5: menor afluxo de eosinófilos
- Diminuição de IL-4: diminui IgE sérica específica em longo prazo
- Aumento de IgG4 bloqueadora específica: compete com IgE em receptores de mastócitos
- Mastócitos: diminuição do número de receptores de alta afinidade para IgE (RFcεI)

Formas de administração
- Subcutânea
- Sublingual
Ambas têm um período de indução (aumento progressivo das doses), seguido por período de manutenção por tempo prolongado (3 a 5 anos)

Indicações
- Asma; rinite; conjuntivite; dermatite atópica – desde que sejam IgE-mediadas, com alérgenos bem determinados e sem resposta à higiene ambiental e ao tratamento farmacológico
- Reações IgE graves a ferroadas de *Hymenoptera* (abelhas, vespas, formigas)
- Deve sempre ser indicada e acompanhada por profissionais especializados

Contraindicações
- Durante crise alérgica aguda (*peak flow antes*)
- Asma grave (VEF1 abaixo de 70%)
- Imunodeficiências
- Outras doenças sistêmicas associadas
- Uso de antidepressivos ou β-bloqueadores ou inibidores da ECA

Na imunoterapia sublingual há outras contraindicações, além das citadas:
- Cirurgias na cavidade oral, gastrenterocolite aguda, inflamações orais, esofagite eosinofílica, reações graves à subcutânea

Figura 15.27. Estão descritos os mecanismos de ação da imunoterapia alérgeno específica (tolerância periférica por baixas doses repetitivas), suas formas de administração, indicações e contraindicações. O mecanismo básico da imunoterapia é promover uma tolerância específica, diminuindo a resposta imunológica. Dessa forma, a imunoterapia não é uma "vacina", embora muitas vezes seja assim conhecida. É mais indicada em crianças acima de cinco anos e há poucos estudos acima de 65 anos. É obrigatória a especificidade ao alérgeno e a avaliação da possível adesão do paciente.

Conjuntivite alérgica

Conceitos

A conjuntivite alérgica é um estado inflamatório da superfície ocular (mucosa conjuntival, pálpebras e córnea) mediado por IgE, podendo ocorrer isoladamente ou em associação à rinite alérgica e/ou à asma alérgica. Alergia ocular inclui diferentes processos inflamatórios da superfície ocular, podendo ser IgE-mediados ou não (Figura 15.28).

Classificação da alergia ocular

A alergia ocular é classificada em: conjuntivite alérgica sazonal e perene, ceratoconjuntivite atópica, ceratoconjuntivite vernal ou primaveril, blefaroconjuntivite de contato e conjuntivite papilar gigante.

As fases agudas da conjuntivite alérgica sazonal e perene, da ceratoconjuntivite vernal e da ceratoconjuntivite atópica são IgE-mediadas, mas quando graves e crônicas, associam-se à hipersensibilidade celular (tipo IV). No epitélio conjuntival existem células dendríticas, que podem apresentar o alérgeno no contexto HLA a Th2, ativando essas células; eosinófilos e IgE lacrimais estão quase sempre presentes nas fases agudas. Nas formas crônicas e graves dos três tipos de conjuntivites referidas, há proliferação de fibroblastos, deposição de colágeno e predomínio de Th1 (CD4+) e de T citotóxicos (CD8+). Vários estudos sugerem que a blefaroconjuntivite de contato e a conjuntivite papilar gigante sejam hipersensibilidades tipo IV. mediadas por Th1 e T citotóxicos (Figura 15.29).

Quadro clínico da alergia ocular

Os ácaros são os principais alérgenos da conjuntivite alérgica sazonal e perene, na dependência se a exposição alergênica ocorra em determinados períodos ou de forma contínua. A conjuntivite geralmente é bilateral, com prurido, lacrimejamento, hiperemia, fotofobia, edema palpebral, quemose, podendo haver micropapilas na conjuntiva palpebral superior. Geralmente há história de atopia pessoal ou familiar, como rinite alérgica e asma (Figura 15.30).

CONJUNTIVITE ALÉRGICA

CONCEITOS

Conjuntivite alérgica é o estado inflamatório da superfície ocular (mucosa conjuntival, pálpebras e córnea) mediado por IgE, isolado ou em associação à rinite alérgica e/ou à asma alérgica

Alergia ocular inclui diferentes processos inflamatórios da superfície ocular, podendo ser IgE-mediados ou não

Figura 15.28. Estão descritos os conceitos de conjuntivite alérgica e de alergia ocular.

CLASSIFICAÇÃO DA ALERGIA OCULAR

1. Conjuntivite alérgica sazonal e perene (IgE-mediada + IV quando crônica)
2. Ceratoconjuntivite atópica (IgE-mediada + IV quando crônica)
3. Ceratoconjuntivite vernal ou primaveril (IgE-mediada + hipersensibilidade IV)
4. Blefaroconjuntivite de contato (hipersensibilidade IV)
5. Conjuntivite papilar gigante (hipersensibilidade IV)

Figura 15.29. Está descrita a classificação da alergia ocular.

A ceratoconjuntivite atópica geralmente é mais grave do que a perene, muitas vezes com dermatite atópica associada; há prurido, lacrimejamento, hiperemia, fotofobia; pode haver nódulos de Trantas, olho seco secundário à fibrose

QUADRO CLÍNICO DA ALERGIA OCULAR

CONJUNTIVITE ALÉRGICA SAZONAL E PERENE
- São as mais frequentes
- Ácaros: principais alérgenos da perene
- Prurido, lacrimejamento, hiperemia, fotofobia, edema palpebral, quemose (edema conjuntival)
- Pode haver micropapilas na conjuntiva palpebral superior
- História de atopia pessoal ou familiar

CERATOCONJUNTIVITE ATÓPICA
- Mais grave do que a perene
- Muitas vezes com dermatite atópica associada
- Prurido, lacrimejamento, hiperemia, fotofobia
- Pode haver: nódulos de Trantas
   olho seco (fibrose subepitelial)
   retrações palpebrais e perda de cílios
   ceratocone, catarata anterior

CERATOCONJUNTIVITE VERNAL OU PRIMAVERIL
- Rara e grave
- Prurido, lacrimejamento, hiperemia, fotofobia
- Pode haver: nódulos de Trantas
   úlcera de córnea em escudo (característica da vernal)
   atopias associadas
- Mais frequente em crianças

BLEFAROCONJUNTIVITE DE CONTATO
- Eritema, edema e eczema palpebral
- Lesões eczematosas em pálpebras
- Desencadeadores: conservantes de colírios, cosméticos, esmaltes

CONJUNTIVITE PAPILAR GIGANTE
- "Pedras de calçamento"
- Associação: lentes de contato, corpo estranho, suturas, próteses

Figura 15.30. Estão descritos os quadros clínicos das diferentes alergias oculares.

subepitelial, retrações palpebrais, perda de cílios, ceratocone (córnea em formato de cone) e catarata anterior, com dificuldade visual.

A ceratoconjuntivite vernal ou primaveril (primavera e outono) é mais rara e mais grave; há prurido, lacrimejamento, hiperemia e fotofobia; pode haver nódulos de Trantas, úlcera de córnea em escudo característica da vernal; pode haver atopias; é mais frequente em crianças.

A blefaroconjuntivite de contato tem como principais causas: conservantes de colírios (timerosol, cloreto de benzalcônio), cosméticos, esmaltes (contendo formaldeído, tolueno), substâncias voláteis. Estes desencadeadores, por contato com regiões sensíveis como conjuntivas e pálpebras, levam a eritema, edema palpebral e lesões eczematosas palpebrais.

Na conjuntivite papilar gigante há "pedras de calçamento" dando a sensação de corpo estranho; está associada ao uso de lentes de contato, presença de corpo estranho, suturas e próteses (Figura 15.30).

Tratamento da conjuntivite alérgica

É muito semelhante aos princípios do tratamento da rinite alérgica, sendo sempre necessário retirar a causa. São benéficos: compressas frias, lágrimas artificiais sem preservativos (sem timerosal e cloreto de benzalcônio), evitar ar condicionado e irritantes. Os medicamentos tópicos refrigerados atenuam o quadro. Em algumas alergias oculares são indicados anti-histamínicos tópicos ou orais, imunoterapia, corticosteroides oculares ou intranasais, estabilizadores de mastócitos, antileucotrienos e cirurgia para retirada de papilas gigantes. É sempre importante o acompanhamento conjunto de alergistas e oftalmologistas.

Asma

Conceito de asma

"Asma é uma doença heterogênea, comumente caracterizada por inflamação crônica de vias aéreas, em que há história de sintomas respiratórios como sibilos, tosse, falta de ar e opressão torácica, que variam em intensidade e ao longo do tempo, com limitação variável do fluxo de ar expiratório", conforme a *Global Initiative for Asthma* (GINA) (Figura 15.31).

Na asma há inflamação crônica da mucosa dos brônquios, edema, aumento do muco, hiperplasia de glândulas, hipertrofia de musculatura lisa e quadros repetidos de broncoconstrição. Pode ser IgE-mediada, quando associada à presença de alérgenos específicos e herança genética.

A asma é influenciada por diferentes fatores: estrógenos, endógenos ou exógenos, parecem favorecer a sensibilização alérgica, enquanto a testosterona protegeria. Mulheres podem ter piora da asma no período pré-menstrual, além de haver prevalência em mulheres antes da menopausa. Tabagismo ativo ou passivo predispõe à asma e ao menor desen-

ASMA

CONCEITO*

Asma é uma doença heterogênea, comumente caracterizada por inflamação crônica de vias aéreas, em que há história de sintomas respiratórios como sibilos, tosse, falta de ar e opressão torácica, que variam em intensidade e ao longo do tempo, com limitação variável do fluxo de ar expiratório.

GINA (Global Initiative for Asthma)
Guia do Manejo da Asma Grave da ASBAI

Figura 15.31. Conceito de asma. Para o diagnóstico de asma, é importante o conceito de que "nem tudo que sibila é asma, assim como nem toda asma sibila". Na asma há inflamação, edema, muco e hipertrofia de musculatura lisa. A asma pode ser uma reação IgE-mediada.

volvimento de vias aéreas no feto. Poluição e mudanças de temperatura também podem desencadear crises de asma.

Prevalência da asma

Acredita-se que acometa cerca de 250 a 300 milhões de indivíduos, sendo a estimativa no Brasil de 20 milhões de pessoas com asma. O estudo ISAAC (*International Study of Asthma and Allergies in Childhood*), realizado em 56 países, mostrou uma prevalência variando de 2,6% a 36,8%, com média de 20% no Brasil. A asma afeta crianças e adultos, predominando no gênero feminino, após a puberdade. Nos últimos anos aumentou a prevalência de asma. Apesar disso, houve diminuição do número de internações e decréscimo da mortalidade por asma. Tal fato é atribuído a maior acompanhamento das crises e intercrises (Figura 15.32).

PREVALÊNCIA DA ASMA

Variação da prevalência da asma:
- Varia conforme a população
- A asma afeta crianças e adultos
  – Após a puberdade: predomina no gênero feminino

Nos últimos anos a asma apresentou:
- Aumento da prevalência
  – Diminuição da morbidade e da mortalidade

Hipóteses para explicar o aumento da prevalência:
- Teoria da higiene: menor exposição a agentes infecciosos, desviando o perfil Th1 para Th2
- Exposição a alérgenos: maior e mais precoce
- Aparecimento de novos alérgenos

Figura 15.32. O estudo ISAAC (*International Study of Asthma and Allergies in Childhood*), analisando 56 países, observou que a prevalência da asma depende do local estudado e que houve aumento da prevalência, existindo diferentes hipóteses que tentam explicar esse aumento.

Uma das hipóteses para o aumento da prevalência é a "teoria da higiene": a falta de contato com agentes infecciosos desviaria a resposta imunológica de Th1 para Th2, própria do atópico. Tal hipótese se baseou na maior prevalência em crianças com menor contato com agentes infecciosos, menor número de irmãos e presença de asma em filhos mais velhos. Há controvérsias sobre essa teoria, argumentadas no aumento da prevalência da asma em países em desenvolvimento, nos quais existe grande quantidade de agentes infecciosos. Atualmente, as hipóteses apontadas para o aumento da prevalência de asma IgE-mediada, além da possível teoria da higiene, são: maior e mais precoce exposição a alérgenos, mudanças de hábitos de vida e aparecimento de novos alérgenos (Figura 15.32).

Quadro clínico da asma

Na asma há crises de sibilância, dispneia, tosse e aperto no peito, principalmente à noite ou ao despertar, variando de intensidade e ao longo do tempo (GINA). Em alguns casos, a asma manifesta-se apenas com tosse seca, aumento crônico de muco e dispneia. Auscultam-se sibilos expiratórios, esparsos, disseminados ou até ausentes em casos graves pela dificuldade de passagem do ar ou leves (menor broncoconstrição). Pode haver: espaços intercostais com retração durante a inspiração; aumento da frequência respiratória; taquicardia; pulso paradoxal pela queda da pressão arterial sistólica na inspiração, estando a magnitude do pulso relacionada à gravidade da crise. Em quadros muito graves há cianose, confusão mental e óbito. A fase tardia da reação IgE-mediada também pode ocorrer na asma (Figura 15.33).

As crises de asma alérgica são desencadeadas por exposição ao alérgeno. Entretanto, estímulos não alérgicos podem determinar maior susceptibilidade aos alérgenos, como infecções, irritantes (tabaco, poluição, odores, fiapos de tecidos), alterações hormonais (diminuição da relação estrógeno/progesterona), mudanças bruscas de temperatura, medicamentos (aspirina e outros anti-inflamatórios não hormonais), exercício físico e estresse, sendo relevante o componente emocional (Figura 15.33).

Fenótipos da asma

Fenótipos referem-se às características físicas apresentadas na doença, sendo decorrentes do genótipo e de influências ambientais. Os fenótipos da asma descritos pela GINA são:
- Asma alérgica: desencadeada por alérgeno específico, IgE-mediada, com inflamação eosinofílica; tem início geralmente na infância; é frequente a associação com outras atopias pessoais e/ou familiares; apresenta boa resposta aos corticosteroides inalados ou inalatórios (CI) (Figura 15.34).
- Asma não alérgica: não tem causa imunológica, não é desencadeada por alérgenos e sim por agravantes, apresenta infla-

QUADRO CLÍNICO DA ASMA

Crises de asma (principalmente à noite ou ao despertar):
- Sibilos expiratórios
- Dispneia
- Tosse
- Aperto no peito

Pode haver:
- Aumento da frequência respiratória e cardíaca
- Pulso paradoxal
- Ausência de sibilos em casos graves (ar não passa) ou leves (menor broncoconstrição)
- Cianose, confusão mental e óbito
- Pode haver fase tardia da reação IgE-mediada

Desencadeantes das crises:
- Alérgenos específicos
- Agravantes: infecções, irritantes (tabaco, poluição, odores, fiapos de tecidos), alterações hormonais, mudanças de temperatura, medicamentos (AINH), exercícios físicos, fatores emocionais

Figura 15.33. Estão descritos os sinais e sintomas na crise de asma e seus desencadeantes.

mação neutrofílica e eosinofílica; inicia-se mais no adulto; há pouca resposta aos CI. Pode estar relacionada a infecções, medicamentos, estímulos irritativos ou exercícios físicos. Pode ser acompanhada de rinite alérgica ou não alérgica.
- Asma de início tardio: início no adulto, geralmente mulheres, muitas vezes resistente ao tratamento com CI; deve ser afastada asma ocupacional.
- Asma com persistente limitação de fluxo: quando não reversível ou pouco reversível porque é uma asma de longa data e apresenta remodelamento de mucosas.
- Asma com obesidade: pesquisadores relatam uma possível relação causal entre obesidade e asma, observando um aumento da prevalência de asma em obesos. Apresenta discreta inflamação eosinofílica. Adipócitos com excesso de nutrientes sintetizam TNF e IL-6, que aumentam o processo inflamatório não eosinofílico; TGF-β, que propicia o remodelamento em mucosas; leptina, hormônio que atua no controle do apetite e ativa macrófagos a produzirem citocinas da inflamação não eosinofílica. Na obesidade pode haver resistência aos corticosteroides e crises mais intensas de asma (Figura 15.34).

Situações especiais da asma

Atenção deve ser dada a determinadas situações da asma. A asma no idoso apresenta um aumento da inflamação própria da idade, é predominantemente neutrofílica. É preciso o diferencial com insuficiência cardíaca, hiperten-

FENÓTIPOS DA ASMA*

Asma alérgica:
- Causada por alérgeno específico, IgE-mediada, inflamação eosinofílica
- Geralmente com início na infância
- História de atopia pessoal e/ou familiar
- Boa resposta aos corticosteroides inalatórios

Asma não alérgica:
- Sem causa imunológica, geralmente com início no adulto
- Inflamação neutrofílica e eosinofílica
- Pouca resposta aos corticosteroides inalatórios
- Pode estar relacionada a infecções, medicamentos, estímulos irritativos, exercícios físicos

Asma de início tardio:
- Tem início no adulto, geralmente mulheres
- Resistente aos corticosteroides inalatórios

Asma com persistente limitação de fluxo:
- Asma de longa data, apresentando remodelamento de mucosas

Asma com obesidade:
- Discreta inflamação eosinofílica, de difícil tratamento

*GINA

SITUAÇÕES ESPECIAIS NA ASMA

Asma no idoso:
- Predominantemente neutrofílica

Asma na gestação:
- Pode haver melhora, piora ou ficar igual
- Muitas vezes há piora no início e melhora no final da gestação

Asma em fumantes e ex-fumantes:
- Pode coexistir com doença pulmonar obstrutiva crônica (DPOC)

Asma por exercício:
- Geralmente em adultos jovens e portadores de rinite
- Aparece imediatamente após o término do exercício
- Remissão espontânea após meia hora a uma hora e meia
- Relacionada à perda de água
- Deve ser tratada para que possa ser realizado o exercício físico

Figura 15.34. Estão descritos os fenótipos da asma, segundo a GINA* (*Global Initiative for Asthma*) e as situações especiais na asma.

são arterial, tumores pulmonares. Pode haver disfunção de β-agonistas ocasionando mais efeitos colaterais. Há maior segurança de anticolinérgicos como medicação broncodilatadora contínua.

A asma na gestação pode melhorar, piorar ou permanecer com os sintomas anteriores. Muitas vezes há piora no início e melhora no último mês. Quanto aos medicamentos na gravidez, são considerados como categoria B, ou seja, sem evidência de risco em humanos: budesonida, terbutalina, brometo de ipratrópio, cromonas e antileucotrienos.

Asma em fumantes e ex-fumantes: pode coexistir com doença pulmonar obstrutiva crônica (DPOC), com persistência da alteração do fluxo aéreo; necessário diferencial com carcinoma broncogênico. Podem ser necessárias baixas doses de corticosteroides sistêmicos.

A asma por exercício é mais frequente em adultos jovens e em portadores de rinite. Aparece imediatamente após o término do exercício, aumentando o broncoespasmo nos próximos 5 a 10 minutos, com remissão espontânea após meia hora a uma hora e meia. Há liberação de catecolaminas durante o exercício, promovendo a broncodilatação, que desaparece ao final da atividade física ou no intervalo. A broncoconstrição por exercício está relacionada à perda de água e de calor pela hiperventilação. Pode ser tratada com broncodilatadores de curta ação (20 a 30 minutos antes) ou de longa duração, estes com menos taquifilaxia do que os de curta. Outra opção terapêutica são os antileucotrienos (afastadas colagenoses), que podem ser úteis em crianças (sem previsão do exercício). Os exercícios físicos devem ser incentivados mesmo nesses casos, com medicamentos e condicionamento físico progressivo (Figura 15.34).

Exames complementares na asma

O diagnóstico da asma é primordialmente clínico, podendo ser complementado por exames em casos duvidosos ou para serem afastadas outras causas de sibilância repetitiva.

Os exames complementares da doença alérgica já foram detalhados na rinoconjuntivite alérgica: positividade aos testes cutâneos de hipersensibilidade imediata; IgE sérica específica aumentada na maioria dos casos; IgE sérica total pode estar aumentada; pode haver eosinofilia (após afastadas parasitoses – parasitológicos de fezes) e acentuada eosinofilia sanguínea está associada a maior gravidade e mais exacerbações de asma.

São vários os exames pulmonares da asma. Os exames radiológicos de tórax podem auxiliar para afastar outras doenças e verificar sequelas, como bronquiectasias e enfisema. Às vezes, são necessárias tomografias computadorizadas para melhor acompanhamento.

A oximetria permite medir a saturação de oxigênio (porcentagem de oxigênio que está sendo transportado na circulação) e em pessoas saudáveis geralmente é acima de 95%, ao nível do mar. Deve ser feita durante as crises de asma, pois reflete a gravidade do quadro.

Em crises graves, está indicada a gasometria arterial, que permite analisar saturação de oxigênio, pressão parcial de gás carbônico (pCO_2), pH e eletrólitos. Em casos de asma leve há alcalose respiratória, enquanto na grave há acidose respiratória e aumento de CO_2.

O padrão citológico do escarro induzido auxilia a determinação do fenótipo de asma. No fenótipo eosinofílico (asma alérgica) o escarro induzido mostra mais de 2,5% eosinófilos e menos de 54% de neutrófilos. A quantidade de eosinófilos reflete a gravidade de processo, porém pode estar presente em indivíduos sem asma ou em asma clinicamente controlada. O escarro induzido do fenótipo neutrofílico (não alérgica) contém mais de 54% de neutrófilos e menos de 2,5% de eosinófilos. A asma mista apresenta fenótipo eosinofílico e neutrofílico. O fenótipo paucigranulocítico, raro, no escarro induzido não há aumento de eosinófilos ou de neutrófilos, apesar do quadro de asma.

A fração exalada de óxido nítrico (FeNO) é um biomarcador não invasivo, avaliador da intensidade do processo eosinofílico (alérgico ou não): óxido nítrico (NO) é um radical livre derivado do endotélio e é broncodilatador; citocinas de processos eosinofílicos promovem o aumento do NO. A FeNO pode auxiliar o diagnóstico de asma (espirometria normal nem sempre reflete ausência de inflamação) e o ajuste da dose de CI (valores de FeNO acima de 20ppb indicam boa resposta). Valores muito baixos de FeNO ocorrem em fibrose cística e discinesia ciliar. A FeNO não é bom determinante para avaliar se o paciente está bem ou mal controlado. Pesquisadores observaram que diminuições de FeNO podem aparecer mesmo antes do início da crise, o que poderia ser um biomarcador pré-crise.

Proteína catiônica eosinofílica sérica é um método não invasivo e tem se mostrado um marcador da inflamação eosinofílica (Figura 15.35).

Exames de função pulmonar na asma

O diagnóstico definitivo da asma deve ser confirmado pela limitação do fluxo expiratório, sendo necessária a realização de exames de função pulmonar por pico de fluxo expiratório (PFE) (com aparelho *peak flow*) ou por espirometria na qual são medidos: volume expiratório forçado no primeiro segundo (VEF1), capacidade vital forçada expiratória (CVF), determinando-se a relação VEF1/CVF (*Tiffenau*) e fluxos expiratórios. Podem ser feitos ainda: teste após exercício físico, teste após corticosteroide (sistêmico ou CI) e teste de broncoprovocação inespecífica. Segundo a GINA e o Guia para o manejo da asma grave da ASBAI, para o diagnóstico de asma é necessária a presença de pelo menos um dos critérios descritos na Figura 15.36.

As curvas das provas de função pulmonar são mais precisas quando o paciente consegue curvas por tempo maior do que 3 a 4 segundos em crianças e 5 a 6 segundos em adultos.

Como diferencial dos distúrbios obstrutivos, encontram-se os restritivos, que se caracterizam por: diminuição da capacidade pulmonar total (CPT), da CVF e do VEF1; norma-

---

EXAMES COMPLEMENTARES NA ASMA

Exames complementares da doença alérgica
- Testes cutâneos de hipersensibilidade imediata: positivos (devem sempre ser correlacionados à clínica)
- IgE sérica específica: aumentada na maioria dos casos
- IgE sérica total: pode estar aumentada
- Eosinofilia: nem sempre presente; na ausência de parasitoses (parasitológico de fezes para afastar parasitoses)

Exames complementares da doença pulmonar
- Exames radiológicos de tórax
- Oximetria
- Gasometria arterial (em casos graves)
- Escarro induzido: eosinofílico, neutrofílico, misto ou paucigranulocítico
- Fração exalada de óxido nítrico (FeNO)
- Proteína catiônica eosinofílica sérica

Figura 15.35 Asma é doença de diagnóstico clínico, mas exames complementares auxiliam o diagnóstico.

DIAGNÓSTICO DE ASMA CONFIRMADO POR EXAMES DE FUNÇÃO PULMONAR*

Exames de função pulmonar
- Pico de fluxo expiratório (PFE)
- Espirometria:
  Volume expiratório forçado de primeiro segundo (VEF1)
  Capacidade vital forçada (CVF)
  Relação VEF1/CVF
- Testes após exercício físico, corticosteroides e de broncoprovocação

Diagnóstico da asma na presença de pelo menos um dos critérios:
- PFE com variação diurna acima de 10% (13% para crianças): entre medidas matinais e vespertinas, durante duas semanas
- VEF1 com aumento de 200 mL e 12% do basal: 15 minutos após uso de 400 μg de salbutamol ou equivalente
- Relação VEF1/CVF abaixo de 75% (90% para crianças): em relação ao esperado
- Teste após exercício físico: VEF1 com redução de 200 mL e 10% do basal
- Teste após corticosteroide: aumento de VEF1 acima de 200 mL do basal, após quatro semanas de corticosteroide inalado em dose alta + LABA ou duas semanas de corticosteroide sistêmico
- Teste de provocação inespecífica (com metacolina ou equivalente): Redução do VEF1 igual ou maior do que 20% do basal

*GINA e Guia para o Manejo da Asma Grave da ASBAI

Figura 15.36. Exames de função pulmonar são de fácil realização e devem ser utilizados para comprovar o diagnóstico de asma (LABA: β2-agonista de longa ação).

lidade da relação VEF1/CVF; fluxo expiratório forçado (FEF) entre 25% e 75%.

Histologia na asma

A histologia da asma IgE-mediada mostra, nos locais de reação de hipersensibilidade I, infiltrado de células da inflamação alérgica: mastócitos, eosinófilos, linfócitos Th2 e células dendríticas, que são apresentadoras para Th. Há hiperplasia de glândulas mucosas, hipertrofia de musculatura lisa e descamação epitelial.

Em quadros mais graves, observa-se o remodelamento ou reestruturação da mucosa: espessamento de membrana basal, aumento da matriz extracelular, deposição de elastina abaixo da membrana basal, fibrose subepitelial e hiperplasia vascular. O remodelamento pode ocorrer também em mucosa nasal, indicando gravidade do quadro (Figura 15.37).

Classificação da asma

É necessário que seja feita a classificação da asma quanto ao controle no início do tratamento e durante o acompanhamento: asma controlada, parcialmente controlada e não controlada. A classificação quanto ao controle pode seguir os quesitos da GINA ou do Teste de Controle da Asma (TCA), pois os resultados são semelhantes. A classificação da asma quanto ao controle segundo a GINA e o TCA está descrita na Figura 15.38.

Fala-se em asma de difícil controle ou asma de difícil tratamento quando a asma permanece descontrolada por falta de adesão, técnica incorreta de medicamento inalatório, presença de comorbidades ou contínua exposição a alérgenos. Alguns destes pacientes podem ter asma grave.

Fala-se em asma grave quando o paciente necessita de altas doses de CI mais um controlador ou corticosteroides

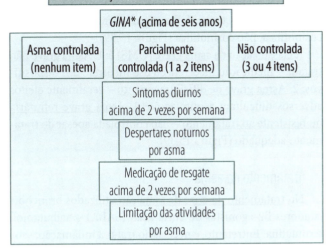

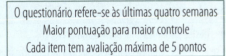

Figura 15.37. A histologia da mucosa alérgica mostra as células responsáveis pela reação IgE-mediada, além de alterações em glândulas mucosas e musculatura lisa. O remodelamento indica maior gravidade do quadro.

Figura 15.38. No início do tratamento e durante o acompanhamento é necessário classificar a asma quanto ao controle. A classificação pode ser feita seguindo-se a GINA* (*Global Initiative for Asthma*) ou pelo TCA (Teste de Controle da Asma), pois ambos levam a resultados semelhantes. Também está descrita a classificação da asma grave, segundo a OMS.

sistêmicos, após revisados o diagnóstico de asma, as comorbidades e a higiene ambiental. Pode ocorrer em até 10% dos adultos com asma. Asma grave é um subgrupo de asma de difícil controle (Figura 15.39).

A Sociedade Brasileira de Pneumologia e Tisiologia (SBPT) recomenda um fluxograma para confirmação do diagnóstico de asma grave: 1. Confirmar o diagnóstico de asma; 2. Avaliar o controle da asma; 3. Confirmar a adesão ao tratamento; 4. Confirmar o uso correto da técnica inalatória; 5. Diferenciar asma grave de difícil controle – identificar exposições e comorbidades que pioram a asma; 6. Confirmar o tratamento adequado; 7. Fenotipar a asma grave: alergina, eosinofílica, não eosinofílica (Figura 15.39)

A classificação da asma grave (OMS) é: 1. Asma grave não tratada – medicação incorreta ou uso incorreto dos dispositivos; 2. Asma grave de difícil tratamento – geralmente efeitos adversos dificultam a otimização; 3. Asma grave refratária ou resistente ao tratamento – não controlada apesar de tratamento adequado (Figura 15.39).

Tratamento da asma

No tratamento da crise de asma são utilizados broncodilatadores β2-agonistas de curta ação (SABA) – salbutamol, terbutalina. Entretanto, é necessário tratar a inflamação, sendo utilizados corticosteroides inalatórios ou inalados (CI). Além do CI, no tratamento da intercrise de asma podem ser associados β2-agonistas de longa ação (LABA) – salmeterol, formoterol. Conforme a falta de controle e o grau de inflamação é aumentada a dose de CI e associados diferentes medicamentos: antagonistas de receptores de leucotrienos (ARLT) – montelucaste, zafirlucaste; antagonista muscarínico de ação prolongada (LAMA) – brometo de tiotrópio; imunobiológicos (anticorpos monoclonais) (Figura 15.40).

A imunoterapia é útil, sendo importante o acompanhamento a cada aplicação para que não seja feita em vigência de crise: não deve ser aplicada quando VEF_1 está abaixo de 70%. O exercício físico deve ser sempre incentivado. A literatura refere diferentes tipos de exercícios, mas é unânime quanto ao incentivo do exercício que o paciente melhor se adaptar.

Complicações oftalmológicas são incomuns nas doses preconizadas de corticoides inalados, mas seu uso em doses elevadas ou tempo prolongado deve ser acompanhado por exames oftalmológicos. O paciente beneficia-se quando a asma é tratada em conjunto com alergistas, pneumologistas, otorrinolaringologistas, fisiatras, fisioterapeutas, psicólogos e psiquiatras (Figura 15.40).

Após a classificação quanto ao controle, a GINA estabelece cinco *steps* ou etapas ou passos que orientam o tratamento da intercrise de asma, devendo ser mantida a menor dose de medicação necessária para o controle da asma. Em todo o acompanhamento é preciso rever: a higiene ambiental, a adesão ao tratamento, a técnica de medicamentos inalatórios, a presença de comorbidades; sempre que necessário usar β2 agonista de curta ação (Figuras 15.41).

ASMA GRAVE

Asma de difícil controle ou de difícil tratamento (pode ser ou não asma grave)
- Alguns destes pacientes podem ter asma grave.
- Fala-se em asma de difícil controle quando a asma permanece descontrolada por falta de adesão, técnica incorreta de medicamentos, comorbidades ou contínua exposição a alérgenos.

Asma grave
- Fala-se em asma grave quando há necessidade de altas doses de CI + controlador ou corticosteroides sistêmicos, após revisados o diagnóstico, as comorbidades e a higiene ambiental.

Confirmação do diagnóstico de asma grave (SBPT)
1. Confirmar o diagnóstico de asma
2. Avaliar o controle da asma
3. Confirmar a adesão ao tratamento
4. Confirmar o uso correto da técnica inalatória
5. Diferenciar asma grave e asma de difícil controle: identificar exposições e comorbidades que pioram a asma
6. Confirmar o tratamento adequado
7. Fenotipar a asma grave: alérgica, eosinofílica, não eosinofílica

Classificação da asma grave (OMS)
1. Asma grave não tratada: medicação incorreta ou uso incorreto da medicação
2. Asma grave de difícil tratamento: efeitos adversos dificultam o tratamento
3. Asma grave refratária ou resistente ao tratamento: não controlada apesar de tratamento adequado

Figura 15.39. Estão descritos os conceitos de asma de difícil tratamento e de asma grave. A Sociedade Brasileira de Pneumologia e Tisiologia (SBPT) propõe um fluxograma para confirmar o diagnóstico de asma grave. A OMS classifica a asma grave em três tipos.

TRATAMENTO DA ASMA IgE-MEDIADA

- Higiene pessoal para retirada do alérgeno
- Higiene ambiental para retirada do alérgeno
- Corticosteroides
- Broncodilatadores
- Anti-histamínicos
- Antagonistas de receptores de leucotrienos
- Brometo de tiotrópio
- Imunobiológicos: anti-IgE, anti-IL-5, anti-IL-5R, anti-IL-4Ra
- Imunoterapia
- Exercício físico

Paciente beneficia-se quando o acompanhamento é feito em conjunto com alergistas, pneumologistas, otorrinolaringologistas, fisiatras, fisioterapeutas, psicólogos e psiquiatras.

Figura 15.40. O tratamento da asma alérgica inicia-se com a retirada do alérgeno e corticosteroides para tratar o processo inflamatório, seguindo-se de broncodilatadores de ação prolongada na medida do necessário, anti-histamínicos e outros medicamentos. A imunoterapia pode auxiliar o controle da asma alérgica. Os exercícios físicos devem sempre ser incentivados.

TRATAMENTO DA INTERCRISE DE ASMA BASEADO NO CONTROLE* (acima de 12 anos)					
	Etapa 1	*Etapa 2*	*Etapa 3*	*Etapa 4*	*Etapa 5*
Tratamento preferencial	Quando necessário: CI dose baixa + formoterol	Quando necessário: CI dose baixa + formoterol	Manutenção: CI dose baixa + formoterol	Manutenção: CI dose média + formoterol	Adicionar LAMA ou CI dose alta + formoterol + anti-IgE, anti-IL-4R, anti-IL-5, anti-5R, anti-TSLP
Outras opções	CI dose baixa sempre que usar SABA	Manutenção: CI dose baixa	Manutenção: CI dose baixa + LABA	Manutenção: CI dose média/alta + LABA	Adicionar LAMA ou CI dose alta + LABA + anti-IgE, anti-IL-4R, anti-IL-5, anti-5R, anti-TSLP
Em todas as etapas: usar SABA sempre que necessário. Rever sempre higiene ambiental, adesão, técnica inalatória, comorbidades.					

TRATAMENTO DA INTERCRISE DE ASMA BASEADO NO CONTROLE* (entre 6 e 11 anos)					
	Etapa 1	*Etapa 2*	*Etapa 3*	*Etapa 4*	*Etapa 5*
Tratamento preferencial	CI dose baixa sempre que usar SABA	CI dose baixa	CI dose baixa + LABA ou CI dose média ou CI dose muito baixa + formoterol	CI dose média + LABA ou CI dose baixa + formoterol	CI dose alta + LABA ou adicionar anti-IgE, anti-IL-4R
Outras opções	Manutenção: CI dose baixa	CI dose baixa sempre que usar SABA ou antileucotrieno	CI dose baixa + antileucotrieno	Adição de tiotrópio ou antileucotrieno	Adicionar anti-IL-5 ou CO dose baixa revendo os efeitos adversos
Em todas as etapas: usar SABA sempre que necessário. Rever sempre higiene ambiental, adesão, técnica inalatória, comorbidades.					

GINA e Guia para o Manejo da Asma Grave da ASBAI

Figura 15.41. Está descrito o tratamento da intercrise de asma para pacientes acima de 12 anos e entre 6 e 11 anos, conforme as cinco etapas da GINA (*Global Initiative for Asthma*). Na etapa 5 é necessário encaminhar para a avaliação fenotípica. Siglas: CI – corticosteroide inalatório; CO – corticosteroide oral; SABA – β2-agonista de ação curta (fenoterol, salbutamol, terbutalina); LABA – β2-agonista de ação prolongada (formoterol e salmeterol). LAMA – antagonista muscarínico (anticolinérgico) de ação prolongada (tiotrópio). Utiliza-se a etapa com menor dose necessária para o controle.

Estudos salientam situações associadas à asma grave: falta de adesão ao tratamento, técnica inadequada dos dispositivos inalatórios, exposição contínua a alérgenos, barata como principal alérgeno, rinite alérgica não controlada, alergia alimentar, reações adversas a drogas, síndrome de Samter, tabagismo, deficiência de vitamina D, hipertensão arterial, infecções crônicas, diabetes *mellitus*, obesidade, DPOC, refluxo gastroesofágico, tuberculose, alterações hormonais e transtornos psiquiátricos. É necessário sempre procurar tais situações durante o acompanhamento do paciente com asma.

Exercícios físicos são necessários para melhorar a alergia, assim como sono adequado. A exposição à natureza pode aumentar a microbiota. Há citações de que as deficiências de vitaminas A, D e E possam aumentar a hiper-responsividade, mas só quando há real deficiência. A imunoglobulina humana poderia ser utilizada em casos resistentes, em altas doses, atuando como imunomoduladora: sendo rica em IgG, permite que esta se una à IgE, além de diminuir a produção de IgE, diminuir a síntese de IL-2 e IL-4 e talvez aumentar a apoptose de eosinófilos por conter anticorpos antiácido siálico. O resultado é a diminuição da IgE circulante e aumento da resposta ao corticosteroide. Sua utilização nesse tratamento ainda é restrita, pelo alto custo e necessidade de melhores esclarecimentos.

As considerações sobre mecanismo de ação e doses de broncodilatadores, corticosteroides, anti-histamínicos, antileucotrienos e imunobiológicos estão feitas nas figuras ao final deste capítulo, sem conflitos de interesse (Figuras 15.81 a 15.98).

Diagnóstico diferencial da asma

Diferentes causas podem levar à sibilância e devem ser lembradas para o diagnóstico da asma. Muitas vezes tais comprometimentos só são referidos durante o acompanhamento do paciente. Vários destes diagnósticos diferenciais podem coexistir com a asma, atuando como comorbidades que devem ser tratadas para possibilitar o controle da asma (Figura 15.42).

Entre as causas mais frequentes encontram-se as infecções de vias aéreas superiores, em especial rinossinusite crônica, laringites, faringites, traqueítes. Os estridores de causa alta são predominantemente inspiratórios. Na rinossinusite crônica pode haver tosse crônica por gotejamento pós-nasal.

DIAGNÓSTICO DIFERENCIAL DE ASMA

- Infecções de vias aéreas superiores: rinossinusite crônica, laringite, faringite, traqueíte
- Infecções de vias aéreas inferiores: bronquiolite infecciosa, pneumonia, tuberculose
- Infecções virais em crianças pequenas
- Bronquiolite obliterante, laringite espasmódica aguda
- Problemas mecânicos: corpo estranho, refluxo gastroesofágico
- Doenças cardíacas: insuficiência cardíaca, malformações cardíacas
- Doenças pulmonares: DPOC, embolia pulmonar, aspergilose broncopulmonar, bronquiectasias, carcinoma brônquico, hemossiderose pulmonar
- Asma ocupacional
- Asma desencadeada por medicamentos: aspirina (DREA), AINE
- Síndrome de Löeffler
- Discinesia ciliar
- Fibrose cística
- Traqueomalacia
- Disfunção de cordas vocais
- Síndrome de Churg-Strauss
- Apneia obstrutiva do sono
- Erros Inatos da Imunidade (EII)

Figura 15.42. Estão descritos os diagnósticos diferenciais de asma, que devem ser lembrados antes do diagnóstico e revistos durante o acompanhamento. Siglas: DPOC – doença pulmonar obstrutiva crônica; DREA – doença respiratória desencadeada por aspirina; AINE – anti-inflamatórios não esteroidais.

Infecções de vias aéreas inferiores podem causar sibilância, como bronquiolite infecciosa, pneumonia, tuberculose. As bronquiolites infecciosas podem preceder quadros de asma. São geralmente virais e prevalecem no primeiro ano de vida; o vírus sincicial respiratório é o agente etiológico mais frequente, seguido de adenovírus, parainfluenza e influenza.

As infecções virais em crianças pequenas, nas quais o sistema adaptativo não está bem desenvolvido, podem levar a maior ativação do sistema complemento, na tentativa de lise da célula infectada. O resultado é a pronunciada formação de C5a e C3a, que são anafilatoxinas, que degranulam mastócitos, determinando broncoconstrição durante o processo infeccioso.

Na bronquiolite obliterante é frequente a história de oxigenoterapia prolongada, como pode ser necessária em prematuros. A laringite espasmódica aguda ou estridulosa acomete crianças pequenas, de forma súbita.

Problemas mecânicos podem causar sibilância. A aspiração de corpo estranho, mais frequente em crianças, deve ser considerada no primeiro episódio de broncoespasmo de início súbito, geralmente acompanhado de tosse intensa e história sugestiva. O tipo de estridor auxilia na localização do corpo estranho: estridores inspiratórios sugerem localização alta; bifásicos sugerem glote, pregas vocais; expiratórios indicam traqueia e árvore traqueobrônquica. No refluxo gastroesofágico há pirose e vômitos; pode aparecer em lactentes e não pode ser esquecido em adultos, que muitas vezes subestimam a sintomatologia.

As doenças cardíacas, como a insuficiência cardíaca, devem ser consideradas, principalmente em broncoespasmo de início em idade avançada. Os sibilos são consequência de inflamação mediada por desmielinização de fibras nervosas brônquicas. Malformações cardíacas também podem ser causa de sibilância.

Outras doenças pulmonares devem ser consideradas em sibilância. Na doença pulmonar obstrutiva crônica (DPOC) há inflamação com retenção do fluxo aéreo, fibrose peribronquiolar e destruição alveolar. Prevalece em adultos tabagistas ou em associação à poeira ocupacional. Os sintomas são persistentes e progressivos. A prova de função tem caráter obstrutivo sem variabilidade durante o dia. Cerca de 75% a 85% dos pacientes não respondem a β-adrenérgicos.

Na embolia pulmonar há aparecimento súbito de sibilos no pós-cirúrgico.

Na aspergilose broncopulmonar alérgica (ABPA) há IgE contra o *Aspergillus fumigatus*, além de outras hipersensibilidades e lesões causadas pelo próprio fungo. Ocorre com maior frequência em portadores de asma. Há escarro espesso de cor ferrugem-acastanhada e existem critérios de diagnóstico: broncoespasmo, positividade do teste de puntura de leitura imediata e aumento da IgE sérica específica para *A. fumigatus*. Os demais critérios são: IgE sérica total acima de 1.000 ng/mL, eosinofilia acima de 1.000 células/mm^3, infiltrados pulmonares migratórios (por tampões de muco) e bronquiectasias centrais. São necessários antifúngicos (itraconazol), corticosteroides sistêmicos e avaliação cirúrgica em hemoptise (Figura 15.43).

Bronquiectasias, carcinoma brônquico e hemossiderose pulmonar podem resultar em sibilância. A asma ocupacional não alérgica ou síndrome da disfunção reativa de vias aéreas é dose dependente (níveis baixos de irritantes não desencadeiam), sem história de sensibilização prévia ou de tabagismo; aparece após um dia ou mais de exposição e persiste no mínimo por três meses.

A asma ocupacional é resultante da hiper-reatividade determinada por estímulos existentes no local de trabalho, podendo ser alérgica (5%) ou não alérgica.

Na asma da doença respiratória desencadeada pela aspirina (DREA) há a tríade: asma, rinossinusite crônica e polipose nasal. Na DREA e na asma desencadeada por anti-inflamatórios não esteroidais (AINE) há inibição da COX-1 da COX-1/2, respectivamente. Há inibição da via cicloxigenase e desvio para a via lipoxigenase, diminuindo a prostaglandina e aumentando os leucotrienos. Por tais motivos estes medicamentos são pouco indicados em indivíduos com asma (Figura 15.9).

capítulo 15 Reações IgE-Mediadas 179

ASPERGILOSE BRONCOPULMONAR ALÉRGICA

Critérios maiores:
- Broncoespasmo
- Teste cutâneo de hipersensibilidade imediata positivo
- Anticorpos anti-*Aspergillus fumigatus*

Critérios menores:
- IgE sérica total acima de 1.000 ng/mL
- Eosinofilia acima de 1.000 células/mm^3
- Infiltrados migratórios pulmonares (tampões de muco)
- Bronquiectasias centrais
- Soroprecipitinas

Tratamento:
- Antifúngico (itraconazol)
- Corticosteroide sistêmico
- Avaliação cirúrgica na ocorrência de hemoptise

Figura 15.43. Estão descritos os critérios maiores e menores para o diagnóstico da aspergilose broncopulmonar alérgica, necessitando tal diagnóstico diferencial, pois o tratamento é totalmente diferente da asma.

Outros medicamentos também podem causar broncoespasmo, como β-bloqueadores (orais ou colírios utilizados para o tratamento de glaucoma), bloqueadores neuromusculares, meios de contraste, inibidores da colinesterase.

Síndrome de Löeffler: as parasitoses com ciclo pulmonar (*Ascaris lumbricoides*, *Ancylostoma duodenalis*, *Strongyloides stercoralis*, *Toxocara cannis*, *Necator americanus*) podem ocasionar broncoespasmo de repetição.

Na discinesia ciliar e na fibrose cística coexistem infecções de repetição. Na discinesia, o gosto da sacarose instilada na narina é sentido só depois de 30 minutos. As dosagens de sódio e cloro em quantidades adequadas de suor são necessárias para o diagnóstico de fibrose cística.

A traqueomalacia acomete lactentes: há flacidez da cartilagem de suporte da traqueia. Além de sibilos, pode haver choro rouco e afonia. Geralmente evolui com resolução espontânea.

A disfunção de cordas vocais também pode mimetizar a asma, mas os estridores são inspiratórios. A disfunção pode ser induzida por exercício, associada à hipertensão, cardiopatia, depressão ou ansiedade. A espirometria exclui asma e a laringoscopia permite visualizar anomalias laríngeas durante as crises de disfunção.

Na síndrome de Churg-Strauss há asma, eosinofilia e vasculite sistêmica necrotizante.

A apneia obstrutiva do sono, síndrome em que há obstrução parcial ou completa das vias aéreas superiores durante o sono, pode ser afastada pela história.

Os Erros Inatos da Imunidade (EII), como deficiências de IgG ou IgG2 ou de anticorpos polissacarídeos, podem cursar com pneumonias de repetição que desencadeiam broncoespasmo. Os pacientes podem referir chiado de repetição, com necessidade de antibióticos. É necessária a lembrança dos EII para o diagnóstico (Figura 15.42).

Tipos de estridores

Para o diagnóstico de asma é necessária a constatação clínica de broncoespasmo expiratório durante as crises, devendo serem afastados estridores de outras causas. Os sibilos inspiratórios ocorrem em processos de vias aéreas altas e os bifásicos geralmente são originários de distúrbios em glote e pregas vocais. Os expiratórios ocorrem em alterações de traqueia distal e brônquios. O diagnóstico de estridores inspiratórios e bifásicos é feito por anamnese, exame físico e endoscopia ou por tomografias computadorizadas (Figura 15.44).

Sibilância em lactentes

O conceito de sibilância em lactente ou lactente sibilante ou bebê chiador inclui crianças abaixo de dois anos com sibilância contínua há pelo menos um mês ou no mínimo três episódios de sibilância em um período de seis meses (Figura 15.45).

PRINCIPAIS TIPOS E CAUSAS DE ESTRIDORES

Tipos de estridores
- Inspiratórios: faríngeos e laríngeos
- Bifásicos: glote e de pregas vocais
- Expiratórios: de traqueia distal e brônquicos

Principais causas de estridores inspiratórios e bifásicos
- Infecções de faringe/laringe/traqueia
- Laringite espasmódica aguda
- Corpo estranho em vias aéreas superiores
- Disfunção de cordas vocais

Diagnóstico de estridores inspiratórios e bifásicos
- Anamnese e quadro clínico
- Nasofibroscopia
- Nasofibroscopia com provocação
- Broncoscopia
- Tomografias

Figura 15.44. Estão descritos os principais tipos e causas de estridores.

SIBILÂNCIA EM LACTENTES

CONCEITO DE SIBILÂNCIA

Criança abaixo de dois anos que apresente:
- Sibilância contínua há pelo menos um mês
ou
- No mínimo três episódios de sibilância em seis meses

Figura 15.45. Está descrito o conceito de sibilância.

O lactente sibilante pode evoluir para asma. Entre as causas de sibilância no lactente encontram-se: bronquiolite viral, infecções de vias aéreas, asma, exposição a irritantes, displasia broncopulmonar, linfonodomegalia por tuberculose, corpo estranho, refluxo gastresofágico, alergia alimentar, insuficiência cardíaca (cardiopatias congênitas, miocardite, anomalias vasculares), síndrome de Löeffler, erros inatos da imunidade, fibrose cística, discinesia ciliar (Figura 15.46).

Existem várias classificações para fenótipos de sibilância em lactentes. Uma classificação descrita por Brand et al. foi posteriormente revista pela Sociedade Europeia de Doenças Respiratórias, a qual sugere ser útil para o seguimento evolutivo: 1. Sibilantes virais e sem sinais de atopia: apresentam sibilância só em processos virais, como por vírus sincicial respiratório, parainfluenza, adenovírus, em crianças sem história de atopias; 2. Sibilantes com múltiplos desencadeantes e com atopias pessoais ou familiares. A sibilância tende a desaparecer até cinco anos de idade no primeiro grupo, enquanto no segundo fenótipo a sibilância persiste com maior frequência após os cinco anos, além da maior evolução para asma (Figura 15.47).

Outra classificação fenotípica é a adaptada do Consenso PRACTAL: 1º transitória, com início precoce e desaparecimento até três anos de idade; 2º não atópica, com início precoce e desaparecimento na pré-adolescência, desencadeada principalmente por infecções; 3º persistente atópica, início precoce e risco de evolução para asma persistente quando associada a um dos itens – a) clínica de atopia, eosinofilia e/ou aumento de IgE total; b) sensibilização a alimentos e a aeroalérgenos, comprovadas por IgE específica; c) pai ou mãe com asma. Esta classificação nem sempre auxilia inicialmente na predição para asma (Figura 15.47).

CAUSAS DE SIBILÂNCIA EM LACTENTES

- Bronquiolite viral
- Infecções de vias aéreas
- Asma
- Exposição a irritantes
- Displasia broncopulmonar
- Linfonodomegalia por tuberculose
- Corpo estranho
- Refluxo gastroesofágico
- Alergia alimentar
- Insuficiência cardíaca
- Síndrome de Löeffler
- Erros inatos da imunidade
- Fibrose cística
- Discinesia ciliar

Figura 15.46. Estão descritas as principais causas de sibilância em lactentes, sendo necessário o diagnóstico destas causas.

FENÓTIPOS DE SIBILÂNCIA

1. **Sibilantes virais:**
Sibilância só em infecções virais e sem sinais de atopia A sibilância tende a desaparecer até os cinco anos de idade
2. **Sibilantes com múltiplos desencadeantes:**
Sibilância desencadeada por diferentes fatores, além de atopias pessoais ou familiares
A sibilância pode persistir após os cinco anos de idade, com maior evolução para asma

1. **Transitória:** início precoce e desaparecimento até três anos de idade
2. **Não atópica:** início mais tardio, com desaparecimento na pré-adolescência; desencadeada principalmente por infecções
3. **Persistente atópica:** início precoce, com risco de asma persistente especialmente quando associada a um dos itens:
   – Clínica de atopia, eosinofilia e/ou aumento de IgE total
   – Sensibilização a alimentos e a aeroalérgenos (IgE específica)
   – Pai ou mãe com asma

Figura 15.47. Existem diferentes classificações de fenótipos de sibilância. A primeira foi descrita por Brand et al., sendo depois revista pela Sociedade Europeia de Doenças Respiratórias que aponta como útil para o seguimento evolutivo. A segunda segue os critérios adaptados pelo Consenso PRACTALL (documento elaborado por especialistas das Academias Europeia e Americana de Asma, Alergia e Imunologia).

É necessário sempre procurar os índices preditivos de asma em lactentes sibilantes. As diretrizes da ASBAI e da SBP referem características sugestivas de evolução da sibilância para asma: três ou mais episódios de sibilância ao ano, na ausência de viroses respiratórias; pais ou irmãos que necessitaram tratamento para asma; sibilância desencadeada por esforço físico ou por aeroalérgenos; resposta a broncodilatador inalatório durante crise de sibilância; controle da sibilância após dois ou três meses de prova terapêutica com corticosteroide inalatório e piora após suspensão. O Consenso PRACTALL fala ainda em presença de dermatite atópica, rinite, eosinofilia ≥ 4% (Figura 15.48). As diretrizes descrevem como características não sugestivas de evolução da sibilância para asma, com necessidade de maior investigação complementar: regurgitação, vômitos, disfagia e sintomas respiratórios presentes desde o nascimento; alterações na ausculta cardíaca; déficit pôndero-estatural.

Existem diferentes fatores de risco para a sibilância em lactentes: antecedentes familiares e pessoais de atopia; infecções de vias aéreas; uso repetitivo de paracetamol e antibióticos no início de vida, provavelmente indicando infecções; exposição precoce aos alérgenos de animais e fungos, podendo relacionar à presença de ácaros; exposição à fumaça de cigarro, tanto pré-natal como após o nascimento; sexo masculino, talvez por maior tônus e menor calibre de vias aéreas; desmame precoce; provável uso de alimentos industrializados no primeiro ano de vida; baixa condição socioeconômica, frequentar creches no início de vida e maior número de irmãos – provavelmente relacionados à maior exposição a agentes infecciosos (Figura 15.48).

Além da anamnese detalhada e do exame físico, exames complementares no lactente sibilante podem auxiliar o diagnóstico etiológico da sibilância: hemograma, RX de tórax, parasitológico de fezes, IgE específica, iontoforese, tomografia de tórax, imunoglobulinas, pHmetria, RX contrastado de esôfago, estômago e duodeno (EED), broncoscopia e lavado broncoalveolar. Na prática, muitas vezes o refluxo é afastado por teste terapêutico, durante três meses.

Durante as crises de sibilância podem ser utilizados β-agonistas de curta ação (fenoterol, salbutamol, terbutalina, bambuterol – Figura 15.92). Os broncodilatadores de ação prolongada não podem ser usados nessa faixa etária. Em casos mais acentuados estão indicados corticosteroides inalatórios (CI) em baixas doses, por um tempo mínimo de três meses. Na persistência, pode ser aumentada a dose de CI e avaliado o uso de antileucotrienos.

Dermatite atópica

Conceito, prevalência e alérgenos da dermatite atópica

Dermatite atópica (DA) ou eczema atópico é uma doença inflamatória crônica de pele, pruriginosa, recidivante, de etiologia multifatorial (resposta imunológica, barreira cutânea deficiente, exposição ambiental, estresse), sendo frequente história de atopia pessoal ou familiar. Pode aparecer em qualquer idade, mas a maioria tem início precoce: 45% dos casos aparecem até seis meses de vida, 60% durante o primeiro ano e 85% até os cinco anos de idade. Em 40% dos casos pode permanecer na vida adulta, sendo os fatores associados à persistência semelhantes aos da asma: gravidade da doença, outras atopias concomitantes, atopia familiar, valores altos de IgE sérica, início precoce, contínua exposição alergênica e estresse (Figura 15.49).

O estudo ISAAC, estudando crianças de seis e sete anos e adolescentes de 13 e 14 anos em nosso meio, refere uma prevalência de DA em 8,2% e 5%, respectivamente. Houve aumento da prevalência de dermatite atópica nos últimos anos, além de maior aparecimento em adultos jovens, de causa não bem esclarecida. Parece não haver predominância de gênero.

SIBILÂNCIA COM EVOLUÇÃO PARA ASMA*

Características sugestivas de evolução da sibilância para asma
- 3 ou mais episódios de sibilância ao ano, na ausência de viroses respiratórias
- Pais ou irmãos que necessitaram tratamento para asma
- Sibilância desencadeada por exercícios ou por aeroalérgenos
- Resposta a broncodilatador inalatório durante crise de sibilância
- Controle da sibilância após 2 a 3 meses de prova terapêutica com corticosteroide inalatório e piora após suspensão

Características não sugestivas e com necessidade de investigação complementar
- Regurgitação, vômitos, disfagia, engasgamento e sintomas respiratórios presentes desde o pós-natal
- Alterações na ausculta cardíaca
- Déficit pôndero-estatural

Diretrizes da ASBAI e SBP para sibilância e asma no pré-escolar

FATORES DE RISCO PARA SIBILÂNCIA EM LACTENTES
- Antecedentes familiares e pessoais de atopia
- Infecções de vias aéreas
- Uso repetitivo de paracetamol e antibióticos (infecções?)
- Exposição precoce a alérgenos de animais e fungos (ácaros?)
- Exposição à fumaça de cigarro (pré-natal e após nascimento)
- Sexo masculino (vias aéreas de maior tônus e menor calibre)
- Desmame precoce
- Baixa condição socioeconômica (infecções?)
- Frequentar creches no início de vida (infecções?)
- Maior número de irmãos (infecções?)

Figura 15.48. Estão descritas as características sugestivas e não sugestivas de evolução de sibilância em lactentes para asma persistente, segundo as Diretrizes da Associação Brasileira de Alergia e Imunologia e Sociedade Brasileira de Pediatria (2018). Estão descritos os fatores de risco para presença de sibilância em lactentes (fonte: Jucá *et al.*, 2019).

DERMATITE ATÓPICA

CONCEITO
- Doença inflamatória crônica de pele, pruriginosa, recidivante e multifatorial
- Frequente história de atopia pessoal ou familiar
- Pode aparecer em qualquer idade, mas a maioria tem início precoce: 40% até os seis meses de idade, 60% durante o primeiro ano de vida e 85% até os cinco anos de idade
- Pode permanecer na vida adulta, em especial quando: grave, associada a outras atopias, atopia familiar, valores altos de IgE, início precoce, exposição alergênica contínua e estresse

DESENCADEANTES
- Alérgenos: Aeroalérgenos: ácaros
  Alérgenos alimentares: ovo, seguido de leite de vaca, trigo, soja e amendoim
- Irritantes
- Processos infecciosos: em especial por *Staphylococcus aureus*
- Fatores emocionais

Figura 15.49. A dermatite atópica é uma doença crônica, recidivante e pruriginosa. Estão descritos os principais alérgenos e agravantes da dermatite atópica.

É descrita uma probabilidade de 70% do filho ter a doença quando pai e mãe apresentam dermatite atópica.

Entre os fatores desencadeantes da dermatite atópica encontram-se: aeroalérgenos, em especial ácaros; alérgenos alimentares principalmente em crianças (ovo, seguido de leite de vaca, trigo, soja e amendoim), os quais podem contribuir para a piora de DA moderada/grave em 30% dos casos; irritantes (sabonetes abrasivos, ressecamento de pele, prurido); processos infecciosos, em especial por *Staphylococcus aureus*; fatores emocionais (Figura 15.49).

Etiopatogenia da dermatite atópica

A dermatite atópica é causada por distúrbios da resposta inata e adaptativa humoral (IgE por Th2) e celular (Th1).

a) Resposta inata na dermatite atópica

A epiderme normal é formada por estratos: basal, mais profundo, constituído por queratinócitos em proliferação, células dendríticas, linfócitos e mastócitos; espinhoso, com queratinócitos em atividade; granuloso, formado por queratinócitos que sofreram apoptose diferenciando-se em corneócitos; córneo, mais superficial, contendo uma bicamada lipídica e filagrinas, responsáveis pela ligação de filamentos de queratina e pela coesão entre os queratinócitos. Os queratinócitos, principais células da epiderme, sofrem diferenciação a partir da camada basal, seguindo-se queratinização e apoptose, em direção à parte mais superficial. Durante tal processo, os queratinócitos produzem queratina, proteína impermeável que preenche o citoplasma dos queratinócitos, formando uma camada protetora.

As alterações da resposta inata na dermatite atópica são observadas desde a barreira cutânea. No estrato córneo há diminuição filagrinas, resultando em menor agregação de queratinócitos e maior penetração de alérgenos. Os metabólitos da filagrinas fazem parte das moléculas de fator de hidratação natural, diminuindo a hidratação. Em alguns casos de asma há mutações nos genes codificadores de filagrinas na derme: acredita-se que sejam os casos de evolução de dermatite atópica para asma, ou seja, de marcha atópica. Há também diminuição de ceramidas (gorduras que auxiliam a retenção de água) e aumento do pH, ativando proteases.

A diminuição de peptídeos antimicrobianos, como defensinas e catelicidinas, favorece a colonização por vírus e bactérias, em especial *Staphylococcus aureus*.

Alteração do microbioma cutâneo ou disbiose cutânea é frequente na DA, havendo diminuição das bactérias comensais, como *Staphylococcus epidermidis*, propiciando a colonização por bactérias patogênicas, em especial *S. aureus*.

O defeito da barreira cutânea promove a redução do limiar do prurido na dermatite atópica. O ato de coçar resulta em lise e apoptose de queratinócitos, além da ativação de Th2, com liberação de histamina e síntese de IL-31, citocina pruridogênica porque regula as filagrinas de forma negativa. Forma-se um círculo vicioso: prurido gerando mais prurido e o ato de coçar piorando a DA.

Na presença de estímulos exógenos e de alterações intracelulares, os queratinócitos liberam citocinas pró-inflamatórias, em especial IL-1, TNF e IFN-γ, que perpetuam a resposta inflamatória cutânea, além de liberarem CXCL-8 (IL-8), potente agente quimiotático para neutrófilos, aumentando a inflamação. Sintetizam ainda linfopoietina do estroma tímico (TSLP), citocina que induz a ativação de células linfoides inatas tipo 2 (ILC2), as quais passam a sintetizar IL-5 e IL-13, aumentando o processo alérgico. O aumento da apoptose de queratinócitos é considerado um fator patogênico básico da dermatite atópica (Figura 15.50).

b) Resposta adaptativa na dermatite atópica

A etiopatogenia resulta de reação imunológica mista: na fase aguda há reação tipo I ou IgE-mediada (predomínio de Th2, além de Th9 e Th17); na fase crônica há reação tipo I

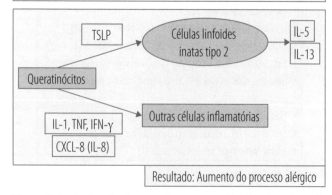

Figura 15.50. As alterações da resposta inata, em especial da barreira cutânea, são importantes no desencadeamento da dermatite atópica.

(Th2) associada à hipersensibilidade celular (predomínio de Th1). Fala-se em resposta inflamatória tipo 2 porque há citocinas de células linfoides inatas tipo 2 e de Th2. Há alta positividade de testes cutâneos de hipersensibilidade tardia (*patch test*) para ácaros e alimentos, mostrando a reação mista. Alérgenos induzem linfócitos T a expressarem a molécula de adesão <u>antígeno linfocitário cutâneo (CLA)</u>, a qual se une à selectina-E do endotélio, resultando na migração transendotelial de linfócitos T, com saída de T dos vasos sanguíneos para o local da inflamação (Figura 15.51).

Células de Langerhans da epiderme apresentam alérgeno associado ao HLA II para Th2, levando à ativação destes linfócitos. Linfócitos Th2 sintetizam IL-4 e IL-13, que auxiliam B na mudança de classe para IgE, a qual se une a mastócitos da pele; produzem também IL-5, que atrai e ativa eosinófilos. Os mastócitos, unidos à IgE, e esta a alérgenos, passam a apresentar degranulação, liberando histamina, causando prurido. Os eosinófilos liberam proteases que lesam tecidos e queratinócitos, piorando o processo inflamatório e aumentando a penetração de alérgenos na pele. Com a persistência do alérgeno, as células de Langerhans o apresentam também a linfócitos Th1, que aumentam de forma exacerbada a apoptose de queratinócitos e de outras células epiteliais (hipersensibilidade IV). Há ainda aumento de IL-9, IL-17, IL-22, IL-31 associadas à maior gravidade da dermatite. É relatado remodelamento na pele, relacionado à IL-9. A IL-17 e a IL-22 atraem mais eosinófilos, piorando o processo inflamatório alérgico. O aumento de IL-22 induz hiperplasia epidérmica e apoptose de queratinócitos (Figura 15.51).

A grande maioria de dermatite atópica é de <u>causa alérgica ou extrínseca</u>, determinada por alérgenos. É descrita ainda uma dermatite não IgE-mediada em pacientes sem história de piora com alérgenos, com testes cutâneos negativos, sem aumento dos valores séricos de IgE específica e sem atopias associadas, havendo apenas eosinofilia; para tais casos é proposta a denominação "dermatite atópica intrínseca ou não alérgica". As células linfoides inatas têm papel importante também na dermatite intrínseca.

Na dermatite atópica, há ainda predomínio do sistema nervoso autônomo α-adrenérgico e resposta vascular anômala, responsável pelo dermografismo branco apresentado.

Quadro clínico da dermatite atópica

O diagnóstico da dermatite atópica é essencialmente clínico. Os <u>critérios de Hanifin e Rajka adaptados</u> são úteis para o diagnóstico, sendo divididos em maiores e menores.

Três ou mais <u>critérios maiores</u> de Hanifin e Rajka são obrigatórios para o diagnóstico:
1. <u>Prurido</u>: sinal constante ou em alguma ocasião do ano.
2. <u>Morfologia e distribuição das lesões</u>
   - <u>Morfologia</u>: fase aguda - pápulas eritematosas, algumas sobrepostas com microvesículas de exsudato seroso;

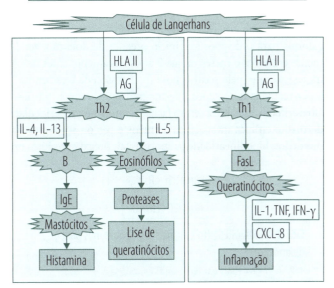

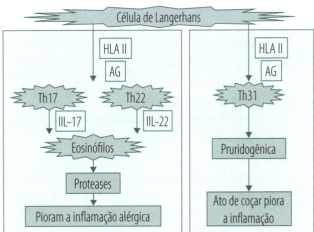

Figura 15.51. A dermatite atópica é considerada uma hipersensibilidade mista: IgE-mediada (I) na fase aguda e com componente celular (IV) na fase crônica. As alterações da resposta adaptativa na dermatite atópica iniciam-se pela apresentação antigênica do alérgeno associado a HLA de células de Langerhans (célula apresentadora) para linfócitos Th2 na fase aguda (IgE-mediada) e para linfócitos Th1 (reação celular) na fase crônica. O Th2 auxilia B para a produção de IgE (une-se a mastócitos e há degranulação) e para o afluxo de eosinófilos. Os linfócitos Th1 promovem a apoptose de queratinócitos, os quais liberam citocinas, piorando a inflamação. Em casos mais graves, há, ainda, aumento de outras citocinas, como IL-9, IL-17, IL-22 e IL-31.

fase subaguda - pele seca, com placas eritematosas espessadas, escoriadas e descamação; fase crônica - liquenificação (espessamento da pele, linhas acentuadas), com pápulas ou placas eczematosas, escoriadas e descamação, linearidade em adultos. As três fases podem ocorrer concomitantemente.
- Distribuição: crianças menores – lesões em face poupando o maciço central e regiões extensoras de membros; crianças maiores e adolescentes - regiões flexoras; adultos - regiões flexoras ou manifestações isoladas em mãos, punhos ou outras regiões
3. Dermatite crônica e recidivante.
4. História pessoal ou familiar de atopia (asma, rinite alérgica, dermatite atópica) (Figura 15.52).

Três ou mais critérios menores de Hanifin e Rajka são obrigatórios para o diagnóstico: início precoce da doença - geralmente entre 3 a 6 meses ou até 2 anos (raramente antes dos 3 meses); xerose (pele seca); ictiose (pele ressecada e escamosa); hiper-reatividade cutânea; dermografismo branco; pitiríase alba; eritema ou palidez centro facial; escurecimento periocular; dermatite crônica inespecífica de mãos e pés ou só de pontas dos dedos; hiperlinearidade palmo-plantar; pregas anteriores no pescoço; ceratose pilar (pápulas foliculares geralmente na área extensora dos braços e coxas); queilite; alopecia areata; eczema palpebral; sinal de Hertogue (perda da parte externa das sobrancelhas); prega infraorbitária de Dennie-Morgan (segunda prega infrapalpebral); conjuntivites de repetição; catarata subcapsular anterior; ceratocone; infecções cutâneas de repetição (*S. aureus*, herpes); *prick test* positivo; IgE sérica aumentada; intolerância alimentar; intolerância à lã e solventes lipídicos; influência de fatores ambientais e/ou emocionais (Figura 15.53).

Estima-se que 8% a 25% de dermatite atópica estejam associados à alergia alimentar, rinite ou asma alérgicas. É descrito que em 30% dos casos graves há alergia alimentar. Mais da metade dos casos evoluem para alergia respiratória. A dermatite atópica pode iniciar a atopia, evoluindo para alergia alimentar e, sequencialmente, para asma e rinite alérgica: é a denominada "marcha atópica". A asma tende a ser mais grave quando precedida por dermatite atópica. Os valores de IgE específica *in vitro* não têm correspondido à presença de alergia alimentar na dermatite atópica, sendo necessários outros exames.

A colonização da pele por Staphylococcus aureus chega a 90% dos casos de dermatite atópica, evoluindo para infecções de repetição. As toxinas bacterianas de *Staphylococcus aureus*

DERMATITE ATÓPICA

QUADRO CLÍNICO

CRITÉRIOS MAIORES* (três ou mais são obrigatórios para o diagnóstico)
1. Prurido: sinal constante ou só em algumas ocasiões
2. Morfologia e distribuição das lesões:
Morfologia
Fase aguda: pápulas eritematosas, algumas com microvesículas de exsudato seroso
Fase subaguda: pele seca, placas eritematosas espessadas, escoriadas e descamação
Fase crônica: liquenificação, pápulas ou placas eczematosas escoriadas e linearidade no adulto
Distribuição
Crianças menores: face (poupando o maciço central) e regiões extensoras
Crianças maiores e adolescentes: regiões flexoras
Adultos: regiões flexoras ou manifestações isoladas em mãos, punhos ou outras regiões
3. Dermatite crônica e recidivante
4. História pessoal ou familiar de atopia

Critérios de Hanifin e Rajka adaptados

Figura 15.52. O diagnóstico da dermatite atópica é essencialmente clínico. Para tanto, podem ser utilizados os critérios adaptados de Hanifin e Rajka: a presença de três ou mais entre os maiores é obrigatório para o diagnóstico.

DERMATITE ATÓPICA

QUADRO CLÍNICO

CRITÉRIOS MENORES* (três ou mais são obrigatórios para o diagnóstico)
• Início precoce da doença (até dois anos)
• Xerose (pele seca)
• Ictiose (pele ressecada e escamosa)
• Hiper-reatividade cutânea, dermografismo branco, pitiríase alba
• Eritema ou palidez centro facial e escurecimento periocular
• Dermatite crônica inespecífica de mãos e pés ou só pontas dos dedos
• Hiperlinearidade palmo-plantar, pregas anteriores no pescoço
• Ceratose pilar (pápulas foliculares em braços e coxas)
• Queilite
• Alopecia areata
• Eczema palpebral
• Sinal de Hertogue (perda da parte externa das sobrancelhas)
• Prega infraorbitária de Dennie-Morgan (segunda prega infrapalpebral)
• Conjuntivites de repetição, catarata capsular anterior, ceratocone
• *Prick test* positivo, IgE sérica aumentada
• Intolerância alimentar, intolerância à lã e solventes lipídicos
• Infecções cutâneas de repetição (*S. aureus*, herpes)
• Influência de fatores ambientais e/ou emocionais

Critérios de Hanifin e Rajka adaptados

Figura 15.53. Os critérios menores adaptados de Hanifin e Rajka: podem estar presentes em dermatite atópica; a presença de três ou mais entre os menores é obrigatória para o diagnóstico de dermatite atópica.

atuam como superantígenos, ou seja, sem necessidade de associação ao HLA para ativação de linfócitos, com piora do processo alérgico. Crianças maiores e adolescentes podem apresentar infecções fúngicas, em especial por *Malassezia furfur*. Mais raramente há erupção variceliforme e infecção por *Herpes simples* ou aparecimento em dermatose preexistente por *Coxsackie virus*. Portadores de dermatite atópica moderada e grave podem apresentar deficiência da atividade de fagócitos, o que também explica as infecções.

Existem ainda os critérios de gravidade, sendo muito utilizado o SCORAD (*Scoring of Atopic Dermatitis*), que considera extensão e intensidade da lesão, subjetividade dos sintomas (prurido, distúrbios de sono), resultando em dermatite atópica leve, moderada ou grave. Para avaliar o impacto na qualidade de vida é usado o DLQI (*Dermatology Life Quality Index*) (Figura 15.54).

DERMATITE ATÓPICA

OUTRAS CARACTERÍSTICAS CLÍNICAS

Outras alergias estão frequentemente associadas à dermatite atópica:
- Marcha atópica: dermatite atópica evoluindo sequencialmente para alergia alimentar, rinite alérgica e asma alérgica
- Alergia alimentar pode se manifestar ou agravar a dermatite atópica
- Asma tente a ser mais grave quando precedida por dermatite atópica

Infecções frequentes:
- Bacterianas: *Staphylococcus aureus* (colonização de 90%)
  – Fúngicas: *Malassezia furfur*
  – Vírus: herpes simples

Critérios de gravidade e de qualidade de vida:
- SCORAD (*Scoring Index of Atopic Dermatitis*) com pontuações
- DLQI (*Dermatology Life Quality Index*)

Figura 15.54. A dermatite atópica frequentemente se associa ou evolui para outras alergias IgE-mediadas. Pode dar início à denominada "marcha atópica". Indivíduos com dermatite atópica frequentemente apresentam processos infecciosos que podem desencadear o quadro clínico.

Diagnósticos diferenciais de dermatite atópica

Os principais diagnósticos diferenciais são: dermatite de contato por fralda; dermatite seborreica, na qual as lesões têm início no couro cabeludo e atingem região de fraldas (dermatite atópica em geral poupa região de fraldas); urticária, em especial a coagênica e colinérgica, com anamneses diferentes; escabiose, com localização mais restritas a regiões de dobras e interdigitais e pela epidemiologia; psoríase (mais em áreas extensoras) e pênfigo foliáceo, que, quando graves, só são diferenciados por biópsia; eczema numular (forma de númulas – moedas) em membros, podendo ter infecção estafilocócica associada; dermatites por imunodeficiências, como Wiskot-

t-Aldrich, síndrome de hiper-IgE, que também apresentam infecções de repetição; dermatites por doenças metabólicas e secundárias a neoplásicas (Figura 15.55).

A espongiose é a característica histológica da dermatite atópica: é resultante da perda da coesão entre os queratinócitos e de edema intercelular da epiderme; há ainda edema intracelular na fase aguda, enquanto na crônica há hiperceratose. Às vezes é necessária a biópsia de pele para diagnóstico diferencial com outras dermatoses.

DERMATITE ATÓPICA

DIAGNÓSTICO DIFERENCIAL

- Dermatite de contato por fralda
- Dermatite seborreica (início das lesões no couro cabeludo e não poupa regiões de fraldas)
- Urticária (em especial a coagênica e a colinérgica)
- Escabiose
- Psoríase
- Pênfigo foliáceo
- Dermatites por imunodeficiências
- Dermatites por doenças metabólicas
- Dermatites secundárias às neoplasias

Figura 15.55. Estão descritos os principais diagnósticos diferenciais na dermatite atópica.

Tratamento da dermatite atópica

1º. Orientações gerais

O banho deve ser com água morna para fria, rápido, evitando-se duchas fortes, atritos com buchas ou toalhas, pois aumentam a irritação da pele. Os banhos mornos de imersão com pasta d'água podem atenuar o prurido. Os sabonetes podem piorar por serem alcalinos; os menos agressivos são os infantis, os sabonetes oleosos e os óleos de banho.

A hidratação oral é sempre indicada. Emolientes (nome correto de hidratantes) devem ser aplicados imediatamente após o banho, em até três minutos para maior penetração cutânea. Compressas molhadas, envoltórios molhados ou bandagens umedecidas (*wet wraps*) podem proporcionar alívio nas crises agudas e graves. As bandagens umedecidas são feitas aplicando-se o hidratante, recobrindo-o com tiras de gazes úmidas envoltas por gazes secas. Também pode ser útil o "pijama molhado": imediatamente após o banho aplicar os medicamentos seguidos de emolientes, depois pijama molhado e bem torcido; a seguir pijama seco (por 2 a 12 horas).

O ato de coçar deve sempre ser evitado. É benéfica a orientação para uso de roupas de algodão, evitando-se roupas de lã e sintéticas, que podem ser irritativas e aumentam a sudorese. As unhas precisam estar sempre aparadas.

Afastar alérgenos: o ambiente com aeroalérgenos, principalmente ácaros, tende a agravar a doença, sendo necessárias a higiene pessoal e a ambiental, como nas demais reações IgE-mediadas. Na alergia alimentar, frequentemente por ovo, leite ou trigo, deve ser feita a retirada do alimento alergênico. Os aditivos alimentares devem ser evitados quando agravam a dermatite.

É necessário um rigoroso combate à infecção, em especial infecção por *Staphylococcus aureus*, havendo com frequência necessidade de antibióticos. Após o tratamento da infecção, pode ser feita a profilaxia com antissépticos tópicos (duas a três vezes/semana). A infecção fúngica é de difícil controle e, após o tratamento sistêmico, pode ser necessária a profilaxia tópica, com o uso de *shampoos* antifúngicos no couro cabeludo e no corpo, durante 20 minutos antes do banho (duas a três vezes/semana).

O ácido oleico (ômega 9) é insaturado, essencial e presente na epiderme. Alimentos ricos em ácido oleico podem ser associados à dieta, como bacalhau, e óleos de oliva, canola e girassol. Há estudos sugerindo que o uso de probióticos possa contribuir para a manutenção do microbioma do intestino e da pele, auxiliando na prevenção de reagudizações. Entretanto, alguns autores não observaram tal relação. Após o controle da fase aguda, a exposição ao sol em horários apropriados pode trazer benefícios.

O acompanhamento psicológico ou psiquiátrico do paciente é muito bom, pois as crises podem estar ligadas a fatores emocionais (Figura 15.56).

DERMATITE ATÓPICA
TRATAMENTO

Orientações gerais

- Banho: sabonetes oleosos, óleos de banho
- Hidratação oral
- Emolientes (hidratantes): imediatamente após o banho
- Bandagens umedecidas (gazes úmidas envoltas por gazes secas) ou "pijama molhado": após medicamentos e emolientes tópicos
- Evitar o ato de coçar
- Orientação pessoal (roupas de algodão, unhas curtas)
- Controle ambiental para a retirada de ácaros
- Observar possível alergia alimentar, principalmente ovo, leite, trigo
- Rigoroso combate à infecção, em especial por *Staphylococcus aureus*
- Acréscimo de óleos ricos em ácido oleico (oliva, canola, girassol) pode ser benéfico
- Acompanhamento psicológico ou psiquiátrico

Figura 15.56. O tratamento da dermatite atópica inicia-se com orientações gerais, que devem ser mantidas durante o tratamento. Geralmente, são necessárias mesmo após o controle da doença, na tentativa de serem evitadas recidivas.

2º. Tratamento farmacológico

O tratamento medicamentoso tem como base a tentativa de melhorar a barreira cutânea alterada. Os anti-histamínicos sistêmicos são utilizados na tentativa de combater o prurido. Os de segunda geração habitualmente não causam sonolência, não interferindo com as atividades diárias.

Após o tratamento e a erradicação de infecções são indicados corticosteroides tópicos nas regiões mais atingidas, não sendo indicados em face e genitália; podem ser utilizados até no máximo em 30% da área corpórea para evitar efeito rebote, por maior absorção. Geralmente, inicia-se pelos corticosteroides de baixa ou média potência, utilizando-se cremes quando as lesões forem exsudativas ou pomadas para peles muito secas. É necessário cuidado com bandagens umedecidas aplicadas após corticosteroides tópicos, pois aumentam sua potência. Os corticosteroides sistêmicos devem sempre ser evitados, pois levam frequentemente a efeito rebote, com piora acentuada da dermatite atópica, após ou durante sua retirada, propiciando aumento do prurido, coalescência das lesões, exsudação acentuada até desidratação, além dos efeitos adversos de retardo de crescimento, hiperglicemia, hipertensão, glaucoma e catarata subcapsular posterior.

Depois de afastadas as infecções e imunocomprometimentos, podem ser utilizados imunossupressores tópicos, como os inibidores da calcineurina, (pimecrolimo e tacrolimo). Os imunossupressores sistêmicos, como a ciclosporina (3 a 5 mg/kg/dia), podem ser utilizados em casos resistentes e graves, após afastadas infecções e imunocomprometimentos, tendo-se em mente a possibilidade de hipertensão, nefrotoxicidade, risco de infecções e de efeito rebote após a retirada do medicamento.

O anticorpo monoclonal dupilumabe atua no receptor alfa comum para IL-4 e IL-13, inibindo a ação destas citocinas. Tem sido indicado em substituição ao imunossupressor sistêmico para DA grave e refratária (Figuras 15.57 e 15.58). Há menos tempo estão sendo utilizados os inibidores de Janus Kinase (JAK) (enzima necessária para a síntese de citocinas), também para casos graves e resistentes: baricitinibe, upadacitinibe (Figura 15.57).

Autores relatam melhora com fototerapia (geralmente UVB de banda larga), principalmente em adultos. É necessária indicação por profissionais especializados e o cuidado com a possibilidade de fotocarcinogênese.

A ASBAI e a SBP elaboraram um Guia Prático para o tratamento da dermatite atópica baseado na gravidade da doença, segundo o SCORAD, o qual pode ser calculado com o auxílio de sites, como "*SCORing Atopic Dermatitis (SCORAD) Calculator*". A terapia básica, independente da gravidade, consta de emolientes, óleos de banho, evitar alérgenos e incluir programas educacionais. A terapia farmacológica consta de – DA leve ou eczema transitório (SCORAD abaixo de 25): corticosteroides tópicos ou inibidores tópicos de calcineurina. DA moderada ou eczema recorrente (SCORAD entre 25

capítulo 15 Reações IgE-Mediadas

DERMATITE ATÓPICA

TRATAMENTO

Tratamento farmacológico

- Inicialmente tratar as infecções e sempre afastá-las
- Anti-histamínicos sistêmicos (para diminuir o prurido)
- Corticosteroides tópicos (em até 30% da área corporal)
- Inibidores de calcineurina (pimecrolimo, tacrolimo)
- Imunossupressores sistêmicos (ciclosporina)
- Anticorpo monoclonal (dupilumabe)
- Inibidores de Janus Kinase (JAK) (baricitinibe, upadacitinibe)

Figura 15.57. O tratamento farmacológico da dermatite atópica visa o controle da infecção, a diminuição do prurido (anti-histamínicos) e a redução da inflamação (corticosteroides tópicos, inibidores da calcineurina, imunossupressores sistêmicos, anticorpo monoclonal e inibidores de JAK).

e 50): corticosteroides tópicos de maior potência ou inibidores tópicos de calcineurina, compressas úmidas, fototerapia, aconselhamento psicológico. DA grave ou eczema persistente (SCORAD acima de 50): corticosteroide oral (cuidado com efeito rebote) ou ciclosporina A (único licenciado e necessita de acompanhamento pela nefrotoxicidade) ou anticorpo monoclonal dupilumabe (Figuras 15.58).

Urticária

Conceito de urticária

A urticária, inicialmente descrita por Hipócrates, acomete cerca de 20% das pessoas em alguma fase da vida. É caracterizada pela presença de urticas e/ou angioedema. As urticas acometem a derme superficial e são descritas como pápulas ou placas com edema central, que desaparecem à digitopressão, geralmente com eritema circunflexo, pruriginosas, isoladas ou agrupadas, transitórias, desaparecem em meia hora a um dia, recidivantes ou não. Resultam do extravasamento de plasma de vênulas pós-capilares e do infiltrado infamatório leucocitário perivascular, estando os vasos íntegros nas áreas afetadas. A etiopatogenia da urticária pode ser – imunológica: reação IgE-mediada, reação tipo II e III (IgM ou IgG ativam complemento), reação IV (liberação de citocinas); não imunológica (degranulação direta de mastócitos). Assim a urticária pode ser manifestação de diferentes doenças, sendo necessária a pesquisa da causa.

Fala-se em angioedema ao edema súbito, acometendo derme profunda e submucosas, geralmente doloroso, com desaparecimento lento, podendo atingir glote. Quase sempre está associado à urticária, piorando o prognóstico (Figura 15.59).

Urticária aguda

fala-se em urticária aguda quando os episódios são rápidos ou se repetem por poucos dias, sempre *menos do que seis semanas*. A urticária aguda ocorre principalmente em crianças e adultos jovens, e a crônica em meia-idade e idosos. Na urticária aguda a causa geralmente é mais fá identificada pelo paciente (Figura 15.60).

DERMATITE ATÓPICA

TRATAMENTO*

- Terapia básica: programas educacionais, óleos de banho, emolientes e evitar alérgenos (para qualquer gravidade de DA)
- DA leve (SCORAD abaixo de 25) – eczema transitório: corticosteroides tópicos ou inibidores tópicos da calcineurina
- DA moderada (SCORAD entre 25 a 50) – eczema recorrente: corticosteroides tópicos de maior potência ou inibidores tópicos da calcineurina, compressas úmidas, fototerapia, aconselhamento psicológico
- DA grave (SCORAD acima de 50) – eczema persistente: corticosteroide oral (cuidado com efeito rebote) ou ciclosporina A (cuidado com nefrotoxicidade). Anticorpo monoclonal dupilumabe

*Tratamento segundo o Guia Prático da ASBAI e SBP

Figura 15.58. A ASBAI (Associação Brasileira de Alergia e Imunologia) e a SBP (Sociedade Brasileira de Pediatria) elaboraram em conjunto um Guia Prático para o manejo da dermatite atópica, segundo a gravidade baseada no SCORAD (*Scoring of Atopic Dermatitis*), o qual pode ser obtido com o auxílio de programas como o SCORAD, o qual pode ser calculado com o auxílio de sites, como "*SCORing Atopic Dermatitis (SCORAD) Calculator*".

URTICÁRIA

Urticária

É caracterizada pela presença de urticas e/ou angioedema

Urticas

- Acometem derme superficial
- Pápulas ou placas com edema central que desaparecem a digitopressão
- Geralmente com eritema circunflexo
- Pruriginosas
- Isoladas ou agrupadas
- Transitórias (desaparecem em meia hora a um dia)
- Recidivantes ou não

Angioedema

- Acomete derme profunda e submucosas (até edema de glote)
- Geralmente doloroso
- Desaparecimento lento
- Quase sempre associado à urticária

Figura 15.59. Urticas e/ou angioedema são manifestações clínicas da urticária. Ambos podem coexistir ou se manifestarem como formas isoladas. A manifestação isolada de angioedema é mais rara.

URTICÁRIA AGUDA

Conceito de urticária aguda
- Episódios rápidos ou se repetem por poucos dias, sempre *menos do que seis semanas*
- Principalmente em crianças e adultos jovens
- Causa geralmente é identificada pelo paciente

Causas de urticária aguda
Causas dependem da faixa etária e da população estudada:
- Infecciosa (viroses)
- Medicamentosa (antibióticos, anti-inflamatórios não hormonais)
- Alimentar (leite e ovos em crianças, peixes/crustáceos e amendoim em adultos)
- *Hymenoptera* (venenos de abelhas, vespas e formigas)
- Látex

Figura 15.60. A classificação em urticária aguda e urticária crônica deve sempre ser feita, pois estas apresentam diferentes etiologias, necessitando diagnóstico para boa evolução do paciente. Estão descritas as principais causas da urticária aguda. A infecciosa é muito frequente. A medicamentosa é mais frequente em adultos e a alimentar em crianças.

Podem ser agravantes da urticária: anti-inflamatórios não hormonais, inibidores da diamino-oxidase (álcool, isoniazida, cloroquina, imipeném), condimentos, conservantes e corantes dos alimentos, assim como alimentos contendo grandes quantidades de histamina (morango, abacate, tomate).

Causas de urticária aguda

A urticária e o angioedema agudos muitas vezes são IgE-mediados. As principais causas de urticária aguda são alimentares/medicamentosas/infecciosas, havendo predomínio de uma ou outra na dependência da faixa etária e da população estudada.

Infecciosa: principalmente em crianças e por vírus, mas podem aparecer em qualquer idade e em infecções bacterianas (*Streptococcus* β-hemolítico do grupo A) ou parasitárias.

Medicamentosa: frequente em nosso meio e principalmente em adultos. As infecções, principalmente virais, podem ser causa de urticária aparentemente medicamentosa ou piorar o quadro dela. Há referências de fármacos que só causam urticária quando na presença de infecção. Entre os medicamentos que causam urticária encontram-se os que atuam por meio de reações IgE-mediadas: penicilinas, cefalosporinas; não IgE-mediadas (hipersensibilidades tipo II, III IV ou não imunológicas): ácido acetilsalicílico e outros anti-inflamatórios não esteroidais (AINE), miorrelaxantes, opioides, vancomicina, captopril, diuréticos, barbitúricos, neomicina, contraceptivos hormonais, anestésicos locais do grupo amida (estes anestésicos não apresentam reatividade cruzada entre si ou com os do grupo éster). Os AINE podem atuar por reação IgE, por outras hipersensibilidades ou de forma não imunológica, como por exemplo inibindo a COX-1 (constitutiva), como o ácido acetilsalicílico, ou inibindo a COX-2 (induzível em inflamações). Alguns fármacos degranulam diretamente mastócitos, como curares, morfina, opiáceos, polimixina e vancomicina. Os contrastes iodados provocam degranulação por hiperosmolaridade, motivo pelo qual se tentam contrastes normosmolares, além de hidratação. As vacinas MMR varicela e Salk contêm neomicina, devendo ser consideradas em indivíduos alérgicos à neomicina e sempre considerando a importância da vacinação.

Alimentar: leite, ovos, trigo, soja, amendoim em crianças; peixes, crustáceos, amendoim em adultos. A maioria das urticárias alimentares são IgE-mediadas.

Insetos: principalmente da ordem *Hymenoptera* (abelhas, vespas e formigas), por meio de venenos injetados por ferroadas desses insetos. Tais casos têm indicação de imunoterapia em serviços especializados, especialmente quando determinam risco de vida.

A urticária aguda pode ainda ter como causa o contato com látex ou ocorrer sem causa definida – idiopática, mas é necessário sempre procurar o agente causal (Figura 15.60).

Urticária crônica

na urticária crônica há permanência do quadro por mais de seis semanas, aparecendo diariamente ou na maioria dos dias da semana. É mais frequente em adultos de meio idade e idosos. A urticária crônica pode ser de causa conhecida ou desconhecida, sendo muitas vezes difícil estabelecer o agente causal, devendo haver anamnese detalhada e muitas vezes sendo necessário o acompanhamento clínico-laboratorial em longo prazo.

A urticária crônica é classificada em urticária crônica induzida (causada por estímulos específicos) e urticária crônica espontânea (por causas intrínsecas do organismo) (Figura 15.61).

URTICÁRIA CRÔNICA

Conceito de urticária crônica
- *Mais do que seis semanas*
- Aparecimento diário ou na maioria dos dias da semana
- Mais frequente em adultos de meia-idade e idosos
- Causa mais difícil de ser estabelecida
- Base para o diagnóstico: anamnese detalhada e acompanhamento clínico-laboratorial em longo prazo

Classificação de urticária crônica
- Urticária crônica induzida (por estímulos específicos)
- Urticária crônica espontânea (por causas intrínsecas do organismo)

Figura 15.61. Estão descritos o conceito e a classificação de urticária crônica.

a) Urticária crônica induzida

Fala-se em urticária crônica induzida (UCInd) quando há estímulo específico determinante do aparecimento da urticária. Corresponde a 20% a 30% das urticárias crônicas. É autolimitada, mas pode perdurar por cerca de dez anos. Na urticária crônica induzida o mastócito é ativado de forma não bem esclarecida, levando à liberação de mediadores pré e neoformados, responsáveis pelas manifestações clínicas. A urticária crônica raramente é IgE-mediada. Entre as principais causas de urticária crônica induzida encontram-se:

1. Pressão: é uma das formas mais frequentes da urticária física, caracterizada por edema doloroso e eritematoso, minutos ou horas após pressão sobre a pele. Para o diagnóstico, pendura-se ao ombro ou ao antebraço um peso de 6,5 kg, durante 20 minutos. A fisiopatologia tem sido atribuída à queda local do fluxo sanguíneo, resultante da pressão, com diminuição do pH local que inativa cinases, acarretando aumento das cininas e da permeabilidade vascular.
2. Pressão tardia: a leitura do teste do peso é feita após 4 horas.
3. Urticária dermográfica ou dermografismo sintomático: o dermografismo comum não é urticária, sendo uma exacerbação de fenômeno fisiológico – edema e eritema na pele após pressão por objeto rombo, com liberação de histamina por mastócitos, sem presença de alérgenos. Fala-se em urticária dermográfica quando esse fenômeno aparece de forma acentuada, às vezes sem estímulo físico, levando a um desconforto ao indivíduo. Tem sido descrita a associação de urticária demográfica e doenças autoimunes, em especial de tireoide.
4. Frio: pode ser familiar ou adquirida. É necessária a pesquisa da causa, pois a adquirida é secundária a infecções, parasitoses, autoimunidade, leucemias e neoplasias. A familiar pode culminar com anafilaxia ao nadar em água gelada. Para confirmar a urticária ao frio, aplica-se cubo de gelo envolvido em pano por 10 a 30 minutos.
5. Calor: há liberação de histamina após aumento da temperatura.
6. Solar: desencadeada pelos raios solares ultravioletas ou luz com determinado comprimento de onda. Aparece em áreas pouco expostas e pode tornar-se grave. Há precursor cutâneo (cromóforo) no organismo que é transformado em fotoalérgeno.
7. Vibratória: após diferentes vibrações.
8. Aquagênica: desencadeada por água a qualquer temperatura, enquanto a coagênica resulta de água quente. Há mudança osmótica ao redor do folículo piloso, com liberação de histamina. Pode ser por produtos contidos na água. Para confirmação, proporciona-se o contato por 20 a 30 minutos com água à temperatura ambiente ou aquecida.
9. Contato: por agentes físicos ou substâncias urticariogênicas como látex, cosméticos, esmaltes, plantas, álcool, couro, lã, tecidos sintéticos, saliva.
10. Colinérgica: as lesões de pele são patognomônicas – micropápulas eritematosas pruriginosas de 2 a 4 mm, principalmente em região cervical e torácica. O aumento de temperatura corpórea, ao atingir o sistema nervoso central, promove a liberação de acetilcolina, a qual promove a degranulação de mastócitos.

São consideradas urticárias induzidas físicas as desencadeadas por estímulos específicos: pressão, força mecânica desencadeando urticária dermográfica, frio, calor, luz ultravioleta, vibrações. Diferentes urticárias físicas podem estar presentes no mesmo indivíduo. São consideradas urticárias induzidas não físicas a aquagênica, por contato e a colinérgica (Figura 15.62).

CAUSAS DE URTICÁRIA CRÔNICA INDUZIDA (UCI)
1. Pressão
2. Pressão tardia
3. Urticária dermográfica
4. Frio
5. Calor
6. Solar
7. Vibratória
8. Aquagênica
9. Contato
10. Colinérgica

Urticárias físicas: são as urticárias crônicas induzidas por estímulos específicos – pressão, urticária dermográfica, frio, calor, irradiação ultravioleta, vibração

Figura 15.62. A urticária crônica (UC) é considerada crônica induzida quando desencadeada por agente específico. Estão descritas as principais causas de urticária crônica induzida. As induzidas podem ser físicas e não físicas – aquagênica, contato e colinérgica.

b) Urticária crônica espontânea

A urticária crônica espontânea (UCE) é resultante de condições intrínsecas do organismo. É considerada uma condição autoimune, onde a ativação do mastócito é dada por autoanticorpos IgG e/ou IgE. Algumas vezes a UCE apresenta-se inicialmente de forma induzida ou como vasculite, depois permanecendo como UCE. A UC considerada no início como UCE pode evoluir para induzida, sendo necessária a revisão constante desta classificação. É possível que a UCE, tendo um processo inflamatório crônico, possa aumentar o risco de comorbidades.

É necessário pesquisar as causas intrínsecas que estão desencadeando a UCE; o tratamento destas causas geralmente leva ao desaparecimento da UCE:

1ª. Doenças autoimunes: doenças da tireoide são as mais frequentes, podendo aparecer anticorpos antitireoidianos, como antitireoglobulina e antiperoxidase, mesmo em indivíduos eutireoidianos; diabetes *mellitus*; hiperparatireoidismo; síndrome de Sjögren, hipersensibilidade à progesterona. É possível que a inflamação crônica contribua com a ativação de mastócitos.

O teste do soro autólogo é uma das formas de detecção de anticorpos autorreativos: após a retirada de sangue do paciente e separação de 0,05 mL de soro, este é injetado novamente no paciente, via intradérmica, acompanhado de controles positivo (0,01 mL de histamina) e negativo (soro fisiológico). A presença de autoanticorpos no soro testado promove a degranulação de mastócitos, com formação de pápula após 30 minutos, maior ou igual à da histamina ou maior do que 1,5 mm quando sem histamina para comparação. O teste do soro autólogo positivo nem sempre indica autoimunidade, pois há falso-negativo. É necessário, ainda, considerar o risco de contaminação na realização deste exame, além de não substituir outros exames para doenças autoimunes.

2ª. Infecções bacterianas, virais, fúngicas e parasitoses: a UCE pode estar associada a infecções crônicas, sendo as mais frequentes: infecções urinárias; parasitoses, como giardíase, toxocaríase, amebíase e outras; tuberculose; sífilis; infecções virais como HIV, rubéola, mononucleose, hepatites virais (A, B, C), *Citomegalovirus, Coxsackie virus*; abscesso dentário, sinusite, toxoplasmose, candidíase; indivíduos com gastrite por *Helicobacter pylori* apresentam resolução da urticária após o tratamento da infecção: há hipótese de que proteínas do *H pylori* possam ativar mastócitos (Figura 15.63).

3ª. Neoplasias: urticárias podem ser um indício de leucoses e neoplasias.

4ª. Angioedema hereditário: a deficiência do inibidor de C1 com frequência leva a edema em dorso de mãos e pés, lábios, pálpebras, podendo evoluir para edema de glote (será estudado no Capítulo 21 – Erros Inatos da Imunidade).

5ª. Exercício físico: a urticária por exercício aparece 2 a 30 minutos após o início do exercício. Pode ainda aparecer só após a ingestão de alguns alimentos, como trigo e frutos do mar ou o uso de medicamentos, como anti-inflamatórios não hormonais. O teste é feito por exercício em esteira (dez minutos) ou em bicicleta (meia hora).

6ª. Psíquica: transtornos psíquicos com frequência estão associados a quadros de urticária crônica, em especial obsessivo-compulsivo e depressão. Raramente aparecem como causa única, necessitando a exclusão de outras causas.

7ª. Estresse: piora a urticária física, sendo raro como causa única.

8ª. Causa desconhecida (anterior idiopática): após a exclusão das diferentes causas (Figura 15.63).

CAUSAS DE URTICÁRIA CRÔNICA ESPONTÂNEA (UCE)	
CAUSAS DE URTICÁRIA CRÔNICA ESPONTÂNEA	INFECÇÕES ASSOCIADAS À URTICÁRIA CRÔNICA ESPONTÂNEA
1ª. Doenças autoimunes 2ª. Infecções 3ª. Neoplasias 4ª. Angioedema hereditário 5ª. Exercício físico 6ª. Psíquica 7ª. Estresse 8ª. Causa desconhecida	1. Infecção urinária 2. Parasitoses (giardíase, toxocaríase, amebíase) 3. Tuberculose 4. Sífilis 5. Infecções virais (HIV, rubéola, mononucleose, hepatites, *Citomegalovirus, Coxsackie virus*) 6. Abscesso dentário 7. Sinusite 8. Toxoplasmose 9. Candidíase 10. Gastrite por *Helicobacter pylori*

Figura 15.63. Fala-se em urticária crônica espontânea (UCE) quando for desencadeada por mecanismos intrínsecos do organismo. Pode ter causa desconhecida, mas é necessário anamnese detalhada e acompanhamento. Diferentes infecções podem causar UCE, necessitando de diagnóstico.

Diagnósticos diferenciais de urticária

Devem ser consideradas diferentes doenças com possibilidade de apresentação semelhante à da urticária:

Doenças autoimunes: devem fazer parte do diagnóstico diferencial da urticária crônica, como lúpus eritematoso sistêmico. Por outro lado, as doenças autoimunes podem evoluir com urticas, decorrentes de autoanticorpos que degranulam mastócitos; nesses casos, misturam-se às causas de urticária.

Doenças autoinflamatórias: são distúrbios da imunidade inata, mais raros, podendo apresentar outras manifestações como febre, artrite, serosite.

Mastocitose ou urticária pigmentosa: doença resultante do acúmulo de mastócitos em diferentes tecidos. A mastocitose cutânea apresenta pápulas eritêmato-acastanhadas em pele, estando presente o sinal de Darier: formação de eritema ao redor da urtica, após fricção. O diagnóstico é por biópsia, que mostra elevado número de mastócitos ao redor dos vasos da derme. Há melhora do prurido com anti-histamínicos. A mastocitose cutânea pode evoluir para forma sistêmica, com comprometimento hepático e doenças linfoproliferativas. Trabalhos sugerem menor evolução da forma cutânea para a sistêmica com o uso contínuo de anti-histamínicos.

Doenças por imunocomplexo: descritas no Capítulo 17 – Reações por Imunocomplexos.

Vasculites cutâneas: por diferentes etiologias, como diferentes infecções, medicamentos, produtos químicos e alimentos. As lesões são quase sempre violáceas e permanentes, não desaparecendo por dígito-pressão, podendo persistir no mesmo local por mais de um dia. O diagnóstico etiológico muitas vezes é feito por biópsia.

Anafilaxia: a urticária pode ser um quadro inicial de anafilaxia, necessitando essa abordagem em quadros agudos (Figura 15.64).

DIAGNÓSTICOS DIFERENCIAIS DE URTICÁRIA CRÔNICA

- Doenças autoimunes
- Doenças autoinflamatórias
- Mastocitose
- Doenças por imunocomplexo
- Vasculites cutâneas: lesões não desaparecem por digitopressão; geralmente violáceas e permanentes; diagnóstico muitas vezes por biópsia
- Anafilaxia (pode ser o quadro agudo inicial)

Figura 15.64. Estão descritos os principais diagnósticos diferenciais da urticária crônica. É importante que estes diagnósticos diferenciais sejam lembrados diante de pacientes com urticária crônica.

Etiopatogenia da urticária

A urticária pode ter etiopatogenia imunológica e não imunológica. As urticas e o angioedema resultam da degranulação de mastócitos com liberação de histamina (principal nas urticas), leucotrienos e prostaglandina.

A degranulação mastocitária imunológica ocorre principalmente em urticárias agudas, por reações IgE-mediadas: alérgeno promove a formação de IgE, que se une a mastócitos sensibilizando-os e depois promovendo a liberação de mediadores (alimentos, alguns medicamentos, venenos de insetos). Outros mecanismos imunológicos podem estar envolvidos, como ativação dos componentes C3a e C5a do complemento (anafilatoxinas), mediação por citocinas, formação de IgG (IgG1 e IgG3) contra IgE ou contra receptores de alta afinidade para IgE (estes anticorpos unem-se à IgE degranulando mastócitos e ocorrem em especial nas urticárias autorreativas). A urticária de causa não imunológica pode resultar da degranulação direta de mastócitos por agentes físicos, por medicamentos (AINEs, opioides, vancomicina, bloqueadores neuromusculares). A urticária crônica espontânea pode ter ainda etiopatogenia desconhecida.

Exames complementares na urticária crônica

Na urticária crônica a anamnese deve ser detalhada e aprimorada em cada consulta. É a anamnese que orienta a indicação de exames laboratoriais.

A urticária crônica induzida necessita de confirmação através de testes de provocação: teste de pressão com leitura imediata ou tardia, teste desencadeante de dermografismo (*Fric test*), teste do cubo de gelo, provocação com calor, com ultravioleta e luz visível com diferentes comprimentos de onda, água em diferentes temperaturas, corrida, esteira ou bicicleta ergométrica (urticária colinérgica), contato com substâncias urticariogênicas.

Para urticária crônica espontânea, os exames iniciais indicados pelo último Consenso sobre Urticária Crônica, constam: hemograma, urina tipo I, parasitológico de fezes e PPD, proteína C reativa (PCR) ou velocidade de hemossedimentação (VHS), além de exames orientados pela anamnese e exame físico. É fundamental um acompanhamento clínico-laboratorial prolongado, com exames complementares conforme necessários, considerando-se as doenças mais prevalentes e a faixa etária do paciente. Somente quando a causa for extensamente pesquisada e não identificada é que a urticária crônica é considerada idiopática (Figura 15.65).

EXAMES COMPLEMENTARES NA URTICÁRIA CRÔNICA

Urticária crônica induzida:
- Testes de provocação: teste de pressão, dermografismo (*fric test*), cubo de gelo, calor, luz visível, vibração, água em diferentes temperaturas, esteira (colinérgica), contato com substâncias urticariogênicas.

Urticária crônica espontânea:
- Inicialmente: hemograma, urina tipo I, parasitológico de fezes, PPD, proteína C reativa (PCR) ou VHS.
- Outros exames podem ser feitos dependendo da anamnese e do exame físico.
- Sequencialmente: acompanhamento clínico-laboratorial em longo prazo, com exames laboratoriais conforme a necessidade

Figura 15.65. Estão descritos os exames complementares que devem ser feitos para o diagnóstico etiológico da urticária crônica.

Tratamento da urticária

No tratamento de urticárias agudas e crônicas é imprescindível pesquisar o agente causador. Urticárias agudas graves e angioedema muitas vezes necessitam de adrenalina e corticosteroides, conforme estudado ao final deste capítulo, em "anafilaxia". Em casos graves de urticária aguda, o paciente deve permanecer em observação por até dez horas, mesmo após o controle dos sinais e sintomas, tendo-se em vista a fase tardia das reações IgE-mediadas.

O tratamento da urticária crônica espontânea deve levar ao controle total da urticária. O tratamento inicial deve ser feito com anti-histamínicos não sedantes de segunda geração, em doses aprovadas. Alguns anti-histamínicos são mais eficazes em determinadas urticárias: ciproeptadina nas físicas de forma geral e na urticária ao frio (com tendência a serem menos utilizados por serem de primeira geração e causarem sonolência); cetirizina nas urticárias por pressão, aquagênica, solar, colinérgica e dermográfica.

Após 2 a 4 semanas o paciente deve ser reavaliado utilizando-se o "escore da atividade da urticária de 7 dias (UAS7)", disponível em aplicativos. O escore abaixo de 6 indica controle da urticária. O Consenso de Urticária e Angioedema preconiza que, em casos refratários de urticária crônica, deva-se aumentar a dose dos anti-histamínicos de segunda geração para duas, três e até quatro vezes; entretanto, até o momento, a Agência Nacional de Vigilância Sanitária (Anvisa) não liberou tais dosagens.

Como terceira linha de tratamento está recomenda a adição de omalizumabe (anti-IgE), apesar de não se conhecer exatamente seu mecanismo na UC (provavelmente inibindo a degranulação mastocitária). Os resultados do uso de omalizumabe são melhores quando a IgE sérica inicial é bem alta. Pode haver aumento inicial de IgE após a introdução da anti--IgE. Na quarta linha de tratamento está descrita a ciclosporina A, necessitando controle clínico e laboratorial. Não são recomendados corticosteroides sistêmicos por longo prazo na UC. Os medicamentos referidos devem ser prescritos por profissionais especializados.

Alergia alimentar

Reações adversas a alimentos

Reações adversas a alimentos (RAA) são quaisquer respostas anormais aos alimentos, o que inclui a alergia alimentar. O Consenso Brasileiro sobre Alergia Alimentar define "alergia alimentar como doença consequente à resposta imunológica anômala, que ocorre após a ingestão e/ou contato com determinado alimento".

As RAA são classificadas em tóxicas (alimentos deteriorados) e não tóxicas (imunológicas e não imunológicas). As imunológicas ou alergias alimentares podem ser: IgE-mediadas, mistas e não IgE-mediadas. O álcool, o ácido acetilsalicílico e outros anti-inflamatórios não hormonais podem potencializar a alergia alimentar (Figura 15.66).

Sensibilização e alérgenos alimentares

A etapa de sensibilização da alergia alimentar IgE-mediada mais comum é por via oral. Entretanto, pode passar despercebida, em especial quando ocorre por via cutânea (cosméticos contendo leite) ou via inalatória (inalação de farináceos). Na alergia alimentar IgE-mediada há diminuição de T reguladores induzíveis (responsáveis pela tolerância de observação) e alteração das citocinas relacionadas. São relatadas alterações da microbiota intestinal comensal em alergias alimentares.

Os alérgenos alimentares, determinantes das alergias alimentares IgE-mediadas, têm peso molecular entre 10 e 70 kD; geralmente são lineares e termoestáveis. Os alérgenos mais frequentes nas alergias alimentares IgE-mediadas são:

ALERGIA ALIMENTAR

REAÇÕES ADVERSAS A ALIMENTOS (RAA)

CONCEITO DE RAA:
RAA são qualquer resposta anormal aos alimentos

CLASSIFICAÇÃO DAS RAA:
1. Tóxicas
2. Não tóxicas:
   A. Imunológicas ou alérgicas:
      IgE-mediadas
      Mistas
      Não IgE-mediadas
   B. Não imunológicas ou não alérgicas

Figura 15.66. Estão descritos o conceito e a classificação das reações adversas a alimentos (RAA).

leite de vaca, ovo, peixes, crustáceos, trigo, amendoim, castanhas (castanha de caju, do Pará, nozes, amêndoas, avelã, pecã, macadâmia, pistache, pinhão) e sementes (gergelim, linhaça, sementes de girassol, de abóbora). A soja e o leite de vaca são frequentes nas alergias não IgE-mediadas.

Os principais alérgenos em crianças são as proteínas do leite de vaca e do ovo. No leite de vaca encontram-se β-lactoglobulina e caseína, seguidas de α-lactoalbumina. Os principais alérgenos do ovo estão na clara – ovomucoide, ovoalbumina, ovotransferrina e lisozima; a levetina é o alérgeno da gema. As alergias alimentares em crianças tendem a evoluir para tolerância, em especial ao leite de vaca, após os três anos. Nos adultos, as alergias alimentares são quase sempre persistentes. Dependendo da população, os principais alimentos alergênicos são: peixes (parvalbumina), crustáceos (tropomiosinas), amendoim (aglutinina), castanhas (globulina), trigo (gliadina), soja (conglicina, mas nem sempre IgE-mediada) e milho. Tem sido descrita alergia a outros alimentos, como gergelim e kiwi. Caseína e ovomucoide são alérgenos resistentes ao calor e estão associados a maior gravidade e persistência da alergia (Figura 15.67).

São descritos alérgenos comuns para diferentes alimentos. A profilina é encontrada na polpa de frutas da família das rosáceas e em vegetais; é sensível às proteases, deixando de ser alergênica com a digestão; apresenta reatividade cruzada com látex. A proteína transportadora de lipídios (LPT) aparece na casca de frutas rosáceas e nos vegetais; é resistente às proteases, determinando mais reações sistêmicas, mas não apresenta reação com látex. Dentre as proteínas de estocagem, destacam-se a glicinina e a conglicinina, encontradas na soja, amendoim, castanha de caju, nozes e avelã. São descritas, ainda, vicilinas em vários grãos, como amendoim, soja, lentilha; leguminas, em amendoim e castanhas (Figura 15.67).

ALÉRGENOS DAS ALERGIAS ALIMENTARES IgE-MEDIADAS
CRIANÇAS
1. Leite de vaca: β-lactoglobulina, caseína e α-lactoalbumina
2. Clara de ovo: ovomucoide, ovoalbumina
Gema de ovo: livetina
ADULTOS
1. Peixes (parvalbumina), crustáceos (tropomiosina), amendoim (aglutinina)
2. Castanhas (globulina), trigo (gliadina), milho

ALÉRGENOS ALIMENTARES COM EPÍTOPOS COMUNS
• Profilina: polpa de frutas da família das rosáceas e vegetais (reatividade cruzada com látex; sensível às proteases)
• LPT (proteína transportadora de lipídios): casca de frutas da família das rosáceas e vegetais
• Proteínas de estocagem (glicina, conglicina): soja, amendoim, castanha de caju, nozes, avelã
• Vicilinas: vários grãos – amendoim, soja, lentilha
• Leguminas: amendoim, castanhas

Figura 15.67. Os principais alérgenos das reações IgE-mediadas de crianças estão no leite de vaca, seguidos de clara de ovo. Nos adultos variam conforme os costumes locais: no Brasil encontram-se os peixes e crustáceos, e nos Estados Unidos, o amendoim. Vários alimentos apresentam os mesmos epítopos (parte do alérgeno que promove a resposta imunológica), enquanto em reações cruzadas há resposta imunológica para epítopos semelhantes, porém diferentes.

As tropomiosinas são as mesmas de crustáceos (camarões, lagosta, caranguejos), *Dermatophagoides pteronyssinus* e baratas, possibilitando reações para todos, assim como muitos peixes apresentam parvalbumina. Há reatividade cruzada entre frutas e polens; cereais e gramíneas; amendoim e soja. Leite de vaca e soja apresentam alérgenos diferentes, mas pode existir reações a ambos.

A vacina contra febre amarela está contraindicada em indivíduos alérgicos ao ovo; existe a dessensibilização temporária para alguns casos, feita por especialistas e em ambientes seguros. As demais vacinas cultivadas em ovos embrionados, como MMR, só estão contraindicadas em casos de reações generalizadas graves de alergia ao ovo.

Quadro clínico das alergias alimentares

A alergia alimentar pode se manifestar de diferentes formas, sendo benéfico ao paciente o acompanhamento multidisciplinar.

1º. Alergia alimentar IgE-mediada

Nas IgE-mediadas as manifestações ocorrem minutos ou cerca de até de duas horas após a ingestão do alimento alergênico. Mais raramente, manifesta-se de forma tardia ou só após atividade física, como no trigo – é possível que a vasodilatação aumente a absorção.

As principais manifestações clínicas da alergia alimentar IgE-mediada são:
- Cutâneas – muito frequentes; urticária e/ou angioedema agudos podem surgir logo após a ingestão do alérgeno. A urticária (pápulas pruriginosas) pode ser disseminada e o angioedema, doloroso ou não, atinge lábios, pálpebras, extremidades e às vezes genitália.
- Gastrintestinais – náuseas, vômitos, diarreia, dor abdominal; nem sempre ocorrem. Na síndrome da alergia oral (IgE-mediada), o contato de alimentos crus com a orofaringe acarreta rápida evolução para hiperemia de boca, edema de lábios e de mucosa oral, com possibilidade de evolução para edema de glote (região rica em mastócitos), podendo, mais raramente, evoluir para anafilaxia. Em crianças pequenas é dada por leite de vaca ou ovo. Para crianças maiores e adultos é descrita principalmente para frutas cruas (banana, morango, maçã, pera, kiwi, pêssego, ameixa, melão, maracujá) e vegetais (tomate, cenoura, batata, aipim). Há sensibilização de proteínas alimentares homólogas (como profilina), muitas vezes precedida por sensibilização a pólen e, nesses casos, a síndrome é conhecida como pólen-fruta. A síndrome da alergia oral não deve ser confundida com a síndrome de Frey, a qual aparece na infância e desaparece espontaneamente: há rubor unilateral em região maxilar e malar após a ingestão de alimentos, por estímulos gustatórios.
- Respiratórias – raramente a alergia alimentar apresenta-se como quadros isolados de rinoconjuntivite e/ou broncoespasmo agudos. Nos casos de broncoespasmo, a evolução para quadro generalizado tende a ser mais rápida.
- Anafilaxia – acomete pele/mucosas e sistema cardiorrespiratório, podendo evoluir para óbito. Ocorre em especial na alergia alimentar por leite, peixes, crustáceos e amendoim (Figura 15.68).

2º. Alergia alimentar mista

Dermatite atópica: 30% a 40% das dermatites atópicas moderadas a graves podem ser determinados por alergia alimentar, resultante de reação IgE-mediada associada ao tipo IV. O ovo tem sido relatado como o mais frequente alérgeno, seguido de leite.

Esofagite eosinofílica: é uma reação mista, que com frequência está associada à alergia alimentar IgE-mediada, em especial na anafilaxia alimentar. É determinada por inflamação T2: TSLP, IgE e eosinófilos, com aumento de TGF-β determinante da fibrose. O quadro clínico é de alergia alimentar IgE-mediada ou de refluxo gastroesofágico, porém resistentes ao tratamento. Na criança há recusa alimentar, vômitos, dor abdominal, atraso pôndero-estatural; no adulto, disfagia e impactação. Em alguns casos, diarreia grave e sangramento

QUADRO CLÍNICO DAS ALERGIAS ALIMENTARES

ALERGIA ALIMENTAR IgE-MEDIADA

Manifestações clínicas aparecem minutos ou cerca de até duas horas após a ingestão:
1. Cutâneas: urticária e/ou angioedema agudos (muito frequentes)
2. Gastrintestinais: náuseas, vômitos, diarreia, dor abdominal (nem sempre)
   Síndrome da alergia oral: edema de lábios/orofaringe, até edema de glote, após o contato da orofaringe com leite, ovo (crianças pequenas) ou alimentos crus – frutas e vegetais (crianças maiores e adultos)
3. Respiratórias: raramente quadros isolados de rinoconjuntivite e/ou broncoespasmo agudos
4. Anafilaxia: pele/mucosas e sistema cardiorrespiratório, até óbito

MANIFESTAÇÕES CLÍNICAS DAS ALERGIAS ALIMENTARES

ALERGIA ALIMENTAR IgE-MEDIADA

1. Urticária e/ou angioedema agudos: associados ou não, podendo haver diarreia e vômitos
2. Rinoconjuntivite e broncoespasmo agudos: raros como únicas manifestações de APLV
3. Síndrome da alergia oral: edema de lábios/orofaringe após a ingestão
4. Anafilaxia: pele/mucosas, sistema cardiorrespiratório

ALERGIA ALIMENTAR MISTA

1. Dermatite atópica por alergia alimentar:
   Dermatite moderada a grave
   Reação IgE-mediada (tipo I) + reação celular (tipo IV)
2. Esofagite eosinofílica: pode estar associada à alergia alimentar
   Quadro clínico: semelhante à alergia alimentar IgE-mediada ou ao refluxo gastroesofágico, que não melhoram com tratamento; na criança – recusa alimentar, dor abdominal, atraso pôndero-estatural; no adulto – disfagia e impactação.
   Alérgenos: leite de vaca, ovo, trigo, soja, castanhas, peixes e frutos do mar
3. Gastroenteropatia eosinofílica: quadro depende do grau comprometido – discreto (vômitos, diarreia) até grave (sangramentos intestinais)

ALERGIA ALIMENTAR NÃO IgE-MEDIADA

1. Enterocolite alérgica ou síndrome da enterocolite induzida por proteína alimentar (FPIES):
   critério maior – vômito isolado após 1 a 4 horas após a ingestão;
   critérios menores – vômitos incoercíveis com rápida evolução para desidratação, diarreia, letargia, palidez
2. Enteropatia alérgica ou enteropatia induzida por proteína alimentar: diarreia crônica, eritema perianal, perda de peso
3. Proctocolite alérgica ou proctocolite induzida por proteína alimentar: bem, porém com perda discreta de sangue nas fezes, podendo levar à anemia
4. Refluxo gastroesofágico alérgico ou refluxo induzido por proteína alimentar: geralmente por leite de vaca; ganho de peso inadequado
5. Hemossiderose pulmonar desencadeada por proteína (síndrome de Heiner): hemoptises e pneumonias de repetição, que desaparecem com a retirada do leite

Figura 15.68. A alergia alimentar apresenta manifestações clínicas conforme o mecanismo envolvido: alergia alimentar IgE-mediada, mista (hipersensibilidade I e IV) e não IgE-mediada.

---

intestinal. O diagnóstico, associado à clínica, é confirmado por biópsia: mais de 15 eosinófilos/campo de grande aumento, encontrados após seis biópsias ao longo do esôfago. O tratamento baseia-se em corticosteroides tópicos inalatórios, mas de forma deglutida, e inibidores de bomba de prótons. Entre os alérgenos mais frequentes encontram-se: leite de vaca, ovo, trigo, soja, castanhas, peixes e frutos do mar. É necessária a retirada do alimento alergênico associado; casos em que não se sabe qual o alimento desencadeador, devem ser retirados os alimentos mais frequentes, de forma separada, observando-se a resposta após seis semanas. Geralmente há melhora após um mês, porém as recidivas são frequentes. A falta de tratamento leva à fibrose e estenose esofágica. São descritos três endótipos (característica da doença dependente da fisiopatologia), apesar de densidade semelhante de eosinófilos: esofagite eosinofílica leve, refratária a corticosteroides e com estreitamento esofágico. É importante o acompanhamento por gastroenterologistas.

Gastroenterite eosinofílica: também pode estar associada à alergia ao leite de vaca ou a outros alimentos. O quadro clínico depende do grau de comprometimento gástrico e intestinal: pode ser discreto (vômitos e diarreia) até grave (sangramentos intestinais) (Figura 15.68).

3º. Alergia alimentar não IgE-mediada

As reações não IgE-mediadas aparecem depois de horas ou dias após a ingestão do alimento. As manifestações clínicas variam conforme a doença envolvida.

Enterocolite alérgica ou síndrome da enterocolite induzida por proteína alimentar (FPIES) (não IgE-mediada): os principais alérgenos são leite de vaca e soja em lactentes; ovo, soja, trigo, arroz e peixes em crianças maiores ou adultos. Pode haver sensibilização por mais de um alimento. É um critério maior para o diagnóstico: vômito isolado 1 a 4 horas após a ingestão. Entre os critérios menores estão: vômitos incoercíveis com rápida evolução para desidratação grave, diarreia, letargia, palidez. A exclusão do alimento leva à remissão em três semanas. Crianças com FPIES ao leite de vaca geralmente tornam-se tolerantes aos dois ou três anos de idade. A tolerância é mais tardia ou até inexistente quando o alimento é sólido.

Enteropatia alérgica ou enteropatia induzida por proteína alimentar (não IgE-mediada): diarreia crônica, eritema perianal e perda de peso, com melhora após a retirada do alimento.

Proctocolite alérgica ou proctocolite induzida por proteína alimentar (não IgE-mediada): frequentemente ocorre por proteína do leite de vaca ingerido pela mãe. A criança apresenta-se bem, com estrias de sangue nas fezes, podendo haver anemia. Raramente há sangramentos intestinais e perdas proteicas intestinais.

Refluxo gastroesofágico alérgico ou refluxo gastroesofágico induzido por proteína alimentar (não IgE-mediado): mais frequente por proteína do leite de vaca. Há regurgitações repetitivas, vômitos propulsivos, choro persistente e ganho de peso inadequado, o que difere do refluxo gastroesofágico fisiológico. Há regressão após a exclusão da proteína alergênica.

Hemossiderose pulmonar desencadeada por proteína alimentar, geralmente por leite de vaca (não IgE-mediada) ou síndrome de Heiner: há hemoptise e pneumonias de repetição (com infiltrados pulmonares), que desaparecem com a retirada do alimento (Figura 15.68).

Diagnóstico da alergia alimentar IgE-mediada

A anamnese deve ser dirigida para a presença de atopias pessoais ou familiares, e por meio do exame físico procura-se afastar outras doenças. É necessário diferenciar sensibilização (presença de IgE específica) de doença (com etapa efetora), como nas demais reações IgE-mediadas: exames positivos sem quadro clínico não indicam alergia.

Os testes cutâneos de hipersensibilidade imediata para alérgenos alimentares quando negativos, diferentemente das outras alergias, apresentam alto valor preditivo (95% de possibilidade de afastar alergia alimentar). Ao contrário, testes positivos têm valor preditivo baixo (50% a 60%), sendo necessário cuidado com a falsa positividade. Testes cutâneos não devem ser realizados em pacientes que tiveram reações graves. Na alergia alimentar, testes prick to prick com leite in natura ou outros alimentos parecem ter maior sensibilidade, devendo-se utilizar da mesma forma controle positivo por histamina e negativo por soro fisiológico.

A IgE sérica específica para alérgenos alimentares (RAST, ImmunoCAP®) quando elevados apresentam alto valor preditivo (diferente de outras reações IgE-mediadas), ou seja, IgE específica alta tem maior possibilidade de presença de alergia alimentar. Entretanto, é necessário diferenciar sensibilização (IgE específica alta) de doença (com etapa efetora): só testes positivos sem quadro clínico não indicam alergia alimentar. Valores elevados de IgE sérica específica para alérgenos alimentares são ainda importantes no controle desta alergia: diminuição destes valores pode ser útil como auxílio para a repetição dos testes de provocação ou de uma possível reintrodução. ImmunoCAP® ISAC utilizado para screening ou quando há múltiplos alérgenos.

São referidos pontos de corte para IgE específica, acima dos quais há maior preditividade: acima de determinados valores há 90% de probabilidade da ocorrência de quadro clínico, devendo-se adiar a reintrodução do alimento. Tais pontos de corte variam com a população e com a idade do paciente. Sampson considera como pontos de corte acima de dois anos de idade: 15 kU/L para leite de vaca, 7 para ovo, 20 para peixe, 14 para amendoim, 30 para soja e 26 para trigo; em crianças abaixo de dois anos, considera 5 para leite de vaca e 2 para ovo. Pesquisadores estudando crianças brasileiras e valores preditivos de 90%, observaram pontos de corte de 3,06 kU/L para leite.

Os componentes proteicos para diagnóstico (CRD) – components resolved diagnosis permitem analisar IgE específica a partes do alérgeno: caseína, ovomucoide, Ara h2 do amendoim, gliadina do trigo, parvalbumina do peixe e tropomiosina do camarão.

O teste de provocação oral (TPO) aberto apresenta boa correlação com o diagnóstico. É indicado em casos com IgE específica presente e quadro clínico duvidoso. É útil ainda para observação de tolerância alimentar que, com certa frequência, ocorre em crianças. No TPO é feita exclusão do alérgeno suspeito e seus derivados por 4 a 12 semanas, seguida de provocação, sendo útil o consentimento informado. É necessário que seja realizado por profissionais especializados e em local com equipamento necessário para possíveis reações graves. Para leite de vaca, inicia-se com 10 mL, dobrando-se a quantidade a cada 20 ou 30 minutos, até 80 mL, ou seja, em quatro frações, aguardando-se por no mínimo 2 horas após o término.

Fala-se em teste de provocação (TPO) simples cego quando paciente e família não conhecem qual alimento está sendo dado durante o teste.

O teste de provocação oral (TPO) duplo-cego placebo-controlado (DCPC) é considerado padrão-ouro para o diagnóstico de alergia alimentar: médico e paciente não distinguem placebo e alimento. É indicado para casos de dermatite atópica moderada a grave com IgE específica aumentada para proteínas do leite de vaca e ovo (a IgE in vitro pode estar aumentada em dermatite atópica mesmo sem que o alimento seja o agente causador) e para casos em que a família atribui a manifestação ao alimento, mas há dúvida que seja o agente causador da alergia.

A dosagem de triptase sérica não está elevada em anafilaxias por alimentos.

Os testes de provocação podem auxiliar o diagnóstico de alergia alimentar não IgE-mediada (Figura 15.69).

Alergia à proteína do leite de vaca

Conceito da alergia à proteína do leite de vaca

A alergia à proteína do leite de vaca (APLV) é a mais frequente entre as RAA alérgicas, apresentando os alérgenos já estudados acima. A APLV pode ser IgE-mediada, mista ou não IgE-mediada, com manifestações clínicas semelhantes às de outras alergias alimentares. A prevalência referida pela OMS é de 2% a 5% no mundo, sendo a mais importante no primeiro ano de vida.

Constituem fatores de risco para a APLV IgE-mediada: irmãos ou pais com alergia alimentar, pais com asma, deficiência de IgA (potencializa a absorção do alérgeno), exposição precoce ao alérgeno (desmame precoce ou exposição não aparente), prematuridade, retardo no desenvolvimento da flora intestinal comensal (como em parto cesáreo) por menor desenvolvimento de Th1, além de tabagismo e deficiência de vitamina D em crianças predisponentes.

Tratamento da alergia à proteína do leite de vaca

O leite materno é o melhor alimento para criança no início de vida. Além de conter ácidos graxos de cadeia longa (essenciais para o desenvolvimento do sistema nervoso e da retina), o leite materno é o menos alergênico para a criança e auxilia a imunidade. Pelo leite materno há passagem de IgA, células e moléculas de defesa, especialmente neutrófilos, seguidos de mononucleares e de linfócitos B e T. Destacam-se dentre as moléculas: lisozima (rompe a parede bacteriana), ácidos graxos (rompem membranas citoplasmáticas de células infectadas), mucina e oligossacarídeos (adesão a microrganismos), fator *bifidus* (promove o crescimento de *Lactobacillus bifidus*), fibronectina (aumenta a atividade de macrófagos) e IFN-γ (aumenta a imunidade) (Figura 15.70).

Diante do diagnóstico de APLV e não havendo condições de amamentação é necessária a substituição da proteína íntegra do leite de vaca. Estão indicadas fórmulas de proteínas extensamente hidrolisadas: 90% dos casos de APLV IgE-mediada e não IgE-mediada têm boa resposta com tais fórmulas; estão ainda indicadas em dermatite atópica com APLV e proctocolite induzida por proteína alimentar. As fórmulas de aminoácidos (perda total da alergenicidade) devem ser utilizadas em casos graves de APLV, havendo persistência da alergia com fórmulas extensamente hidrolisadas, em esofagite eosinofílica, enterocolite/enteropatia induzidas por proteína alimentar. As fórmulas de soja podem ser utilizadas em crianças acima de seis meses, como segunda opção para as extensamente hidro-

---

DIAGNÓSTICO DA ALERGIA ALIMENTAR IgE-MEDIADA

1. Anamnese: procurar atopias pessoais e familiares
2. Exame físico: afastar outras doenças
3. Testes cutâneos de hipersensibilidade imediata:
   Quando negativo tem alto valor preditivo na alergia alimentar, ou seja, o teste negativo afasta alergia alimentar com maior probabilidade.
4. Prick to prick (alimento in natura): parece ser mais sensível (mesmo tipo de puntura)
5. IgE sérica específica (RAST ou *ImmunoCap*® ou *ImmunoCAP*® ISAC ou CRD):
   Quando positivo tem alto valor preditivo na alergia alimentar, ou seja, teste positivo é sugestivo de alergia alimentar. Pode haver sensibilização sem doença.
6. Dieta de eliminação do alérgeno: durante 2 a 4 semanas para ver se há resolução
7. Teste de provocação oral (TPO) aberto: faz exclusão do alimento e provocação aberta geralmente após 4 a 12 semanas, em locais com equipamento de urgência e supervisão médica. Apresenta boa correlação com o diagnóstico de alergia alimentar e auxilia a observar evolução para tolerância.
8. Teste de provocação oral (TPO) simples cego: paciente e família não conhecem qual alimento está sendo dado no teste.
9. Teste de provocação oral (TPO) duplo-cego placebo-controlado (DCPC): após o tempo de retirada é feita a introdução, sendo que médico e paciente não distinguem placebo e alimento; em locais com supervisão médica. É o exame padrão-ouro para o diagnóstico da alergia alimentar.

Figura 15.69. O diagnóstico da alergia alimentar é feito pela anamnese, exame físico, podendo ser auxiliado por exclusão do alimento e diferentes exames complementares.

LEITE MATERNO

1. Imunoglobulinas: IgA secretora
2. Células:
   – Neutrófilos
   – Fagócitos mononucleares
   – Linfócitos B e T
3. Moléculas de defesa:
   – Lisozima (rompe parede bacteriana)
   – Ácidos graxos (rompem parede de células infectadas)
   – Mucina e oligossacarídeos (adesão a microrganismos)
   – Fator *bifidus* (promove o crescimento de *Lactobacillus bifidus*)
   – Fibronectina (aumenta a fagocitose por mononucleares)
   – Interferon-γ (aumenta a imunidade, especialmente a fagocitose por mononucleares)

Figura 15.70. O leite materno apresenta componentes que contribuem para a defesa da criança: IgA, células da resposta inflamatória e várias moléculas de defesa.

lisadas, pelo menor custo. As fórmulas parcialmente hidrolisadas *não* são indicadas para APLV (Figuras 15.70 e 15.100).

O tratamento tem como prioridade a exclusão do alimento alergênico e de todos os seus derivados. Entre os derivados de leite e ovos, estão pães, bolos, macarrões, tortas, doces, sorvetes. Por outro lado, vários alimentos parecem conter leite, mas não o apresentam. A preparação de alimentos com alimento alergênico deve ser feita de forma separada, evitando-se sua "contaminação". Existe semelhança bioquímica entre a caseína do leite de vaca e a de leite de cabra, tornando este não indicado para a substituição. Vários medicamentos contêm lactose e devem ser analisados em indivíduos com alergia à caseína e à β-lactoglobulina, pela possível "contaminação" durante sua produção. Muitas apresentações de fármacos para asma contêm lactose, fazendo exceção os *sprays*. Assim, deve sempre ser orientada a leitura dos rótulos de alimentos e medicamentos.

No caso de suspensão de leite e derivados, deve ser feita a suplementação de cálcio e vitamina D, bem como a exposição ao sol. Deve-se observar a suplementação de ferro e magnésio, quando necessária. Em crianças maiores, pode-se substituir o leite por alimentos ricos em cálcio. Em lactentes com alergia alimentar à β-lactoglobulina, à caseína ou à ovoalbumina, é necessária a retirada do leite de vaca e do ovo das nutrizes evitando a passagem pelo leite materno. Não há indicação de suspender leite, ovos e derivados para as gestantes com história de alergia alimentar em outros filhos (Figura 15.71).

TRATAMENTO DA ALERGIA À PROTEÍNA DO LEITE DE VACA

1. Substituição da proteína íntegra do leite de vaca
    1ª. Fórmulas de proteínas extensamente hidrolisadas:
    – Alergias IgE-mediadas e não IgE: 90% dos casos têm boa resposta
    – Dermatite atópica com APLV, proctocolite induzida por proteína alimentar
    2ª. Fórmulas de aminoácidos:
    – Alergias IgE-mediadas graves
    – Alergias IgE-mediadas persistentes às fórmulas extensamente hidrolisadas
    – Esofagite eosinofílica, enterocolite/enteropatia induzidas por proteína alimentar
    3ª. Fórmulas de soja:
    – Acima de seis meses, como segunda opção para indicações de fórmulas extensamente hidrolisadas por ter menor custo
2. Exclusão de derivados
3. Substituição dos nutrientes: cálcio, vitamina D; se necessário ferro e magnésio
4. Pesquisar tolerância: a cada seis meses

Figura 15.71. Tratamento de alergia à proteína do leite de vaca (APLV) baseado na exclusão do alérgeno e substituição do alimento, segundo os Consensos.

Evolução da alergia à proteína do leite de vaca

A tolerância ao leite de vaca parece variar com a população. Há estudos mostrando que 50% das crianças tornam-se tolerantes aos dois anos de idade, 70% aos três, 80% aos quatro ou persistência mesmo aos dez anos. São sugestivos de que a alergia ao leite de vaca persistirá por mais tempo: quadro clínico inicial grave, associação a atopias, alergia à caseína, permanência de teste cutâneo positivo e de IgE elevada. Algumas das alergias não IgE-mediadas têm resolução mais precoce, como a proctocolite alérgica.

A reintrodução do leite deve ser revista a cada seis meses de exclusão. São úteis os valores para IgE específica inferiores aos pontos de corte ou acentuada redução desses valores. Os testes de provocação devem ser realizados em ambiente com atendimento para possíveis reações graves (Figura 15.71).

Reações adversas alimentares não alérgicas

entre as RAA não imunológicas ou não alérgicas encontram-se: intolerância alimentar por deficiências enzimáticas; aditivos alimentares; aditivos em medicamentos; contaminantes (agrotóxicos); farmacológicas (histamina, serotonina, cafeína); degranulação direta de mastócitos (tomate, algumas frutas, clara de ovo); psicológicas (Figura 15.72).

As deficiências enzimáticas mais frequentes são as deficiências de lactase e de frutase, determinando intolerâncias a carboidratos. O quadro clínico de intolerância à lactose pode aparecer em qualquer idade: dor e distensão abdominal, flatulência, diarreia explosiva aquosa e profusa (por efeito osmótico) ou obstipação crônica. Pode ser familiar ou adquirida ou após diarreias infecciosas (alterações das vilosidades intestinais). O diagnóstico é feito pela ausência de elevação da curva glicêmica após a ingestão de lactose, uma vez

---

REAÇÕES ADVERSAS ALIMENTARES NÃO IMUNOLÓGICAS

CAUSAS:

- Intolerância alimentar: deficiências enzimáticas, como intolerância à lactose
- Aditivos alimentares: corantes (tartrazina, urucum, clorofila) conservantes (benzoatos, nitratos, sulfitos, ácido acético), sabores (glutamato de sódio), adoçantes, espessantes de bebidas, emulsificantes (goma), gelificantes, solventes, aromatizantes, antioxidantes
- Aditivos em medicamentos: aspartame (sulfas), tartrazina (drágeas e xaropes coloridos)
- Contaminantes: agrotóxicos
- Farmacológicas: histamina, serotonina, cafeína
- Degranulação direta de mastócitos: tomate, algumas frutas, clara de ovo
- Psicológicas

Figura 15.72. Estão descritas as principais causas de reações adversas alimentares (RAA) de causa não imunológica ou não alérgica.

que esta não é decomposta em galactose e glicose. São dose dependentes, diferentemente das reações IgE-mediadas. O tratamento é o uso de leites com baixo teor de lactose (referidos ao final deste capítulo) na intolerância parcial ou a retirada de leite e derivados nos casos de intolerância total, além da suplementação de cálcio e acompanhamento por gastroenterologistas.

Vários aditivos também podem determinar RAA aparentemente não imunológicas, destacando-se: corantes (tartrazina, clorofila, urucum ou corante do coloral), conservantes (benzoatos, nitratos, sulfitos, ácido acético), sabores (glutamato monossódico), adoçantes, espessantes de bebidas, emulsificantes (goma, lectina, propilenoglicol), gelificantes (alginato de cálcio), solventes, aromatizantes e antioxidantes (sulfitos). As mais comuns são por corantes e conservantes. A tartrazina é encontrada em vários alimentos industrializados com coloração amarelada como alguns macarrões ou avermelhada como certos vinhos. Os sulfitos são encontrados em sucos de uva. Os aditivos alimentares podem ser encontrados ainda em medicamentos: ácido benzoico (sulfonamidas), aspartame (sulfa), carbonato de cálcio (obstipantes), citrato dissódico (budesonida), carragenina (contraste iodado), gelatinas (vacinas), tartrazina (drágeas e xaropes coloridos) e sulfitos (adrenalina). O diagnóstico de RAA por aditivos alimentares é clínico (Figura 15.72).

Entre os principais diagnósticos diferenciais de RAA estão: cólicas do lactente, refluxo gastroesofágico e síndrome do intestino irritável.

A doença celíaca é uma doença autoimune com intolerância ao glúten (fração proteica do trigo, centeio, cevada e aveia), o qual promove uma hipersensibilidade celular (T citotóxico e Th1), por isso classificada à parte. Na forma clássica há vômitos, distensão abdominal, diarreia crônica ou obstipação, anemia, perda de peso e alterações de humor. Na crise celíaca, geralmente desencadeada por infecções, há agravamento da doença e risco de vida. Na forma atípica as manifestações são isoladas e na silenciosa há apenas história familiar. É imprescindível o diagnóstico precoce de doença celíaca para melhor evolução do paciente: triagem por testes sorológicos (anticorpos antiendomísio da classe IgA, antigliadina e antitransglutaminase) e comprovação por biópsia do intestino delgado. O tratamento é a dieta sem glúten por toda a vida, com acompanhamento por gastroenterologistas e pneumologistas. Na dermatite herpetiforme, conhecida como doença celíaca da pele, há intolerância ao glúten associada a lesões vesiculares muito pruriginosas, simétricas e em áreas extensoras.

Reações ao látex

a borracha é um produto natural proveniente da seringueira (*Hevea brasiliensis*). Após um processo de vulcanização, torna-se mais elástica, dando origem ao látex. Vários objetos contêm látex, como brinquedos, balões, chupetas, luvas, garrotes, cateteres, aparelhos ergométricos, preservativos. O contato com látex pode levar ao aparecimento de reações adversas (alérgicas ou não) em alguns indivíduos.

A heveína, nome dado a um grupo de proteínas do látex, é o principal alérgeno das reações ao látex. De forma geral, quanto maior a flexibilidade da borracha, mais heveína apresenta. As luvas de látex são consideradas determinantes de muitos casos de sensibilização ao látex. O quadro pode se agravar quando houver penetração dos alérgenos do látex nas vias aéreas.

Tipos de reações ao látex e principais alérgenos

O látex e seus derivados podem determinar reações imunológicas e não imunológicas. As irritativas (não imunológicas) são as mais frequentes, aparecendo horas após o contato, sem necessidade da sensibilização prévia. As reações imunológicas podem ser IgE-mediadas (tipo I) ou celulares (tipo IV), encontrando-se entre as últimas a dermatite de contato ao látex. A alergia ao látex IgE-mediada pode levar a quadros sistêmicos graves e à anafilaxia. É necessário que as reações ao látex sejam diagnosticadas e que seja reconhecida sua etiopatogenia para a conduta mais adequada ao paciente (Figura 15.73).

São descritos 15 alérgenos de heveína (*Hev b1* a *Hev b15*), estando entre os principais *Hev b1*, seguido de *Hev b3* e *b6*. Como nas demais reações IgE-mediadas, os alérgenos promovem a ativação de Th2, que auxilia B na síntese de IgE

ALERGIA AO LÁTEX

TIPOS DE REAÇÕES AO LÁTEX
- Reação irritativa: não alérgica (maioria)
- Alergia ao látex IgE-mediada: tipo I potencialmente grave porque pode levar à anafilaxia
- Dermatite de contato alérgica ao látex: tipo IV ou celular

ALÉRGENOS DAS REAÇÕES AO LÁTEX
- Heveína (15 alérgenos): *Hev b1* a *Hev b15*
- Alérgenos mais frequentes: *Hev b1*, seguido de *Hev b3* e *b6*

GRUPOS DE RISCO DE REAÇÕES AO LÁTEX
- Indivíduos com espinha bífida ou outros defeitos do fechamento do tubo neural
- Portadores de malformações congênitas que necessitem de procedimentos cirúrgicos frequentes, como bexiga neurogênica
- Profissionais da saúde
- Trabalhadores da indústria de látex

Figura 15.73. As reações ao látex podem ser não imunológicas (irritativas) e imunológicas (IgE-mediadas ou celulares). A heveína é o alérgeno do látex e estão descritos 15 tipos de heveína, denominados *Hev b1* a *Hev b15*. Indivíduos mais suscetíveis ao látex são os mais expostos ao látex, constituindo os grupos de risco.

(com formação de IgE específica para cada alérgeno) e na atração de eosinófilos. A degranulação de mastócitos e o afluxo de eosinófilos culminam com as manifestações clínicas da alergia ao látex (Figura 15.73).

Grupos de risco de reações ao látex

São considerados grupos de risco para reações ao látex: portadores de espinha bífida ou de outros defeitos de fechamento do tubo neural; portadores de malformações congênitas que necessitem de frequentes procedimentos cirúrgicos como bexiga neurogênica; profissionais da saúde; trabalhadores da indústria de látex. Há descrição de que 50% de pessoas com espinha bífida desenvolvem sensibilidade ao látex (Figura 15.73).

Quadro clínico da alergia ao látex

O quadro clínico da alergia ao látex IgE-mediada pode variar desde localizado até generalizado: edema local, urticária, rinite, conjuntivite, asma, anafilaxia e até óbito. Em atos cirúrgicos há maior risco de óbito por causa do contato direto do látex com mucosas e absorção para o intravascular (Figura 15.74).

Estima-se que metade dos indivíduos com alergia IgE-mediada ao látex apresentam ou apresentarão também alergia a alimentos, especialmente a frutas, por isso denominada síndrome látex-fruta. Entre os alimentos descritos encontram-se: banana, que parece ser o principal, kiwi, maracujá, melão, uva, maçã, mamão, abacate, figo, açaí, morango, jaca, castanha, cenoura, batata e aipim. Geralmente a alergia ao látex precede a alergia aos alimentos, mas pode ocorrer o inverso. Está descrita a existência de epítopos comuns em alguns desses alimentos (quitinases), que aparentemente apresentam reatividade cruzada com alérgenos do látex, em especial *Hevb6*. As quitinases perdem a alergenicidade com o cozimento, motivo pelo qual a síndrome é dada principalmente por frutas cruas. A planta *Ficus benjamina*, usada na ornamentação, apresenta reatividade cruzada com o látex (Figura 15.74).

O quadro de dermatite de contato alérgica ao látex por hipersensibilidade tipo IV é de reação eczematosa local, podendo tornar-se extensa. Pode ser difícil o diagnóstico diferencial com dermatite de contato irritativa. A dermatite de contato alérgica necessita de um período de sensibilização para o aparecimento da lesão, mas tal período pode não ser visto em recidivas.

Diagnóstico da alergia ao látex

A anamnese é muito importante. Deve-se realizar história detalhada, com questionário dirigido a sinais e sintomas, principalmente em pacientes de risco, pesquisando-se antecedentes de reação alérgica à ingestão de alimentos.

Os testes cutâneos de hipersensibilidade imediata, utilizando-se extratos padronizados de heveína, têm alta sensibilidade; devem ser feitos em ambiente adequado para atendimento de possíveis reações; são contraindicados em casos com história de gravidade. A dosagem de IgE sérica específica (RAST ou *ImmunoCAP®*), sendo *in vitro*, está indicada em pacientes com sintomatologia moderada ou grave e para acompanhamento da sensibilidade. Os testes de contato (*patch test*) avaliam a reação tipo IV ou celular (Figura 15.75).

Havendo condições de atendimento adequado e ausência de gravidade podem ser feitos testes de provocação: utiliza-se luva de látex em mão úmida (iniciando com um só dedo), durante 30 minutos e, se possível, luva sem látex na outra mão; broncoprovocação (VEF$_1$) antes e após a inalação de látex auxilia o diagnóstico de doença ocupacional.

Tratamento das reações ao látex

A imunoterapia específica tem sido indicada como a terapia de eleição para a alergia IgE-mediada ao látex. É necessária ainda a suspensão do contato com látex e seus derivados,

---

QUADRO CLÍNICO DA REAÇÃO IgE-MEDIADA AO LÁTEX

- O quadro é variável, desde localizado até generalizado: edema local, urticária, rinite, conjuntivite, asma, anafilaxia e até óbito

SÍNDROME LÁTEX-FRUTA

- Muitos indivíduos com reação IgE-mediada ao látex apresentam alergia a alimentos, em especial a frutas cruas
- Alimentos: banana, kiwi, maracujá, melão, uva, maçã, mamão, abacate, figo, açaí, morango, jaca, castanha, cenoura, batata, aipim
- Provavelmente ocorra reação cruzada entre látex e panalérgenos de frutas (quitinases), em especial com *Hev b6*

Figura 15.74. Os sinais e sintomas das reações ao látex IgE-mediadas variam de locais até generalizados. Estima-se que metade dos indivíduos com reação IgE-mediada ao látex apresenta ou apresentará reações a alimentos, principalmente a frutas cruas, sendo conhecida como síndrome látex-fruta.

DIAGNÓSTICO DA ALERGIA AO LÁTEX

- Anamnese minuciosa: tempo de aparecimento, frequência de exposição
- Alergia ao látex IgE-mediada:
  – Teste cutâneo de hipersensibilidade imediata: em ambiente adequado, sendo contraindicado em casos graves
  – IgE sérica específica (RAST ou *ImmunoCAP®* ou *ImmunoCAP® ISAC*) para heveína
- Alergia ao látex tipo IV:
  – Teste de contato (*patch test*)

Figura 15.75. A confirmação do diagnóstico de reação ao látex deve partir de anamnese detalhada e ser dirigida ao tipo de reação apresentada, pois na reação IgE-mediada há maior risco de generalização. As irritativas podem ser confundidas com as reações celulares ou tipo IV, diferenciando-as pelo teste de contato (*patch test*).

incluindo a possibilidade de inalação. Diante da síndrome látex-fruta, devem ser afastados os alimentos relacionados em cada caso.

Para profissionais da saúde com diagnóstico de alergia IgE-mediada ao látex, com o objetivo de evitar maior sensibilização, há indicação da mudança de setor na maioria das vezes. Para indivíduos do grupo de risco que necessitem de procedimentos invasivos repetidos, é recomendável a utilização de material sem heveína. A literatura recomenda evitar látex em portadores de espinha bífida desde o nascimento. As luvas de látex podem ser substituídas por luvas de vinil, nitrila, polietileno ou PVC. Em pacientes com alergia prévia grave ao látex e que necessitem de cirurgias, tornam-se necessárias salas cirúrgicas com equipamento *latex-free*.

Anafilaxia

O termo "anafilaxia" é proveniente do grego – "*a: falta*", "*phylax: proteção*" – e descrita por Richet e Portier em 1902. Sabe-se que, em vez de falta de reação, há excesso de reação, podendo ser uma hipersensibilidade IgE.

A anafilaxia ou reação anafilática é definida como "síndrome multissistêmica grave, com comprometimento de dois ou mais sistemas, de início súbito, evolução rápida, potencialmente fatal, decorrente da liberação de mediadores inflamatórios por mastócitos ativados". "A anafilaxia é altamente provável quando: 1. há comprometimento de pele e sistema respiratório ou gastrointestinal ou hipotensão associada à disfunção de órgãos alvo; 2. início agudo de hipotensão ou broncoespasmo ou envolvimento laríngeo após exposição de alérgeno conhecido". Utiliza-se o termo "anafilaxia" independentemente do mecanismo envolvido ou da intensidade, uma vez que o tratamento de urgência é o mesmo (Figura 15.76).

Causas de anafilaxia

O reconhecimento da causa da anafilaxia é fundamental para evitar a repetição da anafilaxia. As principais causas são medicamentos e alimentos, prevalecendo medicamentos em adultos e alimentos em crianças.

As principais causas de anafilaxia em adultos são medicamentos, podendo ser imunológicas ou não. As imunológicas mais frequentes são as IgE-mediadas, mas podem ser determinadas também por imunocomplexos, ativação de C3a e C5a do complemento, por IgG ou às vezes não bem definidas. As não imunológicas resultam da degranulação direta de mastócitos. Entre os principais indutores de anafilaxia IgE-mediada encontram-se: antibióticos β-lactâmicos (penicilinas, cefalosporinas) e bloqueadores neuromusculares; podem também ser causadas por aminoglicosídeos (gentamicina, estreptomicina), agentes quimioterápicos, anticorpos monoclonais, imunoglobulina humana e soro heterólogo. Entre os causadores de anafilaxia não IgE-mediada estão:

ANAFILAXIA

CONCEITO DE ANAFILAXIA
- Síndrome multissistêmica grave, com comprometimento de dois ou mais sistemas
- Início súbito, evolução rápida e potencialmente fatal
- Decorrente da liberação de mediadores inflamatórios por mastócitos ativados

PROVÁVEL ANAFILAXIA
- Acomete dois ou mais sistemas simultaneamente: cutâneo e respiratório ou gastrointestinal ou hipotensão associada à disfunção de órgão alvo
- Início agudo de hipotensão ou broncoespasmo ou envolvimento laríngeo, após exposição a alérgeno conhecido

TERMO "ANAFILAXIA"
- Utilizado independentemente do mecanismo envolvido ou da intensidade
- O tratamento de urgência é o mesmo, independentemente da causa
- O conhecimento da etiologia é importante para evitar a repetição da anafilaxia

Figura 15.76. A anafilaxia tem início súbito e é sempre potencialmente fatal. O termo "anafilaxia" é utilizado independentemente da causa. O conceito de anafilaxia tem como base os conceitos publicados pela ASBAI, indexados em "referências bibliográficas". A provável anafilaxia tem como base a *Word Allergy Organization Anaphylaxis* 2020.

anti-inflamatórios não hormonais (AINEs), muitas vezes utilizados como analgésicos, constituem a causa prevalente de anafilaxia em adultos em nosso meio; bloqueadores neuromusculares; miorrelaxantes; anticonvulsivantes; curares; sulfas; anfotericina; opioides (morfina, codeína e os semissintéticos). Os anti-inflamatórios não hormonais inibem a COX-1 e/ou COX-2, aumentando a formação de leucotrienos; podem ter reação cruzada entre si. Os contrastes iodados (usados em tomografias) e o gadolínio (em ressonância magnética) podem determinar anafilaxia IgE-mediada ou não IgE – podem ter alta osmolaridade, a qual leva à degranulação direta de mastócitos. A alergia a frutos do mar independe da presença de iodo e portanto, não contraindica uso de contrastes iodados. A anafilaxia por medicamentos com frequência ocorre durante processos infecciosos, em especial viroses, atribuindo-se maior suscetibilidade do medicamento associado às infecções.

As principais causas de anafilaxia em crianças são os alimentos, em especial leite e ovos. Em adultos os principais alimentos causadores de anafilaxia são peixes, crustáceos, amendoim, castanhas, nozes e trigo. As anafilaxias por alimentos são IgE-mediadas.

Segue-se a anafilaxia por ferroadas de insetos da ordem *Hymenoptera* – abelhas, vespas formigas: a inoculação do veneno pode levar à anafilaxia (IgE-mediada), que é diferente de reações tóxicas decorrentes de inúmeras ferroadas; ambas as causas podem levar a óbito. É necessário diagnóstico diferencial com mastocitose.

Entre outras causas de anafilaxia estão: látex (IgE-mediada), podendo ocorrer em crianças e adultos; causas físicas – após exercício ou por frio (não IgE-mediadas), que pode ser precedida por ingestão de determinados alimentos ou medicamentos; sem causa definida (anafilaxia idiopática) (Figura 15.77).

CAUSAS DE ANAFILAXIA

- Medicamentos (principal causa em adultos)
  - IgE-mediadas: antibióticos β-lactâmicos (penicilinas, cefalosporinas), aminoglicosídeos (gentamicina, estreptomicina), bloqueadores neuromusculares, agentes quimioterápicos, anticorpos monoclonais, imunoglobulina humana, soro heterólogo
  - Não IgE-mediadas: anti-inflamatórios não hormonais, miorrelaxantes, analgésicos, anticonvulsivantes, curares, sulfas, anfotericina, opiáceos, contrastes radiológicos de alta osmolaridade
- Alimentos (principal causa em crianças)
  - IgE-mediadas: crianças: leite, ovos;
             adultos: peixes, crustáceos, amendoim, castanhas, nozes, trigo
- Ferroadas de himenópteros IgE-mediadas: venenos de abelhas, vespas e formigas
- Alergia ao Látex IgE-mediada
- Causas físicas não IgE-mediadas: exercício, frio
- Anafilaxia idiopática

Figura 15.77. As três causas mais frequentes de anafilaxia são: medicamentos em adultos, alimentos em crianças e *Hymenoptera* em crianças e adultos. A anafilaxia pode ser imunológica (principalmente IgE-mediada) e não imunológica.

Quadro clínico e graus de gravidade da anafilaxia

A anafilaxia tem início súbito e evolução em minutos a poucas horas. Pode iniciar com gosto metálico e sensação de formigamento em lábios e extremidades. Há comprometimento simultâneo de diferentes sistemas: 1. Cutâneo (urticária e/ou angioedema agudos, até edema de glote); 2. Respiratório (espirros, obstrução nasal, hiperemia ocular, prurido nasal e ocular, sibilos, dispneia, disfonia, aperto na garganta com sensação de "sufoco"); 3. Digestório (náuseas, vômitos, diarreia, cólicas abdominais); 4. Geniturinário (incontinência urinária, cólicas uterinas, início de trabalho de parto prematuro em gestantes, podendo levar a sofrimento fetal); 5. Cardiovascular (taquicardia, arritmias, hipotensão até choque anafilático); 5. Sistema nervoso central (hipotonia, síncope, perda da consciência), até óbito. As manifestações podem desaparecer após o tratamento, mas podem voltar após 2 a 12/24 horas (fase tardia ou anafilaxia bifásica – 20% dos casos). É descrito tempo maior quando o paciente retorna para o mesmo ambiente, contendo o agente causador e apresenta nova anafilaxia (Figura 15.78).

Os graus de gravidade da anafilaxia podem ser classificados de diferentes formas. Os graus utilizados para a anafilaxia pela classe *Hymenoptera* são de aplicação mais fácil: Grau I – urticária, prurido, mal-estar, ansiedade; Grau II – um dos anteriores e angioedema e dois ou mais entre broncoconstrição, dor abdominal, náuseas, vômitos, diarreia; Grau III – um dos anteriores e dispneia ou sibilos ou estridores ou dois ou mais entre disfagia, disartria, fraqueza, rouquidão, confusão mental, sensação de morte; Grau IV – um dos anteriores e dois ou mais entre hipotensão, cianose, colapso, incontinência urinária, perda da consciência (Figura 15.79).

QUADRO CLÍNICO DA ANAFILAXIA

- Início súbito e evolução rápida (minutos a poucas horas)
- Pode iniciar com gosto metálico e sensação de formigamento em lábios e extremidades
- Comprometimento de diferentes sistemas simultaneamente:
  - Pele: urticária e/ou angioedema agudos (até edema de glote)
  - Respiratório: espirros, obstrução nasal, hiperemia ocular, prurido nasal/ocular, sibilos, dispneia, disfonia, aperto na garganta
  - Digestório: náuseas, vômitos, diarreia, cólicas abdominais
  - Geniturinário: incontinência urinária, cólicas uterinas, trabalho de parto prematuro
  - Cardiovascular: taquicardia, arritmias, hipotensão até choque anafilático
  - Sistema nervoso central: incontinência urinária, hipotonia, síncope, perda de consciência, até óbito
- A anafilaxia pode ser bifásica: com reaparecimento após 2 a 12/24 horas (fase tardia)

Figura 15.78. Na grande maioria, a anafilaxia aparece logo após o contato com o desencadeante, podendo desaparecer ou voltar após 2 a 12 horas. Assim, necessita observação por no mínimo 12 horas após o controle do quadro imediato. Caso o paciente retorne ao ambiente com alérgeno desencadeante pode ter nova anafilaxia.

GRAVIDADE DA ANAFILAXIA

Grau de gravidade da anafilaxia conforme as manifestações clínicas

Grau I: urticária, prurido, mal-estar, ansiedade

Grau II: um dos anteriores e angioedema ou dois ou mais entre: broncoconstrição, dor abdominal, náuseas, vômitos, diarreia

Grau III: um dos anteriores e dispneia ou sibilos ou estridores ou dois ou mais entre: disfagia, disartria, fraqueza, rouquidão, confusão mental, sensação de morte

Grau IV: um dos anteriores e dois ou mais entre: hipotensão, cianose, colapso, incontinência urinária, perda da consciência

Figura 15.79. Existem diferentes classificações da gravidade. Estão aqui apresentados os graus de gravidade utilizados para a anafilaxia pelo gênero *Hymenoptera*, por serem de mais fácil aplicação.

São fatores de risco para anafilaxia: anti-inflamatórios não hormonais, betabloqueadores, inibidores da enzima conversora da angiotensina (ECA), alergias não controladas (em especial asma), mastocitoses, doenças renais crônicas. Consideram-se fatores de gravidade ou facilitadores da anafilaxia: idade (idosos), alergias, infecções, doenças cardíacas, mastocitose, uso de muitos medicamentos, período menstrual, álcool, usuários de drogas, estresse e problemas psiquiátricos. Os fatores de risco para a anafilaxia bifásica não são conhecidos, mas metanálise sugere que maior gravidade na fase inicial, administração tardia ou subdoses de adrenalina possam propiciar a anafilaxia bifásica.

Tratamento da anafilaxia

A anafilaxia é urgência médica e seu uso não deve ser postergado. A adrenalina (epinefrina) é agonista adrenérgica: unindo-se a receptores α1-adrenérgicos promove vasoconstrição e diminuição do edema de mucosas; a união a receptores β1-adrenérgicos resulta em aumento do inotropismo (força de contração cardíaca) e do cronotropismo (frequência cardíaca); o efeito β2-adrenérgico leva à broncodilatação e à diminuição de mediadores liberados por mastócitos.

É obrigatório o uso de adrenalina na anafilaxia, devendo ser administrada no próprio local onde a pessoa teve a anafilaxia. Utiliza-se adrenalina como solução milesimal (1/1.000) ou em dispositivos autoinjetáveis: 0,01 mg/kg em crianças (máximo de 0,3 mg) ou 0,3 a 0,5 mg em adultos (0,5 acima de 60kgs), por via intramuscular, no músculo vasto lateral da coxa. Imediatamente após a adrenalina, deve ser acionado o serviço de emergência mais próximo. Quando necessário, a adrenalina pode ser repetida com intervalos de 10 a 30 minutos. As autoinjetáveis são produzidas no exterior, necessitando de prescrição médica para aquisição em farmácias. No caso de hipotensão: posição de Trendelenburg (decúbito dorsal com membros elevados e cabeça mais baixa) e expansão de volume se necessária.

Os corticosteroides são utilizados por via oral, endovenosa ou intramuscular, na tentativa de redução do processo inflamatório posterior à reação aguda, sendo referidos com potencial proteção para a anafilaxia bifásica. Os corticosteroides podem ser utilizados por via oral, tendo em vista a diferença mínima para atingir nível sanguíneo, quando comparados aos enterais. Os anti-histamínicos podem atuar como coadjuvantes, sendo mais indicada a associação anti-H1 e anti-H2. Utiliza-se glucagon endovenoso (0,1 mg/kg) se o paciente já estiver recebendo β-bloqueador (menor resposta à adrenalina), inibidor de enzima conversora da angiotensina (ECA) – altos níveis de bradicinina) ou em usuários de cocaína (maior sensibilização miocárdica).

O glucagon (1mg EV podendo repetir) pode ser administrado para doentes em uso de β-bloqueadores (doenças cardiovasculares, hipotireoidismo, glaucoma, enxaqueca) e que apresentem hipotensão refratária. A atropina está indicada durante bradicardias acentuadas.

Pode haver a fase tardia da hipersensibilidade (anafilaxia bifásica), embora menos frequente. Assim, mesmo que os sintomas tenham desaparecido, é preciso que o paciente permaneça em observação hospitalar por no mínimo 24 horas.

Após controle do quadro, o paciente deve ser encaminhado a especialista para definir a causa da anafilaxia e fazer plano de tratamento caso apresente nova anafilaxia. Pacientes com anafilaxia grau III e IV por *Hymenoptera* quase sempre necessitam de imunoterapia alérgeno específica por profissionais especializados. No mês seguinte à ferroada, a IgE pode estar toda unida a mastócitos e os exames de dosagens de IgE específica podem ser falso-negativos (período refratário) (Figuras 15.80 a 15.100).

Para finalizar o estudo deste assunto, as Figuras 15.81 a 15.86 mostram os mecanismos de ação dos medicamentos utilizados nas reações IgE-mediadas. As Figuras 15.87 a 15.100 referem-se às apresentações dos principais medicamentos utilizados. Não há conflitos de interesse e os medicamentos estão citados em ordem alfabética, segundo os diferentes grupos.

TRATAMENTO DA ANAFILAXIA

1. Adrenalina (intramuscular) – solução milesimal ou autoinjetável 0,01 mg/kg até 0,3 mg em crianças e 0,3 a 0,5 mg em adultos
Quando necessário, pode ser repetida com intervalos de 10 a 30 minutos
Nunca pode ser postergada a administração de adrenalina
2. Corticosteroides (qualquer via)
3. Anti-histamínicos (melhor anti-H1 + anti-H2)
4. Se hipotensão – posição de Trendelenburg + expansão de volume
5. Observação por no mínimo 24 horas – mesmo após o controle dos sinais e sintomas (anafilaxia pode ser bifásica)
6. Encaminhar para especialista para definir a causa e fazer plano de tratamento caso apresente nova anafilaxia
7. Graus III e IV de gravidade por ferroada de *Hymenoptera* quase sempre necessitam de imunoterapia alérgeno específica por profissionais especializados

Figura 15.80. Corticosteroides e anti-histamínicos não substituem a adrenalina. Caso o paciente tenha condições de receber corticosteroide via oral, este pode ser feito considerando sua rápida absorção digestiva.

MECANISMO DE AÇÃO DOS CORTICOSTEROIDES

Figura 15.81. Os glicocorticoides (GC), sendo lipofílicos, penetram na célula, onde se unem a receptores específicos. Assim unidos, dirigem-se ao núcleo, atuando como fatores de transcrição: unem-se ao DNA, modulando genes e resultando na diminuição da produção de citocinas pró-inflamatórias, da ciclo-oxigenase (COX-2) e de moléculas de adesão. Atuam ainda competindo com os receptores de IL-1 e aumentando a apoptose de linfócitos e de eosinófilos.

MECANISMO DE AÇÃO DOS β-ADRENÉRGICOS

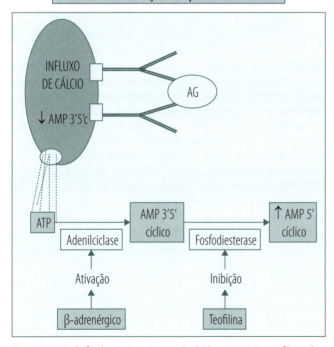

Figura 15.82. Os β-adrenérgicos ativam a adenilciclase, enquanto a teofilina inibe a fosfodiesterase. Ambos os medicamentos levam a aumento do AMP 3'5' cíclico, o que impede a degranulação de mastócitos.

MECANISMO DE AÇÃO DOS ANTI-HISTAMÍNICOS

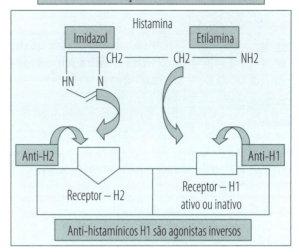

Figura 15.83. A histamina tem duas partes farmacológicas, dadas pelos grupos imidazol e etilamina. O receptor H1 pertence à família de receptores acoplados à proteína G (GPCR – *G-protein coupled receptor*), podendo apresentar conformação ativada ou inativa. O estímulo do receptor leva à hidrólise de fosfolípides da membrana celular, ativação de proteína C quinase e transcrição de fatores nucleares. Os anti-histamínicos anti-H1, utilizados em alguns casos de reações IgE-mediadas, transformam receptores ativos da histamina em inativos. Assim, não haverá ação quando a histamina ocupar tais receptores, motivo pelo qual os anti-histamínicos têm mais efeito quando utilizados antes das crises alérgicas IgE-mediadas. Os antidepressivos tricíclicos bloqueiam os receptores histamínicos, diminuindo a eficácia de anti-histamínicos.

MECANISMOS DE AÇÃO DE ANTILEUCOTRIENOS E ANTIMUSCARÍNICOS

Antileucotrienos
- Competem com receptores cisteínicos de leucotrienos: são anti-receptores de leucotrienos – unem-se a receptores de leucotrienos, impedindo a união do leucotrieno ao receptor

Antimuscarínicos (brometo de ipratrópio)
- Impedem a ação de receptores M1 e M3 do parassimpático, os quais têm efeito broncoconstritor e atuam como anticolinérgicos

Figura 15.84. Os antileucotrienos atuam por mecanismo de competição, enquanto a anti-IgE une-se à IgE, impedindo sua ação. Há orientações para observar o comportamento de crianças durante o uso de tais medicamentos, pois há relatos de alterações transitórias. Na Figura 15.96 encontram-se os nomes comerciais e doses dos antileucotrienos, sem conflitos de interesse.

MECANISMOS DE AÇÃO DOS ANTICORPOS MONOCLONAIS

Anticorpos monoclonais

- Anti-IgE: anticorpo humanizado que se une ao terceiro domínio da IgE livre, impedindo-a de se ligar ao receptor de alta afinidade, razão pela qual pode haver aumento da IgE total durante o tratamento.
- Anti-IL-5: anticorpo humanizado dirigido contra IL-5.
- Anti-IL5R: anticorpo humanizado dirigido contra receptor de IL-5.
- Anti-IL4Ra: anticorpo humanizado dirigido contra cadeia a comum de receptores de IL-4 e IL-13.
- Anti-TSLP: anticorpo humanizado dirigido contra a linfopoetina do estroma tímico (TSLP).

Figura 15.85. Estão descritas as ações dos anticorpos monoclonais; é necessário que sejam afastadas as parasitoses antes de sua administração. Na Figura 15.97 encontram-se os nomes comerciais e doses destes imunobiológicos, sem conflitos de interesse.

HIPÓTESES PARA AÇÃO DE PRÉ E PROBIÓTICOS

Pré-bióticos

Estimuladores da flora bacteriana intestinal

Probióticos

Produtos contendo *lactobacilos* vivos

Pré-bióticos e probióticos

- Aumentam a resposta Th1 e IgA secretora
- Desviam Th2 para Th1(?)
- Em dermatite atópica (?)
- Vários contêm leite

Figura 15.86. Os pré e probióticos têm sido referidos como possíveis coadjuvantes no tratamento de reações IgE-mediadas, em especial da dermatite atópica. Atuam repondo a flora intestinal, o que implica aumento da resposta Th1 e de IgA secretora. A hipótese em alergias é de que desviam o perfil Th2 para Th1. A real eficácia nas alergias não está comprovada, mas sabe-se que a microbiota está alterada em crianças, idosos, obesos, doenças inflamatórias intestinais e provavelmente em alérgicos. É necessária a lembrança de que vários contêm leite, muitas vezes implicado na alergia alimentar e na dermatite atópica.

MEDICAMENTOS TÓPICOS OCULARES

LÁGRIMAS ARTIFICIAIS

- *Lacrima Plus®, Lacril®, Lacrifilm®, Lacrigel®, Lacribell®, Hyabak®, Hylo-Comod®, Hypotears® Plus, Systane® Ultra Plus, Trisorb®, Optive®, Vidisic® Gel*
- *Adaptis® Gel, Hypotears® Plus, Optive UD®, Refresh®* (aliquotados em flaconetes, sem necessidade de conservantes)

CROMONAS TÓPICAS OCULARES

Cromoglicato dissódico:
- *Cromolerg®, Maxicrom®, Opticrom®*
  2% e 4% – 1 gota/olho – 4x/dia
  Efeitos aparecem 2 a 15 dias após o início do tratamento

ANTI-HISTAMÍNICOS TÓPICOS OCULARES

- Alcaftadina – *Lastacaft®* – 1 gota/olho – 1x/dia
- Cetotifeno – *Cetotifeno® Colírio* – 1 gota/olho – 2 a 4x/dia
  Octifen® Colírio – 1 ou 2 gotas/olho – 2x/dia
  Zaditen® – 1 gota/olho – 2 a 4x/dia
- Emedastina – *Emadine®* – 1 gota/olho – até 4x/dia
- Epinastina – *Relestat®* – 1 gota/olho – 2x/dia
- Olopatadina – *Patanol®* – 1 gota/olho – 2x/dia
  Patanol S® – 1 gota/olho – 1x/dia

Figura 15.87. Estão descritas as lágrimas artificiais, as cromonas tópicas oculares e os anti-histamínicos tópicos oculares; cetotifeno e olopatadina são também estabilizadores de membrana. As lágrimas artificiais melhoram a secura presente na conjuntivite alérgica. As cromonas bloqueiam os canais de cloro, impedindo sua entrada e, consequentemente a diminuição do influxo de cálcio, o que impede a degranulação de mastócitos. Os anti-histamínicos e estabilizadores de membrana tópicos oculares são muito utilizados, na tentativa de diminuir o prurido, a secreção e a vermelhidão. Corticosteroides tópicos oculares só devem ser utilizados após exame oftalmológico, considerando-se os graves efeitos colaterais, como glaucoma, infecções herpéticas e ceratites, motivo pelo qual não estão descritos aqui.

CORTICOSTEROIDES INTRANASAIS

1. Beclometasona (acima de 6 anos 50 mcg/narina 2x/dia e adultos 100 mcg/narina 2x/dia)
   - Alerfin® spray nasal (100 mcg/jato)
   - Beclosol® spray nasal (50 mcg/jato)
   - Clenil® spray nasal (50 mcg/jato)
2. Budesonida (acima de 6 anos 32 ou 50 mcg/narina 2x/dia e adultos 64 ou 100 mcg/narina 2x/dia)
   - Budecort® aqua (32 e 64 mcg/jato)
   - Busonid® spray nasal (50 e 100 mcg/jato)
   - Noex® (32 e 64 mcg/jato)
3. Ciclesonida (acima de 6 anos 2 jatos/narina/dia)
   - Omnaris® spray nasal (50 mcg/jato)
4. Fluticasona, diproprionato (acima de 4 anos 1 jato/narina/dia e adultos 2 jatos/narina/dia)
   - Flixonase® spray nasal (50 mcg/jato)
   - Flutican® spray nasal (50 mcg/jato)
   - Plurair® spray nasal (50 mcg/jato)
5. Fluticasona, furoato (acima de 2 anos 1 jato/narina/dia e adultos 2 jatos/narina/dia)
   - Avamys® spray nasal (27,5 mcg/jato)
6. Mometasona (acima de 2 anos 1 jato/narina/dia e adultos 2 jatos/narina/dia)
   - Amome® spray nasal (50 mcg/jato)
   - Momate® spray nasal (50 mcg/jato),
   - Nasonex® spray nasal (50 mcg/jato)
   - Nites® spray nasal (50 mcg/jato)
7. Triancinolona (acima de 4 anos 1 jato/narina/dia e adultos 2 jatos/narina/dia)
   - Airclin® spray nasal (50 mcg/jato)
   - Allenasal® spray nasal (55 mcg/jato)
   - Nasacort® spray nasal (55 mcg/jato)

Figura 15.88. Entre os corticosteroides intranasais utilizados na rinite alérgica encontram-se em ordem decrescente de biodisponibilidade sistêmica, ou seja, da menor para a maior absorção: mometasona/ciclesonida, fluticasona, budesonida, beclometasona, triancinolona. Não há consenso sobre o tempo de uso, mas devem ter acompanhamento clínico, observando-se mucosa nasal e crescimento, apesar da baixa absorção. A melhor posição de aplicação é inclinando-se a cabeça lateralmente, de forma que o jato seja dirigido para a parede lateral do nariz, evitando-se traumas de septo. Parece mais confortável que a própria pessoa os administre, ensinando-se a técnica para crianças. O aplicador deve ser lavado e ter uso individual.

EQUIVALÊNCIA DAS DOSES DE CORTICOSTEROIDES INALATÓRIOS*
(adultos e adolescentes acima de 12 nos)

Medicamento	Dose baixa	Dose moderada	Dose alta
Beclometasona dipropionato (DPI, HFA)	100-200 μg	200-400 μg	Acima de 400 μg
Budesonida (DPI, HFA)	200-400 μg	400-800 μg	Acima de 800 μg
Ciclesonida (HFA)	80-160 μg	160-320 μg	Acima de 320 μg
Fluticasona propionato (DPI, HFA)	100-250 μg	250-500 μg	Acima de 500 μg
Fluticasona furoato (DPI)	nd	100 μg	200 μg
Mometasona furoato (HFA)	200-400 μg	200-400 μg	Acima de 400 μg

EQUIVALÊNCIA DAS DOSES DE CORTICOSTEROIDES INALATÓRIOS*
(crianças entre 6 e 11 anos)

Medicamento	Dose baixa	Dose moderada	Dose alta
Beclometasona dipropionato (HFA)	50-100 μg	100-200 μg	Acima de 200 μg
Budesonida (DPI)	100-200 μg	200-400 μg	Acima de 400 μg
Ciclesonida (HFA)	80 μg	80-160 μg	Acima de 160 μg
Fluticasona propionato (HFA)	50-100 μg	100-200 μg	Acima de 200 μg
Fluticasona furoato (DPI)	50-100 μg	100-200 μg	Acima de 200 μg
Mometasona furoato (HFA)	100 μg	100 μg	200 μg

*GINA, ASBAI e SBPT

Figura 15.89. Está descrita a equivalência das doses de corticosteroides inalatórios (CI) para o tratamento de asma segundo a última GINA (*Global Initiative for Asthma*), a ASBAI e o Manejo para Asma da Sociedade Brasileira de Pneumologia e Tisiologia. Doses elevadas ou uso prolongado de devem ser acompanhados por exames oftalmológicos, embora sejam pouco frequentes as complicações de catarata subcapsular posterior e glaucoma. Siglas: DPI – dispositivo de pó inalatório; HFA – hidrofluoralcano dos aerossóis pressurizados; HFA* – hidrofluoralcano dos aerossóis pressurizados com partículas extrafinas; nd – não disponível.

CORTICOSTEROIDES INALATÓRIOS

1. Beclometasona
   - *Clenil spray®* (HFA) — 50 (crianças) e 100, 200 ou 250 µg/jato (adultos)
   - *Clenil Pulvinal®* — 200 (crianças) ou 400 µg/dose (adultos)
   - *Clenil A®* — *suspensão para aerossolterapia* — 400 µg/mL (2 mL/flaconete) (acima de 6 anos)
   - *Miflasona®* (DPI cápsulas) — 200 ou 400 µg (crianças e adultos)
2. Budesonida
   - *Busonid caps®* (DPI cápsulas) — 200 ou 400 µg (acima de 6 anos)
   - *Miflonide®* — (DPI cápsulas) — 200 ou 400 µg (acima de 6 anos)
   - *Pulmicort®* — *suspensão para nebulização* — 0,25 e 0,5 mg/mL (2 mL) (acima de 6 meses)
3. Ciclesonida
   - *Alvesco®* — 80 (acima de 4 anos) ou 160 µg/jato (adultos)
4. Fluticasona
   - *Flixotide spray®* — 50 (acima de 1 ano) ou 250 µg/jato (acima de 4 anos)
   - *Flixotide diskus®* — 50 (acima de 4 anos) ou 250 µg/jato
   - *Fluticaps®* — 50 (acima de 4 anos) ou 250 µg/cápsula
5. Mometasona
   - *Oximax®* — 200 ou 400 µg/cápsula (acima de 12 anos)
6. Triancinolona
   - *Azmacort®* — inalador oral — 100 (acima de 6 anos) ou 200 µg

Figura 15.90. Estão descritos os corticosteroides inalatórios (CI) utilizados na asma e a idade a partir da qual podem ser usados. Estão citados em ordem alfabética e sem conflitos de interesse com as indústrias farmacêuticas. É necessária a higiene oral após seu uso, evitando-se cáries, candidíase e disfonia. Espaçadores diminuem a deposição e a absorção de partículas em retrofaringe, propiciando maior penetração do medicamento em vias aéreas inferiores.

CORTICOSTEROIDES SISTÊMICOS

1. Hidrocortisona (EV e IM com administração lenta)
   crianças ataque 4 a 8 mg/kg/dose, manutenção 20 a 30 mg/kg/dia fracionada em 4 doses adultos ataque ampolas de 100 a 500 mg, podendo ser repetido a cada 2, 4 ou 6 horas
   - *Androcortil®, Ariscorten®, Flebocortid®, Hidrocortisona G®, Hidrosone®, Gliocort®, Solu-cortef®*
2. Deflazacorte (gotas 1gt/mg, suspensão 22,75 mg/mL e cp de 6 ou 7,5 ou 30 mg)
   crianças 1,5 gt/kg/dia; adultos 30 a 90 mg/dia
   - *Calcort®, Deflanil®, Deflaimmun®, Deflazacort®, Flazal®, Flazcort®*
3. Prednisona (cp de 5 ou 20 mg)
   crianças 0,14 a 2 mg/kg/dia (máximo 60 mg) pela manhã, adultos 5 a 60 mg/dia
   - *Alergcorten®, Corticorten®, Flamacorten®, Meticorten®, Predicort®, Predson®, Prednisona G®*
4. Prednisolona (solução oral 1 ou 3 mg/mL e cp de 5 ou 20 mg)
   crianças 0,14 a 2 mg/kg/dia, adultos 5 a 60 mg/dia em doses divididas
   - *Oralpred® solução oral, Prednisolon® solução oral, Prednisolona G® solução oral*
   - *Predsim® solução oral ou cp, Prelone® solução oral*
5. Metilprednisolona (EV e IM com administração lenta) (cp de 4 mg e ampolas de 40, 125, 500 ou 1.000 mg)
   crianças 2 mg/kg/dose e manutenção 1 mg/kg/dose 6/6 horas, acima de 12 anos 100 mg 6/6 horas
   - *Alergolon®, Depo-Medrol®, Metilprednisolona G®, Solu-Medrol®, Unimedrol®*
6. Betametasona (0,5 mg/26 gts, elixir 0,5 mg/5 mL, cp de 0,5 e 2 mg, ampolas de 2 ou 4 ou 5 mg IM)
   crianças 0,017 a 0,05 mg/dia (máx 5 mg)
   acima de 12 anos ataque 3,5 mg/dia, depois 0,25 a 0,5 mg/dia
   - *Betametasona G®, Betaprospan®, Betrospan®, Celestone®, Disprospan®, Duoflan®*
7. Dexametasona (cápsulas de 0,5 ou 0,75 ou 4 mg, elixir 0,5 mg/5 mL, ampola de 2 mg ou 4 mg)
   crianças 0,01 a 0,3 mg/kg/dia, adultos 0,5 a 4 mg/dia
   - *Decadron®, Dexanom®, Dexason®, Dexazona®, Duo-Decadron®, Uni Dexa®*

Figura 15.91. Estão descritos os corticosteroides sistêmicos em ordem crescente da potência anti-inflamatória: hidrocortisona, deflazacorte, prednisona/prednisolona, metilprednisolona, betametasona/dexametasona. Quando prescritos, devem ser utilizados na menor dose necessária e pelo menor tempo possível devido aos frequentes efeitos colaterais: infecções, aumento da pressão arterial (nos primeiros dias da medicação), úlcera gástrica, miopatias, hipopotassemia, retenção ou perda de sódio, alcalose, hiperglicemia, diminuição do crescimento, aumento de peso (aspecto cushingoide), aumento da pressão do globo ocular (glaucoma), catarata subcapsular posterior, osteoporose (observada densitometria óssea comparada à estatura). Quanto ao tempo de duração do efeito, podem ter curta duração ou até 12 horas (hidrocortisona), duração intermediária ou entre 12/24 e 36 horas (prednisona, prednisolona, metilprednisolona, deflazacorte) e longa duração ou de 36 a 72 horas (betametasona, dexametasona).

CRISE DE ASMA: BRONCODILATADORES

β2-AGONISTAS DE CURTA AÇÃO

1. Fenoterol
   - Berotec® Aerossol (100 μg/dose) – 1 a 2 jatos
   - Berotec® Gotas (0,25 mg/gota) – 1 a 6 anos – 5 a 10 mL, 6 a 12 anos – 10 mL, acima de 12 anos – 5 a 10 mL (3x/dia)
2. Salbutamol
   - Aerolin® spray (100 μg/dose): crianças – 100 μg (1 jato), adultos 200 μg (2 jatos)
   - Aerofrin® spray (100 μg/dose): crianças – 100 μg (1 jato), adultos 200 μg (2 jatos)
   - Butovent Pulvinal® – 200 μg/dose
   - Salbutamol® spray: 100 a 200 μg/dose
3. Terbutalina
   - Bricanyl® Solução para nebulização (0,5 mg/gt): crianças – 1 gt/5 kg até 8 gts, adultos – 4 a 6 gts até 20 gts
4. Bambuterol – pró-fármaco da terbutalina, atuando como ação prolongada, não indicado para crise aguda.
   - Bambec®, Bambair® Solução oral (1 mg/mL): 2 a 6 anos – 10 mL, acima de 6 anos – 10 a 20 mL (1x/dia – à noite)

ANTIMUSCARÍNICOS

Brometo de ipratrópio
- Atrovent solução para inalação® – (0,25 mg/20 gotas) abaixo de 2 anos 0,05 a 0,125 mg/dose, acima de 2 anos 0,125 a 0,250 mg/dose, (até 4x/dia) acima de 5 anos 0,125 a 0,250 mg/dose, adultos 0,250 a 0,500 mg/dose
- Atrovent aerossol® – 0,02 mg/jato (15 mL ou 300 doses) acima de 5 anos 2 jatos até 4x/dia

β2-AGONISTAS DE CURTA AÇÃO ASSOCIADOS A ANTIMUSCARÍNICOS

- Combivent® aerossol – salbutamol (120 μg) e brometo de ipratrópio (20 μg) acima de 12 anos 2 jatos 4x/dia até 12 jatos/dia
- Duovent N® aerossol – fenoterol (20 μg) e brometo de ipratrópio (50 μg) acima de 12 anos 1 a 2 jatos 3x/dia até 8 jatos/dia

Figura 15.92. Estão descritos os broncodilatadores utilizados diante de crise de asma: broncodilatadores β-adrenérgicos de curta ação (SABA – *short-acting* β2-*agonist*) e antimuscarínicos. O bambuterol não é indicado para crise aguda. Os antimuscarínicos inibem receptores muscarínicos, ou seja, atuam como anticolinérgicos (antagonistas da acetilcolina); precisam ser administrados com cautela em pacientes com glaucoma, hipertensão, hipertireoidismo e hipertrofia de próstata.

INTERCRISE DE ASMA: BRONCODILATADORES INALATÓRIOS E CORTICOSTEROIDES INALATÓRIOS ASSOCIADOS A BRONCODILATADORES

β2-AGONISTAS DE AÇÃO PROLONGADA

1. Formoterol
   - *Fluir®* cápsulas (12 μg/cápsula), *Foradil®* cápsulas (12 μg/cápsula),
   - *Formocaps®* – (12 μg/cápsula) acima de 5 anos 1 inalação (12 μg) de 12/12 horas, adultos 1 a 2 inalações 12/12 horas
2. Salmeterol
   - *Serevent®* diskus – 50 μg acima de 4 anos 1 dose (50 μg) de 12/12 horas, adultos 1 a 2 doses (50 a 100 μg) 12/12 horas

CORTICOSTEROIDES INALATÓRIOS ASSOCIADOS A BRONCODILATADORES

- *Alenia®* cápsulas para inalação – formoterol/budesonida – 6/100 μg, 6/200 μg (acima de 4 anos) ou 12/400 μg) (acima de 6 anos)
- *Clenil®* Compositum HFA – beclometasona (50 μg)/salbutamol (100 μg) (acima de 6 anos)
- *Clenil®* Compositum A – beclometasona (400 μg)/salbutamol (800 μg)/mL – 2 mL/flaconete
- *Foraseq®* cápsulas para inalação – 1ª cápsula de formoterol (12 μg) e 2ª cápsula de budesonida (200 ou 400 μg) (acima de 6 anos)
- *Fostair®* spray – formoterol/beclometasona – 6/100 μg ou 6/200 μg (acima de 18 anos)
- *Seretide®* spray – salmeterol (25 μg)/fluticasona (50, 125 ou 250 μg) (acima de 4 anos)
- *Seretide®* diskus – salmeterol (50 μg)/fluticasona (100, 250 ou 500 μg) (acima de 4 anos)
- *Symbicort®* turbuhaler – formoterol (6 ωg)/budesonida (100 ou 200 μg) (acima de 4 anos) ou formoterol (12 μg)/budesonida (400 μg)
- *Vannair®* aerossol – formoterol/budesonida (1/100 μg e 6/200 μg) (acima de 6 anos)
- *Zenhale®* – formoterol (5 μg)/mometasona (100 ou 200 μg) (acima de 12 anos)

Figura 15.93. Estão descritos os broncodilatadores β-adrenérgicos de ação prolongada (LABA – *long-acting* β2-*agonist*) e os corticosteroides inalatórios associados a broncodilatadores, por ordem alfabética, sem conflitos de interesse. Os broncodilatadores β-adrenérgicos de ação prolongada podem ser utilizados na prevenção de crises de asma, porém são mais benéficos quando associados aos anti-inflamatórios corticosteroidais. A teofilina também é um broncodilatador, mas não está descrita nesta figura. As doses terapêuticas da teofilina são próximas às doses tóxicas e os anti-histamínicos aumentam sua toxicidade. O metabolismo da teofilina utiliza o citocromo p450 do fígado, estando diminuído em comprometimentos hepáticos. Há, ainda, menor metabolismo por interferência de outros fármacos, como macrolídeos.

ANTI-HISTAMÍNICOS DE SEGUNDA GERAÇÃO

Bilastina
- *Alektos® Ped* (2,5 mg/mL), *Alektos®* (20mg/cp), *Bilastina® G* (20 mg/cp)
  6 a 12 anos 4 mL/dia, acima de 12 anos 1 cp/dia

Cetirizina
- *Aletir®, Cetrizin®, Cetrizin® G, Cetirtec®, Zetalerg®, Zetir®, Zyrtec®*
  (1 mg/mL, 10 mg/cp)
  2 a 6 anos 2,5 mL 2x/dia, 6 a 12 anos 5 mL 2x/dia,
  adultos 1 cp 1x/dia

Desloratadina
Desalex®, Desloratadina® G (0,5 mg/mL, 5 mg/cp)
- 6 meses a 2 anos 2 mL/dia,
  2 a 5 anos 2,5 mL/dia, 6 a 12 anos 5 mL/dia, acima de 12 anos 1 cp/dia

Ebastina
- *Ebastel®* (1 mg/mL, 10 mg/cp)
  2 a 5 anos 2,5 mL/dia, 6 a 12 anos 5 mL/dia, acima de 12 anos 1 cp/dia

Epinastina
- *Talerc®* (10 mg/5 mL, 10 ou 20 mg/cp)
  6 a 12 anos 2,5 a 5 mL/dia, acima de 12 anos 1 cp/dia

Fexofenadina
- *Allegra®* (60, 120 ou 180 mg/cp), *Allegra® Ped* (30 mg/5 mL),
- *Allexofedrin®, Altiva®, Fexofenadina®, Fexofenadina® G, Fexodane®*
  (120 ou 180 mg/cp)
  6 meses a 2 anos 2,5 mL 12/12 horas, 2 a 6 anos 5 mL 12/12 horas,
  6 a 12 anos 5 mL 12/12 horas, acima de 12 anos 1 cp 60/120/180 1x/dia

Levocetirizina
- *Zyxem®, Zina®* (5 mg/cp) – acima de 6 anos 1 cp/dia

Loratadina
- *Alergaliv®, Claritin®, Loralerg®, Loranil®, Loratadina® G, Loremix®,*
  (1 mg/mL, 10 mg/cp) 2 anos até 30 kg 5 mL/dia,
  acima de 30 kg 10 mL/dia, acima de 12 anos 1 cp/dia

Rupatadina
- *Rupafin®* (10 mg/cp) – acima de 12 anos 1 cp/dia

Figura 15.94. Estão descritos os anti-histamínicos de segunda geração utilizados em diferentes reações IgE-mediadas. Estão descritos em ordem alfabética e sem conflitos de interesse.

ANTI-HISTAMÍNICOS CLÁSSICOS

Cetotifeno
- *Asdron®, Asmax®, Asmalergin®, Asmen®, Asmifen®, Cetotifeno® G, Zaditen®, Zetitec®* (0,2 mg/mL ou 1 mg/5 mL ou gotas 1 mg/mL ou 1 mg/cp)
  6 meses a 3 anos 0,5 mg/kg 2x/dia, acima de 3 anos 1 mg 2x/dia,
  adultos 1 a 2 cp 2x/dia

Clemastina
- *Agasten®* (xarope 0,05 mg/mL ou 1 mg/cp)
  3 a 6 anos 10 mL 2x/dia, 6 a 12 anos 10 a 20 mL 2x/dia,
  adultos 1 cp 2x/dia

Ciproeptadina
- *Cobactin®, Cobavit®, Cobavital®* (associados à vitamina B) (4 mg/cp)
  2 a 6 anos ½ a 1 cp 2x/dia, 6 a 12 anos 1 cp 2x/dia,
  adultos 1 cp 3x/dia

Dexclorfeniramina
- *Dexclorfeniramina® G, Polaramine®*
  solução (0,4 mg/mL), gotas (2,8 mg/mL), comp (2 mg/cp), *Repetabs*
  (6 mg/drágea)
  2 a 6 anos 1,25 mL 3x/dia ou 1 gota/2 kg 3x/dia,
  6 a 12 anos 2,5 mL 3x/dia ou 10 gts 3x/dia,
  adultos 1 cp (2 mg) 3x/dia ou 1 drágea (6 mg) 2x/dia

Hidroxizina
- *Hidroalerg®, Hidroxizina® G* solução oral (2 mg/mL) – crianças 0,7 mg/kg/3x/dia
- *Hixizine®* solução oral (2 mg/mL), comprimidos (25 mg/cp)
  crianças 0,7 mg/kg/3x/dia, adultos 1 cp/3 a 4x/dia

Prometazina
- *Fenergan®* (25 mg/cp), solução injetável (ampola 50 mg)
  (mais indicado IM profundo)
  adultos 1 cp/3 a 4x/dia

Figura 15.95. Os anti-histamínicos clássicos ou de primeira geração: é necessário estar atento para a lembrança de que tais medicamentos são menos utilizados por causarem sonolência e/ou interferirem nas atividades diárias.

ANTILEUCOTRIENOS

MONTELUCASTE

- *Aria®* comprimido mastigável 4 e 5 mg/cp ou *comprimido revestido* 10 mg/cp
- *Montelair®* sachê 4 mg/cp ou *comprimido revestido* 10 mg/cp
- *Montelucaste G®* sachê 4 mg ou *comprimido revestido* 10 mg/cp
- *Piemonte®* comprimido mastigável 4 e 5 mg/cp ou *comprimido revestido* 10 mg/cp
- *Singulair®* comprimido mastigável 4 e 5 mg/cp ou *comprimido revestido* 10 mg/cp
- *Singulair Baby®* sachê 4 mg
- *Viatine®* comprimido mastigável 4 e 5 mg/cp ou *comprimido revestido* 10 mg/cp
- *Zylcas®* comprimido revestido 10 mg/cp
  6 meses a 2 anos 1 sachê à noite, 2 a 5 anos 1 cp mastigável 4 mg à noite,
  6 a 14 anos 1 cp mastigável 5 mg à noite, acima de 15 anos 1 cp revestido à noite (ingestão com ou sem alimento)

ZAFIRLUCASTE

- *Accolate®* comprimido (10 mg/cp)
  6 a 12 anos 1cp 12/12 horas, acima de 12 anos 2 cp 12/12 horas (não deve ser ingerido junto com as refeições, podendo ser 1 hora antes da refeição)

Figura 15.96. Os antileucotrienos (antagonistas dos receptores de leucotrienos – ARLT) podem ser utilizados em reações IgE-mediadas, desde que não associadas a colagenoses. É necessária a observação comportamental de crianças durante o uso destes medicamentos. São eficazes e estão descritos em ordem alfabética.

ANTICORPOS MONOCLONAIS

ANTI-IgE | OMALIZUMABE

- *Xolair®* solução injetável (SC) – ampolas com 75 mg/0,5 mL ou 150 mg/mL)
  – asma 0,016 mg/kg por unidade de IgE total inicial ou por peso corpóreo, cada 2 a 4 semanas
  – urticária crônica espontânea 300 mg a cada 4 semanas
  Indicação: asma de difícil tratamento e asma associada à polipose nasal (acima de 6 anos), alguns casos de urticária crônica espontânea (acima de 12 anos) após afastadas as diferentes causas de urticária crônica

ANTI-IL5 | MEPOLIZUMABE E RESLIZUMABE

- *Cinqaero®* (EV) acima de 18 anos – 3 mg/kg/mês
- *Cinqair®* (EV) acima de 18 anos – 0,3 mg/kg/semana
- *Nucala®* (SC) acima de 6 anos – 6 a 11 anos 40 mg/mês, acima de 12 anos – 100 mg/mês
  Indicação: asma grave eosinofílica refratária ao tratamento, especialmente associada à polipose e/ou rinossinusite crônica.

ANTI-IL5R | BENRALIZUMABE

- *Fasenra®* (SC) acima de 18 anos – 30 mg a cada mês Indicação: terapia adicional para adultos com asma grave eosinofílica

ANTI-IL4Ra | DUPILUMABE

- *Dupixent®* (SC) acima de 6 anos (GINA acima de 12 anos)
  início 400 mg (duas injeções de 200 mg) e depois 200 mg a cada 15 dias, acima de 60 kg início 600 mg (duas injeções de 300 mg) e depois 300 mg a cada 15 dias
  Indicação: asma grave não controlada ou dermatite atópica moderada/grave não controlada

ANTI-TSLP | TEZEPELUMABE

- *Teszpire®* (SC) acima de 12 anos
  210 mg a cada quatro semanas
  Indicação: asma grave não controlada

Figura 15.97. Antes do início da terapia com monoclonais devem ser afastadas as parasitoses, em especial a estrongiloidíase. É recomendada que a primeira administração seja feita em ambiente hospitalar (SC subcutânea ou EV endovenosa). A eficácia é descrita depois de algumas semanas. Os mecanismos de ação foram descritos na figura 15.85. Anti-IgE é utilizado quando valores de IgE sérica total estão entre 30 a 1.300 U/mL entre 6 e 11 anos e 30 a 700 U/mL acima de 12 anos, sendo que os valores de IgE permanecem elevados por até um ano de tratamento. Para os demais monoclonais, os biomarcadores são os eosinófilos: *Nucala®* e *Dupixent®* eosinófilos ≥ 150/µL, *Cinqair®* eosinófilos ≥ 400/µL; *Fasenra®* eosinófilos ≥ 300/µL.

MEDICAMENTOS NA DERMATITE ATÓPICA

HIDRATAÇÃO DA PELE

É a base do tratamento da dermatite atópica.
Os banhos devem ser rápidos, com sabonete neutro, seguidos imediatamente de hidratação da pele.
A hidratação geralmente é a base de ceramidas, óleo de amêndoas doces, ureia 5% até máximo 10% ou lactato de amônia. Encontram-se entre os hidratantes/emolientes comerciais, por ordem alfabética:
- Cetaphil®, Cold cream®, Dermovance®, Epidrat®, Fisiogel®, Hidrapel Plus®, Lactrex®, Lipikar®, Neutrogena®, Nutraderm®, Nutratopic®, Toleriane®, Ureadin® 3%

CONTROLE DO ECZEMA

- Corticosteroides tópicos (máximo 30% da área corpórea, nas ocasiões de piora da doença)
  - Apresentação: creme na fase aguda; pomada na crônica
  - Potência: baixa em crianças; adultos média (tronco e membros) e alta (mãos e pés)
  - Os corticosteroides sistêmicos são pouco usados por determinarem efeito rebote com frequência
- Inibidores da calcineurina
- Anticorpo monoclonal

CORTICOSTEROIDES TÓPICOS DE PELE EM ORDEM DECRESCENTE DE POTÊNCIA

- Classe 1: Diacetato de diflorasona 0,05% (pomada)**; Dipropionato de betametasona 0,05% (pomada)**; Propionato de clobetasol 0,05% (creme ou pomada)*
- Classe 2: Dipropionato de betametasona 0,05% (creme ou pomada)**; Desoximetasona 0,025% (creme ou pomada)***; Fuorato de mometasona 0,1% creme**
- Classe 3: Acetonido de triancinolona 0,5% (pomada) e 0,5% (creme)**; Desoximetasona 0,05% (creme)***; Propionato de fluticasona 0,005% (creme)*; Valerato de betametasona 0,01% (pomada)*
- Classe 4: Acetonido de fluocinolona 0,025% (creme); Acetonido de triancinolona 0,1% (pomada); Desoximetasona 0,05% (creme)****; Furoato de mometasona 0,1% (creme)**; Valerato de hidrocortisona 0,2% (pomada)
- Classe 5: Acetonido de fluocinolona 0,025% (creme); Acetonido de triancinolona 0,1% (loção); Dipropionato de betametasona 0,05% (loção)**; Propionato de fluticasona 0,05% (creme)*; Valerato de betametasona 0,01% (creme)*; Valerato de hidrocortisona 0,2% (creme)*
- Classe 6: Acetato de fluocinolona 0,01% (creme e solução); Acetato de triancinolona 0,1% (creme); Desonida 0,05% (gel creme)***; Valerato de betametasona 0,05% (loção)*
- Classe 7: Acetato de hidrocortisona 1% e 2,5% (creme); Fosfato de dexametasona 0,1% (creme).

INIBIDORES DA CALCINEURINA

- Pimecrolimo: Elidel® 1% creme – acima de 3 meses – 2x/dia
- Tacrolimo: Protopic® 0,03% pomada – 2 a 15 anos – 2x/dia
  0,1% pomada – adultos – 2x/dia

ANTICORPO MONOCLONAL

- Dupilumabe: Dupixent® (Injeções subcutâneas a cada 15 dias)

INIBIDORES DE JANUS KINASE (JAK)

- Baracitinibe: Olumiant® (via oral)
- Upadacitinibe: Rinvoq® (via oral)

Figura 15.98. Estão descritos os hidratantes/emolientes. Estão descritas as classes de corticosteroides tópicos em ordem de maior para menor potência, em ordem alfabética dentro de cada classe; alguns assinalados a partir da idade que podem ser prescritos, conforme indiquem em bula (*1 ano, **2 anos, ***3 meses, ****6 anos). Estes medicamentos, assim como os outros imunossupressores, devem ser utilizados conforme os passos de tratamento indicados para a dermatite atópica (Figura 15.58). A unidade de ponta do dedo que cubra a área da palma da mão pode ser útil para a quantidade do corticosteroide. Os corticosteroides tópicos devem ser retirados durante vacinações, em especial por microrganismos vivos como BCG. Não devem ser utilizados em face e em genitália, para evitar estrias ou fibrose. As pomadas hidratam mais do que os cremes e são indicadas para lesões crônicas, secas e fissuradas; o unguento é para áreas espessas e liquenificadas; gel e loção são mais para áreas pilosas. Estão descritos os inibidores da calcineurina – proteína citoplasmática que quando ativada atua como fator de transcrição para várias citocinas pró-inflamatórias. Está referido o anticorpo monoclonal que pode ser utilizado em dermatite atópica moderada/grave não controlada (este também descrito na Figura 15.97). Estão referidos os inibidores de JAK.

FÓRMULAS SUBSTITUTIVAS NA ALERGIA
À PROTEÍNA DO LEITE DE VACA (APLV)

FÓRMULAS EXTENSAMENTE HIDROLISADAS
Alfaré® (Nestlé)
Althéra® (Nestlé)
Aptamil Pepti® (Danone)
Novamil Rice® (Biolab)
Nutramigen Premium® (Mead Johnson)
Pregomin Pepti® (Danone)
Pregestimil Premium® (Mead Johnson)

FÓRMULAS DE AMINOÁCIDOS
AminoMed® (ComidaMed)
Alfamino® (Nestlé)
Neocate® (Danone)
Puramino® (Mead Johnson)

FÓRMULAS À BASE DE PROTEÍNAS DE SOJA
(crianças acima de 6 meses)
Aptamil Soja® 1 e 2 (Danone)
Enfamil Soja Premium® (Mead Johnson)
Isomil Advance 2® (Abbot)
Nan Soy® (Nestlé)
Nursoy® (Nestlé-Wyeth)

SUPLEMENTAÇÃO ALIMENTAR
(após retirada de leite e derivados)
• Vitamina D
• Cálcio
• Aporte calórico
• Se necessário: ferro e magnésio

Figura 15.99. Estão referidas as fórmulas extensamente hidrolisadas (indicadas em alergia à proteína do leite de vaca IgE-mediada), as fórmulas de aminoácidos (quando a alergia persiste às fórmulas extensamente hidrolisadas), as fórmulas de soja (indicadas como segunda opção pelo menor custo para crianças acima de 6 meses) e a suplementação alimentar necessária. A escolha da fórmula substitutiva depende da gravidade do quadro e da idade da criança. Há uma série de produtos alimentares que podem dar a impressão de derivados de leite, mas não contêm leite: achocolatados (*Nescau®*; chocolates: chocolate em pó solúvel *Nestlé®*); cereais matinais (*Corn Flakes®*, *Nescau Cereal®*, *Nestlé Gold®*, *Snow Flakes Chocolate®*); congelados, sopas e massas *Maggi®*; sopinhas e papinhas *Nestlé Baby®*; picolés *Nestlé®*; massas *Buitoni®*.

ANAFILAXIA = ADRENALINA INTRAMUSCULAR

- Adrenalina solução milesimal (1:1.000)
  Crianças 0,01 mg/kg (máximo 0,3 mg), adultos 0,3 a 0,5 mg
- Adrenalina autoinjetável (0,15 mg e 0,3 mg)
  Anapen® (Masters Pharmaceuticals)
  Auvi-Q® (www.auviq.com)
  EpiPen® (www.epipen.com)
  Twinject® (www.twinject.com)
- Documentos necessários para aquisição de adrenalina autoinjetável: receita completa, relatório médico, cadastro e cópia de documento do paciente.
- A ASBAI (Associação Brasileira de Alergia e Imunologia) tem tentado a disponibilidade destes medicamentos em nosso meio.

Figura 15.100. A adrenalina é de uso obrigatório na anafilaxia, utilizada por via intramuscular, no músculo vasto lateral da coxa. Corticosteroides e anti-histamínicos são utilizados como coadjuvantes. Havendo hipotensão, o paciente deve ser colocado em posição de Trendelenburg (dorsal com membros elevados) e ser feita expansão de volume.

Questões

1ª. Qual é a etiopatogenia da hipersensibilidade IgE-mediada ou tipo I?

2ª. Qual é a fisiopatologia da hipersensibilidade IgE-mediada ou tipo I?

3ª. Quais são os principais aeroalérgenos da hipersensibilidade IgE-mediada?

4ª. Cite reações de hipersensibilidade IgE-mediada.

5ª. A urticária crônica é uma hipersensibilidade IgE-mediada?

Observação: respostas no anexo final.

CASOS CLÍNICOS

Caso 1: Menina de dez anos portadora de bexiga neurogênica, com história de necessidade de várias intervenções para drenagem urinária, foi levada a hospital solicitando nova intervenção por não urinar há um dia. Ao exame físico, apresentava massa volumosa em região suprapúbica, correspondendo à bexiga. Foi introduzido cateter vesical para esvaziamento. Imediatamente após a introdução do cateter, a paciente começou a apresentar edema labial, bipalpebral, lesões urticariformes em face e corpo, seguidas de sibilos e queda da pressão arterial.

Evolução: O cateter vesical foi retirado imediatamente e administrada 0,3 mg de solução milesimal de adrenalina, IM no vasto lateral da coxa. Houve regressão rápida do quadro. Foi ainda administrado corticosteroide oral. Apesar da melhora total, a paciente permaneceu em observação hospitalar por 12 horas, em sala *"latex-free"* sem repetição do quadro. Foi orientada ao uso de material sem látex para as próximas intervenções.

Discussão: Durante as repetidas exposições ao látex por necessidade de esvaziamento da bexiga, a paciente desenvolveu reação IgE-mediada ao látex. As reações ao látex podem ser irritativas, hipersensibilidade tipo I ou IV. O quadro imediato de anafilaxia faz o diagnóstico de reação tipo I, depois confirmado por IgE específica ao látex *in vitro*, uma vez que testes cutâneos são contraindicados em casos graves de alergia. O tratamento da anafilaxia é sempre com adrenalina IM. Em história mais detalhada, a mãe informou que a paciente há um ano apresentava inchaço na boca, cerca de uma hora após ingestão de banana. Tal fato indica a presença de síndrome látex-fruta, existente na reação IgE-mediada ao látex: reatividade cruzada entre látex e alérgenos de frutas.

A história da paciente em questão é coerente com a repetida exposição ao látex, o que pode levar à formação de IgE específica à heveína do látex em grupos de risco de alergia ao látex, como profissionais da saúde e pacientes que necessitam do uso frequente de material contendo látex. Para tais pacientes deve ser indicado material sem látex desde o início do tratamento, para evitar a etapa de sensibilização, com formação de IgE unida a mastócitos. A observação hospitalar por 24 horas é sempre necessária para observar e tratar a possível anafilaxia bifásica, resultante da etapa efetora tardia, a qual aparecer 2 a 10 horas depois da etapa imediata da anafilaxia e pode perdurar por 24 horas.

Caso 2: Paciente com 24 anos, sexo feminino, queixando-se de que há vários anos apresenta obstrução nasal, coriza hialina bilateral e espirros em salva, principalmente quando em contato com pó doméstico. Ao exame, voz anasalada, mucosa nasal pálida, mordida transversa, em uso de aparelho ortodôntico. Sem outras alterações aparentes. Pai com rinite alérgica e mãe com asma pregressa.

Evolução: Exames radiológicos de seios da face e de *cavum* mostraram velamento de seio maxilar direito, sem hipertrofia adenoideana. Recebeu diagnóstico de rinite alérgica e sinusopatia. Prescrito antibiótico e realizados outros exames durante o acompanhamento.

Diante do quadro de rinite alérgica e piora com poeira doméstica, foi orientada a higiene nasal com lavagem nasal com solução fisiológica quatro vezes ao dia e a higiene ambiental, tentando afastar a poeira doméstica ao serem encapados travesseiro e colchão com tecido impermeável, retirados objetos que permitam o acúmulo de pó e indicada a limpeza com pano úmido. Prescritos corticosteroides tópicos nasais e anti-histamínico sistêmico de segunda geração. Apresentou acentuada melhora após três meses de tratamento, referindo sono mais profundo, mais disposição durante o dia e contando que várias pessoas haviam notado diferença na voz, deixando de ser anasalada. Foi retirado o anti-histamínico e mantido corticosteroide tópico, por três meses. Em todas as consultas subsequentes foram reforçadas as condutas de higiene pessoal e ambiental.

Discussão: O quadro clínico descrito apresenta os quatro sinais e sintomas clássicos de rinite alérgica: 1. espirros em salva; 2. prurido, às vezes substituído por tiques e levando à presença de sulco transverso na base do nariz; 3. coriza hialina caracteristicamente bilateral; 4. obstrução nasal com consequente respiração bucal, podendo causar alterações de dentição e de palato, como mordida transversa e palato em ogiva. As demais manifestações são consequentes ao quadro básico: respiração ruidosa, roncos noturnos, hipertrofia gengival (geralmente irreversível), voz anasalada, tosse irritativa, edema de pálpebras, cianose infraorbitária dando aspecto de cansaço, cefaleia, mucosas nasais pálidas, epistaxes pela friabilidade das mucosas, hiposmia até anosmia e hipoacusia. É frequente o paciente sentir-se cansado, mesmo ao acordar, com prejuízo do rendimento escolar e do trabalho.

O teste cutâneo de hipersensibilidade imediata (*prick test*) positivo para *Dermatophagoides pteronyssinus* e correlacionado à clínica permitiu enfatizar a retirada do alérgeno. Os animais domésticos devem receber banhos semanais, pois podem albergar ácaros. O mofo deve ser evitado por se alimento ao ácaro. Os testes de puntura são mais sensíveis para a pesquisa de IgE, quando comparados a exames de determinação de IgE *in vitro*.

A presença de eosinofilia com parasitológicos de fezes negativos sugere alergia IgE-mediada. O aumento de IgE sérica total e específica também sugere alergia IgE-mediada, porém tais exames podem estar normais no caso de toda IgE estar unida a mastócitos e podem estar aumentados em indivíduos não alérgicos.

A higiene pessoal e ambiental visa à remoção do alérgeno. Só há resposta da doença alérgica quando o alérgeno é retirado. Na reação IgE-mediada existe sempre um processo inflamatório que deve ser combatido, o que foi feito por meio de corticosteroide tópico nasal, que também melhora a obstrução nasal. Anti-histamínicos diminuem o prurido, a coriza e os espirros; os de segunda geração habitualmente não causam sonolência, mas devem ser avaliados para cada indivíduo.

A imunoterapia pode estar indicada quando o quadro persiste após a retirada do alérgeno e de terapia farmacológica adequada ou quando não há possibilidade de retirada total do alérgeno, como ácaros em ambiente de trabalho. Está indicada quando há um alérgeno específico relacionado à história clínica, com extratos apropriados e após a exclusão de doenças de base.

Na etiopatogenia do caso em questão, os *Dermatophagoides pteronyssinus* associados a HLA II de célula apresentadora ativam de Th2, Th3 e Th17, em especial diante de uma predisposição genética. Th2 sintetiza citocinas: IL-4, IL-13, IL-5, IL-9, IL-10, IL-25, IL-31; Th3 produz IL-4, IL-10, TGF-β; Th17 e Th22 sintetizam IL-17 e Th22, respectivamente.

As IL-4 e IL-13 promovem a diferenciação de linfócitos B em plasmócitos produtores de IgE. A região Fc da IgE une-se a receptores de alta afinidade para IgE (RFcεI) da superfície de mastócitos (etapa de sensibilização). Em nova exposição ao *Dermatophagoides pteronyssinus*, há união do alérgeno à IgE, através da região Fab (etapa efetora), resultando em degranulação de mastócitos, os quais adquirem o aspecto de "saca-bocados", pelos grânulos liberados. Como consequência, há liberação de mediadores pré-formados, principalmente histamina, e de neoformados – PAF e metabólitos do ácido araquidônico (leucotrienos B4, C4, D4, E4 via lipoxigenase, e prostaglandina D2, tromboxana A2 via cicloxigenase).

A IL-5 atrai eosinófilos, promovendo ainda sua maturação, proliferação, ativação e maior sobrevida. Os eosinófilos, liberando proteína básica principal e catiônica eosinofílica, lesam mucosa, sendo responsáveis pela fase tardia da reação.

As IL-10 e IL-13 podem atuar como imunossupressoras locais; a IL-9 e o TGF-β (fator-β transformador de colônias) promovem, em longo prazo, o remodelamento da mucosa; a IL-25 atrai eosinófilos e neutrófilos, piorando a alergia; a IL-31 é pruridogênica; as IL-17 e IL-22 estão aumentadas em alergias graves e persistentes.

Os corticosteroides tópicos atuam como anti-inflamatórios. Os anti-histamínicos são agonistas inversos, modificando a conformação de receptores anti-H1 ativos em inativos, impedindo a ação da histamina, por isso têm melhor eficácia quando utilizados antes da exposição alergênica. Não há consenso sobre o tempo de uso de corticosteroides tópicos. Sua utilização requer sempre o acompanhamento do paciente, com observação da mucosa nasal e do crescimento em crianças. Após o controle da doença, corticosteroides tópicos e anti-histamínicos podem ter indicação de demanda, utilizados somente quando necessário e por períodos curtos.

A imunoterapia induz à tolerância periférica por repetidas administrações de pequenas quantidades de antígeno. Resulta em aumento de T regulador adaptativo, diminuição de eosinófilos e, em longo prazo, diminuição de IgE sérica e específica por mudança do perfil Th2 para Th1, além de aumentar a IgG4 bloqueadora. É considerada a única terapia que modifica o padrão de citocinas.

O controle da rinite alérgica melhora a qualidade de vida e permite o controle da asma, caso esta coexista, uma vez que a mucosa nasal e a brônquica são contínuas, constituindo uma via aérea única.

Referências bibliográficas

Addor FAS, Aoki V. Barreira cutânea na dermatite atópica. An Bras Dermatol. 2010;85(2):184-94.

Akdis M, Trautmann A, Klunker S, Daigle I, Kucuksezer UC, Deglmann W, et al. T helper (Th) 2 predominance in atopic diseases is due to preferential apoptosis of circulating memory/effector Th1 cells. FASEB J. 2003;17(9):1026-35.

Andrade CR, Chatkin JM, Camargos PAM. Assessing clinical and spirometric control and the intensity of the inflammatory process in asthma. J Pediatr (Rio J). 2010;86(2):93-100.

Antunes AA, Solé D, Carvalho VO, Bau AEK, Kuschnir FC, Mallozi MC, et al. Guia prático de atualização em dermatite atópica – Parte I: Etiopatogenia, clínica e diagnóstico. Posicionamento conjunto da ASBAI e SBP. Arq Asma Alerg Imunol. 2017;1:131-56.

Aranda CS, Cocco RR, Pierotti FF, Mallozi MC, Franco JM, Porto A, et al. Increased sensibilization to several allergens over a 12-year period in Brazilian children. Pediatr Allergy Immunol. 2018;29(3):321-4.

Arikawa J, Ishibashi M, Kawashima M, et al. Decreased levels of sphingosine, a natural antimicrobial agent, may be associated with vulnerability of the stratum corneum from patients with atopic deramtitis to colonization by Staphylococcus aureus. J Invest Dermatol. 2002;119(2):433-9.

Argolo PN, Gehlen B, Mousinho-Frenandes M, Kalil J, Motta AA, Agondi RC. Uso do omalizumabe na urticária crônica espontânea: o que fazer após 6 meses? Arq Asma Alerg Imunol. 2020;4(2):157-62.

Arruda LK, Brom L, Mendonça TN, Melo JML. Terapia anti IL-4/IL-13: revolução no tratamento da asma, dermatite atópica e rinossinusite crônica com polipose nasossinusal? Arq Asma Alerg Imunol. 2015;3(3):71-6.

Arruda LK, Santos ABR, Ferriani VPL, Sales VS. Alergia a barata: papel na asma. Rev Bras Alerg Imunopatol. 2005;28(4):172-80.

Arruda LK, Solé D, Baena-Cagnani CE, Naspitz CK. Risk factors for asthma and atopy. Curr Opin Allergy Clin Immunol. 2005;5(2):153-9.

Arshad SH. Primary prevention of asthma and allergy. J Allergy Clin Immunol. 2005;116(1):3-14.

Asero R. Intolerance to nonsteroidal anti-inflammatory drugs might precede by years the onset of chronic urticaria. J Allergy Clin Immunol. 2003;111(5):1095-8.

Asero R, Lorini M, Tedeschi A. Association of chronic urticaria with thyroid autoimmunity and Raynaud phenomenon with anticentromere antibodies. J Allergy Clin Immunol. 2003;111(5):1129-30.

Athanazio RA, Silva Filho LVRF, Vergara AA, Ribeiro AF, Riedi CA, Procianoy EFA, et al. Diretrizes brasileiras de diagnóstico e tratamento da fibrose cística. J Bras Pneumol. 2017;43(3):219-45.

Aun M, Agondi R, Motta AA. Reações adversas a aditivos alimentares. Rev Bras Alerg Imunopatol. 2011;34:177-86.

Aun MV, Kalil J, Giavina-Bianchi P. Drug-induced anaphylaxis. Immunol Aleergy Clin N Am. 2017;37:629-41.

Aun MV, Barros MT, Kalil J, Giavina-Bianchi P. Papel da imunoglobulina intravenosa na asma brônquica. Rev Bras Alerg Imunopatol. 2008;31(1):19-22.

Bacharier LB, Boner A, Carlsen KH, Eigenmann PA, Frischer T, Götz M, et al. European Pediatric Asthma Group. Diagnosis and treatment of asthma in childhood: a PRACTALL consensus report. Allergy. 2008;63(1):5-34.

Bahna SL. Diagnosis of food allergy. Ann Allergy Asthma Immunol. 2003;90:77-80.

Barbato A, Turato G, Baraldo S, Bazzan E, Calabrese F, Tura M, et al. Airway inflammation in childhood asthma. Am J Respir Crit Care Med. 2003;168(7):798-803.

Barbosa CPG, Castro APM, Yonamine GH, Gushken AKF, Beck CML, Macedo PCR, et al. Baked milk tolerant patient: Is there any special feature? Allergol Immunopathol. 2017;45(3):283-9.

Barros MAMT, Greco O. Reações de hipersensibilidade. In: Pastorino AC, Castro APBM, Carneiro-Sampaio M. Alergia e Imunologia para o Pediatra. 3ª ed. São Paulo: Editora Manole; 2018. p. 34-70.

Bastos PGA, Camelo-Nunes IC, Cocco RR, Solé D, Ensina LFC. Anafilaxia: dados de um registro de pacientes atendidos em um serviço especializado. Arq Asma Alerg Imunol. 2019;3(2):168-76.

Beauther DA, Weiss ST, Sutherland ER. Obesity and asthma. Am J Respir Crit Care Med. 2006;174:112-9.

Beghe B, Barton S, Rorke S, Peng Q, Sayers I, Gaunt T, et al. Polymorphisms in the interleukin-4 and interleukin-4 receptor alpha chain genes confer susceptibility to asthma and atopy in a Caucasian population. Clin Exp Allergy. 2003;33(8):1111-7.

Bernd LAG. Alergia a medicamentos. Rev Bras Alerg Imunopatol. 2005;28(3):125-32.

Bernd LGA, Fleig F, Alves MB, Bertozzo R, Coelho M, Correia J (MG), et al. Anafilaxia no Brasil – Levantamento da ASBAI. Rev Bras Alerg Imunopatol. 2010;33(5):190-8.

Bielory L. Differential diagnoses of conjunctivitis for clinical allergist-immunologists. Ann Allergy Asthma Immunol. 2007;98(2):105-15.

Blank U, Jouvin MH, Guerin-Marchand C, Kinet JP. The high-affinity IgE receptor: lessons from structural analysis. Med Sci. 2003;19(1):63-9.

Brand PLP, Baraldi E, Bisgaard H, Boner AL, Castro-Rodriguez JA, Custovic A et al. Definition, assessment and treatment of wheezing disorders in preschool children: an evidence-based approach. Euro Respir J. 2008;32(4):1096-110.

Bolte G, Bischof W, Borte M, Lehmann I, Wichmann HE, Heinrich J. LISA Study Group. Early endotoxin exposure and atopy development in infants: results of a birth cohort study. Clin Exp Allergy. 2003;33(6):770-6.

Bonini S, Majani G, Canonica GW. Rhinasthma: a new specific QoL questionnaire for patients with rhinitis and asthma. Allergy. 2003;58(4):289-94.

Borges IN, Carvalho JS, Serufo JC. Abordagem geral do choque anafilático. Rev Med Minas Gerais. 2012:22(2):174-80.

Bousquet J, Schünemann HJ, Toguas A, Bachert C, Erhola M, Hellings PW, et al. Next-generation Allergic Rhinitis and its Impact on Asthma (ARIA) guidelines for allergic rhinitis based on Grading of Recommendations Assessment, Development and Evaluation (GRADE) and real-world evidence. J Allergy Clin Immunol. 2020;145(1)70-80.

Brodell LA, Beck LA. Differential diagnosis of chronic urticaria. Ann Allergy Asthma Immunol. 2008;100(3):181-90.

Brozek JL, Bousquet J, Agache I, Agarwal A, Bachert C, Bosnic-Anticevich S, et al. Allergic Rhinitis and its Impact on Asthma (ARIA) guidelines – 2016 revision. J Allerg Clin Immunol. 2017;140:950-8.

Bruscky DMV, Rocha LAR, Costa AJF. Recidiva de urticária crônica decorrente de reinfecção por H. pylori. Rev Paul Pediatr. 2013;31(2):272-5.

Brusselle G, Bracke K. Targeting immune pathways for therapy in asthma and chronic obstructive pulmonary disease. Ann Am Thorac Soc. 2014; 11(5S):322-8.

Bueno de Sá A, Araujo RFA, Cavalheiro S, Mallozi MC, Solé D. Profile of latex sensitization and allergies in children and adolescents with myelomeningocele in São Paulo, Brazil. J Invest Allergol Clin Immunol. 2013;23:43-9.

Burks AW, Holgate ST, O'Hehir RE, Broide DH, Bacharier LB, Hershey GKK, et al. Middleton's Allergy: Principles and Practice. 9th ed. Philadelphia: Elsevier Health Sciences; 2019. 1649 p.

Buske-Kirschbaum A, Hellhammer DH. Endocrine and immune responses to stress in chronic inflammatory skin disorders. Ann N Y Acad Sci. 2003;992:231-40.

Camargos PAM, Ibiapina CC, Lasmar MLBF, Cruz AA. Allergic rhinitis and asthma require an integrated management. Thorax. 2012;67:1014-14.

Camargos PAM, Rodrigues MESM, Solé D. Asma e rinite alérgica como expressão de uma única doença: um paradigma em construção. J Pediatr (Rio J). 2002;78(2):123-8.

Camelo-Nunes I, Solé D. Pneumologia na adolescência. J Pediatr (Rio J). 2001;77(2):143-52.

Campos HS, Camargos PAM. Broncodilatadores. Pulmão RJ. 2012:21(2):60-4.

Carballo IC, Pastor MCD, Zavala BB, Cano MS, Caballer BH. Safety of measles-mumps-rubella vaccine (MMR) in patients allergic to eggs. Allergol Immunopathol. 2007;35(3):105-9.

Cardona V, Ansotegui IJ, Ebisawa M, El-Gamal Y, Fernandez Rivas M, Fineman S, et al. World allergy organization anaphylaxis guidance 2020. World Allergy Organ J. 2020;13(10):100472.

Carvalho E, Ferreira CT. Alergia Alimentar. In: Silva LR, Ferreira CT, Carvalho E. Manual de Residência em Gastroenterologia Pediátrica. São Paulo: Editora Manole; 2018. p. 234-64.

Carvalho-Pinto RM, Cançado JED, Pizzichini MMM, Fiterman J, Rubin AS, Cerci-Neto A, et al. Recomendações para o manejo da asma grave da Sociedade Brasileira de Pneumologia e Tisiologia – 2021. J Bras Pneumol. 2021;47(6):e202110273.

Carvalho VO, Solé D, Antunes AA, Bau AEK, Kuschnir FC, Malozzi MC, et al. Guia prático de atualização em dermatite atópica – Parte II: Abordagem terapêutica. Posicionamento conjunto da ASBAI e SBP. Arq Asma Alerg Imunol. 2017;1:157-82.

Cardinale F, de Benedictis FM, Muggeo V, Giordano P. Exhaled nitric oxide, total serum IgE and allergic sensitization in childhood asthma and allergic rhinitis. Pediatr Allergy Immunol. 2005;16(3):236-42.

Casagrande RR, Pastorino AC, Souza RG, Leone C, Solé D, Jacob CMA. Prevalência de asma e fatores de risco em escolares da cidade de São Paulo. Rev Saúde Pública. 2008;42(3):517-23.

Castro APBM. Calcineurin inhibitors in the treatment of allergic dermatitis. J Pediatr (Rio J). 2006;82(5):166-72.

Castro APBM, Jacob CMA, Pastorino AC, Grumach AS. Ácidos graxos na dermatite atópica: etiopatogenia e terapêutica. Pediatria (São Paulo). 1995;17(2):79-85.

Castro APBM, Uonamine GH, Barbosa CPG. Tratamento da alergia alimentar e uso de fórmulas especiais. Alergia e Imunologia para o Pediatra. 3ª. ed. São Paulo: Editora Manole; 2018. p 277-89.

Castro FFM, Palma MS. Alergia a venenos de insetos. São Paulo: Editora Manole; 2009. 231 p.

Castro-Rodriguez JA, Holberg CJ, Wright AL, Martinez FD. A clinical index to define risk of asthma in young children with recurrent wheezing. Am J Respir Crit Care Med. 2000;162(4):1403-6.

Caubet JC, Nowak-Węgrzyn A, Moshier E, Godbold J, Julie W, Sampson HA. Utility of casein-specific IgE levels in predicting reactivity to baked milk. J Allergy Clin Immunol. 2013;131(1):222-4.

Champs NS, Santos UR, Andrade CR, Gomes DL, Nehemy PG, Pereira FFL, et al. Importância da avaliação ofmalmológica em crianças em uso de corticoterapia inalatória. Pediatria (São Paulo). 2011;33(1):9-12.

Chervinsky P, Casale T, Townley R, Tripathy I, Hedgecock S, Fowler-Taylor A, et al. Omalizumab, an anti-IgE antibody, in the treatment of adults and adolescents with perennial allergic rhinitis. Ann Allergy Asthma Immunol. 2003;91(2):160-7.

Chong-Neto HJ, Cepeda A, Moreira AS, Leonardi A, Rosário C, Solé D, et al. Diretriz Latino-americana sobre o diagnóstico e tratamento da Alergia Ocular – em nome da Sociedade Latinoamericana de Alergia, Asma e Imunologia (SLAAI). Arq Asma Alerg Imunol. 2022;6(1):4-48.

Chong Neto HJ, Solé D, Camargos P, Rosário Filho NA, Sarinho EC, Chong-Silva DC, et al. Diretrizes da Associação Brasileira de Alergia e Imunologia e Sociedade Brasileira de Pediatria para sibilância e asma no pré-escolar. Arq Asma Alerg Imunol. 2018;2(2):163-208.

Chong Neto HJ, Rosário NA. Wheezing in infancy: epidemiology, investigation, and treatment. J Ped. 2010;86(3):171-8.

Chong Neto HJ, Rosário NA, Grupo EISL Curitiba (Estudio Internacional de Sibilancias en Lactantes). Risk factors for wheezing in the firt year of life. J Pediatr (Rio J). 2008;84(6):495-502.

Chong Neto HJ, Wandalsen GF, Pastorino AC, Bianca CD, Chong-Silva DC, Riedi CA, et al. Guia prático de abordagem da criança e do adolescente com asma grave: documento conjunto da Associação Brasileira de Alergia e Imunologia e Sociedade Brasileira de Pediatria. Arq Asma Alerg Imunol. 2020;4(1):3-34.

Chopra R, Vakharia PP, Sacotte R, Patel N, Immanemi S, White T, et al. Severity strata for Eczema Area and Severity Index (EASI), modified EASI, Scoring Atopic Dermatitis (SCORAD), objective SCORAD, Atopic Dermatitis Severity Index and body surface area in adolescents and adults with Atopic Dermatites. Br J Dermatol. 2017;177(5):1316-21.

Cintra CFSC, Castro FFM, Cintra PPVC. As alterações orofaciais apresentadas em pacientes respiradores bucais. Rev Bras Alerg Imunopatol. 2000;23(2):78-8.

Cocco RR, Chong neto HJ, Aun MV, Pastorino AC, Wandelsen GF, Moraes LSL, et al. Aplicações práticas de uma plataforma multiplex para detecção de IgE específica por componentes alergênicos em doenças alérgicas. Arq Asma Alerg Imunol. 2018;2(1):83-94.

Colver AF, Macdougall C, Cant A. Food allergy in childhood. Arch Dis Child. 2003;88(8):742-3.

Correa JMM, Zuliani A. Imunidade relacionada à resposta alérgica no início da vida. J Pediatr (Rio J). 2001;77(6):441-6.

Costa JJ, Weller PF, Gali SJ. The cells of the allergic response: mast cells, basophils and eosinophils. JAMA. 1997;278(22):1815-22.

Criado PR, Criado RFJ. Reações adversas às drogas: o espectro dermatológico na prática clínica. São Paulo: Editora Manole; 2014. 816 p.

Criado PR, Criado RFJ, Maruta CW, Martins JEC, Rivitti EA. Urticária. An Bras Dermatol. 2005;80(6):631-6.

Criado RFJ, Philippi JC, Franco RS, Mello JF. Urticárias. Rev Bras Alerg Imunopatol. 2006;28:273-83.

Cruz FAA, Mello Jr JF, Baiocchi Jr G, Reis EAPR, Bernd LAG, Emerson MF, et al. Rinite alérgica: diagnóstico. Rev Bras Alerg Imunopatol. 1995;18(5):171-6.

Dela Bianca ACC, Wandalsen GF, Solé D. Lactente sibilante: prevalência e fatores de risco. Rev Bras Alerg Imunopatol. 2010;33(2):43-50.

Delcole G, Lerro L, Alvares MA, Pinto NS, Rodrigues RF, Rullo VEV. Uso de probióticos e/ou prebióticos na prevenção de eczema em crianças com alto risco de atopia: uma revisão sistemática. Arq Asma Alerg Imunol. 2020;4(1):181-9.

Demirjian M, Rumbyrt JS, Gowda VC, Klaustermeyer WB. Serum IgE and eosinophil count in allergic rhinitis. Allergol Immunopathol. 2012;40(5):267-74.

Dias A, Santos A, Pinheiro JA. Persistence of cow's milk allergy beyond two years of age. Allergol Immunopathol. 2010;38(1):8-12.

Dionigi PC, Menezes MC, Forte WCN. A prospective ten-year follow-up of patients with Chronic Urticaria. Allergol Immunopathol. 2016;44(4):286-91.

Djukanović R, Harrison T, Johnston SL, Gabbay F, Wark P, Thomson NC, et al. The effect of inhaled interferon-beta on worsening of asthma symptoms caused by viral infections: a randomised trial. Am J Respir Crit Care Med. 2014;190(2):145-54.

Dortas-Junior SD, Azizi GG, Sousa ACM, Lupi O, França AT, Valle SOR. Urticárias crônicas induzidas: atualização do tema. Arq Asma Alerg Imunol. 2020;4(3):305-16.

Dortas-Junior SD, Costa AJF, Guidacci MFRC, Sarinho FW, Serpa FS, Silva AC, et al. Reações adversas aos anticorpos monoclonais para doenças alérgicas. Arq Asma Alerg Imunol. 2022;6(3):318-24.

Duarte RAG, Castro RB, Almonfrey FB, Kalil J, Motta AA, Agondi RC. Características clínicas de autoimunidade nos pacientes com urticária dermográfica. Arq Alerg Imunol. 2018;2:434-40.

Eichenfield LF, Hanifin JM, Luger TA, Stevens SR, Pride HB. Consensus conference on pediatric Atopic Dermatitis. J Am Acad Dermatol. 2003;49(6):1088-95.

Eichenfield LF, Tom W, Chamlin SL, Feldman SR, Hanifin JM, Simpson EL, et al. Guidelines of care for the management of Atopic Dermatitis: section 1. Diagnosis and assessment of Atopic Dermatitis. J Am Acad Dermatol. 2014;70(2):338-51.

Ensina LF, Fernandes FR, Giovanni Di Gesu GD, Malaman MF, Chavarria ML, Bernd LAG. Indicações para a dessensibilização a medicamentos. Rev Bras Alerg Imunopatol. 2009;32(2):42-7.

Ensina LF, Valle SOR, Campos RB, Agondi R, Criado P, Bedrikow RB, et al. Guia prático da Associação Brasileira de Alergia e Imunologia para o diagnóstico e tratamento das urticárias baseado em diretrizes internacionais. Arq Asma Alerg Imunol. 2019;3:382-92.

Ercan H, Ispir T, Kirac D, Baris S, Ozen A, Oztezcan S, et al. Precditors of atopic dermatitis phenotypes and severity: roles of serum immunoglobulins and filaggrin gene mutation R501X. Alergol Immunopathol. 2013;41(2):86-93.

Faria E, Sousa N, Geraldes L, Santos A, Chieira C. Anafilaxia perioperatória em Coimbra: experiência da consulta de alergia a fármacos. Rev Port Imunoalergol. 2008;16:73-92.

Farinha S, Jordão F, Tomaz E, Inácio F. Dermatite herpetiforme. Caso clínico. Rev Port Imunoalergol. 2018;26(2):127-31.

Ferreira CT, Vieira MC, Vieira SMG, Silva GS, Yamamoto DR, Silveira TR. Esofagite eosinofílica em 29 pacientes pediátricos. Arq Gastroenterol. 2008;45(2):141-6.

Ferreira WFS, Chong-Silva DC, Murata JMK, Rosário CS, Brito GD, Giacomet JP, et al. Fatores associados ao sexo para sibilância recorrente e asma. Arq Asma Alerg Imunol. 2020;4(1):163-71.

Fogg MI, Spergel JM. Management of food allergies. Expert Opin Pharmacother. 2003;4(7):1025-37.

Forte WCN, Alionis Neto F, Mathias LAST. Reações adversas ao látex. Diag Trat. 2003;8:79-82.

Forte WCN, Carvalho Jr FF, Fernandes Filho WD, Shibata E, Henriques LS, Mastroti RA, et al. Testes cutâneos de hipersensibilidade imediata com o evoluir da idade. J Pediatr (Rio J). 2001;77(2):112-8.

Forte WCN, Fernandes Filho WD. Rinite alérgica. In: Coates V, Beznos GW, Françoso LA. Doenças do adolescente. 2a ed. São Paulo: Sarvier; 2003. p. 463-6.

Forte WCN, Henriques LS. Púrpura de Henöch-Schönlein. Pediatr Mod. 2001;37:359-74.

Forte WCN, Oliveira SMCG. Urticária e angioedema. In: Coates V, Beznos G, Françoso LA. Doenças do adolescente. 2a ed. São Paulo: Sarvier; 2003. p. 466-70.

Forte WCN, Sumita JM, Rodrigues AG, Liuson D, Tanaka E. Rebound phenomenon to systemic corticosteroid in atopic dermatitis. Allergol Immunopathol. 2005;33(6):307-11.

França AT. Urticária e angioedema: diagnóstico e tratamento. 3ª ed. Rio de Janeiro: Revinter; 2013. 416 p.

Freire FA, Senise Jr MF, Wandalsen GF, Malozzi MC, Solé D. Perfil de lactentes sibilantes acompanhados em serviço de referência: avaliação de dez anos. Rev Bras Alerg Imunopatol. 2012;35(2):71-7.

Galli E, Neri I, Ricci G, Baldo E, Barone M, Belloni Fortina A, et al. Consensus conference on clinical management of pediatric Atopic Dermatitis. Ital J Pediatric. 2016;42:26.

Galvão CES. Asma e rinite ocupacionais – visão imunoalérgica. Rev Bras Alerg Imunopatol. 2010;33(1):2-7.

Galvão CES, Castro FFM. Alergias respiratórias e poluição ambiental. Rev Bras Med. 2005;275-80.

Gaspar A, Faria E. Alergiaa ao látex. Rev Port Imunoalergol. 2012;20:173-92.

Genov IR, Solé D, Santos ABR, Arruda LKP. Tropomiosinas e reatividade cruzada. Rev Bras Alerg Imunopatol. 2009;32(3):89-95.

Giavina-Bianchi P, Aun MV, Bisaccioni C, Agonde R, Kalil J. Difficult-to-control asthma management through the use of a specific protocol. Clinics. 2010;65(9):905-18.

Giavina-Bianchi M, Giavina-Bianchi P. Eficácia e segurança do uso de dupilumabe em dois adolescentes com dermatite atópica grave. Einstein (São Paulo). 2021;19:eRC6064.

Global Initiative for Asthma. Global Strategy for Asthma Managemant and Prevention. Disponível em: https://www.ginasthma.org

Goldman L, Schafer AI. Goldman's Cecil Medicine. 26th. ed. Philadelphia: Saunders Elsevier; 2022. 3072 p.

Gonçalves LC, Guimarães TC, Silva RM, Cheik MF, de Ramos Nápolis AC, Barbosa e Silva G, et al. Prevalence of food allergy in infants and pre-schoolers in Brazil. Allergol Immunopathol. 2016;44(6):497-503.

Gotua M, Lomidze N, Dolidze N, Gotua T. IgE-mediated food hypersensitivity disorders. Georg Med News. 2008;(157):39-44.

Graudenz GS, Latorre MR, Tribess A, Oliveira CH, Kalil J. Persistent allergic rhinitis and indoor air quality perception – an experimental approach. Indoor Air. 2006;16(4):313-9.

Greaves MW. Chronic idiopathic urticaria and *Helicobacter pylori* not directly causative, but could there be a link? Allergy Clin Immunol Int. 2001;13(1):23-6.

Groetch M, Nowak-Wegrzyn A. Practical approach to nutrition and dietary intervention in pediatric food allergy. Pediatr Allergy Immunol. 2013;24:212-21.

Grupo Brasileiro de Imunodeficiências. Disponível em: https://www.imunopediatria.org.br

Hanifin JM, Thurston M, Omoto M, Cherill R, Tofte SJ, Graeber M. The eczema area and severity index (EASI): assessment of reliability in atopic dermatitis. EASI Evaluator Group. Exp Dermatol. 2001;10(1):11-8.

Hanifin JM, Rajka G. Diagnostic features of atopic dermatitis. Acta Derm Venereal. 1980;92:44-7.

Hellings PW, Klimek L, Cingi C, Agache I, Akdis C, Bachert C, et al. Non-allergic rhinitis: position paper of the European Academy of Allergy and Clinical Immunology. Allergy. 2017;72(11):1657-65.

Holcroft CA, Eisen EA, Sama SR, Wegman DH. Measurement characteristics of peak expiratory flow. Chest. 2003;124(2):501-10.

Hong H, Liao S, Chen F, Yang Q, Wang DY. Role of IL-25, IL-33, and TSLP in triggering united airway diseases toward type 2 inflammation. Allergy. 2020;75:2794-804.

Horvatich LB, Chong-Silva DC, Ried CA, Chong-Neto HJ, Rosário NA. Utilidade do teste de provocação oral aberto no diagnóstico da alergia alimentar. Arq Asma Alerg Imunol. 2018;2:458-62.

Ikeda FH, Horta PAC, Bruscato WL, Dolci JEL. Avaliação do desempenho intelectual e escolar de crianças submetidas à tonsilectomia e adenoamigdalectomia no pré e pós-operatório. Braz J Otorhinolaryngol. 2012;78(4):17-23.

Jacob CMA, Oliveira LC, Goldberg AC, Okay TS, Gushken AKF, Watanabe LA, et al. Polimorfismo de interleucina 10 e persistência da alergia ao leite de vaca. Rev Bras Alerg Imunopatol. 2010;33(3):93-8.

Jacob CMA, Castro APBM, Gushken AKF, Yonamine GH. Alergia alimentar. In: Jacob CMA, Pastorino AC. Alergia e imunologia para o pediatra. São Paulo: Manole; 2009. p. 259-77.

Jucá SCBMP, Moraes LSL, Takano AO, Mallol J, Solé D. Sibilância em lactentes: o que mudou? Arq Asma Alerg Imunol. 2019;3:275-82.

Juniper EF, Rohrbaugh T, Meltzer EO. A questionnaire to measure quality of life in adults with nocturnal allergic rhinoconjunctivitis. J Allergy Clin Immunol. 2003;111(3):484-90.

Kabesch M, Schedel M, Carr D, Woitsch B, Fritzsch C, Weiland SK, et al. IL-4/IL-13 pathway genetics strongly influence serum IgE levels and childhood asthma. J Allergy Clin Immunol. 2006;117(2):269-74.

Kalesnikoff J, Huber M, Lam V, Damen JE, Zhang J, Siraganian RP, et al. Monomeric IgE stimulates signaling pathways in mast cells that lead to cytokine production and cell survival. Immunit. 2001;14(6):801-11.

Kaplan AP. Chronic Spontaneous Urticaria: pathogenesis and treatment considerations. Allergy Asthma Immunol Res. 2017;9:477-6.

Karpati S. Dermatitis herpertiformis: close to unravelling a disease. J Dermatol Sci. 2004;34(2):83-90.

Keill T. Epidemiology of food allergy: what's new? A critical appraisal of recent population-based studies. Curr Opin Allergy Clin Immunol. 2007;7(3):259-63.

Kestler A, Keyes L. Images in clinical medicine. Uvular angioedema (Quincke's disease). N Engl J Med. 2003;349(9):867.

Kikuchi Y, Fann T, Kaplan AP. Antithyroid antibodies in chronic urticaria and angioedema. J Allergy Clin Immunol. 2003;112(1):218-11.

Kim TH, Yoon SH, Hong H, Kang HR, Cho SH, Lee SY. Duration of observation for detecting a biphasic reaction in Anaphylaxis: a meta-analysis. Int Arch Allergy Immunol. 2019;179:31-6.

Klion AD, Ackerman SJ, Bochner BS. Contributions of eosinophils to human health and disease. Annu Rev Pathol. 2020;15:179-209.

Kobayashi T, Moro K. Tissue-specific diversity of group 2 innate lymphoid cells in the skin. Front Immunol. 2022;13:885642.

Koga C, Kabashima K, Shiraishi N, Kobayashi M, Yoshiki T. Possible pathogenic role of Th17 cells for Atopic Dermatitis. J Invest Dermatol. 2008;128(11):2569-71.

Kuhl K, Hanania NA. Targeting IgE in asthma. Curr Opin Pulm Med. 2012;18(1):1-5.

Laske N, Bunikowski R, Niggemann B. Extraordinarily high serum IgE levels and consequences for atopic phenotypes. Ann Allergy Asthma Immunol. 2003;91(2):202-4.

Levy Y, Segal N, Weintrob N, Danon YL. Chronic urticaria: association with thyroid autoimmunity. Arch Dis Child. 2003;88(6):517-9.

Lima CMF, Galvão CES. Mecanismos da imunoterapia alérgeno-específica. In: Castro FFM, Galvão CES. Imunoterapia. São Paulo: Manole; 2011. p. 55-65.

Lima CMF, Watanabe AS, Kalil J, Castro FFM, Galvão CES. Determinação de IgE específica in vitro e in vivo após a imunoterapia específica com veneno de himenópteros: é parâmetro para avaliação do sucesso do tratamento? Braz J Allergy Immunol. 2013;1(1):51-5.

Lima S, Rodrigues CS, Camelo-Nunes IC, Solé D. Urticárias físicas: revisão. Rev Bras Alerg Imunopatol. 2008;31:220-6.

Lopes WA, Rosário N, Leite N. Broncoespasmo induzido pelo exercício em adolescentes asmáticos obesos e não obesos. Rev Paul Pediatr. 2010;28(1):36-40.

Maia AAM, Croce J, Guimarães JH, Lopes M. Sensibilização alérgica à *Blatella germanica* em pacientes com asma e rinite na cidade de São Paulo, Brasil. Rev Bras Alerg Imunopatol. 1996;19(2):47-50.

Magalhães M, Pachi PR, Azevedo RM. Distúrbios respiratórios no período neonatal. In: Magalhães M, Rodrigues FPM, Gallaci CB, et al. Guia de bolso de neonatologia. São Paulo: Atheneu; 2011. p. 65-70.

Magerl M, Altrichter S, Borzova E, Giménez-Arnau A, Grattan CE, Lawlor T, et al. The definition, diagnostic testing, and management of chronic inducible urticarias – The EAACI/GA(2)LEN/EDF/UNEV consensus recommendations 2016 update and revision. Allergy. 2016;71:780-802.

Mamede LQ, Goes LS, Pereira GF, Araújo AMFS, Souza AB, Perez IL, et al. A influência do tratamento do *Helicobacter pylori* no paciente com urticária crônica espontânea. Arq Asma Alerg Imunol. 2019;3:459-64.

Malheiros MTSR, Mello YAMF. Asma: quadro clínico e diagnóstico. In: Grumach AS. Alergia e imunologia na infância e na adolescência. 2ª. ed. São Paulo: Atheneu; 2018. p 205-14.

Martinez JAB. Aspergilose broncopulmonar alérgica. In: Voltarelli JC. Imunologia clínica na prática médica. São Paulo: Atheneu; 2009. p. 931-4.

Martinez FD. Heterogeneity of the association between lower respiratory illness in infancy and subsequent asthma. Proc Am Thorac Soc. 2005;2(2):157-61.

Martinez FD. The coming-of-age of the hygiene hypothesis. Respir Res. 2001;3(2):129-32.

Martinez FD, Wright AL, Taussig LM, Holberg CJ, Halonen M, Morgan WJ, et al. Asthma and wheezing in the first six years of life. The Group Health Medical Associates. N Engl J Med. 1995;332(3):133-8.

Matricardi PM, Bouygue GR, Tripodi S. Innercity asthma and the hygiene hypothesis. Ann Allergy Asthma Immunol. 2002; 89(6):69-74.

Matsutomo FY, Rizzo MAV, Kuschnir FC, di-Gesu GMS, Mello-Jr JF, Chavarria MLFS, et al. Rinite em pré-escolares. Arq Asma Alerg Imunol. 2018;2:225-8.

Menezes G, Mosca T, Forte WCN. Higiene nasal e ambiental: uma orientação imprescindível no tratamento da rinite alérgica. Arq med Hosp Fac Cienc Med Santa Casa São Paulo. 2020;65:1.

Medeiros Jr M, Soares ACB, Mendes CMC. Urticária e angioedema: avaliação de 793 casos. Rev Bras Alerg Imunopatol. 1999;22(6):179-87.

Melli LC, Carmo-Rodrigues MS, Araújo-Filho HB, Solé D, Morais MB. Intestinal microbiota and allergic diseases: a systematic review. Allergol Immunopathol. 2016;44(2):177-88.

Mello Jr JF. Rinite alérgica local. Bras J Otorhinolaryngol. 2016;82(6):621-2.

Momoi C, Oliveira LCL, Mallozi MC, Cocco RR, Solé D. O teste de contato (*patch test*) na avaliação de sensibilização por alimentos em pacientes com dermatite atópica – estudo piloto. Arq Asma Alerg Imunol. 2019;3:151-6.

Motta AA, Aun MV, Kalil J, Giavina-Bianchi P. Dermatite de contato. Rev Bras Alerg Imunolpatol. 2011;34(3):73-82.

Motta AA, Kalil J, Barros MT. Sensibilização a ácaros ambientais em pacientes com dermatite atópica. Rev Bras Alerg Imunopatol. 2004;27:208-16.

Munhoz AS, Adde FV, Nakaie CM, Doria Filho U, Silva Filho LVRF, Rodrigues JC. Long-term home oxygen therapy in children and adolescents: analysis of clinical use and costs of a home care program. J Pediatr (Rio J). 2011;87(1):13-8.

Murphy K, Travers P, Walport M. Janeway's Immunobiology – Immunobiology: The Immune System (Janeway). 9th ed. New York: Garland Science; 2017. 924 p.

Neves FVO, Beck CML, Gushken AKF, Yonamine GH, Catro APBM, Dorna MB, et al. Cow's milk allergy: evaluating tolerance through skin-prick test. Rev Assoc Med Bras. 2016;62(6):537-43.

Nja F, Nystad W, Hetlevik O, Carlsen KCL, Carlsen KH. Airway infections in infancy and the presence of allergy and asthma in school age children. Arch Dis Child. 2003;88(7):566-9.

Novak N, Allam JP, Bieber T. Allergic hyperreactivity to microbial components: a trigger factor of "intrinsic" atopic dermatitis? J Allergy Clin Immunol. 2003;112(1):215-6.

Novak N, Bieber T. Allergic and nonallergic forms of atopic diseases. J Allergy Clin Immunol. 2003;112(2):252-62.

Nowak-Wegrzyn A, Jarocka-Cyrta E, Castro APM. Food protein-induced Enterocolitis Syndrome. J Investig Allergol Clin Immunol. 2017;27(1):1-18.

Oddy WH, Peat JK. Breastfeeding, asthma, and atopic disease: an epidemiological review of the literature. J Hum Lact. 2003;19(3):250-61.

Oettgen HC, Geha RS. IgE regulation and roles in asthma pathogenesis. J Allergy Clin Immunol. 2001;107(3):429-40.

Oliveira CH, Binotti RS, Muniz JRO, Pinho Júnior AJ, Prado AP, Lazzarini S. Fauna acarina da poeira de colchões na cidade de Campinas – SP. Rev Bras Alerg Imunopatol. 1999;22(6):188-97.

Pastorino AC, Castro APBM, Carneiro-Sampaio M. Alergia e Imunologia para o Pediatra. 3a. ed. São Paulo: Editora Manole; 2018. 486 p.

Pastorino AC, Kuschnir FC, Arruda LKP, Casagrande RRD, Souza RGL, Dias GAC, et al. Sensitization to aeroallergens in Brazilian adolescents living at the periphery of large subtropical urban centres. Allergol Immunopathol. 2008;36(1):9-16.

Pastorino AC, Accioly AP, Lanzellotti R, Camargo MCD, Jacob CMA, Grumach AS. Asma: aspectos clínico-epidemiológicos de 237 pacientes de um ambulatório pediátrico especializado. J Pediatr (Rio J). 1998;74(1):49-58.

Pereira VAR, Aun WCT, Mello JR. Mecanismos da imunoterapia alérgeno-específica. Arq Asma Alerg Imunol. 2017;1(3):257-62.

Pinto LA, Stein RT, Kabesch M. Impact of genetics in childhood asthma. J Pediatr (Rio J). 2008;84(4):568-75.

Pires AHS, Valle SOR, Prioli RNT, França AT. Urticária de pressão tardia. Rev Bras Alerg Imunopatol. 2007;30(5):183-6.

Pizzichini MMM, Carvalho-Pinto RM, Cançado JED, Rubin AS, Cerci Neto A, Cardoso AP, et al. Recomendações para o manejo da asma da Sociedade Brasileira de Pneumologia e Tisiologia – 2020. J Bras Pneumol. 2020;46(1):e20190307.

Poonawalla T, Kelly B. Urticaria: a review. Am J Clin Dermatol. 2009;10(1):9-21.

Prado E, Pastorino AC, Harari DK, Mello MC, Chong-Neto H, Carvalho VO, et al. Dermatite atópica grave: guia prático de tratamento da Associação Brasileira de Alergia e Imunologia e Sociedade Brasileira de Pediatria. Arq Asma Alerg Imunol. 2022;6(4):432-67.

Prescott SL, Bjorkstén B. Probiotics for the prevention or treatment of allergic diseases. J Allergy Clin Immunol. 2007;120(2):255-62.

Ramos-e-Silva M, Jacques CD. Epidermal barrier function and systemic diseases. Clin Dermatol. 2012;30(3):277-9.

Rance F, Micheau P, Marchac V, Scheinmann P. Food allergy and asthma in children. Rev Pneumol Clin. 2003;59(2):109-13.

Reber LL, Hernandez JD, Galli SJ. The pathophysiology of anaphylaxis. J Allergy Clin Immunol 2017;140:335-48.

Reme ST, Pekkanen J, Soininen L, Kajosaari M, Husman T, Koivikko A. Does heredity modify the association between farming and allergy in children? Acta Paediatr. 2002;91(11):1163-9.

Rios JBM, Carvalho LP. Alergia clínica – diagnóstico e tratamento. 2a ed. Rio de Janeiro: Editora Revinter; 2007. 928 p.

Rios JLM, Pinto SMEB, Santos LNC, Silva EM, Estanislau NRA, Motta MFAMA, et al. Alergia alimentar não IgE mediada: proctocolite induzida por proteínas alimentares – atualização. Arq Asma Alerg Imunol. 2022;6(2):225-38.

Roberts G, Pfaar O, Akdis CA, Ansotegui IJ, Duhram SR, van Wijk GR, et al. EAACI guidelines on allergen immunotherapy: Allergic rhinoconjunvtivitis. Allergy. 2018;73:765-98.

Roberts G, Hurley C, Lack G. Development of a quality-of-life assessment for the allergic child or teenager with multisystem allergic disease. J Allergy Clin Immunol. 2003;111(3):491-7.

Robinson DS. The Th1 and Th2 concept in atopic allergic disease. Chem Immunol. 2000;78:50-61.

Rocha CB, Nascimento APC, Silva AMC, Botelho C. Asma não controlada em crianças e adolescentes expostos aos agrotóxicos em região de intensa atividade do agronegócio. Cad Saúde Pública. 2021;37(5):e00072220.

Rocha Filho W, Scalco MF, Pinto JA. Alergia à proteína do leite de vaca. Rev Med Minas Gerais. 2014;24(3):374-80.

Rodrigues AT, Fernandes FR, Aun WT. Características clínicas de pacientes com asma de difícil controle. Rev Bras Alerg Imunopatol. 2007;30(2):56-61.

Rodrigues BR, Chong Neto HJ. Associação entre exposição a agrotóxicos e doenças em crianças e adolescentes. Biblioteca Digital de Eventos Científicos da UFPR, II Congresso de Saúde Coletiva da UFPR, 2019.

Rodrigues RN, Melo JR, Montealegre F, Hahnstadt RL, Pires MC. Avaliação do teste de contato com aeroalérgenos em pacientes com dermatite atópica. An Bras Dermatol. 2011;86(1):37-43.

Rondón C, Canto G, Blanca M. Local allergic rhinitis: a new entity, characterization and further studies. Curr Opin Allergy Clin Immunol. 2010;10(1):1-7.

Rosário CS, Murrieta-Aguttes M, Rosário-Filho NA. Rinite alérgica na visão do paciente. Arq Asma Alerg Imunol. 2019;3(1):25-8.

Rosário-Filho NA, Jacob CM, Solé D, Condino Neto A, Arruda LK, Costa-Carvalho B, et al. Pediatric allergy and immunology in Brazil. Ped Allergy Immunol. 2013;24(4):402-9.

Rosenwasser LJ. Mechanisms of IgE inflammation. Curr Allergy Asthma Rep. 2011;11(2):178-83.

Roxo Jr P. Diagnóstico e tratamento de doenças alérgicas em Pediatria. São Paulo: Editora Atheneu; 2011. 376 p.

Rubini NPM, Wandalsen GF, Rizzo MCV, Aun MV, Chong Neto HJ, Solé D. Guia prático sobre controle ambiental para pacientes com rinite alérgica. Arq Asma Alerg Imunol. 2017;1(1):7-22.

Ruffner MA, Kennedy K, Cianferoni A. Pathophysiology of eosinoplilic esophagitis: recent advances and their clinical implications. Expert Rev Clin Immunol. 2019;15(1):83-95.

Rullo VE, Solé D, Arruda LK, Valente V, Nakamura C, Nóbrega FJ, et al. House-dust endotoxin exposure and recurrent wheezing in infants: a cohort study. J Investig Allergol Clin Immunol. 2008;18:484-5.

Sakano E, Sarinho ESC, Cruz AA, Pastorino AC, Tamashiro E, Kuschnir F, et al. IV Consenso Brasileiro sobre Rinite – atualização em rinite alérgica. Braz J Otorhinolaryngol. 2018;84(1):3-14.

Salgado RC, Napoleão SMS, Condino Neto A. Triagem neonatal dos Erros Inatos da Imunidade. In: Solé D, Rosário Filho NA, Rubini NPM. Compêndio de Alergia e Imunologia Clínica. 1ª. ed. São Paulo: Editora dos Editores; 2021. p 559-64.

Salviano LDS, Taglia-Ferre KD, Lisboa S, Costa ACC, Campos HS, March MFP. Associação entre a fração exalada de óxido nítrico e dados da espirometria e o controle clínico da asma em crianças e adolescentes. Rev Paul Pediatr. 2018;36(1):17-24.

Sampson HA, Aceves S, Bock SA, James J, Jones S, Lang D, et al. Food allergy: a practice parameter update – 2014. J Allergy Clin Immunol 2014;134(5):1016-25.

Sampson HA. Utility of food-especific IgE concentrations in predicting symptomatic food allergy. J Allergy Clin Immunol. 2001;107(5):891-6.

Santos AF, Douiri A, Bécares N, Wu S-Y, Stephens A, Radulovic S, et al. Basophil activation test discriminates between allergy and tolerance in peanut-sensitized children. Allergy Clin Immunol 2014;134(3):645-52.

Sarinho E, Cruz AA. Anticorpo monoclonal anti-IgE no tratamento da asma e de outras manifestações relacionadas a doença alérgica. J Pediatr (Rio J). 2006;82(5):127-32.

Sarinho E, Lins MGM. Formas graves de alergia alimentar. J Pediatr (Rio J). 2017;93(1):53-9.

Sarinho E, Ribeiro JD, Camargos P. The Sun also rises. J Bras Pneumol. 2022;47(6):e20210473.

Sdepanian VL, Morais MB, Fagundes-Neto U. Doença celíaca: características clínicas e métodos utilizados no diagnóstico de pacientes cadastrados na Associação dos Celíacos do Brasil. J Pediatr (Rio J). 2001;77:131-8.

Senna SN, Oliveira LI, Delfim L, Will M, Rocha Filho W. Alergia alimentar e a ácaros em crianças com dermatite atópica. Arq Asma Alerg Imunol. 2018;2:447-51.

Shaker MS, Wallace DV, Golden DBK, Oppenheimer J, Bernstein JA, Campbell RL, et al. Anaphylaxis – a 2020 practice parameter update, systematic review, and Grading of Recommendations, Assessment, Development and Evaluation (GRADE) analysis. J Allergy Clin Immunol. 2020;145(4):1082-123.

Sicherer SH, Long DYM. Advances in allergic skin disease, anaphylaxis, and hypersensitivity reactions to foods, drugs, and insects in 2013. J Allergy Clin Immunol 2013;131:55-66.

Sicherer SH, Sampson HA. Food allergy: A review and update on epidemiology, pathogenesis, diagnosis, prevention, and management. J Allergy Clin Immunol. 2018; 141(1):41-58.

Silva EGM, Castro FFM. Epidemiologia da anafilaxia. Braz J Allergy Immunol. 2014;2(1):21-7.

Siracusa MC, Kim BS, Spergel JM, Artis D. Basophils and allergic inflammation. J Allergy Clin Immunol. 2013;132(4):789-801.

Solé D. Primary immunodeficiencies: a diagnostic challenge? J Pediatr (Rio J). 2021;97(S1):1-2.

Solé D, Camelo-Nunes IC, Wandalsen GF, Mallozi MC. Asthma in children and adolescents in Brazil: contribution of the International Study of Asthma and Allergies in Childhood (ISAAC). Rev Paul Pediatr. 2014;32(1):114-25.

Solé D, Ivancevich JC, Borges MS, Coelho MA, Rosário NA, Ardusso LRF, et al. Anaphylaxis in Latin America: a report of the online Latin America survey on anaphylaxis (OLASA). Clinics. 2011;66:943-7.

Solé D, Rosário Filho NA, Rubini NPM. Compêndio de Alergia e Imunologia Clínica. São Paulo: Editora dos Editores; 2021. 830 p.

Solé D, Sano F, Martii AA, Aranda CS, Chong-Neto HJ, Cocco R, et al. Guia prático de atualização: medicamentos biológicos no tratamento da asma, doenças alérgicas e imunodeficiências. Arq Asma Alerg Imunol. 2019;3(3):207-58.

Solé D, Silva LR, Cocco RR, Ferreira CT, Sarni RO, Oliveira LC, et al. Consenso Brasileiro sobre Alergia Alimentar: 2018 – Parte 1 – Etiopatogenia, clínica e diagnóstico. Documento conjunto elaborado pela Sociedade Brasileira de Pediatria e Associação Brasileira de Alergia e Imunologia. Arq Asma Alerg Imunol. 2018;2:7-38.

Solé D, Silva LR, Cocco RR, Ferreira CT, Sarni RO, Oliveira LC, et al. Consenso Brasileiro sobre Alergia Alimentar: 2018 – Parte 2 – Diagnóstico, tratamento e prevenção. Documento conjunto elaborado pela Sociedade Brasileira de Pediatria e Associação Brasileira de Alergia e Imunologia. Arq Asma Alerg Imunol. 2018;2:39-82.

Solé D, Spindola MAC, Aun MV, Azi LA, Bernd LAG, Bianchi D, et al. Abordagem das reações de hipersensibilidade perioperatória: Orientações da Sociedade Brasileira de Anestesiologia e da Associação Brasileira de Alergia e Imunologia – Parte II: Etiologia e diagnóstico. Arq Asma Alerg Imunol. 2020;4(3):247-72.

Sologuren MJJ, Silveira HL, Calil Jr JA. Associação entre asma, rinite alérgica e eczema, utilizando-se o protocolo ISAAC. Rev Bras Alerg Imunopatol. 2000;23(3):111-7.

Soresi S, Togias A. Mechanisms of action of anti-immunoglobulin E therapy. Allergy Asthma Proc. 2006;27(1):S15-23.

Soriano V, Niveiro E, Fernandez J, Castello JV, Gonzalez P. Successful desensitization to penicillin after diagnostic reassessment. Allergol Immunopathol. 2003;31(2):94-6.

Souza FS, Cocco RR, Sarni ROS, Mallozi MC, Solé D. Prebiotics, probiotics and symbiotics on prevention and treatment of allergic diseases. Rev Paul Pediatr. 2010;28(1):86-97.

Spalding SM, Wald V, Bernd LAG. IgE sérica total em atópicos e não atópicos na cidade de Porto Alegre. Rev Assoc Med Bras. 2000;46(2):93-7.

Spergel JM. Eosinophilic esophagitis in adults and children: evidence for a food allergy component in many patients. Curr Opin Allergy Clin Immunol. 2007;7(3):274-8.

Spindola MAC, Solé D, Aun M, Azi LMTA, Bernd LAG, Bianchi D, et al. Atualização sobre reações de hipersensibilidade perioperatória: documento conjunto da Sociedade Brasileira de Anestesiologia e Associação Brasileira de Alergia e Imunologia – Parte I: Tratamento e orientação pós-crise. Arq Asma Alerg Imunol. 2019;3(4):363-81.

Stadtmauer G. Food allergy: preventing a fatal outcome. Arch Intern Med. 2003;163(15):1861-2.

Stern DA, Morgan WJ, Halonen M, Wright AL, Martinez FD. Wheezing and bronchial hyper-responsiveness in early childhood as predictors of newly diagnosed asthma in early adulthood: a longitudinal birth-cohort study. Lancet. 2008;372(9643):1058-64.

Takejima P, Agondi RC, Rodrigues H, Aun MV, Kalil J, Giavina-Bianchi P. Allergic and Nonallergic Asthma have distinct phenotypic and genotypic features. Int Arch Allergy Immunol. 2017;172:150-60.

Thepen T, Langeveld-Widschut EG, Bihari IC, Van Wichen DF, Van Reijsen FC, Mudde GC, et al. Biphasic response against aeroallergen in atopic dermatitis showing a switch from an initial Th2 response to a Th1 response in situ. J Allergy Clin Immunol. 1996;97(3):828-37.

Thomson AB, Drozdowski L, Iordache C, Thomson BK, Vermeire S, Clandinin MT, et al. Small bowel review: normal physiology. Dig Dis Sci. 2003;48(8):1546-64.

Tsai K, Valente NY, Nico MM. Inflammatory peeling skin syndrome studied with electron microscopy. Pediatr Dermatol 2006;23(5):488-92.

Valle SOR, Dortas-Junior SD, Dias GAC, Motta AA, Falcão-do-Amaral CS, Martins EAPR, et al. Ferramentas para avaliação e acompanhamento da urticária crônica. Arq Asma Alerg Imunol. 2018;2:209-24.

Valle SOR, Motta AA, Falcão-do-Amaral CS, Ensina LFC, Mallozi MC, et al. O que há de novo na urticária crônica espontânea? Braz J Allergy Immunol. 2016,4(1):9-25.

Vandenplas Y, Castrellon PG, Rivas R, Gutiérrez CJ, Garcia LD, Jimenez JE, et al. Safety of soya-based infant formulas in children. Br J Nutr. 2014;111(8):1340-60.

Veiga FMS, Castro APBM, Santos CJN, Dorna MB, Pastorino AC. Esofagite eosinofílica: um conceito em evolução? Arq Asma Alerg Imunol. 2017;1(4):363-72.

Velasco HF, Constantino-Silva RN, Grumach AS. Erros Inatos da Imunidade: Diagnóstico Laboratorial. In: Solé D, Rosário Filho NA, Rubini NPM. Compêndio de Alergia e Imunologia Clínica. São Paulo: Editora dos Editores; 2021. p 529-37.

Vieira TR, Péret ACA, Péret Filho LA. Periodontal problems associated with systemic diseases in children and adolescents. Rev Paul Pediatr. 2010;28(2):237-43.

Von Mutius E, Braun-Fahrlander C, Schierl R, Riedler J, Ehlermann S, Maisch S, et al. Exposure to endotoxin or other bacterial components might protect against the development of atopy. Clin Exp Allergy. 2000;30(9):1230-4.

Walker-Smith J. Cow's milk allergy: a new understanding from immunology. Ann Allergy Asthma Immunol. 2003;90(6):81-3.

Wandalsen GF, Lanza FC, Dela Bianca AC, Cruz CL, Solé D. Asma grave em lactente: seguimento clínico e funcional. Rev Bras Alerg Imunopatol. 2011;34(3):103-7.

Wandalsen GF, Sano F, Falcão ACAM, Machado AS, Serpa FS, Rizzo JA, et al. Guia para o manejo da asma grave 2019 – Associação Brasileira de Alergia e Imunologia. Arq Asma Alerg Imunol. 2019;3:337-62.

Wandalsen GF, Solé D. Testes de provocação nasal. In: Solé D, Prado E, Mello Jr JF. Rinite Alérgica. São Paulo: Conexão Editorial; 2010. p. 142-52.

Wandalsen NF, Forte WCN. Asma: manejo do período intercrise. In: Roxo Jr P. Alergia e imunodeficiências em Pediatria. Ribeirão Preto, SP: Tecmedd; 2006. p. 191-205.

Wang H, Li XB, Chu XJ, Cao NW, Wu H, Huang RG, et al. Ambient air pollutants increase the risk of immunoglobulin E-mediated allergic diseases: a systematic review and meta-analysis. Environ Sci Pollut Res. 2022;29:49534-52.

Wagner S, Breiteneder H. The latex-fruit syndrome. Biochem Soc Trans. 2002;30:935-40.

Watanabe AS, Sales V, Rubini N, Sarinho E, Geller M. Anafilaxia. LER: ASBAI. 2021; 421p.

Watanabe AS, Yang AC, Castro FM, Cocco R. Reatividade cruzada na alergia alimentar. In: Alergia alimentar. São Paulo: Editora Manole; 2010. p 185-96.

Watanabe LA, Beck CMI, Higa M, Gushken AKF, Yonamine GH, Fomin ABF, et al. Comparação entre *ImmunoCap*® e teste cutâneo de hipersensibilidade imediata na avaliação da alergia às proteínas do leite de vaca IgE-mediada em crianças. Rev Bras Alerg Imunopatol. 2010;33(6):224-8.

Weidinger S, Novak N. Atopic Dermatitis. Lancet. 2016;387(10023):1109-22.

Wolf R, Wolf D. Abnormal epidermal barrier in the pathogenesis of Atopic Dermatitis. Clin Dermatol. 2012;30(3):329-34.

Wolthers OD. Eosinophil granule proteins in the assessment of airway inflammation in pediatric bronchial Asthma. Pediatr Allergy Immunol. 2003;14(4):248-54.

Wood RA, Sicherer SH, Vickery BP, Jones SM, Liu AH, Fleischer DM, et al. The natural history of milk allergy in an observational cohort. J Allergy Clin Immunol. 2013;131(3):805-12.

Wuthrich B, Schmid-Grendelmeier P. The Atopic Eczema. J Investig Allergol Clin. Immunol. 2003;13(1):1-5.

Yang AC, Arruda LK, Kokron CM, Galvão CES, Kalil J, Castro FFM. Reatividade cruzada entre ácaros e camarão. Rev Bras Alerg Imunopatol. 2010;33:14-22.

Zaniboni MC, Samorano LP, Orfali RL, Aoki V. Skin barrier in Atopic Dermatitis: beyond filaggrin. An Bras Dermatol. 2016;91(4):472-8.

Zuberbier T, Aberer W, Asero R, Abdul Latiff AH, Baker D, Ballmer-Weber B, et al. The EAACI/GA(2)LEN/EDF/ WAO guidelines for the definition, classification, diagnosis, and management of urticarial. Allergy. 2018;73:1393-414.

Citotoxicidade Celular Dependente de Anticorpo
Incompatibilidade sanguínea ABO e Rh

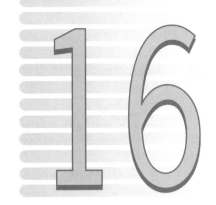

Conceito de ADCC

Citotoxicidade celular dependente de anticorpo (ADCC) ou reação de hipersensibilidade humoral tipo II ou citotóxica ou citolítica é a lise exagerada de célula-alvo ou de superfície-alvo contendo antígenos de superfície, os quais induzem a formação de anticorpos, resultando na ativação de células líticas (Figura 16.1).

Além de ADCC, existem outros mecanismos de hipersensibilidade tipo II: por sistema complemento e por fagocitose. Nestes casos, IgG e IgM sintetizadas contra antígenos de superfície da célula-alvo ativam a via clássica do complemento, resultando na formação do complexo de ataque à membrana (MAC) pelos componentes C5b, C6, C7, C8 e C9. O MAC promove alteração funcional da camada fosfolipídica da membrana, com formação de canal hidrofílico, entrada de água na célula e lise osmótica da célula-alvo. A hipersensibilidade citotóxica determinada por fagocitose exacerbada inclui as etapas de adesão, ingestão, digestão e eliminação por fagócitos, ao invés de eliminação extracelular de substâncias fagocitárias, como na ADCC.

Etiopatogenia da ADCC

Antígenos da superfície de célula-alvo ativam linfócitos B que, após a cooperação de T auxiliar, diferenciam-se em plasmócitos e passam a sintetizar imunoglobulinas, em especial IgG. A união entre antígeno de superfície e anticorpo sintetizado resulta na ativação de células líticas, as quais determinam lise da célula-alvo (Figura 16.2).

As células líticas do ser humano são: fagócitos (neutrófilos, monócitos/macrófagos, eosinófilos), células *natural killer* (NK) e linfócitos T citotóxicos (Figura 16.3). O anticorpo formado une-se por meio de Fab (fragmento de ligação ao antígeno) ao antígeno e por Fc une-se a receptores em células líticas. Há receptores Fc para IgG (FcγR) em fagócitos (neutrófilos, monócitos/macrófagos, eosinófilos), células NK e linfócitos T citotóxicos. A união entre Fc da IgG e RFc de células líticas resulta na ativação de tais células, que passam a liberar proteases ou perforinas na célula-alvo, resultando em lise da célula-alvo. Assim, o resultado da união célula-alvo/anticorpo/célula lítica é a lise da célula-alvo por proteases ou perforinas (Figura 16.4).

A ADCC pode ser desencadeada também por antígenos unidos às membranas basais glomerulares, alveolares ou sinoviais. O anticorpo formado, em especial IgG, une-se por Fab ao antígeno da superfície da membrana basal e através de Fc une-se ao receptor para Fc (FcγR) de células líticas, como

Figura 16.1. Conceito de ADCC: citotoxicidade (de célula-alvo com antígeno na superfície) celular (por meio de células líticas) dependente de anticorpo (AC), sendo assim uma hipersensibilidade humoral.

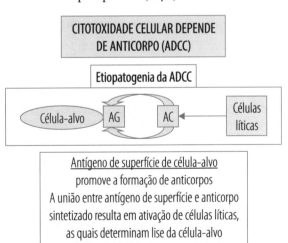

Figura 16.2. Para que ocorra ADCC a célula-alvo precisa apresentar antígeno (AG) de superfície, que promove a formação de anticorpos (AC), em especial IgG, mas também outros.

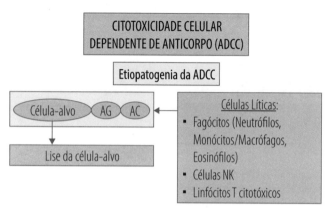

Figura 16.3. Na ADCC a lise é determinada por células líticas do sistema imunológico: fagócitos (neutrofílicos, mononucleares, eosinofílicos), células NK e linfócitos T citotóxicos. Estas células líticas promovem a lise de célula-alvo contendo antígeno de superfície, na dependência da presença de anticorpo.

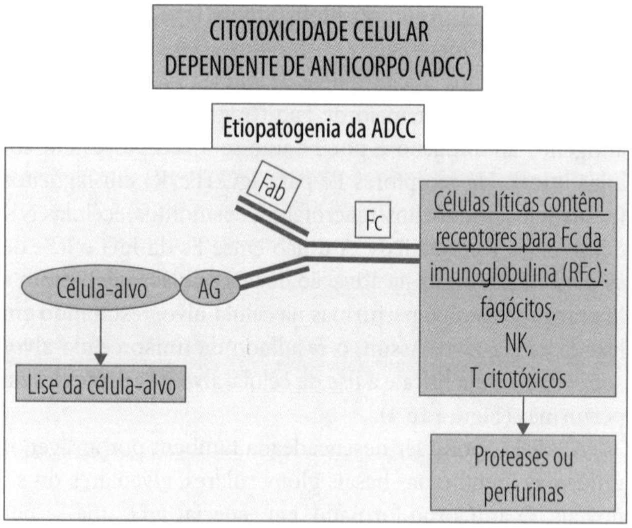

Figura 16.4. Na ADCC, antígeno da superfície da célula-alvo induz à formação de anticorpos por plasmócitos, em especial IgG. A imunoglobulina une-se ao antígeno indutor de sua formação através da região variável de Fab (*fragment antigen binding*) e por meio de Fc (*fragment crystallizable*) ao receptor Fc de células líticas.

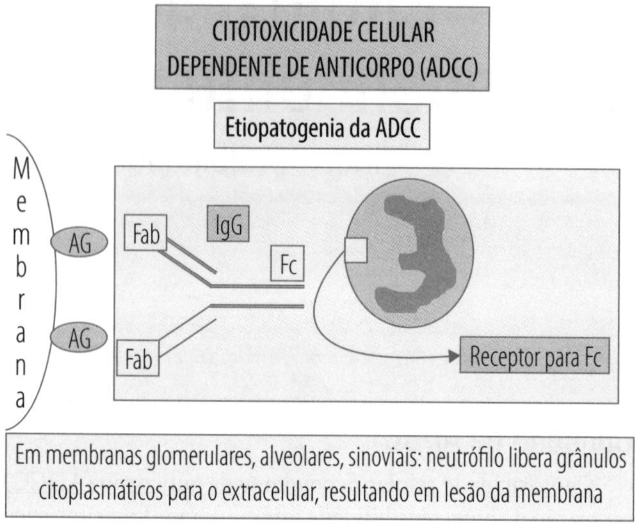

Figura 16.5. Na ADCC, antígenos na superfície de membranas basais (alveolar, glomerular, sinovial) induzem a formação de anticorpos, em especial IgG. A imunoglobulina formada une-se ao antígeno através da região variável de Fab (*fragment antigen binding*) e à célula lítica através de Fc (*fragment crystallizable*).

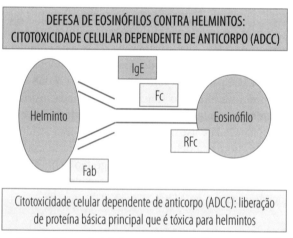

Figura 16.6. A defesa contra helmintos através de eosinófilos ocorre por ADCC: a IgE formada contra o helminto une-se ao helminto através da região Fab (*fragment antigen binding*) e ao eosinófilo através de Fc (*fragment crystallizable*).

neutrófilos. Em consequência, neutrófilos liberam grânulos citoplasmáticos para o extracelular, resultando em lesão das membranas atingidas (Figura 16.5).

A defesa contra helmintos também é mediada por ADCC: a IgE formada específica contra determinado helminto une-se ao parasita através da região Fab e ao eosinófilo através de RFc. O resultado é a liberação de grânulos eosinofílicos, como: proteína básica principal, que é tóxica para helmintos (Figura 16.6).

A defesa de células NK contra células neoplásicas também inclui ADCC: o sistema imunológico sintetiza IgG contra antígenos de superfície da célula neoplásica. Células NK podem apresentar alta expressão de CD16 (CD16^{bright}), que é receptor para IgG (FcγR). A IgG formada une-se então à célula neoplásica por Fab e à célula NK por Fc. O resultado é a liberação de granzima A e perforinas por NK, com consequente lise da célula neoplásica. Alguns anticorpos monoclonais utilizados para tratamento de câncer atuam por ADCC (Figura 16.7).

Linfócitos T citotóxicos também apresentam defesa contra células infectadas através de ADCC: apresentam RFc para Fc da IgG unida à célula contendo patógeno intracelular. Há liberação de perforinas que destroem a célula-alvo (Figura 16.8).

Fisiopatologia da ADCC

Os mecanismos imunológicos da ADCC são os habituais da resposta imunológica, como nas demais reações de hipersensibilidade. Entretanto, como tais mecanismos ocorrem de forma exacerbada, há acentuada lesão e aparecimento de diferentes quadros clínicos.

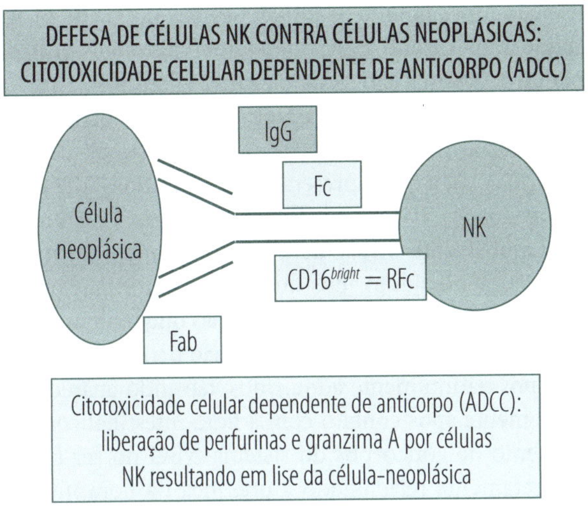

DEFESA DE CÉLULAS NK CONTRA CÉLULAS NEOPLÁSICAS: CITOTOXICIDADE CELULAR DEPENDENTE DE ANTICORPO (ADCC)

Citotoxicidade celular dependente de anticorpo (ADCC): liberação de perfurinas e granzima A por células NK resultando em lise da célula-neoplásica

Figura 16.7. A defesa contra células neoplásicas através de células NK ocorre por ADCC: a IgG une-se à célula neoplásica através da região Fab (*fragment antigen binding*) e à célula NK através de Fc (*fragment crystallizable*).

DEFESA DE T CITOTÓXICO CONTRA CÉLULAS INFECTADAS: CITOTOXICIDADE CELULAR DEPENDENTE DE ANTICORPO (ADCC)

Citotoxicidade celular dependente de anticorpo (ADCC): liberação de perfurinas por linfócitos T citotóxicos resultando lise da célula-alvo

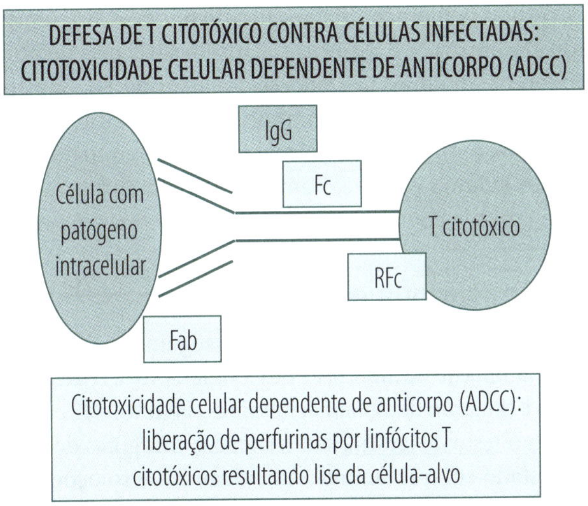

Figura 16.8. A defesa contra células infectadas por patógenos intracelulares através de linfócitos T citotóxicos pode ocorrer por ADCC: a IgG une-se à célula infectada através da região Fab (*fragment antigen binding*) e ao T citotóxico através de Fc (*fragment crystallizable*).

A fisiopatologia decorre da destruição de grandes quantidades de células-alvo. A lise de membranas basais de alvéolos leva à diminuição da troca gasosa; a lise de membrana basal de glomérulos determina a diminuição da filtração glomerular.

Apresentações clínicas da ADCC

As apresentações clínicas da ADCC resultam da célula-alvo destruída e do dano tecidual.

As doenças autoimunes podem ter um componente mediado por ADCC contra antígenos presentes em glomérulos, alvéolos, articulações/válvulas cardíacas, células tireoidianas e receptores de acetilcolina, resultando em nefrites, síndrome de Goodpasture, febre reumática, doença de Graves e miastenia grave, respectivamente.

Alguns medicamentos podem se unir à superfície de células, em especial a plaquetas e a eritrócitos, passando a atuar como antígenos de superfície, como pode ocorrer com a penicilina, a quinidina e a metildopamina. Em indivíduos predispostos ocorre formação de anticorpos específicos para tais antígenos. Há união antígeno-anticorpo e células líticas, determinando lise e resultando plaquetopenias e anemias hemolíticas por ADCC. As incompatibilidades sanguíneas ABO e Rh também são determinadas por ADCC (Figura 16.9).

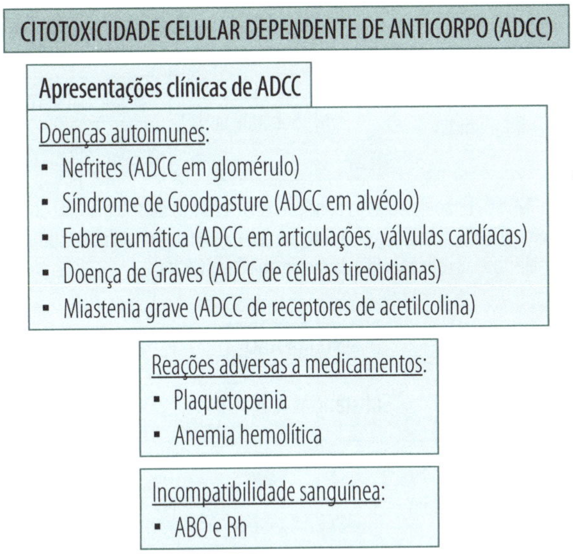

CITOTOXICIDADE CELULAR DEPENDENTE DE ANTICORPO (ADCC)

Apresentações clínicas de ADCC

Doenças autoimunes:
- Nefrites (ADCC em glomérulo)
- Síndrome de Goodpasture (ADCC em alvéolo)
- Febre reumática (ADCC em articulações, válvulas cardíacas)
- Doença de Graves (ADCC de células tireoidianas)
- Miastenia grave (ADCC de receptores de acetilcolina)

Reações adversas a medicamentos:
- Plaquetopenia
- Anemia hemolítica

Incompatibilidade sanguínea:
- ABO e Rh

Figura 16.9. Estão descritas apresentações clínicas de ADCC: ADCC pode ser causa ou contribuir com doenças autoimunes; ADCC pode ser causa de reações adversas a medicamentos (causa imunológica não IgE-mediada); ADCC é a etiopatogenia da incompatibilidade ABO e Rh.

Grupos sanguíneos ABO e Rh

Landsteiner, em 1901, identificou diferentes tipos sanguíneos, possibilitando transfusões com sucesso e, em 1930, recebeu o Prêmio Nobel. O grupo sanguíneo ABO tem como base a presença dos oligossacarídeos A, B e AB na membrana de eritrócitos, codificados sob controle genético. Tais substâncias foram denominadas antígenos por serem inicialmente descritas como uma barreira às transfusões sanguíneas.

O eritrócito humano apresenta um esfingolipídio, ou seja, um lipídio de membrana contendo a molécula do aminoálcool esfingosina. Na presença de gene H, podem ser acrescentadas ao esfingolipídio da membrana uma galactose e uma fucose, dando origem à substância H, a qual atua como ancoradora para os oligossacarídeos do sistema ABO (Figura 16.10). Ainda, sob o controle genético, são adicionados oligossacarídeos à substância H: uma N-acetil galactosamina resultando na formação do "antígeno A"; ou galactose fazendo parte do "antígeno B"; ou N-acetil galactosamina e galactose compondo o "antígeno AB" (Figura 16.11).

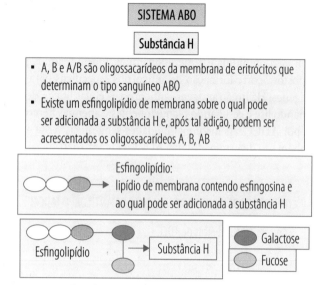

Figura 16.10. Estão descritas as principais características do sistema ABO do ser humano, em relação à substância H. A substância H é resultante da adição de uma fucose e uma galactose ao esfingolipídio da membrana do eritrócito.

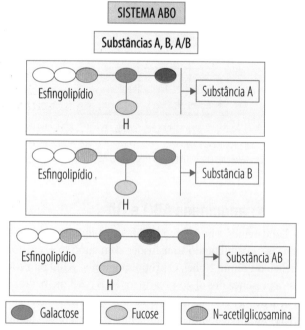

Figura 16.11. A substância H é ancoradora para oligossacarídeos do sistema ABO: N-acetil galactosamina resultando no "antígeno" A; galactose para o B; N-acetil galactosamina e galactose para o AB.

Conforme a presença de A ou B ou AB, o tipo sanguíneo pode ser A, B ou AB e, na ausência, tipo O. Indivíduos A possuem oligossacarídeo A e não formam anticorpos anti-A, tendo em vista a seleção clonal negativa do início de vida, na qual os linfócitos autorreagentes são destruídos; entretanto, podem sintetizar anticorpos anti-B, por não apresentarem antígeno B. Da mesma forma: indivíduos B não sintetizam anti-B, mas podem formar anti-A; indivíduos AB não contêm e não formam anti-A/anti-B; pessoas do grupo O apresentarão anti-A e anti-B, por não terem tais oligossacarídeos para que ocorra seleção clonal negativa (Figura 16.12).

A formação de anti-A e anti-B naturais ocorre como consequência da presença de flora intestinal contendo *Escherichia coli*, a qual apresenta galactosaminas idênticas às de antígenos A e B da superfície de hemácias. Os anticorpos anti-A, anti-B, anti-AB são denominados anticorpos naturais ou naturalmente adquiridos ou isohemaglutininas ou aglutininas. Em animais de experimentação que tenham sistema ABO e criados em ambiente estéril, não ocorre formação de anticorpos naturalmente adquiridos, havendo aparecimento deles somente após contato com a flora intestinal comensal. O aumento de anticorpos do sistema ABO no ser humano está diretamente relacionado à presença da flora intestinal: recém-nascidos do grupo A, B e O, inicialmente não apresentam anti-A e anti-B, mas passam a formá-los com o evoluir da idade. Tais anticorpos *naturais* são habitualmente IgM e existem em baixos títulos.

O grupo sanguíneo Rh é codificado por dois *loci*, um chamado D e outro C e E. O *locus* D é responsável pela incompatibilidade. Indivíduos portadores do genótipo DD são rotulados como Rh positivos e a minoria Dd, como Rh negativos. Anticorpos anti-D só são formados após o contado com o antígeno D, uma vez que o antígeno D não apresenta reatividade cruzada com antígenos da flora intestinal comensal.

Tipagem sanguínea ABO e Rh

Os exames utilizados para tipagem sanguínea ABO e Rh são: teste de lâmina ou de tubo, teste de Coombs, prova cruzada, teste do soro e titulação de isohemaglutininas (Figura 16.13).

Para o teste de lâmina são colocadas três gotas de sangue a ser testado em três lâminas, adicionando-se soluções aquosas conhecidas de anticorpos anti-A ou anti-B ou anti-AB,

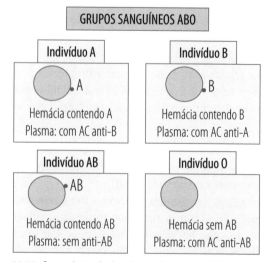

Figura 16.12. Características das hemácias e do plasma de indivíduos conforme o grupo sanguíneo ABO.

capítulo 16 Citotoxicidade Celular Dependente de Anticorpo

TIPAGEM SANGUÍNEA – ABO e Rh

- Teste de lâmina
- Teste do tubo
- Teste de Coombs
- Prova cruzada ou prova de compatibilidade (antes de transfusões)
- Teste do soro (tipagem reversa)
- Titulação de isohemaglutininas

Figura 16.13. Estão citados os principais exames utilizados para a tipagem ABO e Rh.

homogeneizando-se logo a seguir. Se o indivíduo for do grupo A, ao ser adicionado anti-A haverá hemaglutinação da substância A com o anticorpo adicionado anti-A, resultando em aglutinação visível macroscopicamente. Na terceira gota também há hemaglutinação por reatividade cruzada entre A e AB. A hemaglutinação é uma reação in vitro, diferente de lise da ADCC que ocorre in vivo. (Figura 16.14).

A tipagem Rh pode ser realizada inicialmente pelo teste de lâmina, seguindo o mesmo princípio: estando presente a substância D, haverá hemaglutinação após a adição de anticorpo anti-D (Figura 16.15). Entretanto, nos casos de não visualização de hemaglutinação, não se pode concluir que o sangue seja Rh negativo. A substância D pode estar na parte mais profunda da cripta da membrana eritrocitária ou não aglutinar em soluções salinas. Nesses casos, é necessária a realização do teste de Coombs; tratando-se da pesquisa de "antígeno", fala-se em Coombs direto. Assim, o sangue a ser pesquisado é acrescido in vitro de anticorpo anti-D, que sensibilizará a hemácia, ou seja, há aglutinação de D e anti-D. Em seguida, adiciona-se o soro de Coombs, que é uma solução contendo anti-anti-D. O resultado será a união de anti-D a anti-anti-D, com hemaglutinação agora visível (Figura 16.16).

Antes de qualquer transfusão é obrigatória a realização da prova cruzada ou prova de compatibilidade. Esta prova é necessária porque existem outros sistemas além de ABO e Rh, como Kell, Duffy, Kidd, Ss, geralmente com antígenos

TIPAGEM SANGUÍNEA ABO

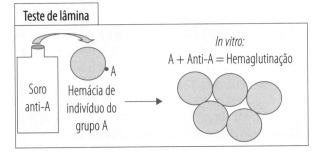

Figura 16.14. O teste de lâmina é útil para tipagem ABO. Coloca-se em uma lâmina uma gota do sangue a ser testado e uma gota de solução salina de anticorpo anti-A, homogeneizando-se. Na presença de substância A no sangue, haverá reação de aglutinação entre A e anti-A: a hemaglutinação resultante é visível macroscopicamente. Trata-se de uma reação de aglutinação in vitro e não de uma ADCC.

TIPAGEM SANGUÍNEA Rh

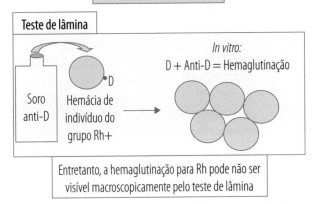

Figura 16.15. O teste de lâmina é útil para tipagem Rh quando o resultado é positivo: D das hemácias une-se a anti-D resultando hemaglutinação. É necessária a confirmação da tipagem para Rh quando não há hemaglutinação pelo teste de lâmina para Rh.

TESTE DE COOMBS

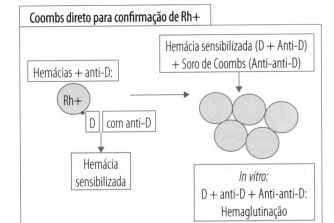

Figura 16.16. Em casos de não visualização de hemaglutinação pelo teste de lâmina, é necessária a realização do teste de Coombs direto (para pesquisa de "antígeno" D). Na presença de D, ao se acrescentar à amostra anti-D, há aglutinação entre D e anti-D, falando-se que a hemácia está sensibilizada. Sequencialmente, acrescenta-se o soro de Coombs (anti-anti-D) à hemácia sensibilizada: há reação entre anti-D e anti-anti-D, resultando em hemaglutinação visível (indivíduo Rh positivo). Na ausência de D (sangue Rh negativo), não há a reação.

sem significado clínico, mas podendo causar incompatibilidade sanguínea. Colocam-se em lâmina: hemácias da bolsa a ser transfundida e soro do paciente a receber a transfusão. Havendo anticorpos no soro do receptor contra as hemácias da bolsa haverá hemaglutinação, que contraindica a transfusão daquela bolsa para o paciente estudado, independente da identificação do antígeno da hemácia (Figura 16.17).

O teste do soro ou tipagem reversa pode ser utilizado para tipagem ABO: são pesquisados em lâmina os anticorpos presentes no soro do indivíduo a ser testado com hemácias conhecidas A ou B ou AB, observando-se se ocorre hemaglutinação.

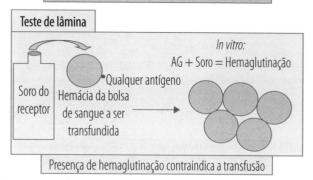

Figura 16.17. É necessário que a prova cruzada seja feita antes de transfusões sanguíneas.

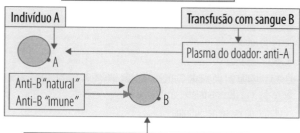

Figura 16.18. A ADCC é a etiopatogenia de incompatibilidades sanguíneas. Na transfusão incompatível de sangue B para indivíduo A, o receptor A já apresenta anticorpos "naturais" anti-B, por reatividade cruzada com oligossacarídeos de flora intestinal, em especial da *Escherichia coli*. Além disso, o indivíduo A, ao receber sangue B, passa a sintetizar grandes quantidades de anti-B, agora denominados "anticorpos imunes", que são os principais responsáveis pela reação de incompatibilidade sanguínea. Esses anticorpos anti-B unem-se ao antígeno B das hemácias recebidas, resultando na ativação de células líticas, que destruirão as hemácias-alvo por ADCC. O inverso também ocorre: anti-A recebido une-se a eritrócitos do receptor contendo A e as células líticas destroem os eritrócitos-alvo (ADCC).

A titulação de isohemaglutininas ou hemaglutininas quantifica a IgM anti-A ou anti-B de indivíduos B e A, respectivamente. Indivíduos AB não apresentam tais anticorpos. Existem curvas-padrão para a idade, uma vez que tais anticorpos anti-A e anti-B do isotipo IgM são adquiridos naturalmente, após a presença da flora intestinal, em especial no primeiro ano de vida. O exame pode ser feito principalmente a partir de seis meses.

Incompatibilidade ABO

Na incompatibilidade sanguínea ABO, um paciente do tipo A, ao receber sangue tipo B, já apresenta anticorpos anti-A que foram naturalmente adquiridos pelo próprio receptor, por reatividade cruzada com a flora bacteriana intestinal. Além disso, o receptor sintetiza de forma intensa anti-B contra as hemácias B transfundidas. Esses novos anticorpos anti-B pós-transfusionais são denominados "imunes", sendo os principais responsáveis pelas reações de incompatibilidade. A união de anti-B do receptor com B das hemácias transfundidas, em especial dos anticorpos pós-transfusionais, acarreta lise acentuada dessas hemácias por células líticas – fagócitos, NK e T (Tcit e Th1). Paralelamente, há lise após a união de A do eritrócito do receptor com anti-A recebido do doador, de forma menos importante quando comparada à lise determinada pela grande quantidade de anticorpos pós-transfusionais produzidos (Figura 16.18).

A hemólise da incompatibilidade ABO ocorre na circulação periférica por reação de ADCC, podendo levar à insuficiência renal e pulmonar por acometimento glomerular e alveolar. Mecanismos análogos ocorrem nas demais incompatibilidades ABO.

Indivíduos O do tipo Bombay, que constituem uma minoria do tipo O, não apresentam substância H, tendo, por isso, potencial proliferação clonal para a formação de anti-H. Por essa razão, pacientes do tipo Bombay que recebem sangue O de indivíduos não Bombay formam anti-H, havendo união de anti-H de seu plasma com hemácias de doador contendo H, resultando em uma reação de hipersensibilidade citotóxica.

Incompatibilidade Rh

A incompatibilidade entre Rh positivo e Rh negativo também ocorre por ADCC. A gestante Rh negativa recebe hemácias fetais, em especial no final da gestação e durante o parto. As hemácias fetais, contendo D, promovem a formação de anti-D pela mãe. Os anticorpos maternos anti-D formados são IgG, em especial IgG3, e depois IgG1. A IgG atravessa a placenta por mecanismo ativo (por meio de receptores Fcγ). No feto, o anti-D recebido se unirá à substância D das hemácias fetais, sensibilizando-as e promovendo ADCC (D/anti-D/células líticas destruindo hemácias-alvo) (Figura 16.19).

Uma reação intensa de ADCC por incompatibilidade Rh materno-fetal resulta em grande destruição de eritrócitos no feto, anemia intensa e até aborto espontâneo. A presença de eritroblastos consequente à anemia originou o nome eritroblastose fetal. A persistência da ADCC no neonato leva à doença hemolítica do recém-nascido. O aumento de bilirrubina indireta, resultante da intensa destruição de hemácias e da imaturidade hepática fetal, pode atingir o sistema nervoso central, provocando danos irreversíveis por sua toxicidade em neurônios.

Na incompatibilidade fetal Rh, na dependência da quantidade de anti-D materno há indicação de soro de Coombs (anti-anti-D) para a mãe durante a gestação, antes que haja repercussão da ADCC no feto. O soro de Coombs leva à destruição de anticorpos maternos pela união de anti-D materno ao anti-anti-D de

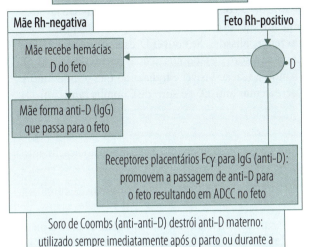

Figura 16.19. ADCC é a etiopatogenia da incompatibilidade Rh materno-fetal: mãe recebe passivamente hemácias fetais contendo D; passa a sintetizar anti-D, que, por ser IgG, atravessa a placenta. As hemácias D do feto, ao se unirem com anti-D, atraem células líticas que destruirão os eritrócitos-alvo do feto contendo substância D.

Coombs. Em outras situações, com menor grau de incompatibilidade, o soro de Coombs é administrado imediatamente após o parto, prevenindo a permanência de anti-D materno e passagem dessa IgG para um próximo filho Rh positivo.

Questões

1ª. Quais são as denominações da hipersensibilidade tipo II?

2ª. Qual é a etiopatogenia da ADCC?

3ª. Como ocorre a defesa de eosinófilos contra helmintos?

4ª. Qual é o mecanismo imunológico que ocorre em um indivíduo A que recebeu transfusão com sangue B? E na incompatibilidade Rh, por feto Rh+ filho de mãe Rh negativa?

5ª. Quais são exames são necessários para evitar uma incompatibilidade?

Observação: respostas no anexo final.

CASOS CLÍNICOS

Caso 1: Paciente de 47 anos, sexo feminino, referia lesões roxas pelo corpo, uma semana após a introdução de anti-hipertensivo (metildopa). Ao exame, foram constatadas lesões puntiformes purpúreas, principalmente em membros inferiores, além de hematomas dispersos, relacionados pela paciente a pequenas contusões. Sem adenoesplenomegalia. Sem outras anormalidades.

Evolução: O hemograma mostrou plaquetopenia, posteriormente considerada autoimune e possivelmente relacionada à metildopa. Exames não mostraram consumo de complemento.

Discussão: Vários medicamentos podem revestir plaquetas ou hemácias, passando a atuar como antígenos de superfície celular, induzindo uma citotoxicidade celular dependente de anticorpo (ADCC). Linfócitos B passam a sintetizar imunoglobulinas contra esses antígenos. Há união desses anticorpos por meio de Fab ao antígeno e de Fc a receptores de células líticas: fagócitos (neutrófilos, monócitos/macrófagos, eosinófilos), células NK e linfócitos T (citotóxicos). A união antígeno-anticorpo promove ativação dessas células líticas, as quais destroem o antígeno de superfície das células-alvo, resultando em plaquetopenia ou anemia autoimunes.

Caso 2: A tipagem de sangue pelo teste de lâmina revelou hemaglutinação do sangue com anticorpos anti-A e anti-AB, na ausência de hemaglutinação com anticorpos anti-B e anti-D.

Evolução: A tipagem Rh por Coombs revelou ser Rh+.

Discussão: Os oligossacarídeos A, B e AB geralmente estão situados em criptas menos profundas de eritrócitos, podendo facilmente ser revelados pelo teste de lâmina, como apresentado neste caso, com sangue do tipo A: hemaglutinação do sangue com anticorpo anti-A e com anti-AB, esta decorrente de reatividade cruzada entre A e AB, além da ausência de hemaglutinação com anti-B.

Por outro lado, os antígenos D situam-se em criptas profundas de eritrócitos, razão pela qual um teste de lâmina com ausência de hemaglutinação para D não indica Rh negativo, devendo ser feito teste em tubo, utilizando-se soro de Coombs.

No teste em tubo o princípio é o mesmo de hemaglutinação resultante de D com anti-D, mas os eritrócitos são lavados antes, resultando em melhor visualização, especialmente para antígenos que se encontram nas criptas mais profundas. Após lavagem dos eritrócitos, acrescenta-se anti-D às hemácias a serem analisadas. Se houver D, este se une ao anti-D e a hemácia é dita hemácia sensibilizada. Para a visualização, adiciona-se o soro de Coombs, o qual contém anti-anti-D. Esse anti-anti-D une-se ao anti-D da hemácia sensibilizada, tornando a reação visível e indicando que o indivíduo é Rh+. Caso contrário, a hemácia não se torna sensibilizada ao se acrescentar anti-D, e o soro de Coombs (anti-anti-D) não leva à hemaglutinação (Rh negativo).

Caso 3: Recém-nascido Rh positivo, filho de mãe Rh negativa, ambos do grupo sanguíneo B, apresentou ao nascimento icterícia, dispneia e hipotonia, sem febre.

Evolução: O teste de Coombs mostrou positividade para o sangue do neonato. Foi feito diagnóstico de doença hemolítica do recém-nascido e iniciado tratamento.

Discussão: Na incompatibilidade Rh materno-fetal há passagem de eritrócitos fetais contendo antígeno D para a mãe. Os plasmócitos da mãe passam a sintetizar anti-D, que sendo uma IgG atravessa a placenta. No feto, anti-D une-se ao antígeno D, ativando as células líticas (fagócitos, NK, T citotóxicos) e levando à destruição da célula-alvo (eritrócito do feto) e tendo como resultado a doença hemolítica do recém-nascido.

O teste de Coombs ou teste da antiglobulina detecta anticorpos que sensibilizam eritrócitos do paciente. Se o recém-nascido está sensibilizado, significa que apresenta eritrócitos com antígenos D revestidos por anticorpos anti-D provenientes da mãe. Ao se acrescentar soro de Coombs (anti-anti-D), há hemaglutinação pela ligação anti-D do eritrócito sensibilizado com anti-anti-D do soro de Coombs.

O soro de Coombs é obtido injetando-se hemácias humanas do grupo O Rh positivo em um primeiro coelho, o qual sintetiza imunoglobulina anti-hemácia humana (anti-D). Administrando-se o soro assim obtido a um segundo coelho, obtém-se anti-anti-D ou soro de Coombs, que é útil para pesquisa de eritroblastose fetal e doença hemolítica do recém-nascido, assim como para confirmação de Rh. É utilizado ainda para a mãe Rh negativa, imediatamente após o parto de filho Rh positivo, a fim de que o anti-anti-D do soro de Coombs destrua o anti-D materno, protegendo uma próxima gestação.

Referências bibliográficas

Abbas AK, Lichtman AH. Pillai S. Cellular and Molecular Immunology. 10th ed. Philadelphia: Elsevier; 2022. 571 p.

Berkman P, Vardinon N, Yust I. Antibody dependent cell mediated cytotoxicity and phagocytosis of senescent erythrocytes by autologous peripheral blood mononuclear cells. Autoimmunity. 2002;35(6):415-9.

Chuang SS, Lee JK, Mathew PA. Protein kinase C is involved in 2B4 (CD244)-mediated cytotoxicity and AP-1 activation in natural killer cells. Immunology. 2003;109(3):432-9.

Cianciarullo MA, Ceccon AEJ, Vaz FAC. Doença hemolítica neonatal: antígenos e anticorpos envolvidos. Pediatr (São Paulo). 2001;23(3):251-7.

Cid Vidal J, Elies Fibla E. Immunohematologic study of ABO hemolytic disease. An Esp Pediatr. 2000;53(3):249-52.

Coënon L, Villalba M. From CD16a biology to antibody-dependent cell-mediated cytotoxicity improvement. Front Immunol. 2022;13:913215.

Dick JK, Hart GT. Natural Killer cell antibody-dependent cellular cytotoxicity (ADCC) activity against *Plasmodium falciparum*-infected red blood cells. Methods Mol Biol. 2022;2470:641-57.

Ferraz E, Arruda LK, Bagatin E, Martinez EZ, Cetlin AA, Simoneti CS, *et al.* Laboratory animals and respiratory allergies: The prevalence of allergies among laboratory animal workers and the need for prophylaxis. Clinics. 2013;68:750-9.

Hadley AG. Laboratory assays for predicting the severity of haemolytic disease of the fetus and newborn. Transpl Immunol. 2002;10(2-3):191-8.

Kato M, Morozumi K, Takeuchi O, Oikawa T, Koyama K, Usami T, *et al.* Complement fragment C4d deposition in peritubular capillaries in acute humoral rejection after ABO blood group-incompatible human kidney transplantation. Transplantation. 2003;15:75(5):663-5.

Liu Z, Lee FT, Hanai N, Smyth FE, Burgess AW, Old LJ, *et al.* Cytokine enhancement of in vitro antibody-dependent cellular cytotoxicity mediated by chimeric anti-GD3 monoclonal antibody KM871. Cancer Immun. 2002;2:13-6.

Murphy K, Travers P, Walport M. Janeway's Immunobiology – Immunobiology: The Immune System (Janeway). 9th ed. New York: Garland Science; 2017. 924 p.

Murphy WG, Kelton JG. Immune haemolytic anaemia and thrombocytopenia: drugs and autoantibodies. Biochem Soc Trans. 1991;19:183-6.

Petz LD. Drug-induced autoimmune hemolytic anemia. Transfus Med Rev. 1993;7:242-54.

Qu YH, Li Y. Progress of study on antitumor effects of antibody dependent cell mediated cytotoxicity-review. Chin Assoc Pathophysiol. 2010;18(5):1370-5.

Richter M, Richter M, Sklar S. The antibody-dependent cell-mediated cytotoxic (ADCC) reaction. Lymphocyte, neutrophil and monocyte cytotoxic activity as a function of the alloantibodies and erythrocyte target cells in the human allogeneic ADCC assay. Med Clin Exper. 1983;6(1):19-24.

Rojas AA, Cáceres HM, Fraile PF, Torres JD, Seitz ANS, Díaz AMM. Evolución clínica de la enfermedad hemolítica por incompatibilidad ABO y Rh. Pediatría. 1989;32(2):73-6.

Salama A, Santoso S, Mueller-Eckhardt C. Antigenic determinants responsible for the reactions of drug-dependent antib dies with blood cells. Br J Haematol. 1991;78(4):535-9.

Schmitz M, Zhao S, Schakel K, Bornhauser M, Ockert D, Rieber EP. Native human blood dendritic cells as potent effectors in antibody-dependent cellular cytotoxicity. Blood. 2002;100(4):1502-4.

Segre CAM, Gouvêa LC, Senise VLF, Batista NA, Silva IA. Estudo de uma população com teste de Coombs direto positivo em sangue do cordão: análise de 92 casos. Rev Paul Pediatr. 1985;3(10):21-5.

Shinkawa T, Nakamura K, Yamane N, Shoji-Hosaka E, Kanda Y, Sakurada M, et al. The absence of fucose but not the presence of galactose or bisecting N-acetylglucosamine of human IgG1 complex-type oligosaccharides shows the critical role of enhancing antibody-dependent cellular cytotoxicity. J Biol Chem. 2003;278(5):3466-73.

Silva Filho PSP, Lemos AS, Santos RL, Sampaio YRP, Silva CPS, Silva MF, *et al*. Doença hemolítica do recém-nascido (eritroblastose fetal): do diagnóstico ao tratamento. Res Soc Dev. 2022;11(4):e25911427377.

Vidal JC, Fibla EE. Immunohematologic study of ABO hemolytic disease. An Esp Pediatr. 2000;53(3):249-52.

Reações por Imunocomplexos

Conceito e sinonímia

Reações por imunocomplexos ou doenças por imunocomplexos ou hipersensibilidade humoral tipo III são reações decorrentes da formação exacerbada de imunocomplexos circulantes, constituídos por antígeno-anticorpo-complemento, que determinam lesões em diferentes tecidos (Figura 17.1).

Etiopatogenia das reações por imunocomplexos

Para melhor compreensão, a etiopatogenia será dividida em três etapas: formação de imunocomplexos de tamanho intermediário, depósito do imunocomplexo e ativação da via clássica do sistema complemento, resultando em aumento da inflamação e lise (Figura 17.2).

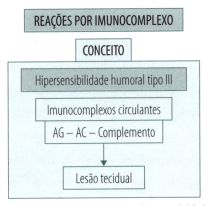

Figura 17.1. Reação por imunocomplexo é uma hipersensibilidade humoral tipo III, em que há formação exacerbada de imunocomplexos circulantes, constituídos por antígeno-anticorpo-complemento, os quais determinam lesão em diferentes tecidos.

ETIOPATOGENIA DA REAÇÃO POR IMUNOCOMPLEXO

1. Formação de imunocomplexo de tamanho intermediário
2. Depósito do imunocomplexo em barreiras físicas
3. Ativação da via clássica do complemento: aumento da inflamação e lise

Figura 17.2. A etiopatogenia está dividida em três etapas para melhor entendimento.

1. Formação de imunocomplexo de tamanho intermediário

Para que ocorra a hipersensibilidade tipo III é necessária a formação de imunocomplexo de tamanho intermediário. Este forma-se quando há excesso de antígenos em relação aos anticorpos formados, como por exemplo quando há três moléculas de antígenos e duas de anticorpos (AG3/AC2/C) ou cinco de antígenos e três de anticorpos (AG5/AC3/C) ou proporções semelhantes. Tal condição resulta da persistência do antígeno no organismo e menor síntese de anticorpos. Assim, o excesso relativo de antígenos forma complexo antígeno-anticorpo que se une ao complemento, resultando em imunocomplexo de tamanho intermediário.

Os complexos antígeno-anticorpo pequenos raramente ativam complemento ou são removidos no fígado, enquanto os complexos grandes são logo reconhecidos pelo sistema imunológico e, então, eliminados, sobretudo por fagocitose. As classes de imunoglobulinas envolvidas nos imunocomplexos de tamanho intermediário são as principais ativadoras do sistema complemento: IgM, IgG1, IgG3 e mais raramente IgG2 e IgA. Diferentes classes podem estar presentes em imunocomplexos de um mesmo paciente. Os imunocomplexos de tamanho intermediário são solúveis e livres na circulação sanguínea, circulando até encontrarem obstáculos. Em alguns casos, como na reação de Arthus, os imunocomplexos formam-se localmente, há ativação do complemento e lise local (Figura 17.3).

2. Depósito do imunocomplexo em barreiras físicas

Os imunocomplexos circulantes depositam-se ao encontrarem barreiras físicas, sendo as principais: células da epiderme e da derme, células endoteliais de vasos sanguíneos, sinóvia das articulações, alvéolos e glomérulos, promovendo lesões onde se depositam (Figura 17.4).

3. Ativação da via clássica do sistema complemento: aumento da inflamação e lise

Após se depositarem em barreiras físicas os imunocomplexos sofrem ativação da via clássica do sistema com-

ETIOPATOGENIA DA REAÇÃO POR IMUNOCOMPLEXO

1. Formação de imunocomplexo de tamanho intermediário

O imunocomplexo de tamanho intermediário forma-se quando há excesso relativo de antígeno em relação ao anticorpo e união ao complemento:

AG3/AC2/C   AG5/AC3/C

- Complexos pequenos geralmente não ativam complemento
- Complexos grandes são logo reconhecidos e eliminados

Imunocomplexos de tamanho intermediário são: solúveis na circulação sanguínea, circulando até encontrarem obstáculos ou formados localmente

Figura 17.3. A etiopatogenia da hipersensibilidade tipo III inicia-se pela formação de imunocomplexos de tamanho intermediário, com excesso relativo de antígenos, por exemplo, três moléculas de antígeno para duas de anticorpos, que se unem ao complemento. Os isotipos de anticorpos são principalmente IgM e IgG1 e IgG3.

ETIOPATOGENIA DA REAÇÃO POR IMUNOCOMPLEXO

2. Depósito de imunocomplexos em barreiras físicas:
- Células da epiderme e da derme
- Células endoteliais dos vasos sanguíneos
- Sinóvia das articulações
- Alvéolos
- Glomérulos

Figura 17.4. Os imunocomplexos de tamanho intermediário são circulantes, mas depositam-se ao encontrarem barreiras físicas.

plemento. A imunoglobulina está unida ao antígeno por meio de seu fragmento variável Fab (*Fragment antigen binding*) e ao primeiro componente C1q, por Fc (Fragmento cristalizável).

A deposição do imunocomplexo resulta na ativação de C1q. Segue-se a ativação, formando-se C1qrs e, na sequência, C4b e C2a, dando origem a C4b2a, que cinde C3 e, na sequência C5. Há ativação dos componentes C3a e C5a, que são anafilatoxinas: promovem a degranulação de mastócitos com liberação de mediadores; aumentam a permeabilidade vascular, com edema local. C3a e C51 são ainda fatores quimiotáticos para fagócitos, atraindo em especial neutrófilos, mas também monócitos/macrófagos, agravando o processo inflamatório. Os neutrófilos liberam proteases, contribuindo com a lise das células onde os imunocomplexos foram depositados. Os monócitos/macrófagos, além de lise, sintetizam citocinas pró-inflamatórias. Desta forma, os leucócitos atraídos por C3a e C5a intensificam a inflamação local.

Os componentes C4b2a3b atuam como C5 convertase, cindindo C5. A cascata de ativação continua pelo componente C5b. Os componentes terminais C5b6789 formam o complexo de ataque à membrana (MAC), determinando lise da célula em que o imunocomplexo foi depositado (Figura 17.5).

O depósito de imunocomplexo pode ocorrer também em membranas glomerulares, alveolares, sinoviais. Após o depósito, a imunoglobulina unida ao primeiro componente da via clássica do sistema complemento (C1q) promove a ativação de C1qrs, que continua com a ativação de C4b2a3b e dos componentes terminais C5b6789 (MAC), resultando na destruição da membrana por MAC e aumento da inflamação por neutrófilos e macrófagos, atraídos por C3a e C5a. As lesões locais determinam alterações funcionais, dificultando, por exemplo, a troca gasosa pulmonar ou a filtração glomerular (Figura 17.6).

Quadro clínico das doenças por imunocomplexos

O início do quadro clínico das reações por imunocomplexo inicialmente é semelhante, mesmo com diferentes antígenos. Com o passar do tempo, há predomínio do depósito de imunocomplexos em determinados locais, o que dará origem ao quadro clínico sequencial.

Para o aparecimento de sinais e sintomas das reações por imunocomplexo são necessárias a formação e a ativação de imunocomplexos de tamanho intermediário. Em consequência, nas reações por imunocomplexo há um período de latência, de cerca de três semanas, variando entre 2 a 4 semanas, após o que começam as manifestações clínicas decorrentes da hipersensibilidade III. Em caso de uma segunda reação para o mesmo antígeno, o período de latência pode ser bem menor (Figura 17.7).

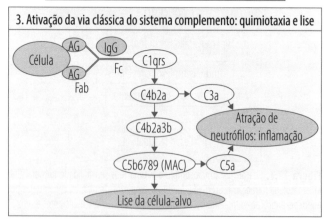

Figura 17.5. O imunocomplexo de tamanho intermediário é formado por imunoglobulina unida ao antígeno pela região Fab (*Fragment antigen binding*) e ao anticorpo pela região Fc (fragmento cristalizável). Este imunocomplexo deposita-se em célula, resultando na ativação da via clássica do sistema complemento: C1qrs até o complexo de ataque à membrana (MAC). O processo inflamatório é aumentado por C3a e C5a, que são anafilatoxinas e fatores quimiotáticos, atraindo em especial neutrófilos, além de monócitos que sintetizam citocinas pró-inflamatórias. O MAC leva à lise da célula no local em que o imunocomplexo foi depositado.

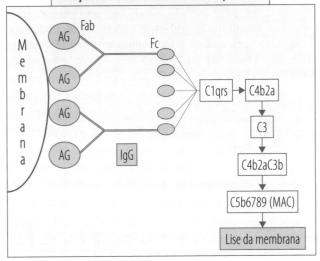

Figura 17.6. O imunocomplexo de tamanho intermediário pode se depositar em membranas, resultando na ativação do primeiro componente da via clássica do complemento (C1qrs). A cascata continua até o complexo de ataque à membrana (MAC), levando à lise da membrana glomerular ou alveolar ou sinovial pelo MAC, com aumento do processo inflamatório por neutrófilos e macrófagos, atraídos por C3a e C5a.

cutânea e dor articular deve ser feita a hipótese de doença por imunocomplexo e procurar o antígeno desencadeador com início há três semanas, na tentativa de que a hipersensibilidade não atinja órgãos específicos, podendo tornar-se irreversível (Figura 17.8).

Após as manifestações inespecíficas, segue-se o quadro clínico específico, na dependência dos locais de depósito. Os imunocomplexos podem se depositar em sinóvia, dando artrites ou em vasos sanguíneos, causando vasculites. Existindo depósitos alveolares, há comprometimento pulmonar, com quadro clínico específico, de intensidade dependente do grau do processo, podendo-se manifestar dispneia progressiva. Nos casos em que os depósitos de imunocomplexos ocorrem em membrana glomerular, há alteração variável da função renal, com possibilidade de levar à insuficiência renal, que pode tornar-se crônica. A evolução da doença nesses casos pode ser o óbito, principalmente por insuficiência respiratória ou renal. As consequências da deposição de imunocomplexos com lesões renais e alveolares são irreversíveis. Assim, apesar de a reação cessar após a retirada do antígeno, os danos determinados pela deposição de imunocomplexos em órgãos específicos são quase sempre irreversíveis, fazendo-se necessário o diagnóstico precoce de tal reação (Figura 17.9).

PERÍODO DE LATÊNCIA DAS REAÇÕES POR IMUNOCOMPLEXO

Para o aparecimento de sinais e sintomas das reações por imunocomplexo

↓

são necessárias a formação e a ativação de imunocomplexos de tamanho intermediário, resultando em um período de latência sem manifestações clínicas

↓

Período de latência: cerca de três semanas, variando entre 2 a 4 semanas

Figura 17.7. Período de latência é o tempo necessário para que haja formação de imunocomplexos de tamanho intermediário, que circulam, depositam-se e são ativados. Após o período de latência, aparecem manifestações clínicas.

Após o período de latência, o paciente apresenta um quadro clínico inespecífico, com febre baixa ou alta, adenomegalia que pode ser generalizada e esplenomegalia de tamanho variável. Com frequência há aparecimento de erupções cutâneas, de diferentes formas, como exantema maculopapular ou urticária (imunocomplexos em pele). Dor articular é frequentemente referida, acompanhada ou não de edema articular (imunocomplexos em sinóvia). Assim, diante de quadros de febre, adenoesplenomegalia, erupção

QUADRO CLÍNICO INESPECÍFICO DAS REAÇÕES POR IMUNOCOMPLEXO

- Após período de latência
- Febre baixa ou alta
- Adenoesplenomegalia
- Erupção cutânea: exantema maculopapular, urticária
- Dor articular, às vezes com edema

O quadro inicial das reações por imunocomplexos ocorre sempre da mesma forma.
É necessária a hipótese de hipersensibilidade tipo III e a retirada do antígeno desencadeador, evitando-se um quadro específico e irreversível.

Figura 17.8. Sinais e sintomas do quadro clínico inespecífico inicial das reações por imunocomplexos.

QUADRO CLÍNICO ESPECÍFICO DAS REAÇÕES POR IMUNOCOMPLEXO

- Após quadro inespecífico
- Quadro clínico específico na dependência dos locais de depósito dos imunocomplexos: alvéolos, glomérulos, sinóvia, vasos
- A progressão do quadro pode levar à insuficiência respiratória, insuficiência renal e até óbito

Figura 17.9. Quando a hipersensibilidade III persiste, os imunocomplexos continuam se depositando e levam a quadros específicos dependentes do local de depósito do imunocomplexo, como alveolite, nefrite, artrite, vasculite.

Doenças por reações de imunocomplexos

As doenças por imunocomplexos podem ser agrupadas em: determinadas por imunocomplexos circulantes (doença do soro, infecções persistentes, reações a medicamentos, doenças autoimunes, púrpura de Henoch-Schönlein, crioglobulinemia) ou por imunocomplexos formados localmente (reação de Arthus, fase inicial das alveolites profissionais).

1. Reação de Arthus

Foi a primeira manifestação clínica referida, sendo por tempos usada quase como sinônimo de hipersensibilidade tipo III. A reação de Arthus foi descrita inicialmente em coelhos, em 1903, quando esses animais pré-imunizados recebiam o mesmo antígeno proteico por via intradérmica, levando à inflamação local. A reação de Arthus do ser humano é rara, ocorrendo 3 a 8 horas depois da administração intradérmica de antígenos em indivíduo hiperimunizado, ocasionando depósitos de imunocomplexos em pequenos vasos da derme, causando vasculite cutânea localizada e necrose.

2. Doença do soro

Soros heterólogos, como soro equino antiveneno de cobra ou antitoxina diftérica, têm alto poder antigênico pelas proteínas que contêm. Pode ocorrer formação de imunocomplexos de tamanho intermediário, a partir de antígenos proteicos do soro recebido, com quadro clínico de início uma a três semanas após a administração do soro. Pode haver febre, artrite, vasculite e nefrite. Na maioria dos casos não há deposição acentuada de imunocomplexos em órgãos e a evolução é boa, desde que não haja continuidade do antígeno.

3. Manifestações crioglobulinêmicas resultantes de infecções

Na tentativa de defesa frente à persistência de antígenos infecciosos, o organismo pode formar imunocomplexos de tamanho intermediário, que se depositam e determinam lise no local do depósito. São exemplos: glomerulonefrite pós-estreptocócica (*Streptococcus pyogenes* ou beta-hemolítico do grupo A); endocardite infecciosa subaguda (*Streptococcus viridans, Staphylococcus aureus* e fungos); vasculites durante infecções virais, como por vírus da hepatite B; manifestações neurológicas da hanseníase (*Mycobacterium leprae*), malária (*Plasmodium falciparum*), vírus da dengue, vírus da hepatite C (vasculites em vasos cerebrais); manifestações extra-hepáticas das hepatites virais B e C; artrite reativa a diferentes antígenos bacterianos.

4. Reações a medicamentos

Inúmeros medicamentos, cerca de três semanas após sua administração, podem determinar quadros de exantema, febre, dores articulares e adenoesplenomegalia pela formação de imunocomplexos circulantes. Nesses casos, os antígenos são proteínas do fármaco ou haptenos do medicamento unidos a proteínas do organismo. Como os medicamentos são quase sempre interrompidos com o aparecimento da manifestação clínica, em geral não há progressão do quadro inespecífico para comprometimento renal ou pulmonar. Diante de um quadro inespecífico, é necessário ver o antecedente de três semanas sobre a ingestão medicamentosa. Entre os medicamentos, encontram-se antivirais, anti-inflamatórios não hormonais, sulfonamidas, penicilina, amoxicilina, cefalosporinas, diuréticos, anticorpos monoclonais e outros.

5. Doenças autoimunes

Diferentes doenças autoimunes podem ter componente de reação por imunocomplexo, com depósitos de imunocomplexos visualizados por imunofluorescência. Na artrite reumatoide há deposição de imunocomplexos em sinóvia, com consumo local de complemento. Na dermatomiosite os depósitos ocorrem nas membranas endoteliais de pequenos vasos da derme e da musculatura estriada. No lúpus eritematoso sistêmico há imunocomplexos com antígenos comuns, como DNA, que se depositam em diferentes locais, como pele, pulmões, articulações e rins. Em doenças autoimunes, a reação por imunocomplexo pode estar associada à hipersensibilidade tipo II, como no lúpus. Durante o período de atividade de doença lúpica, pode ser observada diminuição do complemento, que está sendo utilizado para a formação do imunocomplexo (Figura 17.10).

6. Púrpura de Henoch-Schönlein

A púrpura de Henoch-Schönlein ou púrpura vascular alérgica ou anafilactoide ou não trombocitopênica ocorre principalmente em crianças. É causada por deposição de imunocomplexos de IgA em endotélio de pequenos vasos da pele, podendo acometer também pequenos vasos de articulações, intestino e rins. Resulta em purpúreas elevadas, predominantes em membros inferiores, resistentes à vitro-pressão; pode haver artralgia, dor abdominal, sangramento nas fezes e hematúria.

7. Crioglobulinemia

É resultante de imunocomplexos depositados em pequenos vasos de pele (púrpura), articulações (artrites), glomérulos (glomerulonefrites) e sistema nervoso periférico (neuropatia periférica). Pode ser decorrente de doenças autoimunes como síndrome de Sjögren, infecções (em especial vírus da hepatite C), doenças linfoproliferativas, após exposição a baixas temperaturas ou ser idiopática.

DOENÇAS POR REAÇÕES DE IMUNOCOMPLEXO

Reação de Arthus
- Depósitos de imunocomplexos em pequenos vasos da derme
- Resulta em vasculite cutânea localizada e necrose

Doença do soro
- Por soro heterólogo (antiveneno de cobra, antitoxina diftérica)

Resultantes de infecções
- Glomerulonefrite pós-estreptocócica
- Endocardite infecciosa subaguda
- Vasculites durante infecções virais (vírus da hepatite C)
- Manifestações neurológicas da hanseníase, malária, dengue
- Manifestações extra-hepáticas das hepatites B e C
- Artrite reativa a bactérias

Reações a medicamentos
- Anti-inflamatórios não hormonais, antivirais, sulfonamidas, penicilina, amoxicilina, cefalosporinas, diuréticos, anticorpos monoclonais

Doenças autoimunes
- Artrite reumatoide (imunocomplexos em sinóvia)
- Dermatomiosite (imunocomplexos no endotélio de vasos)
- Lúpus eritematoso sistêmico (imunocomplexos em diferentes locais)

Púrpura de Henoch-Schönlein
- Vasculite de pequenos vasos da pele
- Pode também acometer pequenos vasos de articulações, intestino e rins

Crioglobulinemia
- Depósitos de imunocomplexos em pele, sistema nervoso e glomérulos
- Após exposição a baixas temperaturas

Fase inicial das alveolites alérgicas extrínsecas
- Doença pulmonar do fazendeiro (alérgeno: mofo do feno)
- Doença pulmonar do criador de pombos (alérgeno: fezes de pombos)
- Doença pulmonar do tratador de ratos (alérgenos: pelo e urina de ratos)
- Aspergilose broncopulmonar alérgica (alérgeno: *Aspergillus fumigatus*)

Figura 17.10. Diferentes doenças podem ter como etiopatogenia reações por imunocomplexo.

8. Fase inicial das alveolites alérgicas extrínsecas

As alveolites alérgicas extrínsecas ou pneumonites de hipersensibilidade, algumas conhecidas como alveolites profissionais, são inicialmente resultantes de reações por imunocomplexos gerados localmente nos pulmões; as fases tardias são dadas por hipersensibilidade celular. Assim, indivíduos sensibilizados quando inalam antígenos, geralmente de origem orgânica, formam imunocomplexos que se depositam em alvéolos e bronquíolos terminais, determinando inflamação, lesão e fibrose.

Entre as alveolites alérgicas extrínsecas encontra-se a doença pulmonar do fazendeiro, na qual o antígeno é o mofo do feno, aparecendo em trabalhadores que lidam com feno estocado.

O antígeno da doença pulmonar de criadores de pombos são proteínas de fezes dessas aves. Atualmente, a doença não se restringe apenas a criadores dessa espécie, sendo observada em habitantes de cidades com muitos pombos, com exposição antigênica próxima.

Na doença pulmonar de tratadores de ratos, os alérgenos estão principalmente nos pelos, mas também na urina desses animais. A doença deve ainda ser lembrada no caso de distúrbios pulmonares de pessoas que trabalham em laboratórios de pesquisa com esses animais.

Na aspergilose broncopulmonar alérgica ocorre resposta de hipersensibilidade tipo I (IgE), III e IV, além de lesão direta por proteases do fungo. São formados imunocomplexos pulmonares, os quais se depositam em alvéolos. É mais frequente em indivíduos com asma e com fibrose cística. Há escarro ferrugem-acastanhado (Figura 17.10).

Diagnóstico e tratamento das doenças por imunocomplexos

O diagnóstico é feito basicamente pela história e quadro clínico. Período de latência de 2 a 4 semanas após o contato antigênico, febre, adenoesplenomegalia, erupção cutânea e dor articular são muito sugestivos.

Os exames laboratoriais podem mostrar diminuição sérica ou local de componentes do complemento e presença de imunocomplexos circulantes observados pela detecção laboratorial de crioprecipitados séricos formados por IgM, IgG, C3 e C4. A especificidade antigênica dos crioprecipitados pode ser demonstrada por métodos mais elaborados. Os imunocomplexos depositados podem ser visualizados por biópsia e por imunofluorescência. É importante a avaliação das funções renais e pulmonares.

O tratamento das doenças por imunocomplexos consiste na retirada do antígeno. No caso de soro e fármacos, estes devem ser proscritos para o paciente em questão, mesmo posteriormente. Nas doenças profissionais, é obrigatório o afastamento do paciente do local em que está presente o antígeno, após comprovação do processo. Em casos infecciosos, é necessário o tratamento da infecção. Em doenças autoimunes, pode haver persistência da formação de imunocomplexos com danos específicos. Em casos de persistência da atividade da doença, podem estar indicados corticosteroides, na tentativa de diminuir o processo inflamatório consequente e a formação de imunocomplexos.

É importante o diagnóstico da hipersensibilidade, evitando que o quadro evolua para comprometimento renal e pulmonar. Quando isso acontece, é necessário o tratamento dos distúrbios funcionais.

Questões

1ª. O que é uma reação por imunocomplexo?

2ª. Quais as características do imunocomplexo para determinar reação de hipersensibilidade III?

3ª. Qual a etiopatogenia das reações por imunocomplexos?

4ª. O quadro clínico da reação por imunocomplexos depende do antígeno desencadeante? Qual o quadro clínico inicial da reação por imunocomplexo?

5ª. Cite situações que apresentam como etiopatogenia a reação por imunocomplexos.

Observação: respostas no anexo final.

CASOS CLÍNICOS

Caso 1: Menina de quatro anos, com febre há três dias e manchas na pele há dois. Os pais negavam contato com doenças exantemáticas. Ao exame, apresentava-se em bom estado geral, brincando, com lesões maculopapulares disseminadas, adenomegalia generalizada, sem lesões em orofaringe. Após a insistência na anamnese em relação a medicamentos, foi referido tratamento para giardíase há 20 dias. Os exames de hemograma, urina tipo 1 e creatinina mostraram-se sem alterações. Foi colhido sangue para pesquisa de crioprecipitado e orientada observação.

Evolução: Ao retorno, encontrava-se bem e sem queixas. O crioprecipitado sérico na coleta inicial foi positivo e não houve formação de crioprecipitado em coleta posterior. Os pais receberam orientação para substituir o medicamento para tratamento de giardíase caso fosse necessária a repetição.

Discussão: Apesar de o tratamento de giardíase ser necessário, a paciente em questão apresentou reação de hipersensibilidade tipo III ao medicamento. É importante a anamnese de medicamentos não se ater apenas aos dias anteriores, mas também às semanas que precederam o processo. O quadro clínico e a presença de imunocomplexo indicam hipersensibilidade III ao medicamento. Assim, na reação por imunocomplexo há um período de latência de 2 a 4 semanas, quando se formam imunocomplexos com quantidades maiores de antígeno em relação ao anticorpo, ou seja, imunocomplexos de tamanho intermediário, que são solúveis e, quando depositados, ativam complemento. O depósito dos imunocomplexos e a ativação do complemento resultam em quadro clínico característico de reação por imunocomplexo: período de latência, febre, adenoesplenomegalia, erupção cutânea e dor articular. Em caso de persistência do antígeno com formação de imunocomplexo, este pode se depositar em alvéolos ou glomérulos, determinando lesões irreversíveis.

Caso 2: Menina de dez anos, apresentava diagnóstico de baixa estatura por insuficiência de hormônio de crescimento (GH). Ao ser tratada com GH recombinante, começou com quadro alérgico e foi aventada a possibilidade de dessensibilização ao GH.

Evolução: A anamnese foi dirigida ao processo alérgico, revelando que a paciente começou com lesões de pele quatro semanas após a introdução do hormônio. Ao exame físico, apresentava lesões maculopapulares com cerca de 3 cm de diâmetro em face e tronco, além de adenomegalia cervical, axilar e inguinal. Queixava-se de dor no joelho direito, sem sinais flogísticos na articulação. Foi então aventada a hipótese diagnóstica de doença por imunocomplexo. Os exames foram dirigidos para confirmação dessa hipótese e descarte de hipersensibilidade I. Testes cutâneos de hipersensibilidade imediata para GH (*prick to prick*) com controle positivo de histamina e negativo de solução fisiológica mostraram-se negativos. Dosagens de IgE sérica revelaram valores dentro da normalidade. A pesquisa de crioprecipitado sérico mostrou positividade. A seguir, foi analisada a especificidade do crioprecipitado, que revelou crioprecipitado específico para GH: foi observada imunodifusão radial em placas com GH diluído em agarose. A dosagem de creatinina foi normal, sem diminuição de componentes do complemento na ocasião da coleta. Substituído GH por *insulin like growth factor 1* (só o princípio do GH).

Discussão: O diagnóstico de reação por imunocomplexo ao medicamento foi feito pela observação do quadro clínico: período de latência de quatro semanas após administração do medicamento, exantema, adenoesplenomegalia e artralgia. Quadro clínico e teste cutâneo para GH afastaram a hipersensibilidade I.

A dessensibilização leva à tolerância periférica transitória. Está indicada para reação alérgica IgE-mediada ao fármaco e quando há necessidade do medicamento, sem possíveis substitutos. Na dessensibilização administra-se o medicamento, inicialmente em baixas doses, com aumento progressivo e rápido, até a dose necessária, sempre em ambiente hospitalar e sob supervisão médica. A dessensibilização é contraindicada para reações tipo III, pois a continuidade das doses do medicamento propicia a formação de novos imunocomplexos, piorando o processo já existente e podendo levar a comprometimento irreversível renal e/ou pulmonar.

Referências bibliográficas

Abbas AK, Lichtman AH. Pillai S. Cellular and Molecular Immunology. 10th ed. Philadelphia: Elsevier; 2022. 571 p.

Barbosa SFC, Adelino MGF, Takeda AK, Umekita LF. Pesquisa de imunocomplexos circulantes em pacientes com meninogococcemia. Rev Microbiol. 1985;16(4):275-9.

Barros MAMT, Greco O. Reações de hipersensibilidade. In: Pastorino AC, Castro APBM, Carneiro-Sampaio M. Alergia e Imunologia para o Pediatra. 3ª. ed. São Paulo: Editora Manole; 2018. p. 34-70.

Burks AW, Holgate ST, O'Hehir RE, Broide DH, Bacharier LB, Hershey GKK, et al. Middleton's Allergy: Principles and Practice. 9th Ed. Philadelphia: Elsevier Health Sciences; 2019. 1649 p.

Cabra D, Morisha KE. Vasulitis in children: classification and incidence. UpToDate. Jan 2017.

Clark WF, Turnbull DI, Driedger AA. Intrarenal insoluble immune complex formation. J Clin Lab Immunol. 1980;4(1):21-5.

Coelho FA, Olm GS, Seelig DC, Pilla HS, Barea LM. Manifestações neurológicas da poliarterite nodosa: aspectos etiológicos, imunopatogênicos, clínicos e terapêuticos. Pesq Med (Porto Alegre). 1998;32(2):28-32.

Couser WG, Salant DJ. In situ immune complex formation and glomerular injury. Kid Intern. 1980;17:1-13.

Dammacco F, Lauletta G, Vacca A. The wide spectrum of cryoglobulinemic vasculitis and an overview of therapeutic advancements. Clin Exp Med. 2022;28:1-18.

Forte WCN, Almeida RM, Bizuti GSC, Forte DN, Bruno S, Russo Filho FS, et al. Fagocitose por neutrófilos no lúpus eritematoso sistêmico. Rev Assoc Med Bras. 2003;49(1):35-9.

Forte WCN, Mario AC, da Costa A, Henriques LS, Gonzales CCL, Franken RA. Immunologic evaluation in infective endocarditis. Arq Bras Cardiol. 2001;76(1):48-52.

Gabriel Jr A, Feman M, Ramos RR. Imunocomplexos circulantes: crioglobulinas. Prat Hosp. 1989;4(2):20-2.

Goldman L, Schafer AI. Goldman's Cecil Medicine. 25th ed. Philadelphia: Saunders Elsevier; 2018. 3112 p.

Henderson AL, Lindorfer MA, Kennedy AD, Foley PL, Taylor RP. Concerted clearance of immune complexes bound to the human erythrocyte complement receptor: development of a heterologous mouse model. J Immunol Methods. 2002;270(2):183-97.

Hilário MOE, Goldenberg J, Atra E, Naspttz C. Artrite reumatoide juvenil: alterações da quimiotaxia de leucócitos. Rev Bras Reumatol. 1991;31(2):43-9.

Imamura T, Kaneda H, Nakamura S. New functions of neutrophils in the Arthus reaction: expression of tissue factor, the clotting initiator, and fibrinolysis by elastase. Lab Invest. 2002;82(10):1287-95.

Jeffrey V. Ravetch. A full complement of receptors in immune complex diseases. J Clin Invest. 2002;110(12):1759-61.

Jiang K, Chen Y, Xu CS, Jarvis JN. T cell activation by soluble C1q-bearing immune complexes: implications for the pathogenesis of Rheumatoid Arthritis. Clin Exp Immunol. 2003;131(1):61-7.

Marzocchi-Machado CM, Lucisano-Valim YM. Clearance de imunocomplexos: papel do complemento e dos polimorfonucleares neutrófilos. Medicina (Ribeirão Preto). 1997;30(2):234-42.

Matsumoto K, Watanabe N, Akikusa B, Kurasawa K, Matsumura R, Saito Y, et al. Fc receptor-independent development of autoimmune glomerulonephritis in lupus prone MRL/lpr mice. Arthritis Rheum. 2003;48(2):486-94.

Mayadas TN, Tsokos GC, Tsuboi N. Mechanisms of immune complex-mediated neutrophil recruitment and tissue injury. Circulation. 2009;120(20):2012-24.

Merkel PA. Overviewof and approach to the vasculitides in adults. UpToDate. Jan 2017.

Miyaike J, Iwasaki Y, Takahashi A, Shimomura H, Taniguchi H, Koide N, et al. Regulation of circulating immune complexes by complement receptor type 1 on erythrocytes in chronic viral liver diseases. Gut. 2002;51(4):591-6.

Murphy K, Travers P, Walport M. Janeway's Immunobiology – Immunobiology: The Immune System (Janeway). 9th ed. New York: Garland Science; 2017. 924 p.

Shifferli JA, Taylor RP. Physiologic and pathologic aspects of circulating immune complexes. Kidney Intl. 1989;35(4):933-1003.

Ravetch JV. A full complement of receptors in immune complex diseases. J Clin Invest. 2002;110(12):1759-61.

Retamozo S, Quartuccio L, Ramos-Casals M. Cryoglobulinemia. Med Clin (Barc). 2022;158(10):478-87.

Rezania K, Pytel P. Neuropathies associated with cryoglobulinemia. UpToDate. Dec 2022.

Riedl MA, Casillas AM. Adverse drug reactions: types and treatment options. Am Fam Phys. 2003;68(9):1781-90.

Roubertou Y, Mainbourg S, Hot A, Fouque D, Confavreux C, Chapurlat R, et al. Cryoglobulinemia in systemic lupus erythematosus: a retrospective study of 213 patients. Arthritis Res Ther. 2022;24:167.

Scheuermann J, Viti F, Neri D. Unexpected observation of concentration-dependent dissociation rates for antibody-antigen complexes and other macromolecular complexes in competition experiments. J Immunol Methods. 2003;276(1-2):129-34.

Schifferli JA, Ng YC, Peters DK. The role of complement and its receptor in the elimination of immune complexes. N Engl J Med. 1986;315(8):488-95.

Souza BSB, Forte WCN, Carlquist I. Crioglobulinemia na esclerose sistêmica. Rev Bras Alerg Imunopatol. 1990;13(2):58-62.

Sullivan KE, Jawad AF, Piliero LM, Kim N, Luan X, Goldman D, et al. Analysis of polymorphisms affecting immune complex handling in systemic lupus erythematosus. Rheumatol (Oxford). 2003;42(3):446-52.

Thomas SJ, Rothman AL, Srikiatkhachorn A, Kalayanarooj S. Dengue virus infection: clinical manifestations and diagnosis. UpToDate. Feb 2017.

Walport MJ, Davies KA, Botto M. C1q and systemic lupus erythematosus. Immunobiol. 1998;199(2):265-85.

Welch TR, Frenzke M, Witte D, Davis AE. C5a is important in the tubulointerstitial component of experimental immune complex glomerulonephritis. Clin Exp Immunol. 2002;130(1):43-8.

Ximenes AC, Gabriel Jr A, Cossermelli W. Quantificação da interferência do soro na fagocitose de imunocomplexos nas espondiloartropatias soronegativas, lúpus eritematoso sistêmico e doença reumatoide. Rev Assoc Med Bras. 1994;40(1):15-22.

Yanaba K, Kaburagi Y, Takehara K, Steeber DA, Tedder TF, Sato S. Relative contributions of selectins and intercellular adhesion molecule-1 to tissue injury induced by immune complex deposition. Am J Pathol. 2003;162(5):1463-73.

Zerbini CA, Gabriel Jr A, Cossermelli W, Decourt LV. Imunocomplexos circulantes em portadores de lúpus eritematoso sistêmico e doença reumatoide. Detecção pelo C1q equino e fator reumatoide monoclonal. Rev Bras Reumatol. 1982;22(2):77-90.

Hipersensibilidade Celular

Conceito de hipersensibilidade celular

As reações por hipersensibilidade celular ou tipo IV ou reações tardias são respostas imunológicas que ocorrem de forma exacerbada, mediadas por linfócitos T auxiliares tipo 1 (TCD4+) e T citotóxicos (TCD8+), acarretando lesão tecidual.

A recirculação de linfócitos é a principal determinante de que diferentes tipos de hipersensibilidades sejam reações sistêmicas (Figura 18.1).

Etiopatogenia da hipersensibilidade celular

Dermatite de contato alérgica

A dermatite de contato alérgica ou eczema de contato alérgico ou eczema alérgico é o exemplo clássico de doença por hipersensibilidade celular, em especial quanto à etiopatogenia.

Na primeira etapa da etiopatogenia da dermatite de contato alérgica, ou fase de sensibilização, substâncias externas, como níquel, cromo e borracha, atuam como haptenos (abaixo de 500 daltons), enquanto proteínas da pele desempenham papel de carreadoras. Assim, agentes químicos ou produtos naturais unem-se a proteínas do organismo, dando origem a um imunógeno ou antígeno completo, capaz de determinar uma resposta imunológica (Figura 18.2).

Os imunógenos são fagocitados por células de Langerhans (os macrófagos da epiderme), as quais migram

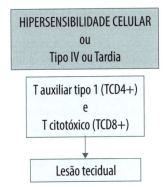

Figura 18.1. Na hipersensibilidade celular há uma reação exacerbada de linfócitos T citotóxicos (CD8+) e de T auxiliares tipo1 (CD4+).

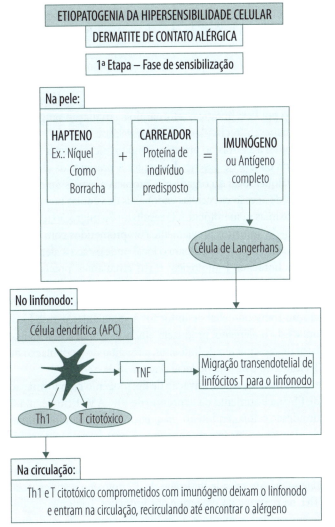

Figura 18.2. Na fase de sensibilização da dermatite de contato alérgica, o imunógeno é fagocitado e processado por células de Langerhans. Essas células dirigem-se ao linfonodo regional e, durante essa migração, vão se diferenciando em células dendríticas. No linfonodo, essas células dendríticas sintetizam TNF, que, por meio da vasodilatação e do aumento da expressão de moléculas de adesão, promove a migração transendotelial de T para o interstício. As células dendríticas passam a atuar como células apresentadoras de antígeno (APC), apresentando o imunógeno para Th1 e T citotóxico. Esses linfócitos, retornando à circulação sanguínea, estão aptos a desenvolver resposta em um novo contato com o mesmo alérgeno.

para os linfonodos regionais por via linfática, levando o imunógeno fagocitado. Durante a migração, as células de Langerhans apresentam diferenciação final, passando a apresentar projeções citoplasmáticas em forma de dedos e a expressar HLA I e II, sendo, então, denominadas células dendríticas, que são ótimas células apresentadoras de antígeno (APC).

As células dendríticas mieloides, tendo a mesma origem que monócitos/macrófagos, são sintetizadoras de Fator de Necrose Tumoral (TNF). Essa citocina promove a liberação de substâncias vasodilatadoras, como o óxido nítrico, resultando em aumento do fluxo sanguíneo nas vênulas pós-capilares do linfonodo, além de promoverem a expressão de moléculas de adesão. O resultado é a saída de linfócitos T de vênulas pós-capilares, os quais saem da circulação para o interstício do linfonodo. As células dendríticas, que já haviam atingido o interstício do linfonodo, iniciam a seguir o processo de apresentação do imunógeno associado ao HLA I e II para T citotóxico e Th1, respectivamente. Esses linfócitos tornam-se comprometidos com o imunógeno, deixam o linfonodo por veia linfática, retornando à circulação sanguínea, e permanecem recirculando (Figura 18.2).

Após 4 a 8 horas do primeiro contato inicia-se uma segunda etapa ou fase de desencadeamento. A presença de alérgeno em qualquer local do organismo, propicia a expressão de moléculas de adesão em células endoteliais de vênulas pós-capilares próximas e em linfócitos. O resultado é a migração transendotelial de linfócitos previamente comprometidos com o alérgeno, através das vênulas para o local onde estão os alérgenos. Assim, linfócitos T citotóxicos e Th1 circulantes, previamente comprometidos, deixam a circulação sanguínea para o local do alérgeno. Os linfócitos Th1 sintetizam TNF que aumenta a migração transendotelial de linfócitos T circulantes para o local onde está o alérgeno; produzem ainda IL-2, que é o principal fator de crescimento de linfócitos, aumentando a população de T citotóxico e de Th1 no local (Figura 18.3).

Verifica-se, ainda, ativação de fibrinogênio com formação de fibrina e aumento da expressão de PECAM-1 (molécula-1 de adesão celular endotélio-plaqueta), determinando o afluxo de plaquetas. Tais fatores contribuem para formação de redes de fibrina que retêm linfócitos no local da hipersensibilidade.

Após 48 a 72 horas até uma semana do contato com o antígeno, há um grande infiltrado de T citotóxico e em especial Th1 na derme e na epiderme. Os linfócitos T citotóxicos determinam lise e apoptose de células da derme e da epiderme, enquanto Th1 atuam por apoptose, resultando em inflamação alérgica tipo IV e lesão de derme e da epiderme. Há ainda liberação de citocinas pró-inflamatórias, com processo inflamatório local, com edema intercelular (espongiose), descamação de pele e formação de lesões eczematosas constituindo o quadro clínico da dermatite de contato alérgica (Figura 18.3).

A fase de resolução do processo só ocorre após a retirada do alérgeno. Os linfócitos Th1, atraídos para o local da hiper-

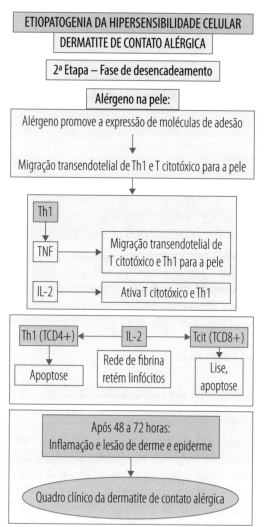

Figura 18.3. Após a sensibilização, o contato com o alérgeno leva à etapa de desencadeamento da doença. Linfócitos T citotóxicos e Th1 previamente comprometidos são atraídos pelo alérgeno e, por meio da migração transendotelial em vênulas pós-capilares próximas, deixam a circulação, atingindo o local do alérgeno. Th1 sintetiza citocinas que aumentam o processo. Os linfócitos T são ativados e determinam lise de células da derme e da epiderme. O processo é acentuado pela formação de redes de fibrina que retêm os linfócitos T no local do alérgeno.

sensibilidade, sintetizam interferon-gama (IFN-γ), um potente imunomodulador, que ativa especialmente macrófagos. Assim, os macrófagos que fagocitaram alérgenos, agora são capazes de digerir esses alérgenos e eliminá-los, culminado com resolução do processo de hipersensibilidade em cerca de 21 dias (Figura 18.4).

O diagnóstico diferencial deve ser feito com a dermatite de contato irritativa. É mais frequente do que a dermatite de contato alérgica, além de ser a apresentação mais comum de doenças de pele ocupacionais. O aparecimento do quadro pode ser rápido ou demorar até 48 horas para iniciar. Há uma lesão de pele e ativação da resposta inata. Os agentes irritantes, em grandes concentrações e em pele hiper-reativa, promovem diretamente a ativação e a destruição de queratinócitos, resultando na libe-

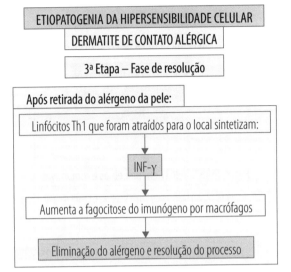

Figura 18.4. Após a retirada do alérgeno, linfócitos Th1 sintetizam IFN-γ, o qual ativa, em especial, a fagocitose por macrófagos. Os macrófagos ativados determinam a erradicação de alérgenos restantes, que haviam penetrado na pele. Assim, é fundamental a retirada do alérgeno para a resolução do processo.

ração de citocinas pró-inflamatórias, em especial IL-1 e IL-2, determinantes do processo inflamatório e da lesão de derme e epiderme. Após a retirada da substância irritativa, a resolução ocorre geralmente em 96 horas. São descritos diferentes agentes causadores da dermatite de contato irritativa: sabões, detergentes, solventes, água, graxas, ácidos e outros. Nestes casos os testes de hipersensibilidade tardia são negativos (Figura 18.5).

Exemplos de hipersensibilidade celular

Entre as principais reações de hipersensibilidade celular ou tipo IV encontram-se: dermatite de contato alérgica, fotodermatites alérgicas, alergia ocular de contato, infecções por microrganismos intracelulares, rejeição crônica a transplantes, reação enxerto *versus* hospedeiro, reações de Mantoux e PPD (Figura 18.6).

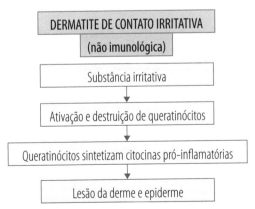

Figura 18.5. A dermatite de contato irritativa não é determinada por reação imunológica. A principal causa é a ativação e a destruição de queratinócitos, que têm consequência imunológica a liberação de citocinas pró-inflamatórias que causam lise de células da derme e da epiderme.

Dermatite de contato alérgica e fotodermatite alérgica

Cerca de 20% das dermatites de contato são de causa alérgica. Apresentam quadros mais acentuados do que as não alérgicas.

Os principais desencadeantes da dermatite de contato alérgica são borracha, níquel, cromo, cimento (bicromato de potássio), esmalte (tolueno, formaldeído), cosméticos (formaldeído, metildibromo), antiperspirantes (formaldeído), *henna* (de tatuagens), componentes de fraldas descartáveis, medicamentos (neomicina tópica), timerosal, cloreto de benzalcônio, anestésicos locais do grupo amida (sem reatividade cruzada) e do grupo éster (reatividade cruzada entre si e com os do grupo amida).

Muitas dermatites de contato são de causa irritativa (80%), como aquelas determinadas por sabões, detergentes, componentes da urina e de fezes (Figura 18.7).

A dermatite de contato apresenta-se geralmente sob forma eczematosa, podendo ser útil o uso de corticosteroides tópi-

REAÇÕES POR HIPERSENSIBILIDADE CELULAR

1. Dermatite de contato alérgica
2. Fotodermatites alérgicas
3. Dermatite ocular de contato
4. Infecções por microrganismos intracelulares
5. Mantoux e PPD
6. Rejeição crônica a transplantes
7. Reação enxerto *versus* hospedeiro

Figura 18.6. Várias manifestações clínicas são exemplos de hipersensibilidade celular.

DERMATITE DE CONTATO E FOTODERMATITE

Dermatite de contato

- Alérgica ou tipo IV (20%): borracha, níquel, cromo, cimento, esmalte, cosméticos, antiperspirantes, henna, neomicina tópica, anestésicos locais, timerosal, cloreto de benzalcônio, componentes de fraldas descartáveis
- Irritativa (80%): sabões, detergentes, urina, fezes

Fotodermatites

- Fotoalérgicas ou tipo IV: protetores solares, anti-histamínicos tópicos; antimicóticos tópicos; medicamentos sistêmicos (clorpromazina, anti-inflamatórios não hormonais)
- Fototóxicas: frutas cítricas (limão, laranja, tangerina, abacaxi, caju); perfumes; medicamentos sistêmicos (sulfas, hipoglicemiantes, anti-inflamatórios não hormonais)

Figura 18.7 A dermatite de contato alérgica ocorre em menor percentagem de casos quando comparada à dermatite de contato irritativa. Entretanto, a dermatite de contato alérgica é uma reação sistêmica que pode se tornar grave.

cos. Em alguns casos, a apresentação clínica é não eczematosa, podendo ser acneiforme, liquenoide, purpúrica, hipercrômica, hipocrômica ou até mesmo com quadro clínico sistêmico.

As fotodermatites alérgicas são causadas principalmente por hipersensibilidade celular. As principais são dadas por anti-histamínicos tópicos, antimicóticos tópicos, protetores solares (ácido para-aminobenzoico – PABA, oxibenzonas, benzofenonas, cinamato) e medicamentos sistêmicos (clorpromazina, hidroclorotiazida, sulfonamidas, anti-inflamatórios não hormonais, quinolonas, anticonvulsivantes).

As fotodermatites tóxicas são desencadeadas por mecanismos aparentemente não imunológicos, tais como as por alimentos (frutas cítricas como limão, laranja, tangerina, abacaxi, caju, figo, cenoura, erva-doce), por medicamentos sistêmicos (anti-inflamatórios não hormonais, sulfas, tetraciclinas, hipoglicemiantes, griseofulvina), por perfumes (conhecidas como berloque) (Figura 18.7).

Dermatite ocular de contato

Na dermatite ou alergia ocular de contato a pele das pálpebras por ser fina e sensível, é acometida por reação de hipersensibilidade celular. Esmaltes contendo tolueno, formaldeído ou sulfonamida podem provocar dermatites de contato em pálpebras e conjuntivas, após contato com unha esmaltada; as lesões podem aparecer em região perilabial, cervical e mais raramente periungueal. Vários cosméticos também podem levar à dermatite de contato em pálpebras e conjuntivas, assim como substâncias voláteis e colírios, pela própria substância ativa do colírio ou por conservantes (timerosol, cloreto de benzalcônio). Pode haver eritema, edema, descamação e eczema palpebral.

Assim, as dermatites oculares de contato de pálpebras e conjuntivas são determinadas por reações exacerbadas de T citotóxicos e Th1 (Figura 18.8).

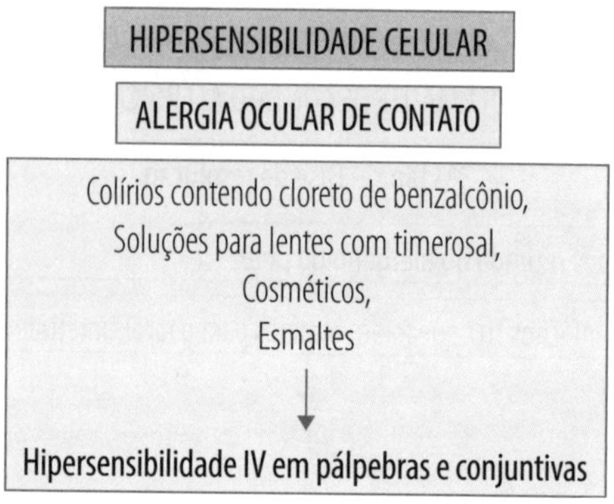

Infecções crônicas por microrganismos intracelulares

Nas infecções por bactérias intracelulares (tuberculose, hanseníase), infecções virais (herpes, HIV), fúngicas (candidíase, histoplasmose) e parasitárias (leishmaniose, esquistossomose), habitualmente há resposta por mononucleares, seguida de resposta adaptativa celular, com ativação de T citotóxicos, e Th1, resultando em destruição do microrganismo e necrose central. Entretanto, havendo persistência de tais agentes infecciosos ocorre exagero dessa resposta celular, ou seja, há uma reação de hipersensibilidade celular ou tipo IV para melhor defesa (Figura 18.9).

Assim, na tentativa de evitar a disseminação do patógeno intracelular persistente no organismo, há apresentação por monócitos/macrófagos ou por células dendríticas para linfócitos T. O resultado é a ativação exacerbada de T citotó-

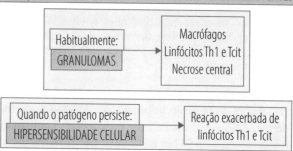

Figura 18.8. A alergia ocular de contato em pálpebras e conjuntivas é uma reação de hipersensibilidade celular.

Figura 18.9. Infecções por microrganismos intracelulares determinam a formação de granulomas. Caso tais patógenos persistam no organismo, pode haver hipersensibilidade celular como mecanismo de defesa, apesar da lesão tecidual determinada por toda reação de hipersensibilidade.

xicos (CD8+) e de Th1 (CD4+), os quais, apresentando alta capacidade de lise e/ou apoptose, promovem a formação de granulomas. É o caso da hipersensibilidade IV que ocorre na hanseníase tuberculoide (Figura 18.10).

Em certos casos, que podem estar associados a condições genéticas do hospedeiro, a persistência do patógeno intracelular não leva à hipersensibilidade IV. Nesses casos, predominam linfócitos Th2 (CD4+), os quais não têm poder lítico, sem for-

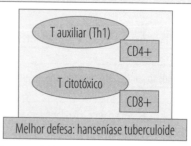

Figura 18.10. A presença de hipersensibilidade celular em infecções crônicas por microrganismos intracelulares, com ativação de T citotóxicos e Th1, determina delimitação do processo: é o caso da hanseníase tuberculoide.

mação de granulomas e resultando na disseminação do patógeno. É o caso da hanseníase virchowiana (Figura 18.11).

A hipersensibilidade celular em infecções por intracelulares persistentes é uma defesa exacerbada necessária ao organismo, com predomínio do perfil T citotóxico e Th1 (hanseníase tuberculoide). Na falta da hipersensibilidade, passa a haver resposta Th2, que não retém o patógeno (hanseníase virchowiana). Esse padrão de resposta, com presença ou ausência de hipersensibilidade celular, é válida não só para o caso de hanseníase, mas para a defesa contra várias infecções crônicas por microrganismos intracelulares (Figura 18.12).

Rejeição crônica a transplantes e reação enxerto *versus* hospedeiro

Na rejeição crônica a transplantes há perda funcional do órgão resultante de uma hipersensibilidade celular. A rejeição crônica ocorre após anos do transplante, com causa desencadeante não determinada. Inicia-se uma resposta exacerbada por linfócitos T citotóxicos e Th1 do receptor, que culmina com a lise de células do órgão transplantado, até perda da função do órgão.

A reação enxerto *versus* hospedeiro também é determinada por hipersensibilidade tipo IV. Nesse caso, linfócitos T citotóxicos e Th1 do enxerto reagem de forma exacerbada contra antígenos do receptor. Essa reação pode ocorrer em transplantes de medula óssea, o qual não pode ser irradiado, pois são necessários linfócitos do doador, e estes podem reagir contra o receptor, especialmente em indivíduos HLA pouco relacionados (Figura 18.13).

A reação enxerto *versus* hospedeiro também pode ocorrer em feto portador de imunodeficiência combinada grave (faltam linfócitos T). Linfócitos T citotóxicos e Th1 recebidos da mãe (via transplacentária) ou de transfusões não irradiadas atuam contra células de diferentes órgãos do feto ou do recém-nascido, determinando hipersensibilidade celular.

Reação de Mantoux e PPD

Outros exemplos de hipersensibilidade celular são testes cutâneos intradérmicos de leitura tardia, como a reação de Mantoux e o PPD.

A tuberculina é constituída por um filtrado de culturas do patógeno intracelular *Mycobacterium tuberculosis*, enquanto o PPD é um derivado proteico purificado da tuberculina, ou seja, a tuberculina cujas proteínas foram precipitadas. Assim, o PPD é mais purificado do que a tuberculina. A reação de Mantoux é a injeção intradérmica de tuberculina e o teste de PPD é a injeção intradérmica do derivado proteico purificado de tuberculina, sendo, por isso, o PPD mais sensível do que a reação de Mantoux (Figura 18.14).

Após a administração intradérmica de PPD, começa a proliferação de linfócitos T citotóxicos e Th1. A proliferação dessas células determina um endurecimento local (pápula), que atinge o máximo em 72 horas. A contaminação atual por *Mycobacterium tuberculosis* (T específicos muito ativados) leva à formação de pápula igual ou maior que 10 mm (forte reator). Assim, o excesso de proliferação local de T é uma hipersensibilidade celular, ou seja, exagero de resposta imunológica local por linfócitos T citotóxicos e Th1 específicos para *Mycobacterium tuberculosis* (Figura 18.14).

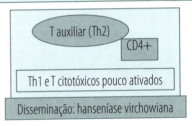

Figura 18.11. Na hanseníase virchowiana há ausência de hipersensibilidade celular, com consequente disseminação do patógeno.

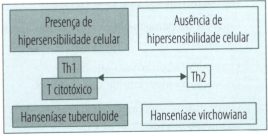

Figura 18.12. Nas infecções crônicas há melhor ou pior defesa, na dependência de estar presente ou não a hipersensibilidade celular. Estes extremos podem ocorrer em infecções persistentes como tuberculose, hanseníase, herpes, HIV, candidíase, histoplasmose, leishmaniose, esquistossomose.

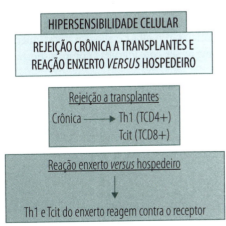

Figura 18.13. A rejeição crônica a enxertos e a reação enxerto *versus* hospedeiro são resultantes de hipersensibilidade celular.

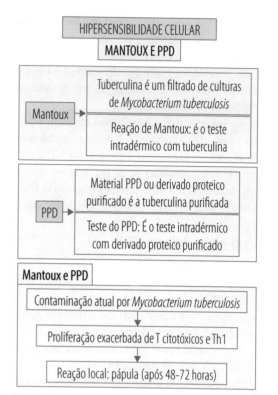

Figura 18.14. O PPD é a tuberculina purificada e a tuberculina é um filtrado de *Mycobacterium tuberculosis*, utilizada para a reação de Mantoux.

Testes de leitura tardia (*patch tests*)

Os testes cutâneos de leitura tardia ou testes epicutâneos de hipersensibilidade IV ou *patch tests* são úteis para a confirmação diagnóstica e identificação do agente causal de alergias por hipersensibilidade tipo IV como níquel ou borracha ou outras substâncias determinantes de dermatite de contato alérgica. Os mecanismos imunológicos desses testes são os mesmos das reações de Mantoux e PPD (Figura 18.15).

Existem várias substâncias padronizadas para testes de leitura tardia. Nesses exames são aplicados antígenos no dorso do paciente em locais distantes entre si. Os antígenos permanecem tamponados por 48 horas, quando é retirado o tamponamento. Após 72 a 96 horas, é feita a leitura (para várias substâncias, o melhor é após 96 horas); necrose e pústulas não devem ser consideradas como respostas positivas.

HIPERSENSIBILIDADE CELULAR

Patch tests

Princípio dos testes epicutâneos de leitura tardia (*patch tests*): formação de pápulas por proliferação de Th1 e T citotóxico

Figura 18.15. Os testes cutâneos de leitura tardia resultam de hipersensibilidade celular ou tipo IV. Havendo sensibilização ao antígeno, a administração deste por via epicutânea determina ativação de T citotóxicos e Th1 previamente comprometidos. O resultado da proliferação exacerbada de linfócitos é a formação de pápula com diâmetro máximo após 72 horas para PPD e 96 horas para a maioria dos alérgenos utilizados em testes epicutâneos de leitura tardia.

Para alérgenos fotossensibilizantes, há necessidade de exposição ao sol, por cerca de 30 minutos, no terceiro ou quarto dia do teste. Corticosteroides tópicos nos locais ou nas proximidades do exame prejudicam a resposta. Corticosteroides sistêmicos podem interferir nestes testes.

Associação entre reações de hipersensibilidade

Diferentes tipos de reações de hipersensibilidade podem causar a mesma doença, falando-se em reações mistas.

A dermatite atópica é considerada hipersensibilidade mista. Na fase aguda da dermatite atópica predominam linfócitos Th2, com síntese de IgE por plasmócitos e união dessa imunoglobulina a mastócitos com receptores de alta afinidade para IgE. Com o passar do tempo, advém a fase crônica: IL-2 produzida por Th2 ativa o próprio Th2, mas também T citotóxicos e Th1. Como essas reações ocorrem de forma exacerbada, na fase aguda há hipersensibilidade IgE-mediada e na crônica, hipersensibilidade celular (Figura 18.16). Da mesma forma, pode existir associação entre hipersensibilidades tipos II e III, fato que, com relativa frequência, se dá em doenças autoimunes.

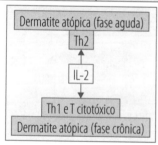

Figura 18.16. A dermatite atópica é uma reação de hipersensibilidade mista: na fase aguda predomina hipersensibilidade IgE-mediada e na crônica, hipersensibilidade celular.

Questões

1ª. Quais são os linfócitos que mediam a hipersensibilidade tipo IV ou celular?

2ª. Qual é a etiopatogenia da fase de sensibilização da dermatite de contato alérgica?

3ª. O que deve ocorrer para que haja resolução da hipersensibilidade celular?

4ª. O que está ocorrendo na pápula resultante da injeção intradérmica de PPD?

5ª. Em que situação a presença de hipersensibilidade celular é benéfica ao organismo?

Observação: respostas no anexo final.

CASOS CLÍNICOS

Caso 1: Paciente de 18 anos, sexo feminino, referia lesões de pele no local do uso de relógio de pulseira metálica há um ano. Há seis meses notou lesões semelhantes em regiões cervical e abdominal, coincidindo com local de corrente e botão metálico. Feito o diagnóstico de dermatite de contato alérgica ao níquel, suspenso uso de materiais contendo níquel e prescrito corticosteroide tópico nas áreas de lesões eczematosas.

Evolução: Teste cutâneo de leitura tardia (*patch test*) mostrou positividade para o níquel, sendo, então, prescrita a suspensão de qualquer material contendo níquel. Houve desaparecimento do quadro, apresentando, entretanto, recidiva ao utilizar níquel.

Discussão: No início há uma fase de sensibilização da hipersensibilidade celular ou tipo IV: o hapteno níquel associa-se à proteína de um organismo predisposto tornando-se um imunógeno ou antígeno completo. O imunógeno é então fagocitado por células de Langerhans da pele. Estas células passam a migrar em direção aos linfonodos regionais. Durante a migração células de Langerhans diferenciam-se em células dendríticas. Estas, tendo a mesma linhagem que monócitos, são sintetizadoras de TNF, o qual promove vasodilatação e consequente migração transendotelial de linfócitos para o interstício do linfonodo. No interstício, há apresentação do níquel associado ao HLA I e II de células dendríticas para linfócitos T citotóxicos e Th1, respectivamente. Esses linfócitos, agora comprometidos antigenicamente, retornam à circulação, completando a etapa de sensibilização.

Na sequência há a fase de desencadeamento da hipersensibilidade celular ou tipo IV: um segundo contato com níquel, em qualquer local do organismo, esse alérgeno determina a expressão de moléculas de adesão em células endoteliais de vênulas pós-capilares próximas e em linfócitos que estão circulando nessas vênulas. A consequência é a migração transendotelial de linfócitos comprometidos com o alérgeno.

Os linfócitos T citotóxicos e Th1 que deixaram a circulação iniciam a lise e/ou apoptose de células da derme e da epiderme contendo níquel. Em seguida, há formação de rede de fibrina retendo esses linfócitos. Após 48 a 72 horas do segundo contato, ocorre a inflamação resultante da proliferação desses linfócitos e da lise de células.

Para que haja resolução do processo é necessário que o níquel seja retirado. Além disso, IFN-γ, sintetizado por Th1, ativa a fagocitose por mononucleares, que fagocitam o níquel restante que havia penetrado na pele.

Tal diagnóstico deve ser feito porque, diferentemente da dermatite de contato irritativa, a dermatite de contato alérgica é um processo sistêmico. Nessa condição, linfócitos recirculantes podem determinar reações em qualquer local, inclusive por alimentos em latas contendo níquel.

Caso 2: Paciente de 18 anos, sexo feminino, apresentava lesões avermelhadas, pruriginosas e descamativas em pálpebras superiores.

Evolução: Foi suspenso uso de esmalte, com melhora progressiva e desaparecimento das lesões.

Discussão: A alergia por esmalte (formaldeído, tolueno ou formaldeído) dá-se por hipersensibilidade celular ou tipo IV e ocorre a distância, geralmente em pálpebras (pele mais sensível), podendo aparecer em região perilabial, cervical ou periungueal, por contato direto e constante das mãos com esmalte nessas regiões. O tratamento é apenas a suspensão de esmalte, pois não há indicação de corticosteroide tópico em face, uma vez que pode estimular a proliferação de fibroblastos e o aparecimento de estrias. Existem esmaltes livres de formaldeído, tolueno e sulfonamida, que podem ser utilizados por tais pessoas.

Referências bibliográficas

Abbas AK, Lichtman AH. Pillai S. Cellular and Molecular Immunology. 10th ed. Philadelphia: Elsevier; 2022. 571 p.

Azulay RD, Azulay DR: Eczemas de contato. In: Azulay RD, Azulay DR. Dermatologia; 1997. p. 77-87.

Bennett CL, Noordegraaf M, Martina CA, Clausen BE. Langerhans cells are required for efficient presentation of topically applied hapten to Tcells. J Immunol. 2007;179(10):6830-5.

Bennett CL, van Rijn E, Jung S, Inaba K, Steinman RM, Kapsenberg ML, et al. Inducible ablation of mouse Langerhans cells diminishes but fails to abrogate contact hypersensitivity. J Cell Biol. 2005;169(4):569-76.

Belluco PES, Giavina-Bianchi P, Belluco RZF, Novaes MRCG, Reis CMS. Prospective study of consecutive patch testing in patients with contact dermatitis using an adapted Latin American baseline series. Eur Ann Allergy Clin Immunol. 2022:1:1-33.

Blauvelt A, Hwang ST, Udey MC. Allergic and immunologic diseases of the skin. J Allergy Clin Immunol. 2003;111(2):S560-70.

Bonneville M, Chavagnac C, Vocanson M, Rozieres A, Benetiere J, Pernet I, et al. Skin contact irritation conditions the development and severity of allergic contact dermatitis. J Invest Dermatol. 2007;127(6):1430-5.

Buchanan KL, Murphy JW. Characterization of cellular infiltrates and cytokine production during the expression phase of the anticryptococcal delayed-type hypersensitivity response. Infect Immun. 1993;61(7):2854-65.

Dhingra N, Shemer A, Correa da Rosa J, Rozenblit M, Fuentes-Duculan J, Gittler JK, et al. Molecular profiling of contact dermatitis skin identifies allergen-dependent differences in immune response. J Allergy Clin Immunol. 2014;134(2):362-72.

Duarte I, Proença NG, Drullis E. Dermatites eczematosas de mãos: contribuição dos testes epicutâneos para seu diagnóstico diferencial. An Bras Dermatol. 1990;65(5):239-43.

Francis AJ, Giannelli F. Cooperation between human cells sensitive to UVA radiations: a clue to the mechanism of cellular hypersensitivity associated with different clinical conditions. Exp Cell Res. 1991;195(1):47-52.

Froes Jr LAR, Sotto MN, Trindade MAB. Hanseníase: características clínicas e imunopatológicas. Anais Bras Dermatol. 2022;97(3):338-47.

Fukunaga A, Khaskhely NM, Sreevidya CS, Byrne SN, Ullrich SE. Dermal dendritic cells, and not Langerhans cells, play an essential role in inducing an immune response. J Immunol. 2008;180(5):3057-64.

Girolomoni G, Sebastiani S, Albanesi C, Cavani A. T-cell subpopulations in the development of atopic and contact allergy. Curr Opin Immunol. 2002;13(6):733-7.

Gober MD, Gaspari AA. Allergic Contact Dermatitis. Curr Dir Autoimmun. 2008;10:1-26.

Goldman L, Schafer AI. Goldman's Cecil Medicine. 25th ed. Philadelphia: Saunders Elsevier; 2018. 3112 p.

Hafner MFS, Rodrigues AC, Lazzarini R. Dermatite alérgica de contato a cosméticos: análise retrospectiva de uma população submetida aos testes de contato entre 2004 e 2017. An Bras Dermatol. 2020;95(6):696-701.

Heredia MS, Succi RCM. Imunidade e alergia tuberculínica. Pediatr Mod. 1989;24(3):128-30.

Kaplan DH, Jenison MC, Saeland S, Shlomchik WA, Shlomchik AJ. Epidermal Langerhans cell-deficient mice develop enhanced contact hypersensitivity. Immunity. 2005;23(6):611-20.

Kaplan DH, Kissenpfennig A, Clausen BE. Insights into Langerhans cell function from Langerhans cell ablation models. Eur J Immunol. 2008;38(9):2369-76.

Kissenpfennig A, Henri S, Dubois B, Laplace-Builhé C, Perrin P, Romani N, et al. Dynamics and function of Langerhans cells in vivo: dermal dendritic cells colonize lymph node areas distinct from slower migrating Langerhans cells. Immunity. 2005;22(5):643-54

Koppes SA, Engebretsen KA, Agner T, Angelova-Fischer I, Berents T, Brandner J, et al. Current knowledge on biomarkers for contact sensitization and Allergic Contact Dermatitis. Contact Dermatitis. 2017;77(1):1-16.

Lee LY, Kwong K, Lin YS, Gu Q. Hypersensitivity of bronchopulmonary C-fibers induced by airway mucosal inflammation: cellular mechanisms. Pulm Pharmacol Ther. 2002;15(3):199-204.

Lim HW, Collins SAB, Resneck JS, Jr, Bolognia JL, Hodge JA, Rohrer TA, et al. The burden of skin disease in the United States. J Am Acad Dermatol. 2017;76(5):958-72.

Martins LEAM, Reis VMS. Immunopathology of allergic contact dermatitis. An Bras Dermatol. 2011;86(3):419-33.

Motta AA, Aun MV, Kalil J, Giavina-Bianchi P. Dermatite de contato. Rev Bras Alerg Imunolpatol. 2011;34(3):73-82.

Mowad CM, Anderson B, Scheinman P, Pootongkam S, Nedorost S, Brod B. Allergic Contact Dermatitis: patient diagnosis and evaluation. J Am Acad Dermatol. 2016;74(6):1029-40.

Nishibu A, Ward BR, Jester JV, Ploegh HL, Boes M, Takashima A. Behavioral responses of epidermal Langerhans cells in situ to local pathological stimuli. J Invest Dermatol. 2006;126(4):787-96.

Nishibu A, Ward BR, Jester JV, Takashima A. Roles for IL-1 and TNF-dynamic behavioral responses of Langerhans cells to topical hapten application. J Dermatol Sci. 2007;45(1):23-30.

Patel K, Nixon R. Irritant contact dermatitis – a Review. Curr Derm Rep. 2022;11:41-51.

Ricciardi L, Gangemi S, Isola S, Fogliani O, Saitta S, Purello-D'Ambrosio F. Nickel allergy, a model of food cellular hypersensitivity? Allergy. 2001;56(67):109-12.

Rosmarinho I, Moreira A, Silva JPM. Rev Port Imunol. 2016;24(4):197-209.

Simonsen AB, Johansen JD, Deleuran M, Mortz CG, Sommerlund M. Contact allergy in children with Atopic Dermatitis: a systematic review. Brit J Dermatol. 2017;177(2):395-405.

Trautmann A1, Akdis M, Kleemann D, Altznauer F, Simon HU, Graeve T, et al. T cell-mediated FAS-induced keratinocyte apoptosis plays a key pathogenetic role in Eczematous Dermatitis. J Clin Invest. 2000;106(1):25-35.

Trautmann A, Altznauer F, Akdis M, Simon HU, Blaser K, Akdis CA, et al. The differential fate of cadherins during T-cell-induced keratinocyte apoptosis leads to spongiosis in Eczematous Dermatitis. J Invest Dermatol. 2001;117(4):927-34.

Waldorf HA, Walsh LJ, Schechter NM, Murphy GF. Early cellular events in evolving cutaneous delayed hypersensitivity in humans. Am J Pathol. 1991;138(2):477-86.

Warshaw EM, Buonomo M, DeKoven JG, Pratt MD, Reeder MJ, Silverberg JI, et al. Importance of supplemental patch testing beyond a screening series for patients with dermatitis: The North American Contact Dermatitis Group Experience. JAMA Dermatol. 2021;157(12):1456-65.

Xu H, Bjarnason B, Elmets CA. Sensitization versus elicitation in Allergic Contact Dermatitis: potential differences at cellular and molecular levels. Am J Contact Dermatitis. 2000;11(4):228-34.

Rejeição a Transplantes

Transplante ou enxerto

Fala-se em transplante ou enxerto quando um órgão ou um fragmento de tecido é retirado de um local e colocado em outro local, em um mesmo indivíduo ou em indivíduos diferentes. Na literatura médica, transplante e enxerto são tidos como sinônimos, embora linguisticamente não o sejam.

Data do século XV a primeira referência a transplantes de órgãos, quando foi tentado um transplante renal para o Papa Inocêncio, com três doadores. A história conta que o papa e os três indivíduos foram a óbito, e o médico fugiu da cidade, cessando quaisquer tentativas de transplantes durante séculos. Há relatos esparsos na primeira metade do século XX, até que, ao final da década de 1960, os transplantes ressurgiram com o advento de medicamentos imunossupressores e ganharam grande estímulo com a descoberta da ciclosporina.

Atualmente, já foram realizados transplantes praticamente de todos os órgãos, com exceção do sistema nervoso central. Os transplantes mais frequentes são os de córnea e de pele, seguindo-se os de rim, medula óssea, coração, fígado, pulmão e pâncreas. "Doador" e "receptor", por sua vez, são termos bem conhecidos (Figura 19.1).

Tipos de transplantes

Os transplantes podem ser classificados em autotransplante, transplante isogênico, alogênico e xenotransplante. Autoenxerto é utilizado frequentemente para a pele, que é retirada de um local considerado esteticamente menos nobre e colocado em outro, no mesmo indivíduo. Transplante isogênico refere-se a transplante entre gêmeos univitelinos. Transplante alogênico é aquele entre indivíduos da mesma espécie, sendo o mais realizado. Fala-se em transplante xenogênico para os realizados entre indivíduos de espécies diferentes.

Os xenotransplantes já foram tentados, mas, além da diferente formação genética entre as espécies, determinantes de rejeições, há o risco de surgimento de novas doenças no ser humano. Agentes não patogênicos para o animal doador podem ser patogênicos para o homem, podendo levar ao surgimento de novas doenças, até então desconhecidas no ser humano. Uma das tentativas para afastar tal risco, apesar de não o eliminar, são as linhagens de animais criados em ambientes isolados, utilizando-se as últimas gerações como doadores. Mesmo assim, a transmissão de doenças não fica excluída, além de ser uma medida temporária pela rejeição que acarreta (Figura 19.2).

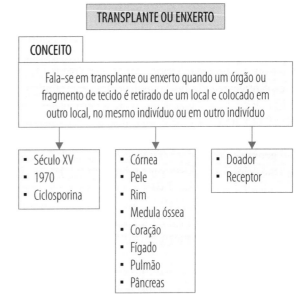

Figura 19.1. Transplante ou enxerto são usados como sinônimos na literatura médica. A primeira referência de transplante data do século XV, mas este foi abandonado por causa do insucesso na ocasião. A partir de 1970, os transplantes são cada vez mais empregados. Já foram realizados transplantes de praticamente todos os órgãos, com exceção do sistema nervoso central.

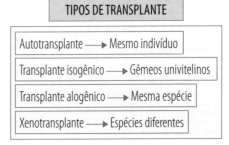

Figura 19.2. Os transplantes alogênicos são os mais utilizados, podendo ser relacionados ou não, conforme haja similaridade ou não entre HLA do doador e do receptor.

Rejeição a transplantes

A rejeição a transplante ocorre quando o receptor não aceita o tecido ou o órgão transplantado, resultando em lesões no enxerto, com distúrbio funcional progressivo até perda total da função do órgão transplantado. A rejeição pode ter causa imunológica ou não (Figura 19.3).

As causas não imunológicas dependem principalmente do ato cirúrgico e da revascularização do órgão ou tecido transplantado. Um fragmento de pele transplantado em um mesmo indivíduo pode ter rejeição não imunológica quando esse retalho continua pálido nos dias posteriores à cirurgia, evoluindo posteriormente para necrose. Pode ser imunológica quando, após o fragmento de pele transplantado para outro indivíduo, deixa de ser pálido, torna-se róseo (houve a "pega"), voltando a ser pálido posteriormente. É rara a rejeição não imunológica, pois atualmente os centros que se dispõem a realizar transplantes são formados por profissionais altamente treinados, tanto para o ato cirúrgico em si como para a prevenção de possíveis complicações de transplantes.

Os antígenos leucocitários humanos (HLA) receberam a denominação de "antígenos", porque foram conhecidos inicialmente como os agentes incompatíveis em transplantes. Só depois é que foram reconhecidos como participantes da apresentação antigênica e importantes na defesa contra microrganismos patogênicos. Atualmente, o HLA permanece como o principal limitante no sucesso do transplante alogênico.

As glicoproteínas de superfície HLA são codificadas pela região genômica de maior polimorfismo do ser humano – o complexo principal de histocompatibilidade (CPH) ou *major histocompatibility complex* (MHC). Os genes MHC classe I (DP, DQ, DR) e os genes MHC classe II (B, C, A) codificam glicoproteínas de superfície HLA classe I em células nucleadas e classe II, principalmente em linfócitos mononucleares e em células endoteliais.

O doador e o receptor são considerados relacionados ou não (aparentados ou não), conforme apresentem HLA semelhantes ou diferentes. Quanto maior for essa semelhança, menor a chance de rejeição.

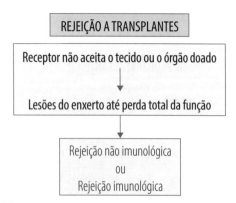

Figura 19.3. Na rejeição a transplante, o receptor não aceita o órgão doado, podendo ser por problemas decorrentes do ato cirúrgico ou por mecanismos imunológicos.

Classificação imunológica da rejeição a transplantes

Existem vários tipos de classificação de rejeição, sendo a imunológica muito útil para a orientação terapêutica. Na classificação imunológica, as rejeições podem ser hiperagudas, agudas ou crônicas, baseadas, em especial, no tempo de aparecimento e no tipo de resposta imunológica envolvida (Figura 19.4).

É possível participação de linfócitos T reguladores na tolerância a transplantes, pois foi observado aumento de IL-10 na ausência de rejeição. Sabe-se que T reguladores sintetizam IL-10 e aumentam a tolerância de linfócitos efetores próximos.

Nem sempre a época de aparecimento da rejeição coincide com o tempo sugerido pela denominação hiperaguda, aguda e crônica.

TIPOS DE REJEIÇÃO IMUNOLÓGICA

Rejeição hiperaguda
Rejeição aguda
Rejeição crônica

Figura 19.4. A classificação de rejeição conforme o mecanismo imunológico é útil para orientar o tratamento.

Rejeição hiperaguda

A rejeição hiperaguda aparece nas primeiras horas após o transplante, com possibilidade de ser decorrente de anticorpos previamente existentes no receptor, o que pode ser evitado com a realização de prova cruzada.

Anticorpos pré-formados (previamente existentes no receptor) podem determinar microtrombos no órgão transplantado, com consequente isquemia e necrose. Tais anticorpos são adquiridos principalmente por transfusões prévias ou gestações. Esse tipo de rejeição é grave e muitas vezes resistente ao tratamento. A rejeição por anticorpos previamente existentes pode ser evitada pela prova cruzada (estudada adiante), com a exclusão de doadores que apresentem altos títulos de anticorpos contra células do receptor (Figura 19.5).

Mais difícil é impedir rejeições hiperagudas resultantes de anticorpos neoformados (sintetizados pelo receptor após o transplante). Pequenas diferenças entre HLA de receptor e doador fazem com que o próprio HLA II de células endoteliais do órgão doado ative diretamente T auxiliares (TCD4+) do receptor, sendo reconhecido como antigênico por TCR (receptor de célula T). Há influxo de cálcio para T auxiliares, ativação de várias enzimas intracelulares, resultando em T auxiliar ativado, que coopera com linfócitos B a se diferenciarem em plasmócitos sintetizadores de imunoglobulinas. As imunoglobulinas sintetizadas são dirigidas contra as células endoteliais do enxerto, uma vez que foram estas as causas do estímulo inicial da ativação. Como resultado da agressão desses anticorpos às células endoteliais do órgão transplantado há formação de

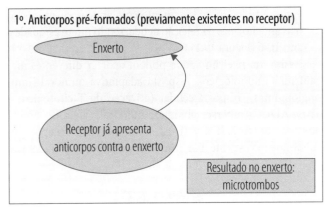

Figura 19.5. A rejeição hiperaguda pode ser determinada por anticorpos previamente existentes no receptor. Esse tipo de rejeição hiperaguda pode ser excluído por meio da prova cruzada.

microtrombos, seguindo-se de isquemia e necrose, com perda progressiva da função do órgão (Figura 19.6).

Assim, a rejeição hiperaguda é determinada por resposta humoral, por meio de anticorpos pré-formados ou neoformados, ou seja, existentes previamente no receptor ou sintetizados pelo receptor após o transplante. O resultado é sempre: formação de microtrombos, isquemia e necrose do enxerto (Figura 19.7).

Rejeição aguda

A rejeição aguda geralmente aparece dias ou semanas após o ato cirúrgico. A resposta terapêutica para rejeição aguda geralmente é melhor em relação às demais. Essa rejeição é decorrente de quatro mecanismos imunológicos principais, aqui estudados.

1º. A rejeição aguda por resposta humoral é resultante de anticorpos neoformados pelo receptor após o transplante. HLA classe II de células endoteliais do enxerto, apresentando diferenças com HLA do receptor, pode ativar diretamente TCR, em conjunto com CD3 e CD4 de linfócitos T auxiliares. Os linfócitos T auxiliares ativados induzem linfócitos B a se diferenciarem em plasmócitos, com produção de imunoglobulinas. Esses anticorpos atingem as células endoteliais, induzindo a processo inflamatório local, resultando em vasculite, que acarreta isquemia e necrose progressiva do órgão (Figura 19.8).

2º. A rejeição aguda por resposta celular é dada por linfócitos T. O HLA classe I não próprio presente em células nucleadas do órgão transplantado, apresentando pequenas diferenças ao HLA I do receptor, ativa diretamente TCR de linfócitos T citotóxicos (TCD3+CD8+) e Th1 (TCD3+CD4+) do receptor. Os linfócitos T citotóxicos começam a liberar perfurinas de suas vesículas. Os monômeros de perfurinas, depositados nas células do enxerto, impedem a bomba sódio/potássio, o que leva à lise de células do enxerto. Os T citotóxicos, as-

sim como os Th1, determinam, ainda, apoptose de células do transplante, contribuindo com a perda progressiva do órgão doado. Pode haver predomínio de células TCD8+ ou de TCD4+, o que direciona o tratamento, por meio de anticorpos monoclonais (anti-CD4 ou anti-CD8) ou anti-CD3, no caso de prevalecerem os dois tipos de linfócitos (Figura 19.9).

3º. A rejeição aguda pode ser decorrente de hipersensibilidade tipo II ou citotoxicidade celular dependente de anticorpo (ADCC), que resulta de uma produção exacerbada de anticorpos contra células do enxerto. A união do anticorpo a antígeno da superfície de células do enxerto leva à ativação de células líticas do receptor: fagócitos (em especial, neutrófilos, monócitos/macrófagos), células NK (*natural killer*) e linfócitos T citotóxicos. A lise de células-alvo do enxerto acarreta perda funcional do órgão (Figura 19.10).

4º. A síntese de citocinas pró-inflamatórias por células ativadas do receptor contribui muito para a rejeição aguda. Linfócitos

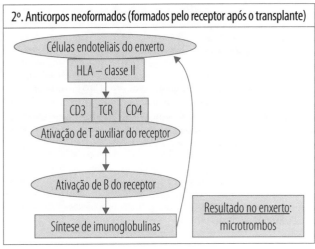

Figura 19.6. A rejeição hiperaguda pode ser determinada por ativação de linfócitos T auxiliares do receptor a partir de HLA II de células endoteliais do enxerto, com síntese de anticorpos após o transplante.

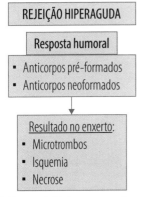

Figura 19.7. A rejeição hiperaguda é dada por resposta humoral que leva à formação de microtrombos, seguindo-se de isquemia, necrose e perda da função do enxerto.

Th1 ativados do receptor sintetizam IL-2, interferon-gama (IFN-γ), IL-12 e IL-6: a IL-2 ativa linfócitos T (citotóxicos e auxiliares); IFN-γ ativa toda a resposta imunológica, incluindo a ativação de monócitos/macrófagos, os quais sintetizam mais citocinas – IL-1, TNF (fator de necrose tumoral), IL-12; IL-12 ativa células NK, que sintetizam mais IFN-γ; IL-6 ativa de forma acentuada a resposta imunológica na rejeição. Todas estas citocinas contribuem para o aumento do processo inflamatório na rejeição aguda, acarretando a expressão de HLA, vasculite, lise das células endoteliais do enxerto, com consequente aumento da rejeição. Por tais motivos, existem vários estudos sobre tratamento com anticorpos monoclonais anticitocinas na rejeição aguda, sendo muito estudada a anti-IL-6 (Figura 19.11).

Assim, na rejeição aguda podem ocorrer diferentes mecanismos imunológicos: resposta adaptativa humoral (imunoglobulinas), resposta celular (ativação de T citotóxicos e Th1), ADCC (hipersensibilidade humoral), além de síntese de citocinas (IL-2, IFN-γ, IL-12, IL-1, TNF) pelo receptor, resultando em vasculite, lise, isquemia e necrose (Figura 19.12).

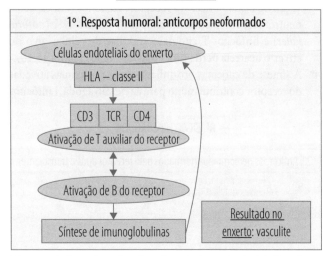

Figura 19.8. A rejeição aguda pode ser determinada por ativação de linfócitos T auxiliares do receptor, que ativados promovem a diferenciação de linfócitos B em plasmócitos, que sintetizam imunoglobulinas, as quais levam à vasculite no enxerto.

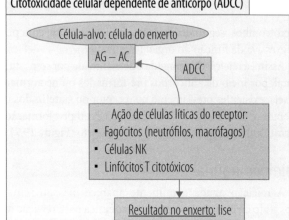

Figura 19.10. A rejeição aguda pode ser determinada por ADCC, na qual células líticas promovem lise de células-alvo do enxerto.

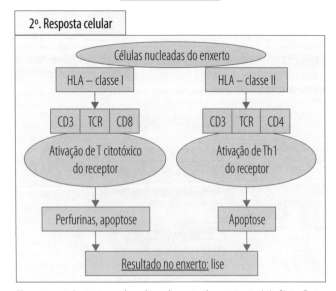

Figura 19.9. A rejeição aguda pode ser determinada por ativação de linfócitos T citotóxicos (TCD8+) e Th1 (TCD4+) do receptor, após apresentação de HLA I e II de células do enxerto.

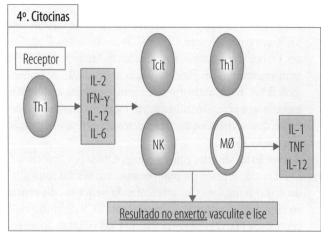

Figura 19.11. A rejeição aguda pode ser determinada por citocinas sintetizadas a partir das células ativadas. Estão sendo estudados anticorpos monoclonais contra citocinas na rejeição aguda, em especial anti-IL-6. Siglas: IFN-γ (interferon-gama), TNF (fator de necrose tumoral).

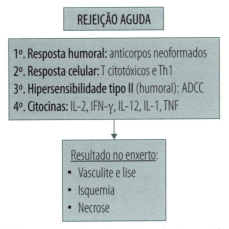

Figura 19.12. Os quatro mecanismos da rejeição aguda são resposta humoral, celular, ADCC e síntese de citocinas por células ativadas do receptor.

Rejeição crônica

A rejeição crônica ocorre meses ou anos após o ato cirúrgico e muitas vezes é conhecida como "sobrevida do transplante". O principal mecanismo é uma resposta celular. Linfócitos T citotóxicos do receptor são acionados por HLA classe I de células nucleadas do transplante, assim como Th1 por HLA classe II de células endoteliais do transplante. Esses linfócitos, por meio de lise e/ou apoptose, destroem células do enxerto. A destruição é seguida de proliferação das células endoteliais do enxerto, fibrose, isquemia e perda funcional progressiva do órgão. Pode haver predomínio de células TCD8+ ou de TCD4+ ou ambas, mas essa rejeição geralmente resiste ao tratamento. (Figura 19.13).

Assim, a rejeição crônica é determinada por resposta adaptativa celular, por meio de T citotóxicos e Th1 que levam à lise, fibrose e isquemia no enxerto (Figura 19.14).

Reação enxerto *versus* hospedeiro

Fala-se em reação enxerto *versus* hospedeiro quando é o enxerto que não aceita o hospedeiro. Ocorre quando são necessárias células imunocompetentes, como é o caso de transplante de medula óssea para tratamento de linfomas.

O principal mecanismo dessa reação é a resposta celular, sendo ativados linfócitos T do enxerto, podendo predominar TCD8+ ou TCD4+ ou ambos.

Células T citotóxicas e Th1 do receptor são ativadas por HLA classe I e II, respectivamente. Os linfócitos ativados do enxerto vão determinar lise e/ou apoptose em células de determinados locais do hospedeiro: pele, intestino e fígado. Um fato não bem esclarecido é por que a lise na reação enxerto *versus* hospedeiro ocorre sempre nesses mesmos locais (Figuras 19.15).

As manifestações clínicas resultantes da reação enxerto *versus* hospedeiro aguda constam de exantema, diarreias e alterações advindas de distúrbios hepáticos. Há necessidade de interrupção do processo de reação enxerto *versus* hospedeiro, tentando-se impedir a evolução para insuficiência hepática, sendo utilizados imunossupressores (Figura 19.16).

As manifestações da reação enxerto *versus* hospedeiro crônica podem comprometer qualquer órgão e muitas vezes assemelham-se às de doenças autoimunes. A reação pode ainda apresentar-se como uma síndrome de sobreposição de quadro agudo e crônico.

A reação enxerto *versus* hospedeiro pode ocorrer após transplantes de medula óssea indicados para diferentes doenças, como leucoses, sendo a principal complicação destes transplantes. Os portadores de Erros Inatos da Imunidade determinados por ausência de linfócitos T, como na imunodeficiência combinada grave e na aplasia tímica, também podem apresentam reação enxerto *versus* hospedeiro ao receberem linfócitos maternos por via transplacentária (com graves lesões de pele ao nascimento) ou transfusões de hemoderivados não irradiadas ou transplante de medula óssea (Figura 19.16).

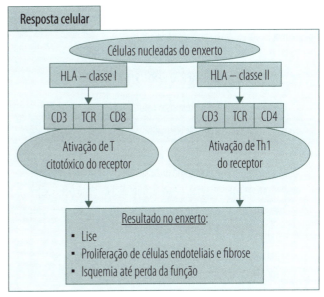

Figura 19.13. A rejeição crônica é determinada por resposta celular, com ativação de T citotóxicos e Th1 do receptor, após apresentação de HLA I e II de células do enxerto.

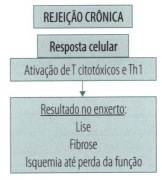

Figura 19.14. A rejeição crônica é causada por resposta celular, tendo como consequência lise, fibrose e isquemia do enxerto.

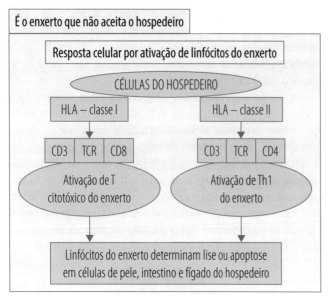

Figura 19.15. Na reação enxerto *versus* hospedeiro é o enxerto que não aceita o hospedeiro, com ativação de T citotóxico e Th1 do enxerto. A lise resultante ocorre sempre nos mesmos locais: células de pele, intestino e fígado.

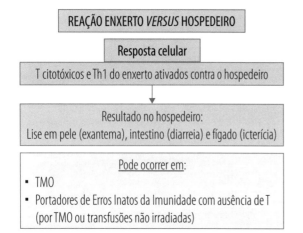

Figura 19.16. A reação enxerto *versus* hospedeiro pode ocorrer quando o transplante contém linfócitos, como o transplante de medula óssea (TMO). Os órgãos sólidos geralmente são irradiados antes de serem transplantados, eliminando-se os linfócitos.

Prevenção nos transplantes

Na tentativa de que os transplantes sejam bem-sucedidos, são realizados vários exames, geralmente de forma sequencial: sorologia para hepatites, pesquisa de HIV, tipagem ABO e Rh, sorologia para citomegalovírus, prova cruzada e tipagem HLA do doador e do receptor, procurando-se um doador com HLA o mais relacionado possível, na tentativa de evitar a rejeição imunológica. Citomegalovírus em pacientes transplantados leva a doença pulmonar grave e até a óbito. Em caso de identificação desse vírus no doador é necessária terapia prévia do doador e o tratamento profilático do receptor. São realizados outros exames em prováveis doadores, dependendo de alguma suspeita clínica. É ainda feito um preparo do paciente com imunossupressores para receber o órgão doado (Figura 19.17).

A prova cruzada é feita antes do transplante e avalia a existência de anticorpos no receptor que possam ter reatividade cruzada contra o doador. São utilizados monócitos, uma vez que tais células demonstram bem, na sua superfície, antígenos do organismo de origem. Incubando-se monócitos do doador (podem ter antígenos na superfície celular) com soro do receptor (contém imunoglobulinas), haverá microcitotoxicidade dos monócitos caso existam, no receptor, anticorpos reatores contra as células do doador. Pela prova cruzada, não se identificam quais os anticorpos estão presentes, apenas a existência de anticorpos que poderão levar à lise após o transplante. A porcentagem alta de lise contraindica o transplante, ao contrário de pouca lise; os valores intermediários nem sempre são fixos (Figura 19.18).

No pós-transplante, é importante o acompanhamento imunológico, tanto para orientação de condutas no caso de rejeições quanto para auxílio na identificação de processos infecciosos.

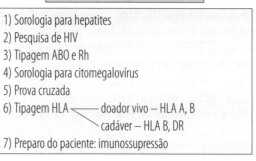

Figura 19.17. Estão descritos os principais exames realizados antes dos transplantes.

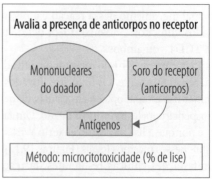

Figura 19.18. A prova cruzada pesquisa anticorpos no soro do receptor que possam ter reatividade cruzada contra células do doador, excluindo doadores que tenham tais anticorpos.

Questões

1ª. Por que HLA é a principal barreira para transplantes?
2ª. Quais são as causas de rejeição aguda?
3ª. Que tipos de anticorpos monoclonais são utilizados em rejeições agudas?
4ª. Quais citocinas estão aumentadas na rejeição aguda e o que acarretam?
5ª. Que células são ativadas na reação enxerto *versus* hospedeiro?

Observação: respostas no anexo final.

CASOS CLÍNICOS

Caso 1: Paciente com 21 anos, sexo masculino, receptor de transplante de medula óssea por apresentar leucose. Recebeu alta bem e no retorno continuava sentindo-se bem, sem queixas. Ao exame físico, foi notada face discretamente rósea. Ao ser interrogado sobre a coloração de pele, referiu que há um dia havia notado a face mais rosada, principalmente ao se expor ao sol.

Evolução: O paciente foi novamente internado, tendo sido realizada biópsia de pele, que revelou doença enxerto *versus* hospedeiro. Foi feito tratamento imunossupressor pela equipe de transplante, com acompanhamento imunológico. Houve regressão total do quadro e recebeu alta.

Discussão: As lesões da doença enxerto *versus* hospedeiro são determinadas por resposta celular de T citotóxico e Th1 do enxerto, que reagem contra o hospedeiro causando lise ou apoptose. A lise ocorre sempre nos mesmos locais do receptor – pele, intestino e fígado – como exantema, diarreia e fibrose hepática irreversível. Há diferentes hipóteses para essa localização específica, entre as quais se aventa a maior expressão de HLA nesses locais. Entretanto, há outros órgãos e tecidos que também apresentam pronunciada expressão de HLA e não são atingidos, como os pulmões. A reação enxerto *versus* hospedeiro pode ocorrer após transplante de medula óssea: o tecido doado não é irradiado para retirada de linfócitos, pois o paciente necessita dessas células. O diagnóstico deve ser o mais precoce possível, evitando-se a progressão para insuficiência hepática. A reação enxerto *versus* hospedeiro também pode se apresentar de forma crônica, com manifestações generalizadas e que podem ser semelhantes as de doenças autoimunes.

Caso 2: Paciente de 22 anos, sexo feminino, recebeu transplante renal HLA-relacionado (irmã) há três meses. Durante a realização dos exames de acompanhamento foi observado aumento progressivo de creatinina e de ureia. Foi novamente internada para diálise, sendo diagnosticada rejeição aguda a transplante e solicitada fenotipagem linfocitária.

Evolução: Os exames imunológicos mostraram linfócitos B (células CD19) dentro da normalidade e acentuado aumento de linfócitos T (TCD4 e TCD8), com relação CD4/CD8 mantida. A paciente recebeu anticorpo monoclonal anti-CD3, com acompanhamento imunológico. A administração do anticorpo monoclonal foi interrompida diante da acentuada diminuição de células TCD3, mas foi possível a regressão do início de insuficiência renal.

Discussão: É importante a imunofenotipagem em rejeições para identificar qual célula está envolvida. No presente caso, com base no tempo de aparecimento, seria mais provável rejeição aguda, a qual pode ter diferentes causas: anticorpos neoformados por linfócitos B ativados; lise por resposta celular (Tcit e Th1); ADCC; aumento de citocinas inflamatórias, em especial IL-1, TNF, IFN-γ e IL-6.

O aumento observado de linfócitos T totais (TCD3) indicou presença de resposta celular e foram administrados anticorpos monoclonais anti-CD3 para destruírem células TCD3 (T citotóxicos e T auxiliares). Caso houvesse predomínio de TCD4 ou de TCD8, poderiam ser utilizados anticorpos monoclonais anti-CD4 ou anti-CD8, conforme as células prevalentes. Durante a administração de monoclonais é sempre feito acompanhamento da imunofenotipagem, para que os linfócitos diminuam em limites considerados com menor risco de infecção.

Referências bibliográficas

Akalin E, Watschinger B. Antibody mediated rejection. Sem Nephrol. 2002;27(4):393-407.

Benini V, Zucman SC, Forte WCN. Microquimerismo após transplante renal e transfusão sanguínea. Rev Bras Alerg Imunopatol. 1998;22:25-33.

Bueno V, Silva Jr HT, Moura LA, Silva AP, Pestana JOM. Xenotransplante. Rev Assoc Med Bras. 1995;41(4):284-92.

Burks AW, Holgate ST, O'Hehir RE, Broide DH, Bacharier LB, Hershey GKK, et al. Middleton's Allergy: Principles and Practice. 9th ed. Philadelphia: Elsevier Health Sciences; 2019. 1649 p.

Colvin RB. Antibody-mediated renal allograft rejection: diagnosis and pathogenesis. J Am Soc Nephrol. 2007;18(4):1046-56.

Colvin RB. Chronic allograft nephropathy. NEJM. 2003;349(24): 2288-90.

Cornell LD, Smith RN, Colvin RB. Kidney transplantation: mechanisms of rejection and acceptance. Ann Rev Pathol Mec Dis. 2008;3:189-220.

Duneton C, Winterberg PD, Ford ML. Activation and regulation of alloreactive T cell immunity in solid organ transplantation. Nat Rev Nephrol. 2022;18:663-76.

Galante NZ, Tedesco Jr HS, Machado PGP, Pacheco-Silva A, Medina-Pestana JO. Rejeição aguda como fator de risco para sobrevida e sua incidência reduzida por ciclosporina entre HLA-idênticos. J Bras Nefrol. 2002;24(1):12-9.

Goulmy E, Schipper R, Pool J, Blokland E, Flakenburg JH, Vossen J, Grathwohl A, et al. Mismatches of minor histocompatibility antigen between HLA-identical donors and recipients and the development of graft-versus-host disease after bone marrow transplantation. N Engl J Med. 1996;334(5):281-5.

Heeger PS. T-cell allorecognition and transplant rejection: a summary and update. Am J Transplant. 2003;3(5):525-33.

Jordan SC, Pescovitz M. Presensitization: the problem and its management. Clin J Am Soc Nephrol 2006;1(3):421-32.

Joosten SA, Sijpkens YW, van Kooten C, Paul LC. Chronic renal allo-graft rejection: pathophysiologic considerations. Kidney Int. 2005;68(1):1-13.

Kissmeyer-Nielsen F, Olsen S, Petersen VP, Fjeldborg O. Hyperacute rejection of kidney allografts, associated with pre-existing humoral antibodies against donor cells. Lancet. 1966;2(7465):662-5.

Kraus AB, Shaffer J, Toh HC, Preffer F, Dombkowski D, Saidman S, et al. Early host CD8 T-cell recovery and sensitized anti-donor interleukin-2-producing and cytotoxic T-cell responses associated with marrow graft rejection following nonmyeloablative allogeneic bone marrow transplantation. Exp Hematol. 2003;31(7):609-21.

Landi EP, Oliveira JSR. Doença do enxerto contra hospedeiro pós-transfusional – guia para irradiação gama de hemocomponentes. Rev Assoc Med Bras. 1999;45(3):261-72.

Libby P. Chronic rejection. Immunity. 2001;14:387-97.

Marsden PA. Predicting outcomes after renal transplantation – new tools and old tools. N Engl J Med. 2003;349(2):182-4.

Malvezzi P. Emerging strategies for antibody-mediated rejection. Curr Opin Organ Transplant. 2022;27(5):415-20.

Michaels PJ, Fishbein MC, Colvin RB. Humoral rejection of human organ transplants. Springer Semin Immunopathol. 2003;25(2):119-40.

Murphy K, Travers P, Walport M. Janeway's Immunobiology – Immunobiology: The Immune System (Janeway). 9th ed. New York: Garland Science; 2017. 924 p.

Nacif LS, Pinheiro RS, Pércora RAA, Ducatti L, Rocha-Santos V, Andraus W, et al. Rejeição aguda tardia no transplante de fígado: revisão sistemática. Arq Bras Cir Dig. 2015;28(3):212-5.

Niederkorn JY. The immune privilege of corneal grafts. J Leukoc Biol. 2003;74(2):167-71.

Opelz G. Factors influencing long-term graft loss. The collaborative transplant study. Transplant Proc. 2000;32(3):647-9.

Pontes LF, Souza ERM, Pôrto LCMS. Anticorpos antidoador e rejeição de transplante renal. J Bras Urol. 1999;25(1):1-9.

Pontes TR, Santos EM, Jomar RT. Manifestações dermatológicas da doença enxerto versus hospedeiro em pacientes submetidos a transplante de medula óssea. Res Soc Dev. 2022;11(8):e36411830929.

Ribeiro MPA, Sandes-Freitas TV, Sato K, Ribeiro Junior MA, Silva-Junior HT, Medina-Pestana JO. Efeito da terapia de indução em pacientes sensibilizados: análise dos riscos e benefícios. Braz J Nephrol. 2016;38(1):82-9.

Rocha PN, Plumb TJ, Crowley SD, Coffman TM. Effector mechanisms in transplant rejection. Immunol Rev. 2003;196:51-64.

Sens YAS, Forte WCN, Malafronte P, Ferro A, Magalhães AO, Silva HGC, et al. Influence of chronic hepatitis C virus infection on lymphocyte phenotype in renal transplant recipients. Transplant Proc. 2002;34(2):466-8.

Sikorska D, Kamińska D, Catar R, Banasik M, Heidecke H, Schulze-Forster K, et al. Non-HLA antibodies in hand transplant recipients are connected to multiple acute rejection episodes and endothelial activation. J Clin.Med. 2022;11:833.

Spadafora-Ferreira M, Fonseca JA, Granja C, Malheiros DM, Kalil J, Coelho V. Predominant IL-10 production in indirect alloreactivity is not associated with rejection. Clin Immunol. 2001;101(3):315-27.

Williams GM, Hume DM, Hudson Jr RP, Morris PJ. Kano K, Milgrom F. "Hyperacute" renal-homograft rejection in man. N Engl J Med. 1968;279(12):611-8.

Womer KL, Vella JP, Sayegh MH. Chronic allograft dysfunction: mechanisms and new approaches to therapy. Semin Nephrol. 2000;20(2):126-47.

Woywodt A, Schroeder M, Gwinner W, Mengel M, Jaeger M, Schwarz A, et al. Elevated numbers of circulating endothelial cells in renal transplant recipients. Transplantation. 2003;76(1):1-4.

Yang J, Jaramillo A, Liu W, Olack B, Yoshimura Y, Joyce S, et al. Chronic rejection of murine cardiac allografts discordant at the H13 minor histocompatibility antigen correlates with the generation of the H13-specific CD8+ cytotoxic T cells. Transplantation. 2003;76(1):84-91.

Etiopatogenia das Doenças Autoimunes

Conceito

A autoimunidade é a resposta imunológica contra substâncias próprias do organismo. É considerada fisiológica quando ocorre em um baixo nível, como por exemplo, ao permitir o reconhecimento e a eliminação de células próprias danificadas. A autoimunidade de forma exacerbada leva a lesões teciduais, podendo causar doenças autoimunes.

Durante toda a vida, após qualquer agressão por substâncias não próprias, a resposta imunológica deve cessar após a defesa, o que se dá através de citocinas anti-inflamatórias e de linfócitos reguladores.

Tolerância é o fenômeno pelo qual o sistema imunológico deixa de responder a um determinado antígeno. Impedir uma resposta inflamatória é um processo fisiológico que ocorre no início da vida. Assim, na vida fetal há a tolerância central nos órgãos linfoides centrais e a tolerância periférica nos órgãos linfoides secundários. Nesses processos de tolerância, linfócitos T e B autorreativos sofrem apoptose ou tornam-se anérgicos (funcionalmente incompetentes). Quando a tolerância é perdida ou faltam mecanismos imunológicos que encerrem a defesa, há excesso da resposta inflamatória acarretando lesões, que podem causar doenças autoimunes (Figura 20.1).

Estudaremos a seguir os principais fatores que causam as doenças autoimunes.

Fatores etiopatogênicos das doenças autoimunes

A etiopatogenia das doenças autoimunes tem como base um tripé formado por fatores genéticos, ambientais e imunológicos. Na maioria das vezes, a associação dos três fatores promove o aparecimento de uma doença autoimune (Figura 20.2).

A. Fatores genéticos

Várias peculiaridades genéticas estão associadas às doenças autoimunes, razões pelas quais doenças autoimunes aparecem na mesma família.

As doenças autoimunes clássicas, órgão-específicas ou órgão-inespecíficas (sistêmicas), com titulações altas de autoantígenos, estão muitas vezes associadas à expressão de determinados alelos de HLA (antígenos leucocitários humanos), embora o mecanismo exato dessa relação não esteja totalmente elucidado. Caucasianos portadores do alelo B27 são 90 vezes mais propensos a desenvolver espondilite anquilosante (risco relativo de 90). A visão do número de vezes de maior probabilidade de portadores de certos alelos desenvolverem doenças autoimunes nos dá ideia de quão forte é esta associação (Figura 20.3).

Ainda entre os fatores genéticos encontram-se alguns erros inatos da imunidade (EII), anteriormente denominados imunodeficiências primárias, que podem cursar com doenças autoimunes. Na deficiência da proteína FoxP3 de

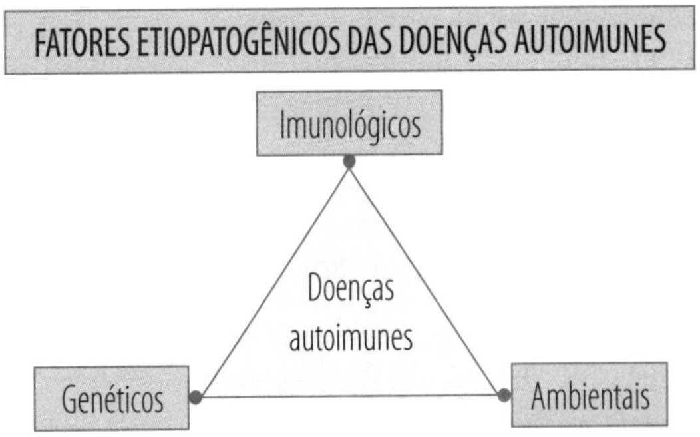

CONCEITO DE DOENÇAS AUTOIMUNES

"Autoimunidade" é a resposta imunológica contra substâncias próprias do organismo, podendo causar "doenças autoimunes" quando exacerbada

É necessário encerrar ou impedir a resposta imunológica:
Durante toda a vida
- Quando a resposta imunológica não for mais necessária: através de citocinas anti-inflamatórias e de linfócitos reguladores

Na vida fetal
- Por tolerância central ou periférica: apoptose ou anergia de linfócitos autorreativos

Figura 20.1. A autoimunidade é um processo fisiológico, tornando-se patológico quando em excesso.

Figura 20.2. Os três fatores patogênicos básicos das doenças autoimunes, com frequência, encontram-se associados.

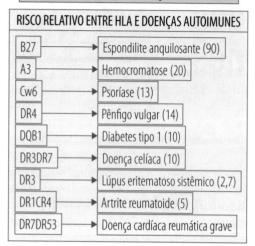

Figura 20.3. Determinadas doenças autoimunes apresentam maior probabilidade de aparecimento em indivíduos com determinados alelos de HLA, quando comparados a indivíduos sem os mesmos alelos de HLA. Está colocado o número de vezes maior de chance de esses indivíduos apresentarem as doenças referidas na presença dos alelos descritos, a fim de que se tenha ideia do quão frequente é a associação entre certos alelos de HLA e doenças autoimunes.

linfócitos T reguladores naturais, não há tolerância central, resultando em doenças autoimunes graves (IPEX – imunodesregulação, poliendocrinopatia e enteropatia ligada ao X). Mutações do gene AIRE (*autoimune regulator gene*) leva à poliendocrinopatia com candidíase e displasia ectodérmica (APECED) (Figura 20.4).

Nas deficiências primárias predominantemente de anticorpos, a deficiência de imunoglobulinas leva o sistema imunológico a uma tentativa de síntese destas glicoproteínas, o que muitas vezes leva ao aparecimento de anticorpos autorreativos, resultando em doenças autoimunes.

Deficiências primárias dos componentes iniciais do complemento estão associadas à alta probabilidade do desenvolvimento de doenças autoimunes. Tem sido feita a hipótese de que estariam associadas por causa da posição dos genes codificadores do sistema complemento: genes HLA III, localizados entre os genes HLA classe I e II. Nas deficiências de complemento há quadro clínico de doença autoimune, porém sem a detecção de autoanticorpos.

Algumas doenças autoinflamatórias resultantes de deficiências monogênicas de proteínas da resposta inata, que são EII, podem ser consideradas um tipo não clássico de doenças autoimunes, quando está presente só o excesso de inflamação, na ausência de altos títulos de autoanticorpos. Entre estas encontram-se as síndromes febris periódicas hereditárias, como a febre familiar do Mediterrâneo e a síndrome febril periódica associada ao receptor do fator de necrose tumoral (TNF), nas quais ocorrem processos explosivos de citocinas pró-inflamatórias da resposta inata, com processos febris repetitivos (Figura 20.4).

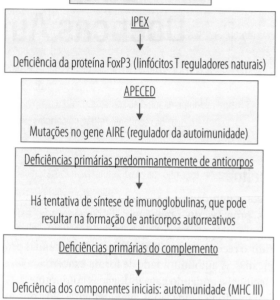

Figura 20.4. Alguns de erros inatos da imunidade, determinados por herança genética, apresentam doenças autoimunes.

B. Fatores ambientais

Cada vez mais, têm-se observado componentes ambientais deflagrando doenças autoimunes em indivíduos geneticamente predispostos.

O aparecimento de lúpus eritematoso sistêmico tem sido, com frequência, observado após estresse crônico em indivíduos predispostos, fato também relatado para outras doenças autoimunes. Vários medicamentos podem desencadear plaquetopenias autoimunes, anemias autoimunes e outras doenças de autoimunidade. O excesso de exposição a radiações ultravioleta (UVA e UVB) tem sido associado ao aparecimento de doenças autoimunes.

Infecções podem desencadear doenças autoimunes, com vários mecanismos propostos: mimetismo molecular entre epítopos de agentes infecciosos e substâncias próprias do organismo, resultando na formação de anticorpos contra agentes infecciosos com reatividade cruzada para substâncias próprias; exposição a antígenos sequestrados (sem contato prévio com linfócitos) após lesões teciduais; reativação de linfócitos autorreativos por excesso de citocinas pró-inflamatórias ou por grande expressão de moléculas coestimuladoras em células apresentadoras de antígenos (Figura 20.5).

Assim, tem sido observada a presença de vários anticorpos contra certos microrganismos em pacientes com

FATORES AMBIENTAIS NAS DOENÇAS AUTOIMUNES

DOENÇAS AUTOIMUNES APÓS
- Estresse crônico
- Medicamentos
- Radiações ultravioleta
- Infecções

ANTICORPOS CONTRA MICRORGANISMOS
- Anticorpos contra *Streptococcus pyogenes* β hemolítico grupo A na valvulopatia da doença cardíaca reumática
- Anticorpos contra vírus do sarampo na panencefalite
- Anticorpos contra *Epstein-Barr virus* na doença reumatoide
- Anticorpos contra *Coxsackie B4 virus* e Citomegalovírus no diabetes *mellitus*
- Anticorpos contra *Neisseria* spp. e *Campylobacter jejuni* em Guillain-Barré
- Anticorpos contra vírus da hepatite B em vasculites e artrites
- Anticorpos contra *Klebsiella* em espondilite anquilosante
- *Mycoplasma pneumoniae*, *Toxoplasma gondii*, *Coxsackie virus* e vírus do sarampo em diversas doenças autoimunes

Figura 20.5. Principais fatores ambientais observados em doenças autoimunes e anticorpos contra agentes infecciosos que apresentam reatividade cruzada com órgãos ou tecidos, propiciando doenças autoimunes.

doenças autoimunes, como anticorpos contra *Streptococcus pyogenes* β hemolítico grupo A na valvulopatia da doença cardíaca reumática e na coreia; contra vírus do sarampo na panencefalite; contra *Epstein-Barr virus* na doença reumatoide; contra *Coxsackie B4 virus* e citomegalovírus no diabetes *mellitus*; contra *Neisseria* spp. e *Campylobacter jejuni* em Guillain-Barré; contra vírus da hepatite B em vasculites e artrites; contra *Klebsiella* em espondilite anquilosante; anticorpos contra *Mycoplasma pneumoniae*, *Toxoplasma gondii*, *Coxsackie virus* e vírus do sarampo têm sido relatados em diversas doenças autoimunes (Figura 20.5).

C. Fatores imunológicos

1º. Formação de novos epítopos

A formação de novos epítopos ou determinantes antigênicos, até então não existentes no organismo, pode ser resultante de diversas condições. Assim, medicamentos podem atuar como haptenos, utilizando proteínas próprias do organismo como carreadoras, resultando em imunógenos estranhos ao sistema imunológico.

O excesso de exposição à radiação ultravioleta (UVA e UVB) pode levar à formação de novos determinantes antigênicos em células de tecidos e órgãos, que são desconhecidos ao sistema imune, ativando clones positivos contra componentes próprios do organismo.

É provável que o rearranjo gênico periférico adicional de imunoglobulinas após o encontro com antígeno possa contribuir na etiopatogenia das doenças autoimunes, uma vez que a diversidade de anticorpos pode ser maior pelo rearranjo adicional.

2º. Mimetismo molecular

Observa-se grande semelhança entre determinantes antigênicos e componentes próprios do organismo, que pode explicar uma reatividade cruzada entre anticorpos contra os microrganismos para componentes próprios. O sistema imunológico, ao combater microrganismos, promove a formação de imunoglobulinas similares aos componentes próprios do organismo, com ação de anticorpo contra os componentes próprios: *Epstein-Barr virus* e componentes da sinóvia; vírus do sarampo e mielina; *Streptococcus pyogenes* β hemolítico grupo A e miosina na pancardite ou proteínas derivadas das válvulas cardíacas na doença cardíaca reumática ou gânglios basais do sistema nervoso central na coreia; HIV e vários epítopos humanos; *Coxsackie B4 virus*, citomegalovírus e vírus do sarampo e células pancreáticas; *Neisseria* spp. e *Campylobacter jejuni* e células do sistema nervoso central.

Pesquisadores constataram que não só linfócitos B, mas também T, reconhecem peptídeos M5 do *Streptococcus pyogenes*, produzindo autoanticorpos e citocinas pró-inflamatórias que atuam na progressão e manutenção das lesões valvulares da doença reumática; as células TCD4 são aparentemente efetoras nessas lesões (Figura 20.6).

3º. Ação direta do microrganismo

Vários microrganismos intracelulares, especialmente vírus, ativam monócitos/macrófagos, como defesa imunológica inata. Em consequência, são sintetizados IL-1, TNF (Fator de Necrose Tumoral), citocinas ativadoras de células da resposta inflamatória, incluindo linfócitos, como B e Th1. O resultado é a síntese de imunoglobulinas. A formação de imunoglobulinas pode ocorrer de forma desordenada na persistência do vírus em indivíduos predispostos, resultando em anticorpos autorreativos. É possível que seja um dos mecanismos pelos quais o uso de anticorpos monoclonais anti-TNF tenha mostrado bons resultados em alguns casos de artrite reumatoide e psoríase, após a exclusão de processos infecciosos atuais (Figura 20.6).

4º. Contato com antígenos sequestrados

Praticamente todas as substâncias próprias do organismo entram em contato com o sistema imunológico durante a vida fetal, tendo como consequência a tolerância central e periférica (seleção clonal negativa central e periférica).

Raros componentes do organismo não têm contato com células imunológicas no início de vida, sendo denominados antígenos sequestrados, permanecendo no repertório linfocitário células autorreagentes contra estas substâncias. Caso ocorra contato com antígenos sequestrados em alguma outra

FATORES IMUNOLÓGICOS NAS DOENÇAS AUTOIMUNNES

1º. FORMAÇÃO DE NOVOS EPÍTOPOS
- Medicamentos – haptenos que se unem a carreadores
- Excesso de radiação ultravioleta – formação de novos antígenos

2º. MIMETISMO MOLECULAR (REATIVIDADE CRUZADA)
- *Epstein-Barr virus* e componentes da sinóvia
- Vírus do sarampo e mielina
- *Streptococcus pyogenes* β hemolítico grupo A e miosina ou proteínas derivadas das válvulas cardíacas ou gânglios basais do sistema nervoso central
- HIV e vários epítopos humanos
- *Coxsackie B4 virus*, citomegalovírus, vírus do sarampo e células pancreáticas
- *Neisseria* spp. e *Campylobacter jejuni* e células do sistema nervoso central

3º. AÇÃO DIRETA DO MICRORGANISMO

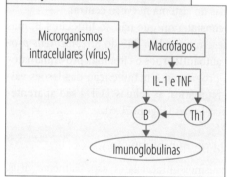

4º. CONTATO COM ANTÍGENOS SEQUESTRADOS
- Alguns hormônios tireoidianos → Tireoidite autoimune
- Cristalino → Endoftalmia

5º. AUMENTO DA SÍNTESE DE IMUNOGLOBULINAS
- Aumento da atividade de B
- Aumento da atividade de Th1 e Th2
- Alterações de citocinas anti-inflamatórias ou de linfócitos reguladores
- Menor eliminação de restos celulares

6º. REAÇÕES DE HIPERSENSIBILIDADE
- Tipo II – ADCC (citotoxicidade celular dependente de anticorpo) Célula-alvo é própria do organismo
- Tipo III – Imunocomplexos depositados em: glomérulos, alvéolos, sinóvia ou junção derme-epiderme
- Tipo IV – Celular, através de linfócitos T citotóxicos e Th1

7º. DISTÚRBIOS DE TOLERÂNCIA CENTRAL OU PERIFÉRICA
- Alteração de T regulador natural (FoxP3+)
- Diminuição da atividade de T regulador induzível (diminuição de IL-10 e TGF-β)

8º. INTERRUPÇÃO DA AUTOTOLERÂNCIA
- Alterações na própria célula do organismo
- Alterações nos receptores de linfócitos

Na artrite reumatoide ocorrem:
Translocações e inversões cromossômicas na sinóvia
↓
Rearranjos gênicos em linfócitos da sinóvia
↓
Aparecimento de novo TCR
↓
Linfócito com novo TCR deixa de reconhecer o "próprio"

No diabetes *mellitus* há:
Aumento da molécula inibitória CTLA-4
↓
Aumento da ativação de linfócitos T auxiliares
↓
Aparecimento de anticorpos autorreativos

9º. AUMENTO DA EXPRESSÃO DE HLA
- Aumento de HLA classe II → Imunoglobulinas autorreativas
- Aumento de HLA classe I → Linfócitos T autorreativos

10º. DESEQUILÍBRIOS DA RESPOSTA IMUNOLÓGICA
Exemplo: no estresse crônico, em infecções crônicas

Figura 20.6. Fatores imunológicos na etiopatogenia das doenças autoimunes. Na sinóvia de doentes com artrite reumatoide, há translocações, inversões cromossômicas e rearranjos dos genes que codificam TCR, com alteração no receptor de linfócitos T. A molécula inibitória CTLA-4 (antígeno-4 de linfócito T citotóxico) está aumentada no diabetes *mellitus* (esta molécula inicialmente foi descrita em linfócitos T citotóxicos).

época da vida, o resultado pode ser a ativação de clones linfocitários autorreagentes, acarretando doenças autoimunes. São exemplos clássicos de substâncias que não entram em contato com o sistema imunológico no início da vida o cristalino, que pode ocasionar endoftalmia em caso de ruptura e encontro com células imunes competentes, e certos componentes tireoidianos, acarretando tireoidites autoimunes (Figura 20.6).

5º. Aumento da síntese de imunoglobulinas

Os anticorpos responsáveis pelas doenças autoimunes são geralmente IgG e mais raramente IgM e IgA. Entretanto, em exceções importantes como lúpus eritematoso sistêmico, as imunoglobulinas são do isotipo M.

O excesso de ativação de linfócitos B, com diferenciação em plasmócitos e aumento da síntese de imunoglobulinas, pode ter como consequência o aparecimento de anticorpos autorreativos e doenças autoimunes. Essa ativação pode ser em células B, em Th1 ou Th2. O aumento de síntese de imunoglobulinas pode ocorrer em deficiências de anticorpos, quando há déficit de uma classe ou subclasse de imunoglobulinas, como na deficiência seletiva de IgA e na deficiência de subclasses de IgG. O sistema imunológico, na tentativa de sintetizar a classe deficiente, o faz à custa de classes que consegue sintetizar, levando a um excesso destas e possível formação de anticorpos autorreativos.

Uma interrupção nos mecanismos que cessam a resposta imunológica após um processo infeccioso, como alterações de citocinas anti-inflamatórias ou de linfócitos reguladores, acarreta em desequilíbrio imunológico, no qual não cessa a resposta humoral, resultando em formação de excesso de imunoglobulinas, entre as quais pode haver anticorpos autorreativos.

Uma menor eliminação de restos intracelulares pode levar ao aumento da síntese de imunoglobulinas. Em pacientes com lúpus eritematoso sistêmico, por razões não totalmente elucidadas, há maior expressão do sistema Fas/Fas ligante e maior ativação das caspases, especialmente em linfócitos. O aumento de apoptose pode acarretar em remoção incompleta dos restos celulares, resultando em maior permanência de substância intracelulares ao sistema imunológico, como ácidos nucleicos, e aumento da síntese de autoanticorpos (Figura 20.6).

É frequente a formação de diferentes autoanticorpos em um mesmo indivíduo, levando-o a apresentar diversas doenças autoimunes: indivíduos com tireoidite autoimune podem apresentar doença de Addison (doença autoimune da suprarrenal). Há ainda uma grande superposição de anormalidades laboratoriais sorológicas, sugerindo que os mesmos autoanticorpos podem determinar diferentes doenças, mesmo sem reatividade cruzada: pacientes com tireoidite autoimune apresentam anticorpos contra células parietais, encontrados na anemia perniciosa.

6º. Reações de hipersensibilidade

Várias doenças autoimunes podem resultar de diferentes hipersensibilidades, como tipos II, III e IV.

A citotoxicidade celular dependente de anticorpo (ADCC), ou hipersensibilidade humoral tipo II, pode ser a causa ou contribuir para doença autoimune, quando dirigida para células-alvo do próprio organismo, que sofrerão lise por fagócitos (principalmente neutrófilos, monócitos/macrófagos), células NK (*natural killer*) e linfócitos T citotóxicos.

A deposição de imunocomplexos na membrana de glomérulos, de alvéolos, na sinóvia e na junção derme-epiderme pode ocorrer por hipersensibilidade humoral tipo III, como causa de doença autoimune, tanto pela barreira física que determina quanto pela ativação do complemento e consequente lise local. É possível que haja na etiopatogenia uma alteração na atividade fagocitária de neutrófilos e/ou monócitos/macrófagos, que habitualmente participam do clareamento de imunocomplexos.

A hipersensibilidade IV ou celular também tem sido associada às doenças autoimunes, através de linfócitos T citotóxicos e Th1 (Figura 20.6).

7º. Distúrbios da tolerância central ou periférica

A tolerância central ou seleção clonal negativa pelos órgãos linfoides centrais é muito importante no início da vida, uma vez que promove a exclusão de clones de células imunológicas autorreagentes. Havendo disfunções de T reguladores naturais (FoxP3+), não há tolerância central, acarretando doenças autoimunes graves em baixa idade. É o que ocorre nos Erros Inatos da Imunidade IPEX e APECED.

Durante toda a vida é importante a tolerância periférica, excluindo autoanticorpos, o que é feito, em especial, por linfócitos T reguladores induzíveis, produtores de IL-10 e TGF-β. As alterações dessas citocinas têm sido associadas a doenças autoimunes.

8º. Interrupção da autotolerância

Alterações nas próprias células do organismo ou alterações nos receptores de linfócitos T e B podem ocasionar doenças autoimunes. As células alteradas passam a conter novos epítopos, reconhecidos agora como não próprios. Por outro lado, os receptores alterados, tanto TCR como imunoglobulinas de superfície de linfócitos B, passam a não reconhecer as próprias substâncias do organismo. O resultado é o início de uma resposta imunológica contra componentes do próprio organismo.

Em indivíduos com diabetes *mellitus* tipo 1 é descrita diminuição da molécula inibitória CTLA-4 (antígeno-4 de linfócito T citotóxico). O resultado é a maior ativação de linfócitos T auxiliares, os quais cooperam com B a se diferenciarem em plasmócitos produtores de imunoglobulinas. O excesso de síntese de imunoglobulinas resulta em formação de anticorpos autorreativos.

Na sinóvia de pacientes com artrite reumatoide há translocações, inversões cromossômicas e rearranjos dos genes que codificam TCR (receptor de célula T), resultando no aparecimento de novo TCR, com reconhecimento antigênico modificado, ou seja, o novo TCR deixa de reconhecer o "próprio" (Figura 20.6).

9º. Aumento da expressão de HLA

A expressão aumentada de HLA classe II, propiciando a apresentação antigênica e a ativação de T auxiliar, pode ter como resultado imunoglobulinas autorreativas. Uma expressão exacerbada de HLA classe I aumentando a apresentação antigênica para T citotóxico e sua ativação pode piorar ou propiciar a autoimunidade por lise celular.

10º. Desequilíbrios da resposta imunológica

Diferentes desequilíbrios da resposta imunológica têm sido atribuídos como desencadeantes de doenças autoimunes, como os decorrentes de estresse crônico e infecções crônicas, por diferentes razões. As NETS (armadilhas extracelulares dos neutrófilos) são mecanismos de defesa utilizados por neutrófilos na tentativa de aprisionar e destruir patógenos. Infeções crônicas, em indivíduos predispostos, levam a formação de excesso de NETS, resultando em liberação de material citoplasmático que pode ter como consequência a formação de autoanticorpos (Figura 20.6).

Exames laboratoriais nas doenças autoimunes

Entre os principais exames laboratoriais que podem auxiliar o diagnóstico e o acompanhamento das doenças autoimunes, encontram-se: anticorpos antinucleares, anticorpos antiglobulina humana, anticorpos anti-DNA, anticorpos antimusculatura lisa, depósitos de imunocomplexos e presença de crioprecipitado sérico. Tais exames complementares, como todos, necessitam sempre ser correlacionados à clínica.

1º. Fator reumatoide (FR) ou anticorpo antiglobulina humana é frequente na artrite reumatoide, embora não patognomônico. Forma-se a partir de uma célula própria danificada, que, ao expor seu DNA, provoca a síntese de anti-DNA do isotipo G. Em resposta, há formação de IgM anti-anti-DNA, que é conhecida como fator reumatoide ou anticorpo antiglobulina humana (Figura 20.7).

2º. Anticorpos antinucleares ou fator antinúcleo (FAN) é observado em várias doenças autoimunes, como em esclerodermia e lúpus. Reagem com os núcleos de todos os tipos de células.
Fator LE ou anticorpo anti-DNA foi inicialmente descrito em lúpus eritematoso sistêmico, mas pode aparecer em diferentes doenças autoimunes. Anticorpo anti-DNA de dupla hélice ou dsDNA é o mais característico de lúpus eritematoso sistêmico.

3º. Anticorpo antiacetilcolina aparece na miastenia grave.

4º. Depósitos de imunocomplexos são constituídos por epítopo desencadeante, por anticorpo IgG, IgM e/ou IgA e por complemento. Os imunocomplexos depositados podem ser observados por biópsias renais, alveolares, sinoviais e junções derme-epiderme, por meio de imunofluorescência.

5º. Crioprecipitados séricos correspondem a imunocomplexos circulantes e são formados por antígeno, anticorpo e complemento, podendo ser observados in vitro, após a separação do soro de sangue periférico.

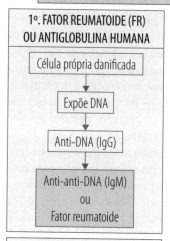

Figura 20.7. Principais exames laboratoriais nas doenças autoimunes.

6º. Valores séricos do complemento: nas doenças autoimunes pode haver diminuição do complemento sérico total (CH50) ou apenas de componentes do complemento, principalmente C3 e C4, sugerindo atividade de doença por imunocomplexos. Entretanto, a diminuição pode ser apenas localizada, como em sinóvia, sem alterações séricas. Os exames sobre complemento total e frações necessitam ser de imediato enviados ao laboratório, uma vez que o sistema complemento é termolábil. Caso isso não ocorra, há risco de falsos resultados de diminuição do complemento.

Os achados laboratoriais de complemento, autoanticorpos, imunocomplexos e crioprecipitados isolados não permitem o diagnóstico de doenças autoimunes (Figura 20.7).

Questões

1ª. É importante encerrar a resposta imunológica? Quando?

2ª. Quais são os fatores básicos da etiopatogenia das doenças autoimunes?

3ª. Por que portadores de Erros Inatos da Imunidade (EII) com deficiência de anticorpos apresentam maior probabilidade de doenças autoimunes?

4ª. Infecções virais prolongadas podem desencadear doenças autoimunes em indivíduos predispostos?

5ª. Cite tipos de distúrbios de tolerância central que resultam em doenças autoimunes.

Observação: respostas no anexo final.

CASOS CLÍNICOS

Caso 1: Paciente com 37 anos, sexo feminino, apresentava lesões de pele há seis meses, que se acentuavam com exposição à luz. Sem outras queixas. Encontrava-se em tratamento de urticária crônica há quatro meses. Relatava estresse emocional há um ano. Referia asma e urticária na infância; falecimento de mãe após anos de tratamento em diálise. Exame físico: lesões eritematosas maculopapulares hiperpigmentadas, disseminadas, algumas em forma discoide, atingindo regiões malar, cervical e dorso.

Evolução: A investigação foi dirigida para doenças autoimunes, mostrando leucopenia, complemento total baixo, positividade para anticorpos anti-DNA de dupla hélice (dsDNA), anti-Sm e FAN com padrão periférico. Sem comprometimento renal. Biópsia de pele revelou presença de imunocomplexos. Feito diagnóstico de lúpus eritematoso sistêmico e iniciada a terapia.

Discussão: É importante a pesquisa de doenças autoimunes entre as causas de urticária crônica, dirigindo-se a investigação conforme o quadro apresentado. A urticária crônica alérgica deve sempre ser considerada como diagnóstico de exclusão. No presente caso, os exames iniciais foram para pesquisa de autoimunidade, por se tratar de mulher, sem suspeita de quadro infeccioso e com lesões de pele sugestivas de autoimunidade. Assim, a hipótese de doença lúpica foi aventada pela presença de lesões eritematosas e hiperpigmentadas atingindo a região malar, embora sem distribuição típica (em asa de borboleta); lesões com forma discoide e fotossensibilidade também falam a favor de doença lúpica. A observação de alterações hematológicas e imunológicas, como a presença de anticorpos anti-DNA de dupla hélice (dsDNA), anti-Sm e FAN padrão periférico no presente caso, em conjunto com o quadro clínico, confirma o diagnóstico. A falta de diagnóstico pode levar a consequências graves, como insuficiência renal e até óbito, como é possível que tenha ocorrido com a mãe da paciente. O antecedente familiar materno de diálise e óbito sugere doença lúpica com comprometimento renal: provável componente genético na etiopatogenia. É possível que o estresse emocional crônico tenha contribuído para o desencadeamento da doença. A presença de anticorpos dsDNA, anti-Sm, FAN periférico e imunocomplexos na pele indica a participação imunológica no processo. Um possível não reconhecimento de DNA próprio tem sido sugerido na patogênese de lúpus, embora não se entenda por que a doença tenha órgãos-alvo, e não seja sempre sistêmica, uma vez que todo o organismo apresenta o mesmo DNA. Depósitos de imunocomplexos indicam a participação de hipersensibilidade tipo III, que também tem sido implicada na etiopatogenia. Assim, no caso exemplificado, parecem estar presentes o fator genético, o fator ambiental (estresse emocional crônico) e desequilíbrio imunológico (anticorpos autorreativos e imunocomplexos).

Caso 2: Paciente de 33 anos, sexo feminino, referia alergia (*sic*) em pele de mãos, pés e pálpebras (*sic*) há três meses, com indisposição geral (*sic*) há um ano. Sem antecedentes de doenças autoimunes na família. Exame físico: edema palpebral mais acentuado à direita, de coloração violácea; pápulas eritematosas em dedos de mãos e pés, de tamanhos variáveis, além de descamação. O restante do exame não mostrava alterações aparentes, exceto a observação de que a paciente teve dificuldade ao subir os degraus para a mesa de exame, queixando-se de fraqueza (*sic*) após o questionamento sobre tal dificuldade. Reflexos neurológicos presentes e simétricos. Solicitados exames direcionados para doença difusa do tecido conjuntivo.

Evolução: Os exames revelaram velocidade de hemossedimentação elevada, ausência de anticorpos antinucleares, de fator LE e de fator reumatoide; complemento normal; elevação de transaminases. Solicitada biópsia muscular, que revelou alterações características de polimiosite.

Discussão: Doenças alérgicas apresentam sinais simétricos na grande maioria dos casos, o que não acontecia com a paciente, havendo edema periorbital mais acentuado à direita. O edema violáceo também ocorre com maior frequência em doenças não alérgicas. O diagnóstico de doença muscular foi baseado na observação de dificuldade ao subir os degraus. O edema purpúreo é característico de polimiosite. Os valores elevados de transaminases contribuíram para a solicitação de biópsia, que é o principal exame para o diagnóstico de polimiosite. Na etiopatogenia de polimiosite estão implicados fatores genéticos e depósitos de imunocomplexos em vasos sanguíneos da musculatura esquelética. Essa doença tem sido associada a componente ambiental, em geral vírus e, especialmente, picornavírus.

Referências bibliográficas

Adelman MK, Marchalonis JJ. Endogenous retroviruses in systemic lupus erythematosus: candidate lupus viruses. Clin Immunol. 2002; 102(2):107-16.

Almeida AP, Bechara GH, Varma RM. Cross-reactivity between hard tick antigens. Braz J Med Biol Res. 1994;27(3):697-707.

Alves C, Meyer I, Vieira N, Toralles MBP, LeMaire D. Distribuição e frequência de alelos e haplotipos HLA em brasileiros com diabetes melito tipo 1. Arq Bras Endocrinol Metab. 2006;50(3):436-44.

Alves LI, Davini E, Correia MR, Fukui RT, Santos RF, Cunha MR, *et al*. Autoantibodies and High-Risk HLA Susceptibility markers in first-degree relatives of Brazilian patients with type 1 Diabetes Mellitus: a progression to disease based study. J Clin Immunol. 2012;32:778-85.

Barros MAE, Borges MF, Lima MA, Ferreira BP, Pelegrinelli AC, Santos TGM. Tireoidite crônica na infância e adolescência. Arq Bras Endocrinol Metab. 1994;38(2):96-9.

Burks AW, Holgate ST, O'Hehir RE, Broide DH, Bacharier LB, Hershey GKK, *et al*. Middleton's Allergy: Principles and Practice. 9th ed. Philadelphia: Elsevier Health Sciences; 2019. 1649 p.

Carvalho IF, Louzada Jr P, Ferriani VPL. Mecanismos de autoimunidade. In: Grumach AS. Alergia e imunologia na infância e na adolescência. São Paulo: Atheneu; 2001. p. 343-56.

Carvalho IF, Voltarelli JC, Louzada Jr P. Abordagem clínica do paciente reumático. In: Voltarelli JC, Carvalho IF, Donadi EA, Louzada Jr P, Arruda K. Imunologia Clínica na Prática Médica. São Paulo: Editora Atheneu; 2008. p. 483-505.

Cavalcanti A, Santos R, Mesquita Z, Duarte ALBP, Lucena-Silva N. Cytokine profile in childhood-onset Systemic Lupus Erythematosus: a cross-sectional and longitudinal study. Braz J Med Biol Res. 2017;50:e5738.

Costa ALP, Silva-Jr ACS, Pinheiro AL. Fatores associados à etiologia e patogênese das doenças autoimunes. Arq Catarin Med. 2019;48(2):92-106.

Datta S, Sarvetnick N. Lymphocyte proliferation in immune-mediated diseases. Trends Immunol. 2009;30(9):430-8.

Delves PJ, Martin SJ, Burton DR, Roitt IM. Roitt's Essential Immunology. 13th ed. Oxford: Wiley-Blackwell Science; 2017. 576 p.

Faé KC, da Silva DD, Oshiro SE, Tanaka AC, Pomerantzeff PM, Douay C, *et al*. Mimicry in recognition of cardiac myosin peptides by heart-intralesional T cell clones from Rheumatic Heart Disease. J Immunol. 2006;176(9):5662-70.

Faé KC, Oshiro SE, Toubert A, Charron D, Kalil J, Guilherme L. How an autoimmune reaction triggered by molecular mimicry between streptococcal M protein and cardiac tissue proteins leads to heart lesions in Rheumatic Heart Disease. J Autoimmun. 2005;24(2):101-9.

Forte WCN. Mecanismos imunitários nas doenças autoimunes. In: Douglas CR. Patofisiologia geral: mecanismo da doença. São Paulo: Robe; 1999. p. 683-6.

Forte WCN, Almeida RM, Bizutti GSC, Forte DN, Bruno S, Russo Filho FS, *et al*. Fagocitose por neutrófilos no lúpus eritematoso sistêmico. Rev Assoc Med Bras. 2003;49(1):35-9.

Gambineri E, Torgerson TR, Ochs HD. Immune Dysregulation, Polyendocrinopathy, Enteropathy, and X-linked inheritance (IPEX), a syndrome of systemic autoimmunity caused by mutations of FOXP3, a critical regulator of T-cell homeostasis. Curr Opin Rheumatol. 2003;15(4):430-5.

Goldman L, Schafer AI. Goldman's Cecil Medicine. 25th ed. Philadelphia: Saunders Elsevier; 2018. 3112 p.

Guilherme L, Cury P, Demarchi LM, Coelho V, Abel L, Lopez AP, *et al*. Rheumatic Heart Disease: proinflammatory cytokines play a role in the progression and maintenance of valvular lesions. Am J Pathol. 2004;165(5):1583-91.

Guilherme L, Kalil J. Rheumatic Fever: from sore throat to autoimmune heart lesion. Int Arch Allergy Immunol. 2004;134(1):56-64.

Guilherme L, Kalil J. Rheumatic Fever: the T cell response leading to autoimmune aggression in the heart. Autoimmun Rev. 2002;1(5):261-6.

Guilherme L, Kalil J, Cunningham M. Molecular mimicry in the autoimmune pathogenesis of Rheumatic Heart Disease. Autoimmunity. 2006;39(1):31-9.

Jang YJ, Stollar BD. Anti-DNA antibodies: aspects of structure and pathogenicity. Cell Mol Life Sci. 2003;60(2):309-20.

Jesus AA, Fujihira E, Watase M, Terreri MT, Hilario MO, Carneiro-Sampaio M, *et al*. Hereditary autoinflammatory syndromes: a Brazilian multicenter sudy. J Clin Immunol. 2012:32(5):922-32.

Jesus AA, Oliveira JB, Hilário MOE, Terreri MTRA, Fujihira E, Watase M, *et al*. Síndromes autoinflamatórias hereditárias na faixa etária pediátrica. J Ped (Rio J). 2010;86(5):353-66.

Karnopp TE, Chapacais GF, Freitas EC, Monticielo OA. Lupus animal models and neuropsychiatric implications. Clin Rheumatol. 2021;40(7):2535-45.

Kasse CA, Miranda WL, Calliari LEP, Sá JR, Dib SA. Autoanticorpos anti-ilhota e anti-insulina em diabéticos do tipo 1 de diagnóstico recente e parentes de primeiro grau brasileiros. Arq Bras Endocrinol Metab. 1998;42(1):45-52.

Kessel A, Haj T, Peri R, Snir A, Melamed D, Sabo E, *et al*. Human CD19(+)CD25(high) B regulatpry cells supress proliferation of

CD4(+) T cells and enhance Foxp3 and CTLA-4 expression in T-regulatory cells. Autoimmun Rev. 2012;11(9):670-7.

Kolowos W, Gaipl US, Voll RE, Frank C, Haas JP, Beyer TD, et al. CD4 positive peripheral T cells from patients with systemic lupus erythematosus (SLE) are clonally expanded. Lupus. 2001;10(5):321-31.

Kudva YC, Rajagopalan G, Raju R, Abraham RS, Smart M, Hanson J, et al. Modulation of insulitis and type 1 diabetes by transgenic HLA-DR3 and DQ8 in NOD mice lacking endogenous MHC class II. Hum Immunol. 2002;63(11):987-99.

Lee KH, Ahn BS, Cha D, Jang WW, Choi E, Park S, et al. Understanding the immunopathogenesis of autoimmune diseases by animal studies using gene modulation: A comprehensive review. Autoimmun Rev. 2020;19(3):102469.

Lorenz RR, Solares CA, Williams P, Sikora J, Pelfrey CM, Hughes GB, et al. Interferon-gamma production to inner ear antigens by T cells from patients with autoimmune sensorineural hearing loss. J Neuroimmunol. 2002;130(1-2):173-8.

Manca N, Perandin F, De Simone N, Sikora J, Pelfrey CM, Hughes GB. Detection of HTLV-I tax-rex and pol gene sequences of thymus gland in a large group of patients with myasthenia gravis. J Acquir Immune Defic Syndr. 2002;29(3):300-6.

Marquez J, Flores D, Candia L, Espinoza LR. Granulomatous vasculitis. Curr Rheumatol Rep. 2003;5(2):128-35.

Melo KM, Carvalho BTC. Células T regulatórias: mecanismos de ação e função nas doenças humanas. Rev Bras Alerg Imunopatol. 2009;32(5):184-8.

Morimoto J, Matsumoto M, Miyazawa R, Yoshida H, Tsuneyama K, Matsumoto M. Aire suppresses CTLA-4 expression from the thymic stroma to control autoimmunity. Cell Rep. 2022;38(7):110384.

Munoz LE, Janko C, Chaurio RA, Schett G, Gaipi US, Hermann M. IgG opsonized nuclear remnants from dead cells cause systemic inflammation in SLE. Autoimmunity. 2010;43(3):232-5.

Nowak J, Januszkiewicz D, Pernak M, Liwen I, Zawada M, Rembowska J, et al. Multiple sclerosis-associated virus-related pol sequences found both in multiple sclerosis and healthy donors are more frequently expressed in multiple sclerosis patients. J Neurovirol. 2003;9(1):112-7.

Poojari AS. Vitiligo and associated autoimmune disorders: a retrospective hospital-based study in Mumbai. Allergol Immunopathol. 2011;39(6):356-61.

Ramos-Casals M, Garcia-Carrasco M, Brito Zeron MP, Cervera R, Font J. Viral etiopathogenesis of Sjogren's Syndrome: role of the hepatitis C virus. Autoimmun Rev. 2002;1(4):238-43.

Rangel AA, Mendes RP, Clapauch R, Barros JC, Lordello S. Síndrome de Klinefelter associada a lúpus eritematoso sistêmico: interferência dos esteroides sexuais. Arq Bras Endocrinol Metab. 2002;46(3):299-305.

Robazzi TCMV, Adan FF. Ocorrência de doenças autoimunes tireoidianas em pacientes com doenças reumáticas. Rev Bras Reumatol. 2012;52(3):423-30.

Ronnblom L, Alm GV. An etiopathogenic role for the type I IFN system in SLE. Trends Immunol. 2001;22(8):427-31.

Rose NR. Infection, mimics and autoimmune disease. J Clin Invest. 2001;107(8):943-4.

Rosenblum MD, Remedios KA, Abbas AK. Mechanisms of human autoimmunity. J Clin Invest. 2015;125(6):2228-33.

Salaman MR. A two-step hypothesis for the appearance of autoimmune disease. Autoimmunity. 2003;36(2):57-61.

Silva JLE, Finotti LFT. Armadilhas extracelulares dos neutrófilos: descrição e envolvimento em processos autoimunes. Arq Asma Alerg Imunol. 2019;3:18-24.

Silva LF, Araújo AJ, Freitas MTS. Polimorfismos no gene CTLA-4 associados a diabetes mellitus tipo 1. Res Soc Dev. 2022;11(7):e9111729676.

Sgarbi JA, Maciel RM. Pathogenesis of autoimmune thyroid diseases. Arq Bras Endocrinol Metab. 2009;53(1):5-14.

Shu Y, Hu Q, Long H, Chang C, Lu Q, Xiao R. Epigenetic variability of CD4+CD25+ Tregs contributes to the pathogenesis of autoimmune diseases. Clin Rev Allergy Immunol. 2017;52(2):260-72.

Terreri MTRA, Bernardo WM, Len CA, Silva CAA, Magalhães CMR, Sacchetti SB, et al. Diretrizes de conduta e tratamento de síndromes febris periódicas associadas a febre familiar do Mediterrâneo. Rev Bras Reumatol. 2016;56(1):37-43.

Torgerson TR. Regulatory T cells in human autoimmune diseases. Springer Semin Immunopathol. 2006;28(1):63-76.

Volpini WMG, Tambascia MA. Diabetes mellitus insulinodependente: história natural de uma síndrome autoimune. Arq Bras Endocrinol Metab. 1996;40(2):83-96.

Wargula JC. Update on Juvenile Dermatomyositis: new advances in understanding its etiopathogenesis. Curr Opin Rheumatol. 2003;15(5):595-601.

Wieber K, Zimmer CL, Hertl M. Detection of autoreactive CD4+ T cells by MHC class II multimers in HLA-linked human autoimmune diseases. J Clin Invest. 2021;131(9):e148674.

Xiao ZX, Miller JS, Zheng SG. An updated advanve of autoantibodies in autoimmune diseases. Autoimmun Rev. 2021;20(2):102743.

Erros Inatos da Imunidade

Conceito de erros inatos da imunidade

Erro Inato da Imunidade (EII) – anteriormente denominado Imunodeficiência Primária (IDP) – é a deficiência de um ou mais de um setor da resposta imunológica sem causa extrínseca, determinado por herança genética, resultando em menor defesa do organismo, com manifestações iniciando na infância ou na vida adulta (Figura 21.1).

Os EII constituem mais de 485 doenças monogênicas, cuja incidência depende da região geográfica, etnia, sexo e idade. Na grande parte dos casos há atraso no diagnóstico, o que pode levar a sequelas irreversíveis ou até óbito. Assim, diagnóstico e tratamento precoces dos EII são imprescindíveis para melhor qualidade de vida ou, em muitos casos, para a sobrevivência. Por tais motivos, pesquisadores brasileiros indicaram a inclusão da triagem para EII graves no "teste do pezinho".

A primeira referência à diminuição da defesa foi feita por Bruton, em 1952, descrevendo um menino com infecções de repetição e ausência de anticorpos. Atualmente esse EII é denominado síndrome de Bruton ou agamaglobulinemia congênita ligada ao X ou deficiência de Btk (tirosina quinase de Bruton). Na ocasião Bruton tentou dar imunoglobulina subcutânea ao menino; o tratamento atual é a reposição de imunoglobulina humana. Em 1971 nasceu o menino conhecido como "menino bolha", pois necessitava viver dentro de uma câmera estéril para evitar infecções. Era portador de imunodeficiência combinada grave ligada ao X, cujo tratamento é o transplante de medula óssea (Figura 21.2).

Figura 21.1. Os erros inatos da imunidade (EII), quase sempre são herdados, com manifestações que se iniciam na criança ou em adultos, sendo fundamentais o diagnóstico e tratamento específico.

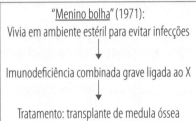

Figura 21.2. A primeira imunodeficiência primária (IDP) foi descrita por Bruton, em 1952.

Quadro clínico geral dos erros inatos da imunidade

Os EII devem ser investigados diante de infecções graves, persistentes, repetitivas e não usuais. O aparecimento pode sugerir o tipo de EII: abaixo de seis meses as manifestações são decorrentes principalmente de deficiências combinadas (T e B) ou de fagócitos; acima de seis meses são em especial por deficiências de anticorpos, com proteção no início devida por IgG recebida da mãe.

O agente etiológico também sugere o setor acometido: infecções por bactérias extracelulares ocorrem em deficiências de anticorpos; oportunistas e vírus em deficiências de linfócitos T; bactérias piogênicas em defeitos de fagócitos neutrofílicos; gênero *Neisseria* em deficiências do complemento. As infecções mais prevalentes são: pneumonias, seguidas de otites, gastrointestinais e sistêmicas, podendo levar a comprometimento pôndero-estatural. Pode haver ainda doenças autoimunes resultantes de deficiências de anticorpos ou de complemento, neoplasias e história familiar de infecções de repetição e consanguinidade (Figura 21.3).

O Grupo Brasileiro de Imunodeficiências (BRAGID), a Associação Brasileira de Alergia e Imunologia (ASBAI) e a Sociedade Brasileira de Pediatria (SBP), baseados na Fundação Jeffrey Modell (JMF), elaboraram os "Dez sinais de alerta para Imunodeficiência Primária na criança", mediante os quais devem ser investigados os EII: 1º. Duas ou mais *pneumonias* no período de um ano. 2º. Quatro ou mais *otites* no período de um ano. 3º. *Abscessos* de repetição. 4º. *Estomatites* de repetição ou *candidíase* oral ou cutânea por mais de dois meses. 5º. *Diarreia crônica* ou infecções intestinais de repetição. 6º. *Infecções graves*: duas ou mais (meningite, osteoartrite, septicemia). 7º. *Reação adversa ao BCG* ou *infecções por micobactérias.* 8º. *Asma grave* ou *doença autoimune* em criança pequena. 9º. *Fenótipo clínico* sugestivo de síndrome associada à imunodeficiência. 10º. *História familiar* sugestiva de imunodeficiência. São também sugestivos: duas ou mais *sinusites graves* no período de um ano; necessidade de *antibióticos* por dois meses com pouco efeito ou por via intravenosa de repetição para tratar infecções; dificuldade para ganhar peso ou crescer (Figura 21.4).

As mesmas associações elaboraram os "Dez sinais de alerta para Imunodeficiência Primária no adulto": 1º. Uma *pneumonia* por ano por mais que um ano. 2º. Duas ou mais novas *otites* no período de um ano". 3º. Duas ou mais novas *sinusites* no período de um ano na ausência de alergia respiratória. 4º. *Diarreia crônica* com perda de peso. 5º. *Infecções virais de repetição ou graves* (herpes, verrugas ou condiloma). 6º. Necessidade de *antibiótico intravenoso de repetição* para tratar infecções. 7º. *Abscessos profundos de repetição* em pele ou órgãos internos. 8º. *Candidíase persistente* ou *infecção fúngica invasiva* em qualquer local. 9º. *Infecções por micobactérias*. 10º. *História familiar* sugestiva de imunodeficiência (Figura 21.4).

PRINCIPAIS MANIFESTAÇÕES DOS ERROS INATOS DA IMUNIDADE

1) Infecções
 – graves, persistentes, repetitivas ou não usuais
 – por bactérias extracelulares (deficiências de anticorpos)
 – por oportunistas e vírus (deficiências de T)
 – por bactérias piogênicas (defeitos em fagócitos neutrofílicos)
 – por bactérias do gênero Neisseria (deficiências de complemento)
2) Comprometimento pôndero-estatural
3) Doenças autoimunes em baixa idade (deficiências de anticorpos ou de complemento)
4) Neoplasias
5) História familiar de infecções de repetição

Figura 21.3. As manifestações dos EII não se restringem às infecções de repetição.

DEZ SINAIS DE ALERTA PARA IMUNODEFICIÊNCIA PRIMÁRIA NA CRIANÇA

1. Pneumonias: duas ou mais no período de um ano
2. Otites: quatro ou mais no período de um ano
3. Abscessos de repetição
4. Estomatites de repetição ou candidíase por dois meses
5. Diarreia crônica ou infecções intestinais de repetição
6. Infecções graves: duas ou mais (meningite, osteoartrite ou septicemia)
7. Reação adversa ao BCG ou infecções por micobactérias
8. Asma grave ou doença autoimune em criança pequena
9. Fenótipo clínico sugestivo de síndrome associada à imunodeficiência
10. História familiar sugestiva de imunodeficiência

São também sugestivos de imunodeficiência primária:
 – Sinusites graves: duas ou mais no período de um ano
 – Antibióticos: necessidade por dois meses com pouco efeito ou por via intravenosa de repetição para tratar infecções
 – Dificuldade para ganhar peso ou crescer

BRAGID, ASBAI e SBP com base na JMF

DEZ SINAIS DE ALERTA PARA IMUNODEFICIÊNCIA PRIMÁRIA NO ADULTO

1. Pneumonias: uma por ano por mais de um ano
2. Otites: duas ou mais no período de um ano
3. Novas sinusites: duas ou mais no período de um ano na ausência de alergia
4. Diarreia crônica com perda de peso
5. Infecções virais de repetição ou graves (herpes, verrugas ou condiloma)
6. Necessidade de antibiótico intravenoso de repetição para tratar infecções
7. Abscessos profundos de repetição em pele ou órgãos internos
8. Candidíase persistente ou infecção fúngica invasiva
9. Infecções por micobactérias
10. História familiar sugestiva de imunodeficiência

BRAGID, ASBAI e SBP com base na JMF

Figura 21.4. Estão referidos "os sinais de alerta para imunodeficiência primária na criança e no adulto", elaborados pelo Grupo Brasileiro de Imunodeficiências (BRAGID), pela Associação Brasileira de Alergia e Imunologia (ASBAI) e pela Sociedade Brasileira de Pediatria (SBP), baseados na Fundação Jeffrey Modell (JMF).

Diagnósticos diferenciais dos Erros Inatos da Imunidade

Infecções de repetição podem ter outras causas que não EII e podem ser determinadas por causas ligadas ao patógeno ou ao hospedeiro (Figura 21.5).

Um elevado número de patógenos no meio ambiente pode levar a doenças, tal como acontece com as chamadas doenças de inverno, quando, por haver aglomerados de pessoas em locais fechados, há grande quantidade de patógenos e maior incidência de doenças. É o caso também de crianças peque-

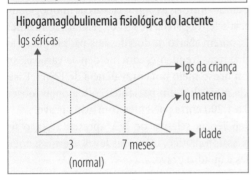

Figura 21.5. Hipóteses de outras causas de infecções de repetição devem ser feitas antes da investigação de EII. Um dos diagnósticos diferenciais é o aumento do número de patógenos no meio ambiente, como ocorre com crianças que passam a frequentar creches ou escolas. Outro diagnóstico diferencial é a hipogamaglobulinemia fisiológica do lactente, uma condição normal do lactente, que apresenta normalmente dosagens de imunoglobulinas séricas mais baixas entre os três e sete meses: é preciso sempre comparar os valores imunológicos com curvas-padrão para cada faixa etária.

nas ou de idosos que passam de um ambiente domiciliar com poucos patógenos para locais com muitos patógenos. Assim, crianças que começam a frequentar creches ou escolas podem ter infecções de repetição, sem serem portadoras de EII. Lembrando que o sistema imunológico adaptativo se desenvolve mediante o contato com antígenos, tal exposição pode ser benéfica. Há indicação de postergar a entrada em creches quando há comprometimento mais acentuado da criança, como perda de peso.

Microrganismos com alta patogenicidade, como HIV, causam infecções graves mesmo em indivíduos inicialmente imunocompetentes, evoluindo para imunodeficiências secundárias aos patógenos.

Entre infecções de repetição por causas ligadas ao hospedeiro, encontram-se as malformações congênitas. É provável que um paciente que apresente pneumonias de repetição sempre no mesmo local do pulmão tenha uma malformação pulmonar, como bronquiectasia, embora estas possam ser secundárias à imunodeficiência. Diferentemente, pacientes com pneumonias de repetição atingindo diferentes lobos pulmonares terão como maior probabilidade um imunocomprometimento. O mesmo com infecções urinárias repetidas, nas quais a hipótese inicial é de malformação, e não de imunodeficiências.

A conhecida hipogamaglobulinemia fisiológica do lactente, uma característica normal do lactente, pode levar a infeções de repetição no início da vida. Não se trata de imunodeficiência, mas de diminuição fisiológica de imunoglobulinas, com valores dentro da curva-padrão para a idade. Ao nascimento, recém-nascidos de termo apresentam valores séricos de IgG semelhantes aos maternos (IgG recebida por via transplacentária), mas com o tempo há catabolismo dessa IgG materna. A síntese de imunoglobulinas pelo lactente é dada inicialmente por IgM (primeira imunoglobulina sintetizada), porém em menores quantidades. Por volta dos três ao sete meses, a soma da IgG materna ainda presente com as imunoglobulinas sintetizadas pelo lactente é relativamente baixa, resultando na hipogamaglobulinemia fisiológica do lactente e predisposição às infecções (Figura 21.5).

Acompanhamento dos Erros Inatos da Imunidade

É preciso que os imunologistas estejam sempre atentos às possíveis complicações dos EII, não permitindo, de forma alguma, que elas passem despercebidas.

A higiene pessoal e ambiental é fundamental para pacientes com EII. Tais pacientes devem ter sempre acompanhamento odontológico, sendo as cáries dentárias um foco de infecção. Muitos apresentam pneumonias de repetição, levando a bronquiectasias e a outras alterações pulmonares, sendo importante, por isso, o acompanhamento por pneumologistas, fisiatras e fisioterapeutas. Muitas vezes, as infecções tornam-se resistentes ao tratamento ou de difícil diagnóstico etiológico, necessitando da orientação de infectologistas e microbiologistas. Em alguns EII há endocrinopatias que surgem com o passar do tempo, fazendo-se necessário o acompanhamento com endocrinologistas. Pode haver o aparecimento de doenças autoimunes e neoplasias, que também necessitam do acompanhamento com reumatologistas e oncologistas. A maioria dos EII são herdados e devem ser avaliados por geneticistas. A terapia de eleição da maioria das deficiências de linfócitos T é o transplante de medula óssea, necessitando do apoio de hemocentros e de grupos de transplante. O paciente com EII e seus familiares podem ser emocionalmente atingidos, necessitando muitas vezes de observação psiquiátrica ou psicológica. Assim, portadores de EII necessitam do acompanhamento constante do imunologista e de uma equipe multidisciplinar, a fim de que possam sobreviver e viver o melhor possível.

Classificação dos Erros Inatos da Imunidade

A União Internacional das Sociedades de Imunologia (IUIS), classifica os EII fenotipicamente, dividindo em grandes grupos: 1º. Deficiências predominantemente de anticorpos; 2º. Imunodeficiências afetando a imunidade celular e humoral; 3º. Imunodeficiências combinadas associadas a síndromes ou a características sindrômicas; 4º. Doenças de imunodesregulação; 5º. Defeitos congênitos de fagócitos; 6º. Deficiências do complemento; 7º. Fenocópias dos Erros Inatos da Imunidade; 8º. Defeitos na imunidade intrínseca e inata; 9º. Doenças autoinflamatórias; 10º. Falência da medula óssea; 11º. Suscetibilidade a infecções por patógenos específicos, incluindo suscetibilidade genética ao SARS-CoV-2 (Figura 21.6).

A Sociedade Latino-Americana de Imunodeficiências (LASID) registrou 7.408 casos de EEI em 17 países, durante dez anos (2009 a 2019), indicando como frequência: 62% deficiências predominantemente de anticorpos; 13,84% IDPs associadas a síndromes genéticas; 7,28% defeitos congênitos de fagócitos; 5,55% imunodeficiências afetando a imunidade celular e humoral; 3,69% deficiências de complemento; 2,29% doenças de imunodesregulação; 1,48% defeitos da imunidade inata; 0,22% fenocópias de erros inatos da imunidade; 0,18% doenças autoinflamatórias. É importante que os profissionais da saúde registrem seus pacientes com EII no LASID.

Estudaremos a seguir os diferentes grupos de EII conforme classificação da IUIS.

1. Deficiências predominantemente de anticorpos

Este grande grupo é agora dividido pela IUIS em dois subgrupos:

a. Subgrupo das hipogamaglobulinemias: agamaglobulinemia ligada ao X, imunodeficiência comum variável sem defeito genético específico, deficiência de CD19, de CD20, de CD21, de CD81, de NFκB, de TACI, de receptor BAFF.
b. Outras deficiências de anticorpos: deficiência seletiva de IgA, deficiência de subclasse de IgG (associada ou não à deficiência de IgA), deficiência de anticorpos específicos com imunoglobulinas e células B normais, síndrome de Hiper-IgM (determinada por alteração de UNG, AICDA, INO80, MSH6), deleção da cadeia pesada de imunoglobulina, defeito da cadeia kappa, deficiência seletiva de IgM, hipogamaglobulinemia transitória (Figura 21.7).

A seguir estudaremos as deficiências predominantemente de anticorpos mais frequentes.

1ª. Deficiência seletiva de IgA

Fala-se em deficiência seletiva de IgA quando esse isotipo apresenta valores inferiores a 7 mg/dL acima de quatro anos de idade, estando normais as outras classes de imunoglobulinas. Na deficiência seletiva parcial de IgA os valores são maiores do que 7 mg/dL, porém abaixo de dois desvios-padrão para a idade.

É o EII mais frequente, com incidência variável, sendo referida em nosso meio uma prevalência de 1/965. Esses dados são ainda mais altos em pacientes com atopias, observando-se 1:50 a 1:200 entre pacientes com asma grave.

A deficiência seletiva de IgA apresenta cinco fenótipos clínicos: assintomático, infecções leves, alergias, doenças autoimunes e quadro grave.

Em torno de 65% a 75% dos casos a deficiência seletiva de IgA é assintomática, por mecanismo compensatório de IgM na mucosa e de IgG sérica, sendo o diagnóstico ocasional. No fenótipo de infecções leves as infecções são esporádicas, principalmente em mucosas, por ser a IgA a principal imunoglobulina de mucosas. Pode haver infecções de vias aéreas superiores como otites, amigdalites, sinusopatias, faringites; infecções intestinais, em especial giardíase e enteroviroses.

As alergias podem estar presentes por maior penetração de alérgenos em mucosas: rinoconjuntivite e asma alérgicas, alergia alimentar, dermatite atópica.

No fenótipo de doenças autoimunes estão descritas: tireoidites, lúpus, diabetes, artrite reumatoide juvenil, doença inflamatória intestinal, vitiligo, alopecia areata, miastenia grave, esclerose múltipla, púrpura trombocitopênica imune, anemia hemolítica autoimune. Podem estar presentes autoanticorpos na ausência de doença.

CLASSIFICAÇÃO DOS ERROS INATOS DA IMUNIDADE*

1º. Deficiências predominantemente de anticorpos
2º. Imunodeficiências afetando a imunidade celular e humoral
3º. Imunodeficiências combinadas associadas a síndromes ou a características sindrômicas
4º. Doenças de imunodesregulação
5º. Defeitos congênitos de fagócitos
6º. Deficiências de complemento
7º. Fenocópias dos erros inatos da imunidade
8º. Defeitos na imunidade intrínseca e inata
9º. Doenças autoinflamatórias
10º. Falência da medula óssea
11º. Suscetibilidade a infecções por patógenos específicos, incluindo suscetibilidade genética ao SARS-CoV-2

*União Internacional das Sociedades de Imunologia (IUIS)

Figura 21.6. Estão descritos os EII segundo a classificação da União Internacional das Sociedades de Imunologia (IUIS).

DEFICIÊNCIAS PREDOMINANTEMENTE DE ANTICORPOS*

1ª. Deficiência seletiva de IgA
2ª. Deficiência de subclasse de IgG associada ou não à deficiência de IgA
3ª. Deficiência de anticorpos específicos com imunoglobulinas e células B normais
4ª. Imunodeficiência comum variável sem defeito genético específico
5ª. Deficiência seletiva de IgM
6ª. Hipogamaglobulinemia transitória
7ª. Agamaglobulinemia ligada ao X ou deficiência de Btk ou síndrome de Bruton

*União Internacional das Sociedades de Imunologia (IUIS)

Figura 21.7. Estão descritas as deficiências predominantemente de anticorpos.

O fenótipo grave inclui doenças autoimunes associadas às infecções graves, como giardíase de difícil tratamento, enteroviroses evoluindo para meningoencefalite viral.

A deficiência seletiva de IgA pode ter evolução para imunodeficiência comum variável (estudada adiante), o que torna necessária outra conduta terapêutica. São fatores de risco para tal evolução: fenótipo grave com frequentes infecções e doenças autoimunes; diarreia não infecciosa; esplenomegalia; diminuição de CD19 e de TCD4; aumento de linfócitos B de memória imaturos (CD27+IgM+IgD+). Por tais motivos, a deficiência seletiva de IgA deve ser sempre acompanhada.

No tratamento é necessário reforçar a higiene pessoal e ambiental, em especial evitar alimentos crus ou lavá-los adequadamente para prevenir contaminações; tratamento precoce das infecções; tratar a giardíase quando presente, repetindo-se exames parasitológicos de fezes periodicamente; acompanhamento odontológico à procura de focos infecciosos; observar possível evolução para doenças autoimunes e deficiência de IgG. Dá-se preferência à vacinação contra poliomielite com vírus mortos, até mesmo para os familiares, não sendo uma contraindicação.

Não há indicação de reposição com imunoglobulina humana, ao contrário, esta não deve ser feita: além de conter baixíssimas quantidades de IgA sérica, pode levar à formação de anticorpos anti-IgA (até anafilaxia) em pacientes com ausência total de IgA, uma vez que eles não apresentaram tolerância na vida fetal ao isotipo ausente (Figura 21.8).

2ª. Deficiência de subclasse de IgG associada ou não à deficiência de IgA

É considerada deficiência de subclasse de IgG quando há déficit de uma ou mais subclasses de IgG, com IgG normal ou próxima da normalidade (especialmente quando há deficiência de duas subclasses), podendo estar associada à deficiência de IgA.

As deficiências de IgG1, 2, 3 e 4 podem ser assintomáticas ou apresentar infecções repetitivas; os pacientes podem evoluir para doenças autoimunes. O diagnóstico é feito após os dois anos de idade, pela imaturidade fisiológica da IgG, sendo que a IgG1 atinge maturidade mais precoce do que a IgG2. Estão descritos casos de familiares com deficiência seletiva de IgA ou imunodeficiência comum variável.

Na deficiência de IgG1 há diminuição de síntese de anticorpos proteicos. As manifestações muitas vezes ocorrem no adulto, como infecções bacterianas principalmente pulmonares, graves, persistentes e progressivas.

Na deficiência de IgG2 há menor produção de anticorpos polissacarídicos, necessários para a opsonização de bactérias encapsuladas, como *Streptococcus pneumoniae* e *Haemophilus influenzae*, principais agentes etiológicos de pneumonias e otites. O quadro clínico da deficiência de IgG2 geralmente aparece na infância, com otites, sinusites e pneumonias de repetição; pode

---

DEFICIÊNCIA SELETIVA DE IgA

Conceito
IgA < 7 mg/dL acima de quatro anos de idade

Incidência
Erro Inato da Imunidade mais frequente

Quadro clínico
São descritos cinco fenótipos
- Assintomático: maioria (65% a 75%)
- Infecções leves:
  de vias aéreas superiores – otites, amigdalites, sinusites
  intestinais – giardíase e enteroviroses
- Alergias: rinoconjuntivite e asma alérgicas, alergia alimentar, dermatite atópica
- Doenças autoimunes: tireoidites, lúpus, diabetes, artrite e outras
- Grave: doenças autoimunes associadas às infecções graves, como giardíase de difícil tratamento, enteroviroses evoluindo para meningoencefalite

Pode evoluir para imunodeficiência comum variável (IDCV) – sendo fatores de risco:
- Fenótipo grave, esplenomegalia, diarreia não infecciosa
- Aumento de B de memória imaturo, diminuição de CD19 e TCD4

Tratamento
- Reforçar a higiene pessoal e ambiental (evitar alimentos crus)
- Tratamento precoce das infecções
- Observar aparecimento de doenças autoimunes e possível evolução para IDCV

Figura 21.8. Estão descritas as características da deficiência seletiva de IgA.

haver meningite pneumocócica, que é grave e com grande incidência de sequelas. Pode estar associada à deficiência de IgA.

A deficiência de IgG3 sintomática é menos frequente, manifestando-se principalmente em adultos. São descritas infecções de repetição no trato respiratório, em especial sinusopatias e pneumonias. A deficiência de IgG4 isolada geralmente não está associada à presença de infecções.

Todas as deficiências de subclasse de IgG podem evoluir para doenças autoimunes.

Os exames laboratoriais da deficiência de subclasse de IgG mostram valores inferiores a dois desvios-padrão para dosagem da subclasse deficitária, com IgG total normal, fato que pode subestimar o diagnóstico. Quando este EII está associado à deficiência de IgA, esta também está diminuída.

O diagnóstico e o início precoce do tratamento evitam sequelas pulmonares irreversíveis, como bronquiectasias, resultantes de processos infecciosos pulmonares de repetição. O objetivo do tratamento é prevenir o aparecimento de novas pneumonias.

Além do tratamento precoce das infecções, a literatura refere antibioticoprofilaxia, desde que não apareçam novas infecções com tal conduta. Não há consenso sobre a profilaxia, sendo descritos sulfametoxazol-trimetropim, azitromicina ou ainda amoxicilina, em dose plena; há autores que preconizam metade da dose diária. A antibioticoprofilaxia deve ser reavaliada a cada seis meses, observando a necessidade de imunoglobulina.

Há indicação de reposição de imunoglobulina humana (EV ou SC) quando IgG < 200 mg/dL; entre 200 a 500 mg/dL quando há infecções; acima de 500 mg/dL nos casos de infecções graves ou de repetição. A dose é de 400 a 600 mg/kg (ou até mais). Na EV a administração é a cada três ou quatro semanas. Na SC, utilizada acima de 12 anos, a dose é fracionada semanal ou quinzenalmente, aplicando-se através de bomba de infusão em diferentes sítios do corpo; há ainda a SC facilitada por hialuronidase, com dose mensal. As doses devem ser ajustadas para cada paciente, dependendo principalmente da clínica, sendo recomendados manter valores séricos de IgG acima de 500 a 800 mg/dL (antes de nova administração). A administração deve ser lenta e cuidadosa por tratar-se de proteínas, portanto com alto poder antigênico. O paciente deve estar hidratado, sendo importante manter a hidratação durante e após a infusão. Alguns pacientes, após a infusão apresentam cefaleia, náuseas, vômitos ou meningite asséptica de resolução espontânea, o que é menos relatado na SC. É necessário cuidado especial quando há ausência total de IgA ou de alguma subclasse de IgG, pela possibilidade de síntese de anticorpos contra o isotipo ausente por falta de tolerância central e possibilidade de formação de anticorpos, com risco de anafilaxia. A reposição de imunoglobulina em adultos quase sempre é necessária durante toda a vida; em crianças pequenas a reposição deve ser revista a cada dois anos ou menos. Essa terapia geralmente permite a boa qualidade de vida e até a sobrevida do paciente.

As vacinas contra *Haemophilus influenzae* e *Streptococcus pneumoniae* são indicadas, na tentativa de aumentar a resposta a tais patógenos. Tais vacinas devem ser feitas dias antes da nova reposição de imunoglobulina, uma vez que os anticorpos vacinais da imunoglobulina administrada podem interferir na resposta vacinal. Os títulos necessários para a imunização dos sorotipos de *S. pneumoniae* são baixos (0,35 μg/mL), diferentemente de títulos necessários para a defesa dos sorotipos da bactéria *in natura* (1,3 μg/mL). É provável que os pacientes mesmo com EII atinjam tais níveis, e além disso, há resposta vacinal por linfócitos T (Figura 21.9).

3ª. Deficiência de anticorpos específicos com imunoglobulinas e células B normais

A deficiência de anticorpos específicos com imunoglobulinas e células B normais refere-se à deficiência de anticorpos polissacarídeos, uma vez que a única alteração está na produ-

DEFICIÊNCIA DE SUBCLASSE DE IgG
associada ou não à deficiência de IgA

Conceito

Deficiência de uma ou mais subclasses de IgG, com IgG normal ou próximo da normalidade, podendo estar associada à deficiência de IgA

Quadro clínico

Pode ser assintomática ou sintomática:
Deficiência de IgG1: pneumonias graves, geralmente no adulto
Deficiência de IgG2: otites, sinusites e pneumonias de repetição desde criança
Deficiência de IgG3: sinusites e pneumonias, geralmente no adulto
Deficiência de IgG4: quando isolada não está associada a infecções
Todas podem evoluir para doenças autoimunes

Laboratório

- Subclasse de IgG diminuída (abaixo de dois desvios-padrão para a idade)
- IgG total normal ou próximo da normalidade
- IgA diminuída quando associada à deficiência de IgA

Tratamento

- Tratamento precoce das infecções
- Antibioticoterapia profilática com revisão a cada seis meses
- Reposição com imunoglobulina humana (EV ou SC) na presença de infecções graves ou de repetição ou quando IgG < 200 mg/dL; estudando-se cada caso quando IgG entre 200 a 500 mg/dL
- Vacinas pneumocócica e anti-*Haemophilus influenzae* tipo b

Figura 21.9. Estão descritas as características da deficiência de subclasse de IgG.

ção destes anticorpos, os quais estão contidos principalmente na subclasse IgG2, que pertence ao isotipo IgG.

Os anticorpos polissacarídicos são necessários para a defesa contra bactérias encapsuladas (*Streptococcus pneumoniae* e *Haemophilus influenzae*). Tal EII pode ser assintomático ou se manifestar com otites, sinusites, pneumonias de repetição, impetigo, erisipela, meningite pneumocócica grave, sepse e doenças autoimunes.

Os exames mostram imunoglobulinas séricas normais (IgG, IgM, IgA) ou mesmo elevadas e linfócitos CD19 normais. Há ainda resposta vacinal normal para as demais vacinas (sarampo, rubéola, tétano, difteria).

O diagnóstico é feito por titulações de anticorpos polissacarídeos após vacina pneumocócica não conjugada ou 23-valente. Não podem ser avaliados os sorotipos presentes em vacinas conjugadas à proteína, uma vez que os resultados apresentariam interferência de anticorpos antiproteicos advindos das vacinas conjugadas. Assim, só podem ser avaliados os sorotipos 2, 8, 9N, 10A, 11A, 12F, 15B, 17F, 20, 22F e 33F.

Consideram-se <u>valores responsivos de anticorpos polissacarídeos</u> até 65 anos de idade quando:
a. <u>Indivíduos com vacinação pneumocócica</u> prévia apresentam valores iguais ou superiores a 1,3 µg/mL para cada sorotipo, em um mínimo 50% (crianças abaixo de seis anos) e 70% (acima de seis anos) dos sorotipos polissacarídeos analisados.
b. <u>Indivíduos sem vacinação pneumocócica</u> prévia apresentam, após 4 a 6 semanas de vacinação pneumocócica não conjugada, duplicação dos títulos pré-vacinais em um mínimo de 50% (abaixo de seis anos) e 70% (acima de seis anos) dos sorotipos polissacarídeos analisados. O ideal é que os exames pré e pós-vacinais sejam realizados no mesmo laboratório para evitar interferências analíticas. Estudiosos sugerem que, em casos de exames normais e quadro clínico sugestivo, os exames devam ser repetidos após um tempo maior da vacinação, pois neste EII pode haver baixa memória imunológica, necessitando de um maior tempo pós-vacinal para a avaliação.

Até os dois anos de idade há imaturidade fisiológica da resposta a polissacarídeos, a qual se desenvolve até os quatro anos. Por tal razão, o diagnóstico deste EII não pode ser feito antes dos dois anos, devendo ser estudado cada caso entre dois e quatro anos de idade. A deficiência de anticorpos polissacarídeos é considerada grave quando não há resposta pós-vacinal a menos de dois sorotipos de *S. pneumoniae*.

Além do <u>tratamento</u> precoce das infecções, pode ser feita <u>antibioticoprofilaxia</u> desde que não apareçam novas pneumonias. No caso de novas pneumonias é necessária a <u>reposição de imunoglobulina humana</u>. Tais tratamentos já foram descritos na deficiência de subclasses de IgG. As <u>vacinas</u> contra *H. influenzae* e *S. pneumoniae* são úteis, uma vez que os títulos de anticorpos protetores são mais baixos (Figura 21.10).

4ª. Imunodeficiência comum variável (IDCV ou ICV) sem defeito genético específico

Foi inicialmente descrita por Janeway, em 1953. A IDCV é conceituada como: início acima de quatro anos de idade, com <u>deficiências de IgG e IgA</u>, podendo haver também deficiência de IgM; ausência de isohemaglutininas (exceto em indivíduos AB) e/ou deficiência de anticorpos vacinais; após excluídas outras causas de hipogamaglobulinemia; apresentando diferentes fenótipos clínicos.

As <u>manifestações clínicas são mais tardias</u>, ocorrendo em picos: aos oito anos e na segunda e terceira décadas de vida.

São descritos diferentes <u>fenótipos clínicos</u> na IDCV: infecções sem outras manifestações, alergias, doenças autoimunes, neoplasias.

O quadro clínico inicial pode ser de deficiência de IgA, com <u>infecções de vias aéreas superiores</u> (sinusites, otites, amigdalites), <u>infecções intestinais</u> (*Giardia lamblia*, ente-

---

DEFICIÊNCIA DE ANTICORPOS ESPECÍFICOS
com imunoglobulinas e células B normais
(deficiência de anticorpos polissacarídeos)

Conceito
- Deficiência da produção de anticorpos específicos polissacarídeos

Quadro clínico
Pode ser assintomática
- Quando sintomática: pneumonias de repetição, otites, sinusites, impetigo, meningite pneumocócica, sepse, doença autoimune

Laboratório
Dosagens normais ou elevadas de IgG, IgM e IgA; CD19 normal
- Diagnóstico: deficiente titulação de anticorpos contra sorotipos de *S. pneumoniae* após vacina pneumocócica não conjugada (23-valente):
  1º. Com vacinação pneumocócica prévia:
    Responsivo quando valores ≥ 1,3 µg/dL de anticorpos para cada sorotipo, em um mínimo 50% (crianças abaixo de seis anos) a 70% (acima de seis anos) dos sorotipos analisados (não podem ser considerados os sorotipos presentes na vacina conjugada)
  2º. Sem vacinação pneumocócica prévia:
    Responsivo quando, após quatro a seis semanas de vacinação pneumocócica não conjugada, os títulos duplicam em um mínimo de 50% (crianças abaixo de seis anos) a 70% (acima de seis anos) em comparação aos títulos pré-vacinais do paciente
- Até dois anos de idade: há imaturidade fisiológica da resposta a polissacarídeos

Tratamento
- Tratamento precoce das infecções
- Antibioticoterapia profilática com revisão frequente ou imunoglobulina humana
- Reposição com imunoglobulina humana (EV ou SC) quando há pneumonias de repetição ou quando IgG < 200 mg/dL
- Vacinas pneumocócica e anti-*Haemophilus influenzae* tipo b

Figura 21.10. Estão descritas as características da deficiência de anticorpos específicos com imunoglobulinas e linfócitos B normais.

---

rovírus), seguindo-se manifestações da deficiência de IgG, com <u>pneumonias</u> de repetição por bactérias encapsuladas (*Streptococcus pneumoniae* e *Haemophilus influenzae*). Torna-se ainda mais grave quando há comprometimento celular associado, com infecções por <u>microrganismos intracelulares</u> (*Herpes simplex*, *Epstein-Barr virus*) e <u>oportunistas</u> (citomegalovírus, *Pneumocystis jirovecii*, *Toxoplasma gondii*, *Cryptococcus neoformans*, *Mycoplasma* spp).

A prevalência de <u>doenças autoimunes</u> é alta, sendo as mais frequentes: citopenias, enteropatias, tireoidites, artrite reumatoide. Nas formas com enteropatia pode haver atrofia gástrica, esteatorreia (com biópsia semelhante à da doença celíaca), desequilíbrio da flora intestinal, má absorção de ferro e de vitamina B12, deficiência de lactase. Pode haver alergias, doenças linfoproliferativas, em especial linfomas e neoplasias digestivas. É descrita uma forma granulomatosa, com infiltração linfocitária e formação de granulomas não caseosos, semelhantes à sarcoidose (forma granulomatosa ou sarcoídea da IDCV), sendo que a infiltração linfocitária pode ocorrer também em fígado e baço.

Há diferentes hipóteses para a etiopatogenia da IDCV, que levam a uma diminuição da funcionalidade de B. São descritos problema intrínseco de maturação final de B, diminuição da cooperação de T, alteração da produção de citocinas ou da expressão de moléculas de adesão, linfócitos mais suscetíveis à apoptose com menor sobrevida, diminuição da leptina plasmática e alteração na hipermutação somática de imunoglobulinas no interior de B. Vários EII assemelham-se à IDCV, como deficiências de TACI, CD19, CD20, CD81, STAT1.

Laboratorialmente há deficiências de IgG e de IgA (abaixo de dois desvios-padrão para a idade), podendo haver deficiência de IgM; diminuição da resposta a antígenos vacinais (principalmente IgG) e/ou ausência de isohemaglutininas (avaliam IgM); diminuição da resposta linfoproliferativa por B, número de linfócitos B normal ou mais raramente diminuídos. Cerca de 50% dos portadores apresentam alteração da resposta celular, com inversão da relação CD4/CD8, por diminuição de CD4 e/ou aumento de CD8 de causa não bem esclarecida. A inversão geralmente coincide com a piora do quadro clínico. A enteropatia deve ser comprovada por biópsia.

Nos casos de acentuada deficiência de IgG, as infecções avaliadas por sorologia, como HIV, devem ser afastadas por pesquisa direta do patógeno, evitando-se resultados falso-negativos decorrentes da baixa síntese de anticorpos.

É preciso o tratamento precoce das infecções. Em raros casos o tratamento pode ser a antibioticoprofilaxia, desde que não apareçam novas pneumonias, com reavaliação a cada seis meses. É necessária reposição de imunoglobulina humana após o aparecimento de pneumonias ou quando IgG sérica abaixo de 200 mg/dL, estudando-se cada caso quando IgG encontra-se entre 200 e 500 mg/dL. As considerações sobre administração de imunoglobulina já foram estudadas na deficiência de subclasse de IgG. Há indicação de vacinas contra H. influenzae e conjugada para S. pneumoniae, como já detalhado na deficiência de subclasse de IgG. É importante observar a possível evolução para doenças autoimunes e linfoproliferativas, além de anemia, alterações da microbiota e deficiência de lactase nas formas com comprometimento digestório (Figura 21.11).

IMUNODEFICIÊNCIA COMUM VARIÁVEL
sem defeito genético específico

Conceito
- Início acima de quatro anos, com deficiências de IgG e IgA, podendo haver deficiência de IgM;
  ausência de isohemaglutininas e/ou deficiência de anticorpos vacinais;
  após excluídas outras causas de hipogamaglobulinemia;
  apresentando diferentes fenótipos clínicos.

Quadro clínico
- Manifestações mais tardias: picos aos oito anos, segunda e terceira décadas de vida
- Infecções de vias aéreas superiores e diarreias (deficiência de IgA)
- Pneumonias de repetição (deficiência de IgG)
- Infecções por microrganismos oportunistas (comprometimento de T)
- Doenças autoimunes: citopenias, enteropatias, tireoidites, artrite reumatoide
- Alergias
- Doenças linfoproliferativas: linfomas e neoplasias digestivas
- Com enteropatia: esteatorreia, deficiência de absorção de ferro e B12, deficiência de lactase

Laboratório
- Diminuição sérica de IgG + IgA e/ou IgM (abaixo de dois desvios-padrão)
- Ausência de isohemaglutininas (IgM) e/ou diminuição de anticorpos vacinais
- CD19 normal (diminuído em alguns casos)
- Cerca de 50% dos casos: inversão da relação CD4/CD8
- Biópsia gástrica sempre que necessário

Tratamento
- Reposição com imunoglobulina humana (EV ou SC) após o aparecimento de pneumonia ou quando IgG < 200 mg/dL, estudando-se cada caso entre 200 e 500 mg/dL
- Tratamento precoce das infecções
- Observar anemia, deficiência de lactase, doenças autoimunes e linfoproliferativas
- Vacinas pneumocócica e anti-*Haemophilus influenzae* tipo b

Figura 21.11. Estão descritas as características da imunodeficiência comum variável sem defeito genético específico.

5ª. Deficiência seletiva de IgM

Apresenta manifestações variáveis, sendo mais frequente infecções de repetição por bactérias Gram-negativas. Há ausência isolada de IgM.

6ª. Hipogamaglobulinemia transitória

A hipogamaglobulinemia transitória é um EII, diferente da hipogamaglobulinemia fisiológica do lactente, a qual é uma característica normal.

Na hipogamaglobulinemia transitória do lactente há atraso da produção de imunoglobulinas no início da vida, de causa não bem elucidada. A criança permanece bem nos primeiros meses pelos anticorpos recebidos da mãe. Após o terceiro ou quarto mês, começa a apresentar infecções bacterianas de repetição, sendo mais graves aquelas por bactérias encapsuladas, por causa da falta de IgG que está sendo catabolizada.

Os achados laboratoriais são baixas dosagens de imunoglobulinas, com valores normais de linfócitos B e de anticorpos vacinais: exames necessários para o diagnóstico diferencial com outros EII. Entre os anticorpos vacinais estão mais indicados os proteicos (poliomielite, sarampo, rubéola, caxumba, tétano, hepatite, meningococos) por terem maturidade mais precoce do que os polissacarídicos.

A evolução é boa, com normalização das imunoglobulinas séricas aos quatro ou cinco anos de idade. O tratamento consta de antibioticoterapia em processos infecciosos. Não se administra de rotina imunoglobulina humana para não interferir na retroalimentação negativa das imunoglobulinas plasmáticas (estímulo para a produção de imunoglobulinas). Reserva-se o uso de antibioticoprofilaxia até reposição transitória de imunoglobulina para casos com infecções repetitivas graves em que a antibioticoterapia durante as infecções seja insuficiente. O diagnóstico de certeza é retrospectivo, após a normalização das imunoglobulinas séricas (Figura 21.12).

7ª. Agamaglobulinemia congênita ligada ao X ou síndrome de Bruton ou deficiência de Btk

A agamaglobulinemia congênita ligada ao X ou síndrome de Bruton ou deficiência de Btk (tirosina quinase de Bruton) é definida como diminuição acentuada de todas as classes de imunoglobulinas, devida à ausência de linfócitos B. Há mutação do gene localizado no braço longo do cromossomo X (gene Btk), que codifica a proteína Btk, responsável pela diferenciação de pré-B em B.

A deficiência de Btk é mais frequente em meninos; apresentam-se bem ao nascimento, por terem recebido IgG materna. São frequentes as reações vacinais ao BCG e a outras vacinas com microrganismos vivos. À medida que a IgG materna sofre catabolismo e pela falta de síntese de imunoglobulinas aparecem infecções de repetição por deficiência de IgA (infecções de vias aéreas superiores, digestivas (giardíase e enteroviroses até meningoencefalite viral), deficiência de IgG (pneumonias por bactérias encapsuladas), deficiência de IgM (infecções por bactérias Gram-negativas) e deficiência de IgE (parasitoses). As infecções tornam-se graves e generalizadas. As meningoencefalites podem ser diagnosticadas

HIPOGAMAGLOBULINEMIA TRANSITÓRIA

Conceito
- Retardo inexplicável da produção de imunoglobulinas

Quadro clínico
- Bem ao nascimento
- Infecções bacterianas agudas de repetição, incluindo por bactérias encapsuladas

Quadro laboratorial
- Igs diminuídas para a idade e B normal (CD19/CD20/CD21+)
- Anticorpos pós-vacinais normais

Tratamento
- Antibióticos durante as infecções

Evolução e diagnóstico
- Boa evolução, com normalização das imunoglobulinas séricas aos quatro ou cinco anos, quando poderá ser feito o diagnóstico de certeza (diagnóstico retrospectivo)

Figura 21.12. Estão descritas as características da hipogamaglobulinemia transitória (deficiência predominantemente de anticorpos).

tardiamente, sendo causa de óbito, assim como as reações vacinais. Podem ocorrer artrites crônicas por *Mycoplasma* spp. ou monoartrites assépticas. Há hipoplasia de órgãos linfoides secundários por ausência de proliferação de linfócitos B. As doenças linfoproliferativas são mais frequentes. Acredita-se não haver associação com autoimunidade pela falta de B.

Entre os exames laboratoriais encontram-se dosagens de imunoglobulinas séricas abaixo de 7 mg/dL para IgA, 20 mg/dL para IgG e 10 mg/dL para IgM ou valores menores do que 100 mg/dL para imunoglobulinas totais. A radiografia de cavum mostra ausência de tonsila palatina, uma vez que os órgãos linfoides secundários estão praticamente ausentes. A ausência de linfócitos B (células CD19/CD20/CD21+) é o exame essencial para o diagnóstico. O encontro da diminuição da atividade de Btk em pacientes com herança ligada ao X completa o diagnóstico.

O tratamento básico é a reposição de imunoglobulina humana, tão logo seja feito o diagnóstico, o que modifica totalmente o prognóstico. É necessária antibioticoprofilaxia até o início da infusão de imunoglobulina humana.

Há contraindicação de todas as vacinas com microrganismos vivos, fazendo-se a imunização contra poliomielite com vírus mortos (Salk), sendo mais indicada inclusive para familiares (pela disseminação do vírus nas fezes). Se forem necessárias transfusões, estas devem ser feitas com hemoderivados irradiados, pela possibilidade de reação enxerto *versus* hospedeiro (Figura 21.13).

AGAMAGLOBULINEMIA CONGÊNITA LIGADA AO X

Sinonímia

Síndrome de Bruton ou Deficiência de Btk (tirosina quinase de Bruton)

Conceito

Diminuição acentuada de todas as classes de imunoglobulinas por ausência de linfócitos B

Patogenia

Mutação do gene Btk codificador da tirosina quinase de Bruton (Btk), responsável pela diferenciação de B

Quadro clínico

- Principalmente em meninos, bem ao nascimento
- Reações ao BCG e a outras vacinas com microrganismos vivos
- Infecções graves e de repetição por deficiência de:
  IgA – infecções de vias aéreas superiores, digestivas (giardíase e enteroviroses)
  IgG – pneumonias por bactérias encapsuladas
  IgM – infecções por bactérias Gram-negativas
  IgE – parasitoses disseminadas
- Hipoplasia de linfonodos, amígdalas, adenoides (ausência de B)
- Doenças linfoproliferativas

Laboratório

- IgA < 7 mg/dL; IgG < 200 mg/dL;
- IgM < 10 mg/dL ou: imunoglobulinas totais < 100 mg/dL
- Ausência de linfócitos B (células CD19/20/21+)
- Diminuição da atividade de Btk

Tratamento

- Reposição com imunoglobulina humana (EV ou SC) após o diagnóstico
- Tratamento das infecções
- Contraindicadas todas as vacinas com microrganismos vivos (Salk mais indicada também para familiares)

Figura 21.13. Estão descritas as características da agamaglobulinemia congênita ligada ao X.

2. Imunodeficiências afetando a imunidade celular e humoral

São EII que afetam linfócitos T, podendo comprometer ou não células B e NK. A falta de diagnóstico das formas graves leva a óbito nos primeiros anos de vida. A nova classificação de EII divide este grande grupo em dois subgrupos:

a. Imunodeficiências combinadas graves (*severe combined immunodeficiencies – SCID*). São definidas por linfopenia de TCD3. Encontram-se os fenótipos:
   - SCID T-B+NK-: imunodeficiência combinada grave ligada ao X, deficiência de JAK-3;
   - SCID T-B+NK+: deficiência de receptor de IL-7;
   - SCID T-B-NK-: deficiência de adenosina deaminase (ADA), disgenesia reticular;
   - SCID T-B-NK+: deficiência de genes ativadores de recombinação (RAG1 e 2).

b. Imunodeficiências combinadas geralmente menos graves do que a imunodeficiências combinadas graves. Destacam-se os fenótipos:
   - com imunoglobulinas diminuídas: deficiência de CD40L, deficiência de CD40 e deficiência de ICOS; com imunoglobulinas geralmente normais: deficiência de TCRα; diminuição de MHC I e II, deficiência de ZAP-70 (Figura 21.14).

Principais características das imunodeficiências combinadas graves (SCIDs)

O quadro geral das SCIDs é de reações vacinais a patógenos vivos, como BCG, Sabin, rotavírus, febre amarela; reações enxerto *versus* hospedeiro a hemoderivados e a sangue materno transplacentário; diarreia crônica; infecções por

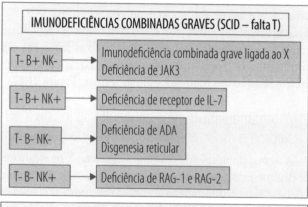

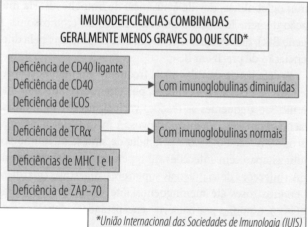

Figura 21.14. Estão descritas as principais imunodeficiências afetando a imunidade celular e humoral, segundo a União Internacional das Sociedades de Imunologia.

patógenos oportunistas (consequentes à diminuição de T), como citomegalovírus, *Epstein-Barr virus*, vírus varicela-zóster, *Candida albicans*, *Pneumocystis jirovecii*, *Pseudomonas aeruginosa*. Na deficiência de B há pneumonias de repetição por bactérias encapsuladas, em especial *S. pneumoniae*, e tendência a doenças autoimunes (por diminuição de imunoglobulinas) – embora o número de linfócitos B possa estar normal, estes têm a funcionalidade comprometida por falta de cooperação de T auxiliar. A falta de T e NK leva a maior incidência de neoplasias. Há ainda hipoplasia de tecidos linfoides (timo, tonsilas, linfonodos). Podem estar presentes nódulos cutâneos e em diferentes órgãos, além de dismorfias.

Os exames complementares para SCID refletem a ausência de T. Testes de triagem neonatal para EII são valiosos, pois permitem o diagnóstico e tratamento antes do aparecimento de infecções: TRECs (círculos excisados de receptor de célula T). Os TRECs são sequências de DNA removidas após o rearranjo de receptor de células T (TCR) durante a maturação de T. Assim, TRECS são marcadores fenotípicos de linfócitos T *naïves*. Valores abaixo de 25 TRECs/μL sugerem deficiência de T *naïves*. Os exames de triagem incluem KRECs (*kappa-deleting recombination excision circles*), os quais são formados durante a diferenciação de linfócitos B *naïves*, permitindo a triagem para agamaglobulinemia congênita de Bruton (abaixo de 20 KRECs/μL). Tais exames podem ser feitos até um ano de idade. Entretanto, estão diminuídos em algumas situações como prematuridade, cardiopatias congênitas, trissomia do 21, quilotórax, linfopenia idiopática transitória e imunossupressão materna. O achado de diminuição destes exames orienta para a fenotipagem para linfócitos *naïves*.

Em SCID, o leucograma mostra linfopenia, uma vez que a maioria de linfócitos T encontra-se na circulação sanguínea. É considerada linfopenia na dependência da idade: em recém-nascido abaixo de 2.500 linfócitos/mm³; até quatro anos valores inferiores a 3.000 a 4.000 linfócitos/mm³; acima de quatro anos abaixo de 1.000 linfócitos/mm³. Em alguns casos não há linfopenia no início da vida, devido à presença de linfócitos maternos no recém-nascido.

Há diminuição de linfócitos T totais (TCD3+), T auxiliares (TCD4+) e de T citotóxicos (TCD8+). Em alguns casos os valores apresentam-se como normais em virtude da criança ter recebido linfócitos maduros da mãe na gestação. Por tal razão, é necessária a fenotipagem de T *naïve* (CD45RA+CD27+), pois mostra os linfócitos *naïves* da criança: estão ausentes ou muito diminuídos, mesmo após transfusões sanguíneas. Os linfócitos B (CD19+) e as células NK (CD16+/CD56+) podem estar diminuídos ou normais no SCID. Quando os resultados da fenotipagem mostram diminuição de T e/ou B *naïves* tornam-se necessários os exames genéticos.

Pode haver ausência de sombra tímica no exame radiológico de tórax do recém-nascido. Os testes cutâneos de leitura tardia mostram-se negativos (realizados em crianças maiores). A resposta humoral geralmente mostra-se alterada, por deficiente função de T auxiliar (pode haver diminuição de IgA, IgG, IgE). A ausência ou acentuada diminuição da resposta linfoblástica a mitógenos (fitohemaglutinina, concanavalina A e *Pokeweed*) auxilia o diagnóstico. A resposta a antígenos específicos (candidina, toxoide tetânico) depende se a criança foi vacinada ou apresentou infecção. A análise genética contribui para o diagnóstico mostrando o perfil de imaturidade, como deficiência de ADA, RAG, JAK e outros (Figura 21.15).

1ª. Imunodeficiência combinada grave ligada ao X

A IDCG-X ou SCID-X (*X-linked Severe Combined Immunodeficiency*) é a forma mais frequente das combinadas, sendo causa de metade dos casos. É o EII que apresentava o conhecido "menino da bolha", nascido em 1971. O fenótipo da IDCG-X é T-B+NK-, ou seja, ausência de T, presença de B, imunoglobulinas diminuídas pela falta de T auxiliar e ausên-

---

IMUNODEFICIÊNCIAS AFETANDO A IMUNIDADE CELULAR E HUMORAL

Quadro clínico geral

- Reações ao BCG e outras vacinas atenuadas
- Diarreia crônica, eritrodermia, icterícia (por reação enxerto *versus* hospedeiro dada por linfócitos maternos ou por linfócitos de transfusões não irradiadas)
- Candidíase persistente no recém-nascido (falta de T)
- Infecções graves por oportunistas (falta de T): *Pneumocystis jirovecii*, citomegalovírus, *Epstein-Barr virus*, varicela-zóster, *Pseudomonas aeruginosa*
- Pneumonias por bactérias encapsuladas (falta de IgG2)
- Hipoplasia de tecidos linfoides (timo, tonsilas, linfonodos)
- Nódulos cutâneos
- Neoplasias (falta de NK)

Quadro laboratorial geral

- TRECs: baixos (são marcadores de linfócitos T *naïves*)
- Linfopenia: RN – inferior a 2.500 linfócitos/mm³ até quatro anos – inferior a 3.000 a 4.000 linfócitos/mm³ acima de quatro anos – inferior a 1.000 linfócitos/mm³
- Linfócitos T (CD3, CD4 e CD8): diminuídos (exceto quando recebeu da mãe)
- Linfócitos T *naïves* (CD45RA+CD27+): diminuídos
- RX de tórax: ausência da sombra tímica no recém-nascido
- Resposta humoral: pode haver diminuição de IgA, IgG, IgE por função deficiente de T auxiliar
- Resposta linfoblástica a mitógenos: ausente ou diminuída
- Testes cutâneos de resposta tardia: negativos (crianças maiores)

Figura 21.15. Estão descritas as características gerais das imunodeficiências afetando a imunidade celular e humoral.

cia de células NK. Resulta de mutação do gene receptor de IL-2 (IL-2R) no cromossomo X.

A SCID-X ocorre em meninos, saudáveis no início de vida. Pode manifestar-se inicialmente por reação enxerto *versus* hospedeiro de ocorrência intra-útero, resultante de linfócitos maternos recebidos por via transplacentária. O menino apresenta erupção maculopapular até eritrodermia esfoliativa e diarreia crônica. Em alguns desses casos é necessário o diagnóstico diferencial com displasia ectodérmica anidrótica, na qual há ausência de cílios e de supercílios, hipotricose, dentes em cavilha, podendo ser acompanhada de imunodeficiência por mutação no gene que codifica a molécula NEMO (NκFB), a qual permite a expressão de imunoglobulinas em linfócitos B e síntese de citocinas.

Na SCID-X há frequente disseminação de BCG. As infecções de repetição aparecem precocemente, sobretudo por oportunistas consequentes à deficiência de T: a maioria dos recém-nascidos desenvolve candidíase, depois há viroses (frequente citomegalovírus), pneumonia intersticial por *Pneumocystis jirovecii*; pode haver pneumonias por bactérias encapsuladas (diminuição de IgG2). É frequente o retardo de crescimento pelas infecções graves. Há tendência a doenças autoimunes e neoplasias (falta T e NK). Há óbito precoce falta de diagnóstico e tratamento (lactente ou pré-escolar).

Os exames laboratoriais mostram TRECs baixos (referidos acima) e linfopenia persistente no recém-nascido (abaixo de 2.500 linfócitos/mm³); em alguns casos o leucograma pode estar normal no início da vida devido à presença de linfócitos maternos. Na imunofenotipagem há diminuição de TCD3, TCD4 e TCD8 (podendo ser normais se recebidos da mãe); diminuição de TCD3, TCD4 e TCD8 *naïves* (estes são sempre da criança); linfócitos B normais (CD19/20/21); imunoglobulinas diminuídas (IgA, IgG, IgE); ausência de linfoproliferação a mitógenos.

O tratamento definitivo para a reposição de linfócitos T é o transplante de células-tronco hematopoiéticas: relacionado e o mais precoce possível. Os linfócitos T apresentam a peculiaridade de repopularem a medula, em especial T de memória, sendo liberados à medida do necessário. Pode ser de medula óssea ou de células do cordão umbilical, sendo administrado por via endovenosa. Há sobrevida de 96% dos casos quando o transplante é realizado até os três meses de vida. Pode haver reação enxerto *versus* hospedeiro, ou seja, os linfócitos transplantados reagem contra células do hospedeiro, sendo necessária imunossupressão para prevenção. O transplante é eficaz para T, mas pouco para B e NK. Assim, pode ser necessária a reposição de imunoglobulina humana mesmo após o transplante.

O tratamento profilático antes do transplante inclui: suspensão de BCG e de todas as vacinas com patógenos vivos; isolamento do paciente; antibioticoprofilaxia para bactérias extracelulares; profilaxia para BK, fungos e vírus; reposição de imunoglobulina humana; investigar presença de citomegalovírus na mãe; esquema quádruplo em disseminação de BCG; hemoderivados, quando necessários, devem ser irradiados para evitar reação enxerto *versus* hospedeiro (Figura 21.16).

IMUNODEFICIÊNCIA COMBINADA GRAVE LIGADA AO X (SCID-X)

Conceito (T-B+NK-)
- Defeito predominante de células T, com consequente comprometimento de Igs, além de defeito em NK

Quadro clínico
- Meninos, saudáveis no início de vida
- Pode haver eritema cutâneo até eritrodermia esfoliativa e diarreia crônica (por reação enxerto *versus* hospedeiro intra-útero)
- Disseminação de BCG
- Infecções precoces por oportunistas:
  – candidíase persistente no recém-nascido
  – viroses (em especial citomegalovírus)
  – pneumonias intersticial por *Pneumocystis jirovecii*
- Pneumonias por bactérias encapsuladas (por diminuição de IgG2)
- Retardo no crescimento
- Doenças autoimunes e neoplasias
- Óbito precoce na falta de diagnóstico e tratamento

Laboratório
- TRECs baixos
- Linfopenia persistente (recém-nascido: abaixo de 2.500 linfócitos/mm³) – em alguns casos o leucograma pode estar normal no início da vida devido à presença de linfócitos recebidos da mãe
- Imunofenotipagem – diminuição de TCD3, TCD4, TCD8 (podem ser maternos); diminuição de linfócitos *naïve* (sempre da criança); diminuição de células NK (CD56/16); linfócitos B normais (CD19/20/21); imunoglobulinas diminuídas (IgA, IgG, IgE)
- Ausência de linfoproliferação a mitógenos

Tratamento
- Transplante de células-tronco hematopoiéticas (T repopula a medula): relacionado e o mais precoce possível
- Pode ser necessária reposição de imunoglobulina após o transplante
- Até o transplante: contraindicadas todas as vacinas com microrganismos vivos; isolamento; profilaxia para bactérias extracelulares, BK, vírus e fungos; hemoderivados, quando indicados, devem ser previamente irradiados

Figura 21.16. Estão descritas as características da imunodeficiência combinada grave ligada ao X (SCID-X) (imunodeficiência afetando a imunidade celular e humoral).

2ª. Deficiência de adenosina deaminase (deficiência de ADA)

Na deficiência da enzima adenosina deaminase (ADA), há alteração no metabolismo da adenosina em quase todas as células do organismo. É a segunda ISCD mais frequente, respondendo por 15% dos casos nos Estados Unidos. A falta enzimática impede o metabolismo da adenosina para inosina e, sequencialmente, para hipoxantina, xantina e ácido úrico. Com a falta dessa metabolização, há formação de metabólitos tóxicos para linfócitos, resultando em apoptose de T, B, NK (motivo pelo qual aparece em crianças maiores e adultos). O fenótipo é T-B-NK-. Leva à linfopenia acentuada (abaixo de 500 linfócitos/mm^3). São contraindicadas vacinas com microrganismos vivos. Há diminuição progressiva da imunidade, infecções por bactérias extracelulares e por patógenos oportunistas, menor defesa contra células neoplásicas.

Em cerca de 20% dos casos, há displasias condro-ósseas, semelhantes ao rosário raquítico. Há diminuição do ácido úrico e, no diagnóstico, encontram-se baixos valores intracelulares de ADA, em especial de leucócitos. Deve ser administrada gamaglobulina quando há deficiência de IgG. Terapia gênica foi bem-sucedida na deficiência de ADA. O transplante de células-tronco hematopoiéticas restaura a resposta adaptativa celular, mas nem sempre a humoral, podendo ser necessária reposição de imunoglobulina humana. A profilaxia até transplante é a mesma da IDCG-X (Figura 21.17).

3ª. Deficiência de purina nucleosídeo fosforilase (deficiência de PNP)

A purina nucleosídeo fosforilase transforma guanosina em guanina, xantina e ácido úrico. Metaboliza, ainda, a inosina derivada da adenosina em hipoxantina, xantina e ácido úrico (Figura 21.18). Os metabólitos formados são tóxicos para células T, NK e células do sistema nervoso central. Após a evolução completa da alteração imunológica, o fenótipo é T-B+NK-. O quadro é de infecções de repetição com aumento da gravidade, evolução para doenças autoimunes e distúrbios neurológicos progressivos, os quais restringem o prognóstico.

Há diminuição do ácido úrico desde o início e linfopenia progressiva. O diagnóstico é feito pela diminuição de PNP intracelular e o tratamento com TMO. A terapia gênica foi melhor sucedida do que para deficiência de ADA, mas continua restrita pelos efeitos adversos apresentados (Figura 21.17).

4ª. Deficiência de receptor α de IL-7

A deficiência de receptor α de IL-7 (IL-7R ou CD127) não permite a atuação de IL-7, a qual é essencial para a diferenciação de linfócitos T a partir de células progenitoras. O fenótipo é T-B+NK+. Há infecções oportunistas, reações

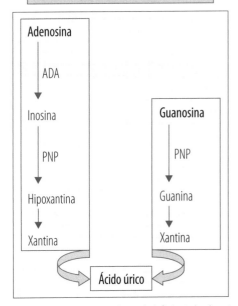

Figura 21.17. Estão descritas as características da deficiência de adenosina deaminase. A adenosina deaminase (ADA) e a purino nucleosídeo fosforilase (PNP) são enzimas necessárias para o metabolismo da adenosina e da guanosina, resultando em ácido úrico. A deficiência dessas enzimas leva à formação de metabólitos, que se depositam em linfócitos T e B, destruindo tais células, resultando em imunodeficiência afetando a imunidade celular e humoral.

a vacinas com microrganismos vivos. É a terceira SCID mais frequente nos Estados Unidos, ocorrendo em 12% dos casos. Há linfopenia e diminuição de CD127. A terapia é o transplante de células-tronco hematopoiéticas, pois os linfócitos T doados apresentam receptores para essa citocina, além de antibioticoprofilaxia até o transplante (Figura 21.18).

5ª. Síndrome de Omenn ou deficiência de RAG-1, RAG-2

Os genes-1 e 2 ativadores da recombinação (RAG-1 e RAG-2) são responsáveis pela geração de diversidade dos receptores de linfócitos, ou seja, necessários para a aquisição de IgM e IgD de superfície de linfócitos B, e para TCR de células T.

Na síndrome de Omenn há herança autossômica recessiva com mutações de RAG-1 e 2 que não anulam totalmente a linfopoiese, com fenótipo T-B-NK+. Há ausência de B, com paradoxal eosinofilia e aumento de IgE. Os linfócitos T constituem uma população oligoclonal (sem diversidade de TCR), que infiltram pele, intestino, fígado, baço, causando uma reação semelhante a enxerto *versus* hospedeiro, mas sem a presença de linfócitos maternos. Há eritrodermia exsudativa generalizada nas primeiras semanas de vida, até dois meses, infecções graves desde o início de vida, diarreia crônica, adenomegalia, hepatoesplenomegalia, déficit pôndero-estatural. As doenças autoimunes são muito frequentes. Nos exames complementares encontram-se: linfócitos normais ou linfocitose, eosinofilia, hipogamaglobulinemia e IgE elevada. O diagnóstico é por biologia molecular. O tratamento é o transplante de células-tronco hematopoiéticas, com antibioticoprofilaxia (Figura 21.19).

DEFICIÊNCIA DE RECEPTOR DE IL-7 (SCID – IL-7R)

Conceito (T-B+NK+)
- Defeito no receptor de IL-7 (IL-7R ou CD127)
- Não há diferenciação de linfócitos T

Quadro clínico
- Infecções virais, fúngicas, oportunistas
- Reações a vacinas com microrganismos vivos
- Distúrbios do sistema nervoso central

Laboratório
- Linfopenia (abaixo de 2.500 linfócitos/mm³)
- ↓CD3 ↓IL-7R (CD127)

Tratamento
- Transplante de células-tronco hematopoiéticas

Figura 21.18. Estão descritas as características da deficiência de receptor de IL-7 (imunodeficiência afetando a imunidade celular e humoral).

SÍNDROME DE OMENN (deficiência de RAG-1 e RAG-2)
- Recém-nascido: eritrodermia exsudativas generalizada
- Infecções graves desde o início de vida, diarreia crônica
- Adenomegalia, hepatoesplenomegalia, déficit pôndero-estatural
- Tratamento: transplante de células tronco hematopoiéticas

Figura 21.19. Estão descritas as características da síndrome de Omenn (imunodeficiência afetando a imunidade celular e humoral).

6ª. Disgenesia reticular

A disgenesia reticular (T-B-NK-) é muita rara, com poucos casos descritos na literatura. Há um distúrbio nas células progenitoras linfoides e mieloides, com infecções graves desde o início da vida, levando ao óbito precocemente. Pode haver surdez. A hipótese diagnóstica é por leucopenia, com ausência de linfócitos e plaquetopenia. Não há formação de corpúsculos de Hassal no timo. O tratamento é a reposição com imunoglobulina humana e o transplante de células-tronco hematopoiéticas, precedidos de antibioticoprofilaxia.

7ª. Deficiência de JAK3

Citocinas unidas a receptores ativam enzimas Janus Kinases, que permitem a fosforilação de STATs (transdutores de sinal e ativadores de transcrição). Os STATs ativados (diméricos) deslocam-se para o núcleo e modulam a transcrição de genes. Na deficiência de JAK3, está prejudicada a ação de citocinas promotoras da diferenciação de T e NK (T-B+NK-). É uma SCID, necessitando também de transplante de células-tronco hematopoiéticas, após antibioticoprofilaxia.

8ª. Deficiência de CD40 ligante e deficiência de CD40

A deficiência de CD40 ligante e a deficiência de CD40 atualmente são consideradas imunodeficiências combinadas menos grave do que SCID. Anteriormente conhecidas como síndrome de hiper-IgM, apresentam alterações nas moléculas de adesão CD40L em T auxiliares ou de CD40 em linfócitos B. A deficiência de CD40L é ligada ao X e a mais frequente das anteriores hiper-IgM.

Normalmente há união entre as duas moléculas de adesão CD40L (T) e CD40 (B), resultando na cooperação de T auxiliar para B e capacidade de células B diferenciadas promoverem mudança de classe de IgM, para as demais imunoglobulinas. Nas alterações de CD40L ou de CD40, há impossibilidade de mudança de classes de imunoglobulinas, havendo diminuição de IgG, IgA e IgE, estando a IgM elevada ou normal.

Nas deficiências de CD40L ou de CD40, o paciente responde a infecções que dependam de IgM, como por bactérias Gram-negativas, porém não apresenta defesa para microrganismos Gram-positivos.

Na deficiência de CD40L, além de infecções por Gram-positivos, há também infecções por oportunistas como *Pneumocystis jirovecii* e *Cryptosporidium* spp., já no lactente, resultantes do comprometimento de T. Em cerca de metade dos casos há esplenomegalia. Com frequência, há neutropenia de causa não perfeitamente esclarecida, acompanhada de lesões aftosas importantes. É descrito que 15% dos pacientes apresentam comprometimento hepático, que restringe o prognóstico. Há maior incidência de doenças linfoproliferativas, com diagnóstico muitas vezes tardio, pela esplenomegalia apresentada por tais pacientes.

Os exames dos dois EII mostram IgM elevada ou normal, diminuições de IgA, IgG e IgE séricas. Na citometria há deficiência de CD40L ou CD40. As mutações podem ser estudadas.

O tratamento, além de antibiótico ao início das infecções; pode ser necessária antibioticoprofilaxia ou reposição de imunoglobulina humana, da mesma forma que estudado em deficiência de subclasse de IgG. Casos graves de deficiência de CD40L podem necessitar de transplante de células-tronco hematopoiéticas (Figura 21.20).

9ª. Deficiências de MHC classe I e II

Diferentes defeitos resultam da falta de expressão de HLA classes I e II em linfócitos, sendo coletivamente chamados "síndromes dos linfócitos não revestidos". Na deficiência de MHC I há falta de atividade de linfócitos T citotóxicos, tendo sido observada deficiência de TAP-1 e 2 (transportadores-1 e 2 associados ao processamento antigênico). Há falta de transporte de MHC para a superfície celular, permanecendo bloqueado entre o retículo endoplasmático e o complexo de Golgi. Os sinais e sintomas restringem-se a infecções respiratórias e cutâneas, sem que esteja bem esclarecido o motivo de tais localizações. Pode haver associação a vasculites. Tratamento com TMO.

Na deficiência de MHC II, a apresentação antigênica para linfócitos T auxiliares torna-se prejudicada, podendo haver CD4 abaixo de 300 células/mm^3. Há mutação nos genes que codificam os fatores de transcrição para MHC II. Os linfócitos B estão normais; as imunoglobulinas estão normais ou diminuídas. Geralmente o quadro clínico aparece aos três meses de vida: infecções graves respiratórias e gastrointestinais; pode haver infecções virais graves, lesões papilomatosas orais por HPV (papilomavírus humano) e pneumonias por *Pneumocystis jirovecii*. O tratamento é o TMO.

10ª. Deficiência de ZAP-70

Na deficiência de ZAP-70 não há fosforilação de proteínas, com consequente diminuição da propagação de sinais para o núcleo e depressão da atividade de linfócitos T citotóxicos. Os resultados são infecções de repetição por microrganismos intracelulares, desde o início da vida, tendo como terapia o TMO.

3. Imunodeficiências combinadas associadas a síndromes ou a características sindrômicas

Neste grupo encontram-se: síndrome de DiGeorge, ataxia telangiectasia, síndrome de Wiskott-Aldrich, síndrome de Nijmegen, candidíase mucocutânea crônica e síndrome de Hiper-IgE (Figura 21.21).

1ª. Síndrome de DiGeorge ou Deleção 22q11.2

Em 1965, DiGeorge apresentou em congresso científico o caso de criança com aplasia tímica e hipoparatireoidismo. O timo e as paratireoides são provenientes dos terceiros e

---

DEFICIÊNCIA DE CD40 LIGANTE E DEFICIÊNCIA DE CD40

Conceito
- Defeito na molécula CD40L de linfócitos T ou de CD40 em B
- Não ocorre mudança de IgM para as demais classes de imunoglobulinas

Quadro clínico
- Início em lactentes
- Infecções bacterianas por bactérias Gram-positivas
- Na deficiência de CD40L pode haver também infecções por microrganismos oportunistas, estomatites de repetição

Laboratório
- Diminuição sérica de IgG, IgA e IgE
- IgM elevada ou normal
- Baixo CD40L ou CD40

Tratamento
- Tratamento das infecções
- Antibiótico profilático ou reposição com imunoglobulina humana
- Casos graves de deficiência de CD40L podem necessitar de transplante de células-tronco hematopoiéticas

Figura 21.20. Estão descritas as características das deficiências de CD40 ligante e de CD40 (imunodeficiência afetando a imunidade celular e humoral).

IMUNODEFICIÊNCIAS COMBINADAS ASSOCIADAS A SÍNDROMES OU A CARACTERÍSTICAS SINDRÔMICAS*

1ª. Síndrome de DiGeorge
2ª. Ataxia telangiectasia
3ª. Síndrome de Wiskott-Aldrich
4ª. Síndrome de Nijmegen
5ª. Síndrome de hiper-IgE

*União Internacional das Sociedades de Imunologia (IUIS)

Figura 21.21. Estão descritas as imunodeficiências combinadas associadas a síndromes ou a características sindrômicas.

quartos arcos branquiais, motivo pelo qual a falta de timo é acompanhada por falta de paratireoide.

Assim, na síndrome de DiGeorge há aplasia ou hipoplasia do timo e das paratireoides (exceção para paratireoides ectópicas), tendo como consequência a falta de maturação de linfócitos T. Há microdeleções no cromossomo 22, mas pode aparecer como uma nova mutação na família. A síndrome pode ser total ou parcial, com aplasia ou hipoplasia tímica, havendo deficiência celular variável, na dependência da quantidade de timo existente. Fala-se em síndrome de DiGeorge completa quando os linfócitos T estiverem abaixo de 50 células/mm³ e incompleta para os demais casos.

As manifestações da síndrome podem ser precoces, geralmente pela ausência de paratireoides, com tremores nos primeiros dias de vida, tetania ou convulsões, devidos à hipocalcemia. O recém-nascido pode apresentar outras anomalias: anomalias faciais: lábios pequenos/freio labial superior encurtado (aspecto chamado "boca de peixe"), palato em ogiva, micrognatia, hipertelorismo, baixa inserção de orelhas, fácies alongada. Com frequência há malformações cardíacas, como anomalia conotruncal, anomalias do arco aórtico, tetralogia de Fallot. Pode haver anomalias renais (agenesia, hidronefrose), distúrbios neurológicos e psíquicos. A síndrome de DiGeorge deve ser lembrada em neonatos com hipocalcemia e linfopenia, especialmente associadas a anormalidades faciais e/ou malformações cardíacas.

Em casos de aplasia tímica não tratada, o neonato apresenta reações a vacinas com microrganismos vivos, podendo haver disseminação vacinal. O lactente apresenta infecções graves virais, fúngicas, por bactérias intracelulares e por oportunistas (citomegalovírus, *Epstein-Barr virus*, vírus varicela-zóster, *Candida albicans*, *Pneumocystis jirovecii*). As infecções geralmente são a causa de óbito, que ocorre no início da vida, na ausência de diagnóstico. Em transfusões sanguíneas pode ocorrer doença enxerto *versus* hospedeiro. Há maior associação com doenças autoimunes, principalmente quando há deficiência de imunoglobulinas, por falta de T auxiliares. As neoplasias são mais frequentes, diante de diminuição de T citotóxicos.

Os exames laboratoriais mostram linfopenia (abaixo de 50 células/mm³ na síndrome completa), diminuição de células TCD3, TCD4, TCD8; há sempre acentuada diminuição de T total, TCD4 e TCD8 *naïves* (CD45RA), uma vez que a grande totalidade é do recém-nascido. O diagnóstico é muito provável quando há linfócitos abaixo de 500 células/mm³ e hipocalcemia. No neonato, a radiologia não mostra imagem tímica. Os linfócitos B são normais, mas as imunoglobulinas podem estar diminuídas, em especial a IgA, por diminuição de T auxiliar. A confirmação diagnóstica é por análise genética, com deleção de 22q.11.2.

Na aplasia tímica, o tratamento deve ser o mais rápido possível: transplante de células hematopoiéticas (sem obrigatorie-

SÍNDROME DE DIGEORGE OU DELEÇÃO 22q11.2

Conceito
Aplasia ou hipoplasia tímica

Quadro clínico
a) Hipoparatireoidismo:
 – Tremores nos primeiros dias de vida, tetania ou convulsões
 – Pode não apresentar quando paratireoide ectópica
b) Outras anomalias:
 – Lábios pequenos, freio labial superior encurtado
 – Palato em ogiva, micrognatia
 – Baixa inserção de orelhas, hipertelorismo
 – Malformações cardíacas e renais
 – Distúrbios neurológicos e psíquicos
 – As anomalias podem não estar presentes
c) Aplasia tímica:
 – Reações a vacinas com microrganismos vivos
 – Infecções por oportunistas: citomegalovírus, candidíase, varicela-zóster, *Pneumocystis jirovecii*, *Epstein-Barr virus*
 – Reação enxerto *versus* hospedeiro (por linfócitos maternos ou pós-transfusões não irradiadas ou pós-transplante)
 – Doenças autoimunes, neoplasias
 – Óbito precoce na falta de diagnóstico

Laboratório
- Linfopenia (na síndrome completa < 50 linfócitos/mm³)
- Diminuição de TCD3, TCD4 e TCD8; T, TCD4 e TCD8 *naïves*
- Deleção no cromossomo 22q11 (teste de FISH para del 22q11.2)

Tratamento
- Transplante de timo fetal ou de medula óssea ou de T maduros
- Contraindicadas vacinas com microrganismos vivos

Figura 21.22. Estão descritas as características da síndrome de DiGeorge (imunodeficiência combinada associada à síndrome).

dade de HLA relacionado), tratamento do hipoparatireoidismo e correção das cardiopatias quando presentes. É necessária antibioticoprofilaxia até o transplante. São contraindicadas vacinas com microrganismos vivos (Figura 21.22). O segundo caso clínico do Capítulo 5 é de síndrome de DiGeorge.

2ª. Ataxia telangiectasia

A síndrome da ataxia telangiectasia é caracterizada pela presença de ataxia cerebelar, telangiectasias e alterações imunológicas diversas. É determinada por herança autossômica recessiva, por mutação no gene da mutação da ataxia telangiectasia (ATM), localizado no cromossomo 11q22-23, codificador de proteína que controla a divisão e reparação do DNA. Há risco de 25% de ocorrência em cada nova gestação.

A ordem de aparecimento e a progressão na ataxia telangiectasia são muito variáveis. O primeiro sinal pode ser a ataxia, às vezes precoce, observada quando a criança começa a andar, a qual é progressiva e leva à dificuldade de locomoção e à atrofia muscular. Pode haver oftalmoplegia, observada pelo retardo do movimento ocular com a movimentação da cabeça (apraxia ocular). Pode haver retardo mental.

As telangiectasias ou dilatações persistentes de pequenos vasos aparecem inicialmente em conjuntiva bulbar, seguindo-se pavilhão auricular e base do nariz. Na síndrome ataxia-símile, a ataxia não é muito pronunciada, não há telangiectasias, e o quadro torna-se mais grave pela radiossensibilidade.

As alterações imunológicas são variáveis, podendo iniciar-se com deficiência de IgA, evoluir para deficiência de subclasses de IgG, imunodeficiência combinada e defeitos de fagócitos. As infecções de repetição dependem do setor comprometido, iniciando-se em muitos casos com infecções de vias aéreas superiores seguidas de pneumonias de repetição, levando a bronquiectasias e outras sequelas pulmonares. O comprometimento imunológico e o neurológico geralmente evoluem de forma diferente.

É possível a ocorrência de retardo da puberdade, disgenesia gonadal, atrofia testicular e diabetes *mellitus*. As neoplasias têm incidência elevada, principalmente leucoses e tumores cerebrais.

Na grande maioria, a α-fetoproteína está elevada, exame que pode ser de auxílio para o diagnóstico inicial. Há maior sensibilidade a radiações pela fragilidade cromossômica apresentada. A análise citogenética de quebras cromossômicas pode auxiliar o diagnóstico, especialmente no início do quadro.

O tratamento imunológico depende da alteração apresentada. Havendo deficiência de subclasses de IgG e pneumonias de repetição, é necessária a reposição com imunoglobulina humana, conforme já estudado nesses EII. A terapia definitiva para as alterações de T é o TMO, que muitas vezes fica restrito pelo comprometimento neurológico apresentado. É importante evitar radiações, pela fragilidade cromossômica apresentada (Figura 21.23).

3ª. Síndrome de Wiskott-Aldrich

A síndrome de Wiskott-Aldrich (WAS) é caracterizada pela tríade: eczema, plaquetopenia e infecções de repetição.

Há alterações ou ausência da proteína WAS (WASp), por mutações no braço curto do cromossomo X (mais frequente em meninos). A WASp participa de transdução de sinais em células hematopoiéticas: o distúrbio acarreta alterações em fagócitos mononucleares, células NK, B e T.

O eczema pode ser localizado ou generalizado, abrangendo grandes áreas, tendo importância no diagnóstico diferencial das dermatoses, principalmente quando a alteração imunológica é acompanhada de valores altos de IgE.

A plaquetopenia, geralmente abaixo de 70.000 plaquetas/mm^3, leva a hemorragias, em especial digestivas. Além da trombocitopenia, há plaquetas pequenas. Há casos com plaquetas normais em número e tamanho.

As alterações imunológicas são variadas. Muitas vezes têm início com a incapacidade de produção de anticorpos polissacarídeos, seguidos de deficiência de subclasses de IgG e diminuições progressivas de T, que determinam o tipo de infecções apresentadas. Há maior incidência de neoplasias, principalmente de leucoses e de doenças autoimunes.

O tratamento é o transplante de células-tronco hematopoiéticas para ausência de T. Após o transplante, ainda pode ser necessária a administração de imunoglobulina humana para a deficiência de anticorpos polissacarídeos. A esplenectomia pode diminuir as hemorragias, evitando o acúmulo de plaquetas no baço. As transfusões devem ser irradiadas pela possibilidade de reação enxerto *versus* hospedeiro. O óbito é precoce na falta de diagnóstico e tratamento (Figura 21.23).

4ª. Síndrome de Nijmegen

A síndrome de Nijmegen tem herança conhecida, sendo muitas vezes necessária a estimulação *in vitro* com análise do cariótipo para o diagnóstico. O portador apresenta fácies descrita como "de pássaro", com microcefalia, atraso no desenvolvimento pôndero-estatural, estando conservado o desenvolvimento neuropsíquico na maioria dos casos.

Frequentemente, há deficiência de IgA, seguida de deficiência de subclasse de IgG, podendo haver outras imunodeficiências. Os portadores apresentam maior propensão a doenças hematológicas, linfomas, principalmente de células B e são muito suscetíveis a irradiações. O tratamento depende da imunodeficiência apresentada e as radiações devem ser evitadas (Figura 21.24).

ATAXIA TELANGIECTASIA

- Vasodilatações persistentes inicialmente em conjuntiva bulbar
- Ataxia progressiva (apraxia ocular)
- Diminuição de imunoglobulinas e/ou de linfócitos T
- Devem ser evitadas radiações (instabilidade cromossômica)

SÍNDROME DE WISKOTT-ALDRICH

- Tríade: Eczema (localizado ou generalizado)
  Plaquetopenia com plaquetas pequenas, porém as plaquetas podem ser normais em número e tamanho
  Infecções de repetição
- Diminuição de imunoglobulinas e/ou de linfócitos T

Figura 21.23. Estão descritas as características da ataxia telangiectasia e da síndrome de Wiskott-Aldrich (imunodeficiência combinada associada à síndrome).

SÍNDROME DE NIJMEGEN

Característica
- Hereditária

Quadro clínico
- Microcefalia, com fácies descrita como "de pássaro"
- Atraso no desenvolvimento pôndero-estatural
- Maioria tem desenvolvimento neuropsíquico conservado
- Infecções dependentes da alteração imunológica

Laboratório – variável:
- Diminuição de imunoglobulinas (mais frequente deficiência de IgA)
- Diminuição de linfócitos T

Tratamento
- Depende do comprometimento imunológico
- Devem ser evitadas radiações (instabilidade cromossômica)

Figura 21.24. Estão descritas as características da síndrome de Nijmegen (imunodeficiência combinada associada à síndrome).

5ª. Síndrome de hiper-IgE

É caracterizada por aumento acentuado de IgE sérica total (acima de 1.000 UI/mL). Está associada em especial a mutações no gene STAT3. A união de citocinas a seus receptores ativam quinases promotoras da fosforilação da proteína citoplasmática STAT3. Esta, em forma dimérica desloca-se para o núcleo, ativando genes promotores da atividade biológica da citocina e entre estas encontram-se CXCL8 (IL-8) e IL-17, importantes para o afluxo e ativação de neutrófilos (*Staphylococcus aureus* e *Aspergillus fumigatus*) e fagócitos mononucleares (*Candida albicans*). Pode haver também diminuição da quimiotaxia por neutrófilos e da imunidade humoral e celular.

Nas manifestações clínicas mais frequentes são infecções por *Staphylococcus aureus*, como impetigo, abscessos frios e pneumonias com tendência à formação de pneumatoceles, seguidas pneumonias por *Aspergillus fumigatus*, candidíase mucocutânea e reações adversas ao BCG. Podem haver doenças alérgicas, como alergia alimentar.

O eczema pruriginoso pode estar presente desde o nascimento, semelhante à dermatite atópica, porém com distribuição diferente, atingindo mais face e tronco; foi inicialmente descrito como síndrome de Jó. Estão descritas: características faciais que se acentuam ao longo da vida, referidas como "traços grosseiros": fronte proeminente, base do nariz alargada e face assimétrica; permanência da primeira dentição ocasionando dentição dupla; hiperextensibilidade de articulações; escoliose; osteoporose com fraturas repetidas; aneurismas; linfomas.

O diagnóstico é feito pelo quadro clínico associado aos valores extremamente elevados de IgE sérica e análise genética. O tratamento depende da alteração imunológica apresentada, podendo necessitar antibiótico profilático e reposição com imunoglobulina humana. Anti-histamínicos anti-H1 associados a anti-H2 diminuem o prurido das dermatoses (Figura 21.25).

4. Doenças de imunodesregulação

As doenças de imunodesregulação são atualmente divididas em dois grupos: a) sem doenças autoimunes – síndrome de Chediak-Higashi e suscetibilidade ao *Epstein-Barr virus*; b) com doenças autoimunes – IPEX, APECED e ALPS (Figura 21.26).

1ª. Síndrome de Chediak-Higashi

É uma doença autossômica recessiva com deficiência da atividade bactericida por neutrófilos e albinismo parcial. Há disfunção de fagócitos, dada por mutação do gene que codifica a proteína reguladora do tráfego lisossomal. O resultado é a fusão dos grânulos citoplasmáticos, não havendo formação

SÍNDROME DE HIPER-IgE

Características
- Aumento acentuado de IgE sérica total (acima de 1.000 UI/dL)
- Associada a mutações no gene STAT3, comprometendo a síntese de IL-8 e IL-17
- Muitas vezes há diminuição da quimiotaxia por neutrófilos: infecções principalmente por *Staphylococcus aureus*, *Aspergillus fumigatus*, reações ao BCG
- Pode haver diminuição da quimiotaxia por fagócitos mononucleares: Infecções fúngicas, especialmente por *Candida albicans*
- Pode haver diminuição da imunidade humoral e/ou celular

Quadro clínico
- Eczema pruriginoso neonatal em face e tronco
- Características faciais que se acentuam ao longo da vida – "traços grosseiros"
- Reações ao BCG
- Impetigo, abscessos, pneumonias com tendência a pneumatoceles
- Permanência da primeira dentição, levando à dentição dupla
- Hiperextensibilidade de articulações, escoliose, osteoporose com fraturas repetidas

Tratamento
- Tratamento das infecções até antibiótico profilático
- Pode necessitar reposição com imunoglobulina humana
- Anti-histamínicos para diminuir o prurido do eczema

Figura 21.25. Estão descritas as características da síndrome de hiper-IgE (imunodeficiência combinada associada à síndrome).

DOENÇAS DE IMUNODESREGULAÇÃO*

a) Sem doenças autoimunes:
  – Síndrome de Chediak-Higashi
  – Suscetibilidade ao *Epstein-Barr virus*
b) Com doenças autoimunes:
  – IPEX
  – APECED
  – ALPS

União Internacional das Sociedades de Imunologia (IUIS)

Figura 21.26. Estão descritas as principais doenças de imunodesregulação.

de fagolisossomo. Essa fusão dá origem a grânulos gigantes no citoplasma de várias células, especialmente em neutrófilos, macrófagos e melanócitos. No esfregaço de sangue e mielograma encontram-se grânulos citoplasmáticos gigantes em leucócitos que, diante do quadro de albinismo oculocutâneo, permitem o diagnóstico da síndrome.

Os pacientes apresentam albinismo oculocutâneo, surgindo como faixas no cabelo, na íris e na pele. As infecções são por bactérias piogênicas, com formação frequente de abscessos, gengivite e periodontite. Pode haver sangramentos por diminuição do número e da função das plaquetas, além de comprometimento neurológico. É frequente a evolução com a chamada fase acelerada ou linfo-histiocitose hemofagocítica: invasão de leucócitos defeituosos em diferentes locais, em especial linfonodos, baço, fígado, medula, SNC (adeno-hepatoesplenomegalia, encefalopatia), muitas vezes fatal.

O tratamento é o transplante de células-tronco hematopoiéticas. Há referências na literatura de melhora da atividade de neutrófilos em Chediak-Higashi com vitamina C. É importante a lembrança da necessidade de solicitar um esfregaço de lâmina para o diagnóstico (Figura 21.27).

2ª. Suscetibilidade ao *Epstein-Barr virus*

Anteriormente conhecida como síndrome linfoproliferativa ligada ao X, surge após a infecção por *Epstein-Barr virus*. Após a virose, aparecem alterações imunológicas leves ou graves, transitórias ou permanentes. Há defeitos em genes codificadores de proteínas que regulam sinais intracelulares, cujas consequências aparecem após a mononucleose, não estando perfeitamente elucidado tal motivo.

As infecções, principalmente bacterianas, tornam-se repetitivas, com má evolução. Muitas vezes, há hepatite viral de curso crônico. Pode evoluir para aplasia de medula ou linfomas, tornando o quadro ainda mais grave. Os exames imunológicos apresentam valores normais ou diminuídos para B e imunoglobulinas, normalidade para linfócitos T e sorologia positiva para *Epstein-Barr virus*. O tratamento depende do comprometimento clínico e laboratorial. O prognóstico é variável (Figura 21.28).

SÍNDROME DE CHEDIAK-HIGASHI

Características

Autossômica recessiva
- Mutação do gene regulador do transporte lisossomal
- Fusão dos grânulos lisossomais resultando em grânulos gigantes no citoplasma de fagócitos

Quadro clínico
- Albinismo oculocutâneo
- Infecções graves, abscessos
- Sangramentos (diminuição de plaquetas)
- Fase acelerada (frequente e grave): leucócitos defeituosos invadem diferentes locais, em especial linfonodos, baço, fígado, medula e sistema nervoso central (encefalopatia progressiva)

Laboratório

É necessário solicitar esfregaço de sangue
- Esfregaço de sangue e mielograma evidenciam grânulos gigantes

Tratamento

Transplante de células-tronco hematopoiéticas

Figura 21.27. Estão descritas as características da síndrome de Chediak-Higashi (doença de imunodesregulação).

SUSCETIBILIDADE AO *EPSTEIN-BARR VIRUS*

Características
- Anteriormente conhecida como síndrome linfoproliferativa ligada ao X
- Defeitos em genes codificadores de proteínas reguladoras de sinais intracelulares, desencadeados após mononucleose

Quadro clínico
- Inicia-se após infecção pelo *Epstein-Barr virus*
- Infecções graves e de repetição, incluindo hepatite viral crônica
- Pode evoluir para anemia aplástica ou linfomas

Laboratório
- Imunoglobulinas e linfócitos B normais ou diminuídos
- Linfócitos T normais
- Sorologia positiva para *Epstein-Barr virus*

Tratamento
- Tratamento das infecções e dos acometimentos desenvolvidos

Figura 21.28. Estão descritas as características da susceptibilidade ao *Epstein-Barr virus* (doença de imunodesregulação).

3ª. Imunodesregulação, Poliendocrinopatia e Enteropatia ligada ao X (IPEX)

A imunodesregulação, poliendocrinopatia e enteropatia ligada ao X (IPEX) foi estudada paralelamente à descrição de linfócitos T reguladores. Há deficiência de linfócitos T reguladores naturais (TCD4+CD25+FoxP3+), por mutações nos genes codificadores do fator de transcrição, a proteína intracelular FoxP3, a qual auxilia a diferenciação de linfócitos TCD4+CD25- em TCD4+CD25+ reguladores. Trata-se de herança ligada ao X e recessiva, afetando lactentes do sexo masculino. É frequente a história familiar de óbitos em meninos pequenos.

A deficiência de linfócitos reguladores naturais determina tolerância para linfócitos autorreativos, ou seja, persistência de clones de linfócitos autorreagentes, levando a doenças autoimunes que aparecem desde baixa idade.

Além da endocrinopatia generalizada, principalmente de tireoide e diabetes, além de enteropatia perdedora de proteínas. Há infecções por *Aspergillus fumigatus* e por outros fungos. Pode haver alergia alimentar. Tratam-se as doenças autoimunes. O óbito em geral é precoce, pela autoimunidade precoce e grave.

Entre as alterações laboratoriais constatam-se eosinofilia, aumento de IgE, presença de autoanticorpos e diminuição de FoxP3 (citometria de fluxo) (Figura 21.29).

4ª. Poliendocrinopatia Autoimune, Candidíase, Distrofia Ectodérmica (APECED)

É um EII causado por herança recessiva de mutação no gene regulador autoimune (AIRE), o qual codifica o fator de transcrição AIRE, envolvido na seleção negativa de linfócitos T autorreativos. Normalmente o gene AIRE está presente em células tímicas epiteliais medulares e o fator de transcrição AIRE faz com que antígenos de outros órgãos sejam expressos no timo. A presença de tais antígenos leva à seleção clonal negativa no timo de linfócitos autorreativos.

A APECED manifesta-se geralmente em crianças maiores ou adultos, com familiares consanguíneos. Há candidíase persistente em boca e unhas; depois evolução para doenças autoimunes: 96% hipotireoidismo, 78% insuficiência de suprarrenal e outras. Pode haver atrofia esplênica, resultando em infecções. O diagnóstico clínico baseia-se na presença de dois componentes da tríade: candidíase, hipotireoidismo e insuficiência adrenal. O tratamento é dirigido às intercorrências (Figura 21.26).

5ª. Síndrome Linfoproliferativa com Autoimunidade (ALPS)

Há defeito de apoptose de linfócitos por mutações de genes para Fas ou outras, resultando no aumento de TCD3, células CD3TCRαβ duplo negativas. As manifestações incluem doenças autoimunes (80% dos casos), em especial citopenias. Chama a atenção o acentuado aumento de linfonodos. Com frequência há hepatoesplenomegalia. Pode evoluir com linfomas (Figura 21.26).

5. Defeitos congênitos de fagócitos

Os defeitos nos fagócitos são divididos, segundo a União Internacional das Sociedades de Imunologia em defeitos de número, função ou ambos. Entre os defeitos em número de fagócitos encontram-se: neutropenia congênita grave/síndrome de Kostmann, neutropenia cíclica. Os defeitos de função nos fagócitos foram subdivididos conforme não apresentem síndromes associadas (doença granulomatosa crônica, deficiência de G-6PD em neutrófilos) ou estejam associados a síndromes (defeito de adesão leucocitária 1 e 2 ou LAD-1 e LAD2) (Figura 21.30). Neste capítulo estão descritas, ainda, a deficiência do eixo IL-12 e IFN-γ e a deficiência da etapa de ingestão por fagócitos neutrofílicos e mononucleares, esta não incluída na classificação da IUIS.

IPEX: Imunodesregulação, Poliendocrinopatia e Enteropatia ligada ao X

Características
- Defeitos em genes codificadores de fator de transcrição FoxP3, com diminuição de linfócitos T reguladores naturais

Quadro clínico
- Afeta lactentes do sexo masculino
- História familiar de óbitos em meninos pequenos
- Doenças autoimunes graves desde baixa idade: Enteropatia perdedora de proteínas (diarreia crônica) Endocrinopatia generalizada (tireoide, diabetes)
- Dermatite eczematosa crônica
- Infecções por *Aspergillus fumigatus* e outros fungos

Laboratório
- Eosinofilia, aumento de IgE
- Diminuição da proteína FoxP3+ (citometria de fluxo)
- Diminuição de Treg (TCD4+ CD25+)

Tratamento
- Tratam-se as doenças autoimunes
- Transplante de células-tronco hematopoiéticas

APECED: Poliendocrinopatia Autoimune, Candidíase e Distrofia Ectodérmica

ALPS: Síndrome Linfoproliferativa com Autoimunidade

Figura 21.29. Estão descritas as características das doenças com imunodesregulação: IPEX, APECED e ALPS.

capítulo 21 Erros Inatos da Imunidade

DEFEITOS CONGÊNITOS DE FAGÓCITOS*

a) Alteração do número de fagócitos
  Neutropenia congênita grave (Kostmann)
  Neutropenia cíclica
b) Alteração da função de fagócitos
  Sem síndromes associadas:
    Doença granulomatosa crônica Deficiência de G-6PD em neutrófilos
  Com síndromes associadas:
    Deficiência de adesão leucocitária 1 e 2 (LAD-1 e 2)

*União Internacional das Sociedades de Imunologia (IUIS)

Figura 21.30. Está descrita a classificação dos defeitos congênitos de fagócitos.

1ª. Neutropenia congênita grave e síndrome de Kostmann

As duas imunodeficiências pertencem ao mesmo grupo de doenças, ocorrendo de forma rara, por diferentes heranças genéticas, com mutações do gene que codifica a enzima elastase neutrofílica (ELANE), por herança autossômica recessiva.

Na neutropenia congênita grave, há parada de maturação da linhagem mieloide na medula óssea, no estágio promielocítico, resultando em neutropenia que persiste por meses ou anos, com valores abaixo de 500 neutrófilos/mm³. Autores consideram neutropenia moderada para valores entre 500 a 1.000 e leve para 1.000 a 1.500 neutrófilos/mm³. A neutropenia congênita grave foi descrita inicialmente por Kostmann, em 1956. Na síndrome de Kostmann a neutropenia é ainda mais acentuada (abaixo de 200 neutrófilos/mm³), com mutação do gene HAX1 e apoptose precoce de neutrófilos.

Na neutropenia congênita grave há sempre baixo número de precursores mieloides neutrofílicos na medula, com quantidade normal para as demais células da série.

A manifestação clínica de neutropenia relaciona-se com o grau de neutropenia. Na neutropenia grave o quadro pode aparecer desde baixa idade, com estomatites de repetição, periodontites crônicas (levando à perda precoce dos dentes decíduos, comprometimento da dentição permanente, até perda óssea), abscessos cutâneos, diarreia persistente, infecções graves até sepse. Os agentes mais frequentes são *Staphylococcus aureus*, *Escherichia coli*, *Pseudomonas aeruginosa*, *Klebsiella* spp, *Pneumocystis jirovecii*.

Para o diagnóstico, além do quadro clínico e da neutropenia persistente, o aspirado de medula óssea mostra hipoplasia de células granulocíticas e é necessário afastar leucemias. Em cerca de metade dos casos de neutropenia congênita grave há mutações do gene ELANE, o qual codifica a proteína elastase de neutrófilos. Podem haver outras mutações.

Para o início do tratamento há indicação de antibioticoprofilaxia. Na terapia é utilizado o fator estimulador de colônias de granulócitos (G-CSF), na dosagem de 3 a 30 µg/kg/dia, diariamente ou em dias alternados, por períodos prolongados, associando-se ao uso de antibióticos de forma intermitente ou contínua, dependendo do caso. O tratamento definitivo é o transplante de células-tronco hematopoiéticas. A BCG não está é indicada por analogia à doença granulomatosa crônica (Figura 21.31).

2ª. Neutropenia cíclica

Na neutropenia cíclica há interrupção temporária da maturação da linhagem pró-mieloide. Pode haver mutação no gene ELANE. Resulta em diminuição periódica de neutrófilos, com duração em torno de 3 a 5 dias, até 14 dias, geralmente coincidentes com aumento reacional de monócitos, com periodicidade de duas a cinco semanas, mais comumente de três semanas. Esses períodos apresentam a mesma periodicidade para cada paciente. Há herança autossômica dominante de expressão variável, com mutações no gene ELA2.

A manifestação clínica é grave quando o número de neutrófilos é inferior a 500; moderada para 500 e 1.000; leve entre 1.000 e 1.500 células/mm³. Para o diagnóstico de neutropenia, é necessária a consideração dos valores de normalidade para a faixa etária, em especial no recém-nascido. Os sintomas assemelham-se aos da neutropenia congênita grave, em geral predominando estomatites de repetição. Pode-se manifestar em lactentes.

Para a detecção de neutropenia cíclica, são necessários leucogramas seriados, repetindo-se os leucogramas 2 a 3 vezes/semana durante 6 semanas. Em períodos de neutropenia, o mielograma mostra hiperplasia de pró-mielócitos e hipoplasia de granulócitos.

NEUTROPENIA CONGÊNITA GRAVE

Quadro clínico
- Estomatites de repetição
- Periodontites crônicas
- Perda precoce da dentição decídua e permanente
- Pneumonias de repetição

Laboratório
- Neutropenia: neutrófilos abaixo de 200 (Kostmann) ou 500 neutrófilos/mm³
- Neutropenia congênita moderada: entre 500 a 1.500 neutrófilos/mm³
- Medula: diminuição de precursores mieloides neutrofílicos

Tratamento
- Início: antibiótico profilático
- G-CSF até TMO
- Não está indicada a vacina BCG

Figura 21.31. Estão descritas as características da neutropenia congênita grave (alteração no número de fagócitos).

No tratamento, deve ser incentivada a higiene oral constante com soluções salinas ou antissépticas. Antibióticos devem ser prescritos ao início das infecções. O G-CSF pode ser necessário em casos de infecções graves, de forma esporádica (Figura 21.32).

3ª. Doença granulomatosa crônica (DGC)

O primeiro caso foi descrito por Bridges *et al.*, em 1959, em meninos com pneumonias, linfadenites e abscessos, e que, naquela ocasião evoluíam a óbito.

Na doença granulomatosa crônica (DGC) há deficiência da etapa de digestão da fagocitose por fagócitos (neutrófilos, mononucleares, eosinófilos): disfunção do metabolismo oxidativo das pentoses, com incapacidade de gerar espécies reativas de oxigênio (EROs), como ânion superóxido, peróxido de hidrogênio, radical hidroxil, que são microbicidas.

A patogenia é resultante de mutações de genes que codificam enzimas oxidases fagocíticas (*phox* – *phagocytic oxidase*), que fazem parte do sistema NADPH oxidase. Em cerca de 60% dos casos há herança ligada ao X, por mutações do gene que codifica a glicoproteína gp91*phox* (citocromo b558). Os demais casos são decorrentes de heranças autossômicas recessivas, por mutações dos genes codificadores de p47*phox*, p67*phox* ou p22*phox* (Figura 21.33).

As manifestações clínicas podem ter início com reações à vacina BCG, porém nem sempre. Há infecções de repetição por microrganismos catalase-positivos, como *Staphylococcus aureus*, *Aspergillus fumigatus*. Tais patógenos contêm catalases que destroem peróxido de hidrogênio. Neutrófilos sintetizam grandes quantidades de peróxido de hidrogênio, superando a quantidade de catalases dos patógenos. Entretanto, neutrófilo deficiente sintetiza pouco peróxido de hidrogênio, que é catabolizado, restando tais patógenos. O resultado é o acúmulo de neutrófilos continuamente atraídos para combater os patógenos remanescentes. Os fagócitos neutrofílicos deficientes são, então, circundados por monócitos e linfócitos, tentando uma resposta compensatória, formando-se granulomas, dando origem ao nome da doença.

DOENÇA GRANULOMATOSA CRÔNICA

Conceito
- Deficiência da etapa de digestão da fagocitose: disfunção do metabolismo oxidativo das pentoses, com incapacidade de gerar espécies reativas de oxigênio (EROs)

Patogenia
- Mutações de genes que codificam o complexo de enzimas oxidases fagocíticas (*phox*): NADPH oxidase
- Maioria recessiva ligada ao X: mutação do gene que codifica gp91*phox* (citocromo b558)
- Minoria autossômica recessiva: mutação dos genes que codificam p47*phox*, p67*phox*

Quadro clínico
- Reações ao BCG (nem sempre)
- Infecções frequentes por microrganismos catalase-positivos (*Staphylococcus aureus*):
  - Massas tumorais (granulomas e linfadenites) que evoluem para abscessos frios
  - Estomatites, pneumonias com tendência a pneumatoceles *(S. aureus)*, sepse

Laboratório
- Ausência de redução do NBT (NBT zero) e/ou baixa oxidação da DHR
- Estudo genético

Tratamento
- Antibiótico profilático (sulfametoxazol-trimetropim)
- Muitas vezes há necessidade de antifúngico profilático
- Transplante de células-tronco hematopoiéticas tem indicação relativa: indicado quando não há controle das infecções com profilaxia
- Não está indicada a vacina BCG

Figura 21.33. Estão descritas as características da doença granulomatosa crônica (classificada como alteração na função dos fagócitos sem síndromes associadas).

Pode haver ainda infecções por bactérias Gram-negativas (*Pseudomonas aeruginosa*, *Burkholderia cepacia*, *Serratia marcescens*), além de *Mycobacterium tuberculosis* e *Pneumocystis jirovecii*.

Os granulomas e as linfadenites manifestam-se como tumorações e frequentemente evoluem para abscessos frios (sem pus). Os abscessos geralmente são em pele e linfonodos, mas podem ser sistêmicos, como em pulmões, fígado, SNC, de difícil diagnóstico, em especial sem o diagnóstico prévio de DGC. Estomatites e pneumonias com tendência a pneumatoceles de repetição também podem ocorrer (por *S. aureus*).

NEUTROPENIA CÍCLICA

Quadro clínico
- Estomatites de repetição

Diagnóstico
- Leucogramas seriados

Tratamento
- Antibióticos durante infecções
- G-CSF quando necessário

Figura 21.32. Estão descritas as características da neutropenia cíclica (alteração no número de fagócitos).

Frequentemente, há hepatomegalia e esplenomegalia. As infecções são graves, podendo evoluir rapidamente para sepse. Na maioria dos casos o início das manifestações ocorre até cinco anos de idade, mas pode começar em adultos jovens.

Para diagnóstico é utilizado o teste do *nitroblue tetrazolium* (NBT) mostrando ausência de redução do corante (NBT zero) e/ou teste da di-hidro-rodamina (DHR), com diminuição da capacidade oxidativa. Podem ser feitas determinações quantitativas da atividade da NADPH oxidase, por meio da análise da produção de ânion superóxido. Os estudos genéticos com alterações de genes *phox* confirmam o diagnóstico.

É necessário antibiótico profilático pela gravidade e rapidez das infecções: sulfametoxazol-trimetropim, devido à alta concentração seletiva em fagócitos. A literatura tem indicado dose plena; há autores que preconizam meia dose diária. Nos casos de alergia à sulfa podem ser utilizados dicloxacilina ou rifampicina. A profilaxia antifúngica (itraconazol) pode ser necessária, pela alta mortalidade de infecções fúngicas, com observação dos efeitos colaterais. Têm sido relatados bons resultados com IFN-γ recombinante, em especial na forma ligada ao X, por aumentar a transcrição do gene codificador de gp91*phox*. O TMO tem indicação relativa, pois a maioria dos pacientes responde bem à antibioticoterapia profilática; há indicação na falta de resposta a antibiótico, havendo doador totalmente compatível.

A vacina BCG não está indicada pela possibilidade de disseminação. Ainda não há dados para a febre amarela. As demais vacinas podem ser feitas. Não há indicação de transfusão de neutrófilos, pois pode levar a sequestramento pulmonar de neutrófilos, por razões não bem elucidadas (Figura 21.33).

O primeiro caso clínico do Capítulo 3 – Fagócitos, é de um portador de DGC.

4ª. Deficiência de G-6PD em neutrófilos

Além da anemia hemolítica por deficiência de G-6PD em hemácias, a deficiência de G-6PD em neutrófilos e monócitos determina diminuição da etapa de digestão por fagócitos. A herança é ligada ao X.

O quadro clínico infeccioso é semelhante ao da doença granulomatosa crônica, com abscessos de repetição, principalmente por *Staphylococcus aureus*.

O diagnóstico é feito pela quantificação de G-6PD intracelular. Em casos de infecções repetitivas graves estão indicados antibióticos profiláticos (Figura 21.34).

5ª. Defeito de adesão leucocitária 1 e 2 (LAD-1 e LAD2)

A LAD-1 é uma deficiência rara, transmitida por herança autossômica recessiva, determinando deficiência da molécula de adesão CD18 (β2-integrina), o que impede a expressão de CD11/CD18 (LFA-1) da superfície de neutrófilos e de outros leucócitos, importantes para adesão leucocitária ao endotélio. Há diminuição da migração transendotelial de leucócitos, incluindo neutrófilos, para o local do agente infeccioso. A LFA-1 é necessária também para a apresentação antigênica para T, com consequente diminuição da atividade de T.

Há queda tardia do coto umbilical, resultante da não afluência de neutrófilos para o coto do cordão umbilical, e falta de lise por liberação dos grânulos neutrofílicos. Aparecem infecções de repetição bacterianas e fúngicas, em especial em pele, com abscessos frios (sem pus por falta de neutrófilos no local), celulites, periodontites com perda da dentição, pneumonias, além de retardo de cicatrização. A febre geralmente é baixa e as infecções evoluem rapidamente para sepse.

O leucograma mostra leucocitose persistente e alta (acima de 25.000 leucócitos/mm^3), uma vez que os leucócitos não conseguem sair dos vasos sanguíneos. Os exames para quimiotaxia são normais, uma vez que esses ensaios avaliam a migração dirigida de fagócitos, e não a migração transendotelial. Para confirmação diagnóstica, além da presença de quadro clínico e acentuada leucocitose, é necessária a quantificação de moléculas CD18 em leucócitos.

O tratamento é dirigido para os processos infecciosos, sendo muitas vezes necessária a antibioticoprofilaxia. Casos graves têm indicação de transplante de células hematopoiéticas. A terapia gênica seria uma forma de tratamento. O óbito é precoce na falta de diagnóstico e tratamento (Figura 21.35).

No defeito de adesão leucocitária 2 (LAD-2), bem mais raro, há deficiência do carboidrato sialil-Lewis em neutrófilos, uma fucose necessária para a migração transendotelial destas células, com neutrofilia acentuada e persistente (neutrófilos não conseguem sair dos vasos sanguíneos).

DEFICIÊNCIA DE G-6PD EM NEUTRÓFILOS

Características
- Ligada ao X (mais frequente)
- Falha no metabolismo oxidativo de fagócitos

Quadro clínico
- Anemia hemolítica
- Abscessos disseminados, infecções principalmente por *Staphylococcus aureus*

Laboratório
- Diminuição de G-6PD intracelular

Tratamento
- Antibiótico profilático em casos graves

Figura 21.34. Estão descritas as características da deficiência de G-6PD em neutrófilos (classificada como alteração na função dos fagócitos sem síndromes associadas).

288 IMUNOLOGIA – DO BÁSICO AO APLICADO

DEFICIÊNCIA DE ADESÃO LEUCOCITÁRIA (LAD)

LAD-1

Patogenia
- Deficiência de CD18 (β2 integrina) impedindo a expressão de LFA-1 em neutrófilos e outros leucócitos, determinando defeito na migração transendotelial

Quadro clínico
- Queda tardia do coto umbilical
- Abscessos frios (sem pus) de repetição, celulites, periodontites, pneumonias, sepse

Laboratório
- Leucocitose persistente e acentuada (acima de 25.000 leucócitos/mm³)
- Diminuição da quantificação de CD18 em leucócitos

Tratamento
- Antibiótico profilático
- Transplante de células hematopoiéticas

LAD-2

Patogenia
- Deficiência de sialil-Lewis em neutrófilos, determinando defeito na migração transendotelial

Quadro clínico
- Queda tardia do coto umbilical, periodontites, abscessos
- Geralmente atraso no desenvolvimento pôndero-estatural e retardo mental
- Mais frequente em crianças palestinas, do grupo sanguíneo Bombay

Laboratório
- Neutrofilia acentuada e persistente; mutação genética

Tratamento
- Antibiótico profilático e dieta com suplementação de fucose

Figura 21.35. Estão descritas as características das deficiências de adesão leucocitária tipo 1 e 2 (classificada como alterações na função dos fagócitos com síndromes associadas).

É mais descrita em crianças palestinas, com tipo sanguíneo Bombay (sem a substância H do grupo ABO), sendo a herança autossômica recessiva. O diagnóstico é baseado em análise genética. Também há queda tardia do coto umbilical, mas infecções são mais tardias, predominam as periodontites com perda de dentes e abscessos frios; geralmente há atraso no desenvolvimento pôndero-estatural e retardo mental. É necessário antibiótico profilático, além de suplementação alimentar com fucose.

6ª. Deficiência da etapa de ingestão da fagocitose por neutrófilos e fagócitos mononucleares

Esta imunodeficiência não faz parte da classificação da IUIS.

Na deficiência da etapa de ingestão por fagócitos neutrofílicos, os neutrófilos podem apresentar metabolismo oxidativo normal, porém pode haver diminuição da ingestão de patógenos. O quadro clínico é muito semelhante ao da doença granulomatosa crônica, porém mais atenuado. Pode haver infecções por *Staphylococcus aureus,* como abscessos, celulites e pneumonias.

Os exames laboratoriais mostram valores normais para NBT, DHR e para determinações quantitativas da atividade da NADPH oxidase, havendo diminuição da etapa de ingestão por neutrófilos nos ensaios com soro homólogo e com soro autólogo, na presença de complemento normal, indicando um comprometimento intrínseco de neutrófilos (Figura 21.36).

Na deficiência da etapa de ingestão por fagócitos mononucleares, os pacientes descritos apresentam infecções fúngicas persistentes, de difícil tratamento e de repetição. As infecções podem ser generalizadas, em unhas, pele, mucosas, cabelo, levando até a alopecia com pelos tonsurados. É possí-

DEFICIÊNCIAS DA ETAPA DE INGESTÃO POR FAGÓCITOS

(Não fazem parte da classificação da IUIS)

NEUTRÓFILOS

Quadro clínico
- Abscessos disseminados e celulites principalmente por *Staphylococcus aureus*

Laboratório
- NBT normal
- Diminuição da etapa da ingestão por neutrófilos

FAGÓCITOS MONONUCLEARES

Quadro clínico
- Infecções fúngicas persistentes principalmente por *Candida* spp., *Microsporum gypseum, Tricophyton tonsurans* e *Cryptococcus neoformans*

Laboratório
Diminuição da etapa da ingestão por fagócitos mononucleares

Tratamento
Antifúngicos sistêmicos ou tópicos durante as infecções e xampus antifúngicos como profilaxia

Figura 21.36. Estão descritas as características da deficiência da etapa de ingestão por fagócitos neutrofílicos e mononucleares. Não fazem parte da classificação da União Internacional das Sociedades de Imunologia.

vel ocorrer meningite fúngica, identificando-se a presença de fungos no liquor, sendo ainda frequentes as infecções virais de repetição. A hipótese diagnóstica deve ser lembrada diante de processos fúngicos graves e em pacientes com dermatite atópica que apresentem maior suscetibilidade a infecções fúngicas.

Os exames micológicos revelam *Candida* spp., *Microsporum gypseum*, *Trichophyton tonsurans* e *Cryptococcus neoformans*. A investigação imunológica mostra exames normais, com exceção da deficiência da etapa de ingestão fagocitária por monócitos nos ensaios com soro homólogo e com soro autólogo e complemento normal.

Diante de infeções fúngicas são necessários antifúngicos, em geral sistêmicos, com acompanhamento da função hepática, ou antifúngicos tópicos. O uso de xampus antifúngicos tem bom resultado nos casos de infecções fúngicas de repetição, com aplicação de 2 a 3 vezes por semana, no couro cabeludo e corpo, durante cerca de 20 minutos antes do banho (Figura 21.37).

6. Deficiências do complemento

Deficiências de componentes do complemento e de reguladores do sistema complemento determinam diferentes quadros clínicos de imunodeficiências. As deficiências dos componentes iniciais cursam com doenças autoimunes e infecção pneumocócica, enquanto os componentes terminais levam a infecções meningocócicas (Figura 21.37).

1ª. Deficiência de C1 ou C2 ou C4

A deficiência dos componentes C1 ou C2 ou C4 cursa com quadros de autoimunidade, os quais podem aparecer em crianças pequenas. Pode haver quadros que se assemelham a lúpus, sendo conhecidos como lúpus eritematoso símile, com quase toda a sintomatologia lúpica, embora não apresente exames laboratoriais da doença lúpica. Artrite reumatoide idiopática também pode ocorrer sem os achados laboratoriais habituais. Nefrites podem manifestar-se isoladamente. Nas deficiências de C1 e de C2 podem haver infecções, especialmente por *Streptococcus pneumoniae* e *Haemophilus influenzae*. Em pacientes com infecções graves podem necessitar de antibiótico profilático. Devem ser feitas vacinas meningocócica, pneumocócica e contra *Haemophilus influenzae* tipo b.

2ª. Deficiência de C3

A deficiência do fator central das vias do complemento confere acentuada suscetibilidade à infecção pneumocócica invasiva. Há também infecções por *Haemophilus influenzae* e *Neisseria meningitidis*. São descritas, ainda, doenças autoimunes, em especial vasculites.

Há indicação de antibioticoprofilaxia, depois do contado com infecções meningocócicas; há casos que necessitam antibioticoprofilaxia contínua, pela gravidade das infecções. Estão indicadas as vacinas meningocócica, pneumocócica e contra *Haemophilus influenzae* tipo b.

Diante de casos de meningite meningocócica resistente ao tratamento, é necessária a lembrança de possível deficiência do complemento, não só de C3, mas também dos componentes terminais, de MBL e de properdina. Nessas condições, após a coleta laboratorial com envio imediato para o laboratório (complemento é termolábil), a administração de plasma fresco congelado é importante, uma vez que fornece componentes do complemento necessários à defesa contra *Neisseria*.

3ª. Deficiência de C5 ou C6 ou C7 ou C8 ou C9

Na deficiência de C5 ou C6 ou C7 ou C8 ou C9 há infecções bacterianas de repetição principalmente por bactérias do gênero *Neisseria* (meningococos). Deficiência de C9 é relativamente frequente na população japonesa.

Para as deficiências dos componentes terminais a literatura orienta antibioticoprofilaxia apenas depois de contatos com infecções meningocócicas. É necessário plasma fresco em infecções meningocócicas, além de vacinas meningocócica, pneumocócica e contra *Haemophilus*.

Em recém-nascidos foram descritos quadros de sepse por bactérias Gram-negativas com CH50 indetectável, com melhora após administração de plasma. Tais septicemias têm sido associadas à deficiência fisiológica de C9, uma vez que o neonato sintetiza precocemente os componentes do complemento, com exceção de C9, o qual é encontrado com apenas 20% dos valores séricos de adultos (Figura 21.38).

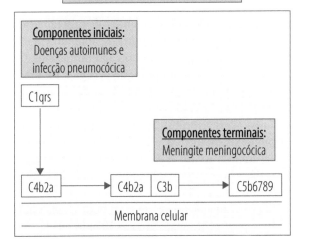

Figura 21.37. As deficiências dos componentes iniciais do complemento determinam doenças autoimunes, enquanto as deficiências dos componentes terminais do complemento resultam em infecções meningocócicas graves ou de repetição. Na deficiência do componente central C3 pode haver doença autoimune ou infecção meningocócica.

DEFICIÊNCIAS DO COMPLEMENTO

Quadro clínico

Deficiência de C1, C4, C2 (componentes iniciais)
- Doenças autoimunes: lúpus eritematoso símile, artrite idiopática juvenil símile, nefrites

Deficiência de C3 (componente central)
- Infecções por bactérias do gênero *Neisseria* (meningococos)
- Vasculites

Deficiência de C5, C6, C7, C8 ou C9 (componentes terminais)
- Infecções por *Neisseria* (meningococos)
- Em recém-nascidos: sepse por bactérias Gram-negativas (diminuição fisiológica de C9 no RN)

Deficiência de MBL (proteína ligante da manose)
- Infecções por bactérias do gênero *Neisseria* (meningococos)
- Infecções bacterianas no recém-nascido que melhoram com o evoluir da idade

Deficiência de properdina
- Quadros graves de meningite meningocócica (*Neisseria*) em meninos

Quadro laboratorial
- Complemento total (CH50)
- Componentes do complemento:
  Inicialmente C3, C4
  Depois, se necessário, componentes terminais
- O complemento é termolábil, sendo importante o envio imediato do exame ao laboratório

Tratamento das deficiências de C3 e dos componentes terminais

Durante as infecções:
- Antibióticos
- Administração de plasma fresco congelado (contém componentes do complemento)

Durante o acompanhamento:
- Vacinas antimeningocócica, antipneumocócica e anti-*Haemophilus influenzae*

*União Internacional das Sociedades de Imunologia (IUIS)

Figura 21.38. Quadro clínico, laboratorial e tratamento das deficiências do complemento.

4ª. Deficiência da lectina ligante de manose (MBL – *mannose-binding lectin*)

A proteína plasmática MBL, além de fazer parte do sistema complemento, pode unir-se a microrganismos com carboidratos terminais, em especial a manose, resultando na opsonização desses patógenos (bactérias, vírus, fungos e parasitas). A deficiência de MBL tem sido associada à maior suscetibilidade a infecções por *Neisseria meningitidis*, além de doenças autoimunes, leucemias e até abortos espontâneos. É necessária antibioticoprofilaxia, plasma fresco em meningococcemias e vacinas. A deficiência de MBL pode ainda estar associada a infecções bacterianas do lactente, que melhoram com o evoluir da idade pela maturação do sistema imunológico.

5ª. Deficiência de properdina

A deficiência de properdina quase sempre é por herança ligada ao X. Há infecções meningocócicas graves, que evoluem para sepses, podendo ser fatais no primeiro episódio. É necessária a lembrança do diagnóstico na família, antibioticoprofilaxia, vacinação e plasma fresco em infecções meningocócicas.

6ª. Angioedema hereditário

O Angioedema Hereditário (AEH) é uma herança autossômica dominante, quase sempre determinada por deficiência quantitativa ou qualitativa do inibidor de C1 (C1-INH – *C1 inhibitor*). Foi descrito por Quincke, em 1882, como edema de Quincke. Em 1888, Osler observou o padrão hereditário da doença e, em 1963, Donaldson e Evans caracterizaram a deficiência de C1-INH.

Estima-se que a prevalência do AEH com alteração de C1-INH seja 1:67.000 indivíduos, sendo o AEH com C1-CHN normal mais raro (1:400.000). É descrito ser mais frequente e mais grave no sexo feminino, pela influência do estrógeno. O AEH não tratado apresenta alta mortalidade.

Patogenia do AEH: normalmente o C1-INH inibe o sistema complemento, a cascata de coagulação e o sistema das cininas. Este inibidor une-se ao componente C1q, impossibilitando que C1r e C1s sejam ativados; inibi o componente MASP. Como consequência há inibição da via clássica e da via das lectinas do complemento. O C1-INH inibe também o fator XII (Hageman) da coagulação e a calicreína plasmática. Assim, na deficiência de C1-INH há excesso de ativação do complemento e de calicreína, a qual cliva o cininogênio em bradicinina, resultando em excesso de bradicinina (Figura 4.20 do capítulo Sistema Complemento). A bradicinina une-se ao receptor B2 presente em células endoteliais vasculares, levando a um aumento da permeabilidade vascular, com consequente edema subcutâneo (derme profunda) e de submucosa, além da produção de óxido nítrico, o qual determina contração de musculatura lisa. Assim, o AEH é resultante de excesso de bradicinina, não sendo mediado por histamina e por isso sem prurido e sem urticária.

O início das manifestações do AEH pode ser em qualquer idade, mas geralmente aparecem aos 10 anos ou até 15 anos de idade, acentuando-se no adulto, em especial em mulheres em idade reprodutiva e persistindo por toda a vida.

Os três locais mais acometidos no AEH são pele, digestivo e laringe. As manifestações clínicas do AEH são crises repetitivas de edema assimétrico, deformante, não pruriginoso, sem urticária, circunscrito, porém sem limites precisos, por vezes doloroso, com duração entre 12 a 48 horas e resolução espontânea entre 2 a 5 dias, não respondedor a corticosteroides, anti-histamínicos ou adrenalina. Geralmente atinge dorso de mãos e pés, lábios, pálpebras e genitália. Com frequência atinge submucosa digestiva, que, pela dor intensa, pode confundir com abdome agudo. Pode haver edema de laringe, com edema de glote, o qual causa óbito em 30% desses casos. Há história familiar de AEH em 75% dos casos, sendo necessário o rastreamento dos familiares mais próximos. O quarto caso clínico do Capítulo 4 – Sistema Complemento, é sobre AEH.

Os principais fatores desencadeantes do AEH são traumas físicos (mesmo pequenas batidas ou movimentos de impacto) por aumento local da bradicinina, infecções, cirurgias, estrógenos, gravidez, estresse emocional e frio excessivo. Há fatores que pioram o angioedema, como álcool, condimentos, em especial canela, mudanças de temperatura, inibidores da enzima conversora da angiotensina (IECA) e estimulantes ou depressores do SNC (Figura 21.39).

É necessário o diagnóstico diferencial do AEH com angioedema adquirido por excesso de bradicinina (estudado ainda neste capítulo), decorrente de doenças linfoproliferativas, autoimunes e certos medicamentos e com angioedema idiopático (histaminérgico).

ANGIOEDEMA HEREDITÁRIO

Conceito e patogenia
- A maioria é doença autossômica dominante que determina deficiência quantitativa ou qualitativa do inibidor de C1 (C1-INH).
- Quando não tratado apresenta alta mortalidade.
- O AEH é determinado pelo excesso da formação de bradicinina.

Quadro clínico
- Crises de edema assimétrico, deformante, não pruriginoso, sem urticária, às vezes doloroso, com duração entre 12 a 48 horas e resolução espontânea entre 2 a 5 dias.
- Geralmente acomete dorso de mãos e pés, lábios, pálpebras e genitália.
- Pode acometer submucosas, principalmente digestiva, sendo o edema muito doloroso.
- Pode levar a edema de glote, com mortalidade em 30% dos casos.
- Não responde a corticosteroides, anti-histamínicos ou adrenalina.
- Desencadeantes: traumas, infecções, cirurgias, estrógenos, gravidez, estresse, frio.

Diagnóstico diferencial
- Angioedema adquirido (deve sempre ser feito o diferencial) – causas: doenças linfoproliferativas, doenças autoimunes e certos medicamentos.

Tipos de angioedema hereditário
- AEH com deficiência de C1-INH (AEH-C1INH):
  Tipo I – Deficiência quantitativa e qualitativa de C1-INH
  Tipo II – Deficiência qualitativa de C1-INH
- AEH com C1-INH normal (AEN-nl-C1INH):
  Subtipos: mutações em Fator XII, plasminogênio, angiopoetina-1, cininogênio-1, mioferlina, heparan sulfato e desconhecido (unknown)

Laboratório
- C4 (triagem): C4 diminuído durante as crises em 100% dos casos
  C4 diminuído fora das crises em 81% a 96% dos casos
- Avaliação quantitativa e depois qualitativa de C1-INH (abaixo de 50% da referência)
- Análise genética: iniciando pelo gene SERPING1 (mutações no AEH I e II); na ausência desta mutação devem ser pesquisadas outras mutações

Tratamento
- Crise: Icatibanto (antagonista do receptor B2 da bradicinina)
  Concentrado de C1-INH derivado do plasma (pdC1-INH)
  Concentrado de C1-INH recombinante
  Plasma fresco congelado
  (lentamente, na falta dos anteriores)
- Intercrise: Concentrado de C1-INH derivado do plasma (pdC1-INH)
  Lanadelumabe (anticorpo monoclonal inibidor da calicreína)
  Andrógenos atenuados (danazol e oxandrolona) – têm vários efeitos adversos
  Fibrinolíticos (ácidos tranexâmico e ε aminocaproico) – podem causar embolias

Figura 21.39. Estão descritas as características do angioedema hereditário (deficiência de complemento). Estão referidos os tipos de AEH segundo as Diretrizes Brasileiras do Angioedema Hereditário da Associação Brasileira de Alergia e Imunologia e os últimos Guidelines internacionais. Serão agora descritos os nomes comerciais utilizados em AEH sem conflitos de interesse: icatibanto Firasyr® (adultos 30 mg – uma ampola de 3 mL – SC no abdome ou 0,4 mg/kg em crianças acima de 2 anos); pdC1-INH Berinert® (EV 20 UI/kg acima de 2 anos), Cinryze® (EV 500 a 1.000 U ou 2 a 3 vezes/semana como profilaxia acima de 12 anos); concentrado recombinante de C1-INH Ruconest® (SC 30 mg/3 mL e depois de 6 horas, se necessário, acima de 18 anos); lanadelumabe Takhzyro® (SC 300 mg cada 14 a 30 dias acima de 12 anos); andrógenos atenuados danazol Ladogal® (VO até 200 mg/dia) e oxandrolona Anavar® (VO 20 mg/dia divididas em 2 a 4 doses); ácido ε aminocaproico – Ipsilon® (EV 100mg/kg), ácido tranexâmico – Transamin®, Hemoblock® (EV 20 a 50 mg/kg/dia em 2 a 3 doses).

São descritos diferentes tipos de AEH segundo as Diretrizes Brasileiras do AEH da Associação Brasileira de Alergia e Imunologia e os últimos *Guidelines* internacionais, dependendo das variantes genéticas patogênicas apresentadas. Assim, o AEH com deficiência de C1-INH (AEH-C1INH) pode ser tipo I – deficiência quantitativa e qualitativa de C1-INH (85% dos casos) ou tipo II – deficiência qualitativa de C1-INH, havendo só disfunção (15% dos casos). O AEH por deficiência de C1-INH é transmitido de forma autossômica dominante, especialmente por mutações no gene *SERPING1*, codificador de C1-INH. O AEH com C1-INH normal quantitativa e funcionalmente é subdividido em subtipos, conforme as mutações em: Fator XII da coagulação (principal), plasminogênio (com frequência associado a altos níveis de estrógenos), angiopoetina-1, cininogênio-1, mioferlina, heparan sulfato e desconhecido (*unknown*) – este com história familiar, mas sem mutações conhecidas (Figura 21.39).

Os exames laboratoriais para AEH incluem: triagem com valores séricos de C4 – diminuídos nas intercrises em 81% a 96% e diminuídos em 100% das crises de AEH I e II (valores normais nas crises excluem I e II). Os demais componentes, apesar do alto consumo, não estão diminuídos por serem ativados em grandes quantidades. Os valores de C1q estão normais na maioria dos casos de AEH, mas podem estar diminuídos no angioedema adquirido, auxiliando o diferencial. Segue-se a avaliação de C1-INH quantitativa e funcional (ambas abaixo de 50% da referência); até um ano de idade há diminuição fisiológica de C1-INH. A análise do gene *SERPING1* (localizado no cromossomo 11), em qualquer idade, confirma o diagnóstico de AEH por deficiência de C1-INH. Na ausência desta mutação devem ser realizadas outras análises genéticas, iniciando pelo Fator XII.

Para o tratamento das crises de AEH podem ser utilizados: bloqueador do receptor B2 da bradicinina; concentrado de C1-INH derivado do plasma (pdC1-INH); na falta dos anteriores pode ser administrado plasma fresco congelado (C1-INH é termolábil) de forma lenta pois, além de C1-INH, contém os demais componentes do complemento, assim como cininogênio e calicreína, que podem aumentar a formação da bradicinina.

Para profilaxia de longo prazo do AEH além de bloqueador do receptor B2 da bradicinina e concentrado de C1-INH derivado do plasma (pdC1-INH) utilizados nas crises e intercrises, há o anticorpo monoclonal inibidor da calicreína (lanadelumabe). Na impossibilidade dos anteriores há: os andrógenos atenuados danazol e oxandrolona (aumentam a síntese hepática de C1-INH), porém com efeitos adversos como hipertensão, virilização, aumento do colesterol, poliglobulia, neoplasias hepáticas, sendo contraindicados em crianças e gestantes; os antifibrinolíticos ácido tranexâmico e ácido ε aminocaproico (inibem a plasmina), com menor eficácia, necessitando de controle rigoroso da coagulação, pois podem causar embolias. Os medicamentos estão referidos na legenda da Figura 21.39, sem conflitos de interesse.

7. Fenocópias de erros inatos da imunidade

Neste grupo estão incluídos os EII que ainda não têm alteração genética conhecida determinante da imunodeficiência. São divididos em dois subgrupos:
- Associados à presença de autoanticorpos: candidíase mucocutânea crônica
- Outras fenocópias: angioedema adquirido (Figura 21.40).

FENOCÓPIAS DE ERROS INATOS DA IMUNIDADE*

a) Associadas a autoanticorpos
   Candidíase mucocutânea crônica
b) Outras fenocópias
   Angioedema adquirido

*União Internacional das Sociedades de Imunologia (IUIS)

Figura 21.40. Estão descritos os erros inatos da imunidade classificados como fenocópias de imunodeficiências primárias.

Candidíase mucocutânea crônica

Nesta IDP há ausência de defesa imunológica específica à *Candida albicans*, estando conservados os demais setores da resposta imune. A causa não está bem elucidada. É mais frequente na etnia judaica.

O paciente apresenta moniliase restrita a pele, mucosas (oral, esofagiana, anal, vaginal), unhas ou couro cabeludo, podendo atingir toda a pele, mas sem disseminação sistêmica. A gravidade e o grau de comprometimento são muito variáveis. A doença pode ser restrita à candidíase oral resistente ao tratamento, persistente por anos, com evolução para outros locais só na vida adulta. É possível, ainda, que o comprometimento seja mais precoce, com onicomicose e lesões granulares graves na pele e couro cabeludo. É frequente o aparecimento de endocrinopatias durante a evolução, especialmente de paratireoide e suprarrenal, além de doenças linfoproliferativas.

Os únicos exames imunológicos alterados são a ausência de resposta ao teste cutâneo de hipersensibilidade tardia para candidina e de transformação blástica frente à candidina. A ausência de transformação linfoblástica à candidina, em conjunto com o quadro clínico, estabelece o diagnóstico.

Para o tratamento, são usados antifúngicos sistêmicos ou tópicos, dependendo da gravidade. É necessária sempre a pesquisa de alterações endocrinológicas, mesmo em casos menos graves (Figura 21.41).

CANDIDÍASE MUCOCUTÂNEA CRÔNICA

Conceito
- Sem resposta imunológica à *Candida albicans*
- Mais frequente na etnia judaica

Quadro clínico
- Candidíase localizada: pele, mucosas, unhas ou couro cabeludo
- Associação a endocrinopatias

Diagnóstico
- Ausência de resposta ao teste cutâneo de hipersensibilidade tardia para candidina
- Ausência de transformação blástica frente à candidina

Tratamento
- Antifúngico sistêmico ou tópico

Figura 21.41. Estão descritas as características da candidíase mucocutânea crônica (fenocópia de imunodeficiências primárias).

Angioedema adquirido

Entre o diagnóstico diferencial do AEH encontra-se o angioedema adquirido, por consumo do C1q: ativação excessiva de C1 em doenças linfoproliferativas de linfócitos B ou decorrente de autoanticorpos contra C1-INH em doenças autoimunes. Nestes casos há diminuição secundária de C1q, enquanto C1q encontra-se normal no AEH.

Medicamentos também podem causar angioedema: anti-hipertensivos (contendo IECA ou bloqueadores da angiotensina) que, assim como alguns hipoglicemiantes orais, diminuem a degradação da bradicinina; estrógenos (contraceptivos orais ou reposição hormonal) (Figura 21.42).

ANGIOEDEMA ADQUIRIDO

Principais causas do angioedema adquirido
- Doenças linfoproliferativas (excesso de ativação de C1)
- Doenças autoimunes (anticorpos contra C1-INH)
- Medicamentos: anti-hipertensivos (IECA, bloqueadores da angiotensina), alguns hipoglicemiantes orais, estrógenos (contraceptivos orais, reposição hormonal)

Figura 21.42. Estão descritas as principais causas do angioedema adquirido (fenocópia de imunodeficiências primárias). IECA: inibidor da enzima conversora da angiotensina.

8. Defeitos na imunidade intrínseca e inata

O grupo de defeitos na imunidade intrínseca e inata dos EII é bem mais raro. É subdividido:

a. Suscetibilidade às infecções bacterianas e fúngicas: predisposição às bactérias piogênicas, na ausência de febre; predisposição à candidíase (mutações no receptor de IL-17).

b. Suscetibilidade às micobacterioses e infecções virais: consideram-se micobacterioses como infecções por micobactérias não tuberculosas dispersas na natureza e não só *Mycobacterium tuberculosis* (contraindicação de BCG). Podem ser: suscetibilidade mendeliana a micobacterioses (mutações no eixo IL-12/IFN-γ necessário para a erradicação de patógenos intracelulares em macrófagos); displasia ectodérmica com hipogamaglobulinemia com verrugas por *Papiloma vírus humano*, infecções por bactérias encapsuladas e muitas vezes cabelo raro (deficiência de NEMO – modulador essencial para o fator nuclear NFκB necessário para síntese de citocinas); deficiências de STATs (transdutores de sinais e ativadores de transcrição, necessários para a síntese de citocinas), com infecções virais graves e micobacterioses; encefalite por *Herpes simplex vírus* nos primeiros anos de vida, por deficiência do receptor *Toll-like* 3 (Figura 21.43).

DEFEITOS NA IMUNIDADE INTRÍNSECA E INATA*

a) Suscetibilidade às infecções bacterianas e fúngicas:
- Predisposição às bactérias piogênicas, na ausência de febre
- Predisposição à candidíase (mutações no receptor de IL-17)

b) Suscetibilidade às micobacterioses e infecções virais:
- Suscetibilidade mendeliana a micobacterioses (mutações no eixo IL-12/IFN-γ)
- Displasia ectodérmica com hipogamaglobulinemia
  Verrugas por HPV e infecções por bactérias encapsuladas (deficiência de NEMO)
- Deficiências de STATs
  Infecções virais graves e micobacterioses
- Encefalite por *herpes simplex virus*
  Nos primeiros anos de vida (deficiência do receptor *Toll-like* 3)

*União Internacional das Sociedades de Imunologia (IUIS)

Figura 21.43. Estão descritas a classificação e as principais características dos erros inatos da imunidade por defeitos da imunidade inata.

9. Doenças autoinflamatórias

São EII resultantes da desregulação da resposta inata. Diferentemente, as doenças autoimunes resultam de alterações da resposta adaptativa, com perda da tolerância, resultando linfócitos autorreativos. Entre as autoinflamatórias encontram-se:

a. Síndromes febris periódicas – febre familiar do Mediterrâneo e síndrome febril periódica associada ao receptor do TNF – ambas apresentam: episódios de febre alta repetitiva e dor abdominal, resolução espontânea; podem levar à amiloidose secundária.

b. Síndrome autoinflamatória familiar associada ao frio, com urticária não pruriginosa, febre baixa e poliartralgia, que aparecem 30 minutos a seis horas depois de exposição ao frio, resolução espontânea após 12 horas; pode ter forma grave (Figura 21.44).

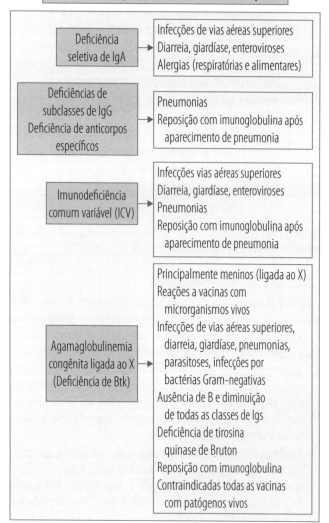

Figura 21.44. Estão descritas as principais características das doenças autoinflamatórias dos erros inatos da imunidade.

10. Falência da medula óssea

Atualmente faz parte da classificação dos EII. Entretanto, tais doenças são mais estudadas por hematologistas: mielodisplasia, anemia de Fanconi e outras.

11. Suscetibilidade a infecções por patógenos específicos

Recentemente foi colocado este item na classificação dos EII, o qual inclui suscetibilidade genética a SARS-CoV-2, após ser descrita COVID-19 mais grave em determinadas famílias, assunto que ainda está em estudo para total esclarecimento.

Ao final do presente capítulo, encontram-se diversos esquemas com as principais características dos diferentes Erros da Imunidade (Figura 21.45).

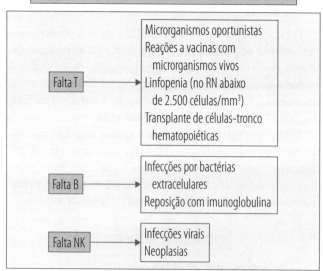

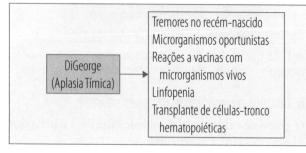

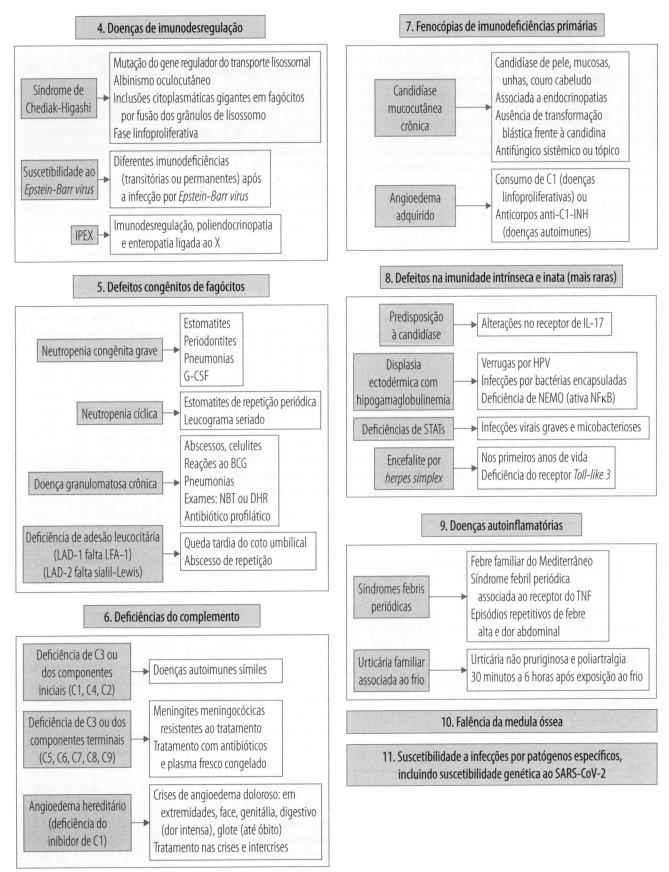

Figura 21.45. Estão descritas as principais características dos diferentes erros inatos da imunidade, segundo a classificação da União Internacional das Sociedades de Imunologia.

Questões

1ª. Qual é o quadro clínico do EII mais frequente?
2ª. Qual é o EII que frequentemente é confundido com infecção por HIV?
3ª. Quais são os principais agentes etiológicos das infecções em EII por defeitos congênitos de neutrófilos?
4ª. Quais são os principais tipos de agentes etiológicos das infecções em EII por deficiência de linfócitos T?
5ª. Qual é o exame deve ser solicitado em paciente com meningite meningocócica grave ou de repetição? Qual é o tratamento?

Observação: respostas no anexo final.

CASO CLÍNICO

Caso 1: Paciente de 36 anos, masculino, casado, com curso superior completo, natural da Bahia e procedente de São Paulo. Tosse produtiva e febre há cinco dias. Fraqueza e perda de 15 kg de peso corpóreo nos últimos dez anos, com piora há quatro anos, impossibilitando-o de trabalhar. Apresentou sete pneumonias, sendo seis nos últimos dez anos, com necessidade de internação por três vezes. Diarreia há 20 anos, com evacuações três vezes ao dia (fezes semilíquidas, sem muco, sem sangue). Referia amigdalites, otites, rinite e giardíase desde criança. Ao exame, 41 kg, 1,67m, estertores crepitantes, roncos e sibilos esparsos. Imagem radiológica de tórax: condensações parenquimatosas difusas. Sorologia negativa para HIV. Internado com diagnóstico de pneumonia e doença de base a esclarecer.

Evolução: Parasitológico de fezes – *Giardia lamblia*; PCR qualitativo para HIV – negativo. Houve melhora do estado geral após o tratamento da pneumonia e da giardíase, cessando a diarreia e a perda de peso. Os exames imunológicos mostraram: IgA < 7 mg/dL, IgM diminuída, IgG diminuída, IgG2 diminuída, falta de resposta à vacina pneumocócica; linfócitos CD19, TCD3 e TCD4 normais; inversão da relação CD4/CD8 por aumento de TCD8. Apresentou ótima evolução após a reposição mensal de imunoglobulina humana. Retornou ao trabalho e às suas atividades diárias.

Discussão: As hipóteses iniciais foram dirigidas para infecção por HIV, neoplasias e perdas proteicas intestinais. Foi afastado HIV por PCR; as evacuações tornaram-se normais após o tratamento da giardíase e não apresentou exames complementares sugestivos de neoplasias. A hipótese foi dirigida então para EII do tipo humoral.

Os exames complementares confirmaram o diagnóstico de imunodeficiência comum variável (ICV): falta de duas ou mais classes de imunoglobulinas (IgG e IgA), após afastadas outras causas de hipogamaglobulinemia. Na ICV pode haver inversão da relação CD4/CD8, por aumento de causa não bem esclarecida de TCD8, o que confunde ainda mais com infecção por HIV. Em especial em crianças pequenas, deve ser excluída agamaglobulinemia congênita de Bruton: deficiência de todas as classes de imunoglobulinas por falta de linfócitos B, com hipoplasia de órgãos linfoides secundários.

A ICV manifesta-se com frequência na adolescência, mas também no adulto jovem, como ocorreu no presente caso (pneumonias aos 26 anos). A história de amigdalites e otites de repetição e de giardíase persistente sugere deficiência seletiva de IgA (mucosas). As pneumonias de repetição fazem pensar em deficiência de anticorpos polissacarídeos, pois são responsáveis pela defesa contra bactérias encapsuladas, principais agentes etiológicos de pneumonias. A deficiência seletiva de IgA pode evoluir para ICV, como parece ter ocorrido no presente caso, sugerido pela sequência de aparecimento das manifestações. Há necessidade de acompanhamento da deficiência seletiva de IgA, com avaliações clínicas e laboratoriais, na tentativa de um diagnóstico precoce de ICV.

No presente caso poderia ter ocorrido perda proteica intestinal pela diarreia crônica. As perdas proteicas intestinais ou urinárias podem levar à diminuição de IgG (maior concentração plasmática), mas não de outras imunoglobulinas de baixa concentração no plasma, como IgA e IgM, que o paciente apresentava. Em perdas proteicas não está indicada a reposição com imunoglobulina, pela rapidez com que é perdida, exceto diante de infecções por patógenos dependentes de anticorpos polissacarídeos, como *Streptococcus pneumoniae* e *Haemophilus influenzae*.

Após o diagnóstico de ICV, foi indicada a reposição com imunoglobulina humana (endovenosa). As administrações iniciais da imunoglobulina foram feitas com condições de possível atendimento para anafilaxia, uma vez que os resultados de IgA, apresentando os menores valores laboratoriais detectados, não excluíam a falta total desta imunoglobulina.

No caso de ausência, deixa de haver a seleção clonal negativa do início da vida, ou seja, pode haver formação de anticorpos contra substâncias ausentes no organismo. A imunoglobulina comercial contém IgA, embora em pequenas quantidades. A união a anticorpos específicos formados após a infusão pode levar à anafilaxia, necessitando de tratamento de urgência. Não foi o caso em questão, em que o paciente pôde receber imunoglobulina mensal, sempre em ambiente hospitalar, como ocorre na quase totalidade dos casos de ICV.

A reposição com imunoglobulina humana EV deve ser de forma lenta e com o paciente esteja bem hidratado, o que parece para evitar reações adversas, como tremores, cefaleia, tontura, náuseas. A reposição previne o aparecimento de novas pneumonias.

Para melhorar o quadro clínico da deficiência de IgA deve ser reforçada a higiene pessoal, evitada a ingestão de alimentos crus, ser repetidos parasitológicos de fezes e usar antibióticos ao início de infecções.

O caso em questão mostra que a falta de diagnóstico de um EII compromete totalmente a qualidade de vida do portador e, muitas vezes, a sua sobrevida. Mostra, ainda, que os EII, em especial a ICV, podem se manifestar na vida adulta.

Referências bibliográficas

Abolhassani H, Aghamohammadi A, Hammarstrom L. Monogenic mutations associated with IgA deficiency. Expert Rev Clin Immunol. 2016;12(12):1321-35.

Antunes PSL, Tersariol HG, Veiga MMB, Menezes MCS, Bernardi FC, Forte WCN. Neuroendocrine tumor in a child with Common Variable Immunodeficiency. Rev Paul Ped. 2020;38:e2018146.

Bacarini LF, Vieira AL, Camargo M, Forte WCN. Diagnosis of hereditary angioedema after thirty years of clinical manifestations. Rev Alerg Mex. 2021;68(3):206-8.

Ballow MC. Immunoglobulin therapy: replacement and immunomodulation. In: Rich RR, Fleisher TA, Schroeder Jr HW, Weyand CM, Corry DB, Puck JM. Clinical immunology: principles and practice. 6th ed. United States: Elsevier; 2022. p. 1041-63.

Bardou ML, Henriques MT, Grumach AS. Innate immunity errors associated with characteristic phenotypes. J Ped (Rio J). 2021;97(S1):75-83.

Barreiros LA, Sousa JL, Geier C, Leiss-Piller A, Kanegae MPP, França TT, et al. SCID and other inborn errors of immunity with low TRECs – the Brazilian Experience. J Clin Immunol. 2022;35503492.

Barreto ICDP, Barreto BAP, Cavalcante EGDN, Condino Neto A. Immunological deficiencies: more frequent than they seem to be. J Pediatr (Rio J). 2021;97(S1):49-58.

Barreto BAP, Sarinho ESC, Stefani GP, Chong-Neto HJ, Chiabai J, Alonso MLO, et al. Deficiência específica de anticorpo antipolissacarídeos de pneumococo e resposta humoral a vacinas pneumocócicas: atualização e diagnóstico. Braz J Allergy Immunol. 2013;1(5):253-60.

Bonilla FA, Barlan I, Chapel H, Costa-Carvalho BT, Cunningham-Rundles C, de la Morena MT, et al. International Consensus Document (ICON): Common Variable Immunodeficiency Disorders. J Allergy Clin Immunol Pract. 2016;4(1):38-59.

Bonilla FA, Khan DA, Ballas ZK, Chinen J, Frank MM, Hsu JT, et al. Practice parameter for the diagnosis and management of primary immunodeficiency. J Allergy Clin Immunol. 2015;136(5):1186-205.

Bousfha A, Moundir A, Tangye SG, Picard C, Jeddane L, Al-Herz W, et al. The 2022 Update of IUIS phenotypical Classifcation for Human Inborn Errors of Immunity. J Clin Immunol. 2022;10.1007/s10875-022-01352-z.

Brodszki N, Frazer-Abel A, Grumach AS, Kirschfink M, Litzman J, Perez E, et al. European Society for Immunodeficiencies (ESID) and European Reference Network on Rare Primary Immunodeficiency, Autoinflammatory and Autoimmune Diseases (ERN RITA). Complement Guideline: deficiencies, diagnosis, and management. J Clin Immunol. 2020;40:576-91.

Buckley R. Molecular defects in human severe combined immunodeficiency and approaches to immune reconstitution. Annu Rev Immunol. 2004;22:625-55.

Burks AW, Holgate ST, O'Hehir RE, Broide DH, Bacharier LB, Hershey GKK, et al. Middleton's Allergy: Principles and Practice. 9th ed. Philadelphia: Elsevier Health Sciences. 2019; 1649 p.

Busse PJ, Christiansen SC, Riedl MA, Banerji A, Bernstein JA, Castaldo AJ, et al. US HAEA Medical Advisory Board 2020 Guidelines for the Management of Hereditary Angioedema. J Allergy Clin Immunol Pract. 2021;9(1):132-50.

Campos RA, Serpa FS, Mansour E, Alonso MLO, Arruda LK, Aun MV, et al. Diretrizes brasileiras do angioedema hereditário 2022 – Parte 1: Definição, classificação e diagnóstico. Arq Asma Alerg Imunol. 2022;6(2):151-69.

Campos RA, Serpa FS, Mansour E, Alonso MLO, Arruda LK, Aun MV, et al. Diretrizes brasileiras do angioedema hereditário 2022 – Parte 2: Terapêutica. Arq Asma Alerg Imunol. 2022;6(2):170-96.

Carneiro-Sampaio MM, Carbonare SB, Rozentraub RB, Araújo MN, Ribeiro MA, Porto MH. Frequency of selective IgA deficiency among Brazilian blood donors and healthy pregnant women. Allergol Immunopathol. 1989;17(4):213-6.

Carneiro-Sampaio MMS, Grumach AS, Manissadjian A. Laboratory screening for the diagnosis of children with primary immunodeficiencies. J Invest Allergol Clin Immunol. 1991;1(3):195-200.

Castigli E, Wilson SA, Garibyan L. TACI is mutant in common variable immunodeficiency and IgA deficiency. Nat Genet. 2005;37(8):829-34.

Ceccon MEJR, Leite KSF, Diniz EMA, Krebs VLJ, Feferbaun R, Vaz FA. Deficiência de complemento (CH50) e sepse no recém-nascidos. Pediatria (São Paulo). 2001;23(1):83-7.

Cohen A, Grunebaum E, Arpaia E, Roifman CM. Immunodeficiency caused by purine nucleoside phosphorylase deficiency. In: Roifman CM. Primary T-cell immunodeficiencies. Immunol Aller Clin North Am. Philadelphia: WB Saunders; 2000. p. 143-60.

Condino-Neto A, Costa-Carvalho BT, Grumach AS, King A, Bezrodnik L, Oleastro M, et al. Guidelines for the use of human immunoglobulin therapy in patients with Primary Immunodeficiencies in Latin America. Allergol Immunopathol. 2014;42(3):245-60.

Condino-Neto A, Espinosa-Rosales FJ. Changing the lives of people with Primary Immunodeficiencies (PI) with early testing and diagnosis. Front. Immunol. 2018;9:1439.

Condino-Neto A, Grumach AS. Distúrbios de fagócitos. In: Grumach AS. Alergia e imunologia na infância e na adolescência. 2ª. ed. São Paulo: Atheneu; 2008. p. 475-93.

Conley ME, Howard V. Clinical findings leading to the diagnosis of X-linked agammaglobulinemia. J Ped (Rio J). 2002;141(4):556-71.

Divino PHA, Basilio JHC, Fabbri RMA, Polônio IB, Forte WCN. Bronchiectasis caused by Common Variable Immunodeficiency. J Bras Pneumol. 2015;41(5):482-3.

Errante PR, Condino-Neto A. Imunodeficiência comum variável: revisão da literatura. Rev Bras Alerg Immunopatol. 2008;31(1):10-18.

Errante PR, Frazão JB, Condino-Neto A. Deficiência da adesão leucocitária tipo I. Rev Bras Alerg Imunopatol. 2011;34(6):225-33.

Etzioni A. Leukocyte adhesion deficiencies: molecular basis, clinical findings, and therapeutic options. Adv Exp Med Biol. 2007;601:51-60.

European Society for Immunodeficiencies. Disponível em: https://esid.org.

Fahl K, Silva CA, Pastorino AC, Carneiro-Sampaio M, Jacob CMA. Doenças autoimunes e autoanticorpos em pacientes pediátricos e seus parentes de primeiro grau com deficiência de imunoglobulina. Rev Bras Reumatol. 2015;55(3):197-202.

França TT, Barreiros LA, Salgado RC, Napoleão SMS, Gomes LN, Ferreira JFS, et al. CD40 Ligand Deficiency in Latin America: clinical, immunological, and genetic characteristics. J Clin Immunol. 2022;42:514-26.

França TT, Leite LFB, Maximp TA, Lambert CG, Zurro NB, Forte WCN, et al. A novel mutation in the CD40 Ligand gene in a patient with a mild X-linked Hyper-IgM phenotype initially diagnosed as CIVD. Front Pediatric. 2018;6:130.

Ferraro MF, Arruda LK, Maia LSM, Moreno AS. Angioedema hereditário e outras formas de angioedema por bradicinina: atualização no diagnóstico e tratamento. Braz J Allergy Immunol. 2014;2(1):6-20.

Forte WCN, Carvalho Jr FF, Damaceno N, Perez FGV, Gonzales CCL, Mastroti RA. Evolution of IgA deficiency to IgG subclass deficiency and common variable immunodeficiency. Allergol Immunopathol. 2000;28(1):18-20.

Forte WCN, Konochi RYL, Sousa FM, Mosca T, Rego AM, Goudouris ES. Deficiência de anticorpos específicos antipolissacarídeos. Arq Asma Alerg Imunol. 2019;3(2):111-22.

Forte WCN, Menezes MCS, de Oliveira SMCG, Bruno S. Atopic dermatitis with mononuclear phagocytic activity deficiency. Allergol Immunopathol. 2002;30(5):263-6.

Forte WCN, Morad H, Oliveira E, Reis A, Mosca T, Leite LFB, et al. Manifestaciones clínicas y diagnóstico tardío de la imunodeficiencia común variable. Rev Alerg Mex. 2019;66(4):488-92.

Forte WCN, Mosca T. Phagocytosis alteration preceding staphylococcal infection. J Immunological Sci. 2018;2:56-8.

Forte WCN, Mosca T, Manzon VAP, Ghosn EJE, Fins RJP, Longui CA, et al. Deficiência do componente C5 do complemento associada a meningites meningocócicas. Braz J Allergy Immunol. 2016;3:25-9.

Forte WCN, Noyoya AM, de Carvalho Jr FF, Bruno S. Repeated furunculosis in adult male with abnormal neutrophil activity. Allergol Immunopathol. 2000;28(6):328-31.

Gallin JI, Alling DW, Malech HL, Wesley R, Koziol D, Marciano B, et al. Itraconazole to prevent fungal infections in Chronic Granulomatous Disease. N Engl J Med. 2003;348(24):2416-22.

Geller M. Contole do angiodema hereditário com o estanazol. An Bras Dermatol. 1991;66(6):293-6.

Giavina-Bianchi P, Silva Fde S, Toledo-Barros M, Birolini D, Kalil J, Rizzo LV. A rare intestinal manifestation in a patient with Common Variable Immunodeficiency and strongyloidiasis. Int Arch Allergy Immunol. 2006;140(3):199-204.

Goldberg AC, Eliaschewitz FG, Montor WR, Baracho GV, Errante PR, Callero MA, et al. Exogenous leptin restores in vitro T cell proliferation and cytokine synthesis in patients with Common Variable Immunodeficiency Syndrome. Clin Immunol. 2005;114(2):147-53.

Gonzalez IG, Carvalho BTC. Síndrome de Wiskott-Aldrich. Rev Bras Alerg Imunopatol. 2011;34(2):59-64.

Goudouris ES. Immunodefucuencies: non-infectious manifestations. J Pediatr (Rio J). 2021;97(S):24-33.

Goudouris ES, Rego Silva AM, Ouricuri AL, Grumach AS, Condino-Neto A, Costa-Carvalho BT, et al. II Brazilian Consensus on the use of human immunoglobulin in patients with primary immunodeficiencies. Einstein (São Paulo). 2017;15(1):1-16.

Goudouris ES, Segundo GRS, Poli C. Repercussions of Inborn Errors of Immunity on growth. J Pediatr (Rio J). 2019;95:S49-58.

Goudouris ES, Silva AMR, Grumach AS, Condino-Neto A, Aranda CS, Kokron CM, et al. Recomendações da ASBAI para orientação dos pacientes com imunodeficiência durante a pandemia. Arq Asma Alerg Imunol. 2020;4:134-5.

Grimbacher B. ESID Registry Working Party the European Society for Immunodeficiencies (ESID) registry 2014. Clin Exp Immunol. 2014;178(S1):18-20.

Grumach AS, Duarte AJ, Bellinati-Pires R, Pastorino AC, Jacob CM, Diogo CL, et al. Brazilian report on primary immunodeficiencies in children: 166 cases studied over a follow-up time of 15 years. J Clin Immunol. 1997;17(4):340-5.

Grumach AS, Duarte SAJ. Imunodeficiências Primárias. In: Grumach AS. Alergia e imunologia na infância e na adolescência. 2ª. ed. São Paulo: Atheneu; 2008. p. 519-32.

Grumach AS, Goudouris ES. Erros inatos da imunidade: Como diagnosticar? J Ped (Rio J). 2021;97(S1):84-90.

Grumach AS, Jacob CMA, Pastorino AC. Deficiência de IgA: avaliação clínico-laboratorial de 60 pacientes do Instituto da Criança. Rev Assoc Med Bras. 1998;44(4):277-82.

Grupo Brasileiro de Imunodeficiências. Disponível em: http://www.imunopediatria.org.br.

Gushken AKF, Castro APM, Yonamine GH, Corradi GA, Pastorino AC, Jacob CMA. Double-blind, placebo-controlled food challenges in Brazilian children: adaptation to clinical practice. Alergol Immunopathol. 2013;41(2):94-101.

Howard V, Myers LA, Williams DA, Wheeler G, Turner EV, Cunnigham JM, et al. Stem cell transplants for patients with X-linked agammaglobulinemia. Clin Immunol. 2003;107(2):98-102.

Iturry-Yamamoto GR, Portinho CP. Sistema complemento: ativação, regulação e deficiências congênitas e adquiridas. Rev Assoc Med Bras. 2001;47(1):41-51.

Jacob CMA, Castro APBM, Carnide EMG. Agamaglobulinemia. Rev Bras Alerg Imunopatol. 2006;28:267-72.

Jobim M, Abreu EL, Bustamante J, Oleaga C, Garcia TS, Jobim LF. Síndromes MonoMAC e Emberger em paciente com mutação no gene GATA2. Braz J Allergy Immunol. 2019;3:89-93.

Kanegae MPP, Barreiros LA, Mazzucchelli JTL, Hadachi SM, Guilhoto LMFF, Acquesta AL, et al. Neonatal screening for severe combined immunodeficiency in Brazil. J Ped (Rio J). 2016;92(4):374-80.

Kokron CM, Errante PR, Barros MT, Baracho GV, Camargo MM, Kalil J, et al. Clinical and laboratory aspects of Common Variable Immunodeficiency. An Acad Bras Cienc. 2004;76(4):707-26.

Kralovicova J, Hammarström L, Plebani A, Webster AD, Vorechovsky I. Fine-scale mapping at IGAD1 and genome-wide genetic linkage analysis implicate HLA-DQ/DR as a major susceptibility locus in selective IgA deficiency and common variable immunodeficiency. J Immunol. 2003;170(5);2765-75.

Leite LFB, Mosca T, Forte WCN. CD40 Ligand Deficiency. Allergol Immunopathol. 2020;48(4):409-13.

Leiva LE, Zelasco M, Oleastro M, Caeneiro-Sampaio M, Condino-Neto A, Costa-Carvalho BT, et al. Primary immunodeficieny diseases in Latin America: the second report of the LAGID registry. J Clin Immunol. 2007;27:101-8.

Lopes-da-Silva S, Rizzo LV. Autoimmunity in common variable immunodeficiency. J Clin Immunol. 2008;28(1):46-55.

McKinney RE, Katz Jr SI, Wilfert CM. Chronic enteroviral meningoencephalitis in agammaglobulinemic patients. Rev Infect Dis J. 2003;22:570-2.

Mendonça LO, Azzolini RK, Assis JP, Franco A, Kalil J, Castro FM, et al. Uma nova classe de doenças: doenças inflamatórias. Arq Asma Alerg Imunol. 2017;1(3):263-71.

Milner JD, Brenchley JM, Laurence A, Freeman AF, Hill BJ, Elias KM, et al. Impaired T(H)17 cell differentiation in subjects with autosomal dominant hyper-IgE syndrome. Nature. 2008;452(7188):773-6.

Ministério da Saúde. Triagem neonatal. Disponível em: <http://portal.saude.gov.br>.

Modell V, Quinn J, Orange J, Notarangelo LD, Modell F. Primary immunodeficiencies worldwide: an updated overview from the Jeffrey Modell Centers Global Network. Immunol Res. 2016;64(3):736-53.

Moreira J, Aragão Filho WC, Barillas SG, Barbosa SM, Pedroza LA, Condino-Neto A. Human leucocytes response to viable, extended freeze-drying or heat-killed Mycobacterium bovis bacillus Calmette-Guérin. Scand J Immunol. 2012;75(1):96-10.

Moreira IF, Auto BSD, Braz JM, Rodrigues HVS, Rodrigues TS. Síndrome de desregulação imune, poliendocrinopatia e enteropatia ligada ao X (IPEX): a importância da história familiar para o diagnóstico precoce. Arq Asma Alerg Imunol. 2017;1(3):311-5.

Moschese V, Chini L, Graziani S, Sgrulletti M, Gallo V, Di Matteo G, et al. Follow-up and outcome of symptomatic partial or absolute IgA deficiency in children. Eur J Pediatr. 2019;178(1):51-60.

Nóbrega MF, Medeiros LMN, Sáfadi MAP. Impact of 10-valent pneumococcal conjugate (PCV 10) vaccination on incidence and mortality rates of pneumococcal meningitis in children under 5 in Brazil. Res Soc Dev. 2021;10(2S1):e21310212438.

Notarangelo LD. Primary immunodeficiencies. J Allergy Cl Immunol. 2010;125:182-94.

Ochs HD, Filipovich AH, Veys P, Cowan MJ, Kapoor N. Wiskott-Aldrich Syndrome: diagnosis, clinical and laboratory manifestations, and treatment. Biol Blood Marrow Transplant. 2009;15(S1):84-90.

Pazian NO, Cogo LL, Eli D, Riedi CA, Chong-Neto HJ, Rosario-Filho NA. Erros Inatos da Imunidade: tempo de diagnóstico e episódios infecciosos em pacientes ambulatoriais. Arq Asma Alerg Imunol. 2020;4(1):93-8.

Perez E, Sullivan KE. Chromosome 22q11.2 deletion syndrome (DiGeorge and velocardiofacial syndrome). Curr Opin Pediatr. 2002;14:678-83.

Pimenta FMCA, Palma SMU, Constantino-Silva RN, Grumach AS. Hypogammaglobulinemia: a diagnosis that must not be overlooked. Braz J Med Biol Res. (2019);52(10):e8926.

Prando-Andrade C, Agudelo-Florez P, Lopez JA, Paiva MAS, Costa-Carvalho BT, Condino-Neto A. Doença granulomatosa crônica autossômica: relato de caso e análise genético-molecular de dois irmãos brasileiros. J Ped (Rio J). 2004;80(5):425-8.

Prando-Andrade C, Buzolin M, Render J, Grumach A, Costa-Carvalho BT, Condino-Neto A. Aspectos clínicos de pacientes sob suspeita de defeito fagocitário. Rev Bras Alerg Imunopatol. 2005;28(4):187-93.

Rezaei N, Vries ED, Gambineri E, Haddad E. Common presentations and diagnostic approaches. In: Sullivan KE, Stiehm ER. Stiehm's Immune Deficiencies. 2th ed. United States: Elsevier; 2020. p. 3-58.

Rivas JJ, Brocado GA, Kokron C, Rizzo LV, Kalil J. Barros MT. Caracterização imunofenotípica de linfócitos B de memória na deficiência de IgA e imunodeficiência comum variável. Rev Bras Alerg Imunopatol. 2010;33(1):23-31.

Roxo Jr P. Imunodeficiências primárias: aspectos relevantes para o pneumologista. J Bras Pneumol. 2009;35(10):1008-17.

Rúpolo BS, Mira JGS, Kantor Jr O. Deficiência de IgA. J Ped (Rio J). 1998;74(6):433-40.

Safadi MAP. The intriguing features of COVID-19 in children and its impact on the pandemic. J Ped (Rio J). 2020;96(3):265-8.

Salzer U, Grimbacher B. Monogenetic defects in common variable immunodeficiency: what can we learn about terminal B cell differentiation? Curr Opin Rheumatol. 2006;18(4):377-82.

Sarantopoulos A, Tselios K, Skendros P, Bougiouklis D. Genetic polymorphism study of regulatory B cell molecules and cellular immunity function in an adult patient with common variable immunodeficiency. Hippokratia. 2008;12(3):188-90.

Serra FAO. Mosca T, Menezes MCS, Forte WCN. Manifestaciones clínicas de la deficiencia de IgA. Rev Alerg Mex. 2017;64:34-9.

Solé D, Rosário Filho NA, Rubini NPM. Compêndio de Alergia e Imunologia Clínica. São Paulo: Editora dos Editores; 2021. 830 p.

Stiehm ER, Orange JS, Ballow M, Lehman H. Therapeutic use of immunoglobulins. Adv Pediatr. 2010;57(1):185-218.

Sullivan KE, Stiehm ER. Stiehm's Immune Deficiencies. Inborn Errors of Immunity. 2th ed. Philadelphia: Saunders Elsevier; 2020. 1133 p.

Tangye SG, Al-Herz W, Bousfiha A, Chatila T, Cunningham-Rundles C, Etzioni A, et al. Human Inborn Errors of Immunity: 2019 Update on the Classification from the International Union of Immunological Societies Expert Committee. J Clin Immuno. 2020;40:24-64.

Tangye SG, Al-Herz W, Bousfiha A, Cunningham-Rundles, Franco JL, Holland SM, et al. The everIncreasing array of novel Inborn Errors of Immunity: an interim update by the IUIS Committee. J Clin Immunol. 2021;41(3):666-79.

Vasconcelos DM. Imunodeficiências combinadas. In: Grumach AS. Alergia e imunologia na infância e na adolescência. 2ª. ed. São Paulo: Atheneu; 2008. p. 445-64.

Vitelli F, Lindsay EA, Baldini A. Genetic dissection of the DiGeorge Syndrome phenotype. Cold Spring Harb Symp Quant Biol. 2002;67:327-32.

Vries E, Driessen G. Educational paper. Primary immunodeficiencies in children: a diagnostic challenge. Eur J Pediatr. 2011;170(2):169-77.

Zuliani A, Grumach AS. Defeitos tímicos (síndrome de DiGeorge). In: Grumach AS. Alergia e imunologia na infância e na adolescência. 2ª. ed. São Paulo: Atheneu; 2008. p. 579-11.

Imunodeficiências Adquiridas

Conceito e principais causas

Fala-se em imunodeficiência adquirida ou secundária quando, ao nascimento, o sistema imunológico apresenta perfeita funcionalidade, mas, com o decorrer do tempo, passa a manifestar comprometimento de um ou mais de um setor da resposta imunológica, consequente a diferentes causas.

Entre as principais causas de imunodeficiências secundárias encontram-se: infecção por HIV, síndrome de imunodeficiência adquirida (AIDS), *Epstein-Barr virus*, sarampo e outras infecções; distrofias – desnutrição, obesidade, deficiências de zinco, de vitaminas e de ferro; etilismo crônico; esplenectomia; doenças hematológicas; perdas proteicas; diabetes *mellitus*; fibrose cística; discinesia ciliar; neoplasias; medicamentos; prematuridade, imunossenescência; estresse crônico (Figura 22.1).

Infecções

Infecção pelo vírus HIV e AIDS

Etiologia

A síndrome de imunodeficiência adquirida (AIDS) é causada pelo vírus da imunodeficiência humana (HIV). O HIV é um retrovírus (formado por RNA) – do gênero *Lentivirinae* (*Retroviridae humano*), sendo o tipo 1 mais frequente nas Américas e na Europa, enquanto o tipo 2 predomina na África Ocidental e em alguns países da Europa, principalmente os de língua portuguesa. A coinfecção com outro retrovírus, o vírus linfotrópico-T humano dos tipos 1 e 2 (HTLV-1 e 2), torna essa imunodeficiência ainda mais grave e com progressão mais rápida (Figura 22.2).

O vírus HIV foi descoberto em 1983, dois anos após a descrição do primeiro caso de AIDS, em São Francisco, e relatado ao CDC (*Centers for Diseases Control*, Atlanta, Estados Unidos). Em 1991, a AIDS era a principal causa de morte em homens entre 25 e 44 anos, nos Estados Unidos da América. Atualmente, estudos com soros armazenados desde as décadas de 1950 e 1960 de indivíduos africanos revelaram positividade ao HIV, sugerindo que o início da infecção tenha sido na África.

O HIV é encontrado em maiores quantidades no sangue e no sêmen. Em menores quantidades, porém nada desprezíveis, encontra-se na placenta e no leite, daí a indicação de antecipar o parto e estar proscrito o aleitamento por mães portadoras de HIV. As manifestações da AIDS são determinadas pela citotropismo do HIV em relação ao sistema imunológico e ao sistema nervoso central (Figura 22.3).

Existe maior incidência em usuários de drogas injetáveis, homossexuais com vários parceiros, filhos de mães com HIV

CAUSAS DE IMUNODEFICIÊNCIAS ADQUIRIDAS

- Infecções: HIV, AIDS, *Epstein-Barr virus*, sarampo e outras
- Distrofias: desnutrição, obesidade, deficiência de zinco, vitaminas e ferro
- Etilismo crônico
- Esplenectomia
- Doenças hematológicas
- Perdas proteicas
- Diabetes *mellitus*
- Fibrose cística, discinesia ciliar
- Neoplasias
- Medicamentos
- Prematuridade e imunossenescência
- Estresse crônico

Figura 22.1. Estão descritas as principais causas de imunodeficiências adquiridas ou secundárias.

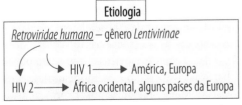

Figura 22.2. O HIV é um retrovírus causador da AIDS. Pode haver infecção associada por vírus linfotrópico-T humano (HTLV), o que piora a infecção por HIV e a AIDS.

CARACTERÍSTICAS DO HIV

HIV é encontrado:
- Grandes quantidades no sangue e sêmen
- Menores quantidades na placenta e leite (nunca desprezíveis)

HIV apresenta citotropismo para:
- Sistema imunológico
- Sistema nervoso central

Figura 22.3. O HIV é encontrado em grandes quantidades no sangue e no sêmen e, em menores quantidades, mas nunca desprezíveis, na placenta e no leite.

e receptores de transfusões sanguíneas. Continua havendo aumento progressivo da incidência da doença nesses indivíduos, com exceção de receptores de transfusões, por causa de melhores condições diagnósticas do vírus. Por outro lado, nos últimos anos ocorreu aumento acentuado no gênero feminino.

Terapias anti-retrovirais em portadores de HIV são altamente efetivas para a supressão viral. Entretanto, a erradicação do HIV não está descrita até o presente, uma vez que o vírus permanece latente dentro de células, especialmente em linfócitos TCD4+ de memória, mas também em monócitos/macrófagos e células dendríticas.

Fases clínicas da infecção por HIV

A infecção por HIV apresenta três fases: aguda assintomática, sintomática inicial e AIDS.

A fase aguda ou primária da infecção por HIV é apresentada por cerca de 50% a 90% dos pacientes, cerca de um mês após o contágio. Entretanto, nem sempre é diagnosticada, por ser semelhante a um quadro gripal. Há referência de febre, mal-estar, fadiga, exantema maculopapular, cefaleia, mialgia, artrite, náuseas, vômitos, diarreia e adenomegalia. É autolimitada, durando cerca de 14 dias.

Na fase assintomática, não há manifestações clínicas, por isso se falando em latência clínica, mas há proliferação viral. Em alguns pacientes há adenomegalia generalizada.

Na fase sintomática inicial há sudorese noturna, fadiga, emagrecimento, diarreia, sinusopatias, candidíase oral e vaginal de repetição, leucoplasia pilosa oral (lesões esbranquiçadas na borda da língua, mucosa ou palato), estomatites (aftas), herpes simples, herpes-zóster e pequenos sangramentos por plaquetopenia.

Fala-se em AIDS quando o portador de HIV apresenta linfócitos TCD4+ abaixo de 200 células/mm³, além de apresentar uma das doenças associadas: infecções oportunistas, como por vírus (citomegalovírus, herpes simples, herpes-zóster), bactérias (tuberculose, salmonelose), fungos (pneumocistose, candidíase, histoplasmose), protozoários (toxoplasmose) ou neoplasias mais frequentes em AIDS (sarcoma de Kaposi – neoplasia de células endoteliais apresentando lesões violáceas, linfomas) ou encefalopatia por HIV ou síndrome consumptiva por HIV (Figura 22.4).

Em crianças o quadro é inespecífico, não havendo as fases observadas em adultos. Uma característica que sugere o diagnóstico em crianças é o aumento persistente da parótida (Figura 22.4).

Alterações imunológicas determinadas pelo HIV

Na infecção por HIV há inicialmente comprometimento da imunidade celular e, progressivamente, da humoral e da inespecífica.

FASES CLÍNICAS DA INFECÇÃO POR HIV

1ª. Fase aguda ou primária da infecção por HIV
- Aparece em 50% a 90% dos indivíduos, um mês após o contágio
- Febre, mal-estar, fadiga, exantema, cefaleia, faringite, mialgia, artralgia, náuseas, vômitos, diarreia e adenomegalia
- Dura cerca de 14 dias

2ª. Fase assintomática da infecção por HIV
- Estado de latência clínica (não há sintomas), apesar da proliferação viral
- Pode haver adenomegalia generalizada

3ª. Fase sintomática inicial da infecção por HIV
- Sudorese noturna, fadiga, emagrecimento, diarreia
- Sinusopatias
- Candidíase oral e vaginal de repetição
- Leucoplasia oral, estomatites
- Herpes simples, herpes-zóster
- Pequenos sangramentos

4ª. AIDS – quando TCD4 abaixo de 200 células/mm³, além de apresentar uma das doenças:
- Infecções oportunistas, como por exemplo:
  – vírus (citomegalovírus, herpes simples, herpes-zóster)
  – bactérias (tuberculose, salmonelose)
  – fungos (pneumocistose, candidíase, histoplasmose)
  – protozoários (toxoplasmose)
- Sarcoma de Kaposi, linfomas
- Encefalopatia por HIV
- Síndrome consumptiva por HIV

Criança: Quadro clínico inespecífico
Pode haver aumento persistente de parótida

Figura 22.4. As fases clínicas da infecção por HIV são geralmente sequenciais: aguda, assintomática, sintomática inicial e AIDS. As doenças neurológicas com frequência ocorrem na fase mais avançada.

1) Tropismo por linfócitos TCD4+ (Th1)

A glicoproteína 41 kilodaltons (gp41) do HIV acopla-se à molécula de superfície CXCR4 (receptor-4 β-quimiocina) de células TCD4 *naïve* do hospedeiro. Sequencialmente, a gp120 viral une-se ao receptor CCR5 (receptor-5 β-quimiocina) existente em células TCD4 de memória. Assim, tais receptores celulares participam como verdadeiros <u>receptores para HIV</u>, resultando na entrada do vírus para células TCD4.

Após a entrada do vírus na célula TCD4, o HIV transcreve seu RNA para DNA, através da enzima transcriptase reversa: o RNA viral é convertido em DNA, dando origem ao DNA pró-viral. Sequencialmente, a integrase do HIV forma um complexo com o DNA pró-viral. O complexo é transportado ao núcleo, através da membrana nuclear. A integrase completa sua ação, cortando o DNA do hospedeiro e ligando covalentemente a terminação do DNA pró-viral à dupla hélice do DNA de células TCD4+ do hospedeiro. A integrase dissocia-se do DNA formado e há ativação de polimerases endógenas do hospedeiro, formando o DNA pró-viral maduro. Vários grupos de pesquisa trabalham no desenvolvimento de inibidores da integrase viral e na diminuição das moléculas de superfície CCR5 e CXCR4, na tentativa de melhora ou de cura da infecção por HIV (Figura 22.5).

Quando o linfócito TCD4+ deixa de ser *naïve*, ou seja, for antigenicamente comprometido, com necessidade de proliferação, este linfócito não pode se dividir por não mais apresentar DNA. Entretanto, o vírus multiplica-se, utilizando inclusive a membrana citoplasmática de TCD4+ para refazer seu envoltório, sobrevivendo até atingir outra célula. Com o decorrer do processo, há decréscimo progressivo de células TCD4+, em especial em ocasiões que o organismo necessite da defesa por Th1. Após o comprometimento de TCD4+ *naïve*, há tropismo do HIV por TCD4+ de memória.

Com o progredir da viremia há diminuição de linfócitos T auxiliares foliculares (Tfh), responsáveis pela formação de anticorpos de alta afinidade.

Durante todas as fases da doença há constante replicação do vírus em células TCD4+. A imunodeficiência inicial por depleção de células TCD4+ (Th1) acarreta infecções por bactérias altamente patogênicas, pela falta de cooperação de Th para B, além de infecções por oportunistas pela menor ação de apoptose por Th (Figura 22.6).

No decorrer da infecção por HIV há diminuição das citocinas sintetizadas por Th1, como interferon-gama (IFN-γ). A diminuição não tão acentuada de IFN-γ em indivíduos assintomáticos infectados sugere que tais portadores apresentem melhor defesa contra o HIV.

2) Tropismo por monócitos/macrófagos

Atingindo os monócitos/macrófagos, com contínua replicação em células dendríticas, o HIV leva a uma diminuição da resposta inespecífica, com consequente menor defesa para microrganismos intracelulares.

3) Tropismo por células dendríticas

O HIV atinge células dendríticas, resultando em menor apresentação antigênica a linfócitos T citotóxicos e T auxiliares, que passam a ser menos eficientes. Pesquisadores sugerem ainda que variações em alotipos de HLA I possam propiciar ligações atípicas ao HIV, propiciando maiores viremia.

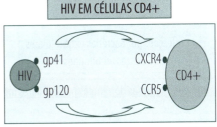
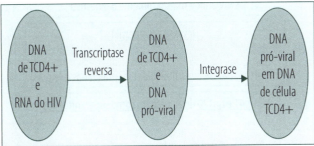

Figura 22.5. Os linfócitos T auxiliares (TCD4+) apresentam moléculas de superfície (CXCR4) que funcionam como receptores para as glicoproteínas gp41 do HIV, permitindo a entrada do vírus. Sequencialmente, HIV une-se por gp120 ao CCR5 de TCD4+. Após a entrada do vírus por CXCR4, o HIV transforma seu RNA em DNA, por meio de sua enzima transcriptase reversa, seguido de integração ao DNA do hospedeiro, pela a enzima integrase, com papel fundamental na integração do DNA pró-vírus ao DNA do hospedeiro.

Figura 22.6. Alterações imunológicas determinadas pelo HIV em células TCD4+: sequência no tropismo.

4) Tropismo por linfócitos TCD8+ (T citotóxicos) e células NK

O tropismo de HIV por TCD8+ (T citotóxicos) agrava ainda mais a suscetibilidade a infecções por intracelulares. Os T citotóxicos são afetados em número e função, porém, em número, de forma menos intensa do que T auxiliares, podendo até mesmo haver aumento nas fases iniciais. Uma consequência da maior queda de células TCD4+ em relação a TCD8+ é a inversão da relação CD4/CD8, característica de pacientes infectados pelo HIV, inclusive em estádios muito avançados da doença. O número total de células T (TCD3+) permanece constante no início da infecção, à custa do desequilíbrio entre TCD4+ e TCD8+. Com o progredir da doença, há diminuição das duas subpopulações e de T total, principalmente nas fases adiantadas. Sabe-se ainda que linfócitos T citotóxicos de portadores de HIV apresentam menor poder citolítico, liberando menor quantidades de perfurinas: o resultado é uma menor defesa contra infecções virais e contra o próprio HIV. A diminuição de TCD8+ acarreta maior suscetibilidade a infecções por microrganismos intracelulares e por oportunistas.

A diminuição de células NK propicia o aparecimento de neoplasias e o crescimento não habitual de neoplasias benignas, comportando-se de forma maligna pelo processo invasivo que determinam, como é o caso do sarcoma de Kaposi. Além disso, a diminuição de NK propicia mais infecção viral, uma vez que as células NK participam da defesa antiviral. A atividade de células NK encontra-se diminuída nas fases mais avançadas da doença, sendo poupada no início do quadro, provavelmente por fatores virais, de forma ainda não perfeitamente elucidada.

5) Tropismo por linfócitos B

Há ativação anormal de linfócitos B, traduzida por ativação policlonal, com perda progressiva da síntese de anticorpos a novos antígenos. Pode haver hipergamaglobulinemia inicial seguida de hipogamaglobulinemia, síntese de autoanticorpos e formação de imunocomplexos circulantes.

A resposta humoral, que já está prejudicada desde o início por alterações de Th1, torna-se mais comprometida, acarretando infecções por bactérias extracelulares, além do aparecimento de doenças autoimunes.

6) Tropismo por integrinas de vênulas pós-capilares intestinais

Foi demonstrado que HIV apresenta receptores para integrinas de vênulas pós-capilares intestinais, facilitando a chegada do vírus ao intestino.

7) Desvio para a subpopulação Th2

Com o evoluir do quadro, o paciente começa a apresentar sinais e sintomas de hipersensibilidade IgE-mediada, tornando-se alérgico até mesmo a medicamentos, com urticárias agudas frequentes, pelo desvio para o perfil Th2.

8) Superantígenos do HIV

Algumas glicoproteínas do HIV atuam como superantígenos, ou seja, não necessitam de HLA para ativarem linfócitos T citotóxicos e T auxiliares, promovendo proliferação intensa dessas células, porém de forma desordenada e ineficaz. As glicoproteínas gp41 e gp120 atuam como superantígenos do HIV, além de outras recém-descritas (p6, p7, p24) (Figura 22.7).

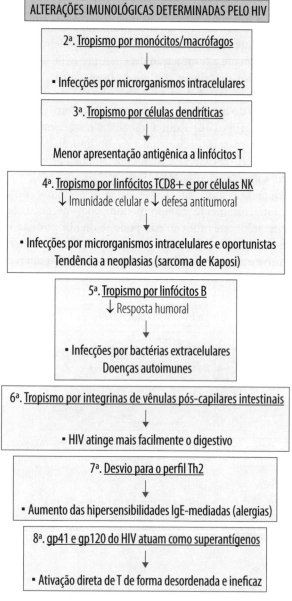

Figura 22.7. Tropismo do HIV por diferentes células, sequencialmente: Th1, monócitos/macrófagos, células dendríticas, T citotóxicos e células NK, linfócitos B. Há depois um desvio de Th1 para o perfil Th2, além das glicoproteínas gp41 e gp120 atuarem como superantígenos – ativam T sem necessidade de apresentação por HLA, porém de forma desregulada e ineficaz.

Exames imunológicos em portadores de HIV

Nos exames imunológicos em portadores de HIV, devem ser analisados leucograma, relação CD4/CD8, teste imunoenzimático indireto, Western blot, teste imunoenzimático direto, identificação ou quantificação do RNA viral por PCR (reação da polimerase em cadeia) para RNA viral (PCR qualitativo ou qualitativo) e gp120 viral (carga viral) (Figura 22.8).

O leucograma mostra linfopenia, pois há diminuição de linfócitos T, especialmente de TCD4+. A diminuição de células TCD4+ está relacionada ao aparecimento das manifestações clínicas. Há inversão da relação CD4/CD8, considerando a progressão da doença.

A positividade do teste imunoenzimático indireto ou ELISA indireto indica a presença de anticorpos. São utilizadas placas de poliestireno unidas à célula infectada por HIV. Havendo anticorpos no soro do indivíduo, estes se unirão à célula infectada e, acrescentando-se anticorpos anti-HIV conjugados à enzima, a reação torna-se visível. O uso de célula, e não apenas do vírus por esse método, pode acarretar resultado falso-positivo, quando o paciente apresenta algum anticorpo contra a célula utilizada. Esse fato determinou a obrigatoriedade de outro método em casos de positividade. Pode haver ainda falso-negativo quando o contágio foi recente e não houve tempo para a formação de anticorpos suficientes para a detecção (janela imunológica) (Figura 22.9).

O teste Western blot ou Western blotting também é imunoenzimático indireto, com a mesma técnica do anterior. A diferença está na utilização de HIV, em vez de célula infectada. Com isso, é retirada, quase totalmente, a falsa-positividade do método, persistindo ainda o falso-negativo (Figura 22.10).

O Instituto de Tecnologia em Imunobiológicos Fiocruz desenvolveu o teste rápido Western blot, que "pula etapas" do método clássico, permitindo o resultado em 20 minutos. Bandas com proteínas recombinantes de HIV e bandas sem HIV são previamente transferidas para uma membrana de nitrocelulose. O sangue do indivíduo é colocado diretamente nessas tiras de nylon: caso existam anticorpos, estes se unem às proteínas do HIV, tornando o resultado positivo. Em caso de positividade, o teste é repetido ou realizado o Western blot

---

EXAMES IMUNOLÓGICOS EM INFECÇÃO POR HIV E AIDS

1) Leucograma com linfopenia
2) Contagem de TCD4+ e TCD8+, relação CD4/CD8
3) Teste imunoenzimático indireto
4) Western blot
5) Teste imunoenzimático direto
6) PCR (Reação em Cadeia da Polimerase) para RNA viral (PCR qualitativo ou quantitativo)
7) gp120 viral (glicoproteína 120 do envelope viral)

Figura 22.8. Exames imunológicos para o diagnóstico de portador de HIV e de AIDS.

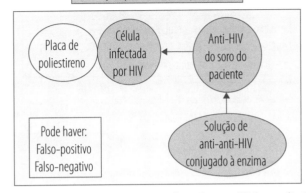

Figura 22.9. Visualização do teste imunoenzimático indireto para HIV. Com a realização apenas desse exame pode haver falso-positivo (anticorpos contra a célula utilizada, e não contra HIV) e falso-negativo (janela imunológica – não houve tempo de formação de anticorpos). Quando positivo, há obrigatoriedade da realização de outros exames.

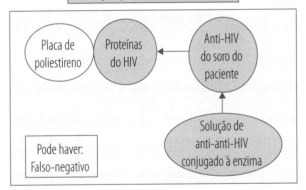

Figura 22.10. Visualização do teste imunoenzimático indireto Western blot para HIV. Após esse exame restam os falso-negativos (janela imunológica).

clássico, uma vez que este pode apresentar maior especificidade (Figura 22.11).

O teste imunoenzimático direto ou ELISA direto detecta a presença do vírus, uma vez que utiliza soluções contendo anticorpos anti-HIV, dessa forma afastando o falso-negativo (Figura 22.12).

O teste da reação em cadeia da polimerase (PCR) para HIV qualitativo é um método molecular que identifica a sequência de ácido nucleico do vírus, utilizando *primers* de RNA do HIV. Pode, ainda, ser realizado de forma quantitativa. O gp120 determina a quantidade da glicoproteína 120 do envelope viral, refletindo a carga viral do portador (Figura 22.8).

Foram estudados vários marcadores, entretanto a quantificação do RNA do HIV plasmático mostrou-se fortemente associada à queda da contagem de células TCD4+ e ao desen-

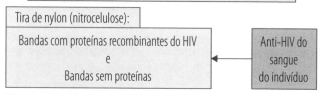

Figura 22.11. O Instituto de Tecnologia em Imunobiológicos Fiocruz desenvolveu o método Western blot por teste rápido: anticorpos anti-HIV do sangue testado unem-se às proteínas do HIV colocadas em tiras de nitrocelulose.

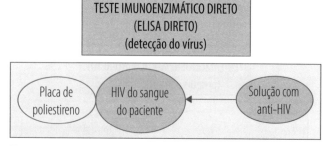

Figura 22.12. Visualização do teste imunoenzimático direto para HIV.

volvimento de AIDS, com acentuada queda de TCD4+ para níveis de RNA do HIV acima de 10.000 Eq/mL. Observou-se, ainda, elevada concentração intracelular da gp 120 durante o processo de montagem da partícula isolada do vírus (virion) da célula infectada pelo HIV. A depleção de células TCD4+ é também marcadora importante da infecção pelo HIV.

Outras infecções

Várias doenças infecciosas podem determinar diferentes imunodeficiências secundárias, piorando a própria doença e aumentando a suscetibilidade a outras.

A mononucleose ou infecção por *Epstein-Barr virus* pode desencadear um Erro Inato da Imunidade (EII) do tipo imunodesregulação, em indivíduos predispostos. Nesse EII podem aparecer diferentes distúrbios da imunidade: deficiência de IgA, de subclasses de IgG, de classes IgA, IgG e IgM, alterações da imunidade celular, diminuição de células NK. Tais distúrbios podem ser transitórios ou persistentes, leves ou graves. Em casos graves de mononucleose, a terapia antiviral pode auxiliar. A evolução pode ainda ser para aplasia de medula e linfomas (Figura 22.13).

O vírus do sarampo pode ser a causa de imunodeficiência secundária, em especial celular, mas também podendo ser humoral ou fagocitária. Geralmente é transitória, mas com

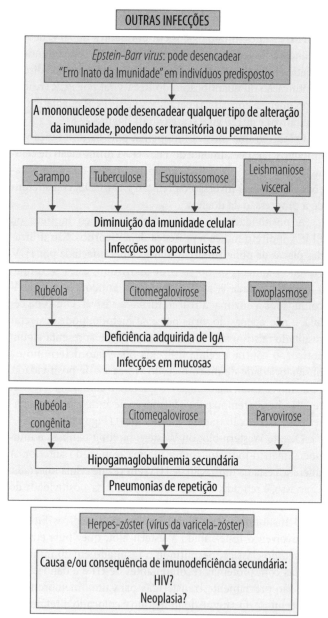

Figura 22.13. Diferentes infecções causam diferentes deficiências imunológicas.

consequências graves, principalmente em pacientes com desnutrição, por já apresentarem imunocomprometimento prévio. Foi ainda descrito que o vírus do sarampo diminui a síntese de IL-12, importante para atividade de células NK. A infecção tuberculosa, assim como a esquistossomose e a leishmaniose visceral, podem ser causas de importante depressão da imunidade celular. A consequência dessas infecções é a maior suscetibilidade a processos infecciosos por microrganismos intracelulares e oportunistas (Figura 22.13).

Rubéola, citomegalovirose e toxoplasmose podem ser causas de deficiência adquirida de IgA, resultando em infecções repetidas de mucosas.

Rubéola congênita, citomegalovírus e parvovírus (exantema infeccioso) podem determinar hipogamaglobulinemia secundária, que devido à diminuição de IgG2, leva a pneumonias de repetição (Figura 22.13).

Na quase totalidade dos casos relatados, a infecção por vírus da varicela-zóster (herpes-zóster) está associada ao imunocomprometimento, havendo hipóteses de que o vírus possa ser causador ou consequência da imunodeficiência observada. De qualquer forma, é necessária a pesquisa de causas de imunodeficiências diante de herpes-zóster, incluindo a pesquisa de HIV e de neoplasias (Figura 22.23).

Distrofias

Distrofias são alterações nutricionais crônicas de um ou mais componentes da alimentação, podendo ser por carência ou por excesso de alimentos. Podem causar imunocomprometimentos, como ocorre na desnutrição, obesidade, deficiências de zinco, de vitaminas e de ferro.

Desnutrição

Desnutrição ou má nutrição calórico-proteica ou desnutrição energético-proteica é um tipo de distrofia, em que há deficiência nutricional crônica proteica ou calórico-proteica do organismo como um todo ou das células em particular. Fala-se que a desnutrição é primária quando resulta da falta de ingestão de alimentos. É a desnutrição primária que será estudada a seguir, por ser a imunodeficiência mais frequente de países em desenvolvimento.

Em várias regiões de nosso meio pode estar presente a desnutrição, resultante de hábitos alimentares muitas vezes necessários. Assim, em regiões cuja alimentação é quase exclusivamente a mandioca, o resultado é a deficiência de proteínas de forma geral; o milho é pobre em lisina, triptofano e histidina; o arroz apresenta carência de lisina e treonina. A baixa ingestão de proteínas leva ao fato de o catabolismo predominar sobre o anabolismo.

Uma das primeiras alterações que ocorre na desnutrição é a diminuição da produção de adenosina trifosfato (ATP), acarretando falta de energia para manter a bomba sódio/potássio. Em consequência, há aumento do sódio intracelular, entrada de água e edema celular, presentes já nos estágios iniciais da desnutrição. O edema celular leva à diminuição relativa das enzimas intracelulares.

A persistência de falta de ingestão proteica leva à hipoproteinemia, com diminuição da síntese de novos aminoácidos, o que acarreta diminuição absoluta de enzimas intracelulares e depressão da formação de citoplasma, com consequente hipotrofia. Tais alterações funcionais ocorrem em todos os órgãos e sistemas do organismo, incluindo o sistema imunológico.

Na desnutrição, há hipotrofia dos órgãos linfoides: timo, linfonodos, baço, tonsilas palatinas e adenoideanas. Assim, na presença de processos infecciosos, não se observa adenomegalia ou esplenomegalia.

Verifica-se comprometimento da atividade de fagócitos desde a desnutrição moderada. Os polimorfonucleares neutrofílicos apresentam depressão da atividade quimiotática e da etapa de ingestão e digestão fagocitária, com diminuição do metabolismo oxidativo. A consequência clínica é a acentuação da suscetibilidade por patógenos catalase-positivos, em especial *Staphylococcus aureus* (impetigo, abscessos, pneumonias com pneumatoceles) e *Aspergillus fumigatus* (pneumonias). Os fagócitos mononucleares também apresentam decréscimo da atividade quimiotática e da resposta fagocítica, contribuindo para a maior incidência de infecções por intracelulares. Foi ainda observada diminuição da atividade de células NK, que é mais uma causa das infecções por agentes intracelulares (Figura 22.14).

O sistema complemento apresenta valores normais de complemento total e dos componentes C3 e C4 em desnutridos graves do tipo marasmo, estando tais componentes diminuídos em desnutrição tipo Kwashiorkor, provavelmente por diminuição da síntese dos componentes do complemento devido ao comprometimento hepático do Kwashiorkor, o que não ocorre no marasmo.

O comprometimento da resposta celular ocorre já na desnutrição moderada. Adultos desnutridos são frequentemente não reatores a testes cutâneos de leitura tardia. Há diminuição do número total de linfócitos T, responsável pela linfopenia por vezes apresentada. Há depressão da atividade proliferativa de T, diminuição dos valores de células TCD4+ e, em menor proporção, de células TCD8+, com tendência à inversão da relação CD4/CD8. Esse EII faz com que o paciente apresente maior suscetibilidade e maior gravidade a infecções por bactérias altamente patogênicas e a microrganismos intracelulares. São mais frequentes infecções virais, fúngicas e por bactérias intracelulares em pacientes com desnutrição, como gripes, sarampo, varicela, dermatofitoses fúngicas, tuberculose (Figura 22.15).

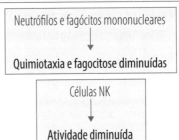

Figura 22.14. A desnutrição, mesmo moderada, apresenta alterações da resposta inespecífica por diminuição da atividade por fagócitos neutrofílicos e mononucleares, além da diminuição de células NK.

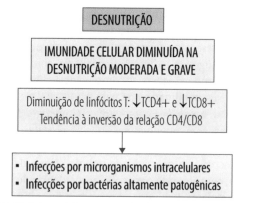

Figura 22.15. A desnutrição, mesmo moderada, apresenta alterações da imunidade celular.

A resposta humoral encontra-se preservada para IgG, IgM e IgA séricas, mesmo na desnutrição grave, podendo estar até aumentada em desnutridos com infecções de repetição. A quantidade de linfócitos B está quase sempre conservada. A imunidade humoral, estando conservada, e a maior suscetibilidade a infecções justificam e indicam a prioridade às imunizações. Um paciente com desnutrição primária consegue responder a microrganismos atenuados ou a toxoides, mas nem sempre supera tais agentes *in natura*. Pode ser postergada a vacinação para desnutridos graves, pelo comprometimento da resposta celular, e indicada imediatamente após a melhora do paciente. Na imunidade humoral, há ainda diminuição da IgA secretora e da IgE sérica, dados coerentes com o grande número de diarreias infecciosas e a maior incidência de broncoespasmo reacional em relação à asma alérgica (Figura 22.16).

Na desnutrição primária ocorre diminuição do Fator de Necrose Tumoral (TNF), o que poderia explicar em parte a pequena sintomatologia de desnutridos diante infecções, uma vez que o TNF é um importante pirógeno endógeno e responsável por vários sinais e sintomas dos quadros infecciosos.

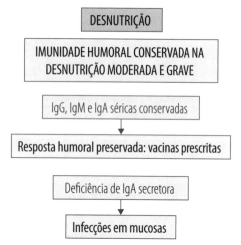

Figura 22.16. A imunidade humoral está conservada até na desnutrição grave, devendo sempre serem indicadas as imunizações.

Assim, de forma geral, portadores de desnutrição apresentam comprometimento de fagócitos e da imunidade celular, estando a imunidade humoral conservada.

A desnutrição e as infecções continuam sendo a principal causa de mortalidade infantil nos países em desenvolvimento. A desnutrição, quando associada à infecção, é a principal causa de óbito de crianças nesses países. É necessário conhecer as alterações imunológicas de desnutrição para melhor combater os processos infecciosos, tentando-se, com isso, diminuir a mortalidade e a morbidade desses pacientes.

Obesidade

Entre as complicações da obesidade encontram-se a síndrome metabólica (hipertensão arterial, dislipidemia, resistência à insulina, predisposição a doenças cardiovasculares, disfunção renal), as infecções respiratórias e sistêmicas de repetição, especialmente pós-cirúrgicas, por dificuldades de procedimentos devidas à obesidade ou por alterações imunológicas não bem esclarecidas.

O tecido adiposo é considerado um órgão ativo capaz de secretar uma variedade de moléculas bioativas, as adipocitocinas, dentre as quais se destacam: adiponectina, leptina, TNF-α, IL-6 e IL-10.

Na obesidade há desequilíbrio entre adiponectina e leptina: redução da adiponectina (com propriedades anti-inflamatórias) e aumento da leptina (com ação inflamatória).

A proteína leptina tem papel no controle do apetite, atuando no hipotálamo e indicando ao organismo diminuir a ingestão de alimentos e aumentar o gasto energético. Está aumentada em sobrepeso, além da possibilidade de resistência à leptina ou de defeito no transporte para o hipotálamo. Além da ação no apetite, a leptina tem ações relacionadas à defesa imunológica: aumenta receptores de fagócitos mononucleares, de linfócitos T e de NK. Ainda piora a asma, sabendo-se que induz à produção de óxido nítrico.

Os valores de receptores solúveis de TNF-α têm sido correlacionados ao índice de massa corporal e ao perímetro abdominal, com valores até duas vezes mais elevados em obesos. Além disso, o TNF-α é produzido em maior quantidade pelo tecido adiposo visceral, quando em comparação ao adiposo subcutâneo. É uma citocina pró-inflamatória, além de atuar na regulação do metabolismo lipídico e na resistência à insulina.

A IL-6, outra citocina pró-inflamatória, também secretada em maiores quantidades pelo tecido adiposo visceral, apresenta concentrações plasmáticas preditivas do desenvolvimento de diabetes *mellitus* tipo 2.

Estudos observaram aumento da IL-10 em indivíduos obesos sem complicações e diminuição quando a obesidade está associada à síndrome metabólica. Há trabalhos sugerindo que o aumento da IL-10 teria uma ação protetora nas complicações da obesidade, como resistência à insulina, aterosclerose e disfunção endotelial.

A obesidade nos adultos pode estar relacionada à leucocitose de causa inexplicável, com normalização da contagem de leucócitos após a perda de peso. Pesquisadores encontraram correlação entre o aumento de neutrófilos e a adiposidade abdominal.

Dessa forma, há um estado inflamatório na obesidade, e a inflamação associada ao tecido adiposo parece contribuir de forma crucial para o desenvolvimento da síndrome metabólica. A literatura sugere que a adiponectina e a IL-10, com ações anti-inflamatórias e inibidoras da sinalização de NF-κB, possam ser estratégias para o combate do estado inflamatório da obesidade (Figura 22.17).

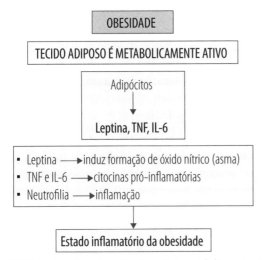

Figura 22.17. O tecido adiposo é considerado um órgão metabolicamente ativo, com síntese de moléculas que propiciam o estado inflamatório da obesidade e relacionadas ao aparecimento da síndrome metabólica.

Deficiência de zinco

Na falta de zinco, pode haver infecções de repetição, atraso no desenvolvimento pôndero-estatural, alopecia, dermatite, lesões orais, diarreia associada à diminuição das vilosidades intestinais, anorexia, retardo na cicatrização, oligospermia e alterações emocionais. A deficiência está ainda associada ao baixo peso ao nascimento. O quadro clínico de deficiência de zinco é mais evidente em fases de crescimento. Na acrodermatite enteropática, doença autossômica recessiva em que ocorre deficiência de zinco por má absorção, há deficiente crescimento pôndero-estatural, dermatites, diarreias e infecções.

O zinco encontra-se distribuído por todo o organismo, principalmente nos eritrócitos, mas também em leucócitos, fígado, pâncreas, rins, ossos, músculos, olhos, pele, fâneros e espermatozoides. Faz parte ainda de várias enzimas e participa do metabolismo dos ácidos nucleicos, dando estabilidade à configuração molecular do RNA.

Alimentos ricos em fitatos diminuem a absorção de zinco, como pode ocorrer em dietas exclusivas de leguminosas, pães integrais, soja e outros grãos. A cafeína também interfere na absorção do zinco. Entre os alimentos ricos em zinco estão: ostras, camarões, vitela, cordeiro, chocolate, gergelim, amendoim, castanha de caju, amêndoas.

O zinco é promotor da proliferação de linfócitos e cofator de hormônios tímicos, que estimulam a maturação de células T. Na deficiência de zinco, há linfopenia, diminuição da imunidade celular, hipotrofia até atrofia de timo e linfonodos, hiporresponsividade aos testes cutâneos de hipersensibilidade tardia e diminuição da atividade de células NK. O zinco catalisa a conversão de ânion superóxido e peróxido de hidrogênio no fagossomo, havendo diminuição da fagocitose por neutrófilos e por mononucleares. A deficiência de zinco não altera a resposta humoral. Assim, as alterações da deficiência de zinco são semelhantes às da desnutrição (Figura 22.17).

O excesso de zinco leva a azoospermia, razão pela qual a suplementação de zinco necessita de supervisão médica.

Deficiência de vitaminas

A deficiência de vitamina A tem sido associada à maior gravidade das infecções, principalmente respiratórias e digestivas, não se conhecendo, entretanto, o mecanismo exato. Em animais de experimentação a deficiência induzida de vitamina A leva à diminuição da imunidade celular, da resposta à imunização e à depleção linfocitária. Pesquisadores relatam diminuição da mortalidade e da morbidade em até 50% após a suplementação com vitamina A, em crianças hospitalizadas por complicações de sarampo. Outros autores referem aumento dos títulos de anticorpos antitetânicos em crianças com desnutrição pré-tratadas com vitamina A. São necessárias novas pesquisas, pois até o momento não há substrato à indicação da suplementação com vitamina A.

Também não estão precisamente estabelecidas as ações do complexo B no sistema imunológico, acreditando-se que possa atuar nas funções enzimáticas intracelulares. Entre as vitaminas do complexo B, a deficiência de piridoxina (B6) é a mais estudada. Os achados clínicos da deficiência de vitamina B6 são: dermatite em face, pescoço e extremidades, lesões orais como a glossite, estomatite e queilite. Tais lesões são frequentemente infectadas secundariamente. Trabalhos em animais mostram diminuição da imunidade celular diante da carência de B6. A deficiência de vitamina B6 está associada a alterações imunológicas em idosos, portadores de HIV, artrite reumatoide e uremia, embora altas doses dessa vitamina não tenham restabelecido essas funções. Há indicações de que o ácido fólico, o ácido pantotênico e a biotina levem a alterações da resposta humoral.

As alterações imunológicas por deficiência de vitamina C também não são bem determinadas, existindo trabalhos mostrando in vitro aumento da atividade de células T após a adição de vitamina C. O uso de altas doses de vitamina C em pacientes portadores da síndrome de Chediak-Higashi pode levar ao aumento da atividade quimiotática e bactericida por neutrófilos. Entretanto, são necessários mais estudos para uma conclusão definitiva sobre suplementação com vitamina C.

Os mesmos cuidados são válidos para a suplementação com vitamina E, apesar de que em modelos animais de experimentação a administração de vitamina E aumentou a resposta à imunização e potencializou a fagocitose e a linfoproliferação.

Carência de ferro

Há estudos controversos a respeito da deficiência de ferro na imunidade: sabe-se que bactérias necessitam de ferro livre como nutriente, mas, por outro lado, a falta de ferro tem sido associada à diminuição da imunidade humoral, celular, fagocitária neutrofílica e síntese de citocinas.

Etilismo crônico

O etanol é rapidamente absorvido pelo trato digestivo para a circulação sanguínea. É então metabolizado pela álcool-desidrogenase em aldeído acético, que é transformado em ácido acético, pela aldeído-desidrogenase. O ácido acético é incorporado ao ciclo de Krebs, resultando na formação de água, CO_2 e liberação de ATP. A energia assim obtida é denominada "energia vazia", uma vez que não há formação de substâncias constituintes de citosol. A "energia vazia" e a anorexia são as principais causas da desnutrição secundária ao etilismo crônico.

As alterações imunológicas observadas no etilismo crônico são exatamente as mesmas que as da desnutrição. Na verificação dos estudos a esse respeito, observa-se que a quase totalidade deles é realizada em etilistas crônicos desnutridos. É possível que a desnutrição contribua para o comprometimento imunológico apresentado por tais indivíduos (Figura 22.18).

Esplenectomia

A esplenectomia cirúrgica ou funcional leva a alterações imunológicas, pois o baço é o maior produtor de IgG. Após esplenectomia, há diminuição da síntese de anticorpos polissacarídeos (contidos em IgG2), os quais atuam como opsoninas revestindo bactérias encapsuladas (*Streptococcus pneumoniae*, *Haemophilus influenzae*). As pneumonias são mais frequentes em indivíduos esplenectomizados, podendo levar à sepse (Figura 22.19).

A vacina pneumocócica 23-valente, a contra *Haemophilus influenzae* e a meningocócica estão indicadas 15 dias antes ou depois da esplenectomia, com manutenção posterior. Em indivíduos esplenectomizados há indicação de reposição com imunoglobulina humana em quadros infecciosos graves por bactérias encapsuladas, mas só durante o quadro infeccioso, para não ser retirado o estímulo de síntese de imunoglobulinas (Figura 22.20).

A anemia falciforme leva progressivamente à asplenia funcional ou autoesplenectomia, com as mesmas consequências da asplenia: pneumonias de repetição por bactérias encapsuladas, com necessidade das imunizações acima citadas.

Doenças hematológicas

Várias doenças hematológicas podem determinar hipogamaglobulinemia, entre elas: aplasia de medula, doenças linfoproliferativas como leucemias e linfomas, mielomas, hiperesplenismo (citopenia secundária à esplenomegalia, sen-

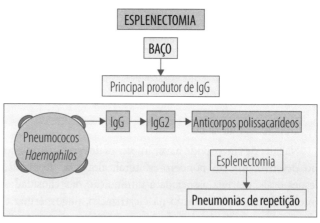

Figura 22.19. O baço é o principal produtor de IgG, havendo diminuição dessa imunoglobulina em indivíduos esplenectomizados.

Figura 22.18. Estão descritas as alterações imunológicas encontradas no etilismo crônico e na deficiência de zinco, as quais são semelhantes às da desnutrição.

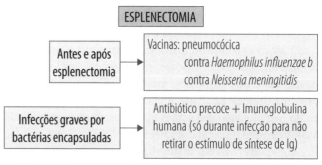

Figura 22.20. Vacinas pneumocócica 23-valente, contra *Haemophilus influenzae b* e *Neisseria meningitidis* devem ser prescritas cerca de 15 dias antes ou após a esplenectomia, com manutenção posterior.

do que normalmente o baço só remove as células sanguíneas senescentes). Portadores de anemia falciforme, com o progredir da doença, apresentam esplenectomia funcional, com as mesmas consequências da anatômica.

As infecções mais frequentes nas doenças citadas são as pneumonias pela deficiência de IgG2, tornando-se necessária a reposição de imunoglobulina durante os quadros de infecções graves por bactérias encapsuladas (*S. pneumonia* e *H. influenzae*) (Figura 22.21).

Perdas proteicas

Entre as principais perdas proteicas encontram-se: queimaduras extensas, dermatites graves, enteropatias perdedoras de proteínas (especialmente colite ulcerativa e doença de Crohn), nefropatias perdedoras de proteínas (síndrome nefrótica), linfangiectasia intestinal (obstrução dos vasos linfáticos intestinais resultando em má absorção).

As enteropatias e nefropatias perdedoras de proteínas causam perda de IgG, existente em maior quantidade no plasma, habitualmente sem diminuição de IgA ou de IgM. A consequência é a maior suscetibilidade a infecções, sobretudo pneumonias de repetição. Não há indicação da reposição com imunoglobulina humana em perdas proteicas intestinais e urinárias, uma vez que a gamaglobulina administrada é logo perdida, excetuando-se a indicação para casos de infecções graves por bactérias encapsuladas.

Na uremia há predominantemente alterações da imunidade celular, podendo haver diminuição da resposta para imunizações a anticorpos específicos, como para hepatite por vírus B. Há, ainda, maior incidência de hepatite por vírus C em pacientes urêmicos submetidos à diálise. Está descrita a presença de crioglobulinas em portadores de uremia.

Em situações perdedoras de proteínas há indicação de reposição de imunoglobulina humana em infecções graves causadas por bactérias encapsuladas, pois como rotina haveria perda rápida da imunoglobulina reposta (Figura 22.22).

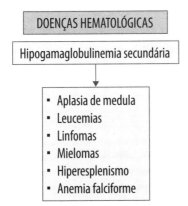

Figura 22.21. Diferentes doenças hematológicas podem determinar hipogamaglobulinemia secundária. O hiperesplenismo é a citopenia secundária à esplenomegalia (habitualmente o baço só remove as células sanguíneas senescentes).

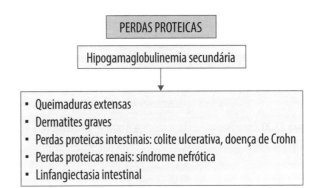

Figura 22.22. Diferentes perdas proteicas podem determinar hipogamaglobulinemia secundária.

Diabetes *mellitus*

Foram descritas diferentes alterações imunológicas no diabetes *mellitus*, sendo a mais frequente a deficiência da atividade quimiotática e fagocitária por neutrófilos; daí uma maior preocupação com foliculites, furunculoses e abscessos nesses pacientes (Figura 22.23).

Fibrose cística e discinesia ciliar

Na fibrose cística as infecções atingem principalmente o trato respiratório, sendo infecções virais ou bacterianas, em especial por *Pseudomonas aeruginosa*, *Staphylococcus aureus*, *Haemophilus influenzae*, micobactérias não tuberculosas. As vias aéreas superiores são os locais mais atingidos, com muita frequência os seis paranasais.

Na discinesia ciliar, a retenção do muco e bactérias no trato respiratório tem como consequência as infecções crônicas de vias aéreas superiores e inferiores.

Neoplasias

As neoplasias que mais alteram a resposta imunológica são as leucemias, os linfomas e as neoplasias de células B. Há diferentes imunocomprometimentos, dependentes da neoplasia em questão. As neoplasias podem ser causa ou consequência da diminuição de células NK (*natural killer*) e de linfócitos T citotóxicos. Assim, frequentemente há diminuição de células NK, acarretando maior suscetibilidade às infecções virais (Figura 22.24).

Medicamentos

a) Causadores de deficiência de IgA adquirida e/ou de hipogamaglobulinemia secundária

A deficiência de IgA pode ocorrer após o uso de medicamentos, como anti-inflamatórios não hormonais (ibu-

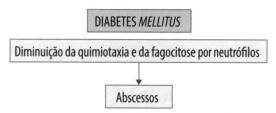

Figura 22.23. Doenças metabólicas, em especial o diabetes *mellitus*, podem alterar a resposta imunológica.

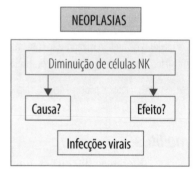

Figura 22.24. Não se sabe se a diminuição de células NK pode contribuir para o desenvolvimento de neoplasias ou ser consequente ao consumo durante a defesa de um processo neoplásico.

profeno, ácido acetilsalicílico), anticonvulsivantes (ácido valproico, hidantoína, carbamazepina), antimicrobianos (sulfas), anti-hipertensivos (captopril), hormônios (tiroxina), redutores da inflamação (penicilamina, sulfassalazina, sais de ouro), antimaláricos, antiparasitários (cloroquina, levamizole), antidepressivos, imunossupressores (ciclosporina, tacrolimus e pimecrolimus diminuem linfócitos T, em especial células CD4+, sendo que a ciclosporina pode levar à deficiência permanente), anticorpos monoclonais contra células B e outros. Estes medicamentos e também os imunobiológicos, como rituximabe (anticorpo monoclonal anti-CD20 ou contra linfócitos B), podem também ser causa de hipogamaglobulinemia secundária.

A deficiência secundária de IgA pode ser assintomática, fato sugestivo de que o número real seja maior do que o conhecido. Quando sintomática ocorrem principalmente infecções de mucosas. A hipogamaglobulinemia pode levar a pneumonias por deficiência de IgG2. Não está descartada a possibilidade de predisposição individual nestas deficiências adquiridas (Figura 22.25).

b) Causadores de neutropenia adquirida

Fala-se em neutropenia grave quando o número de neutrófilos for inferior a 500 células/mm³; moderada entre 500 a 1.000 células/mm³; leve entre 1.000 e 1.500 células/mm³.

As principais causas de neutropenia são as infecções, seguidas por medicamentos. Podem ser decorrentes também de doenças hematológicas, doenças congênitas, incluindo os erros inatos da imunidade.

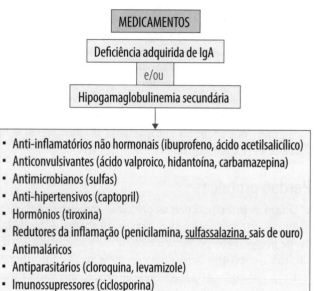

Figura 22.25. Estão descritos os principais medicamentos causadores de deficiência de IgA adquirida e/ou de hipogamaglobulinemia secundária.

É indicativo de neutropenia medicamentosa quando esta aparece após a introdução do fármaco, desaparece um mês após a suspensão, reaparece com a reintrodução, e após excluídas outras causas.

Existem diferentes medicamentos causadores de neutropenia: quimioterápicos, anti-inflamatórios não hormonais (ibuprofeno, ácido acetilsalicílico), analgésicos (dipirona), antibióticos (penicilina G, ampicilina, amoxacilina, oxacilina, ácido fusídico), fármacos cardiovasculares (metildopa, espironolactona, quinidina, procainamida), antitireoidianos (propiltiouracil, tiamazol), anticorpos monoclonais (infliximabe), psicotrópicos (clorpromazina, fluoxetina) (Figura 22.26).

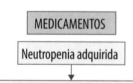

Figura 22.26. Estão descritos os principais medicamentos causadores de neutropenia adquirida.

c) Causadores de diminuição da imunidade inata, humoral e celular

Corticosteroides por uso prolongado e em altas doses podem acarretar, com maior frequência: linfopenia por apoptose de linfócitos T, com diminuição da imunidade celular; diminuição da síntese de citocinas, em especial de Th1; diminuição da migração transendotelial (saída de células da circulação) de neutrófilos, levando à neutrofilia e menor afluxo de neutrófilos para os locais de patógenos; diminuição da migração transendotelial de leucócitos, diminuindo o afluxo dessas células para os locais de inflamação; diminuição da diferenciação e da atividade de monócitos/macrófagos; mais raramente ação moduladora direta e indireta em linfócitos B, diminuindo a síntese de anticorpos (deficiência humoral).

Assim, corticosteroides podem determinar alto grau de imunossupressão, sendo necessário avaliar a possibilidade de retardar vacinas atenuadas quando o paciente estiver utilizando prednisona ou equivalente acima de 20 mg/dia ou 2 mg/kg/dia, por tempo superior a 14 dias (Figura 22.27).

d) Causadores de diminuição de diferentes setores da imunidade inata

Os anticorpos monoclonais promovem a diminuição de diferentes setores conforme o endereçamento de suas ações. Encontram-se anti-CD19, anti-TNF e muitos outros.

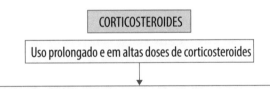

Figura 22.27. O uso prolongado e em altas doses de corticosteroides leva ao imunocomprometimento, principalmente celular, propiciando infecções por microrganismos intracelulares.

Estresse crônico

O estresse crônico pode determinar diminuição em especial da imunidade adaptativa. Várias doenças são observadas após ou durante o estresse crônico: infecções como herpes simples, herpes-zóster, processos gripais, micoses, além de piora de alergias, aparecimento de doenças autoimunes e de neoplasias.

Os estudos sobre estresse crônico sugerem uma ação no hipotálamo, levando ao aumento do ACTH e ao consequente aumento de glicocorticosteroides, que seriam a principal causa da imunodeficiência desses casos. É possível ainda uma ação de mediadores neuroquímicos (Figura 22.28).

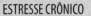

Figura 22.28. O estresse crônico com frequência cursa com infecções, doenças imunológicas e neoplasias, por causas não perfeitamente esclarecidas.

Prematuridade e imunossenescência

Na prematuridade a criança recebeu imunoglobulinas maternas em menores proporções, sendo mais suscetível a infecções por bactérias encapsuladas. Há ainda menor desenvolvimento da resposta inata, como da síntese de complemento pelo feto.

Na imunossenescência há diminuição da imunidade adaptativa e inata, como estudado no Capítulo 5 (Figura 5.35).

Questões

1ª. Quais são os imunocomprometimentos observados na desnutrição primária? As vacinas devem ser prescritas ou proscritas na desnutrição primária moderada ou grave?

2ª. Qual é o principal imunocomprometimento em paciente usando corticosteroides em altas doses e por tempo prolongado?

3ª. Indivíduos esplenectomizados apresentam maior suscetibilidade a que tipo de infecção e qual o tratamento durante tal infecção?

4ª. Qual é a primeira célula do sistema imunológico infectada por HIV e como o HIV infecta tal célula?

5ª. Quando se fala que o portador de HIV tem AIDS?

Observação: respostas no anexo final.

CASOS CLÍNICOS

Caso 1: Mulher de 58 anos, com queixa de "bola embaixo do queixo" (sic), com início há sete dias e aumento progressivo. Referia história de diabetes com uso regular de insulina. Ao exame apresentava-se confusa, 38,5 °C, frequência cardíaca 124 batimentos/min, respiratória 30/min, PA 90/50 mmHg, saturação 97%, apresentando massa tumoral quente, hiperemiada, flutuante, com cerca de 4 cm de diâmetro em região submandibular esquerda; dentes conservados; restante sem alterações.

Evolução: Foi imediatamente internada e iniciada antibioticoterapia. Os exames mostraram: glicemia 130 mg/dL, ureia normal, diminuição de eritrócitos, leucocitose com neutrofilia. Realizada a drenagem do abscesso, com saída de material marrom, com aspecto necrótico; a cultura revelou *Staphylococcus aureus*. Após 48 horas de antibiótico e da drenagem, a paciente começou a apresentar melhora progressiva até alta.

Discussão: A paciente apresentava quadro compatível de sepse: febre, taquicardia, taquipneia, hipotensão e confusão mental. O início imediato de antibiótico e a drenagem do abscesso foram fundamentais para a boa evolução. A paciente era portadora de diabetes *mellitus*, que leva à diminuição da quimiotaxia e da fagocitose por neutrófilos, células necessárias para a defesa contra microrganismos catalase-positivos, como *Staphylococcus aureus*. São frequentes as complicações buco maxilares em portadores de diabetes *mellitus* tipo 1, não só pela diminuição da atividade neutrofílica, mas também por hipossalivação: a saliva faz parte da barreira físico-química, contendo substâncias microbicidas, além de IgA secretora. As infecções periodontais são reconhecidas pela OMS como uma das complicações mais frequentes no indivíduo com diabetes *mellitus*. Por tais motivos, é necessária muita atenção quando indivíduos com diabetes apresentam processos infecciosos, tendo em vista a imunodeficiência secundária que desenvolvem.

Caso 2: Paciente de 48 anos, sexo feminino, moradora de rua, com etilismo crônico, tosse produtiva há vários meses. Há anos apresentava desnutrição por falta de ingestão. Ao exame, desnutrida, afebril, eupneica, agitada, desconexa, estertores subcrepitantes em base pulmonar, roncos e sibilos esparsos, pápulas com exsudato purulento em membros inferiores. RX: infiltrado intersticial.

Evolução: Positividade de BK no escarro. Iniciado tratamento para tuberculose e impetigo. Boa evolução após o tratamento.

Discussão: A paciente apresentava desnutrição e etilismo crônico, ambos determinantes de deficiências adquiridas ou secundárias, causando inclusive os mesmos distúrbios imunológicos. A desnutrição primária e o etilismo explicam as lesões de pele do impetigo: diminuição da atividade por fagócitos neutrofílicos, responsáveis pela defesa contra bactérias piogênicas catalase-positivas, como *Staphylococcus aureus*. Na desnutrição há diminuição de TNF, um dos pirógenos endógenos e um dos promotores de sinais e sintomas de infecções, juntamente com IL-1 e IL-6, provavelmente responsáveis pela ausência de febre na paciente. A diminuição da resposta celular, característica da desnutrição e do etilismo, com menor número de T citotóxicos, aumenta à suscetibilidade a infecções por patógenos intracelulares, como *Mycobacterium tuberculosis*, apresentado pela paciente em questão.

Caso 3: Exemplos de casos de infecções por HIV:

- Sexo feminino, 44 anos, relação sexual com único parceiro há 22 anos, apresentando diarreia há oito meses.

- Sexo feminino, 38 anos, com urticária crônica há dois anos e emagrecimento há um ano.

- Menina de 13 anos, com pneumonia por *Pneumocystis jirovecii*.

- Sexo masculino, 55 anos, casado, dois filhos, com febre baixa e adenopatia há seis meses.

- Sexo feminino, 22 anos, apresentando paresia em membro inferior direito.

- Sexo feminino, 37 anos, apresentando mancha violácea (*sic*) em face há três meses.

- Sexo masculino, 40 anos, com queixa única de diarreia há cinco meses.

- Adolescente de 15 anos, gestante, com quadro de febre baixa há quatro meses de etiologia indeterminada.

- Sexo feminino, 23 anos de idade, casada, apresentando quadro de meningotuberculose.

- Criança de cinco anos com história de caxumba (*sic*), persistindo há quatro meses.

Discussão: É necessária a hipótese diagnóstica de infecção por HIV no caso de diarreia persistente, febre de origem indeterminada, sarcoma de Kaposi, infecções por microrganismos oportunistas, infecções graves não usuais em indivíduos hígidos, quadros neurológicos, comprometimento persistente de cadeias ganglionares, aumento persistente de parótida em criança. A infecção por HIV tem aumentado significativamente em mulheres, por falta de proteção em relações sexuais.

Referências bibliográficas

Ashworth A, Chopra M, McCoy D, Sanders D, Jakson D, Karaolis N, *et al*. WHO guidelines for management of severe malnutrition in rural South Africa hospitals: effects on case fatality and the influence of operational factors. Lancet. 2004;363(9415):1110-5.

Aliyu1 M, Zohora F, Saboor-Yaraghi AA. Spleen in innate and adaptive immunity regulation. AIMS Allergy Immunol. 2021;5(1):1-17.

Cancello R, Tounian A, Poitou CH, Clément K. Adiposity signals, genetic and body weight regulation in humans. Diabetes Metab. 2004;30(3):215-27.

Carvalho AP, Tonelli E. Avaliação imunológica em 60 crianças com AIDS. J Ped (Rio J). 1999;75(3):172-80.

Carvalho BTC, Carneiro-Sampaio MMS, Forte WCN. Abordagem terapêutica da criança e do adolescente com imunodeficiência. In: Vilela MMS, Lotufo JP. Alergia, imunologia e pneumologia. São Paulo: Atheneu; 2004. p. 25-35.

Chandra RK. Nutrition and the immune system: an introduction. Am J Clin Nutr. 1997;66()2:460S-3S.

Della Negra M. Manejo clínico da AIDS pediátrica. São Paulo: Atheneu; 1997. 159 p.

Dhalla F, Misbah SA. Secondary antibody deficiencies. Curr Opin Allergy Clin Immunol. 2015;15(6):505-13.

Departamento Científico de Hematologia da Sociedade Brasileira de Pediatria. Neutropenia induzida por medicamentos não quimioterápicos. 2021;6:1-5.

Esposito K, Pontillo A, Giugliano F, Giugliano G, Marfella R, Nicoletti G, *et al*. Association of low interleukin-10 levels with the metabolic syndrome in obese women. J Clin Endocrinol Metab. 2003;88(3):1055-8.

Fain JN. Release of interleukins and other inflammatory cytokines by human adipose tissue is enhanced in obesity and primarily due to the nonfat cells. Vitam Horm. 2006;74:443-77.

Forte WCN, Akagawa YY, Leão RC. Subpopulações de linfócitos timo-dependentes na desnutrição. Rev Bras Alerg Imunopatol. 1991;14:20-2.

Forte WCN, Campos JVM, Leão RC. Non-specific immunological response in moderate malnutrition. Allergol Imunopathol. 1984;12(6):489-96.

Forte WCN, Carvalho Jr FF. Imunodeficiências secundárias às alterações nutricionais. In: Grumach AS. Imunologia e alergia na infância e adolescência. 2ª. ed. São Paulo: Atheneu; 2008. p. 729-34.

Forte WCN, Forte AC, Leão RC. Complement system in malnutrition. Allergol Imunopathol. 1992;20(4):157-60.

Forte WCN, Gonzales CCL, Carignari S, Mimica I. Avaliação de neutrófilos na desnutrição moderada. Rev Assoc Med Bras. 1999;45:147-51.

Forte WCN, Kumagai FU, Forte DN, Yamazoto C, Acampedelle A, Bruno S, *et al*. Resposta imunológica em pacientes hospitalizados por tempo prolongado. J Bras Med. 2001;81(5/6):48-50.

Forte WCN, Leão RC. Linfócitos na desnutrição moderada. Rev Paul Ped. 1986;12:26-8.

Forte WCN, Menezes MCS, Diogini PC, Fanuchi-Bastos CLA. Different clinical and laboratory evolutions in Ataxia-telangiectasia Syndrome: report of four cases. Allergol Immunopathol. 2005;33(4):199-203.

Forte WCN, Menezes MCS, Horta C, Leão-Bach RC. Serum IgE level in malnutrition. Allergol Immunopathol. 2003;31(2):83-6.

Forte WCN, Nary FC, Burattini, JA, Monaco M, Mimica I. Álcool etílico e imunodepressão. Arq Med Hosp Fac Cienc Med Sta Casa São Paulo. 1989;9:50-2.

Fraker PJ, King LE. Reprogramming of the immune system during zinc deficiency. Annu Rev Nutr. 2004;24:277-98.

Fraker PJ, Osati-Ashtiani F, Wagner MA, King LE. Possible roles for glucocorticoids and apoptosis in the suppression of lymphopoiesis during zinc deficiency: a review. J Am Coll Nutr. 1995;14(1):11-7.

Guidelines for the Preventing and treatment of Opportunistic Infections in Adults and Adolescents with HIV. 2020. Disponível em: https://aidsinfo.nih.gov/guidelines

Guzzo C, Ichikawa D, Park C, Phillips D, Liu Q, Zhang P, *et al*. Virion incorporation of integrin a4b7 facilitates HIV 1 infection and intestinal homing. Sci Immunol. 2017;12;2(11):7341.

Herishanu Y, Rogowski O, Polliack A, Marilus R. Leukocytosis in obese individuals: possible link in patients with unexplained persistent neutrophilia. Eur J Haematol. 2006;76(6):516-20.

International HIV Controllers Study, Pereyra F, Jia X, McLaren PJ, Telenti A, Bakker PIW, *et al*. The major genetic determinants of HIV 1 control affect HLA class I peptide presentation. Science. 2010;330(6010):1551-7.

Juge-Aubry CE, Henrichot E, Meier CA. Adipose tissue: a regulator of inflammation. Best Pract Res Clin Endocrinol Metab. 2005;19(4):547-66.

Kim JA, Park HS. White blood cell count and abdominal fat distribution in female obese adolescents. Metabolism. 2008;57(10):1375-9.

Kirch W, Stangel M, Pittrow D. Immunoglobulins for primary or secondary immunodeficiency or for immunomodulation in neurological autoimmune diseases: insights from the prospective SIGNS registry. J Public Health. 2012;20(3):289-96.

Lewis GK. Role of Fc-mediated antibody function in protective immunity against HIV 1. Immunology. 2014;142(1):46-57.

Lindqvist M, van Lunzen J, Soghoian DZ, Kuhl BD, Ranasinghe S, Kranias G, *et al*. Expansion of HIV specific T follicular helper cells in chronic HIV infection. J Clin Invest. 2012;122(9):3271-80.

Lopes HF. Hipertensão e inflamação: papel da obesidade. Rev Bras Hipertens. 2007;14:239-44.

Maartens G, Celum C, Lewin SR. HIV infection: epidemiology, pathogenesis, treatment, and prevention. Lancet. 2014;384(9939):258-71.

MacDonald RS. The role of zinc in growth and cell proliferation. J Nutr. 2000;130(5):1500S-8S.

Madeira IR, Carvalho CNM, Gazolla FM, Pinto LW. Impact of obesity on metabolic syndrome components and adipokines in prepuberal children. J Pediatr (Rio J). 2009;85(3):261-8.

Manual de Terapia Nutricional na Atenção Especializada Hospitalar. 2016. Disponível em: <www.projetodiretrizes.org.br>.

Margolick JB, Munoz A, Donnenberg AD, Park LP, Galai N, Giorgi JV, et al. Failure of T-cell homeostasis preceding AIDS in HIV 1 infection. The Multicenter AIDS Cohort Study. Nat Med. 1995;1(7):674-80.

Melo EB, Bruni AT, Ferreira MMC. Inibidores da HIV integrase: potencial abordagem farmacológica para tratamento da AIDS. Quim Nova. 2006,29(3).

Ministério da Saúde/Secretaria de Vigilância em Saúde/Protocolo clínico e diretrizes terapêuticas para atenção integral às pessoas com infecções sexualmente transmissíveis. Brasília: Ministério da Saúde; 2015. 119 p.

Nunes DF, Carvalho A, Duarte AJS. Activity of natural killer cells during HIV 1 infection in Brazilian patients. Rev Hosp Clin Fac Med São Paulo. 2001;56(3):75-8.

Oertel SH, Riess H. Antiviral treatment of *Epstein-Barr virus* associated lymphoproliferations. Recent Results Cancer Res. 2002;159:89-95.

Oertel SH, Riess H. Immunosurveillance, immunodeficiency and lymphoproliferations. Recent Results Cancer Res. 2002;159:1-8.

Okano M. *Epstein-Barr virus* in patients with immunodeficiency disorders. Biomed Pharmacother. 2001;55(7):353-61.

Okano M, Gross TG. A review of *Epstein-Barr virus* infection in patients with immunodeficiency disorders. Am J Med Sci. 2000;319(6):392-6.

Okoye AA, Picker LJ. CD4(+) T-cell depletion in HIV infection: mechanisms of immunological failure. Immunol Rev. 2013;254(1):54-64.

Pan H, Guo J, Su Z. Advances in understanding the interrelations between leptin resistance and obesity. Physiol Behav. 2014;10;130:157-69.

Papafragkaki DK, Tolis G. Obesity and renal disease: a possible role of leptin. Hormones. 2005;4(2):90-5.

Perez E, Bonilla FA, Orange JS, Ballow M. Specific antibody deficiency: controversies in diagnosis and management. Front Immunol. 2017;8:586.

Pimenta FMCA, Palma SMU, Constantino-Silva RN, Grumach AS. Hypogammaglobulinemia: a diagnosis that must not be overlooked. Braz J Med Biol Res. 2019;52(10):e8926.

Pinto Neto LFS, Perini FB, Aragón MG, Freitas MA, Miranda AE. Protocolo brasileiro para infecções sexualmente transmissíveis 2020: infecção pelo HIV em adolescentes e adultos. Epidemiol Serv Saude. 2021;30(1):e2020588.

Reuter MA, Del Rio Estrada PM, Buggert M, Petrovas C, Ferrando-Martinez S, Nguyen S, et al. HIV specific CD8+ T cells exhibit reduced and differentially regulated cytolytic activity in lymphoid tissue. Cell reports. 2017;21(12):3458-70.

Rosa EC, Zanella MT, Ribeiro AB, Kohlmann Junior O. Visceral obesity, hypertension and cardio-renal risk: a review. Arq Bras Endocrinol Metabol. 2005;49(2):196-204.

Sandstead HH, Prasad AS, Penland JG, Beck FW, Kaplan J, Egger NG, et al. Zinc deficiency in Mexican American children: influence of zinc and other micronutrients on T cells, cytokines, and antiinflammatory plasma proteins. Am J Clin Nutr. 2008;88(4):1067-73.

Sarni RO, Carvalho MF, Monte CM, Albuquerque ZP, Souza FI. Anthropometric evaluation, risk factors for malnutrition, and nutritional therapy for children in teaching hospitals in Brazil. J Ped (Rio J). 2009;85:223-8.

Sarni ROS, Souza FIS, Cocco RR, Mallozi MC, Solé D. Micronutrientes e sistema imunológico. Rev Bras Alerg Imunopatol. 2010;33(1):8-13.

Sazawal S, Black RE, Ramsan M, Chwaya HM, Stolzfus RJ, Dutta A, et al. Effects of routine prophylactic supplementation with iron and folic acid on admission to hospital and mortality in preschool children in a high malaria transmission setting: community-based, randomised, placebo-controlled trial. Lancet. 2006;367(9505):133-43.

Sens YAS, Forte WCN, Malafronte P, Ferro A, Magalhães AO, Silva HGCS, et al. Influence of chronic hepatitis C virus infection on lymphocyte phenotype in renal transplant recipients. Transplant Proc. 2002;34(2):466-8.

Sens YAS, Malafronte P, Souza JF, Bruno S, Gonzales LA, Jabur P, et al. Cryoglobulinemia in kidney transplant recipients. Transplant Proc. 2005;37:4273-5.

Schuster AD, Lise MLZ, Hoerlle JL. Avaliação sorológica de HIV por técnicas de ELISA de quarta geração. Rev Epidemiol Control Infect. 2013;3(4):122-7.

Scrimshaw NS, SanGiovanni JP. Synergism of nutrition, infection, and immunity: an overview. Am J Clin Nutr. 1997;66(2):S464-77.

Sneller MC, Blazkova J, Justement JS, Shi V, Kennedy BD, Gittens K, et al. Combination anti-HIV antibodies provide sustained virological suppression. Nature. 2022;606:375-81.

Sommer C, Resch B, Simões EAF. Risk factors for severe respiratory Syncytial virus lower respiratory tract infection. Open Microbiol J. 2011;5(2):144-54.

Steinacker JM, Brkic M, Simsch C, Nething K, Kresz A, Prokopchuk O, et al. Thyroid hormones, cytokines, physical training and metabolic control. Horm Metab Res. 2005;37(9):538-44.

Sundaram ME, Meydani SN, Vandermause M, Shay DK, Coleman LA. Vitamin E, vitamin A, and zinc status are not related to serologic response to influenza vaccine in older adults: an observational prospective cohort study. Nutrition Research. 2014;34(2):149-54.

Suskind DL. Nutritional deficiencies during normal growth. Pediatr Clin North Am. 2009;56(5):1035-53.

Ta TM, Malik S, Anderson EM, Jones AD, Perchik J, Freylikh M, et al. Insights Into persistent HIV 1 infection and functional cure: novel capabilities and strategies. Front Microbiol. 2022;13:862270.

van Exel E, Gussekloo J, Craen AJM, Frölich M, Bootsma-Van DW, Westendorp RG, et al. Low production capacity of interelukin-10 associates with the metabolic syndrome and type 2 diabetes. Diabetes. 2002;51:1088-92.

van Haarlem SW, Verpalen MC, Van Gorp JM, Hoekstra JB, Van Den Bosch JM. An *Epsein-Barr virus* associated pulmonary lymphoproliferative disorder as complication of immunosuppression. Neth J Med. 2000;57(4):165-8.

Vettor R, Milan G, Rossato M, Federspil G. Review article: adipocytokines and insulin resistance. Aliment Pharmacol Ther. 2005;22:3-10.

Walker SP, Grantham-Mcgregor SM, Powell CA, Chang SM. Effects of growth restriction in early childhood on growth, IQ, and cognition at age 11 to 12 years and the benefits of nutritional supplementation and psychosocial stimulation. J Ped (Rio J). 2000;137(1):36-41.

Wisse BE. The inflammatory syndrome: the role of adipose tissue cytokines in metabolic disorders linked to obesity. J Am Soc Nephrol. 2004;15(11):2792-800.

Investigação dos Erros Inatos da Imunidade

Diagnóstico diferencial de infecções de repetição

Antes do início da investigação dos Erros Inatos da Imunidade (EII) ou Imunodeficiências Primárias (IDPs), é necessário que sejam afastadas outras causas de infecções de repetição.

Entre as possíveis causas de infecções de repetição está a exposição a maior número de patógenos. É o que pode acontecer com crianças que ingressam em creches e escolas ou com idosos ao passarem para casas de repouso. É frequente infecções de repetição nessas mudanças de hábitos de vida, sem que haja obrigatoriamente uma IDP.

A hipogamaglobulinemia fisiológica do lactente é uma característica normal, que se dá em torno dos três aos sete meses, em que as imunoglobulinas séricas têm valores fisiológicos mais baixos. Esses valores mostram-se normais quando comparados aos de crianças da mesma faixa etária, o que deve ser feito diante de qualquer avaliação de resultados de exames imunológicos.

Os exames iniciais para infecções de repetição que ocorrem sempre no mesmo local devem ser dirigidos à pesquisa de malformações congênitas. É o caso de infecções urinárias ou pneumonias sempre no mesmo lobo pulmonar.

Processos infecciosos também devem ser lembrados como causadores de imunodeficiências secundárias e de forma especial a infecção por HIV.

A desnutrição pode ser causa de imunodeficiência secundária ou consequência de uma IDP. Doenças hematológicas podem levar a deficiências como hipogamaglobulinemia. Diferentes situações podem causar imunodeficiências, como perdas proteicas e esplenectomia (Figura 23.1).

De forma mais rara, pode haver história de infecções de repetição, mas não serem realmente infecções. Exame físico e alguns exames complementares podem auxiliar, como aumento das proteínas da fase aguda na vigência de infecção. É pouco provável a presença de infecções estando a proteína C reativa (PCR) persistentemente normal. Também distúrbios metabólicos, em especial em neonatos, podem apresentar manifestações semelhantes às de infecções, mas com normalidade de exames indicativos de processos infecciosos.

DIAGNÓSTICO DIFERENCIAL DOS ERROS INATOS DA IMUNIDADE

Outras causas de infecções de repetição

1º. **Exposição a maior número de patógenos** → Ingresso em creche ou escola?

2º. **Hipogamaglobulinemia fisiológica do lactente** → Comparar sempre os valores dos exames com curvas de normalidade para a mesma faixa etária

3º. **Infecções no mesmo local** → Malformações congênitas?

4º. **Imunodeficiências secundárias a infecções** → HIV?

5º. **Desnutrição primária?** → Imunodeficiência secundária

6º. **Doenças hematológicas** → Hipogamaglobulinemia → Infecções

7º. **Imunodeficiências por diferentes situações** → perdas proteicas, urinárias, queimaduras, esplenectomia

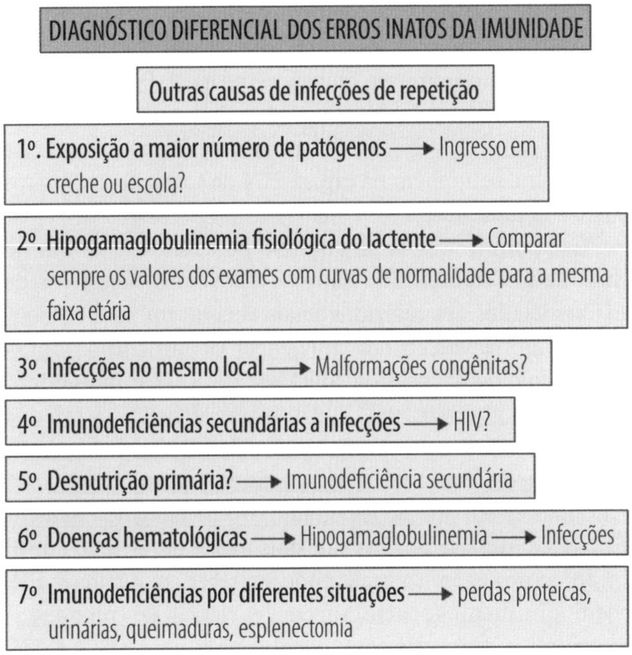

Figura 23.1. Algumas questões devem ser consideradas antes do início da investigação para EII.

Mesmo grandes centros hospitalares, após o encaminhamento de diversos serviços para setor de investigação de IDPs, apresentam na maioria outros diagnósticos que não IDP, como refere Stiehm: 50% são indivíduos saudáveis, sem doenças diagnosticadas, 10% atópicos, 10% portadores de doenças autoimunes, 20% com outras doenças e somente 10% portadores de EII.

Importância do diagnóstico de Erros Inatos da Imunidade

A investigação de EII só é feita diante da lembrança da existência de tais distúrbios. Pode-se ter uma ideia da necessidade de investigação dos EII observando-se o fato de que estas, quando consideradas em sua totalidade, são mais frequentes do que doenças avaliadas pelo "teste do pezinho".

O tratamento de EII é de fundamental importância, uma vez que permite a melhor qualidade de vida e muitas vezes a sobrevivência do paciente. Assim, é necessária a investigação dos EII porque necessitam de diagnóstico e tratamento precoces (Figura 23.2).

Dez sinais de alerta para Imunodeficiência Primária na criança

São descritos "Dez sinais de alerta para IDP na criança", adaptados pelo Grupo Brasileiro de IDPs: 1. Duas ou mais pneumonias no último ano; 2. Quatro ou mais otites no último ano; 3. Abscessos de repetição; 4. Estomatites de repetição ou candidíase por mais de dois meses; 5. Diarreia crônica ou infecções intestinais de repetição; 6. Infecções graves: duas ou mais (meningite, osteoartrite, septicemia); 7. Reação adversa ao BCG ou infecções por micobactérias; 8. Asma grave ou doença autoimune em criança pequena; 9. Fenótipo clínico sugestivo de síndrome associada à imunodeficiência; 10. História familiar sugestiva de imunodeficiência. Esses sinais encontram-se também na Figura 21.4 do Capítulo 21 – Erros Inatos da Imunidade.

Cada um desses sinais sugere a possibilidade de um ou mais de um tipo de EII. Entre os tipos mais sugestivos de EII associados aos referidos sinais encontram-se: 1º. Pneumonias de repetição em deficiência de anticorpos polissacarídeos, deficiência de subclasse de IgG2 e imunodeficiência comum variável. 2º. Otites em deficiência seletiva de IgA. 3º. Abscessos em alterações da função de fagócitos neutrofílicos, como na doença granulomatosa crônica. 4º. Estomatites em alterações do número de fagócitos neutrofílicos; candidíase por mais de dois meses em defeitos de T. 5º. Infecção sistêmica grave pode aparecer em qualquer EII; meningite meningocócica sugere deficiência do componente central (C3) ou dos componentes terminais (C5, C6, C7, C8 ou C9) do complemento. 6º. Diarreia crônica ou infecções intestinais de repetição aparecem com mais frequência em deficiência seletiva de IgA e de linfócitos T. 7º. Reação adversa ao BCG com frequência ocorre em defeitos de T, ausência de B, doença granulomatosa crônica e suscetibilidade mendeliana a micobacterioses. 8º. Asma grave pode aparecer em deficiência seletiva de IgA ou outros EII; doenças autoimunes desenvolvem-se em deficiências humorais ou deficiências dos componentes iniciais do complemento. 9º. Fenótipo clínico sugere síndromes com IDPs. 10º. História familiar mostrando herança genética pode aparecer em vários EII. Apesar dos principais distúrbios imunológicos descritos acima diante dos dez sinais das IDPs, estes sinais podem aparecer em outros EII (Figura 23.3).

Agentes etiológicos mais frequentes dos Erros Inatos da Imunidade

O agente etiológico mais frequente detectado ou suspeito das infecções apresentadas pelo paciente pode auxiliar como investigar um EII. Assim, nas deficiências humorais as infecções são determinadas principalmente por bactérias extracelulares, como *Streptococcus pneumoniae*, *Haemophilus influenzae*, enterobactérias, por enterovírus, *Giardia lamblia* e *Pneumocystis jirovecii*.

Nas deficiências celulares são mais frequentes microrganismos intracelulares e oportunistas, como *Mycobacterium tuberculosis*, herpes simples, varicela-zóster, citomegalovírus, *Candida albicans* e *Pneumocystis jirovecii*.

Em deficiências fagocitárias por polimorfonucleares neutrofílicos, observam-se infecções por microrganismos catalase-positivos como *Staphylococcus aureus*, *Aspergillus fumigatus* e enterobactérias, além de serem mais frequentes *Mycobacterium tuberculosis* e *Pneumocystis jirovecii*.

Nas deficiências por fagócitos mononucleares há maior incidência de infecções por microrganismos intracelulares, como vírus, *Mycobacterium tuberculosis* e vários fungos.

IMPORTÂNCIA DO DIAGNÓSTICO DOS ERROS INATOS DA IMUNIDADE

1º. EII são relativamente frequentes ⟶ alguns incidem com maior frequência do que algumas doenças avaliadas no "teste do pezinho"

2º. O tratamento dos EII é de fundamental importância ⟶ permite melhor qualidade de vida e até a sobrevida em vários casos

⟶ É necessária a investigação dos EII porque necessitam de diagnóstico e tratamento precoces

Figura 23.2. A investigação, o diagnóstico e o tratamento de EII são de fundamental importância ao portador, e estas só são investigadas quando lembradas que existem.

DEZ SINAIS DE ALERTA PARA AS IMUNODEFICIÊNCIAS PRIMÁRIAS

1. Pneumonias de repetição ⟶ IgG2? ACs polissacarídeos? IDCV?
2. Otites de repetição ⟶ IgA?
3. Abscessos de repetição ⟶ Função de neutrófilos (DGC)?
4. Estomatites de repetição ⟶ Número de neutrófilos? Candidíase por mais de dois meses ⟶ T?
5. Infecção sistêmica grave ⟶ qualquer EII
   Meningite meningocócica ⟶ Complemento?
6. Diarreia crônica ou infecções intestinais ⟶ IgA? T?
7. Reação adversa ao BCG ⟶ T? B? Doença granulomatosa crônica? Suscetibilidade mendeliana a micobacterioses?
8. Asma grave ⟶ IgA?
   Doenças autoimunes ⟶ Deficiências humorais? Complemento?
9. Fenótipo clínico ⟶ Síndrome com imunodeficiência?
10. História familiar ⟶ qualquer EII

Figura 23.3. Os "Dez sinais de alerta para imunodeficiência primária na criança" norteiam para a investigação dos EII.

Nas deficiências de C3 e dos componentes terminais do complemento, as infecções são devidas principalmente a bactérias do gênero *Neisseria* (*N. meningitidis* e *N. Gonorrhoeae*), mas também pode haver pneumonias por bactérias encapsuladas (*Streptococcus pneumoniae* e *Haemophilus influenzae*) (Figura 23.4).

A investigação com base nos agentes etiológicos mais frequentes nas infecções de repetição auxilia em muito o diagnóstico de IDP. Entretanto, nem sempre são conhecidas as etiologias das infecções; nesses casos, a investigação pode ser dirigida para as IDPs mais prevalentes, analisando-se os diferentes setores da resposta imunológica.

Avaliação da imunidade humoral

As deficiências predominantemente de anticorpos são as mais prevalentes entre as IDPs, sendo, por isso, a avaliação da imunidade humoral eleita para o início da investigação de IDP em que não se tem ideia do setor comprometido, partindo-se dos exames que devem ser realizados mais precocemente e dos mais simples para os mais complexos.

1º. KRECs (*kappa-deleting recombination excision circles*) realizado como teste de triagem neonatal: resultados abaixo de 20/μL ocorrem em agamaglobulinemia congênita. Existem outras condições que resultam em KRECs baixos: imunossupressão, hipertensão e toxoplasmose maternas; hipogamaglobulinemia transitória.

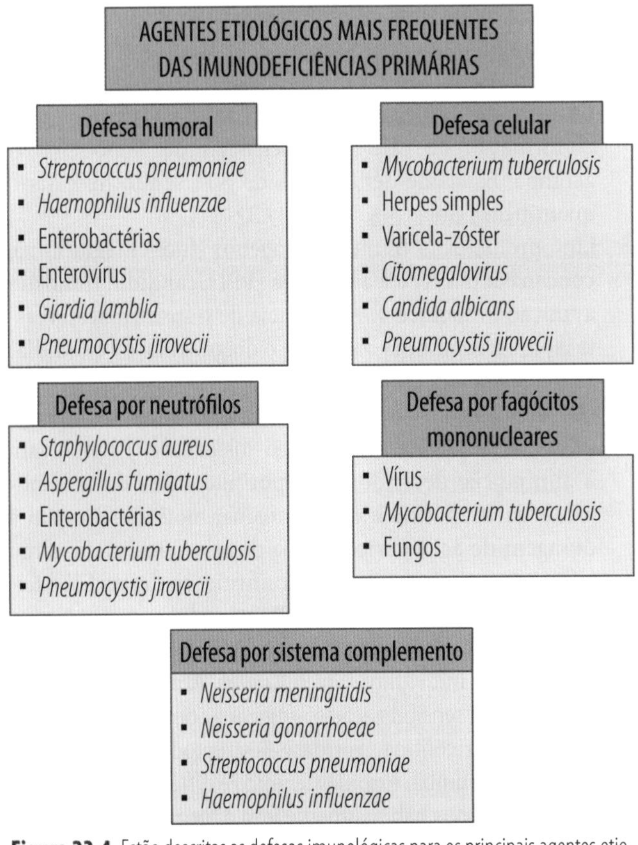

2º. Dosagens de classes de imunoglobulinas (IgM, IgG, IgA, IgE), muito valiosa, permitindo o diagnóstico dos EII mais frequentes, como deficiência seletiva de IgA. O diagnóstico de deficiência seletiva de IgA é estabelecido quando os valores séricos de IgA estão abaixo de 7 mg/dL em crianças acima de quatro anos de idade. Mesmo assim, em várias crianças há normalização da IgA acima dessa idade, por imaturidade do sistema adaptativo.

A comparação dos resultados de exames imunológicos necessita que seja feita com curvas-padrão para a faixa etária analisada, incluindo as dosagens de imunoglobulinas, evitando-se diagnósticos errôneos de EII. As dosagens de imunoglobulinas podem ser realizadas por turbidimetria ou nefelometria, sendo obrigatória a comparação com curvas de normalidade para o método realizado.

3º. Para a avaliação da imunidade humoral, seguem-se as dosagens de subclasses de IgG. A deficiência de subclasse de IgG1 compartilha com baixos valores de IgG total, por ser a classe de maior concentração. A diminuição da subclasse IgG2 pode apresentar IgG normal ou discretamente diminuída. As diminuições de IgG3 e IgG4 apresentam IgG normal. Assim, valores normais de IgG não afastam deficiências de subclasses de IgG.

4º. Titulações de anticorpos polissacarídeos são muito úteis para esclarecer o diagnóstico de deficiência de anticorpos polissacarídeos em pneumonias de repetição. Não devem ser realizados em crianças abaixo de dois anos e precisam ser interpretados com cautela entre dois e quatro anos, devido à imaturidade fisiológica. Tais anticorpos estão contidos na subclasse IgG2, mas valores normais de IgG2 não excluem diminuição destes anticorpos. Um procedimento razoável é o de serem quantificadas as subclasses de IgG (IgG2) e, não mostrando diminuição, realizadas as titulações de polissacarídeos.

A vacina pneumocócica não conjugada (23-valente) é a única indicada para avaliar anticorpos polissacarídicos porque em vacinas conjugadas há interferência dos anticorpos proteicos consequentes às vacinas conjugadas. Os sorotipos que não estão presentes nas vacinas conjugadas, ou seja, os que analisam só anticorpos polissacarídeos são: 2, 8, 9N, 10A, 11A, 12F, 15B, 17F, 20, 22F e 33F.

Consideram-se respostas vacinais adequadas aos anticorpos polissacarídeos até 65 anos quando:

1º. Indivíduos com vacinação pneumocócica prévia apresentam valores iguais ou superiores a 1,3 μg/mL para cada sorotipo, em um mínimo 50% (abaixo de seis anos) e 70% (acima de seis anos) dos sorotipos polissacarídeos analisados;

2º. Indivíduos sem vacinação pneumocócica prévia apresentam, após 4 a 6 semanas da vacinação pneumocócica não conjugada, duplicação dos títulos da resposta pós-vacinal em um mínimo de 50% (abaixo de seis anos) ou 70% (aci-

AGENTES ETIOLÓGICOS MAIS FREQUENTES DAS IMUNODEFICIÊNCIAS PRIMÁRIAS

Defesa humoral
- *Streptococcus pneumoniae*
- *Haemophilus influenzae*
- Enterobactérias
- Enterovírus
- *Giardia lamblia*
- *Pneumocystis jirovecii*

Defesa celular
- *Mycobacterium tuberculosis*
- Herpes simples
- Varicela-zóster
- Citomegalovirus
- *Candida albicans*
- *Pneumocystis jirovecii*

Defesa por neutrófilos
- *Staphylococcus aureus*
- *Aspergillus fumigatus*
- Enterobactérias
- *Mycobacterium tuberculosis*
- *Pneumocystis jirovecii*

Defesa por fagócitos mononucleares
- Vírus
- *Mycobacterium tuberculosis*
- Fungos

Defesa por sistema complemento
- *Neisseria meningitidis*
- *Neisseria gonorrhoeae*
- *Streptococcus pneumoniae*
- *Haemophilus influenzae*

Figura 23.4. Estão descritas as defesas imunológicas para os principais agentes etiológicos causadores de infecções nos EII.

ma de seis anos) dos sorotipos analisados, sendo ideal realizar os exames pré e pós-vacinais no mesmo laboratório.

3º. Contagem de linfócitos B por monoclonais anti-CD19 ou anti-CD20 ou anti-CD21: importante para o diagnóstico de agamaglobulinemia congênita ligada ao X, em que há ausência de B e deficiência de todas as classes de imunoglobulinas.

4º. A linfoproliferação avalia a função de linfócitos B frente ao mitógeno *pokeweed* (uma lecitina vegetal) para B dependente de T e ao antígeno proteína A do *Staphylococcus aureus* (Figura 23.5).

Outros exames também podem refletir a resposta humoral, sendo bem menos usados. As dosagens de isohemaglutininas e a antiestreptolisina O (ASLO) só são realizadas como métodos iniciais, na falta de outros. Existem curvas-padrão para a idade, inexistindo isohemaglutininas em recém-nascidos e em indivíduos do tipo AB. As isohemaglutininas naturalmente adquiridas, ou seja, de pessoas que não receberam transfusões sanguíneas, são principalmente IgM, podendo mostrar o comportamento dessa imunoglobulina a partir de um ano de idade. A ASLO reflete IgG e deve estar aumentada durante processos infecciosos por *Streptococcus* spp., sendo necessário que o estudo seja feito na certeza da presença de infecção estreptocócica, o que muitas vezes dificulta a interpretação do exame.

A presença de hipertrofia de adenoide ao RX de cavum afasta agamaglobulinemia congênita ligada ao X, a qual não apresenta aumento de órgãos linfoides secundários em decorrência da falta de linfócitos B.

A função das células B também pode ser analisada por outros títulos pós-vacinais, como para anticorpos contra *Haemophilus influenzae* tipo b, hepatite, difteria, tétano, sarampo, rubéola, vírus da poliomielite, entendendo-se que essas titulações incluem também anticorpos proteicos.

AVALIAÇÃO DA IMUNIDADE HUMORAL

1º. KRECs em recém-nascidos (resultados baixos sugerem ausência de B)
2º. Dosagens de classes de imunoglobulinas (IgM, IgG, IgA, IgE)
3º. Dosagens de subclasses de IgG (IgG1, IgG2, IgG3, IgG4)
4º. Títulos de anticorpos polissacarídeos
   Responsivos quando 50% (crianças abaixo de seis anos) e 70% (acima de seis anos) dos sorotipos polissacarídeos presentes só na vacina não conjugada apresentam:
   – valores ≥ 1,3 µg/mL ou
   – valores duplicam 4 a 6 semanas após vacina pneumocócica 23 valente
5º. Contagem de populações de linfócitos B:
   – Células CD19 ou CD20 ou CD21
6º. Linfoproliferação a antígenos e mitógenos:
   – Proteína A do *Staphylococcus aureus*
   – Antígeno *pokeweed* (B dependente de T)

Figura 23.5. Está descrita a investigação para deficiências humorais, seguindo-se a idade do paciente e a possibilidade de realização dos exames.

Avaliação da imunidade celular

1º. TRECs (*T cell receptor excision circles*) exame importante em recém-nascidos pois são marcadores fenotípicos de T *naïves*: extremidades do DNA destes linfócitos unem-se formando círculos excisados de células T (TRECs). Resultados abaixo de 25/µL são considerados anormais e ocorrem em imunodeficiência combinada grave (SCID), necessitando a confirmação por outros exames, pois este EII necessita de transplante precoce. Pode haver TRECs baixos em algumas situações, como prematuridade, síndrome de Down, cardiopatias congênitas, quilotórax, imunossupressão materna.

2º. Leucograma pode ser a avaliação inicial da imunidade celular, pois a maioria dos linfócitos periféricos é T. A linfopenia acentuada em um leucograma pode sugerir deficiência celular: abaixo de 2.500 linfócitos/mm^3 em recém-nascidos, abaixo de 3.000/4.000 linfócitos/mm^3 até quatro anos e abaixo de 1.000 linfócitos/mm^3 após os quatro anos. Entretanto, o leucograma pode ser normal por linfócitos recebidos da mãe.

3º. A ausência da sombra tímica em exames radiológicos de recém-nascidos e crianças pequenas sugere imunocomprometimento celular, podendo auxiliar no início.

4º. Imunofenotipagem: linfócitos T totais (CD3+) e as subpopulações de T auxiliares (TCD4+) e de T citotóxicos (TCD8+), através de anticorpos monoclonais (anti-CD3, anti-CD4, anti-CD8), sendo os exames são realizados principalmente por citometria de fluxo. Em recém-nascidos estes linfócitos podem ser maternos e não só da criança. Assim, em recém-nascidos é necessária a quantificação de linfócitos T *naïves* (CD3+ CD45RA+) para confirmação de EII. As deficiências de T podem vir acompanhadas de deficiências de NK, sendo necessário quantificar células NK (CD56+CD16+).

5º. Linfoproliferação frente a mitógenos (fitohemaglutinina, concanavalina A) e a antígenos (PPD, candidina) mostra a função linfocítica T. A ausência de transformação blástica para a candidina completa o diagnóstico da candidíase mucocutânea crônica.

6º. As deficiências enzimáticas de adenosina deaminase (ADA) e de purina-nucleosídeo-fosforilase (PNP) levam à diminuição de ácido úrico por alterações do metabolismo da adenosina e da guanosina, motivo pelo qual a dosagem de ácido úrico sérico pode ser realizada como triagem para tais doenças. A confirmação destes EII é feita por dosagens de ADA e PNP intracelular.

7º. Testes cutâneos de leitura tardia avaliam a proliferação de linfócitos T em indivíduos sensibilizados. A maioria dos adultos apresenta sensibilização a antígenos comuns, como PPD, candidina, tricofitina, varidase (estreptodornase/estreptoquinase), caxumba, toxoides tetânico e diftérico. A aplicação de tais antígenos habitualmente leva à formação de pápulas, após 48 a 72 horas da aplicação. Ausência de resposta em três de quatro testes realizados sugere deficiência de imunidade celular. É necessário que sejam consideradas a imaturidade da resposta inflamatória em crianças pequenas e a possível falta de sensibilização, podendo haver testes negativos por tais motivos e não por distúrbio imunológico (Figura 23.6).

Avaliação dos fagócitos

1º. A avaliação dos fagócitos neutrofílicos inicia-se pelo leucograma. Na neutropenia congênita grave ou síndrome de Kostmann existem menos de 500 neutrófilos/mm³; a neutropenia congênita grave pode incluir valores abaixo de 1.000 neutrófilos/mm³. O mielograma revela hipoplasia de células granulocíticas. Os valores podem ser diferentes em crianças pequenas, em especial lactentes, que apresentam valores fisiológicos maiores.

Na neutropenia cíclica, são necessários leucogramas seriados. Em vigência de infecções, podem ser realizados leucogramas em dias alternados, durante 10 a 15 dias. Em períodos sem manifestações clínicas são indicados leucogramas 2 a 3 vezes por semana, durante 6 semanas. Em ciclos de neutropenia, há hipoplasia granulocítica e hiperplasia pró-mielocítica ao mielograma.

2º. A morfologia de neutrófilos com características muito diferentes não é sempre referida em leucogramas feitos em série, sendo necessária a solicitação do exame por meio de esfregaço de sangue. Assim, a síndrome de Chediak-Higashi tem diagnóstico por quadro clínico de albinismo parcial, infecções de repetição e presença de grânulos citoplasmáticos gigantes em várias células, incluindo neutrófilos, também vistos ao mielograma; nessa síndrome, o mielograma também é útil para o diagnóstico da fase linfoproliferativa da doença (Figura 23.7).

3º. Após a análise da quantidade e da morfologia de fagócitos e diante da suspeita de deficiência de fagócitos, torna-se

AVALIAÇÃO DA IMUNIDADE CELULAR

1º. TRECs em recém-nascidos (resultados baixos sugerem ausência de T)
2º. Leucograma: linfopenia (principalmente linfócitos T) (podem ser linfócitos maternos)
3º. Raio X de tórax de recém-nascidos e crianças pequenas: sombra tímica
4º. Imunofenotipagem
  – TCD3 (T total), TCD4 (T auxiliar), TCD8 (T citotóxico) – podem ser maternos
  – T naïves – mostram os linfócitos do recém-nascido
5º. Linfoproliferação
  – Mitógenos: fitohemaglutinina, concanavalina A
  – Antígenos: PPD, candidina
6º. Ácido úrico (diminuído sugere deficiência de ADA ou de PNP)
7º. Testes cutâneos de leitura tardia (crianças maiores)
  – PPD, candidina, tricofitina, varidase, caxumba

Figura 23.6. Está descrita a investigação para deficiências celulares, seguindo-se a idade do paciente e a possibilidade de realização dos exames.

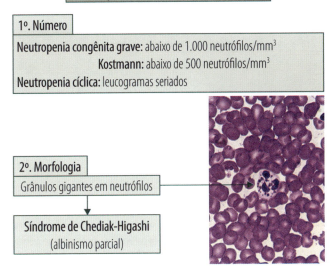

Figura 23.7. Investigação de defeitos nos fagócitos.

necessário verificar a atividade neutrofílica, como a quimiotaxia, a fagocitose com avaliação da ingestão, digestão e atividade bactericida fagocitária, além da avaliação em certos casos da migração transendotelial de neutrófilos e a análise de receptores de superfície.

O distúrbio de atividade fagocitária mais frequente é dado por deficiente digestão por fagócitos. O exame in vitro utilizado para a avaliação da etapa de digestão por neutrófilos é teste do nitroblue-tetrazolium (NBT). A ausência de

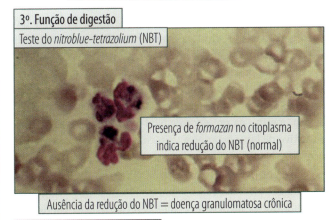

Figura 23.8. Teste do nitroblue-tetrazolium (NBT) mostrando citoplasma neutrofílico contendo grânulos azuis escuros de formazan (NBT reduzido), indicativos de presença de metabolismo oxidativo na etapa de digestão por neutrófilos.

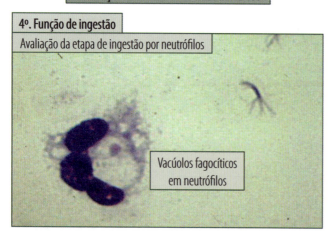

Figura 23.9. Avaliação da etapa de ingestão de partículas de zimosan por neutrófilos mostrando núcleo lobulado e vários vacúolos fagocíticos no citoplasma da célula.

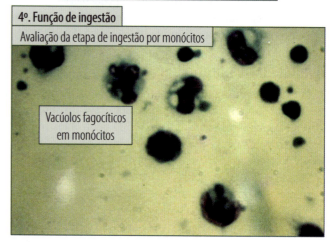

Figura 23.10. Avaliação da etapa de ingestão de partículas de zimosan por fagócitos mononucleares mostrando núcleo grande e vários vacúolos fagocíticos no citoplasma da célula.

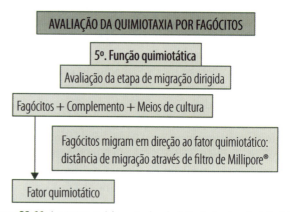

Figura 23.11. A quimiotaxia é determinada pela distância de migração de fagócitos em direção ao fator quimiotático, geralmente lipopolissacarídeo (LPS) bacteriano.

redução do NBT é patognomônica de doença granulomatosa crônica (DGC). Na DGC, o corante amarelo NBT não é reduzido em formazana (grânulos azuis escuros que se depositam no citoplasma). Familiares de pacientes com DGC que sejam portadores de parte da alteração podem apresentar valores diminuídos de NBT (Figura 23.8).

Equivalente ao NBT, porém com maior sensibilidade, maior custo e maior complexidade de execução, é o teste da di-hidro-rodamina (DHR), também in vitro. Fagócitos normais produzem peróxido de hidrogênio durante a etapa da digestão da fagocitose. O peróxido de hidrogênio reduz a DHR em rodamina, a qual é fluorescente. A fluorescência é então determinada por citometria de fluxo. Na DGC há diminuição da oxidação da DHR. Também há diminuição não tão acentuada da DHR em familiares sem a doença, mas portadores da alteração genética de DGC.

Ensaios ainda mais trabalhosos são os de atividade fagocitária e quimiotática por fagócitos neutrofílicos e mononucleares, que podem estar alterados independentemente do NBT. Assim, mesmo na presença de NBT normal, havendo quadro sugestivo de imunocomprometimento fagocitário, a investigação deve continuar verificando-se a etapa de ingestão da fagocitose por neutrófilos (Figura 23.9) ou por mononucleares (Figura 23.10), assim como a função quimiotática ou migração dirigida desses fagócitos (Figura 23.11). Existem curvas-padrão dependentes da idade para a etapa de ingestão e para a quimiotaxia por fagócitos. Os princípios metodológicos destes exames já foram descritos no Capítulo 14 – Princípios dos Métodos de Avaliação Laboratorial em Imunologia.

Os exames sobre a atividade bactericida mostram a funcionalidade de neutrófilos na lise intracelular de bactérias, necessitando de acompanhamento concomitante de exames microbiológicos para verificação da viabilidade das bactérias utilizadas, sendo menos realizados.

Avaliação do sistema complemento

A avaliação do sistema complemento deve ser feita diante de quadros suspeitos de deficiência do complemento, de forma especial para infecções meningocócicas e doenças autoimunes em baixa idade. É necessário o envio dos exames para complemento ao laboratório logo após a coleta, uma vez que as proteínas do sistema complemento são termolábeis, podendo haver consumo espontâneo em temperatura ambiental. Logo a seguir deve ser feita centrifugação e os soros armazenados a -70 ºC.

A quantificação inicia-se pela avaliação da via clássica do complemento. Assim, é investigado o complemento total CH50 e CH100: são ensaios hemolíticos que avaliam a via clássica do complemento, incluindo a via efetora comum. Estes exames mostram 50% ou 100% de lise de eritrócitos de carneiro sensibilizados e depois incubados com o soro testado. Deficiências da via clássica são mais frequentes do que da via alternativa.

Pode ser feita a análise da via alternativa por AP50 ou AH50): é um ensaio hemolítico que permite a avaliação dos componentes da via alternativa (Fator B, Fator D, properdina), incluindo a via efetora comum.

Exames CH50 com C3 normal ou AH50 baixos com C3 normal sugerem que a alteração esteja no complexo de ataque à membrana (C5 a C9). Resultados de CH50 e AH50 baixos indicam deficiências na via efetora comum. C3 e C4 baixos sugerem doença por imunocomplexo.

Os componentes mais estudados são C3 e C4, seguidos de C1q, C2 e C5. Podem também ser avaliados o Fator D e a properdina da via alternativa, assim como os Fatores H e I reguladores do sistema complemento (Figura 23.12).

Diante da suspeita de Angioedema Hereditário, pode ser feita uma triagem pela dosagem do componente C4, o qual está diminuído mesmo na intercrise. O diagnóstico dessa IDP é feito por avaliação quantitativa e qualitativa do inibidor de C1. A maioria dos casos é dada por alteração quantitativa (tipo I), podendo-se iniciar por essa avaliação e passando-se, a seguir, para a qualitativa (tipo II). Em casos sugestivos de Angioedema Hereditário com inibidor de C1 normal, deveria ser feita a quantificação do fator de Hageman ou XII (tipo III); entretanto esse exame é pouco realizado pelos diferentes laboratórios. O angioedema adquirido pode fazer parte de doenças linfoproliferativas (ativação excessiva de C1) ou de doenças autoimunes (anticorpos anti--inibidor de C1), tornando-se necessária a investigação de tais doenças (Figura 23.12).

AVALIAÇÃO DO SISTEMA COMPLEMENTO

Avaliação do complemento total
- Complemento total: CH50 ou CH100 (via clássica) AH50 (via alternativa)

Avaliação dos componentes do complemento
- Mais comumente determinados: C3 e C4
- Outros componentes: C1q, C2, C5, Fator D e properdina
- Fatores reguladores do complemento: Fator H, Fator I

Avaliação do Angioedema Hereditário
- Diminuição de C4 mesmo fora de crise
- Análise quantitativa do inibidor de C1
- Análise qualitativa do inibidor de C1

Avaliação do Angioedema adquirido
- Doenças linfoproliferativas
- Doenças autoimunes

Figura 23.12. Está descrita a investigação para deficiências de complemento, seguindo-se a possibilidade de realização dos exames. Estão descritas também a investigação para o angioedema hereditário e as principais causas de angioedema adquirido.

Avaliação do eixo interleucina-12 e interferon-gama

Linfócitos Th1 sintetizam interleucina-12 (IL-12), a qual ativa células NK que passam a produzir interferon-gama (IFN-γ). Tais citocinas são referidas como eixo IL-12 e IFN-γ, que tem importância fundamental para a erradicação de micobactérias, além de contribuir para a defesa contra *Salmonella* spp., *Listeria* spp., protozoários e helmintos. É realizada a determinação quantitativa das duas citocinas antes e após estímulo. Podem ser determinadas por ELISA (ensaio de imunoabsorção enzimática) ou por citometria de fluxo. Na suscetibilidade mendeliana a micobacterioses há alteração do eixo IL-12 e IFN-γ.

Complementação da avaliação da imunidade inata

As células NK (CD16+/CD56+) podem ser quantificadas por citometria de fluxo através de positividade a anticorpos monoclonais anti-CD16 e anti-CD56. Esta avaliação é necessária para complementar o diagnóstico de imunodeficiência combinada grave.

Podem ser realizadas também quantificações (geralmente por citometria de fluxo) e análises genéticas para mutações patogênicas de: receptor de IL-17, NEMO (modulador essencial para o fator nuclear NFκB), STATs e *Toll-like receptors*. Tais exames são feitos apenas em alguns laboratórios de pesquisa.

Síndromes com Imunodeficiências Primárias

Várias vezes a identificação de uma síndrome sugere o setor imunológico comprometido. Entretanto, nem sempre as síndromes apresentam as características completas.

A síndrome de DiGeorge pode apresentar poucas alterações anatômicas, podendo se manifestar inicialmente por hipocalcemia no recém-nascido, pela falta concomitante da paratireoide e timo. Na ataxia telangiectasia, a imunodeficiência mais frequente é a humoral, principalmente a deficiência de IgA, seguida de deficiência de anticorpos antipolissacarídeos. Na síndrome de Wiskott-Aldrich há plaquetopenia e plaquetas pequenas, o que pode ser visto pelo hemograma.

Na síndrome de Nijmegen, a criança é muito pequena para a idade e pode apresentar deficiência de IgA, deficiência de subclasses de IgG e/ou diminuição de linfócitos T. Na candidíase mucocutânea crônica, o teste cutâneo de hipersensibilidade tardia para candidina é negativo e não há transformação blástica frente à candidina.

A síndrome de hiper-IgE pode lembrar a dermatite atópica grave, embora a dermatose pruriginosa atinja mais face e tronco. Há aumento acentuado de IgE e pode ocorrer diminuição da quimiotaxia por neutrófilos e por monócitos, acarretando o mesmo tipo de infecções da dermatite atópica.

Sugestão para triagem dos Erros Inatos da Imunidade

Em casos de hipótese de EII, o melhor seria a investigação dirigida para o setor da resposta imunológica sugerido pelo quadro clínico e/ou etiológico. Entretanto, nem sempre isso é possível, por falta de detalhes ou por características que não indicam o setor comprometido.

A sequência de exames a seguir é uma sugestão para os casos com setores alterados não bem definidos, tendo-se em vista os EII mais prevalentes e os exames com maior possibilidade de realização, lembrando-se antes de afastar imunodeficiência por HIV e outras imunodeficiências secundárias.

1º. Triagem neonatal com TRECs e KRECs: resultados baixos sugerem imunodeficiência combinada grave e agamaglobulinemia, respectivamente. Estes EII necessitam diagnóstico precoce, daí a importância desta triagem. Valores baixos devem ser confirmados por outros exames, uma vez que podem haver outras situações com valores baixos, como prematuridade, trissomia do 21, ataxia telangiectasia.

2º. Hemograma: é muito útil na investigação imunológica. Mostra plaquetopenia na síndrome de Wiskott-Aldrich e grânulos citoplasmáticos gigantes em granulócitos de pacientes com síndrome de Chediak-Higashi, quando deve ser solicitado esfregaço de lâmina, seguido de mielograma.

Há neutropenia abaixo de 1.000 neutrófilos/mm^3 na neutropenia congênita grave. Há neutrófilos acentuadamente diminuídos em ciclos de cerca de 28 dias na neutropenia cíclica, o que pode ser detectado por leucogramas seriados (2 a 3 vezes por semana durante 6 semanas). A neutrofilia persistente em recém-nascidos com queda tardia do coto umbilical sugere deficiências de adesão leucocitária (LAD).

Em deficiências celulares, há linfopenia permanente: abaixo de 2.500 linfócitos/mm^3 no recém-nascido; abaixo de 3.000/4.000 até quatro anos; abaixo de 1.000 depois dessa idade.

3º. Raio X de tórax: presença de sombra tímica em recém-nascidos e crianças pequenas afasta imunodeficiências combinadas graves.

4º. Raio X de cavum: aumento de adenoide afasta agamaglobulinemia congênita ligada ao X.

5º. Dosagens de classes de imunoglobulinas (IgM, IgG, IgA e IgE): podem mostrar as IDPs mais frequentes.

6º. Dosagens de subclasses de IgG: IgG1, IgG2, IgG3 e IgG4 (a deficiência de IgG4 não está associada a infecções). Essas dosagens podem ser substituídas pelo exame seguinte em casos de pneumonias de repetição (suspeita de deficiência de IgG2), desde que haja condições de realização do próximo exame.

7º. Titulações de anticorpos polissacarídeos: após vacina pneumocócica não conjugada ou 23-valente (prévia ou após nova imunização).

8º. NBT (teste do *nitroblue-tetrazolium*) mostrando ausência de redução do NBT na doença granulomatosa crônica ou DHR (teste da di-hidro-rodamina), com baixa oxidação na doença granulomatosa crônica.

9º. Dosagens do complemento total (CH50 ou CH100): a análise do sistema complemento pode iniciar-se pela quantificação sérica total.

10º. Dosagens dos componentes do complemento (Figura 23.13).

SUGESTÃO DE TRIAGEM PARA OS ERROS INATOS DA IMUNIDADE

1º. Triagem neonatal incluindo TRECs e KRECs (ausência de T e B)
2º. Leucograma: linfopenia (T diminuído) ou neutropenia
   Leucogramas seriados (neutropenia cíclica)
3º. Raio X de tórax de recém-nascidos e crianças pequenas (timo – linfócitos T)
4º. Raio X de Cavum (adenoide – linfócitos B)
5º. Dosagens de classes de imunoglobulinas (IgM, IgG, IgA, IgE)
6º. Dosagens de subclasses de IgG (IgG1, IgG2, IgG3, IgG4)
7º. Titulação de anticorpos polissacarídeos após vacina pneumocócica
8º. NBT (teste do *nitroblue-tetrazolium*) ou DHR (di-hidro-rodamina)
9º. Dosagem do complemento total (CH50 ou CH100)
10º. Dosagens dos componentes do complemento

Figura 23.13. Está descrita uma sugestão de triagem para os EII, tendo como base a idade do paciente, a prevalência dessas deficiências e a possibilidade de realização de exames. É necessário afastar HIV.

Questões

1ª. Quais são os principais diagnósticos diferenciais que devem ser feitos antes da investigação de EII?

2ª. Quais são os grupamentos de diferenciação (*cluster of differentiation*) que identificam as principais subpopulações de linfócitos?

3ª. Cite os exames que avaliam a resposta adaptativa humoral.

4ª. Cite os exames que avaliam a resposta adaptativa celular.

5ª. Por que é importante a solicitação de esfregaço de lâmina para a observação da morfologia de fagócitos em pacientes com albinismo parcial?

Observação: respostas no anexo final.

CASOS CLÍNICOS

Caso 1: Menina de cinco anos de idade, filha de pais com curso superior completo, encaminhada para setor especializado com diagnóstico de "hipogamaglobulinemia para receber gamaglobulina" (*sic*). Apresentava história de gripes e amigdalites há um ano e pneumonia há três meses. Após a pneumonia, pais referiam realização de dois exames repetidos, mostrando diminuição de IgG, quando recebeu o diagnóstico de EII. Nessa ocasião, os pais receberam orientação de afastamento da escola e procurar setor hospitalar para receber "gamaglobulina". Por tal motivo, a criança permanecia em casa há dois meses, sem contato com outras crianças ou com parentes. A anamnese revelou que a criança frequentou creche dos dois aos quatro anos, quando passou para escola maior. Ao exame apresentava-se bem, eutrófica, sem processo infeccioso. Diante do quadro, foram solicitados hemograma, classes de imunoglobulinas e titulações de anticorpos pneumocócicos. Foi solicitado aos pais que, ao retorno, além dos exames solicitados, trouxessem os exames anteriores.

Evolução: Os exames solicitados mostraram hemograma normal, imunoglobulinas séricas normais e resposta vacinal adequada. Os exames anteriores apresentavam laudo de diminuição de IgG, entretanto, as curvas de normalidade liberadas pelo laboratório eram curvas de adultos, o que foi observado pela liberação de só um valor de normalidade, ao invés de diferentes valores para as diferentes faixas etárias. O contato com o laboratório revelou que os padrões eram realmente para adultos.

Discussão: As curvas de normalidade dos exames imunológicos devem sempre ser comparadas com curvas de normalidade para a faixa etária do paciente, quesito que deixou de ser feito anteriormente, levando a um diagnóstico errôneo de EII.

As infecções no presente caso apareceram após o ingresso em escola maior, com exposição a maior número de patógenos, o que propiciou o aparecimento de infecções. Há indicação de postergar o ingresso em escola quando a frequência ou a gravidade das infecções prejudique o desenvolvimento pôndero-estatural da criança, o que não era o caso.

Assim, a criança voltou para a escola para que, além do desenvolvimento psicológico e educacional, tivesse amadurecimento natural da resposta imunológica adaptativa, a qual se desenvolve com o evoluir da idade, após contato com patógenos.

Caso 2: Menino de dez anos de idade apresentava amigdalites, otites e pneumonias de repetição em diferentes lobos pulmonares desde os quatro anos de idade, após ingresso em escola. A frequência das pneumonias era de cerca de duas a três por ano, que culminavam com tratamento prolongado e perda de peso. Pai, mãe e irmã saudáveis. Solicitados exames para investigação de imunodeficiência dirigida para comprometimento humoral e PCR para HIV.

Evolução: Os exames mostraram PCR negativo, valores de IgA abaixo de 7 mg/dL e valores de IgG e IgM séricos dentro do normal para a idade, estando a dosagem de IgG próxima do limite inferior de normalidade. Foram solicitadas, então, dosagens de subclasses de IgG e titulação de anticorpos específicos, que revelaram diminuição de IgG2 para a idade e ausência de resposta à vacina pneumocócica. A tomografia computadorizada dos pulmões afastou comprometimento pulmonar. Recebeu o diagnóstico de deficiência seletiva de IgA associada à deficiência de anticorpos específicos (polissacarídeos). O paciente passou a receber imunoglobulina humana, o que evitou o aparecimento de novas pneumonias, além de ganhar peso tornando-se eutrófico.

Discussão: É importante a solicitação de PCR em vez de sorologia para HIV quando há fortes inícios de deficiência humoral acentuada, pois pode não haver formação de anticorpos contra HIV.

A desnutrição não explica o quadro relatado, pois na desnutrição há comprometimento celular e fagocítico, estando a resposta humoral conservada. Além disso, a história sugere uma desnutrição secundária às infecções. A exposição a maior número de patógenos pode acarretar infecções, porém mais leves, diferentes do presente caso. Os EII também podem aparecer após contato com maior número de patógenos, mas levando a infecções mais graves.

Sinusites e otites resultam da deficiência de IgA. As pneumonias repetidas são consequência da deficiência de anticorpos polissacarídeos, contidos em IgG2, os quais atuam como opsoninas, revestindo Streptococcus pneumoniae e Haemophilus influenzae, possibilitando a fagocitose desses agentes etiológicos de pneumonias. Nas deficiências de IgG2 e/ou de anticorpos polissacarídeos, os valores de IgG total geralmente são normais. A tomografia foi solicitada procurando-se bronquiectasias secundárias às frequentes pneumonias. Quadros de pneumonias de repetição em diferentes lobos pulmonares devem ser investigados sob o ponto de vista da resposta adaptativa humoral, em especial anticorpos polissacarídeos. Estes anticorpos estão fisiologicamente baixos até dois anos ou mesmo até quatro anos de idade. Assim, abaixo de dois anos tais anticorpos não devem ser solicitados e, entre dois e quatro anos devem ser interpretados conforme as manifestações clínicas apresentadas, como em todos os exames laboratoriais.

Referências bibliográficas

Barreto BAP, Sarinho ESC, Stefani GP, Chong-Neto HJ, Chiabai J, Alonso MLO, et al. Deficiência específica de anticorpo antipolissacarídeos de pneumococo e resposta humoral a vacinas pneumocócicas: atualização e diagnóstico. Braz J Allergy Immunol. 2013;1(5):253-60.

Barreiros LA, Sousa JL, Geier C, Leiss-Piller A, Kanegae MPP, França TT, et al. SCID and other inborn errors of immunity with low TRECs – the Brazilian Experience. J Clin Immunol. 2022:35503492.

Bonilla FA, Barlan I, Chapel H, Costa-Carvalho BT, Cunningham-Rundles C, de la Morena MT, et al. International Consensus Document (ICON): Common Variable Immunodeficiency Disorders. J Allergy Clin Immunol Pract. 2016;4(1):38-59.

Boyden S. The chemotatic effect of mixtures of antibody and antigen in ploymorphonuclear leukocytes. J Exp Med. 1962;115:453-66.

Forte WCN. Diagnóstico das imunodeficiências. In: Douglas CR. Patofisiologia geral: mecanismo da doença. São Paulo: Robe; 1999. p. 695-8.

Forte WCN, Almeida AR, Leão RC. Resposta fagocitária e atividade quimiotática de leucócitos mononucleares em crianças eutróficas. Rev Hosp Clin Fac Med Univ São Paulo. 1990;45:256-9.

Forte WCN, Konochi RYL, Sousa FM, Mosca T, Rego AM, Goudouris ES. Deficiência de anticorpos específicos antipolissacarídeos. Arq Asma Alerg Imunol. 2019;3(2):111-22.

Fujimura MD. Níveis séricos das subclasses de imunoglobulina G em crianças normais e nefróticas [Tese de doutorado]. São Paulo: FMUSP; 1990.

Giavina-Bianchi P, Arruda LK, Aun MV, Campos RA, Chong-Neto HJ, Constantino-Silva RN, et al. Diretrizes brasileiras para o diagnóstico e tratamento do angioedema hereditário. Arq Asma Alerg Imunol. 2017;1(1):23-48.

Goudouris ES, Segundo GRS, Poli C. Repercussões dos erros inatos da imunidade sobre o crescimento. J Ped (Rio J). 2019;95(S1):49-58.

Goulart IM, Penna GO, Cunha G. Immunopathology of leprosy: the complexity of the mechanisms of host immune response to *Mycobacterium leprae*. Rev Soc Bras Med Trop. 2002;35(4):365-75.

Grumach AS, Goudouris ES. Erros Inatos da Imunidade: como diagnosticar? J Ped (Rio J). 2021;97(S1):84-90.

Grupo Brasileiro de Imunodeficiências. Disponível em: http://www.imunopediatria.org.br

Ma CS, Tangye SG. Flow cytometric-based analysis of defects in lymphocyte differentiation and function due to inborn errors of immunity. Front Immunol. 2019;10:2108.

Naspitz CK, Solé D, Carneiro-Sampaio MMS, Gonzalez CH. Níveis séricos de IgG, IgM e IgA de crianças brasileiras normais. J Ped (Rio J). 1982;52(3):121-6.

Nunes PB, Carvalho BTC, Sampaio MMSC, Solé D, Naspitz CK. Avaliação da produção de anticorpos ao *Streptococcus pneumoniae* em pacientes com infecções de repetição. Rev Bras Alerg Imunopatol. 1998;21(1):21-7.

Rizzo JA. Avaliação do estudo da depuração mucociliar nasal com sacarina no diagnóstico de pacientes com síndrome de discinesia ciliar. J Pneumol. 1994;20(2):63-8.

Solé D, Rosário Filho NA, Rubini NPM. Compêndio de Alergia e Imunologia Clínica. São Paulo: Editora dos Editores; 2021. 830 p.

Solé D, Zaha MM, Lesser PG, Naspitz CK. Níveis de IgA na saliva de indivíduos normais e atópicos determinados por anticorpos anti-IgA secretória e anti-IgA sérica. Rev Bras Alerg Imunopatol. 1987;10:120-5.

Suavinho E, Nápoli ACR, Segundo GRS. Investigação de imunodeficiências primárias em pacientes durante e após hospitalização em uma Unidade de Terapia Intensiva pediátrica. Rev Paul Ped. 2014;32(1):32-6.

Sullivan KE, Stiehm ER. Stiehm's Immune Deficiencies. Inborn Errors of Immunity. 2th ed. Philadelphia: Saunders Elsevier; 2020. 1133 p.

Tangye SG, Al-Herz W, Bousfiha A, Chatila T, Cunningham-Rundles C, Etzioni A, et al. Human Inborn Errors of Immunity: 2019 Update on the Classification from the International Union of Immunological Societies Expert Committee. J Clin Immuno. 2020;40:24-64.

Tarkieltaub E, Forte WCN. Avaliação da imunidade celular por testes cutâneos em pacientes internados em unidade de terapia intensiva. Arq Med Hosp Fac Cienc Med Santa Casa São Paulo. 2002;47:95-9.

Vilela MMS. Erros inatos da imunidade (EII) humana: deficiências predominantemente de anticorpos (DPAs): se você suspeita, pode detectá-las. J Ped (Rio J). 2021;97:S67-74.

Vilela MMS. Desenvolvimento do sistema imune na criança. In: Grumach AS. Alergia e imunologia na infância e na adolescência. 2ª. ed. São Paulo: Atheneu; 2008. p. 327-42.

Defesa Imunológica Contra Agentes Infecciosos e Contra Células Neoplásicas

O presente tema será abordado visando os processos de defesa contra agentes infecciosos e contra células neoplásicas. Muitos dos conceitos já foram estudados nos capítulos anteriores, porém de forma seletiva e não associados, como será feito agora, juntando os conhecimentos como um todo.

Doença e estado de portador

Diante de um mesmo patógeno infeccioso, um indivíduo pode apresentar a doença infecciosa, ser apenas portador ou mesmo não ser infectado.

Fala-se em doença quando o patógeno consegue estabelecer um foco infeccioso, ou seja, permanece em um local resistindo a fluidos sanguíneos e aéreos; nesse caso, o paciente apresenta sinais e sintomas de doença infecciosa. Estado de portador é quando o indivíduo é infectado, mas não apresenta manifestações clínicas, ou seja, há eliminação do patógeno por meio de defesa imunológica, sem causar doença; o portador pode ou não transmitir a doença. Indivíduo não infectado é quando o sistema imunológico impede que o patógeno penetre no indivíduo. Várias vacinas fazem com que o sistema imunológico impeça a penetração do patógeno, como é o caso da vacina contra rubéola. Algumas vacinas impedem manifestações clínicas mais graves, como a Pertussis, mas o indivíduo ainda pode ser infectado. A apresentação de doença ou o estado de portador depende da relação entre o sistema imunológico do hospedeiro e virulência e quantidade do patógeno (Figura 24.1).

Processo inflamatório

Inflamação é o resultado das diferentes respostas imunológicas para eliminar um agente que o sistema imunológico considere como agressor, na tentativa de restabelecer a homeostasia do organismo. Pode resultar da invasão de um patógeno, de uma substância própria que o sistema imunológico deixa de reconhecer como própria ou de células e tecidos danificados.

A inflamação, quando ocorre de forma localizada, apresenta a clássica tétrade da inflamação: dor, calor, rubor e edema. Pode haver, concomitantemente à inflamação, febre, ativação

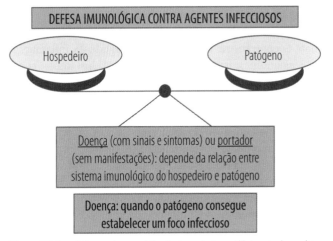

Figura 24.1. A defesa contra uma infecção depende do equilíbrio entre hospedeiro e patógeno.

de osteoclastos, adipócitos, fibroblastos, distúrbios do metabolismo, incluindo aumento da glicemia, variações hormonais, assim como várias outras alterações generalizadas, resultantes principalmente das atividades biológicas das citocinas, sintetizadas desde o início do processo infeccioso.

A primeira resposta que ocorre no início de um processo infeccioso é a resposta imunológica inata, que se dá imediatamente à entrada do agente agressor. A primeira defesa que um patógeno encontra é a barreira físico-química – quando íntegra e perfeitamente funcionante, não permite a entrada de agentes patogênicos. Assim, a pele, com suas glândulas sudoríparas contendo ácidos lático, úrico e caproico, e glândulas sebáceas produtoras de triglicérides e ácidos graxos, determina a lise de microrganismos que perdem a capacidade de penetração no organismo. As mucosas digestiva, respiratória e geniturinária apresentam grande superfície total e, quando estão fisiologicamente conservadas, impedem a penetração de patógenos nos tecidos. As secreções das mucosas, ricas em substâncias microbicidas, como lisozima e lactoferrina, completam a defesa. A descamação natural da pele e das mucosas age na eliminação de microrganismos patogênicos eventualmente presentes. O sistema mucociliar, em plena integridade e funcionalidade, elimina o agente agressor, não permitindo que atinja os pulmões ou os seios da face. Pacientes portadores de neuropatias podem apresentar diminuição do reflexo da tosse e de espirros, o que contribui para aumento de secreções em vias aéreas e tendência a infecções nesses locais.

O pH ácido do estômago atua como microbicida; o pH alcalino do intestino delgado e da secreção vaginal inibe a replicação bacteriana. O peristaltismo intestinal é benéfico para a eliminação de patógenos e um aumento do mesmo, quando na presença de microrganismos patogênicos, beneficia o hospedeiro.

Os pirógenos endógenos interleucina-1 (IL-1), Fator de Necrose Tumoral (TNF) e depois IL-6 elevam a temperatura basal corpórea, com consequente aumento do metabolismo, necessário para a defesa contra o agente agressor.

Entre as moléculas plasmáticas solúveis da imunidade inata encontram-se: proteínas da fase aguda da inflamação, prostaglandinas, leucotrienos, bradicinina, histamina, complemento e citocinas da resposta inata (Figura 24.2).

As proteínas da fase aguda aparecem desde o início do processo infeccioso, sendo muitas vezes a principal barreira contra a disseminação do agente agressor. A proteína C reativa é uma potente opsonina, com receptores em fagócitos; a α1-antitripsina e a α2-macroglobulina são proteases inibitórias, que preservam o colágeno e as proteínas plasmáticas, respectivamente; a ceruplasmina protege a matriz proteica; a substância amiloide-A é quimiotática, promovendo inflamação local e impedindo a disseminação do processo.

Prostaglandinas, leucotrienos e bradicinina são liberados por diferentes células e histamina liberada por mastócitos.

Tais moléculas plasmáticas atuam como vasodilatadoras, aumentando o fluxo sanguíneo para o local agredido.

Citocinas, como IL-1 e TNF, promovem a expressão de moléculas de adesão em células endoteliais e leucócitos, com consequente migração transendotelial, ou seja, saída de leucócitos da circulação para defesa do tecido agredido. Proteínas do sistema complemento também são ativadas, podendo atuar como fatores quimiotáticos.

Os fagócitos, em especial os neutrófilos, são as primeiras células atraídas para os sítios inflamatórios. Por outro lado, macrófagos teciduais atraem neutrófilos. Segue-se o afluxo de eosinófilos. Podem ainda haver ativação de células NK, células NKT, células dendríticas e mastócitos/basófilos, completando a resposta inata.

Após o afluxo de fagócitos é que são acionados os linfócitos, responsáveis pela resposta imunológica adaptativa e principais células da infecção crônica. Os linfócitos B, produtores de imunoglobulinas, são responsáveis pela resposta humoral, enquanto os linfócitos T participam da resposta celular (Figura 24.2).

Resposta inflamatória aguda e crônica

As inflamações podem ser agudas e crônicas, sob a influência do tempo de permanência/virulência do agente agressor e da defesa do hospedeiro.

Na inflamação aguda predominam os fagócitos: neutrófilos e, sequencialmente, eosinófilos e monócitos; células NK, NKT, mastócitos/basófilos podem também participar. Finalmente, há ativação de células dendríticas apresentadoras de antígenos para linfócitos T. A inflamação recruta leucócitos e moléculas plasmáticas solúveis para os tecidos danificados. Pode haver ativação do sistema de coagulação, com dissolução de coágulos, além de ativação de células regeneradoras como fibroblastos. A expressão de moléculas de adesão em leucócitos e em células endoteliais permite a migração de leucócitos através do endotélio e as quimiocinas atraem estes leucócitos para os locais afetados. Os fagócitos, células NK, NKT e mastócitos sintetizam citocinas com diferentes ações no processo inflamatório (Figura 24.3).

A ativação de linfócitos B e T resulta na infamação crônica. A ativação de linfócitos leva cerca de 3 a 5 dias após o início do processo infeccioso ou até mais, em um primeiro contato. Na resposta inflamatória crônica também são sintetizadas citocinas por linfócitos, em especial por Th1 (Figura 24.3).

Leucócitos na defesa imunológica

Os leucócitos fazem parte ativa do desenvolvimento da inflamação. Originam-se de células hematopoiéticas primordiais (*stem cells*), a partir de células progenitoras mieloides (neutrófilos, monócitos/macrófagos, eosinófilos, mastócitos/basófilos) e de progenitoras linfoides (linfócitos).

INFLAMAÇÃO

É o resultado das diferentes respostas imunológicas para eliminar um agente que o sistema imunológico considere como agressor, na tentativa de restabelecer a homeostasia do organismo

RESPOSTA IMUNOLÓGICA INATA
Barreira físico-química
- Pele, mucosas, sistema mucociliar
- Tosse, espirros
- pH alcalino do delgado e vaginal
- Febre
- Proteínas da fase aguda
- Moléculas vasodilatadoras

Sistema complemento
Fagócitos
Células NK e NKT
Células dendríticas
Mastócitos/basófilos

RESPOSTA IMUNOLÓGICA ADAPTATIVA
1. Humoral: linfócitos B
2. Celular: linfócitos T

Figura 24.2. A defesa inicial contra agentes infecciosos é dada pela resposta inata, seguindo-se a adaptativa.

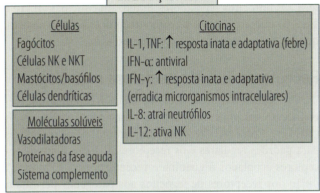

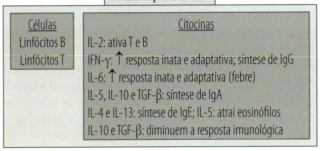

Figura 24.3. Estão descritas as células, proteínas e citocinas participantes da resposta inflamatória aguda e da crônica.

O número de leucócitos totais varia com a idade. No recém-nascido, é de cerca de 20.000 leucócitos/mm³, diminuindo depois e mantendo-se em torno de 5.000 a 10.000 a partir de 12 anos. Geralmente, considera-se leucopenia para contagens abaixo de 2.000 e leucocitose, acima de 10.000 leucócitos/mm³. Em leucoses, esse número pode ser muito maior.

A denominação dos diferentes tipos de leucócitos granulocíticos baseia-se na coloração dos grânulos citoplasmáticos com hematoxilina-eosina, corante básico e ácido. Os leucócitos com afinidade pelo corante básico hematoxilina são denominados basófilos; os eosinófilos têm afinidade pela eosina. Os polimorfonucleares neutrofílicos necessitam de corantes neutros para coloração de seus grânulos. Os linfócitos são agranulócitos e suas subpopulações são indistinguíveis à microscopia ótica comum.

Neutrófilos

Uma característica dos neutrófilos é sua alta velocidade durante a migração, atingindo os locais afetados rapidamente, constituindo a linha inicial de defesa e participando da etapa inicial da reação inflamatória aguda.

A diferenciação ontogênica dos neutrófilos ocorre na medula óssea, necessitando de IL-3, G-CSF (fator estimulador de crescimento de colônias de granulócitos) e GM-CSF (fator estimulador de crescimento de colônias de granulócitos-macrófagos). Os neutrófilos originados na medula óssea tornam-se maduros, sendo, então, liberados na circulação periférica. Na neutropenia congênita grave, pode ser utilizado o G-CSF, assim como em infecções graves dos períodos de crise da neutropenia cíclica. Os fagócitos neutrofílicos apresentam meia-vida curta, em torno de 7 horas após liberados pela medula.

Os neutrófilos contêm uma série de grânulos, como hidrolases: colagenases e outras proteinases, fosfatase alcalina, fosfatase ácida, lisozima; apresentam, ainda, mieloperoxidase, lactoferrina e glicosamina sulfatada. Grânulos contidos no lisossomo encontram-se sob a forma inativa devido ao alto pH: o baixo pH do fagolisossomo permite sua atuação; a mieloperoxidase participa do metabolismo oxidativo da etapa da digestão da fagocitose. As proteinases hidrolisam proteínas da matriz extracelular e, quando essa hidrólise ocorre de forma desordenada, pode haver lesão tecidual intensa; colagenases degradam colágeno tecidual, participando da formação de abscessos. A lisozima destrói a parede bacteriana, principalmente de bactérias Gram-positivas e a lactoferrina une-se ao ferro, diminuindo esse nutriente bacteriano.

Quando os neutrófilos são destruídos, há ruptura da membrana citoplasmática e consequente liberação de enzimas lisossômicas para o interstício, determinando necrose tecidual. O pus é formado principalmente por neutrófilos destruídos e por bactérias mortas, restos teciduais e sangue. Os grânulos neutrofílicos não são refeitos após a fagocitose, o que impede nova defesa por essas células.

Eosinófilos

Os eosinófilos são diferentes nas espécies animais, sendo úteis na identificação da espécie animal a que pertencem.

A unidade eosinofílica da célula primordial necessita de IL-3, IL-5, G-CSF e GM-CSF para a diferenciação ontogênica. Eosinófilos maduros são lançados na circulação periférica, e a maior parte deles dirige-se a tecidos e mucosas. A meia-vida dos eosinófilos é cerca de meia hora na circulação e de 12 dias nos tecidos.

As ações dos eosinófilos também são quimiotaxia e fagocitose. A fagocitose ocorre por exocitose: eosinófilos lançam os grânulos para o extracelular, em helmintos ou locais de processos alérgicos. Os principais grânulos são proteína básica principal e proteína catiônica eosinofílica, que lesam tecidos e helmintos da luz intestinal. Os eosinófilos aparecem na etapa tardia da inflamação aguda.

Monócitos/macrófagos

Aparecem na etapa de resolução do processo (monocitose pode ser indício de melhora), e no caso de persistência do patógeno, fagócitos mononucleares e células dendríticas promovem a apresentação antigênica para linfócitos T.

Originam-se da unidade formadora de mononucleares da célula hematopoiética primordial, com maturação dependente de IL-3 e GM-CSF. Pequena parte desses mononucleares permanece na circulação periférica, e a maioria dirige-se a diferentes locais do organismo, recebendo diferentes denominações.

São considerados fagócitos profissionais, por serem células grandes, contendo grânulos citoplasmáticos (hidrolases ácidas, lisozima) que podem ser refeitos após 12 horas de um processo fagocítico. Além de quimiotaxia e fagocitose, os fagócitos mononucleares produzem as citocinas inflamatórias da resposta inata: IL-1, TNF, IFN-α, CXCL8 (IL-8) e IL-12.

Células NK

As células *natural killer* (NK) fazem parte da resposta inata. São ativadas quando células perdem antígeno leucocitário humano (HLA) de suas superfícies, o que acontece com células tumorais e infectadas por vírus, promovendo, assim, a defesa antitumoral e antiviral. Para a ativação, células NK necessitam ainda de IL-12, a qual é produzida por Th1. NK, assim como Th1, sintetizam IFN-γ, um potente imunomodulador que ativa de forma especial a fagocitose por mononucleares, os quais poderão destruir patógenos intracelulares latentes no seu interior.

Células NKT

As células NKT apresentam características das respostas inata e adaptativa, mas especialmente da inata. Apresentam TCR invariante que reconhece antígenos lipídeos associados à molécula CD1d da superfície de célula apresentadora de antígeno – são células CD1d restritas.

Linfócitos

Os linfócitos são ativados após 3 a 5 dias do contato antigênico, na dependência de ser uma resposta primária ou secundária. São as células responsáveis da fase crônica da resposta inflamatória.

Os linfócitos provêm da unidade formadora linfoide da célula hematopoiética primordial, na presença de IL-3 e IL-7. A maior parte deles dirige-se para o timo, sofrendo diferenciação em linfócitos T, responsáveis pela imunidade adaptativa celular. Um menor número de linfócitos diferencia-se na medula óssea em linfócitos B promotores da imunidade humoral. Esses linfócitos T e B atingem, então, órgãos linfoides secundários (linfonodos, baço e tecido linfoide associado às mucosas – MALT), onde, em contato com antígenos, sofrem diferenciação final e apresentam a proliferação necessária para a defesa. Os linfócitos T citotóxicos e T auxiliares para serem ativados necessitam que os antígenos estejam respectivamente associados a HLA I e II de células apresentadoras. T citotóxicos (TCD8+) destroem células infectadas e T auxiliares (TCD4+) cooperam com B na mudança de classe de IgM para IgG, IgA e IgE, uma vez que linfócitos B, sem a cooperação de Th, só sintetizam IgM. Os linfócitos reguladores sintetizam citocinas (IL-10 e TGF-β) que auxiliam o término do processo inflamatório, quando não mais necessário ou em excesso.

Receptores *Toll-like* na defesa imunológica

Os fagócitos apresentam diferentes receptores que reconhecem padrões moleculares associados a patógenos (PAMPs). Entre estes receptores encontram-se os receptores para padrões regulares e os receptores *Toll-like*, além de receptores acoplados à guanina e receptores para manose. A união dos receptores de fagócitos aos patógenos permite o início da resposta imunológica.

Os receptores *Toll-like* (TLR) têm apresentado relevância cada vez maior. Os TLR-1, 2, 4, 5, 6 encontram-se na superfície de fagócitos e reconhecem bactérias extracelulares; TLR-3, 7, 8, 9 estão nos endossomos, reconhecendo patógenos intracelulares, em especial vírus. Os TLRs unidos a PAMPs de bactérias e vírus, ativam o fator nuclear kappa B (NFκB), que se desloca para o núcleo, ativando genes promotores de: síntese de moléculas de adesão, que permitem a saída de leucócitos da circulação; síntese de citocinas inicialmente por monócitos/macrófagos (IL-1, TNF, IL-8, IL-12); diferenciação de células dendríticas apresentadoras, resultando na ativação de T; síntese de citocinas por T (IL-2, IFN-γ). O resultado da é o aumento da resposta inata e início da adaptativa (Figura 24.4).

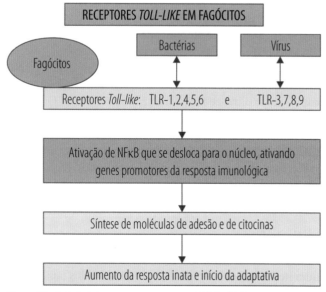

Figura 24.4. Os fagócitos apresentam receptores *Toll-like* (TLR) que se unem a padrões moleculares associados a patógenos (PAMPs). Os TLR-1,2,4,5 unem-se a PAMPs de bactérias e os TLR-3,7,8,9 unem-se a PAMPs de vírus. O resultado é a ativação do fator nuclear *kappa* B (NFκB), que se desloca para o núcleo, aumentando a resposta inata e iniciando a adaptativa.

Resposta imunológica contra agentes infecciosos

O patógeno infeccioso provoca diferentes processos inflamatórios, com envolvimento dos diversos setores da resposta imunológica. A defesa imunológica será agora estudada conforme o tipo de patógeno a ser combatido, com o intuito de melhor compreensão.

Defesa contra microrganismos catalase-positivos

Os neutrófilos são as principais células de defesa contra microrganismos catalase-positivos, em especial *Staphylococcus aureus*, *Aspergillus fumigatus*. Também atuam contra enterobactérias Gram-negativas (*Pseudomonas* spp., *Serratia marcescens*), além de defesa contra *Mycobacterium tuberculosis* e *Pneumocystis jirovecii* (Figura 24.5).

Na presença de lipopolissacarídeos da parede bacteriana, ocorre aumento da expressão de moléculas de adesão. Neutrófilos passam a expressar sialil-Lewis, LFA-1 (antígeno-1 associado à função leucocitária), VLA-4 (antígeno-4 de ativação muito tardia); células endoteliais expressam as moléculas de adesão: selectina-E, selectina-P, ICAM-1, ICAM-2 (moléculas-1 e 2 de adesão intercelular), VCAM (molécula de adesão da célula vascular), as quais se unem, respectivamente, às moléculas apresentadas por neutrófilos. A ligação entre essas moléculas é aumentada por TNF e possibilita a saída de neutrófilos de vasos sanguíneos por migração transendotelial para o interstício em que se encontra o patógeno (Figura 24.6).

Após essa migração, o neutrófilo começa uma quimiotaxia ou migração dirigida, com o que pode atingir de forma mais rápida o foco lesado. São fatores quimiotáticos para neutrófilos as próprias substâncias bacterianas, como lipo-

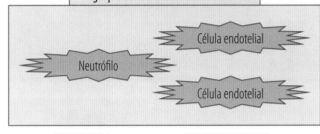

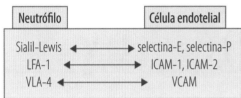

Figura 24.6. A expressão de moléculas de adesão em neutrófilos e em células endoteliais permite a migração transendotelial de neutrófilos.

polissacarídeos, além de componentes C5a e C3a do complemento, CXCL8 (IL-8), IL-1 e TNF, leucotrieno-B4 e fator ativador de plaquetas (PAF) (Figura 24.7).

A defesa seguinte é a fagocitose, com suas etapas de adesão, ingestão, digestão e eliminação. O principal mecanismo da digestão é o metabolismo oxidativo das pentoses, que, na presença de oxigênio, origina radicais livres microbicidas. A fagocitose por neutrófilos é facilitada por opsoninas C3b e C5b do complemento e estimulada por IL-1 e TNF. O resultado da fagocitose para microrganismos catalase-positivos é que são eliminados restos não patogênicos para o organismo (Figura 24.8).

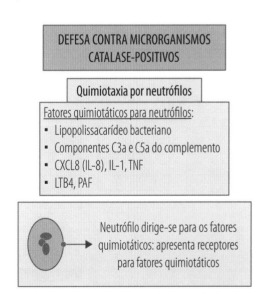

Figura 24.5. Os neutrófilos são as principais células de defesa contra *Staphylococcus aureus* e *Aspergillus fumigatus*.

Figura 24.7. Fatores quimiotáticos atraem neutrófilos para o local onde se encontra o patógeno; neutrófilos possuem receptores para os fatores quimiotáticos.

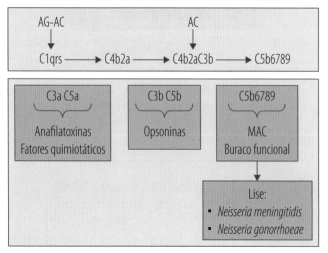

Figura 24.8. A fagocitose por neutrófilos resulta na eliminação de restos bacterianos não mais patogênicos.

Defesa contra bactérias do gênero *Neisseria*

Neisseria meningitidis e *Neisseria gonorrhoeae* necessitam ser combatidas por sistema complemento, podendo haver ativação de C3a e C5a, que são anafilatoxinas (degranulam mastócitos) e fatores quimiotáticos (atraem fagócitos) ou serem opsonizadas por C3b e C5b. A principal defesa contra *Neisseria* ocorre por lise osmótica, através dos componentes C5bC6C7C8C9, constituintes do complexo de ataque à membrana (MAC). É necessário que o sistema complemento esteja em perfeita funcionalidade para que essas bactérias sejam eliminadas (Figura 24.9).

Figura 24.9. Bactérias do gênero *Neisseria* necessitam da perfeita integridade e funcionalidade do sistema complemento para que sejam eliminadas.

Defesa contra bactérias Gram-negativas

Bactérias Gram-negativas, como *Escherichia coli*, *Salmonella typhi*, *Shigella flexneri* e *Pseudomonas aeruginosa*, necessitam do combate por linfócitos B que se diferenciam em plasmócitos produtores de IgM. A IgM atua por meio de ativação do complemento, aglutinação e neutralização de toxinas. A IgM é sintetizada por B, sem a necessidade da cooperação de T (Figura 24.10).

Defesa contra bactérias encapsuladas

Bactérias encapsuladas como *Streptococcus pneumoniae* e *Haemophilus influenzae*, para serem fagocitadas, necessitam de uma resposta humoral com produção de IgG contra o polissacarídeo existente na cápsula bacteriana.

A primeira imunoglobulina sintetizada é a IgM, a qual não tem atividade biológica de opsonização. Para a mudança de classe para IgG, há necessidade da ativação de Th1, sintetizador de IFN-γ. A cooperação entre Th1 e B ocorre mediante a união de moléculas de adesão de Th1 e B, respectivamente: CD40L/CD40, ICOS/ICOSL (*inducible co-stimulatory molecule*), BAFF/TACI (*B-cell activating factor receptor/transmembrane activator and calcium modulator and cyclophilin ligand interactor*).

Os anticorpos polissacarídeos, contidos na subclasse IgG2, são opsoninas que revestem esses microrganismos encapsulados, facilitando a fagocitose. Na deficiência de anticorpos polissacarídeos há falta de defesa contra bactérias encapsuladas e o portador apresenta pneumonias de repetição (Figura 24.11).

Defesa contra agentes infecciosos em mucosas

Vários microrganismos necessitam da defesa em mucosas, para impedir sua penetração na circulação e até a disseminação. Assim ocorre com enterobactérias, enterovírus (incluindo o vírus da poliomielite) e *Giardia lamblia*. Da mesma forma, a defesa em mucosas impede a penetração de alérgenos.

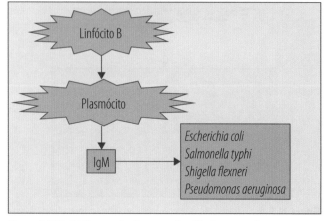

Figura 24.10. A IgM tem ação eficaz contra bactérias Gram-negativas.

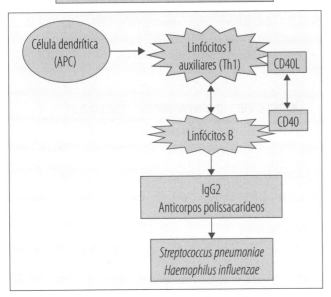

Figura 24.11. Anticorpos antipolissacarídeos, contidos em IgG2, permitem a opsonização de bactérias encapsuladas (*Streptococcus pneumoniae* e *Haemophilus influenzae*), sendo necessária a cooperação de Th1 com B.

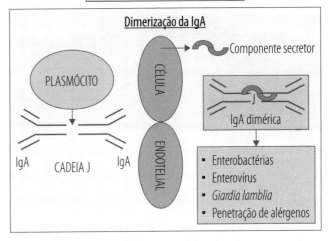

Figura 24.12. A dimerização da IgA permite a defesa adaptativa em mucosas, impedindo a penetração de patógenos, assim como de elementos potencialmente alergênicos.

A defesa inicial contra agentes infecciosos em mucosas é feita pela resposta inespecífica, principalmente por meio da barreira física, completando-se com a resposta adaptativa com a dimerização de IgA. A mudança de classe de IgM para IgA necessita de ativação de Th2 e da síntese de IL-5, IL-10 e TGF-β.

A transformação de IgA monomérica em dimérica é estimulada pela presença de patógenos nas mucosas, não ocorrendo ao acaso. Plasmócitos secretam IgA e cadeia J, que une os dois monômeros de IgA. O complexo das duas IgA e cadeia J, ao atravessar células epiteliais, recebe componente secretor, sintetizado por estas células. O componente secretor torna o dímero de IgA estável a enzimas proteolíticas das secreções (Figura 24.12).

A IgA dimérica combate as bactérias, atuando como antitoxinas, agindo no pili bacteriano, tanto globular como filamentoso, aglomerando patógenos e impedindo sua penetração na mucosa. Havendo mutação bacteriana, como modificações no pili, os plasmócitos iniciam a síntese de nova IgA específica para a bactéria mutante.

A defesa contra a microflora intestinal, constituinte da resposta inata, é feita por IgA, exigindo então a ativação da resposta adaptativa. Assim, a microflora intestinal é tida como promotora da interligação entre a resposta inata e a adaptativa.

Defesa contra bactérias produtoras de toxinas

As bactérias toxigênicas exigem uma resposta mais elaborada, não bastando a inespecífica. Na maioria dos casos, faz-se necessária a cooperação de T auxiliares, pois são necessários diferentes isotipos de imunoglobulinas.

Assim, há apresentação antigênica de epítopo associado ao HLA classe II de célula apresentadora a células TCD4+, sendo expressas as moléculas de adesão: TCR/CD3/Cadeias zeta, LFA-1, LFA-2 e CD28 em Th, que se unem a epítopo associado a HLA II, ICAM-1, LFA-3 e B7 da célula apresentadora, respectivamente (estudadas no Capítulo 11). Após o primeiro sinal de ativação por moléculas estimuladoras há um segundo sinal por citocinas, em especial IL-2 e IFN-γ, completando a ativação de T auxiliar.

Linfócitos T auxiliares, agora ativados, passam a cooperar com B, após a união entre as moléculas CD40L a CD40, ICOS a ICOSL, BAFF a TACI, de T auxiliar e B, respectivamente. O resultado é que linfócitos B conseguem se diferenciar em plasmócitos produtores de outras classes de imunoglobulinas, uma vez que sem essa cooperação só sintetizam IgM. Assim, Th1 sintetizando IFN-γ, promove a diferenciação de B em plasmócito produtor de IgG; Th2 ao sintetizar IL-4 e IL-13, coopera com B para a produção de IgE; Th2 sintetizador de IL-4, IL-10 e TGF-β, auxilia B na diferenciação para plasmócito produtor de IgA (Figura 24.13).

O mecanismo de ação das antitoxinas é por união do determinante antigênico da toxina à porção Fab da antitoxina, união essa que pode atuar diretamente na neutralização da toxina ou aumentar o seu clareamento. Tanto a neutralização como o clareamento inibem os efeitos deletérios da toxina. A IgM e a IgG atuam principalmente em exotoxinas, enquanto a IgA tem sua atuação em endotoxinas (Figura 24.14).

Entre os principais agentes produtores de exotoxinas encontram-se *Staphylococcus aureus*, *Streptococcus pyogenes*, *Corynebacterium diphtheriae*, *Clostridium tetani* e *Vibrio cholerae*. As endotoxinas são integrantes da parede celular de bactérias Gram-negativas, como *Escherichia coli*, *Salmonella typhi*, *Shigella flexneri* e *Pseudomonas aeruginosa* (Figura 24.14).

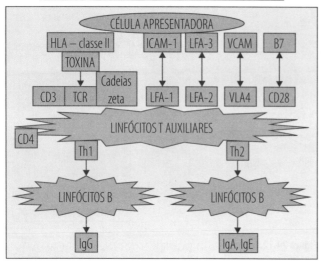

Figura 24.13. Estão esquematizadas as moléculas coestimuladoras expressas na célula apresentadora e em T auxiliar, necessárias para a ativação de T auxiliar. Bactérias produtoras de toxinas necessitam de defesa mediada por linfócitos B independentes de T (IgM) e de B dependentes de Th1 (IgG) e Th2 (IgA ou IgE).

MECANISMOS DE AÇÃO DOS ANTICORPOS ANTITOXINAS

1º. Clareamento de toxinas
2º. Neutralização

IgM e IgG atuam contra exotoxinas:
- *Staphylococcus aureus*
- *Streptococcus pyogenes*
- *Corynebacterium diphtheriae*
- *Clostridium tetani*
- *Vibrio cholerae*

IgA atua contra endotoxinas:
- *Escherichia coli*
- *Salmonella typhi*
- *Shigella flexneri*
- *Pseudomonas aeruginosa*

Figura 24.14. A principal defesa contra toxinas (exotoxinas e endotoxinas) é dada por antitoxinas.

Defesa contra outras bactérias extracelulares

As bactérias Gram-positivas e Gram-negativas contendo respectivamente peptídeos e lipopolissacarídeos nas paredes citoplasmáticas, após atravessarem pele e mucosas, ativam diretamente a via alternativa do sistema complemento. A via clássica também pode ser ativada, após a síntese de imunoglobulinas ativadoras de complemento: IgM, IgG1, IgG3 e mais raramente IgG2. Há ativação dos fatores quimiotáticos C3a e C5a, que atraem fagócitos para o local onde se encontram os patógenos. As opsoninas C3b e C5b, após revestirem as bactérias, unem-se a receptores de fagócitos, permitindo a opsonização. O resultado final da ativação do complemento é lise osmótica (entrada de água), mediada pelos componentes terminais C5bC6C7C8C9 (MAC) do complemento.

A resposta imunológica continua por meio da imunidade humoral. São sintetizados anticorpos principalmente contra a parede bacteriana. Linfócitos B sintetizam IgM e, com a cooperação de Th, pode haver mudança de classe da imunoglobulina. Assim, Th1, sintetizando IFN-γ, auxilia B na mudança de classe para IgG; Th2, por meio de IL-4 e IL-13, permite a mudança para IgE e de IL-5, IL-10 e TGF-β para IgA (Figura 24.15).

Defesa contra microrganismos intracelulares

Os monócitos/macrófagos (Mø) e células NK são células importantes na defesa contra microrganismos intracelulares, como vírus, certas bactérias (*Mycobacterium tuberculosis* e *Mycobacterium lepra*) e fungos patogênicos. Células NKT atuam na defesa contra vírus, em especial varicela-zóster. O sistema complemento também age contra células infectadas (Figura 24.16).

Os Mø são produtores de IL-1 e TNF, responsáveis por grande parte da sintomatologia: mal-estar, anorexia, sonolência, emagrecimento, osteoporose, fraturas pós-infecções prolongadas, além de ativarem todas as células da resposta inflamatória. Ainda, IL-1, TNF e IL-6 (esta sintetizada por Th1) são pirógenos endógenos, atuando em hipotálamo por meio de prostaglandinas. A IL-1, assim como a IL-6, promove o aumento da glicemia, sendo ambas muitas vezes responsáveis pelo diagnóstico do diabetes durante infecções. O interferon-α sintetizado por Mø atua em outra célula infectada por vírus, determinando a síntese de proteína antiviral que modifica o RNA mensageiro do vírus e inibe sua replicação. A IL-12 ativa células NK, que cooperam nessa defesa.

A união antígeno-anticorpo inicia a via clássica do sistema complemento, ativando sequencialmente: C1qrs, C4b2a, C4b2a3b e C5b6789. A via alternativa ativa diretamente o componente C3, seguindo-se a cascata pela via comum. Os componentes terminais C5b6789 formam o complexo de ataque à membrana (MAC), responsável por uma alteração

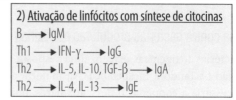

Figura 24.15. Defesas contra bactérias extracelulares não descritas anteriormente.

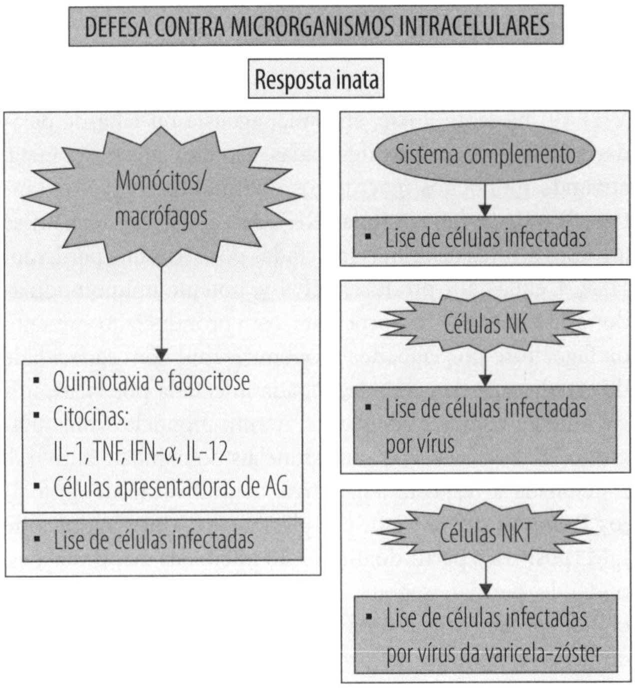

capítulo 24 Defesa Imunológica Contra Agentes Infecciosos e Contra Células Neoplásicas

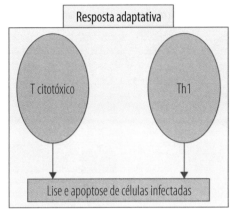

Figura 24.16. A defesa inicial contra microrganismos intracelulares é dada pela imunidade inata.

funcional dos fosfolipídios da membrana da célula infectada, acarretando intumescimento e lise celular com destruição dos microrganismos intracelulares. A defesa por complemento parece ser maior em crianças, por causa da imaturidade da resposta adaptativa celular (Figura 24.16).

Havendo permanência do patógeno intracelular em Mø, essas células passam a expressar características de células apresentadoras, com maior expressão de HLA. Ativam então linfócitos T citotóxicos, que, por meio de perforinas e apoptose, destroem células infectadas. Ativam, ainda, T auxiliares tipo 1, que, atuando por apoptose, também destroem células infectadas (Figura 14.17).

A contínua persistência do patógeno intracelular, que pode ter caráter genético do hospedeiro, leva à hipersensibilidade celular, benéfica no sentido de defesa contra estes patógenos. Assim, a exacerbação da resposta por T citotóxico e Th1, ou seja, a hipersensibilidade tipo IV ou celular, permite melhor defesa contra *Mycobacterium leprae*. Na forma tuberculoide, há presença de hipersensibilidade celular (TCD4+ e TCD8+), com formação de granulomas que retêm os patógenos. A falta da hipersensibilidade IV leva à disseminação do patógeno, como acontece na hanseníase virchowiana. A hipersensibilidade celular decresce sequencialmente nas formas: tuberculoide, *borderline* tuberculoide, *borderline borderline*, *borderline* virchowiana, até estar totalmente ausente na virchowiana, na qual é substituída por Th2, sem poder de defesa para tais patógenos. Na fase de cancro da lues, também predominam TCD8+, com diminuição progressiva nas fases latente, secundária e terciária. Fato semelhante ocorre

Figura 24.17. Sendo a imunidade inata insuficiente contra microrganismos intracelulares, é acionada a imunidade adaptativa.

em muitas infecções por intracelulares: a defesa é favorável quando a resposta é por T citotóxicos e Th1 (Figura 24.18).

A eliminação de microrganismos intracelulares necessita, ainda, da síntese de IFN-γ por Th1 e por células NK. A IL-12 (por Mø) ativa células NK, que, da mesma forma que Th1, sintetizam IFN-γ. Este, sendo potente imunomodulador, aumenta em especial a fagocitose por Mø, culminando na erradicação de patógenos intracelulares remanescentes nesses fagócitos. Distúrbios no eixo IL-12/IFN-γ resultam em infecções por micobactérias. Assim, Mø, linfócitos T citotóxicos, Th1 e células NK são importantes na defesa contra microrganismos intracelulares, tendo, ainda, a participação do sistema complemento (Figura 24.19).

Várias células do ser humano apresentam moléculas de superfície que funcionam como receptores para vírus. Assim, células TCD4+ apresentam receptores utilizados por HIV que permitem a entrada do vírus. O CR2, receptor para complemento em leucócitos, é também utilizado por *Epstein-Barr virus* para infectar leucócitos. Os *Rhinovirus* têm a capacidade de união à ICAM-1 da superfície de várias células, princi-

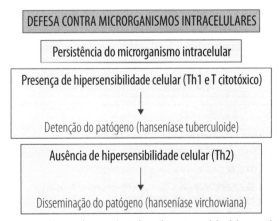

Figura 24.18. No caso de persistência do patógeno intracelular, há necessidade de defesa por hipersensibilidade tipo IV.

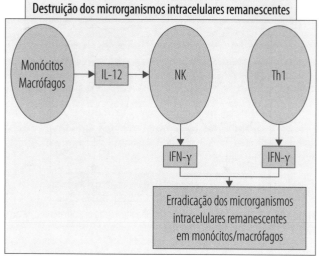

Figura 24.19. O IFN-γ é necessário para a ativação da fagocitose por macrófagos com erradicação final do patógeno intracelular.

palmente endoteliais. Receptores em neurônios são utilizados como porta de entrada pelo vírus da poliomielite. Os vírus da gastroenterite utilizam vários receptores de enterócitos para atingir essas células. Em humanos observou-se que a proteína S viral une-se a receptores ECA2 (enzima conversora da angiotensina 2), possibilitando que o SARS-CoV-2 penetre em diferentes células e se multiplique. Tais receptores, na verdade, facilitam a infecção por tais vírus (Figura 24.20).

Defesa contra SARS-CoV-2

Há uma defesa semelhante à de microrganismos intracelulares, porém com algumas peculiaridades.

A síndrome respiratória aguda grave coronavírus 2 (SARS-CoV-2) é responsável pela COVID-19 (COronaVIrus Disease 2019 ou doença coronavírus 2019). É reconhecido por PCR positivo do dia zero de infecção até o dia 5 de início, podendo permanecer positivo por 28 dias. O SARS-CoV-2 possui RNA com proteínas típicas, como a proteína S da espícula viral (*spike*), contra a qual foram feitas vacinas. A ECA-2, receptora da proteína S viral está presente nos sistemas respi-

RECEPTORES CELULARES UTILIZADOS POR VÍRUS

- HIV ⟶ Receptor CD4 em células TCD4+
- *Epstein-Barr virus* ⟶ CR2 em leucócitos
- *Rhinovirus* ⟶ ICAM em várias células, principalmente endoteliais
- Vírus da poliomielite ⟶ Receptor em neurônios
- Vírus da gastrenterite ⟶ Vários receptores em enterócitos
- SARS-Cov-2 ⟶ Receptores ECA-2 (enzima conversora da angiotensina 2)

Figura 24.20. Diferentes vírus utilizam receptores da própria célula humana para a penetração na célula.

ratório, digestório, neurológico e no endotélio vascular, permitindo que o vírus atinja todos os sistemas.

Na forma leve da COVID-19 (fase I ou gripal da COVID-19) há febre, tosse, anosmia, ageusia ou falta de paladar e fadiga). As células infectadas acionam a resposta inata, ativando monócitos/macrófagos que sintetizam IFN-α (antiviral) e IL-12 (ativa células NK). As células NK tornam-se ativadas através de células infectadas por vírus que perderam HLA. Células NK produzem IFN-γ, potente imunomodulador que aumenta a resposta inata, com pronunciado aumento da fagocitose por fagócitos mononucleares, com capacidade de erradicação da célula fagocitada infectada por vírus; inicia ainda a resposta adaptativa. Assim, monócitos/macrófagos, células NK e IFN-γ são essenciais no combate antiviral. É acionada a resposta adaptativa, com ativação de: linfócitos B que se diferenciam em plasmócitos sintetizadores de IgM (positiva a partir do dia 5/7 do início das manifestações, podendo permanecer até 21 dias); linfócitos Th1 (TCD4) que cooperam com B para síntese de IgG (positiva a partir do dia 14), além de Th1 promover apoptose de célula infectada; linfócitos Th2 cooperam com B para a síntese de IgA (no caso apresenta curva semelhante à da IgM), auxiliando na proteção das mucosas contra mais invasões; linfócitos T citotóxicos (TCD8) também são ativados e destroem células infectadas. Os anticorpos promovem a destruição de partículas virais extracelulares, sendo os linfócitos TCD8 muito importantes na defesa antiviral. Quando o organismo foi capaz de combater o agente viral, linfócitos T reguladores são acionados, sintetizam IL-10, citocina imunorreguladora que coopera com o encerramento da resposta imunológica quando não mais necessária (Figura 24.21).

Na forma grave de COVID-19 (fase II ou pneumonia da COVID-19) há dispneia, queda na saturação de oxigênio, infiltrado pulmonar e tromboses) – a defesa não é tão eficaz e há ativação da coagulação.

Nos casos críticos de COVID-19 (fase III ou fase inflamatória da COVID-19) ocorre a síndrome respiratória aguda grave, sepse, choque, falência multissistêmica) há defesa imunológica pouco eficaz e desregulada. Há diminuição de NK, TCD8 e Th1, com predomínio de Th17, os quais atraem neutrófilos aumentando o processo inflamatório. A linfopenia é resultante da exaustão de T por consumo, supressão da medula óssea, sequestro pulmonar e efeito citopático do próprio vírus. Há ainda a chamada "tempestade de citocinas pró-inflamatórias", com excesso de TNF, IL-1, IL-6 e de quimiocinas, além de provável diminuição de T reguladores, observando-se IL-10 baixa e exacerbação dos mecanismos inflamatórios. A menor defesa inata, adaptativa e o excesso de citocinas inflamatórias são os principais responsáveis pelas lesões da fase III. Há ainda acometimento das células endoteliais pelo vírus, o que permite a disseminação viral (Figura 24.21).

capítulo 24 Defesa Imunológica Contra Agentes Infecciosos e Contra Células Neoplásicas

DEFESA CONTRA SARS-CoV-2

Forma leve ou gripal da COVID-19

Boa resposta imunológica:
- Monócitos/macrófagos (IFN-α – antiviral; IL-12 ativa NK)
- Células NK (IFN-γ – aumenta a fagocitose)
- Linfócitos B (IgM)
- Linfócitos Th1 (IgG e apoptose de células infectadas por vírus)
- Linfócitos Th2 (IgA – proteção das mucosas)
- Linfócitos T citotóxicos (lise de células infectadas)
- Linfócitos T reguladores (IL-10 encerrando a resposta imunológica)

Forma crítica ou inflamatória da COVID-19

Resposta imunológica pouco eficaz e desregulada:
- Diminuição de NK
- Diminuição de T citotóxicos e Th1: exaustão por excesso de consumo, supressão da medula óssea, sequestro pulmonar e efeito citopático do vírus
- Aumento de Th17: atrai neutrófilos (aumentam a inflamação)
- Excesso de citocinas pró-inflamatórias: IL-1, TNF, IL-6 e de quimiocinas
- Pouca citocina imunorreguladora: IL-10 (não encerra a resposta)
- Células endoteliais acometidas pelo vírus: disseminação viral

Figura 24.21. A defesa contra SARS-CoV-2 é semelhante à defesa contra os demais microrganismos intracelulares, com algumas peculiaridades agora descritas.

Estão entre os fatores de risco para COVID-19 grave encontram-se: idade avançada, obesidade, sexo masculino, hipertensão arterial, diabetes, doenças pulmonares, renais, hepáticas e cardíacas crônicas, imunossupressão primária (especialmente falta de T) ou secundária. As crianças apresentam com maior frequência a forma leve da COVID-19, mas podem também apresentar formas graves.

As vacinas inativadas mostraram-se eficazes para a prevenção da doença e dos casos graves.

Defesa contra protozoários

Vários protozoários determinam doenças, como *Trypanosoma cruzi* (doença de Chagas), *Plasmodium falciparum* (malária), *Toxoplasma gondii* (toxoplasmose) e *Leishmania donovani* (leishmaniose).

A maioria dos protozoários encontra-se de forma intracelular, necessitando da fagocitose por macrófagos e da presença de IFN-γ.

Os PAMPs de protozoários unem-se a receptores *Toll-like* de fagócitos, iniciando a ativação dessas células. Macrófagos fagocitam protozoários e sintetizam citocinas (IL-1, TNF, IL-12). São ativados linfócitos Th1 (por IL-1, TNF) e células NK (por IL-12), as quais produzem IFN-γ. O imunomodulador IFN-γ leva ao estímulo da fagocitose por macrófagos, que passam então a erradicar o protozoário. Os linfócitos T citotóxicos também contribuem na defesa.

A resposta humoral é mais evidente na fase extracelular de protozoários, por meio de anticorpos neutralizantes ou por citotoxicidade celular dependente de anticorpo (ADCC), impedindo a entrada do protozoário na célula (Figura 24.22).

A diminuição da ativação de Th1 acarreta a persistência do protozoário em macrófagos, como na leishmaniose disseminada. Por outro lado, o excesso de produção de TNF e IFN-γ levam à lesão tecidual, como na malária cerebral, na cardiopatia chagásica. A reação de hipersensibilidade por imunocomplexo (excesso de antígenos em relação aos anticorpos) pode ocorrer quando merozoítos do *Plasmodium* são liberados de eritrócitos (Figura 24.22).

Assim, na leishmaniose cutânea há predomínio da resposta Th1, havendo pouco número de parasitas ou até desaparecimento; na leishmaniose cutânea difusa e, principalmente, na disseminada, há pouca ativação de Th1 e pouca síntese de IFN-γ, resultando na proliferação e sobrevida de grande número de parasitas.

A criança, em uma primeira exposição ao *Plasmodium falciparum*, desenvolve uma síntese moderada de IFN-γ e TNF, que levam à destruição do protozoário. Em casos de baixa produção de IFN-γ e TNF, há multiplicação do *P. falciparum*, podendo culminar com o óbito por malária. Em uma segunda exposição, por meio de T memória, pode haver uma resposta exacerbada de Th1, e a excessiva de síntese de IFN-γ e TNF leva a lesões teciduais, com comprometimento cerebral e choque. A resposta do adulto no caso de malária pode ser semelhante à da criança ou, já em uma primeira exposição, pode haver malária cerebral e choque, determinados por resposta exacerbada de Th1, em consequência de provável reatividade cruzada a epítopos semelhantes existentes em outros patógenos.

DEFESA CONTRA PROTOZOÁRIOS

Protozoários intracelulares:
- Macrófagos ⟶ fagocitose e citocinas (IL-1, TNF, IL-12)
- Th1 e NK ⟶ IFN-γ ⟶ fagocitose por macrófagos ⟶ erradicação
- T citotóxicos

Protozoários quando extracelulares:
- Neutralização por anticorpos
- Citotoxicidade Celular Dependente de Anticorpo (ADCC)
- Anticorpos impedem a entrada do protozoário na célula

↓Th1 ↓IFN-γ ⟶ persistência do protozoário em macrófagos: Leishmaniose disseminada

Excesso de TNF e IFN-γ ⟶ lesão tecidual intensa: Malária cerebral, cardiopatia chagásica

Hipersensibilidade por imunocomplexos (excesso de antígeno): Paroxismos da malária

Figura 24.22. A defesa contra protozoários (intracelulares) é realizada por macrófagos, Th1, células NK e, de forma especial, por IFN-γ. No estágio de extracelular, anticorpos impedem a penetração na célula.

Frente a protozoários, pode ainda haver reação de hipersensibilidade por imunocomplexo. Na malária, os linfócitos T citotóxicos são ativados por epítopos de esporozoítos do *Plasmodium falciparum*, associados ao HLA I do hepatócito infectado, resultando em lise do hepatócito. Quando há liberação de merozoítos do hepatócito, estes infectam eritrócitos, determinando anemia. Durante os paroxismos da malária, os merozoítos são liberados de eritrócitos e, por excesso de antígenos em relação aos anticorpos, formam-se imunocomplexos que se depositam, ocasionando nefrites, vasculites, além do aumento da síntese de TNF associado à febre e mal-estar.

Pode haver evasão de protozoários ao sistema imunológico por diversos mecanismos: exclusão anatômica como *Plasmodium falciparum* dentro de eritrócitos, *Leishmania donovani* e *Trypanosoma cruzi* no citoplasma de macrófagos em vez dos vacúolos fagocíticos; apresentarem diferentes epítopos nos diferentes estágios do ciclo de vida; alterações da resposta imunológica como *Leishmania* diminuindo a expressão de HLA, com consequente diminuição da apresentação a Th1 e da síntese de IFN-γ.

Defesa contra helmintos

Helmintos com frequência causam infecções no ser humano como *Ascaris lumbricoides* (ascaridíase), *Necator americanus* (ancilostomose), *Trichuris trichiura* (tricuríase), *Schistosoma mansoni* (esquistossomose) e *Wuchereria bancrofti* (filariose linfática).

A defesa contra helmintos é dada por Th2, por meio de IgE e de eosinófilos. Linfócitos Th2 ativados e específicos sintetizam IL-4, IL-5 e IL-13. As IL-4 e IL-13 promovem a mudança de classe para IgE, enquanto a IL-5 ativa e atrai eosinófilos. A IgE específica une-se ao helminto por meio da porção Fab e ao eosinófilo por Fc. Os eosinófilos apresentam fagocitose por meio de exocitose de seus grânulos citoplasmáticos para o interior do helminto. As proteína básica principal e a catiônica eosinofílica exocitadas por eosinófilos são eficazes na lise de helmintos da luz intestinal.

Contra alguns helmintos, é ainda necessária a defesa por Th2, por meio de IgE e de mastócitos. A IgE une-se ao helminto (Fab) e ao mastócito (Fc). Os mastócitos ativados liberam mediadores que promovem hipermotilidade intestinal, aumento do muco intestinal, descamação do epitélio e, às vezes, broncoespasmo. O resultado é a expulsão dos helmintos da luz intestinal (Figura 24.23).

Condições que desencadeiem menor síntese de IL-4, IL-5 e IL-13, menor produção de IgE, menor ativação de eosinófilos e de mastócitos aumentam o risco de estrongiloidíase disseminada. Os ovos de *Schistosoma mansoni*, quando no fígado, acarretam hipersensibilidade celular, com células CD4+ e CD8+; a consequente fibrose leva à hipertensão portal e à cirrose (Figura 24.23).

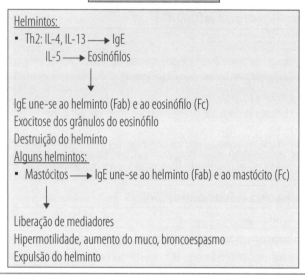

Figura 24.23. A defesa contra helmintos é determinada por IgE unida a eosinófilos (Th2), podendo haver participação de mastócitos unidos à IgE (Th2), com liberação de mediadores.

Interação patógeno-hospedeiro

Quando o sistema imunológico não elimina os patógenos, ou o faz lentamente, estes prevalecem e o indivíduo apresenta sinais e sintomas da doença. Existem diferentes fenômenos pelos quais os microrganismos tentam evadir-se da defesa do hospedeiro, destacando-se entre eles a mudança de epítopos antigênicos, após o que as células imunológicas não mais reconhecem o patógeno, sendo necessário iniciar novamente toda a resposta imunológica. É o caso de alterações do pili de bactérias enteropatogênicas, como a *Escherichia coli*, e de modificações do lipopolissacarídeo da parede de *Haemophilus influenzae*, determinadas pela própria bactéria. O ácido siálico, contido em certas cápsulas de bactérias Gram-negativas e positivas, atua como inibidor da via alternativa do sistema complemento.

Resposta imunológica contra células neoplásicas

A defesa contra células tumorais é dada principalmente por linfócitos T citotóxicos e de células NK. Linfócitos T citotóxicos atuam através de lise (liberação de perfurinas), de promoção da expressão de Fas em células neoplásicas com ativação das caspases e apoptose final, e através da citotoxicidade celular dependente de anticorpo (ADCC). Sua ação é essencial para a defesa contra tumores. Células NK promovem lise de células tumorais por mecanismos semelhantes e parecem importantes no combate a metástases. Linfócitos

T citotóxicos atuam em células neoplásicas que expressam HLA I associado a antígenos tumorais, enquanto células NK são ativadas por células neoplásicas que perdem HLA.

É muito discutido a forma como linfócitos T citotóxicos reconhecem células neoplásicas, uma vez que estas pertencem ao indivíduo e deveriam ser tidas como próprias. Pesquisadores concluíram sobre a existência de antígenos tumorais que podem ser proteínas próprias modificadas por serem codificadas por genes mutantes do tumor, fazendo com que o sistema imunológico não as reconheça como próprias. Outros antígenos tumorais são proteínas que não sofreram alterações, mas são expressas em locais ou em épocas de vida diferentes do habitual levando à ativação linfocitária. É o caso do antígeno embrionário, que aparece no câncer colorretal. Existem ainda os antígenos de vírus oncogênicos, que ativam T citotóxicos, como ocorre no linfoma de Burkitt e no carcinoma nasofaríngeo, resultantes de infecção por *Epstein-Barr virus*, vírus das hepatites B e C, papilomavírus humano, vírus associado ao sarcoma de Kaposi (Figura 24.24).

Células neoplásicas, ao apresentarem antígenos tumorais, passam a se comportar como células apresentadoras, com moléculas de adesão que se unem às moléculas coestimuladoras de T (estudadas no Capítulo 11). Assim, TCR/CD3/cadeias zeta, LFA-1, LFA-2, VLA-4 e CD28 de T citotóxico unem-se a antígeno tumoral associado a HLA I, seguindo-se as uniões a ICAM-1, LFA-3, VCAM e B7 da célula tumoral; é necessário ainda um segundo sinal, dado principalmente por IL-2 e IFN-γ para a ativação de T. Certos tumores expressam ligantes para as moléculas inibitórias de T, como ligante para antígeno-4 de linfócito T citotóxico (CTLA-4) e ligante para proteína da morte celular programada (PD-1). Tais ligantes unem-se às moléculas inibitórias CTLA-4 e PD-1 de T, impedindo a ativação de T (Figura 24.24).

Alguns mecanismos levam à evasão tumoral ou escape da vigilância imunológica, cessando a ativação de T: expressão de moléculas inibitórias; perda de HLA por células neoplásicas; falta de expressão dos antígenos tumorais, como ocorre em certos tumores, após algum tempo. A expressão de moléculas inibitórias e a perda de HLA impedem a ativação de CD8+ e a defesa é feita apenas por NK. Certas inflamações crônicas estão associadas à progressão do tumor, como inflamação pancreática em etilistas, gastrite por *Helicobacter pylori*, hepatites virais crônicas, doença inflamatória intestinal (Figura 24.25).

A terapia biológica para ativar o sistema imunológico contra o câncer é chamada imunoterapia para câncer. Este tratamento não leva à tolerância, como ocorre na imunoterapia alérgeno-específica, ao contrário, aumenta a resposta imunológica permitindo o reconhecimento de células neoplásicas. Entre estes métodos encontram-se a imunoterapia humoral passiva, com a utilização de anticorpos monoclonais, como anti-CD19 para destruir células B neoplásicas ou contra as moléculas inibitórias anti-CTLA-4 e anti-PD-1. A união de

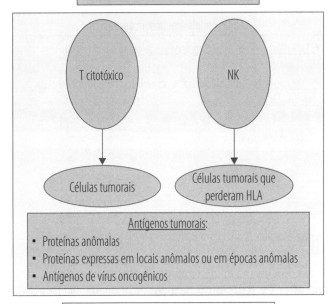

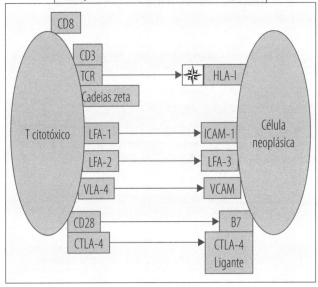

Figura 24.24. Os linfócitos T citotóxicos são as principais células de defesa contra células tumorais. Células NK contribuem para tal defesa. É necessária a expressão de antígenos tumorais para a defesa pelo sistema imunológico contra células neoplásicas. Para a ativação de T citotóxicos são expressas moléculas coestimuladoras. Assim, antígeno tumoral associado a HLA I une-se ao complexo receptor de célula T. A célula neoplásica pode expressar ligantes para as moléculas inibitórias CTLA-4 ou PD-1, em vez de B7, impedindo a ativação de T.

anticorpos monoclonais aos ligantes expressos por células tumorais, permitem a expressão das moléculas coestimuladoras de T, que podem então ser ativados e atuar contra células neoplásicas. Na imunoterapia adaptativa celular é retirado sangue do paciente, separados os linfócitos T, submetidos a fatores de crescimento com aumento da atividade e sequencialmente estes linfócitos são injetados no mesmo paciente. Têm sido ten-

EVASÃO TUMORAL

Células neoplásicas podem apresentar

- Expressão de ligantes para moléculas inibitórias: ligantes para CTLA-4 e PD-1
- Perda de HLA: T citotóxico deixa de ser ativado, havendo apenas ativação de células NK
- Falta de expressão de antígenos tumorais: ocorre em certos tumores, após algum tempo
- Inflamações crônicas: pancreatites, gastrites, hepatites, doença inflamatória intestinal

↓

Escape da vigilância imunológica contra tumores

Figura 24.25. Estão descritos os principais mecanismos de evasão tumoral.

tadas citocinas na imunoterapia para câncer, em especial a IL-2 que ativa T e NK. Outros métodos de imunoterapia para câncer utilizam partes da própria célula neoplásica, atuando como vacinas em tumores, além de fármacos que possam estimular a resposta imunológica (Figura 24.26).

IMUNOTERAPIA PARA CÂNCER

- Imunoterapia humoral passiva: anticorpos monoclonais (anti-CD19, anti-CTLA-4, anti-PD-1)
- Imunoterapia adaptativa celular: retirado sangue do paciente, separados linfócitos T, submetidos a fatores de crescimento e injetados novamente no mesmo paciente
- Citocinas: IL-2
- Vacinas em tumores: utilizadas partes da própria célula neoplásica
- Fármacos: que possam estimular a resposta imunológica

↓

Aumento da resposta imunológica contra células neoplásicas

Figura 24.26. Estão descritos os princípios mais utilizados na imunoterapia para câncer.

Diante dos diversos mecanismos de defesa contra patógenos, estando o sistema imunológico íntegro e em perfeita funcionalidade, o organismo é capaz de um combate eficiente, impedindo que o agente agressor estabeleça um foco infeccioso e possibilitando que o indivíduo seja saudável (Figura 24.27).

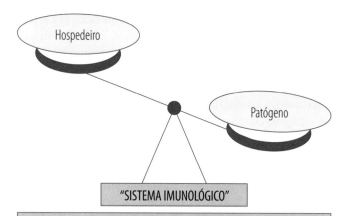

A doença não ocorre quando o sistema imunológico supera o patógeno, impedindo o estabelecimento de um foco infeccioso

Figura 24.27. Agentes infecciosos não estabelecem foco infeccioso quando o hospedeiro apresenta sistema imunológico íntegro e funcionante.

Questões

1ª. Que células defendem contra bactérias piogênicas?

2ª. Qual é a principal defesa contra *Neisseria meningitidis*?

3ª. Como bactérias encapsuladas são combatidas?

4ª. Contra quais patógenos a IgM é eficaz?

5ª. Quais são as defesas imunológicas contra microrganismos intracelulares?

Observação: respostas no anexo final.

CASO CLÍNICO

Caso: Paciente do sexo feminino, de 21 anos, referia febre há quatro dias e dor de garganta, sem coriza ou tosse. Referia anorexia, fraqueza e mal-estar nos dois primeiros dias. Negava contato com gripe. Ao exame físico apresentava-se em bom estado geral, com adenomegalia generalizada (gânglios com cerca de 1 a 2 cm) e esplenomegalia (baço a 2 cm do rebordo costal esquerdo). Sem outros achados. Trazia exames: hemograma com linfócitos atípicos, sorologia negativa para *Epstein-Barr virus* e positiva para *Citomegalovirus* (aumento de IgM e de IgG).

Evolução: Recebeu tratamento específico para *Citomegalovirus*. Retornou após uma semana com desaparecimento total do quadro.

Discussão: Os dados de febre, mal-estar, adenomegalia, esplenomegalia e linfócitos atípicos sugerem a hipótese inicial de citomegalovirose ou de mononucleose (esta frequentemente com erupções cutâneas e placas esbranquiçadas em orofaringe), mas podem ser manifestações de outras doenças, incluindo leucoses.

Citomegalovírus, como os demais microrganismos intracelulares, dependem da resposta inata, em especial de macrófagos, e da resposta adaptativa celular mediada por T citotóxicos e Th1. A IgM específica indica presença de infecção atual. A IgG também está aumentada nas fases agudas, mas pode manter-se alta após o quadro infeccioso, sendo considerada uma imunoglobulina de memória.

Inicialmente, na resposta inata, monócitos/macrófagos (Mø ou fagócitos profissionais) fagocitam células infectadas por microrganismos intracelulares. Mø ativados sintetizam citocinas pró-inflamatórias: IL-1, TNF, IFN-α, IL-8 e IL-12.

IL-1, TNF (por Mø) e IL-6 (por Th1) são pirógenos endógenos e, por meio de proteoglicanos, atuam no hipotálamo. A febre é um mecanismo de defesa, pois permite ao organismo maior metabolismo. Essas citocinas promovem mal-estar e anorexia, apresentados pela paciente no início do quadro. Outras manifestações dessas citocinas são emagrecimento (ativação de adipócitos), tendência a fraturas (ativação de osteoclastos) e aumento da glicemia (por IL-1 e IL-6). As citocinas IL-1 e TNF ativam células da resposta inflamatória, aumentando a resposta inata e iniciando a adaptativa.

IFN-α é um antiviral, sintetizado por célula infectada por vírus. Após a sua síntese, o IFN-α atua em outra célula também infectada por vírus, induzindo a síntese de uma proteína antiviral, a qual atua no RNA mensageiro do vírus dessa segunda célula, impedindo a replicação viral.

IL-8 atrai neutrófilos.

IL-12 é o principal fator ativador de células NK.

Os Mø, à medida que não conseguem eliminar patógenos, passam a expressá-los em sua superfície, associados a HLA I e II, tornando-se células apresentadoras de antígenos (APCs), em especial, células dendríticas ou APCs profissionais, ativando T citotóxicos e Th1, respectivamente. Na ativação, há um primeiro sinal dado por moléculas de adesão: TCR/CD3/CD8, LFA-1, LFA-2 (CD2) e CD28 de T citotóxicos, as quais se unem respectivamente a epítopos associado a HLA I, ICAM-1, LFA-3 e B7 (CD80/CD86) da célula apresentadora. O resultado da união é a fosforilação de grupos ITAMs (motivos de ativação de tirosinas de imunorreceptor) existentes no complexo TCR, com formação de fosfotirosinas. Estas permitem a ativação enzimática e o aumento do cálcio intracelular de linfócitos. É ainda necessário um segundo sinal para a ativação, dado por citocinas: IL-2 e IFN-γ.

Ainda na resposta inata, o sistema complemento é ativado diante de células infectadas, promovendo lise por meio dos componentes C5b6789 (MAC). O complemento tem importância na defesa contra vírus quando a resposta adaptativa não está totalmente desenvolvida, como em crianças.

Células NK, pertencentes à resposta inata, atuam contra vírus e são ativadas quando as células-alvo perdem HLA de superfície, como ocorre com células infectadas por vírus e em células neoplásicas. Células NK sintetizam IFN-γ (também por Th) – citocina imunomoduladora que aumenta toda a resposta imunológica, em especial a fagocitose por Mø, culminando com a erradicação dos patógenos intracelulares remanescentes nesses fagócitos.

Na resposta adaptativa, os linfócitos sofrem proliferação após encontrarem patógenos em órgãos linfoides secundários, resultando em mecanismo de defesa. A proliferação de linfócitos leva ao aumento de linfonodos, baço e tecido linfoide associado às mucosas (MALT)/tecido linfoide associado à pele (SALT), explicando a adenomegalia e a esplenomegalia.

Na resposta adaptativa humoral os linfócitos B podem ser ativados diretamente por antígenos, diferenciando-se em plasmócitos sintetizadores de IgM – primeira imunoglobulina sintetizada, indicando infecção atual.

A resposta adaptativa celular é mediada por linfócitos T. Os linfócitos T auxiliares (Th1 e Th2) (TCD4) ativados cooperam com B para se diferenciarem em plasmócitos produtores de outras classes de imunoglobulinas (IgG ou IgA ou IgE). Os linfócitos Th1 também promovem apoptose de células-alvo. Os linfócitos T citotóxicos (TCD8), através de perfurinas e ADCC, causam lise de células infectadas, além de determinarem apoptose.

Os mecanismos acima descritos devem ter ocorrido com a paciente do presente caso, com a prevalência de uma resposta ou outra, na dependência do organismo e do agente etiológico.

Referências bibliográficas

Abbas AK, Lichtman AH. Pillai S. Cellular and Molecular Immunology. 10th ed. Philadelphia: Elsevier; 2022. 571 p.

Aliabadi HAM, Eivazzadeh-Keihan R, Parikhani AB, Mehraban SF, Maleki A, Fereshteh S, et al. COVID-19: A systematic review and update on prevention, diagnosis, and treatment. MedComm. 2022;3(1):e115.

Alves ACFPB, Prado AIF, Takenami I. Imunologia da tuberculose: uma revisão narrativa da literatura. Arq Asma Alerg Imunol. 2022;6(2):239-50.

Brandão SCS, Godoi ETAM, Ramos JOX, Melo LMMP, Dompieri LT, Brindeiro Filho DF, et al. The role of the endothelium in severe COVID-19. Arq Bras Cardiol. 2020;115(6):1184-9.

Burioni R, Mancini N, Canducci F, Carletti S, Grieco A, Perotti M, et al. Humoral immune response against hepatitis C virus. J Biol Regul Homeost Agent. 2003;17(2):125-7.

Cascella M, Rajnik M, Aleem A, Dulebohn SC, Di Napoli R. Features, evaluation, and treatment of Coronavirus (COVID-19). In: StatPearls. Treasure Island: StatPearls Publishing. 2022; 32150360.

Castanhol M. E, Piccinin A. Impact of macrophage gene expression on immunological mechanisms of SARS-CoV-2 infection. Braz J Dev. 2022;8(3): 18029-36.

Coura JR, Pereira NG. Fundamentos das doenças infecciosas e parasitárias. São Paulo: Editora Elsevier; 2019. 1104 p.

Cruvinel WM, Mesquita Júnior D, Araújo JAP, Catelan TTT, Souza AS, Silva NP, et al. Sistema imunitário: Parte I. Fundamentos da imunidade inata com ênfase nos mecanismos moleculares e celulares da resposta inflamatória. Rev Bras Reumatol. 2010;50(4):434-47.

Dabbagh K, Lewts DB. Toll-like receptors and T-helper-1/T-helper-2 responses. Curr Opin Infect Dis. 2003;16(3):199-204.

Fearon DT, Locksley RM. The instructive role of innate immunity in the acquired immune response. Science. 1996;272(5258):50-4.

Figueiredo BQ, Araújo APF, Silva CD, Cabral DAC, Amorim GS, Medeiros GA, et al. Tempestade de citocinas e desenvolvimento de doenças autoimunes como sequela da Covid-19. Res Soc Dev. 2021;10(11):e38101119385.

Figueiredo SA, Paula FBA. Diagnóstico da COVID-19 em laboratórios de análises clínicas. Res Soc Dev. 2022;11(1):e49511125286.

Forte WCN, Galvan AOC, Molino PS, Roque T, Mosca T, Soler W. Laboratorial alteration preceding staphylococcal infection clinical manifestations after intestinal transplantation. Rev Alerg Mex. 2017;64:381-5.

Forte WCN, Mosca T. Phagocytosis alteration preceding staphylococcal infection. J Immunological Sci. 2018;2:56-8.

Forte WCN, Mosca T, Manzon VAP, Ghosn EJE, Fins RJP, Longui CA, et al. Deficiência do componente C5 do complemento associada a meningites meningocócicas. Braz J Allerg Immunol. 2016;3:25-9.

Forte WCN, Kumagai FU, Forte DN, Yamazoto C, Acampedelle A, Bruno S, et al. Resposta imunológica em pacientes hospitalizados por tempo prolongado. J Bras Med. 2001;81(5/6):48-50.

Ghazavi A, Ganji A, Keshavarzian N, Rabiemajd S, Mosayebi G. Cytokine profile and disease severity in patients with COVID-19. Cytokine. 2021;137:155323.

Goldman L, Schafer AI. Goldman's Cecil Medicine. 25th ed. Philadelphia: Saunders Elsevier; 2018. 3112 p.

Goulart IMB, Penna GO, Cunha G. Imunopatologia da hanseníase: a complexidade dos mecanismos da resposta imune do hospedeiro ao Mycobacterium leprae. Rev Soc Bras Med Trop. 2002;35(4):365-75.

Granucci F, Feau S, Zanoni I, Pavelka N, Vizzardelli C, Raimondi G, et al. The immune response is initiated by dendritic cells via interaction with microorganisms and interleukin-2 production. J Infect Dis. 2003;187(2):346-50.

Grupo Brasileiro de Imunodeficiências. Disponível em: http://www.imunopediatria.org.br

Hammarlund E, Lewis MW, Hansen SG, Strelow LJ, Nelson JA, Sexton GJ, et al. Duration of antiviral immunity after smallpox vaccination. Nat Med. 2003;9(9):1131-7.

Hertzog PJ, O'Neill LA, Hamilton JA. The interferon in TLR signaling: more than just antiviral. Trends Immunol. 2003;24(10):534-9.

Kim EY, Battaile JT, Patel AC, Uou Y, Agapov E, Grayson MH, et al. Persistent activation of an innate immune response translates respiratory viral infection into chronic lung disease. Nat Med. 2008;14(6):633-40.

Kimberlin DW. Herpes simplex virus infections of the central nervous system. Semin Ped Infect Dis. 2003;14(2):83-9.

Klion AD, Nutman TB. The role of eosinophil in host defense against helminth parasites. J Allergy Clin Immunol. 2004;113(1):30-7.

Lederberg J. Infectious history. Science. 2000;288(5464):287-93.

Manickasingham SP, Edwards AD, Schulz O, Sousa CR. The ability of murine dendritic cell subsets to direct T helper cell differentiation is dependent on microbial signals. Eur J Immunol. 2003;33(1):101-7.

Meneghin A, Hogaboam CM. Infectious disease, the innate immune response, and fibrosis. J Clin Invest. 2007;117(3):530-8.

Moll H. Dendritic cells as a tool to combat infectious diseases. Immunol Lett. 2003;85(2):153-7.

Montazersaheb S, Khatibi SMH, Hejazi MS, Tarhriz V, Farjami A, Sorbeni FG, et al. COVID-19 infection: an overview on cytokine storm and related interventions. Virol J. 2022;19(1):92.

Murphy K, Travers P, Walport M. Janeway's Immunobiology – Immunobiology: The Immune System (Janeway). 9th ed. New York: Garland Science; 2017. 924 p.

Nóbrega MF, Medeiros LMN, Sáfadi MAP. Impact of 10-valent pneumococcal conjugate (PCV 10) vaccination on incidence and mortality rates of pneumococcal meningitis in children under 5 in Brazil. Res Soc Dev. 2021;10(2S1):e21310212438.

Novoa B, Figueras A. Zebrafish: model for the study of inflammation and the innate immune response to infectious diseases. Adv Exp Med Biol. 2012;946:253-75.

Openshaw PJ, Tregoning JS. Immune responses and disease enhancement during respiratory syncytial virus infection. Clin Microbiol Rev. 2005;18(3):541-55.

Philpott DJ, Girardin SE, Sansonetti PJ. Innate immune responses of epithelial cells following infection with bacterial pathogens. Curr Opin Immunol. 2001;13(4):410-6.

Reis AP, Machado JAN. Imunoterapia no câncer: inibidores do *checkpoint* imunológico. Arq Asma Alerg Imunol. 2020;4(1):72-7.

Rescigno M, Granucci F, Ricciardi-Castagnoli P. Molecular events of bacterial-induced maturation of dendritic cells. J Clin Immunol. 2000;20(3):161-6.

Ribeiro OG, Maria DA, Adriouch S, Pechberty S, Cabrera WHK, Morisset J, et al. Convergent alteration of granulopoiesis, chemotactic activity, and neutrophil apoptosis during mouse selection for high acute inflammatory response. J Leukoc Biol. 2003;74(4):497-506.

Sansonetti P. Host-pathogen interactions: the seduction of molecular cross talk. Gut. 2002;50(3):1112-8.

Sens YAS, Forte WCN, Malafronte P, Ferro A, Magalhães AO, Silva HGC, et al. Influência da infecção pelo vírus da Hepatite C na fenotipagem linfocitária de receptores de transplante renal. J Bras Transpl. 2001;4:26-30.

Valiante NM, O'Hagan DT, Ulmer JB. Innate immunity and biodefense vacines. Cell Microbiol. 2003;5(11):755-60.

Anexo – Respostas

Capítulo 1

1ª. Imunopatologia é o estudo das alterações da imunidade, portanto abrange alergias, doenças autoimunes e imunodeficiências. Assim, seria redundância falar alergia e imunopatologia.

2ª. Primária é o primeiro contato com o antígeno e secundária já houve contato prévio, sendo mais rápida e mais intensa. Na primária é formada IgM e linfócitos T e B de memória; na secundária predomina IgG e são ativados T e B de memória.

3ª. Ativas: vacinas atenuadas (BCG, *Sabin*, sarampo, caxumba, rubéola, varicela, febre amarela, dengue, rotavírus); inativadas acelulares (difteria, tétano, pneumocócica 23, contra *Haemophilus*, meningocócica, pertussis acelular, hepatite B, HPV, SARS-Cov-2 de RNAm); inativadas celulares (influenza injetável, *Salk*, hepatite A, raiva, pertussis inativada, SARS-Cov-2 inativada); a vacinação permite a erradicação de doenças, como houve com a varíola. Passivas: IgG via transplacentária, IgA do leite materno, imunoglobulinas específicas, imunoglobulina humana para deficiência de anticorpos polissacarídeos, contidos em IgG2; transplante de medula óssea para portadores de erros inatos da imunidade com ausência de linfócitos T; interferons para hepatites de má evolução; IL-3 em aplasias de medula; G-CSF para neutropenia congênita grave.

4ª. Diante de uma substância estranha, inicialmente ocorre a resposta inata, cujos componentes são: barreira físico-química; células – fagócitos (neutrófilos, monócitos/macrófagos, eosinófilos), células linfoides inatas, células NK, mastócitos/basófilos e células dendríticas; sistema complemento. Sequencialmente, é acionada a resposta adaptativa humoral (linfócitos B) e celular (linfócitos T). A intensidade e o predomínio dessas respostas dependem do tipo de patógeno e da tendência do hospedeiro.

5ª. Células NK são linfócitos não T e não B, pertencentes à resposta inata. Podem ser: NK CD16^{bright} (citotóxicas – com alta expressão de CD16) e NK CD56^{bright} (produtoras de citocinas – com alta expressão de CD56). Células NK citotóxicas unem-se às células que perderam antígenos leucocitários humanos classe I (HLA I), como ocorre com células neoplásicas e infectadas por vírus. O resultado dessa união é lise e apoptose de tais células-alvo, com importante papel de NK na defesa contra células neoplásicas e células infectadas por vírus. Quando as NK citotóxicas unem-se às células contendo HLA I, como células próprias, a união se dá através do receptor inibitório KIR (*killer cell immunoglobulin-like receptor*), o qual impede a ação citotóxica de NK, tendo papel no controle da autoimunidade, pois não destroem células próprias contendo HLA I (antígenos leucocitários humanos classe I). Células NK produtoras de citocinas sintetizam principalmente IFN-γ, que é um potente imunomodulador, aumentando a resposta inata e a adaptativa, em especial a fagocitose por monócitos/macrófagos, erradicando microrganismos intracelulares.

Capítulo 2

1ª. Pele e mucosas devem estar íntegras para impedir a penetração de patógenos. Na pele são sintetizados microbicidas, através das glândulas sudoríparas (ácidos – lático, úrico, caproico) e sebáceas (ácidos graxos e triglicérides). As mucosas apresentam o sistema mucociliar que auxilia a eliminação de patógenos, assim como secreções, contendo substâncias que atuam como defesa (lactoferrina, α1-antitripsina, lisozimas, proteases pancreáticas e fatores quimiotáticos de enterócitos).

2ª. A proteína C reativa (PCR) é sintetizada por hepatócitos durante processos infecciosos, podendo aumentar até mil vezes na circulação. Tem ação direta como opsonina, facilitando a fagocitose, ou pode se unir a patógenos, permitindo que estes se unam aos componentes C3b e C5b do complemento, os quais também são opsoninas. Valores persistentes normais de PCR têm alto valor preditivo em relação à infecção, ou seja, afastam com grande probabilidade a presença de infecção.

3ª. O aumento da temperatura corpórea é um mecanismo de defesa do organismo, pois permite o aumento do metabolismo necessário durante um processo infeccioso. Por outro lado, febre muito alta pode levar a convulsões febris, que podem acarretar danos irreparáveis ao sistema nervoso central. É necessário que prescrições de antitérmicos sejam analisadas diante de cada caso, observando-se a partir de quanto de aumento da temperatura corpórea deve ser prescrito antitérmico para o paciente.

4ª. O aumento do peristaltismo no início de um quadro diarreico infeccioso faz parte da resposta inata como tentativa de defesa para eliminar o patógeno causador da diarreia. Assim, medicamentos que impeçam o peristaltismo não são recomendados no início de um quadro infeccioso, sendo importante a hidratação oral e a reposição da flora comensal. Trata-se de uma situação diferente de diarreias crônicas por diferentes causas.

5ª. A tosse é um mecanismo da defesa inata, que permite a eliminação de patógenos unidos ao muco. É necessária tal consideração antes de serem prescritos antitussígenos em início de quadros gripais e presença de tosse produtiva.

Capítulo 3

1ª. Neutrófilos combatem microrganismos catalase-positivos, como a bactéria piogênica *Staphylococcus aureus*, o fungo *Aspergillus fumigatus*. Fagócitos mononucleares (monócitos/macrófagos) iniciam a defesa contra microrganismos intracelulares. Eosinófilos combatem helmintos.

2ª. A união de patógenos a receptores *Toll-like* faz com que o fator de transcrição fator nuclear *kappa* B (NF-κB) torne-se livre no citoplasma. NF-κB transloca-se para o núcleo, ativando genes promotores da codificação de proteínas, resultando na formação de proteínas da fase aguda, moléculas de adesão (permitem saída de leucócitos da circulação) e citocinas pró-inflamatórias. Tais proteínas e citocinas aumentam a resposta inata e iniciam a adaptativa.

3ª. Logo após a penetração de patógenos, fagócitos mononucleares sintetizam citocinas pró-inflamatórias: IL-1 e TNF (também pirógenos endógenos), IFN-α (antiviral), CXCL8 ou IL-8 (atrai neutrófilos), IL-12 (principal ativadora de células NK); além de citocinas que diminuem a resposta inflamatória: IL-10 e TGF-β (auxiliam o final do processo inflamatório).

4ª. A fagocitose apresenta quatro etapas: adesão, ingestão, digestão e eliminação. O principal mecanismo da digestão é o metabolismo oxidativo das pentoses, que leva à formação de espécies reativas de oxigênio (EROs), promotoras da lise de patógenos no interior do fagolisossomo.

5ª. A fagocitose realizada por eosinófilos é diferente: em vez da emissão de pseudópodes há liberação de substâncias (proteína básica principal e proteína catiônica eosinofílica), que são tóxicas para helmintos, tóxicas para células e liberadoras de histamina por mastócitos. A IL-5 é muito importante para eosinófilos, atuando na diferenciação da medula óssea, na proliferação, ativação e aumento da meia-vida destes fagócitos.

Capítulo 4

1ª. São descritas três vias de ativação do sistema complemento: via clássica, alternativa e das lectinas. A via clássica é ativada por imunoglobulinas (IgG e IgM), iniciando pelo componente C1q; a via alternativa é ativada diretamente através de C3, sendo mais rápida por não necessitar da formação de anticorpos; a via das lectinas ou das manoses tem início com a lectina do hospedeiro unindo-se à manose de patógenos, formando a MBL (lectina ligante da manose).

2ª. A via clássica segue a sequência de ativação: C1qrs, C4b2a, C4b2aC3b e C5b6789. A alternativa inicia-se por C3; na presença de Fator B, Fator D e properdina forma-se C3bBbC3b e depois C5b6789. Na via das lectinas há formação de MBL (homóloga a C1q), MASP (serina proteinase associada à manose – homóloga a C1r e C1s), seguindo-se a ativação de C3b, C4b2a3b e C5b6789.

3ª. Lise osmótica por C5b6789 (MAC); C3a e C5a são anafilatoxinas, degranulando mastócitos locais, além de serem fatores quimiotáticos, atraindo fagócitos (neutrófilos, monócitos/macrófagos e eosinófilos); C3b e C5b são opsoninas, revestindo bactérias e permitindo a opsonização ou fagocitose facilitada; C2b é uma pré-cinina, aumentando a formação de bradicinina.

4ª. Os componentes terminais C5b6789 formam o complexo de ataque à membrana (MAC). Este promove a alteração funcional dos fosfolipídios da membrana da célula ou do patógeno a serem destruídos, resultando na formação de um canal, internamente hidrofílico, com entrada de água. Há intumescimento celular até culminar com lise osmótica da célula ou do patógeno.

5ª. Os ácaros ativam diretamente a via alternativa do complemento. Como resultado, há formação de C5a e C3a, que são anafilatoxinas: degranulam mastócitos, com consequente liberação de mediadores, como leucotrienos, os quais são broncoconstritores, piorando a reação IgE-mediada, muitas vezes causada por ácaros.

Capítulo 5

1ª. Os órgãos linfoides primários são timo e medula óssea, onde há diferenciação de T (imunidade adaptativa celular) e de B (humoral). Os secundários são linfonodos, baço, MALT (tecido linfoide associado às mucosas) e SALT (tecido linfoide associado à pele – *skin*), responsáveis pela proliferação de T e B, podendo resultar em adenomegalia, esplenomegalia ou aumento de MALT e SALT durante infecções.

2ª. Linfócitos B encontram-se principalmente nos órgãos linfoides secundários, enquanto linfócitos T encontram-se principalmente no sangue, motivo pelo qual a linfopenia reflete diminuição de T. Ambos atingem os órgãos linfoides secundários quando é necessária a defesa contra patógenos.

3ª. As subpopulações de linfócitos B são: plasmócitos, B apresentador e B *naïve* e de memória. As subpopulações de T são: T *naïve* (sem comprometimento antigênico), T citotóxicos (TCD8+), T auxiliares (TCD4+) (Th1, Th2, Th7, Th9, Th17, Thf), T produtores de citocinas, T reguladores naturais e induzíveis e T de memória (TCD27+).

4ª. Plasmócitos são linfócitos B extremamente diferenciados e sintetizadores de imunoglobulinas, que apresentam a mesma especificidade antigênica da IgM de superfície do linfócito B ativado.

5ª. Os linfócitos T reguladores diminuem ou cessam a resposta imunológica. Atuam sintetizando citocinas imunossupressoras (IL-10 e TGF-β), aumentando a expressão da molécula inibitória CTLA-4 e por lise células através de granzimas.

Capítulo 6

1ª. A atividade biológica é dada pela região constante da imunoglobulina. A especificidade da imunoglobulina é dada pela região variável contendo regiões determinantes de complementariedade (CDR), que se unem ao antígeno.

2ª. a) IgM b) IgG c) IgM, IgG1 e IgG3 d) IgA e) IgA.

3ª. Nunca deve ser feita reposição de IgA na deficiência de IgA: a IgA existe em pequenas quantidades no plasma e seria insuficiente para a reposição com imunoglobulina humana, que é obtida de um *pool* de plasma humano. Além disso, na ausência total de IgA, não ocorre o mecanismo de tolerância pelo sistema imunológico e a IgA pode ser considerada como substância estranha ao organismo que não a apresente, podendo levar à anafilaxia.

4ª. Anticorpos polissacarídeos, contidos na subclasse IgG2. A conduta é reposição com imunoglobulina humana para prevenir novas pneumonias.

5ª. A mudança de classe tem como finalidade mudar a atividade biológica mais adequada para a defesa em questão, sendo necessária a mudança da parte constante da imunoglobulina, permanecendo a parte variável específica para o antígeno. Para a mudança de classe é necessária a cooperação de Th1 ou Th2, síntese de citocinas por Th1 ou Th2 e união de moléculas de adesão como CD40L e CD40L.

Capítulo 7

1ª. Imunógenos ou antígenos completos são macromoléculas capazes de promover uma resposta imunológica. Haptenos ou antígenos incompletos são substâncias que por si só não promovem uma resposta imunológica. Adjuvantes são substâncias que aumentam o poder antigênico, muito utilizados em vacinas. Superantígenos são antígenos que promovem a ativação direta de linfócitos T, sem a necessidade de célula apresentadora, porém resultando em uma ativação desordenada de T.

2ª. Epítopo é a parte do antígeno que promove a resposta imunológica.

3ª. Indica uma intensa proliferação de linfócitos no baço, ou seja, o antígeno já penetrou na circulação e depois atingiu o baço.

4ª. Os alérgenos são polissacarídeos e ácido nucleicos; raramente carboidratos; quase nunca lipídeos.

5ª. Tolerância imunológica periférica: aumento de T regulador adaptativo; diminuição de células linfoides inatas tipo 2, Th2, Th9, Th17, Th22 e suas citocinas; provável diminuição de Th1; diminuição de eosinófilos; diminuição de IgE em longo prazo; aumento de IgG4 bloqueadora.

Capítulo 8

1ª. Linfócitos B reconhecem antígenos através da IgM de superfície que apresentam. Linfócitos T citotóxicos, através do TCR (receptor de célula T), reconhecem antígenos desde que associados a HLA classe I de célula apresentadora (APC). Linfócitos T auxiliares, através de TCR, reconhecem antígenos desde que associados a HLA classe II de célula apresentadora (APC).

2ª. Epítopo ou determinante antigênico é a parte do antígeno que promove a resposta imunológica. Região determinante de complementariedade ou CDR (região hipervariável da porção variável de Fab): é a parte da imunoglobulina que se une ao epítopo ou a parte do linfócito T que se une ao epítopo.

3ª. Antigenicidade é a capacidade da substância em determinar uma resposta imunológica, atuando ou não como antígeno. Imunogenicidade é o potencial com que um antígeno determina a resposta imunológica, tendo maior ou menor poder antigênico.

4ª. Afinidade é a força resultante entre um epítopo e sua região determinante de complementariedade (CDR). Avidez ou afinidade funcional é a soma das diversas afinidades entre antígeno e imunoglobulinas ou entre antígeno e TCRs de linfócitos.

4ª. A união entre epítopo e anticorpo não é tipo chave-fechadura, existindo vários anticorpos para um mesmo epítopo, prevalecendo a união de anticorpos que apresentem maior afinidade. A diversidade de anticorpos é resultante de recombinação gênica somática (dada pelos genes reguladores RAG-1 e RAG-2), hipermutação central (nos órgãos linfoides centrais), seguindo-se hipermutação periférica (nos órgãos linfoides secundários).

Capítulo 9

1ª. Moléculas de adesão são moléculas da superfície celular que atuam como mediadoras da adesão célula a célula, permitindo a interação entre as células e possibilitando a ativação ou inibição da resposta imunológica.

2ª. O TCR (receptor de célula T) é formado por duas cadeias glicopolipeptídicas α e β. A cadeia α apresenta dois segmentos: V (variável), D (diversidade), enquanto a cadeia β apresenta três segmentos: V, D e J (junção); ambas apresentam o segmento C (constante). O segmento funcional VDJ contém a região determinante de complementariedade (CDR), que se une ao epítopo. A especificidade do TCR é determinada pela combinação das cadeias α e β.

3ª. O complexo TCR é formado por TCR, CD3 e proteínas zeta; deve estar associado à CD4 ou CD8 para a ativação de T auxiliar e T citotóxico, respectivamente. O complexo BCR é formado por IgM de superfície e por duas cadeias de superfície Igα e Igβ; deve estar associado a CD19, CD21 e CD81 para a ativação de B.

4ª. LFA-1 é antígeno-1 associado à função leucocitária; é uma β2-integrina formada por CD11a/CD18. Ao se ligar a ICAM-1 ou 2 (molécula-1 ou 2 de adesão intercelular) auxilia a saída de leucócitos da circulação e sua ativação.

5ª. VLA-4 é o antígeno-4 de ativação muito tardia (*very late*). Auxilia a saída de leucócitos da circulação ao se ligar a VCAM (molécula de adesão da célula vascular) da célula endotelial.

Capítulo 10

1ª. A migração transendotelial, que ocorre após a expressão de moléculas de adesão em leucócitos e em células endoteliais da vênula pós-capilar, é necessária para que leucócitos saiam da circulação e atinjam os locais onde se encontram os patógenos, promovendo a defesa. É necessária, também, para que linfócitos T e B *naïves* populem os órgãos linfoides secundários.

2ª. Migração transendotelial e quimiotaxia são fenômenos diferentes: migração transendotelial refere-se à saída de leucócitos da circulação, enquanto quimiotaxia é a migração dirigida ao patógeno, que ocorre após a saída do leucócito da circulação.

3ª. A resposta adaptativa é dada por linfócitos. Assim, é necessária a expressão de moléculas de adesão por linfócitos e por células endoteliais: selectina-L/grupamento sialil; LFA-1/ICAM-1; LFA-1/ICAM-2; VLA-1,2,3,4,5,6/VCAM, respectivamente.

4ª. Bactérias piogênicas, com *Staphylococcus aureus*, são combatidas por neutrófilos. Assim, é necessária a expressão de moléculas de adesão em neutrófilos e em células endoteliais: Sialil-Lewis/selectina-E e P; LFA-1/ICAM-1; LFA-1/ICAM-2; VLA-4/VCAM, respectivamente.

5ª. As quimiocinas aumentam a força de união entre as moléculas de adesão de células endoteliais e leucócitos que, após a síntese de quimiocinas, não mais retornam à circulação.

Capítulo 11

1ª. Linfócitos T são HLA restritos porque para serem ativados necessitam da apresentação de antígenos associados ao HLA. Linfócitos T citotóxicos necessitam de HLA I e T auxiliares de HLA II.

2ª. As principais células apresentadoras de antígeno (APCs) são as células dendríticas, os macrófagos e os linfócitos B, sendo as dendríticas consideradas profissionais.

3ª. Microrganismos intracelulares são combatidos por linfócitos T citotóxicos. O primeiro sinal necessário para sua ativação é a expressão de moléculas de adesão por T citotóxico e por APC: complexo TCR/peptídeo associado a HLA I, LFA-1/ICAM-1, LFA-2/LFA-3, VLA-4/VCAM, CD28 a CD80/CD86 (anterior B7), respectivamente. Após essa uniões há fosforilação de tirosinas de ITAMS de CD3 e de cadeias zeta por ZAP-70, formação de fosfotirosinas que levam a alterações intracelulares (liberação de inositol, aumento de cálcio intracelular, ativação de calcineurina e diacilglicerol), os quais ativam fatores nucleares que acionam genes codificadores de citocinas.

4ª. O segundo sinal de ativação de T citotóxico é determinado por citocinas: IL-2 e IFN-γ por T, além de IL-1 e TNF por APC. O resultado será lise da célula infectada.

5ª. A ativação de B independente de T ocorre de forma direta: AG a BCR (formado por IgM de superfície, cadeias Igα, Igβ) e correceptores (IgD de superfície, CD19/CD20/CD21/CD81). Há formação de fosfotirosinas, resultando na produção de IgM. Na ativação de B dependente de Th, além dos dois sinais de ativação de Th, é necessária a união de CD40L/CD40, ICOS/ICOS-L, BAFF/APRIL/TACI, em Th e B, respectivamente, além da síntese de citocinas (IFN-γ, IL-4, IL-13, IL-5, IL-10 e TGF-β), resultando na mudança de classe para IgG ou IgE ou IgA.

Capítulo 12

1ª. Seleção clonal negativa é quando substâncias próprias do organismo promovem apoptose ou anergia (funcionalmente incompetente) em linfócitos autorreativos, evitando assim doenças autoimunes. Seleção clonal positiva é quando antígenos ativam clones de linfócitos, resultando na proliferação de linfócitos que irão combater tais antígenos.

2ª. MHC (complexo principal de histocompatibilidade) é o conjunto de genes codificadores de glicoproteínas de superfície celular; HLA (antígenos leucocitários humanos) são as glicoproteínas de superfície celular codificadas por MHC.

3ª. HLA classe I estão distribuídas em células nucleadas de todo o organismo, enquanto as de classe II encontram-se principalmente em células dendríticas, monócitos/macrófagos, linfócitos e células endoteliais.

4ª. Para T há, inicialmente, uma tolerância central (no timo) determinada por apoptose (expressão de FASL em linfócitos autorreativos). Depois há tolerância periférica (nos órgãos linfoides periféricos) com apoptose ou expressão de moléculas inibitórias, como CTLA-4 (antígeno-4 de linfócito T citotóxico) ou PD-1 (proteína da morte celular programada); sequencialmente, na tolerância periférica há geração de T reguladores, especialmente TCD4+, que promovem a apoptose de T autorreativos ou sintetizam citocinas que inibem a ativação de T autorreativos.

5ª. Na tolerância de B há, inicialmente, uma "edição do receptor", com tentativa de mudança na IgM de superfície. Caso o linfócito B permaneça autorreativo sofrerá apoptose ou anergia, tanto na medula óssea (tolerância central), como nos órgãos linfoides periféricos (tolerância periférica).

Capítulo 13

1ª. As citocinas unem-se a receptores próprios da superfície celular. Tais receptores contêm (JAK) (enzima Janus Kinase). Esta enzima torna-se ativada após a união entre citocina e seu receptor. JAK ativada promove a fosforilação de STAT (sinal transdutor e ativador de transcrição). Há então dimerização de STATs fosforilados, que se dirigem ao núcleo, onde ativam genes codificadores de proteínas, as quais ativam ou inibem células da resposta imunológica, resultando na ação da citocina.

2ª. IL-1 e TNF são citocinas pró-inflamatórias: aumentam a atividade das células da resposta inata e adaptativa; promovem os sinais e sintomas das infecções – são pirógenos endógenos, ativadora de adipócitos, osteoclastos, fibroblastos; a IL-1 é hiperglicemiante, enquanto o TNF determina apoptose de células neoplásicas. A IL-6 tem ações semelhantes à IL-1.

3ª. O IFN-α é antiviral; o IFN-γ é imunomodulador, aumentando a resposta inata e adaptativa.

4ª. A IL-2 é ativadora de linfócitos T e B; IL-12 ativa NK; IL-10 e TGF-β são citocinas anti-inflamatórias, diminuindo a ação de células inflamatórias e atuam também com ação estimuladora, promovendo a síntese de IgA.

5ª. Entre as citocinas das doenças alérgicas e parasitárias encontram-se: IL-4 e IL-13 (promovem a mudança para IgE); IL-5 (atuam em eosinófilos); IL-9 e IL-19 (diferenciação de Th2); IL-31 (pruridogênica), IL-25, IL-33 e TSLP ativam células linfoides inatas tipo 2 e células dendríticas, que passam a apresentar antígeno para Th2.

Capítulo 14

1ª. Teoria das redes é a forma pela qual se formam complexos grandes, quando há a mesma quantidade de antígenos e de anticorpos, constituindo a zona de equivalência.

2ª. Os métodos diretos em Imunologia avaliam os antígenos, enquanto os indiretos avaliam os anticorpos.

3ª. O método ELISA indireto tem como princípio a reação imunoenzimática, em que se analisa o anticorpo: acrescenta-se um anticorpo conhecido conjugado à enzima que muda de cor após a reação AG-AC.

4ª. O princípio da nefelometria é a dispersão do feixe de luz, que o nefelômetro determina.

5ª. Devem sempre serem utilizadas curvas-padrão para cada faixa etária em Imunologia: curvas de adulto podem levar a interpretações errôneas de exames em crianças, uma vez que a resposta adaptativa é desenvolvida com o evoluir da idade.

Capítulo 15

1ª. A etiopatogenia da hipersensibilidade humoral tipo I ou reação IgE-mediada consta de duas etapas: sensibilização e efetora, na qual se inicia o quadro clínico. A sensibilização inicia-se pela resposta inata: células epiteliais sintetizam citocinas denominadas alarminas: IL-25, IL-33 e TSLP (linfopoietina estromal tímica). Estas citocinas ativam células linfoides inatas tipo 2, as quais sintetizam IL-5 e IL-13. Alérgenos promovem a diferenciação para Th2, produtor de citocinas, em especial IL-4, 5 e 13. As IL-4 e 13 promovem a cooperação de Th2 para B, fazendo com que B se diferencie em plasmócito secretor de IgE. A IgE une-se então a mastócitos contendo receptores de alta afinidade para IgE, tornando-os sensibilizados. Na etapa efetora imediata há união de alérgeno à IgE de mastócitos sensibilizados, resultando na degranulação de mastócitos, com liberação de mediadores pré-formados (histamina) e neoformados (leucotrienos, tromboxanos e prostaglandina). A IL-5 atrai e ativa eosinófilos, que chegam ao local cerca de 2 a 12 horas depois do início do processo alérgico, sendo responsáveis pela etapa efetora tardia. Os mastócitos sintetizam TNF, que atrai eosinófilos, neutrófilos e Th2, piorando o processo. Eosinófilos e neutrófilos produzem proteases que destroem tecidos e expõem o parassimpático, piorando a alergia.

Na etiopatogenia há ainda diferenciação de Th3, Th17, com outras citocinas sintetizadas, que pioram a alergia: IL-10 e IL-13 (imunossupressão local); IL-25 (atrai eosinófilos e neutrófilos); IL-31 (pruridogênica); IL-9 e TGF-β (remodelamento); IL-17 (atrai neutrófilos e agrava a alergia). Há ainda maior expressão de várias moléculas de adesão, como ICAM-1, VLA-4, VCAM, que permitem a migração transendotelial de linfócitos e eosinófilos, piorando a alergia.

2ª. A fisiopatologia da reação IgE-mediada apresenta uma etapa efetora imediata resultante da liberação de grânulos por mastócitos. A histamina, principal mediador pré-formado, é responsável por prurido, espirros, eritema, edema e broncoconstrição transitória. Entre os neoformados, o PAF e os leucotrienos C4, D4 e E4 causam broncoconstrição prolongada, o leucotrienos B4 atrai eosinófilos e as prostaglandinas promovem aumento da permeabilidade vascular. A etapa efetora tardia é resultante da presença de eosinófilos, que liberam proteases (proteína básica principal e proteína catiônica eosinofílica) determinantes de lesão tecidual. Em consequência, o parassimpático torna-se exposto e exacerbado, promovendo broncoconstrição, aumento do muco e da permeabilidade vascular (edema).

3ª. Os principais aeroalérgenos das reações IgE-mediadas são os ácaros (*Dermatophagoides pteronyssinus, Dermatophagoides farinae, Blomia tropicalis*), seguidos por pelos de animais (cães, gatos e outros) e por restos de baratas (*Blatella germanica, Periplaneta americana*).

4ª. Entre as reações IgE-mediadas localizadas encontram-se: rinoconjuntivite alérgica, asma alérgica, dermatite atópica (com hipersensibilidade I na fase aguda e I associada à IV na fase crônica), urticária aguda, alergia alimentar tipo IgE-mediada, alergia ao látex tipo IgE-mediada. A reação generalizada é a anafilaxia, sendo necessária adrenalina IM para seu tratamento.

5ª. A urticária crônica (acima de seis semanas) excepcionalmente é uma reação IgE-mediada, sendo obrigatório para o tratamento que seja feito o diagnóstico etiológico, tanto na urticária crônica induzida como na urticária crônica espontânea.

Capítulo 16

1ª. Hipersensibilidade tipo II ou citotoxicidade celular dependente de anticorpo (ADCC) ou hipersensibilidade citotóxica.

2ª. Na ADCC, um AG da superfície de uma célula-alvo promove a formação de AC. A união entre AG e AC sintetizado resulta na ativação de células líticas: fagócitos (neutrófilos, monócitos/macrófagos, eosinófilos), células NK e linfócitos T citotóxicos; as células líticas determinam lise da célula-alvo.

3ª. A defesa de eosinófilos contra helmintos ocorre por ADCC: a IgE formada específica contra o helminto une-se a este através da região Fab e ao eosinófilo através de RFc (receptor para Fc); após a união, o eosinófilo (célula lítica) libera grânulos, como proteína básica principal, que é tóxica para helmintos.

4ª. A incompatibilidade ABO ocorre por ADCC: o indivíduo A apresenta ACs anti-B "naturais" (IgM). Ao receber sangue B sintetiza mais anti-B, agora denominados "imunes" (IgG). A união de anti-B (especialmente IgG) com B de superfície de eritrócitos recebidos na transfusão leva à ativação de células líticas (fagócitos, NK e T citotóxicos) que determinam lise do eritrócito-alvo recebido.

A incompatibilidade materno-fetal também ocorre por ADCC: a mãe Rh+ recebe eritrócitos do feto Rh-; a mãe sintetiza anti-D, que, sendo uma IgG, atravessa placenta, resultando na união anti-D materna ao antígeno D do eritrócito fetal, com ativação das células líticas que culminam com lise do eritrócito do feto.

5ª. A prova cruzada é essencial para evitar transfusões incompatíveis, realizada após a tipagem sanguínea.

Capítulo 17

1ª. A reação por imunocomplexo é uma hipersensibilidade humoral tipo III, resultante da formação exacerbada de imunocomplexos circulantes, culminando com lesão tecidual.

2ª. Os imunocomplexos apresentam tamanho intermediário, o que ocorre quando há excesso de antígeno em relação ao anticorpo (AG3/AC2); os imunocomplexos de tamanho intermediário são solúveis e circulam pela circulação sanguínea.

3ª. Na etiopatogenia da reação por imunocomplexo há, inicialmente, formação de imunocomplexos de tamanho intermediário: excesso de antígenos em relação aos anticorpos que se unem ao complemento. Estes são circulantes, mas depositando-se ao encontrarem barreiras físicas (células ou membranas). A imunoglobulina ativadora de complemento (IgM, IgG1, IgG3) presente no imunocomplexo une-se por Fab ao antígeno e por Fc ao complemento. O depósito de imunocomplexo resulta na ativação da via clássica do sistema complemento (C1qrs, C4a2b3b, C5b6789-MAC), levando à lise da célula ou da membrana em que foi depositado. O processo é acentuado por C3a e C5a, que são fatores quimiotáticos para fagócitos, atraindo neutrófilos que liberam grânulos citoplasmáticos que aumentam a lise, além de monócitos/macrófagos sintetizadores de citocinas pró-inflamatórias.

4ª. O quadro clínico da reação por imunocomplexos é independente do antígeno desencadeante. Há sempre um período de latência (2 a 4 semanas), seguido de febre, adenoesplenomegalia, erupção cutânea, dor articular e, caso não seja feito o diagnóstico, pode evoluir para insuficiência renal, pulmonar ou outras.

5ª. As reações por imunocomplexo podem ser resultantes de soro heterólogo (doença do soro), infecções persistentes, reações a medicamentos; podem fazer parte da etiopatogenia de doenças autoimunes e de alveolites alérgicas extrínsecas.

Capítulo 18

1ª. Os linfócitos que medeiam a hipersensibilidade tipo IV ou celular são os linfócitos T citotóxicos (TCD8+) e T auxiliares tipo 1 (Th1) (TCD4+).

2ª. Na etiopatogenia da fase de sensibilização da dermatite de contato alérgica inicialmente forma-se um imunógeno na pele (hapteno + proteína carreadora do indivíduo predisposto). As células de Langerhans fagocitam o imunógeno e se dirigem para os linfonodos regionais. Durante a migração diferenciam-se em células dendríticas, que são APCs e sintetizam TNF. O TNF promove a expressão de moléculas de adesão, que permitem a migração transendotelial de linfócitos. As células dendríticas apresentam o imunógeno para T citotóxicos e Th1 no linfonodo, após o que esses linfócitos, agora comprometidos com o alérgeno, deixam o linfonodo e recirculam. Na fase de desencadeamento os alérgenos promovem a expressão de moléculas de adesão que permitem a saída de T citotóxico e Th1 para o local da pele em que se encontra o alérgeno. Há proliferação de linfócitos, formação de rede de fibrina, que retém mais linfócitos. Linfócitos TCD8+ e TCD4+ (Th1) determinam lise e apoptose de células da derme e da epiderme, resultando em inflamação e lesão de derme e epiderme.

3ª. Para resolução da hipersensibilidade celular é necessária a retirada do alérgeno e síntese de IFN-γ, o qual ativa fagócitos mononucleares que, com a fagocitose aumentada, serão capazes de eliminar o alérgeno.

4ª. Na pápula resultante do PPD há proliferação de linfócitos T citotóxicos e Th1 comprometidos com *Mycobacterium tuberculosis*.

5ª. A presença de hipersensibilidade celular é benéfica quando há infecção por persistência de microrganismos intracelulares. A proliferação exacerbada de linfócitos T citotóxicos e Th1 é útil para a contenção de tais patógenos, como é o caso da hanseníase tuberculoide e de outras infecções por microrganismos intracelulares. Na ausência de hipersensibilidade celular há disseminação de patógenos intracelulares (hanseníase virchowiana ou forma disseminada da hanseníase).

Capítulo 19

1ª. O HLA é a principal barreira para transplantes porque diferente HLA do enxerto pode ativar diretamente linfócitos do doador, promovendo uma rejeição.

2ª. A rejeição aguda pode ser dada por resposta humoral (ACs neoformados), resposta celular (ativação de T citotóxicos e Th1 do receptor), ADCC e síntese de citocinas.

3ª. Nas rejeições agudas resultantes da ativação de T citotóxicos e Th1 do receptor podem ser úteis anticorpos monoclonais: anti-CD4 (predomínio de Th1), anti-CD8 (predomínio de T citotóxico) ou anti-CD3 (aumento de ambos).

4ª. Na rejeição aguda há aumento de IL-2 (ativa linfócitos), IFN-γ (imunomodulador), IL-12 (ativa NK), IL-1 (pró-inflamatória), TNF (pró-inflamatória).

5ª. Na reação enxerto *versus* hospedeiro são ativados linfócitos T citotóxicos e Th1 do enxerto.

Capítulo 20

1ª. É importante encerrar a resposta imunológica quando não for mais necessária, o que acontece por citocinas anti-inflamatórias e linfócitos reguladores. Na vida fetal, a resposta imunológica contra substâncias próprias deixa de ocorrer através da tolerância central ou periférica, com apoptose ou anergia dos linfócitos autorreativos.

2ª. Os fatores básicos da etiopatogenia das doenças autoimunes são: genéticos, imunológicos (novos epítopos, reatividade cruzada, ação direta do microrganismo, aumento da síntese de imunoglobulinas, reações de hipersensibilidade tipos II, III e IV, distúrbios da tolerância, interrupção da autotolerância, aumento da expressão de HLA I ou II, desequilíbrio da resposta imunológica) e ambientais (estresse crônico, medicamentos, radiações ultravioletas, infecções). Podem ocorrer de forma isolada, mas geralmente ocorrem associados.

3ª. Em erros inatos da imunidade com deficiência de anticorpos há uma tentativa de aumentar a síntese de imunoglobulinas, podendo resultar na formação de anticorpos autorreativos e doenças autoimunes.

4ª. Infecções virais prolongadas podem desencadear doenças autoimunes em indivíduos predispostos, especialmente por meio das citocinas que ativam B a se diferenciarem em plasmócitos produtores de imunoglobulinas.

5ª. Distúrbios de tolerância central podem resultar em doenças autoimunes: deficiência de FoxP3 (IPEX) e deficiência de ARIA (síndrome da APECED).

Capítulo 21

1ª. O EII mais frequente é a deficiência seletiva de IgA: infecções em mucosas, alergias, doenças autoimunes, podendo evoluir para imunodeficiência comum variável.

2ª. A imunodeficiência comum variável, muitas vezes, tem início tardio (20 e 30 anos de idade), com pneumonias de repetição, muitas vezes, graves (por deficiência de IgG), história de infecções em mucosas (deficiência de IgA), podendo ter inversão da relação CD4/CD8. O tratamento é a reposição com imunoglobulina humana (para a deficiência de IgG), havendo melhora acentuada da qualidade de vida do portador.

3ª. Os principais agentes etiológicos das infecções nos defeitos congênitos de neutrófilos são os microrganismos catalase-positivos: *Staphylococcus aureus* e *Aspergillus fumigatus*.

4ª. Os principais agentes etiológicos das infecções nas deficiências de linfócitos T são os microrganismos intracelulares e oportunistas.

5ª. Em meningite meningocócica grave ou de repetição devem ser solicitados exames que avaliem o sistema complemento (CH50, C3 ou os componentes terminais), com o cuidado do envio rápido ao laboratório, uma vez que o complemento é termolábil. O tratamento para deficiência de C3 ou dos componentes terminais do complemento é sua reposição através de plasma fresco.

Capítulo 22

1ª. Na desnutrição primária moderada ou grave há diminuição da quimiotaxia e da fagocitose por neutrófilos e mononucleares, diminuição de linfócitos TCD4+ e TCD8+, estando a imunidade humoral conservada. As vacinas devem sempre serem prescritas, uma vez que paciente apresenta imunoglobulinas séricas normais, com defesa contra vacinas, mas nem sempre combate patógenos *in natura*.

2ª. O uso de corticosteroide por tempo prolongado acarreta diminuição da resposta celular (linfopenia), com tendência a infecções por microrganismos intracelulares e oportunistas; diminuição da fagocitose por mononucleares; diminuição da migração transendotelial de neutrófilos, (neutrofilia), porém com menor afluxo de neutrófilos aos locais de infecção (tendência a infecções por bactérias piogênicas – *S aureus*) .

3ª. Indivíduos esplenectomizados apresentam com frequência diminuição de IgG, uma vez que o baço é o maior produtor de IgG. Consequentemente têm maior suscetibilidade a bactérias encapsuladas (*Streptococcus pneumoniae, Haemophilus influenzae*). Em infecções graves por tais patógenos, além de antibióticos, pode ser necessária a reposição com imunoglobulina humana (IgG). Entretanto, tal reposição só deve ser feita durante o período de infecção por bactérias encapsuladas, para não ser retirado o estímulo para síntese de imunoglobulinas.

4ª. A primeira célula imunológica infectada pelo HIV é o linfócito Th1 (TCD4+). A entrada se dá pela união gp41 e gp120 virais a receptores, respectivamente, CXCR4 e CCR5 do linfócito TCD4. Na sequência, o vírus, através da transcriptase reversa que possui, converte seu RNA em DNA (agora chamado DNA pró-viral); contém ainda, integrasse, que integra o DNA pró-viral ao DNA de TCD4. Quando há necessidade de multiplicação da célula TCD4, esta não o faz (diminuição de TCD4), havendo replicação do HIV, que utiliza a membrana da célula para seu envoltório.

5ª. Fala-se em AIDS quando o portador de HIV apresenta TCD4 abaixo de 200 células/mm^3 associado a uma das doenças: infecções oportunistas, neoplasias mais frequentes em HIV (sarcoma de Kaposi, linfomas), encefalopatia por HIV ou síndrome consumptiva por HIV. Nas três fases clínicas que antecedem esta quarta fase fala-se em infecção por HIV ao invés de AIDS.

Capítulo 23

1ª. Antes da investigação de EII é necessário procurar condições que ocorrem com mais frequência do que os EII: exposição a maior número de patógenos (ingresso em creche ou escola), hipogamaglobulinemia fisiológica do lactente (comparação de resultados laboratoriais com curvas para a idade), malformações congênitas (infecções no mesmo local), imunodeficiências secundárias a infecções (HIV e outras), desnutrição primária causando imunodeficiência secundária.

2ª. Linfócitos são identificados através de grupos de diferenciação (CDs): T totais por CD3; T auxiliares (Th) por CD4; T citotóxicos por CD8; B por CD19 ou 20 ou 21.

3ª. Exames para a avaliação da resposta humoral: KRECs em recém-nascidos; dosagens de classes de Igs; subclasses de IgG; anticorpos polissacarídeos; contagem de B (CD19/20/21; linfoproliferação (proteína A, antígeno *pokeweed*).

4ª. Exames para a avaliação da resposta celular: TRECs em recém-nascidos; leucograma (linfopenia em diminuição de linfócitos T); RX de tórax em recém-nascidos (sombra tímica); imunofenotipagem (TCD3, TCD4, TCD8, linfócitos *naïve*, linfócitos de memória; linfoproliferação (fitohemaglutinina, PPD); ácido úrico (diminuído na deficiência de adenosina deaminase); testes cutâneos de leitura tardia (em crianças maiores).

5ª. Indivíduos com albinismo parcial ou cabelos acinzentados podem ser portadores da síndrome de Chediak-Higashi, a qual apresenta grânulos citoplasmáticos gigantes em neutrófilos, que podem ser observados em um esfregaço de lâmina.

Capítulo 24

1ª. Bactérias piogênicas, como *Staphylococcus aureus*, são combatidas por neutrófilos. Na disfunção de neutrófilos, como na doença granulomatosa crônica, o portador apresenta infecções piogênicas de repetição, como abscessos.

2ª. A principal defesa contra *Neisseria meningitidis* é feita pelo sistema complemento. Na deficiência de C3 ou de algum dos componentes terminais (C56789) o portador apresenta meningite meningocócica de má evolução, com grande risco de vida. Nestes casos é necessária a reposição do complemento através d plasma fresco, além de antibióticos.

3ª. Bactérias encapsuladas (*Streptococcus pneumoniae, Haemophilus influenzae*) apresentam cápsula polissacarídica e são combatidas por anticorpos polissacarídeos, que atuam como opsoninas, revestindo tais bactérias para que possam ser fagocitadas (opsonização). Tais anticorpos estão contidos na subclasse IgG2, a qual faz parte da IgG. O tratamento é feito com a reposição de imunoglobulina humana.

4ª. A IgM é necessária para a defesa contra enterobactérias Gram-negativas.

5ª. Combatem microrganismos intracelulares: monócitos/macrófagos, células NK, complemento, T citotóxicos e Th1.

Índice Remissivo

A
Adenomegalia, 49,81
Adjuvantes, 79
 hidróxido de alumínio ou alúmen, 79
Adrenalina, 211
Adressinas vasculares, 104
Aeroalérgenos das reações IgE-mediadas, 164
 ácaros, pelos de animais, baratas, 164
Afinidade, 90
Agamaglobulinemia congênita ligada ao X ou síndrome de Bruton ou deficiência de Btk, 273
Agravantes das reações IgE-mediadas, 165,172
AIRE (gene regulador da autoimunidade), 47,284
Alérgenos, 80
Alérgenos alimentares, 192,193
Alergia alimentar, 192-198
Alergia alimentar IgE-mediada, 193-195
 quadro clínico, diagnóstico, 193,195
Alergia alimentar não IgE-mediada, 194
 enterocolite alérgica ou induzida por proteína alimentar (FPIES), 195
 proctocolite alérgica ou proctocolite induzida por proteína alimentar, 195
 refluxo gastroesofágico alérgico ou induzido por proteína alimentar, 195
Alergia à penicilina, 83
Alergia à proteína do leite de vaca, 61,127,196-197,211
 fórmulas comerciais substitutivas utilizadas na alergia à proteína do leite de vaca, 211
Alergia ocular, 170
 quadro clínico e classificação da alergia ocular, 170-171
Alveolites alérgicas extrínsecas ou pneumonites de hipersensibilidade, 235
Anafilatoxinas, 39,44
Anafilatoxinas C3a e C5a, 39
Anafilaxia, 200-202,212
Anel de Waldeyer, 51
Anemia falciforme, 310,311
Angioedema adquirido, 293
Angioedema hereditário, 41,44,290-292
Anti-CD20 em linfomas de células B, 98
Anticorpos, 65
Anticorpos monoclonais, 74-76
Anticorpos polissacarídeos, 12,69,71,102
Anticorpos pós-transfusionais ou imunes (IgG) (ADCC), 224,226
Antigenicidade e imunogenicidade, 87
Antígenos, 12,79-85
 poder antigênico e especificidade antigênica, 87,90
 interação entre antígeno e resposta adaptativa, 88
 antígenos sequestrados, 125,127,257-258
 antígenos tolerogênicos, 80
 vias de penetração dos antígenos (epitelial, subcutânea e intradérmica), 81
Anti-inflamatórios não esteroidais (AINEs), 19
APECED (Poliendocrinopatia autoimune, Candidíase, Distrofia ectodérmica), 259,284
Apoptose, 54-55
Apresentação antigênica, 30,111-120
Ativação de B dependente e independente de T, 115,116
 de T auxiliares e de T citotóxicos, 112,114
Asma, 171-180
 conceito, quadro clínico, classificação, prevalência (ISAAC), histologia, fenótipos, 171,172,175,176
 diagnóstico diferencial, tipos de estridores, 176,179
 tratamento, asma e rinite alérgica 176,177,179, 180
Ataxia telangiectasia, 280,281
 quadro clínico, exames, 280,281
Avaliação da imunidade inata, adaptativa humoral e celular, 319-323
Avaliação de fagócitos, 151-153
Avaliação de linfócitos, linfofenotipagens, 52,150,151
Avaliação humoral, 145-149
Avidez, 87,90,93

B
Baço, 50
Barreira físico-química, 15-21
Basófilos, 9,10
Batimentos ciliares, 15,19
BAFF (fator ativador de células B), 117

C
Candidíase mucocutânea crônica, 292
 endocrinopatias, 292
Captação antigênica, 52
Carreadores, 79
Casos clínicos, 12,19,20,32,61,63,76,83,93,101,107,118,127,142,153,154,212,227, 228,236,245,253,261,296,314,325,326,340,341
CDs (grupos de diferenciação - *clusters of differentiation*)
 CD1d, CD150, 8
 CD3, CD4, CD8, 48,97
 CD11a/CD18, 99
 CD19, CD20, CD21, CD81, CD20, 97,98
 CD25, 58
 CD27, 53
 CD95 (Fas), 54
CDR (região determinante de complementariedade), 66,88,90,93,96,101,112
Células apresentadoras de antígenos (APC), 9, 87, 96,101,111
 células de Langerhans, 111,183,239
 células dendríticas, 111,240
Células citotóxicas naturais (CD16[bright] e CD56[bright]), 7,8
Células linfoides inatas (ILC) tipo 1, tipo 2, tipo 3, 7
Células linfoides inatas tipo 2, 82,158
Células membranosas ou células M, 51
Células *natural killer* ou NK ou citotóxicas naturais (CD16+/CD56+), 7,330
Células *natural killer* T ou NKT ou *natural killer T cells*, 8,330
Centro germinativo, 49,50,57
Citocinas, 3,6,7,10,17,56,58,73,82,129-144,158,160,162
 da resposta inata, 10,130
 características, mecanismos de ação, receptores, 7,131-133,140-141
  IL-1, 10,17,105,131,132
  IL-1α e IL-1β, 131
  IL-2, 60,134
  IL-3, 3,6,52,140
  IL-4, 8,10,73,136,137,158,162
  IL-5, 3,10,73,137,158,160,162
  IL-6, 17,133
  IL-7, 3,7, 47,48,52,140
  IL-9, 56,137-138,160,162
  IL-10, 56,58,73,82,138,160
  IL-11, 140
  IL-12, 8,10,134,162

IL-13, 8,10,73,136-137,158,160,162
IL-14, 140
IL-15, 134
IL-16, 135
IL-17, 7,57,135-136,161,162
IL-18, 135
IL-19, 137,138
IL-20, 135
IL-21, 57,136,161,162
IL-22, 7,136,162
IL-23, 136
IL-25, 138,160,162
IL-31, 138,160
IL-33, 138
CSF (fatores estimuladores de crescimento de colônias), 140,141
G-CSF (fator estimulador de crescimento de colônias de granulócitos), 3,6,140
GM-CSF (fator estimulador de crescimento de colônias de granulócitos e monócitos), 3,7,140
M-CSF (fator estimulador de colônias de macrófagos), 141
IFN-α (interferon-α), 6,10,133
IFN-γ (interferon-γ), 6,7,8,30,55,73,133,134,162
TNF (fator de necrose tumoral), 132
TSLP (linfopoietina estromal tímica), 138
TGF-β (fator β transformador de crescimento de colônias), 56,58,73,82, 139,160,162
CLA (antígeno linfocitário cutâneo), 183
CTLA-4 (antígeno-4 de linfócito T citotóxico), 113,114,115,124
Citotoxicidade celular dependente de anticorpo (ADCC) ou hipersensibilidade tipo II, 221-229
etiopatogenia, fisiopatologia, quadro clínico, doenças 221,222,223,229
Conjuntivite alérgica, 170-171
COX-1 e COX-2 (cicloxigenase-1 e 2), 159
CRD (componentes proteicos para diagnóstico – *component-resolved diagnosis*), 164,195

D
Defeitos congênitos de fagócitos, 284-285
Defeitos na imunidade intrínseca e inata, 293
Defesa contra
Aspergillus fumigatus, 29,32
bactérias com endotoxinas e produtoras de exotoxinas, 333
bactérias do gênero *Neisseria* (*N. meningitidis, N. gonorrhoeae*), 40,332
bactérias encapsuladas (*Streptococcus pneumoniae, H. influenzae*), 12,17,40, 71,101,102,332
bactérias extracelulares, 52,57,334
bactérias Gram-negativas (*Escherichia coli, Salmonella typhi, Shigella flexneri*), 70,83,93,142,143,331,332,333
células neoplásicas, 54,222,223
citomegalovírus, 340,341
enterobactérias, 332
enterovírus, 71
Epstein-Barr virus, 335
fungos, 57,136
Giardia lamblia, 71,332
Haemophilus influenzae, 40,71
Helicobacter pylori, 19
helmintos, 7,9,10,32,136,137,222,338
HIV, 335
micobactérias, 56,133
microrganismos catalase-positivos (*Staphylococcus aureus, Aspergillus fumigatus*), 331,333
microrganismos contendo lipídios, 8
microrganismos extracelulares, 11
microrganismos intracelulares, 2,7,9,11,32,40,54,87,93,101,134,135,222,223
microrganismos intracelulares remanescentes, 56,133,135
Mycobacterium tuberculosis, 93,118,331
Neisseria meningitidis, 43
Pneumocystis jirovecii, 17,331
protozoários, 337
Rhinovirus, 335
Staphylococcus aureus, 19,29,32,57,135-136
Streptococcus β hemolítico, 143
Streptococcus pneumoniae, 17,40,71,101
vírus da hepatite B, 154
vírus da poliomielite, 336
Defesa imunológica contra agentes infecciosos e contra células neoplásicas, 327-342

Deficiência da etapa de ingestão da fagocitose por neutrófilos e por fagócitos mononucleares, 288
abscessos e infecções fúngicas, 288
Deficiência da lectina ligante de manose (MBL - *mannose-binding lectin*), 290
Neisseria meningitidis, doenças autoimunes, 290
Deficiência de adenosina deaminase (deficiência de ADA), 277
Deficiência de anticorpos específicos com imunoglobulinas e células B normais, 270
Deficiência de anticorpos polissacarídeos, 6,12,179,270,271
bactérias encapsuladas (*S. pneumoniae* e *H. influenzae*), 270
tratamento, antibioticoprofilaxia, reposição de imunoglobulina humana, 271
titulações de anticorpos polissacarídeos, 270-271
Deficiência de CD40 e deficiência de CD40 ligante (síndrome de hiper-IgM), 77,278
imunoglobulina humana e transplante de células-tronco hematopoiéticas, 279
Deficiência de G-6PD em neutrófilos, 287
Staphylococcus aureus, 287
Deficiência de JAK3, 278
transplante de células-tronco hematopoiéticas, 278
Deficiência de properdina, 290
infecções meningocócicas, 290
Deficiência de purina nucleosídeo fosforilase (deficiência de PNP), 277
transplante de células-tronco hematopoiéticas, 277
Deficiência de receptor a de IL-7 (IL-7R ou CD127), 277,278
infecções oportunistas, reações a vacinas com microrganismos vivos, 277,278
transplante de células-tronco hematopoiéticas, 278
Deficiência de subclasse de IgG associada ou não à deficiência de IgA, 269
Deficiência de vitaminas - imunodeficiência secundária, 309
deficiência de ácido fólico, o ácido pantotênico e a biotina, 309
deficiência de vitaminas A, B6 e C, 309
Deficiência de ZAP-70, 279
linfócitos T citotóxicos, TMO, 279
Deficiência de zinco - imunodeficiência secundária, 309
Deficiência do sistema complemento, 40,42,289
deficiência de C1 ou C2 ou C4, 289
deficiência de C3 ou C5 ou C6 ou C7 ou C8 ou C9, 40,42,289
Neisseria meningitidis, plasma fresco, vacina meningocócica, 289
deficiência fisiológica de C9 em recém-nascidos, 289
Deficiência secundária de IgA, 76,77
anticonvulsivante, 76,77
Deficiência seletiva de IgA, 70,268,269,325
fenótipos, evolução, tratamento, 268,269
associada à deficiência de anticorpos específicos, 325
Deficiência seletiva de IgM, 272
infecções de repetição por bactérias Gram-negativas, 272
Deficiências de MHC classe I (T citotóxicos, TAP-1 e 2) e II (T auxiliares), 279
Deficiências de subclasses de IgG (IgG1, IgG2, IgG3, IgG4), 269
Deficiências predominantemente de anticorpos, 268-274
Deleção 22q11.2, 62
Dermatite atópica, 135,181-187,244
quadro clínico, causas, critérios de gravidade, 183-185
fatores associados à persistência e desencadeantes, 181,182
etiopatogenia da dermatite atópica, 182,183,244
fase aguda (IgE mediada) e fase crônica (IgE mediada e Tcit e Th1), 244
diagnósticos diferenciais, gravidade (SCORAD), tratamento (ASBAI e SBP), 183-187
Dermatite de contato alérgica, 79,239,240,241,245
fases de sensibilização, desencadeamento e resolução, 239-245
Dermatite de contato irritativa, 240,241
Dermatite ocular de contato (reação tipo IV), 242,245
Desnutrição - imunodeficiência secundária, 307,308
imunidade inata, celular, humoral, 307,308
Dessensibilização, 82,83
doses progressivas do medicamento, 82
tolerância periférica transitória, 83
Dez sinais de alerta para imunodeficiência primária na criança e no adulto, 266
Diabetes *mellitus* - imunodeficiência secundária, 142,311,314
deficiência da atividade por neutrófilos, 142,311,314
Dimerização da IgA, 72
Disgenesia reticular, 278
distúrbio nas células progenitoras linfoides e mieloides, 278
imunoglobulina humana, transplante de células-tronco hematopoiéticas, 278
Diversidade de anticorpos, 74,90,91,93
hipermutação central e somática periféricana diversidade de anticorpos, 91,93
rearranjo gênico adicional, 91
recombinação somática, mutação somática, hipermutações somáticas, 74,91
recombinação V(D)J, 74
Diversidade e repertório linfocitário, 90
Doença do soro (soro heterólogo), 234

Índice Remissivo

Doença e estado de portador, 327
Doença granulomatosa crônica (DGC), 19,32,286
  abscessos frios, 19,32
  complexo das enzimas oxidases fagocitárias (phox), 32
  deficiência da digestão da fagocitose, 286
  Staphylococcus aureus, Aspergillus fumigatus, 286
  exames, antibiótico profilático, BCG não indicada, 287
Doenças autoimunes, 234,244,255-263
  autoimunidade fisiológica e doenças autoimunes, 255
  etiopatogenia das doenças autoimunes, 255-263
  reações de hipersensibilidade associadas (tipo II, III e IV), 234,244,259
  exames laboratoriais, 260
Doenças autoinflamatórias, 293
Doenças de imunodesregulação, 282
Doenças por reações de imunocomplexos, 234
Dosagens de IgE sérica específica - exames *in vitro* (*ImmunoCap*®), 62,163,164,173
Dosagens de IgE sérica total, 164

E

Eixo interleucina-12 e interferon-gama (IL-12 e IFN-γ), 56,135
ELANE (enzima elastase neutrofílica), 285
Endocardite infecciosa, 83
Eosinófilos, 31,32,72,329
  atividades biológicas, efetividade, 32
  diferenciação ontogênica, 329
  proteína básica principal, proteína catiônica eosinofílica, 31
  eosinofilia, 164,173
Erros inatos da imunidade (EII) ou imunodeficiências primárias (IDPs), 251, 265-299,317-326
Epítopo ou determinante antigênico, 81,90
Espécies reativas de oxigênio (EROs) e de nitrogênio (ERNs), 26-29
Esplenectomia - imunodeficiência secundária, 310
Esplenomegalia, 49,50,81,83
Espongiose, 185
Estresse crônico - imunodeficiência secundária, 313
Etilismo crônico com desnutrição - imunodeficiência secundária, 310,314

F

Fagócitos, 23-39
Fagócitos neutrofílicos, mononucleares e eosinofílicos - vide neutrófilos, monócitos/macrófagos e eosinófilos
Fagocitose, 8,26,27,28,30,31
Fatores de transcrição, 116
Fator reumatoide, 69
Fator estimuladores de crescimento de colônias (CSF), 141
Fatores quimiotáticos, 10
Fibronectina, 105
Fibrose cística e discinesia ciliar - imunodeficiência secundária, 311
Flora intestinal, microbioma intestinal, 9,16, 20,57,59,71,224,226
Folículos linfoides, 51
Fosfotirosinas, 113,115,116
Fotodermatites alérgicas ou fotoalérgicas (reação tipo IV), 241,242
Fotodermatites tóxicas ou fototóxicas, 241,242
FoxP3, 58
Furúnculos de repetição, 19

G

Grupo sanguíneo ABO e Rh, 223,224
  antígenos A, B e AB, 223,224
  substância H, 223,224
  tipo sanguíneo A, B, AB, O e Bombay, 223-226

H

Haptenos, 79
Hemaglutinação, 146,147
Hepatite B - anti-HBc, anti-HBs, 153
Hipersensibilidade celular, 239-246
  conceito, etiopatogenia, exemplos, 239-246
Hipogamaglobulinemia fisiológica do lactente, 267
Hipogamaglobulinemia transitória, 273
  normalização das imunoglobulinas aos quatro ou cinco anos de idade, 273
Hipogamaglobulinemia secundária (deficiência de IgG2), 310,311
  aplasia de medula, leucemias, linfomas, mielomas, hiperesplenismo, 310,311
HIV e AIDS, 301-305
  alterações imunológicas determinadas pelo HIV, 301-305
  fases clínicas da infecção por HIV, exames, 302-305
HLA (antígenos leucocitários humanos), 53,87,98,111,121-123,248

HLA classes I, II, III, 53,98,121-123
  linfócitos T citotóxicos e T auxiliares ou HLA-restritos, 123

I

ICOS (coestimulador induzível de T), 117
Imunidade e tipos de resposta imunológica, 1-14
Imunidade, imunologia, imunopatologia, 1,12
Imunizações, 4
Imunógenos ou antígenos completos, 79,239
Imunoterapia para câncer (aumenta a resposta imunológica), 339,340
Imunodeficiência combinada grave ligada ao X (SCID-X), 276, 317-326
  quadro clínico, exames, transplante de células-tronco hematopoiéticas, 276, 317-326
Imunodeficiências combinadas menos graves do que SCID, 274
Imunodeficiência comum variável (IDCV ou ICV) sem defeito genético específico, 271,272,296,297
  conceito, fenótipos clínicos, forma granulomatosa, evolução, exames, 271,272
  imunoglobulina humana, 272,296
  caso clínico, 296,297
Imunodeficiências adquiridas ou secundária, 301-316
  causas, distrofias, HIV, medicamentos, neoplasias, 301-316
  perdas proteicas (hipogamaglobulinemia secundária), 301-316
Imunodeficiências afetando a imunidade celular e humoral, 274
Imunodeficiências combinadas associadas a síndromes ou a características sindrômicas, 279
Imunodeficiências primárias - vide Erros inatos da imunidade
Imunoglobulinas, 5,12,49,56,65-78,82,91,93,102,116,117
  filogenia, atividades biológicas, características físico-químicas, estrutura básica, fragmentos e domínios 65-68
  classes e subclasses, funções, componentes termoestáveis, 65,66
  mudança de classe da imunoglobulina, 116,117
  coeficiente de sedimentação 19S e 7S, 68
  IgA, 5,12,56,69,71,73,89
  IgA secretora, 12,69
  IgD e IgD de superfície, 49,72,89
  IgE, 56,72-73,82,87,89
  IgG, 55,69-71,73,87,89,154
  IgG1, IgG2, IgG3 e IgG4, 68,71,82,102
  IgM, 3,52,69-70,87,91,93,116
  IgM de superfície, cadeias Igα e Igβ, 93,97
  recombinações da IgM de superfície, 49
  isotipos e idiotipos de imunoglobulinas,69
  mudança de classe das imunoglobulinas, 73,117
Imunossenescência, 60,61
  quimiotaxia, fagocitose, NK, T regulador induzível, 60,61
  inflamm-aging, resposta celular, involução tímica, exaustão de linfócitos T, 60,61
Imunoterapia alérgeno-específica, 59,82,168,213
  baixas doses repetitivas de alérgenos, tolerância periférica, 82
  IgG4 bloqueadora, T reguladores induzíveis, células linfoides inatas, IgE, 82,168,169
  indicações e contraindicações, 169
Incompatibilidade ABO (ADCC), 224-226
Incompatibilidade Rh (ADCC), 226-228
  eritroblastose fetal, doença hemolítica do recém-nascido, 226-228
  soro de Coombs (anti-anti-D), 226-228
Infecções crônicas por microrganismos intracelulares, 242,243
  reação de hipersensibilidade celular ou tipo IV, 242,243
Infecções que levam à imunodeficiência secundária, 301-307
  HIV, vírus da varicela-zóster, *Epstein-Barr virus*, rubéola, citomegalovirose e toxoplasmose, 301-307
  sarampo, tuberculose, esquistossomose, leishmaniose visceral, 301-307
Inflamação tipo 1, 2 e 3, 7,11,17,18,31,157,158
Inibição da hemaglutinação, 147
Interação antígeno e resposta adaptativa, 87-94
  características da união antígeno-anticorpo, 89-90
Interação patógeno-hospedeiro, 338
Interleucinas - vide Citocinas
IPEX (Imunodesregulação, Poliendocrinopatia, Enteropatia, ligada ao X), 58, 259,265,267,284
Isohemaglutininas ou anticorpos naturais (IgM), anti-A e anti-B, 224,226
ITAMs (motivos ativadores baseados nos imunorreceptores de tirosina), 97,113,116

J

JAK (enzima Janus Kinase),130

K

KRECs, 275,276

L

LAD-1 e LAD-2 - Defeito de adesão leucocitária tipo 1 e 2, 105,106,107,287,288
Leite materno, 6,12
Leucócitos, 98,328,329
Linfócitos B (CD19/20/21+), 11,47-49,52,53,57,87,102,111
Linfócitos B reguladores (Breg), 59
Linfócitos T (TCD3+) (HLA restritos),11,47,49-50,52-54,60,111
   Tαβ (defesa) e Tγδ (resposta a superantígenos), 54
Linfócitos B e T naïves (CD45RA+CD27+), 49,53,59,60,62,103, 106,111,275
Linfócitos T e B de memória (CD45RO+CD127+), 50,53,57,59,60,117,125
Linfócitos T auxiliares (Th) (TCD4+), 53,55,58,87,97,102,111,112,160,161
Linfócitos T auxiliares tipo 1 (Th1), 55
   mudança de classe para IgG (IFN-γ), apoptose da célula-alvo, 55
Linfócitos T auxiliares tipo 2 (Th2), 56
   mudança de classe para IgA e para IgE, 56
Linfócitos T auxiliares tipo 3 (Th3), 59
Linfócitos T auxiliares tipo 9 (Th9), 56,160
Linfócitos T auxiliares tipo 17 (Th17), 57,161
   afluxo de neutrófilos e defesa contra fungos, 57,161
Linfócitos T auxiliares tipo 22 (Th22), 57
Linfócitos T auxiliares foliculares (Thf), 49,57,58
   anticorpos de alta afinidade, 49,57
   Tfh circulantes e Tfh de memória, 58
Linfócitos T citotóxicos (TCD8+), 54,87,97,111,112
   perfurinas, apoptose e ADCC, 54,87,97
Linfócitos T reguladores induzíveis ou adaptativos (iTreg) (CD4+CD5±FoxP3±), 58,59
   tolerância de observação, 58,59
Linfócitos T reguladores naturais ou constitutivos (Treg) (CD4+- CD25+FoxP3+), 58
   prevenção da autoimunidade, 58
Linfonodos, 49
Linfopenia, 54
Lúpus eritematoso sistêmico, 261
   anticorpos de dupla hélice (dsDNA), 261

M

Macrófagos, 29,30
   histiócitos, células gliais, células de Kupffer, células de Langerhans, 29
   atividades biológicas de macrófagos, 30
Mastócitos, 9,158,159,161
Maturação de afinidade (anticorpos de alta afinidade), 49,57,74,91,93,117
Medula óssea - órgão linfoide central, 48
Memória imunológica, 2,11
Métodos laboratoriais diretos e indiretos em Imunologia, 146
MHC ou CPH (Complexo principal de histocompatibilidade), 98,111,121, 122,123,248
   classe I (DP, DQ, DR) e classe II (B, C, A), 98,248
Migração transendotelial, 103-108
Migração transendotelial de linfócitos, 103-106,108
Migração transendotelial de linfócitos e eosinófilos, 103-105,108
Migração transendotelial de neutrófilos, 106
Migração transendotelial de neutrófilos e monócitos, 105,106
Moléculas de adesão, 95-105
   APRIL (ligante indutor de proliferação), 117
   CLA (antígeno associado ao leucócito cutâneo), 105,111
   CTLA-4 (molécula inibitória), 58
   ELAM-1 (molécula-1 de adesão de leucócito-endotélio ou CD62E), 105
   GlyCAM-1 (molécula de adesão celular dependente de glicosilação), 104
   ICAM-1 e ICAM-2 (moléculas-1 e 2 de adesão intercelular), 99,104-105
   LAM-1 (molécula-1 de adesão leucocitária), 103
   LFA-1 (β2-integrina), LFA-2 e LFA-3 (antígenos-1, 2 e 3 associados à função leucocitária), 98,104
   MadCAM-1 (molécula-1 de adesão celular da adressina da mucosa), 100,105
   PD-1 (proteína da morte celular programada), 113-115
   Selectina-E (CD62E), selectina-L, (CD62L) e selectina-P (CD62P), 103,105
   TACI (interator do ligante da ciclofilina), 117
   TAP (proteína transportadora de antígeno), 112
   TCR (receptor de célula T), 48,54,90,93,96,112
   VLA-1,2,3,4,5,6,7 (β1-integrinas) (antígenos-1,2,3,4,5,6,7 de ativação muito tardia), 104,105,107
   VCAM (molécula de adesão da célula vascular), 99,104
   ZAP-70 (proteína-70 associada à cadeia zeta), 113,115
Monócitos/macrófagos, 29-31,106,329
   atividades biológicas e efetividade, 30,31
   resolução do processo, apresentação antigênica para linfócitos T, 329
   monócitos clássicos (CD14) e não clássicos (CD16), 29,30
Mucosas, células epiteliais das mucosas, secreções das mucosas, 15,16

N

NEMO (modulador essencial para NFκB), 323
NETs (armadilhas extracelulares neutrofílicas), 28,29
Neutrófilos, 10,25-29,329
   atividades biológicas e efetividade, 26,29
   diferenciação ontogênica, 329
NF-AT (Fator nuclear de células T ativadas), 113,115
NF-κB (Fator nuclear *kappa* B), 24,113,115
Neutropenia cíclica, 285
   manifestação clínica, periodicidade, leucogramas seriados, 285
Neutropenia congênita grave e síndrome de Kostmann, 6,285
   quadro clínico, diagnóstico, tratamento 285

O

Obesidade, 308-309
   adiponectina (anti-inflamatória), leptina (inflamatória), TNF-α e IL-6, 308
   estado inflamatório na obesidade, síndrome metabólica, 308,309
Opsoninas, 26,40
   componentes C3b ou C5b, IgG2, IgA, proteína C reativa, 26,40
Órgãos linfoides centrais ou primários e órgãos linfoides periféricos ou secundários, 11,47,49,103
Órgãos linfoides e subpopulações de linfócitos, 47-64

P

Pele, glândulas sudoríparas e sebáceas, 7,15
Perfurinas, 54
Pirógenos endógenos, 17
Plasmócitos, 11,52,87,116
   secretores de imunoglobulinas, 52
Pneumonias de repetição, 12,69,71,102
Polimiosite autoimune, 261
Prematuridade, 313
Princípios dos métodos para a avaliação laboratorial em Imunologia, 145-155
   contagem de populações e subpopulações de linfócitos, 150
   ELISA (teste colorimétrico enzimático ou imunoenzimático), 147,148
   ELISA direto, indireto e sanduíche (teste imunoenzimático direto, indireto e sanduíche), 148
   ImmunoCap®, ImmunoCap® ISAC, 148
   imunodifusão radial simples, 147
   imunofluorescência, 148,150
   nefelometria, 149
   quimioluminescência, 148
   radioimunoensaio, 149
Probióticos, 20
Prostaglandinas, 10
Proteínas da fase aguda da inflamação, 16-18
   α1-antitripsina, lisozimas, proteases pancreáticas, surfactantes pulmonares, 16-18
   transferrina, ceruplasmina, substância amiloide A, α1-glicoproteína ácida, 16-18
Prova cruzada ou prova de compatibilidade sanguínea, 252
Púrpura de Henoch-Schönlein ou não trombocitopênica, 234

Q

Questões, 12,18,32,42,61,76,83,92,101,107,118,126,142,153,211,227,236,244,253, 261,296,313,324,340
Quimiocinas, 4,16,106,141,142,161
   CCL-2 (MCP-1 ou proteína-1 quimioatraente de monócitos), 142
   CCL-3 (MIP-1α ou proteína-1α inflamatória de macrófagos), 8,142
   CCL-4 (MIP-1β ou proteína-1β inflamatória de macrófagos), 142
   CCL-5 (anterior RANTES) - quimiotática para eosinófilos e Th2, 8,107,141,142,161
   CCL-11 (anterior eotaxina) - quimiotática para eosinófilos e Th2, 107,141,142,161
   CCL-17 (TARC) - atraente para Th2, 142,161
   CCL-19 - atraente para linfócitos T *naïves*, 106,142
   CCL-21- atraente para linfócitos T *naïves*, 106,142
   CCL-22 (MDC) - atraente para Th2, 142
   CCR-7, 49,107
   CXCL-8 (anterior IL-8) - quimiotática para neutrófilos, 8,10,141
   CXCL-13, 106
   CXCR-5, 106
Quimiotaxia, 26,30,31

R

RAG-1 e RAG-2 (genes 1 e 2 ativadores da recombinação), 48,49,74,90,91,93,97,101
Reação de Arthus (vasculite cutânea localizada), 234
Reação de Mantoux e PPD, 243
   tuberculina e PPD (derivado proteico purificado), 243
   forte reator (T citotóxicos e Th1), 243

Reação enxerto *versus* hospedeiro, 243,251,253
    linfócitos T citotóxicos e Th1 do enxerto (resposta celular), quadro clínico, 243,251,253
Reações adversas a alimentos (RAA), 192,197,198
    intolerância à lactose, doença celíaca, dermatite herpetiforme, 197,198
Reações ao látex, 198,199
    quadro clínico síndrome látex-fruta, grupos de risco, 199
    tipos de reações ao látex e principais alérgenos, 198,199
Reações de aglutinação, 146
    aglutinação na zona de equivalência, teoria das redes, 146
Reações de precipitação, 145,146
    precipitação na zona de equivalência, teoria das redes, 145,146
Reações de hipersensibilidade, 157,224,231,244
Reações IgE-mediadas, 108,157-220
    etiopatogenia, fisiopatologia, manifestações clínicas, 158-160
    tendência genética, exames complementares, 162-165,173
    medicamentos utilizados nas IgE-mediadas e mecanismo de ação, 203-204
Reatividade cruzada, 81
Recirculação de linfócitos, 51
Rede idiotípica anti-idiotípica ou rede imunológica, 92
Reações por imunocomplexos ou hipersensibilidade tipo III, 231-238
    conceito, etiopatogenia, quadro clínico 231-234
    medicamentos desencadeadores, 204-211,234-236
Receptor de célula B (BCR), 115
Receptor de célula T (TCR), 116
Receptores de alta afinidade para IgE (RFcεI) em mastócitos, 10,158
    de baixa afinidade para IgE (RFcεII ou CD23) em basófilos, 158
Receptores de células citotóxicas naturais (NCRs), 7
Receptores para IgG em placenta ou Fcγ neonatal (RFcγN), 67
Receptores inibitórios KIR, 8
Receptores sialil-Lewis de neutrófilos, 105
Receptores em fagócitos, 10,23-25,39,330
Receptores *Toll-like*, 10,330
Rejeição a transplantes, 122,247-254
    tipos de transplantes - autotransplante, transplante isogênico, alogênico, xenogênico, 247
    classificação imunológica da rejeição a transplantes, 248
    tipos de rejeição imunológica, 248-251
    rejeição hiperaguda, aguda, crônica, 248-253
Remodelamento de mucosas, 56,139
Resposta imunológica, 1-6,10-12,15,101,107,135,327,328
    primária e secundária, 3
    ativa e passiva, 4,5,12
    inata, 15 inata, 6 inata e adaptativa (humoral e celular), 10,11,15,16,47,101,107,135,327,328
Resposta imunológica contra agentes infecciosos e células neoplásicas, 331-338
Resposta inflamatória aguda e crônica, 26,328,330
Rinite alérgica, 166-168
    quadro clínico, classificação (ARIA), prevalência (ISAAC)166,167
    complicações, tratamento, 166,168,212
    rinite alérgica local, 166
    associada à conjuntivite alérgica e/ou à asma alérgica, 166
    via aérea única, 166

S
SARS-CoV-2 (síndrome respiratória aguda grave coronavírus 2), 336
    COVID-19 (*COronaVIrus Disease*), 336
    proteína S da espícula viral (*spike*), 336
    forma leve ou gripal da COVID-19 (fase I ou gripal da COVID-19), 336
    forma grave ou inflamatória da COVID-19 (fase II - pneumonia da COVID-19), 336
    forma crítica da COVID-19 (fase III ou fase inflamatória da COVID-19), 336
    tempestade de citocinas pró-inflamatórias (TNF, IL-1, IL-6, IL-17)
    fatores de risco para COVID-19 grave, 337
Segmentos de genes VDJ, 90,101
Seleção clonal, 121-128
    seleção clonal negativa ou tolerância imunológica, 121
    seleção clonal positiva ou proliferação, 121,125
Sepse, choque séptico, 43,132
Sibilância em lactentes, 179-180
    conceito, fenótipos, causas, fatores de risco, exames, 179,180
    características sugestivas e não sugestivas de evolução da sibilância para asma, 180
Sinapse imunológica, 7,87,113
Síndrome autoinflamatória familiar associada ao frio, 293
Síndrome da alergia oral, 193

Síndrome de Chediak-Higashi, 282,283
    fusão dos grânulos citoplasmáticos (grânulos gigantes), 282,283
    quadro clínico, exames (esfregaço de sangue e mielograma), tratamento, 282,283
    linfo-histiocitose hemofagocítica ou fase acelerada, 283
Síndrome de DiGeorge ou deleção 22q11.2, 62,63,279,280
    aplasia ou hipoplasia do timo e das paratireoides, 279,280
    quadro clínico, exames, contraindicadas vacinas com microrganismos vivos, 280
    transplante de células-tronco hematopoiéticas, 280
Síndrome de hiper-IgE, 282
    infecções por *S. aureus*, candidíase mucocutânea, reações ao BCG, características faciais, 282
    dentição dupla, mutações no gene STAT3, 282
Síndrome de Nijmegen, 281
    microcefalia, atraso no desenvolvimento pôndero-estatural, 281
Síndrome de Omenn ou deficiência de RAG-1, RAG-2, 278
    quadro clínico, exames 278
Síndrome de Wiskott-Aldrich, 281
    tríade (eczema, plaquetopenia e infecções de repetição), tratamento, 281
Síndrome linfoproliferativa com autoimunidade (ALPS), 284
Síndromes com imunodeficiências primárias, 323
    candidíase mucocutânea crônica, hiper-IgE, 323
    DiGeorge, ataxia telangiectasia, Wiskott-Aldrich, Nijmegen, 323
Síndromes febris periódicas, 293
    febre familiar do Mediterrâneo, 293
    síndrome febril periódica associada ao receptor do TNF, 293
Sistema complemento, 5,35-43,322,323
    componente termolábil da resposta inata, zimógeno, 35
    atividades biológicas, vias clássica, alternativa e das lectinas do complemento, 36-44
    efetividade, exames, 40,42,43,151,154
    MAC (complexo de ataque à membrana) lise osmótica, 37,39
    receptores tipo 1,2,3,4,5 do complemento (CR1,CR2,CR3,CR4,CR5), 42,100
    reguladores e síntese do sistema complemento, 41
    tratamento das deficiências do complemento, 40,43
Sistema digestório
    peristaltismo intestinal, microbiota intestinal, 16
    pH ácido do estômago, alcalino do intestino delgado, ácido do geniturinário, 16
Sistema imunológico linfocítico e monocítico-macrofágico, 2
SLAM (*signaling lymphocyte activation molecule*), 8
STAT (sinal transdutor e ativador de transcrição), 130
Substâncias estranhas (*non-self*) e próprias do organismo (*self*), 79
Superantígenos, 80
Susceptibilidade às infecções bacterianas e fúngicas, 293
Susceptibilidade às micobacterioses e infecções virais, 293
    deficiência de NEMO, 293
    deficiências de STATs, 293
    displasia ectodérmica com hipogamaglobulinemia, 293
    encefalite por *Herpes simplex virus*, 293
    suscetibilidade mendeliana a micobacterioses, 293
Suscetibilidade a infecções por patógenos específicos, 294
Suscetibilidade ao *Epstein-Barr virus*, 283
    síndrome linfoproliferativa ligada ao X, 283
Suscetibilidade genética a SARS-CoV-2, 294

T
Tecido linfoide associado à pele (SALT), 51
Tecido linfoide associado às mucosas (MALT), 51
Teoria da higiene, 172
Teste cutâneo de leitura imediata (*prick test*), 62
Teste da di-hidro-rodamina (DHR), 19,32,287
Teste de lâmina e do tubo para tipagem sanguínea, 227,228
    hemaglutinação, 227,228
Teste do nitroblue-tetrazolium (NBT), NBT zero, 19,32,287
Teste do soro autólogo, 190
Teste do soro ou tipagem reversa para tipagem ABO, 225
    hemácias conhecidas A ou B ou AB, 225
Testes cutâneos de leitura tardia ou de hipersensibilidade tipo IV (*patch tests*), 163,244
    substâncias padronizadas - níquel, borracha e outras, 244
Testes cutâneos (*prick tests*) de leitura ou hipersensibilidade imediata, 163,173,195
Testes cutâneos (*prick to prick*), 195
Testes de ativação de basófilos (BAT) - *in vitro*, 164
    para medicamentos, alimentos, ferroadas de insetos e anafilaxia, 164
Testes de provocação, 164
    provocação nasal ou oral, inespecífica ou específica, ambiente hospitalar, 164

Teste de provocação oral (TPO) aberto, simples cego, duplo-cego placebo-controlado (DCPC), 195
Timo - órgão linfoide central, 47
   maturação ou diferenciação centrípeta de linfócitos T, 47
   timo e paratireoide, timo no início da vida, 47
Tipagem sanguínea ABO e Rh, 146,147,224,225,227
   anticorpos específicos A, B e AB, 146
   teste de lâmina, teste de tubo, 146,147
   teste de Coombs para Rh, 225,228
   hemaglutinação, reatividade cruzada, 225,227
Tirosina-quinase de Bruton (*Btk*), 125
Tolerância central de B (medula óssea), 124,125
   apoptose e anergia, edição de receptor, genes RAG1, RAG2, 124,125
   IgM de superfície com alta afinidade ao peptídeo endógeno, 124
Tolerância central de T (timo), 123,124
   apoptose - FasL (CD95), maturação centrípeta no timo, 123,124
Tolerância de observação, 59,62,82
Tolerância imunológica periférica, 83,123-127,255
   próprio e não próprio, 121,123
   apoptose e anergia, 125
   linfócitos T e B autorreativos, 123,255
   linfócitos T reguladores, 124
   tolerância perdida, doenças autoimunes, 123
Tolerância periférica dose dependente, 82
   ausência de resposta imunológica, 82
Tosse e espirros, 17,19
Transplante de medula óssea, 6,60,77,251-253
TRECs e KRECs, 275,276

U
Urticária, 187-192
   conceito - urticas e/ou angioedema, 187
   urticária aguda, 187,188
   urticária crônica, crônica espontânea e crônica induzida, 188,190,261
   exames complementares na urticária crônica, 191
   diagnósticos diferenciais de urticária, 190,191
   etiopatogenia e tratamento da urticária, 191

V
Vacinas, 4,5,10,13,23,43,154
   atenuadas e inativadas, combinadas e conjugadas, 4,5
   BCG (bacilo de Calmette e Guérin), 4
   contraindicações de vacinas atenuadas, 5,13
   vacina contra Covid-19, 5,13
   vacina contra *Haemophilus influenzae*, 5,13,43
   vacinas contra dengue, difteria e tétano, 4
   vacinas contra febre amarela, gripe *influenzae* A H1N1 e *influenzae* B, 4,5,13
   vacinas contra hepatite A, B e herpes-zóster, 4,5,154
   vacina contra papiloma humano (HPV), 5 *pertussis*, 5
   vacinas contra poliomielite, raiva, varíola, rotavírus, 4,5
   vacina meningocócica 5,40,43
   vacina pneumocócica 5,10,13,23,43
   vacina tetra viral e vacina tríplice bacteriana, 4,5,13
   vacinas em gestantes, 13
Velocidade de hemossedimentação (VHS), 261
Vênulas pós-capilares (vênulas de endotélio altamente especializado),103
   vênulas funcionais com epitélio especializado, 103